临床实用

中西医结合骨伤科学

LINCHUANG SHIYONG ZHONGXIYI JIEHE GUSHANG KEXUE

主编 陈祁青 毕军伟 雷宁波 李 非

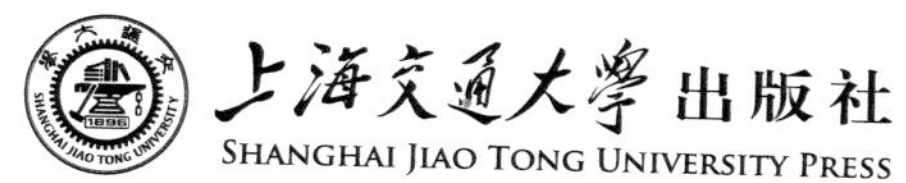

内容提要

本书先概述了骨科学理论，包括骨科学基础、骨与关节的生物力学等；然后较为全面地阐述了骨科常见疾病的病因、发病机制、临床表现、相关检查、诊断原则和治疗方法。本书适于外科医师、骨科医师和实习医师参考，也可作为社区医师、乡镇医师的学习用书。

图书在版编目（CIP）数据

临床实用中西医结合骨伤科学 / 陈祁青等主编. --上海 ： 上海交通大学出版社，2022.9

ISBN 978-7-313-26437-4

Ⅰ. ①临… Ⅱ. ①陈… Ⅲ. ①骨损伤－中西医结合疗法 Ⅳ. ①R683.05

中国版本图书馆CIP数据核字（2022）第154399号

临床实用中西医结合骨伤科学

LINCHUANG SHIYONG ZHONGXIYI JIEHE GUSHANG KEXUE

主　　编：陈祁青　毕军伟　雷宁波　李　非

出版发行：上海交通大学出版社

地　　址：上海市番禺路951号

邮政编码：200030

电　　话：021-64071208

印　　制：广东虎彩云印刷有限公司

经　　销：全国新华书店

开　　本：787mm × 1092mm　1/16

印　　张：32.5

字　　数：832千字

插　　页：2

版　　次：2023年1月第1版

印　　次：2023年1月第1次印刷

书　　号：ISBN 978-7-313-26437-4

定　　价：198.00元

编委会

主　编

陈祁青（甘肃省中医院）

毕军伟（甘肃省中医院）

雷宁波（甘肃省中医院）

李　非（甘肃省中医院）

副主编

王　鹏（甘肃省中医院）

周　红（甘肃省中医院）

前言

FOREWORD

近年来，随着社会生产力的飞速发展和科学技术的不断进步，我国骨伤科学也取得了长足的进展。当今中医骨伤科学既沿袭了我国传统医学历史长河中有益的经验和科学的学术思想，又总结了近、现代骨伤科名家的先进技术、方法和理论，同时还吸收了现代科学技术发展的新成就，从而使我国骨伤科学正在逐步形成一门既具有我国传统医学特色和优势，又具有现代时代特征的重要临床学科。但骨伤科学的发展也面临着严峻的机遇和挑战：一方面独具特色的中医和中西医结合骨伤科学的研究越来越受到医学界和广大患者的关注；另一方面有些人对现代中医和中西医结合骨伤科的特点和优势认识不足，诊治骨伤科疾病的一些有效的传统方法大有被湮没之势。因此，为了系统而全面地总结骨伤科临床诊治经验，荟萃临床专家的诊治精华，集中展现我国骨伤科学的特点和优势，客观评价优秀的诊疗方法，反映当代我国骨伤科学的先进水平，我们有丰富实践经验的中医骨伤科专家集体编写了《临床实用中西医结合骨伤科学》一书。本书旨在系统阐述骨伤科学的理论、方法和技术，全面地反映现代中医和中西医结合骨伤科学在防治骨伤疾病方面的成就和方法，介绍现代骨科学的主要进展和先进技术。

本书先概述了骨科学理论，包括骨科学基础、骨与关节的生物力学、骨科常用中药与方剂等；然后较为全面地阐述了骨科常见疾病的病因、发病机制、临床表现、相关检查、诊断原则和治疗方法。本书选题新颖、资料翔实、内容丰富、通俗易懂，重点介绍了现代骨科疾病的诊断思路及治疗方法；本书对骨伤疾病的认识和诊疗是从整体出发，既包括治疗骨伤疾病的目的，也包括治疗骨伤疾病的重要手段；同时保持了中医传统骨伤科特色和优势。本书适用于外科医师、骨科医师和实习医师参考，也可作为社区医师、乡镇医师的学习用书。

由于骨科各临床领域涉及范围非常广泛，内容日新月异，加之编者们编写时间紧张、编写经验有限，在编写过程中难免存在局限性，故若书中有不足之处恳请广大读者见谅，并望批评指正。

《临床实用中西医结合骨伤科学》编委会

2022年6月

目录
CONTENTS

第一章

骨科学基础

第一节　骨的构造和生理学

一、骨组织细胞

骨组织是一种特殊的结缔组织，是骨的结构主体，由数种细胞和大量钙化的细胞间质组成，钙化的细胞间质称为骨基质。骨组织的特点是细胞间质有大量骨盐沉积，即细胞间质矿化，使骨组织成为人体最坚硬的组织之一。

在活跃生长的骨中，有骨祖细胞、成骨细胞、骨细胞和破骨细胞4种类型细胞。其中骨细胞最多，位于骨组织内部，其余3种均分布在骨质边缘。

（一）骨祖细胞

骨祖细胞或称骨原细胞，是骨组织的干细胞，位于骨膜内。胞体小，呈不规则梭形，突起很细小。核椭圆形或细长形，染色质颗粒细而分散，故核染色浅。胞质少，呈嗜酸性或弱嗜碱性，含细胞器很少，仅有少量核糖体和线粒体。骨祖细胞着色浅淡，不易鉴别。骨祖细胞具有多分化潜能，可分化为成骨细胞、破骨细胞、成软骨细胞或成纤维细胞，分化取向取决于所处部位和所受刺激性质。骨祖细胞存在于骨外膜及骨内膜贴近骨质处，当骨组织生长或重建时，它能分裂成为骨细胞。骨祖细胞有两种类型：决定性骨祖细胞（determined osteogenic precursor cells，DOPC）和诱导性骨祖细胞（inducible ostegenic precursor cells，IOPC）。DOPC位于或靠近骨的游离面上，如骨内膜和骨外膜内层、生长骨骺板的钙化软骨小梁上和骨髓基质内。在骨的生长期和骨内部改建或骨折修复及其他形式损伤修复时，DOPC很活跃，细胞分裂并分化为成骨细胞，具有蛋白质分泌细胞特征的细胞逐渐增多。IOPC存在于骨骼系统以外，普遍存在于结缔组织中。IOPC不能自发地形成骨组织，但经适宜刺激，可形成骨组织。

（二）成骨细胞

成骨细胞又称骨母细胞，是指能促进骨形成的细胞，主要来源于骨祖细胞。成骨细胞不但能分泌大量的骨胶原和其他骨基质，还能分泌一些重要的细胞因子和酶类，如基质金属蛋白酶、碱性磷酸酶、骨钙素、护骨素等，从而启动骨的形成过程，同时也通过这些因子将破骨细胞偶联起来，控制破骨细胞的生成、成熟及活化。常见于生长期的骨组织中，大都聚集在新形成的骨质表面。

1.成骨细胞的形态与结构

骨形成期间，成骨细胞被覆盖在骨组织表面，当成骨细胞生成基质时，被认为是活跃的。活跃的成骨细胞胞体呈圆形、锥形、立方形或矮柱状，通常单层排列。细胞侧面和底部出现突起，与相邻的成骨细胞及邻近的骨细胞以突起相连，连接处有缝隙连接。胞质强嗜碱性，与粗面内质网的核糖体有关。在粗面内质网上，镶嵌着圆形或细长形的线粒体，成骨细胞的线粒体具有清除胞质内钙离子的作用，同时也是能量的加工厂。某些线粒体含有一些小的矿化颗粒，沉积并附着在嵴外面，微探针分析表明这些颗粒含有较高的钙、磷和镁。骨的细胞常有大量的线粒体颗粒，可能是激素作用于细胞膜的结果。如甲状旁腺激素能引起进入细胞的钙增加，并随之出现线粒体颗粒数目的增加。成骨细胞核大而圆，位于远离骨表面的细胞一端，核仁清晰。在核仁附近有一浅染区，高尔基复合体位于此区内。成骨细胞胞质呈碱性磷酸酶强阳性，可见许多过碘酸希夫染色阳性颗粒，一般认为它是骨基质的蛋白多糖前身。当新骨生成停止时，这些颗粒就会消失，胞质碱性磷酸酶反应减弱，成骨细胞转变为扁平状，被覆盖在骨组织表面，其超微结构类似成纤维细胞。

2.成骨细胞的功能

在骨形成非常活跃处，如骨折、骨痂及肿瘤或感染引起的新骨中，成骨细胞可形成复层堆积在骨组织表面。成骨细胞有活跃的分泌功能，能合成和分泌骨基质中的多种有机成分，包括Ⅰ型胶原蛋白、蛋白多糖、骨钙蛋白、骨粘连蛋白、骨桥蛋白、骨唾液酸蛋白等。因此认为其在细胞内合成过程与成纤维细胞或软骨细胞相似。成骨细胞还分泌胰岛素样生长因子Ⅰ、胰岛素样生长因子Ⅱ、成纤维细胞生长因子、白细胞介素-1 和前列腺素等，它们对骨生长均有重要作用。此外，还分泌破骨细胞刺激因子、前胶原酶和胞质素原激活剂，它们有促进骨吸收的作用。因此，成骨细胞的主要功能概括起来有：①产生胶原纤维和无定形基质，即形成类骨质；②分泌骨钙蛋白、骨粘连蛋白和骨唾液酸蛋白等非胶原蛋白，促进骨组织的矿化；③分泌一些细胞因子，调节骨组织形成和吸收。成骨细胞不断产生新的细胞间质，并经过钙化形成骨质，成骨细胞逐渐被包埋在其中。此时，细胞内的合成活动停止，胞质减少，胞体变形，即成为骨细胞。总之，成骨细胞是参与骨生成、生长、吸收及代谢的关键细胞。

(1)成骨细胞分泌的酶类。

碱性磷酸酶：成熟的成骨细胞能产生大量的碱性磷酸酶。由成骨细胞产生的碱性磷酸酶称为骨特异性碱性磷酸酶，它以焦磷酸盐为底物，催化无机磷酸盐的水解，从而降低焦磷酸盐浓度，有利于骨的矿化。在血清中可以检测到 4 种不同的碱性磷酸酶同分异构体，这些同分异构体都能作为代谢性骨病的诊断标志，但各种同分异构体是否与不同类型的骨质疏松症（绝经后骨质疏松症、老年性骨质疏松症，以及半乳糖血症、乳糜泻、肾性骨营养不良等引起的继发性骨质疏松症）相关，尚有待于进一步研究。

组织型谷氨酰胺转移酶：谷氨酰胺转移酶是在组织和体液中广泛存在的一组多功能酶类，具有钙离子依赖性。虽然其并非由成骨细胞专一产生，但在骨的矿化中有非常重要的作用。成骨细胞主要分泌组织型谷氨酰胺转移酶，处于不同阶段或不同类型的成骨细胞，其胞质内的谷氨酰胺转移酶含量是不一样的。组织型谷氨酰胺转移酶能促进细胞的黏附、细胞的播散、细胞外基质的修饰，同时也在细胞凋亡、损伤修复、骨矿化进程中起着重要作用。成骨细胞分泌的组织型谷氨酰胺转移酶，以许多细胞外基质为底物，促进各种基质的交联，其最主要的底物为纤连蛋白和骨钙素。组织型谷氨酰胺转移酶的活化依赖钙离子，即在细胞外钙离子浓度升高的情况下，才能催化纤连蛋白与骨钙素的自身交联。由于钙离子和细胞外基质成分是参与骨矿化最主要的物质，在继发性骨质疏松症和乳糜泻患者的血液中，也可检测到以组织型谷氨酰胺转移酶为自身抗原的自身抗体，因而组织型谷氨酰胺转移酶在骨的矿化中发挥着极其重要的作用。

基质金属蛋白酶：是一类锌离子依赖性的蛋白水解酶类，主要功能是降解细胞外基质，同时也参与成骨细胞功能与分化的信号转导。

(2)成骨细胞分泌的细胞外基质：成熟的成骨细胞分泌大量的细胞外基质，也称为类骨质，包括各种骨胶原和非胶原蛋白。

骨胶原：成骨细胞分泌的细胞外基质中大部分为胶原，其中主要为Ⅰ型胶原，占细胞外基质的90%以上。约10%为少量Ⅲ型、Ⅴ型和Ⅹ型胶原及多种非胶原蛋白。Ⅰ型胶原主要构成矿物质沉积和结晶的支架，羟磷灰石在支架的网状结构中沉积。Ⅲ型胶原和Ⅴ型胶原能调控胶原纤维丝的直径，使胶原纤维丝不致过分粗大，而Ⅹ型胶原纤维主要是作为Ⅰ型胶原的结构模型。

非胶原蛋白：成骨细胞分泌的各种非胶原成分，如骨涎蛋白、纤连蛋白和骨钙素等在骨的矿化及骨细胞的分化中起重要的作用。

(3)成骨细胞的凋亡：凋亡的成骨细胞经历增殖、分化、成熟、矿化等各个阶段后，被矿化的骨基质包围或附着于骨基质表面，逐步趋向凋亡或变为骨细胞、骨衬细胞。成骨细胞的这一凋亡过程是维持骨的生理平衡所必需的。与其他细胞凋亡途径一样，成骨细胞的凋亡途径也包括线粒体激活的凋亡途径和死亡受体激活的凋亡途径，最终导致成骨细胞核的碎裂、DNA的降解、细胞皱缩、膜的气泡样变等。由于成骨细胞上存在肿瘤坏死因子受体，且在成骨细胞的功能发挥中起着重要作用，因此推测成骨细胞主要可能通过死亡受体激活的凋亡途径而凋亡。细胞因子、细胞外基质和各种激素都能诱导或组织成骨细胞的凋亡。骨形态生成蛋白被确定为四肢骨指间细胞凋亡的关键作用分子。此外，甲状旁腺激素、糖皮质激素、性激素等对成骨细胞的凋亡均有调节作用。

(三)骨细胞

骨细胞是骨组织中的主要细胞，埋于骨基质内，细胞体位于的腔隙称为骨陷窝，每个骨陷窝内仅有一个骨细胞胞体。骨细胞的胞体呈扁卵圆形，有许多细长的突起，这些细长的突起伸进骨陷窝周围的小管内，此小管即为骨小管。

1.骨细胞的形态

骨细胞的结构和功能与其成熟度有关。刚转变的骨细胞位于类骨质中，它们的形态结构与成骨细胞非常相似。胞体为扁椭圆形，位于比胞体大许多的圆形骨陷窝内。突起多而细，通常各自位于一个骨小管中，有的突起还有少许分支。核呈卵圆形，位于胞体的一端，核内有一个核仁，染色质贴附核膜分布。苏木精-伊红染色时胞质嗜碱性，近核处有一浅染区。胞质呈碱性磷酸酶阳性，还有过碘酸希夫染色阳性颗粒，一般认为这些颗粒是有机基质的前身物。较成熟的骨细胞位于矿化的骨质浅部，其胞体也呈双凸扁椭圆形，但体积小于年幼的骨细胞。核较大，呈椭圆形，位于胞体中央，在苏木精-伊红染色时着色较深，仍可见有核仁。胞质相对较少，苏木精-伊红染色呈弱嗜碱性，甲苯胺蓝着色甚浅。

电镜下其粗面内质网较少，高尔基复合体较小，少量线粒体分散存在，游离核糖体也较少。

成熟的骨细胞位于骨质深部，胞体比原来的成骨细胞缩小约70%，核质比例增大，胞质易被甲苯胺蓝染色。电镜下可见一定量的粗面内质网和高尔基复合体，线粒体较多，此外尚可见溶酶体。线粒体中常有电子致密颗粒，与破骨细胞的线粒体颗粒相似，现已证实，这些颗粒是细胞内的无机物，主要是磷酸钙。成熟骨细胞最大的变化是形成较长突起，直径为 85～100 nm，是骨小管直径的 1/4～1/2。相邻骨细胞的突起端相互连接，或以其末端侧相互贴附，其间有缝隙连接。成熟的骨细胞位于骨陷窝和骨小管的网状通道内。骨细胞最大的特征是细胞突起在骨小管内伸展，与相邻的骨细胞连接，深部的骨细胞由此与邻近骨表面的骨细胞突起和骨小管相互连接及通连，构成庞大的网样结构。骨陷窝、骨小管、骨陷窝组成细胞外物质运输通道，是骨组织通向外界的唯一途径，深埋于骨基质内的骨细胞正是通过该通道运输营养物质和代谢产物。骨细胞-缝隙连接-骨细胞形成细胞间信息传递系统，是骨细胞间直接通信的结构基础。据测算，成熟骨细胞的胞体及其突起的总表面积占成熟骨基质总表面积的 90%以上，这对骨组织液与血液之间经细胞介导的无机物交换起着重要作用。骨细胞的平均寿命为 25 年。

2.骨细胞的功能

(1)骨细胞性溶骨和骨细胞性成骨：大量研究表明，骨细胞可能主动参与溶骨过程，并受甲状旁腺激素、降钙素和维生素 D_3 的调节及机械性应力的影响。Belanger 发现骨细胞具有释放枸橼酸、乳酸、胶原酶和溶解酶的作用。溶解酶会引起骨细胞周围的骨吸收，他把这种现象称为骨细胞性溶骨。骨细胞性溶骨表现为骨陷窝扩大，骨陷窝壁粗糙不平。骨细胞性溶骨也可类似破骨细胞性骨吸收，使骨溶解持续地发生在骨陷窝的某一端，从而使多个骨陷窝融合。当骨细胞性溶骨活动结束后，成熟骨细胞又可在较高水平的降钙素作用下进行继发性骨形成，使骨陷窝壁增添新的骨基质。生理情况下，骨细胞性溶骨和骨细胞性成骨是反复交替的，即平时维持骨基质的成骨作用，在机体需提高血钙量时，又可通过骨细胞性溶骨活动从骨基质中释放钙离子。

(2)参与调节钙、磷平衡：现已证实，骨细胞除了通过溶骨作用参与维持血钙、磷平衡外，骨细胞还具有转运矿物质的能力。成骨细胞膜上有钙泵存在，骨细胞可能通过摄入和释放钙离子和磷离子，并可通过骨细胞相互间的网状连接结构进行离子交换，参与调节钙离子和磷离子的平衡。

(3)感受力学信号：骨细胞遍布骨基质内并构成庞大的网状结构，成为感受和传递应力信号的结构基础。

(4)合成细胞外基质：成骨细胞被基质包围后，逐渐转变为骨细胞，其合成细胞外基质的细胞器逐渐减少，合成能力也逐渐减弱。但是，骨细胞还能合成极少部分行使功能和生存所必需的基质，骨桥蛋白、骨连接蛋白以及Ⅰ型胶原在骨的黏附过程中起着重要作用。

(四)破骨细胞

1.破骨细胞的形态

(1)光镜特征：破骨细胞是多核巨细胞，细胞直径可达 50 μm，胞核的大小和数目有很大的差异，15～20 个，直径为 10～100 μm。核的形态与成骨细胞、骨细胞的核类似，呈卵圆形，染色质颗粒细小，着色较浅，有 1～2 个核仁。在常规组织切片中，胞质通常呈嗜酸性；但在一定 pH 下，用碱性染料染色，胞质呈弱嗜碱性，即破骨细胞具嗜双色性。胞质内有许多小空泡。破骨细胞的数量较少，约为成骨细胞的 1%，细胞无分裂能力。破骨细胞具有特殊的吸收功能，从事骨的吸收活动。破骨细胞常位于骨组织吸收处的表面，在吸收骨基质的有机物和矿物质的过程中，造成基质表面不规则，形成近似细胞形状的凹陷称为吸收陷窝。

(2)电镜特征：功能活跃的破骨细胞具有明显的极性，电镜下分为 4 个区域。①皱褶缘区：此区位于吸收腔深处，是破骨细胞表面高度起伏不平的部分，光镜下似纹状缘，电镜下观察是由内陷很深的质膜内褶组成，呈现大量的叶状突起或指状突起，粗细不均，远侧端可膨大，分支常互相吻合，故名皱褶缘区。腺苷三磷酸酶和酸性磷酸酶沿皱褶缘区细胞膜分布。皱褶缘区细胞膜的胞质面有非常细小的鬃毛状附属物，长 15～20 nm，间隔约 20 nm，致使该处细胞膜比其余部位细胞膜厚。突起之间有狭窄的细胞外裂隙，其内含有组织液及溶解中的羟基磷灰石、胶原蛋白和蛋白多糖分解形成的颗粒。②亮区或封闭区：环绕于皱褶缘区周围，微微隆起，平整的细胞膜紧贴骨组织，好像一堵环行围堤，包围皱褶缘区，使皱褶缘区密封与细胞外间隙隔绝，造成一个特殊的微环境。因此将这种环行特化的细胞膜和细胞质称为封闭区。切面上可见两块封闭区位于皱褶缘区两侧。封闭区有丰富的肌动蛋白微丝，但缺乏其他细胞器。电镜下观察封闭区电子密度低故又称亮区。破骨细胞若离开骨组织表面，皱褶缘区和亮区均消失。③小泡区：此区位于皱褶缘的深面，内含许多大小不一、电子密度不等的膜被小泡和大泡。小泡数量多，为致密球形，小泡是初级溶酶体或内吞泡或次级溶酶体，直径为 0.2～0.5 μm。大泡数目少，直径为 0.5～3.0 μm，其中有些大泡对酸性磷酸酶呈阳性反应。小泡区还有许多大小不一的线粒体。④基底区：位于亮区和小泡区的深面，是破骨细胞远离骨组织侧的部分。细胞核聚集在此处，胞核之间有一些粗面内质网、发达的高尔基复合体和线粒体，还有与核数目相对应的中心粒，很多双中心粒聚集在一个大的中心粒区。破骨细胞膜表面有丰富的降钙素受体和细胞外粘连蛋白受体等，参与调节破骨细胞的活动。破骨细胞表型的标志是皱褶缘区和亮区及溶酶体内的抗酒石酸酸性磷酸酶，细胞膜上的腺苷三磷酸酶和降钙素受体，以及降钙素反应性腺苷酸环化酶活性。近年来的研究发现，破骨细胞含有固有型一氧化氮合酶（constitutive nitric oxide synthase，cNOS）和诱导型一氧化氮合酶（inducible nitric oxide synthase，iNOS），用还原型烟酰胺腺嘌呤二核苷酸磷酸-黄递酶组化染色，破骨细胞呈强阳性，这种酶是一氧化碳合成酶活性的表现。

2.破骨细胞的功能

破骨细胞在吸收骨质时具有将基质中的钙离子持续转移至细胞外液的特殊功能。骨吸收的最初阶段是羟磷灰石的溶解，破骨细胞移动活跃，细胞能分泌有机酸，使骨矿物质溶解和羟基磷灰石分解。在骨的矿物质被溶解吸收后，接下来就是骨的有机物质的吸收和降解。破骨细胞可分泌多种蛋白分解酶，主要包括半胱氨酸蛋白酶和基质金属蛋白酶两类。有机质经蛋白水解酶水解后，在骨的表面形成吸收陷窝。在整个有机质和无机矿物质的降解过程中，破骨细胞与骨的表面是始终紧密结合的。此外，破骨细胞能产生一氧化氮，一氧化氮对骨吸收具有抑制作用，与此同时破骨细胞数量也减少。

二、骨的种类

（一）解剖分类

成人有 206 块骨，可分为颅骨、躯干骨和四肢骨三部分。前两者也称为中轴骨。按形态骨可分为 4 类。

1.长骨

呈长管状，分布于四肢。长骨分一体两端，体又称为骨干，内有空腔称为髓腔，容纳骨髓。体表面有 1～2 个主要血管出入的孔，称为滋养孔。两端膨大称为骺，具有光滑的关节面，活体时被关节软骨覆盖。骨干与骺相邻的部分称为干骺端，幼年时保留一片软骨，称为骺软骨。通过骺软骨的软骨细胞分裂繁殖和骨化，长骨不断加长。成年后，骺软骨骨化，骨干与骺融合为一体，原来骺软骨部位形成骺线。

2.短骨

形似立方体,往往成群地结合在一起,分布于承受压力较大而运动较复杂的部位,如腕骨。

3.扁骨

呈板状,主要构成颅腔、胸腔和盆腔的壁,以保护腔内器官,如颅盖骨和肋骨。

4.不规则骨

形状不规则,如椎骨。有些不规则骨内具有含气的腔,称为含气骨。

(二)组织学类型

骨组织根据其发生的早晚、骨细胞和细胞间质的特征及其组合形式,可分为未成熟的骨组织和成熟的骨组织。前者为非板层骨,后者为板层骨。胚胎时期最初形成的骨组织和骨折修复形成的骨痂,都属于非板层骨,除少数几处外,它们或早或迟被以后形成的板层骨所取代。

1.非板层骨

又称为初级骨组织。可分两种:一种是编织骨,另一种是束状骨。编织骨比较常见,其胶原纤维束呈编织状排列,因而得名。胶原纤维束的直径差异很大,但粗大者居多,最粗直径达13 μm,因此又有编织骨之称。编织骨中的骨细胞分布和排列方向均无规律,体积较大,形状不规则,按骨的单位容积计算,其细胞数量约为板层骨的4倍。编织骨中的骨细胞代谢比板层骨的细胞活跃,但前者的溶骨活动往往是区域性的。在出现骨细胞性溶骨的一些区域内,相邻的骨陷窝同时扩大,然后合并,形成较大的无血管性吸收腔,使骨组织出现较大的不规则囊状间隙,这种吸收过程是清除编织骨以被板层骨取代的正常生理过程。编织骨中的蛋白多糖等非胶原蛋白含量较多,故基质染色呈嗜碱性。若骨盐含量较少,则X线检查更易透过。编织骨是未成熟骨或原始骨,一般出现在胚胎、新生儿、骨痂和生长期的干骺区,以后逐渐被板层骨取代,但到青春期才被完全取代。在牙床、近颅缝处、骨迷路、腱或韧带附着处,仍终身保存少量编织骨,这些编织骨往往与板层骨掺杂存在。某些骨骼疾病,如畸形性骨炎、氟中毒、原发性甲状旁腺功能亢进引起的囊状纤维性骨炎、肾病性骨营养不良和骨肿瘤等,都会出现编织骨,并且最终可能在患者骨中占绝对优势。束状骨比较少见,也属编织骨。它与编织骨的最大差异是胶原纤维束平行排列,骨细胞分布于相互平行的纤维束之间。

2.板层骨

又称次级骨组织,它以胶原纤维束高度有规律地成层排列为特征。胶原纤维束一般较细,因此又有细纤维骨之称。细纤维骨直径通常为2～4 μm,它们排列成层,与骨盐和有机质结合紧密,共同构成骨板。同一层骨板内的纤维大多是相互平行的,相邻两层骨板的纤维层则呈交叉方向。骨板的厚薄不一,一般为3～7 μm。骨板之间的矿化基质中很少存在胶原纤维束,仅有少量散在的胶原纤维。骨细胞一般比编织骨中的细胞小,胞体大多位于相邻骨板之间的矿化基质中,但也有少数散在于骨板的胶原纤维层内。骨细胞的长轴基本与胶原纤维的长轴平行,显示了有规律的排列方向。

在板层骨中,相邻骨陷窝的骨小管彼此通连,构成骨陷窝-骨小管-骨陷窝通道。由于骨浅部骨陷窝的部分骨小管开口于骨的表面,而骨细胞的胞体和突起又未充满骨陷窝和骨小管,因此该通道内有来自骨表面的组织液。通过骨陷窝-骨小管-骨陷窝通道内的组织液循环,既保证了骨细胞的营养,又保证了骨组织与体液之间的物质交换。若骨板层数过多,骨细胞所在位置与血管的距离超过300 μm,则不利于组织液循环,其结果往往导致深层骨细胞死亡。一般认为,板层骨中任何一个骨细胞所在的位置与血管的距离均应在300 μm以内。

板层骨中的蛋白多糖复合物含量比编织骨少，骨基质染色呈嗜酸性，与编织骨的染色形成明显的对比。板层骨中的骨盐与有机物质的关系十分密切，这也是与编织骨的差别之一。板层骨的组成成分和结构的特点，赋予板层骨抗张力强度高、硬度强的特点；而编织骨的韧性较大，弹性较好。编织骨和板层骨都参与松质骨和密质骨的构成。

三、骨的组织结构

人体的206块骨，分为多种类型，其中以长骨的结构最为复杂。长骨由骨干和骨骺两部分构成，表面覆有骨膜和关节软骨。典型的长骨，如股骨和肱骨，其骨干为一厚壁而中空的圆柱体，中央是充满骨髓的大骨髓腔。长骨由密质骨、松质骨和骨膜等构成。密质骨为松质骨质量的4倍，但松质骨代谢却为密质骨的8倍，这是因为松质骨具有巨大表面积，为细胞活动提供了条件。松质骨一般存在于骨干端、骨骺和如椎骨的立方形骨中，松质骨内部的板层或杆状结构形成了沿着机械压力方向排列的三维网状构架。松质骨承受着压力和应变张力的作用，但压力负荷仍是松质骨承受的主要负载形式。密质骨组成长骨的骨干，承受弯曲、扭转和压力载荷。长骨骨干除骨髓腔面有少量松质骨外，其余均为密质骨。骨干中部的密质骨最厚，越向两端越薄。

（一）密质骨

骨干主要由密质骨构成，内侧有少量松质骨形成的骨小梁。密质骨在骨干的内外表层形成环骨板，在中层形成哈弗斯系统和间骨板。骨干中有与骨干长轴几乎垂直走行的穿通管，内含血管、神经和少量疏松结缔组织，结缔组织中有较多骨祖细胞；穿通管在骨外表面的开口即为滋养孔。

1.环骨板

环骨板是指环绕骨干外、内表面排列的骨板，分别称为外环骨板和内环骨板。

(1)外环骨板：外环骨板厚，居骨干的浅部，由数层到十多层骨板组成，比较整齐地环绕骨干平行排列，其表面覆盖骨外膜。骨外膜中的小血管横穿外环骨板深入骨质中。贯穿外环骨板的血管通道称为穿通管或福尔克曼管，其长轴几乎与骨干的长轴垂直。通过穿通管，营养血管进入骨内，与纵向走行的中央管内的血管相通。

(2)内环骨板：内环骨板居骨干的骨髓腔面，仅由少数几层骨板组成，不如外环骨板平整。内环骨板表面衬以骨内膜，后者与被覆于松质骨表面的骨内膜相连。内环骨板中也有穿通管穿行，管中的小血管与骨髓血管通连。从内、外环骨板最表层骨陷窝发出的骨小管，一部分伸向深层，与深层骨陷窝的骨小管通连；一部分伸向表面，终止于骨和骨膜交界处，其末端是开放的。

2.哈弗斯骨板

哈弗斯骨板介于内、外环骨板之间，是骨干密质骨的主要部分，它们以哈弗斯管为中心呈同心圆排列，并与哈弗斯管共同组成哈弗斯系统。哈弗斯管也称中央管，内有血管、神经及少量结缔组织。长骨骨干主要由大量哈弗斯系统组成，所有哈弗斯系统的结构基本相同，故哈弗斯系统又有骨单位之称。

骨单位为厚壁的圆筒状结构，其长轴基本上与骨干的长轴平行，中央有一条细管称为中央管，围绕中央管的有5～20层骨板，呈同心圆排列，宛如层层套入的管鞘。改建的骨单位不总是呈单纯的圆柱形，可有许多分支互相吻合，具有复杂的立体构型。因此，可以见到由同心圆排列的骨板围绕斜形的中央管。中央管之间还有斜形或横形的穿通管互相连接，但穿通管周围没有同心圆排列的骨板环绕，据此特征可区别穿通管与中央管。哈弗斯骨板一般为5～20层，故不同骨单位的横截面积大小不一。每层骨板的平均厚度为 3 μm。

骨板中的胶原纤维绕中央管呈螺旋形行走，相邻骨板中胶原纤维互成直角关系。有人认为，骨板中的胶原纤维的排列是多样性的，并根据胶原纤维的螺旋方向，将骨单位分为 3 种类型：Ⅰ型，所有骨板中的胶原纤维均以螺旋方向为主；Ⅱ型，相邻骨板的胶原纤维分别呈纵形和环行；Ⅲ型，所有骨板的胶原纤维以纵形为主，其中掺以极少量散在的环行纤维。不同类型骨单位的机械性能有所不同，其压强和弹性系数以横形纤维束为主的骨单位最大，以纵形纤维束为主的骨单位最小。每个骨单位最内层骨板表面均覆以骨内膜。

中央管长度为 3～5 mm，中央管的直径因各骨单位而异，差异很大，平均 300 μm，内壁衬附一层结缔组织，其中的细胞成分随着每一骨单位的活动状态而各有不同。在新生的骨质内多为骨祖细胞，被破坏的骨单位则有破骨细胞。骨沉积在骨外膜或骨内膜沟表面形成的骨单位，或在松质骨骨骼内形成的骨单位，称为初级骨单位。中央管被同心圆骨板柱围绕，仅有几层骨板。初级骨单位常见于未成熟骨，如幼骨，特别是胚胎骨和婴儿骨，随着年龄的增长，初级骨单位也相应减少。次级骨单位与初级骨单位相似，是初级骨单位经改建后形成的。次级骨单位或称继发性哈弗斯系统，有一黏合线，容易辨认，并使其与邻近的矿化组织分开来。

中央管中通行的血管不一致。有的中央管中只有一条毛细血管，其内皮有孔，胞质中可见吞饮小泡，包绕内皮的基膜内有周细胞。有的中央管中有两条血管：一条是小动脉，或称毛细血管前微动脉，另一条是小静脉。骨单位的血管彼此通连，并与穿通管中的血管交通。在中央管内还可见到细的神经纤维，与血管伴行，大多为无髓神经纤维，偶可见有髓神经纤维，这些神经主要由分布在骨外膜的神经纤维构成。

3.间骨板

位于骨单位之间或骨单位与环骨板之间，大小不等，呈三角形或不规则形，也由平行排列骨板构成，大都缺乏中央管。间骨板与骨单位之间有明显的黏合线分界。间骨板是骨生长和改建过程中哈弗斯骨板被溶解吸收后的残留部分。

在以上 3 种结构之间，以及所有骨单位表面都有一层黏合质，呈强嗜碱性，为骨盐较多而胶原纤维较少的骨质，在长骨横截面上呈折光较强的轮廓线，称为黏合线。伸向骨单位表面的骨小管，都在黏合线处折返，不与相邻骨单位的骨小管连通。因此，同一骨单位内的骨细胞都接受来自其中央管的营养供应。

(二)松质骨

长骨两端的骨骺主要由松质骨构成，仅表面覆以薄层密质骨。松质骨的骨小梁粗细不一，相互连接而成拱桥样结构，骨小梁的排列分布方向完全符合机械力学规律。骨小梁也由骨板构成，但层次较薄，一般不显现骨单位，在较厚的骨小梁中，也能看到小而不完整的骨单位。如股骨上端、股骨头和股骨颈处的骨小梁排列方向，与其承受的压力和张力曲线大体一致；而股骨下端和胫骨上、下端，由于压力方向与它们的长轴一致，故骨小梁以垂直排列为主。骨所承受的压力均等传递，变成分力，从而减轻骨的负荷，但骨骺的抗压抗张强度小于骨干的抗压抗张强度。松质骨和骨小梁之间的间隙相互连通，并与骨干的骨髓腔直接相通。

(三)骨膜

骨膜是由致密结缔组织组成的纤维膜。包在骨表面的较厚层结缔组织称为骨外膜，被衬于骨髓腔面的薄层结缔组织称为骨内膜。除了骨的关节面、股骨颈、距骨的囊下区和某些籽骨表面外，骨的表面都有骨外膜。肌腱和韧带的骨附着处均与骨外膜连续。

1.骨外膜

成人长骨的骨外膜一般可分为内、外两层，但两者并无明显分界。

纤维层是最外的一层薄的、致密的、排列不规则的结缔组织，其中含有一些成纤维细胞。结缔组织中含有粗大的胶原纤维束，彼此交织成网状，有血管和神经在纤维束中穿行，沿途有些分支经深层穿入穿通管。有些粗大的胶原纤维束向内穿进骨质的外环层骨板，也称为穿通纤维，起固定骨膜和韧带的作用。骨外膜内层直接与骨相贴，为薄层疏松结缔组织，其纤维成分少，排列疏松，血管及细胞丰富，细胞贴骨分布，排列成层，一般认为它们是骨祖细胞。

骨外膜内层组织成分随年龄和功能活动而变化，在胚胎期和出生后的生长期，骨骼迅速生成，内层的细胞数量较多，骨祖细胞层较厚，其中许多已转变为成骨细胞。成年后骨处于改建缓慢的相对静止阶段，骨祖细胞相对较少，不再排列成层，而是分散附着于骨的表面，变为梭形，与结缔组织中的成纤维细胞很难鉴别。当骨受损后，这些细胞又恢复造骨的能力，变为典型的成骨细胞，参与新的骨质形成。由于骨外膜内层有成骨能力，故又称为生发层或成骨层。

2.骨内膜

骨内膜是一薄层含细胞的结缔组织，衬附于骨干和骨骺的骨髓腔面及所有骨单位中央管的内表面，并且相互连续。骨内膜非常薄，不分层，由一层扁平的骨祖细胞和少量的结缔组织构成，并与穿通管内的结缔组织相连续。非改建期骨的骨内膜表面覆有一层细胞称为骨衬细胞，细胞表型不同于成骨细胞。一般认为它是静止的成骨细胞，在适当刺激下，骨衬细胞可再激活成为有活力的成骨细胞。

骨膜的主要功能是营养骨组织，为骨的修复或生长不断提供新的成骨细胞。骨膜具有成骨和成软骨的双重潜能，临床上利用骨膜移植，已成功地治愈骨折延迟愈合或不愈合、骨和软骨缺损、先天性腭裂和股骨头缺血性坏死等疾病。骨膜内有丰富的游离神经末梢，能感受痛觉。

（四）骨髓

骨松质的腔隙彼此通连，其中充满小血管和造血组织，称为骨髓。在胎儿和幼儿期，全部骨髓呈红色，称为红骨髓。红骨髓有造血功能，内含发育阶段不同的红骨髓和某些白细胞。约在5岁以后，长骨骨髓腔内的红骨髓逐渐被脂肪组织代替，呈黄色，称为黄骨髓，失去造血活力，但在慢性失血过多或重度贫血时，黄骨髓可逐渐转化为红骨髓，恢复造血功能。在椎骨、髂骨、肋骨、胸骨及肱骨和股骨等长骨的骨骺内终身都是红骨髓，因此临床常选髂前上棘或髂后上棘等处进行骨髓穿刺，检查骨髓常规。

（李　非）

第二节　骨的发生、成长和维持

一、骨的胚胎发育

（一）细胞来源

骨组织中的细胞来源于3种不同的胚原细胞谱系：①神经嵴细胞（形成颅面骨骼）；②生骨节细胞（形成中轴骨）；③中胚层细胞（形成骨的附件）。

骨组织中的两种主要细胞系(破骨性谱系细胞和成骨性谱系细胞)的来源不同,破骨性谱系细胞来源于生血性干细胞,成骨性谱系细胞来源于间充质干细胞。间充质干细胞经过非对称性分裂、增殖,生成各种类型的间充质前身细胞,最后形成成骨细胞、成脂肪细胞、成软骨细胞、成肌细胞和成纤维细胞。成骨性谱系细胞分化增殖的不同时期受不同转录调节因子的调节,并表达不同的基因产物。其中的转录调节因子大致有以下几类:转录因子,激素、生长因子、细胞因子及其受体,抗增殖蛋白及骨的基质蛋白质等。

(二)骨骼生成分期

骨骼生成可分为以下 4 期:①胚胎细胞向骨骼生成部位移行期;②上皮细胞-间充质细胞相互作用期;③致密体形成期;④成软骨细胞和成骨细胞分化与增殖期。

由软骨板起源发育成骨骼的过程称为软骨内成骨,不仅生成骨骼,而且还是出生后个体骨构塑和骨折修复的重要方式之一。膜内成骨过程无软骨胚基的参与,直接由骨化中心的间充质细胞致密化并转型为成骨细胞而形成骨组织。成骨细胞发育的调节机制尚未阐明。研究表明,核结合因子是调节成骨细胞生成的关键因子,它可调节骨钙素基因表达。

二、骨的发生

骨来源于胚胎时期的间充质,骨的发生有两种方式:一种是膜内成骨,即在原始的结缔组织内直接成骨;另一种是软骨内成骨,即在软骨内成骨。虽然发生方式不同,但骨组织发生的过程相似,都包括了骨组织形成和吸收两个方面。

(一)骨组织发生的基本过程

骨组织发生的基本过程包括骨组织形成和吸收两方面的变化,成骨细胞与破骨细胞通过相互调控机制,共同完成骨组织的形成和吸收。

1.骨组织的形成

骨组织的形成经过两个步骤,首先是形成类骨质,即骨祖细胞增殖分化为成骨细胞,成骨细胞产生类骨质。成骨细胞被类骨质包埋后转变为骨细胞;然后类骨质钙化为骨质,从而形成了骨组织。在形成的骨组织表面又有新的成骨细胞继续形成类骨质,然后矿化,如此不断地进行。新骨组织形成的同时,原有骨组织的某些部分又被吸收。

2.骨组织的吸收

骨组织形成的同时,原有骨组织的某些部位又可被吸收,即骨组织被侵蚀溶解,在此过程中破骨细胞起主要作用,称为破骨细胞性溶骨。破骨性细胞溶骨过程包括 3 个阶段:首先是破骨细胞识别并黏附于骨基质表面;然后细胞产生极性,形成吸收装置并分泌有机酸和溶酶体酶;最后使骨矿物质溶解和有机物降解。

(二)骨发生的方式

自胚胎第 7 周以后开始出现膜内成骨和软骨内成骨。

1.膜内成骨

膜内成骨是指在原始的结缔组织内直接成骨。颅的一些扁骨,如额骨和顶骨及枕骨、颞骨、上颌骨和下颌骨的一部分,还有长骨的骨领和短骨等,这些骨的生长都是膜内成骨方式。

在将来要成骨的部位,间充质首先分化为原始结缔组织膜,然后间充质细胞集聚并分化为骨祖细胞,后者进一步分化为成骨细胞。成骨细胞产生胶原纤维和基质,细胞间隙充满排列杂乱的纤细胶原纤维束,并包埋于薄层凝胶样的基质中,即类骨质形成。嗜酸性的类骨质呈细条索状,分支吻合成网。由于类骨质形成是在血管网之间，靠近血管大致呈等距离的沉积，不久类骨质矿化，形成原始骨组织，即称骨小梁。最先形成骨组织的部位，称为骨化中心。骨小梁形成后，来自骨祖细胞的成骨细胞排列在骨小梁表面，产生新的类骨质，使骨小梁增长、加粗。一旦成骨细胞耗竭，立即由血管周围结缔组织中的骨祖细胞增殖、分化为成骨细胞。膜内成骨是从骨化中心各向四周呈放射状地生长，最后融合起来，取代了原来的原始结缔组织，成为由骨小梁构成的海绵状原始松质骨。在发生密质骨的区域，成骨细胞在骨小梁表面持续不断产生新的骨组织，直到血管周围的空隙大部分消失为止。与此同时，骨小梁内的胶原纤维由不规则排列逐渐转变为有规律地排列。在松质骨将保留的区域，骨小梁停止增厚，位于其间的具有血管的结缔组织，则逐渐转变为造血组织，骨周围的结缔组织则保留成为骨外膜。骨生长停止时，留在内、外表面的成骨细胞转变为成纤维细胞样细胞，并作为骨内膜和骨外膜的骨衬细胞而保存。在修复时，骨衬细胞的成骨潜能再被激活，又再成为成骨细胞。胎儿出生前，顶骨的外形初步建立，两块顶骨之间留有窄缝，由原始结缔组织连接。顶骨由一层初级密质骨和骨膜构成。

2.软骨内成骨

软骨内成骨是指在预先形成的软骨雏形的基础上，将软骨逐渐替换为骨。人体的大多数骨，如四肢长骨、躯干骨和部分颅底骨等，都以此种方式发生。

软骨内成骨的基本步骤是：①软骨细胞增生、肥大，软骨基质钙化，致使软骨细胞退化死亡；②血管和骨祖细胞侵入，骨祖细胞分化为成骨细胞，并在残留的钙化软骨基质上形成骨组织。主要过程如下。

（1）软骨雏形形成：在将要发生长骨的部位，间充质细胞聚集、分化形成骨祖细胞，后者继而分化成为成软骨细胞，成软骨细胞进一步分化为软骨细胞。软骨细胞分泌软骨基质，细胞自身被包埋其中，于是形成一块透明软骨，其外形与将要形成的长骨相似，故称为软骨雏形。周围的间充质分化为软骨膜。已成形的软骨雏形通过间质性生长不断加长，通过附加性生长逐渐加粗。骨化开始后，雏形仍继续其间质性生长，使骨化得以持续进行，因此软骨的加长是骨加长的先决条件。软骨的生长速度与骨化的速度相适应，否则可能导致骨的发育异常。

（2）骨领形成：在软骨雏形中段，软骨膜内的骨祖细胞增殖分化为成骨细胞，后者贴附在软骨组织表面形成薄层原始骨组织。这层骨组织呈领圈状围绕着雏形中段，故名骨领。骨领形成后，其表面的软骨膜即改名骨膜。

（3）初级骨化中心与骨髓腔形成：软骨雏形中央的软骨细胞停止分裂，逐渐蓄积糖原，细胞体积变大而成熟。成熟的软骨细胞能分泌碱性磷酸酶，由于软骨细胞变大，占据较大空间，其周围的软骨基质相应变薄。当成熟的软骨细胞分泌碱性磷酸酶时，软骨基质钙化，成熟的软骨细胞因缺乏营养而退化死亡，软骨基质随之崩溃溶解，出现大小不一的空腔。随后，骨膜中的血管连同结缔组织穿越骨领，进入退化的软骨区。破骨细胞、成骨细胞、骨祖细胞和间充质细胞随之进入。破骨细胞消化分解退化的软骨，形成许多与软骨雏形长轴一致的隧道。成骨细胞贴附于残存的软骨基质表面成骨，形成以钙化的软骨基质为中轴、表面附以骨组织的条索状结构，称为过渡型骨小梁。出现过渡型骨小梁的部位为初级骨化中心。过渡型骨小梁之间的腔隙为初级骨髓腔，间充质细胞在此分化为网状细胞。造血干细胞进入并增殖分化，从而形成骨髓。

初级骨化中心形成后，骨化将继续向软骨雏形两端扩展，过渡型骨小梁也将被破骨细胞吸收，使许多初级骨髓腔融合成一个较大的腔，即骨髓腔，其内含有血管和造血组织。在此过程中，雏形两端的软骨不断增生，邻接骨髓腔处不断骨化，从而使骨不断加长。

(4)次级骨化中心出现与骨骺形成:次级骨化中心出现在骨干两端的软骨中央,此处将形成骨骺。出现时间因骨而异,大多在出生后数月或数年。次级骨化中心成骨的过程与初级骨化中心相似,但是它们的骨化是呈放射状向四周扩展,供应血管来自软骨外的骺动脉,最终由骨组织取代软骨,形成骨骺。骨化完成后,骺端表面残存的薄层软骨即为关节软骨。在骨骺与骨干之间仍保存一片盘形软骨,称为骺板。

三、骨的生长与改建

(一)骨的生长

在骨的发生过程中和发生后,骨仍是不断生长的,具体表现在加长和增粗两个方面。

1.加长

长骨的加长主要是由于骺板的成骨作用,此处的软骨细胞分裂增殖,并从骨骺侧向骨干侧不断进行软骨内成骨过程,使骨的长度增加,故骺板又称生长板。从骨骺端的软骨开始,到骨干的骨髓腔,骺板依次分为 4 个区。

(1)软骨储备区:此区紧靠骨骺,软骨细胞分布在整个软骨的细胞间组织。软骨细胞较小,呈圆形或椭圆形,分散存在,软骨基质呈弱嗜碱性。此区细胞不活跃,处于相对静止状态,是骺板幼稚软骨组织细胞的前体(细胞生发层)。

(2)软骨增生区:由柱状或楔形的软骨细胞堆积而成。同源细胞群成单行排列,形成一串串并列纵形的软骨细胞柱。细胞柱的排列与骨的纵轴平行。每一细胞柱有数个至数十个细胞。软骨细胞生长活跃,数目多,有丰富的软骨基质与胶原纤维,质地较坚韧。

(3)软骨钙化区:软骨细胞以柱状排列为主。软骨细胞逐渐成熟与增大,变圆,并逐渐退化死亡。软骨基质钙化,呈强嗜碱性。

(4)成骨区:钙化的软骨基质表面有骨组织形成,构成条索状的过渡型骨小梁。这是因为增生区和钙化区的软骨细胞呈纵形排列,细胞退化死亡后留下相互平行的纵形管状隧道。因此,形成的过渡型骨小梁均呈条索状,在长骨的纵形切面上,似钟乳石样悬挂在钙化区的底部。在钙化的软骨基质和过渡型骨小梁表面,都可见到破骨细胞,这两种结构最终都会被破骨细胞吸收,从而骨髓腔向长骨两端扩展。新形成的骨小梁和软骨板融合在一起,此区是骨骺与骨干连接的过渡区,软骨逐渐被骨所代替(干骺端)。

以上各区的变化是连续进行的,而且软骨的增生、退化及成骨在速率上是保持平衡的。这就保证了在骨干长度增加的同时,骺板能保持一定的厚度。到 17～20 岁,骺板增生减缓并最终停止,导致骺软骨完全被骨组织取代,在长骨的干、骺之间留下线性痕迹,称为骺线。此后,骨再不能纵向生长。

2.增粗

骨外膜内层的骨祖细胞分化为成骨细胞,以膜内成骨的方式,在骨干表面添加骨组织,使骨干变粗。而在骨干的内表面,破骨细胞吸收骨小梁,使骨髓腔横向扩大。骨干外表面的新骨形成速度略快于骨干的吸收速度,这样骨干的密质骨适当增厚。到 30 岁左右,长骨不再增粗。

(二)骨的改建

骨的生长既有新的骨组织形成,又伴随着原有骨组织的部分被吸收,使骨在生长期间保持一定的形状。同时在生长过程中还进行一系列的改建活动,外形和内部结构不断地变化，使骨与整个机体的发育和生理功能相适应。在骨生长停止和构型完善后，骨仍须不断进行改建。

1.骨改建过程

骨改建是局部旧骨的吸收并代之以新骨形成的过程。Parfitt 将正常成年的骨改建过程按程序分为五期：静止期、激活期、吸收期、逆转期和成骨期。

(1)静止期：骨改建发生于骨表面，即骨外膜和骨内膜处(包括骨小梁的表面、中央管和穿通管的内表面及骨髓腔面)。

(2)激活期：骨改建的第一步是破骨细胞激活，包括破骨细胞集聚、趋化和附着骨表面等一系列细胞活动过程。

(3)吸收期：破骨细胞沿骨表面垂直方向进行吸收，骨细胞也参与骨吸收，吸收后的骨表面形态不一，在吸收腔表面和整个吸收区均存在细丝状的胶原纤维。

(4)逆转期：从骨吸收转变为骨形成的过程为逆转期，结构特征是吸收腔内无破骨细胞，而出现一种单核性细胞。

(5)成骨期：吸收腔内出现成骨细胞标志成骨期开始。在骨形成最旺盛的阶段，表面有相互平行的层状胶原纤维及突出于表面的类骨质。

2.长骨的外形改建

长骨的骨骺和干骺端(骺板成骨区)呈圆锥形，比圆柱形的骨干粗大。改建过程中，干骺端骨外膜深层的破骨细胞十分活跃，进行骨吸收，而骨内膜面的骨组织生成比较活跃，结果是近骨干一侧的直径渐变小，成为新一段圆柱形骨干，新增的骨干两端又形成新的干骺端，如此不断地进行，直到长骨增长停止。

3.长骨的内部改建

最初形成的原始骨小梁，纤维排列较乱，含骨细胞较多，支持性能较差，经过多次改建后才具有整齐的骨板，骨单位也增多，骨小梁依照张力和应力线排列，以适应机体的运动和负重。骨单位是长骨的重要支持性结构，它在 1 岁后才开始出现，此后不断增多和改建，增强长骨的支持力。原始骨单位逐渐被次级骨单位取代，初级密质骨改建为次级密质骨，过程如下：在最早形成原始骨单位的部位，骨外膜下的破骨细胞进行骨吸收，吸收腔扩大，在骨干表面形成许多向内凹陷的纵形沟，沟的两侧为嵴，骨外膜的血管及骨祖细胞随之进入沟内。嵴表面的骨外膜内含有骨祖细胞，逐步形成骨组织，使两侧嵴逐渐靠拢融合形成纵形管。管内骨祖细胞分化为成骨细胞，并贴附于管壁，由外向内形成同心圆排列的哈弗斯骨板。其中轴始终保留含血管的通道，即哈弗斯管(中央管)，含有骨祖细胞的薄层结缔组织贴附于中央管内表面，成为骨内膜。至此，次级骨单位形成。在改建过程中，大部分原始骨单位被消除，残留的骨板成为间骨板。骨的内部改建是终身不断进行的。在长骨原始骨单位改建中，骨干表面与中央管之间留下的一些来自骨外膜血管的通道，即为穿通管，其周围无环形骨板包绕。在次级骨单位最先形成的一层骨板与吸收腔之间总是存在一明显的界限，即黏合线。成年时，长骨不再增粗，其内、外表面分别形成永久性内、外环骨板，骨单位的改建就在内、外环骨板之间进行。

骨的改建在人的一生中是始终进行的，幼年时骨的建造速率大于吸收，成年时渐趋于平衡，老年时则骨质的吸收速率往往大于建造，使骨质变得疏松，坚固性与支持力也减弱。

(李　非)

第三节　肌肉、神经的构造和生理

一、骨骼肌的构造与功能

骨骼肌是运动系统的动力部分，绝大多数附着于骨骼，在人体内分布广泛，有600多块。

(一)骨骼肌的形态和构造

每块骨骼肌包括肌腹和肌腱两部分。肌腹主要由肌纤维组成；腱性部分主要由平行排列的致密胶原纤维束构成，色白、强韧而无收缩功能，位于肌腹的两端，其抗张强度为肌的112～233倍。

肌的形态多样，按其外形大致可分为长肌、短肌、扁肌和轮匝肌4种。根据肌束方向与肌长轴的关系可分为与肌束平行排列的梭形肌或菱形肌，如缝匠肌、肱二头肌；半羽状排列的，如半膜肌、指伸肌；羽状排列的如股直肌；多羽状排列的，如三角肌、肩胛下肌；还有放射状排列的，如斜方肌等。

(二)肌的辅助装置

在肌的周围有辅助装置协助肌的活动，具有保持肌的位置、减少运动时的摩擦和保护等功能，包括筋膜、滑膜囊、腱鞘和籽骨等。

1.筋膜

筋膜分浅筋膜和深筋膜。

(1)浅筋膜：又称为皮下筋膜，位于真皮之下，由疏松结缔组织构成，浅动脉、皮下静脉、皮神经、淋巴管行走于浅筋膜内。

(2)深筋膜：又称为固有筋膜，由致密结缔组织构成，位于浅筋膜的深面，包括体壁、四肢的肌和血管神经等。

2.滑膜囊

滑膜囊为封闭的结缔组织囊，壁薄，内有滑液，多位于腱与骨面相接处，以减少两者之间的摩擦。有的滑膜囊在关节附近与关节腔相通。

3.腱鞘

腱鞘是包围在肌腱外面的鞘管，存在于活动性较大的部位，如腕、踝、手指和足趾等处。腱鞘可分为纤维层和滑膜层两部分。腱鞘的纤维层又称为腱纤维鞘，位于外层，为深筋膜增厚所形成的骨性纤维性管道，有滑车和约束肌腱的作用。腱鞘的滑膜层，又称为腱滑膜鞘，位于腱纤维鞘内，是由滑膜构成的双层圆筒形的鞘。鞘的内层包在肌腱的表面，称为脏层；外层贴在腱鞘纤维层的内面和骨面，称为壁层。

4.籽骨

籽骨在肌腱内发生，直径一般只有几毫米，髌骨例外，为全身最大的籽骨。籽骨多在手掌面或足趾面的肌腱中，位于肌腱面对关节的部位，或固定于肌腱以锐角绕过骨面处。

(三)组织结构

组织结构由肌细胞组成，肌细胞间有少量的结缔组织、血管、淋巴管及神经。肌细胞因呈细长纤维形，又称为肌纤维，其细胞膜称为肌膜，细胞质称为肌浆。致密结缔组织包裹在整块肌肉外面形成肌外膜。肌外膜的结缔组织伸入肌肉内，分隔包裹形成肌束，包裹肌束的结缔组织称为肌束膜，分布在每条肌纤维外面的结缔组织称为肌内膜。

1.光镜结构

骨骼肌纤维呈长圆柱形，是多核细胞，一条肌纤维内含有几十个甚至几百个核，核呈扁椭圆形，位于肌膜下方。在肌浆中有沿肌纤维长轴平行排列的肌原纤维，细丝状，每条肌原纤维上都有明暗相间的带，各条肌原纤维的明带和暗带都准确地排列在同一平面上，构成骨骼肌纤维明暗相间的周期性横纹。明带又称 I 带，暗带又称 A 带，暗带中央有一条浅色窄带，称 H 带，H 带中央有一条深色的 M 带。明带中央有一条深色的 Z 带。相邻两条 Z 线之间的一段肌原纤维称为肌节。肌节依次排列构成肌原纤维，是骨骼肌纤维结构和功能的基本结构。

2.超微结构

(1)肌原纤维：由粗细两种肌丝构成，沿肌原纤维的长轴排列。粗肌丝位于肌节中部，两端游离，中央借 M 线固定。细肌丝位于肌节两侧，一端附着于 Z 线，另一端伸至粗肌丝之间，与之平行走行，其末端游离，止于 H 带的外侧。明带仅由细肌丝构成，H 带仅由粗肌丝构成，H 带两侧的暗带两种肌丝皆有。细肌丝由肌动蛋白、原肌球蛋白和肌钙蛋白构成。粗肌丝由肌球蛋白分子构成。

(2)横小管：是肌膜向肌浆内凹陷形成的管状结构，其走向与肌纤维长轴垂直，位于暗带与明带交界处。与同一平面上的横小管分支吻合，环绕每条肌原纤维，可将肌膜的兴奋迅速传导至肌纤维内部。

(3)肌浆网：是肌纤维中特化的滑面内质网，位于横小管之间。其中部纵形包绕每条肌原纤维，称为纵小管；两端扩大呈扁囊状，称为终池。每条横小管与两侧的终池组成三联体，在此部位将兴奋从肌膜传递到肌浆网膜。肌浆网膜上有钙泵和钙通道。

3.收缩原理

骨骼肌纤维的收缩机制为肌丝滑动原理，主要过程如下：①运动神经末梢将神经冲动传递给肌膜；②肌膜的兴奋经横小管传递给肌浆网，大量钙离子涌入肌浆；③钙离子与肌钙蛋白结合，肌钙蛋白、原肌球蛋白发生构型或位置变化，暴露出肌动蛋白上与肌球蛋白头部的结合位点，两者迅速结合；④腺苷三磷酸被分解并释放能量，肌球蛋白的头及杆发生屈动，将肌动蛋白向 M 线牵引；⑤细肌丝在粗肌丝之间向 M 线滑动，明带缩短，肌节缩短，肌纤维收缩；⑥收缩结束后，肌浆内的钙离子被泵回肌浆网，肌钙蛋白等恢复原状，肌纤维松弛。

二、神经组织的构造与功能

神经系统包括中枢部和周围部，前者包括脑和脊髓，也称中枢神经系统，含有绝大多数神经元的胞体。周围部是指与脑和脊髓相连的神经，即脑神经、脊神经和内脏神经，又称周围神经系统，主要由感觉神经元和运动神经元的轴突组成。

神经组织由神经细胞和神经胶质细胞组成，神经细胞也称神经元，具有接受刺激、整合信息和传导冲动的能力。神经胶质细胞对神经元起支持、保护、营养和绝缘等作用。

(一)神经元的结构

1.胞体

(1)细胞核：位于胞体中央，大而圆，核膜明显，染色质多，核仁大而圆。

(2)细胞质:特征性结构为尼氏体和神经元纤维。

(3)细胞膜:可兴奋膜,具有接受刺激、处理信息、产生和传导神经冲动的功能。

2.树突

每个神经元有一至多个树突,具有接受刺激的功能。

3.轴突

每个神经元只有一个轴突,轴突末端的分支较多,形成轴突终末。轴突与胞体之间进行着物质交换,轴突内的物质运输称为轴突运输。

(二)突触

神经元与神经元之间,或神经元与效应细胞之间传递信息的部位称为突触。突触也是一种细胞连接方式,最常见的是一个神经元的轴突终末与另一个神经元的树突、树突棘或胞体连接,分别形成轴-树突触、轴-棘突触或轴-体突触。一个神经元可以通过突触把信息传递给许多其他神经元或效应细胞,如一个运动神经元可同时支配上千条骨骼肌纤维。

(三)神经胶质细胞

1.中枢神经系统的神经胶质细胞

(1)星形胶质细胞是最大的一种神经胶质细胞。在脑和脊髓损伤时,星形胶质细胞可以增生,形成胶质瘢痕填补缺损。

(2)少突胶质细胞分布于神经元胞体附近及轴突周围,是由中枢神经系统的髓鞘形成的细胞。

(3)小胶质细胞是最小的神经胶质细胞。当神经系统损伤时,小胶质细胞可转变为巨噬细胞,吞噬死亡细胞的碎屑。

(4)室管膜细胞衬在脑室和脊髓中央管的腔面,形成单层上皮,称为室管膜。

2.周围神经系统的神经胶质细胞

(1)施万细胞参与周围神经系统中神经纤维的构成。

(2)卫星细胞是神经节内包裹神经元胞体的一层扁平或立方形细胞。

(四)周围神经系统

周围神经系统的神经纤维集合在一起,构成神经,分布到全身各器官。包裹在一条神经表面的结缔组织称为神经外膜。一条神经通常含若干条神经纤维束,其表面有神经束上皮,是由几层扁平的上皮细胞围绕形成。神经束上皮和束间的结缔组织共同构成神经束膜。在神经纤维束内,每条神经纤维表面的薄层结缔组织称为神经内膜。在这些结缔组织中都存在小血管和淋巴管。

1.神经纤维

由神经元的长轴突及包绕它的神经胶质细胞构成。根据神经胶质细胞是否形成髓鞘,可将其分为有髓神经纤维和无髓神经纤维两类。

(1)有髓神经纤维:施万细胞为长卷筒状,一个接一个套在轴突外面,相邻的施万细胞不完全连接,在神经纤维上的这一部分较狭窄,称为郎飞结,在这一部位的轴膜部分裸露。相邻两个郎飞结之间的一段神经纤维称为结间体。在有髓神经纤维的横切面上,施万细胞可分为3层,中层为多层细胞膜同心卷绕形成的髓鞘;以髓鞘为界,胞质分为内侧胞质和外侧胞质。髓鞘的化学成分主要是脂蛋白,称为髓磷脂。

(2)无髓神经纤维：施万细胞为不规则的长柱状，表面有数量不等、深浅不同的纵形凹沟，纵形沟内有较细的轴突，施万细胞的膜不形成髓鞘包裹它们。因此，一条无髓神经纤维可含多条轴突。由于相邻的施万细胞衔接紧密，故无郎飞结。

2.神经末梢

神经末梢是周围神经纤维的终末部分，形成各种末梢装置，按功能分为感觉神经末梢和运动神经末梢两大类。

(1)感觉神经末梢：是感觉神经元(假单极神经元)周围突的末端，通常和周围的其他组织共同构成感受器。①游离神经末梢：由较细的有髓或无髓神经纤维的终末反复分支而成。②触觉小体：分布在皮肤的真皮乳头处，以手指掌侧皮肤内最多。③环层小体：广泛分布在皮下组织、腹膜、肠系膜、韧带和关节囊等处。④肌梭：是分布在骨骼肌内的梭形结构。

(2)运动神经末梢：是运动神经元的轴突在肌组织和腺体的终末结构，支配肌纤维的收缩，调节腺细胞的分泌，可分为躯体和内脏运动神经末梢两类。①躯体运动神经末梢：分布于骨骼肌，位于脊髓前角或脑干的运动神经元胞体发出的长轴突，抵达骨骼肌时失去髓鞘，轴突反复分支；每一分支形成葡萄状终末，并与骨骼肌纤维建立突触连接，此连接区域呈椭圆形板状隆起，称为运动终板或神经肌连接。一个运动神经元及其支配的全部骨骼肌纤维合称为一个运动单位。②内脏运动神经末梢：分布于心肌、各种内脏及血管的平滑肌和腺体等处。

3.神经节

在周围神经系统中，神经元胞体聚集构成了神经节。神经节包括脑神经节、脊神经节和内脏运动神经节。

(1)脑神经节连于脑神经，周围有结缔组织被膜。

(2)脊神经在椎管内连于脊神经后根，也称为背根神经节，表面有结缔组织被膜与脊神经膜相续。

(3)内脏运动神经节大小形态各异，表面也有结缔组织被膜，并向内伸展成支架。

4.周围神经再生

神经纤维因外伤或其他原因与胞体离断，则发生破坏和死亡，称为神经纤维溃变。神经纤维的溃变发生在与胞体离断数小时以后，此时的轴突和髓鞘以致末梢部分先出现膨胀，继而出现崩裂，溃解成碎片、小滴状，也称为 Weller 变性。

神经纤维再生一般发生在损伤后的第 2～3 周，损伤的神经纤维其胞体中的尼氏体逐渐恢复正常形态，胞核回到中央，与胞体相连的损伤神经轴突由损伤的近侧段向远侧生出数条幼芽，这些幼芽部分穿过损伤处的组织缝隙，并沿施万细胞向远侧生长，最后到达原来所分布的组织器官，其余的幼芽分支则退化或消失。沿施万细胞生长的轴突幼芽继续增粗、髓鞘也逐渐形成，神经纤维的功能逐渐恢复，此时神经纤维的再生过程初步完成，但有的幼芽进入神经的结缔组织内，形成神经瘤。

(李　非)

第四节　骨和软骨的损伤修复

一、骨的损伤修复——骨折愈合

骨折通常可分为外伤性骨折和病理性骨折两大类。骨的再生能力很强，经过良好复位后的单纯性、外伤性骨折，几个月内便可完全愈合，恢复正常的结构和功能。骨外膜、内膜中骨母细胞的增生和新骨质的产生是骨折愈合的基础。骨折愈合过程与软组织的愈合不同，软组织主要通过纤维组织完成愈合过程，而骨折愈合还须使纤维组织继续转变为骨来完成骨愈合过程。

（一）骨折愈合过程

实验结果表明，骨折愈合过程可分为以下几个阶段。

1.血肿形成

骨组织和骨髓都有丰富的血管，在骨折的两端及其周围伴有大量出血，形成血肿，6～8 小时内形成含有纤维蛋白网架的血凝块，纤维蛋白网架被认为是纤维细胞长入血肿的支架。血肿周围的吞噬细胞、毛细血管和幼稚的结缔组织很快长入血肿，后者主要分化为产生胶原纤维的成纤维细胞。与此同时常出现轻度的炎症反应。由于骨折伴有血管断裂，在骨折早期，常可见到骨髓组织的坏死，骨皮质也可发生坏死，如果坏死灶较小，可被破骨细胞吸收，如果坏死灶较大，可形成游离的死骨片。

2.纤维性骨痂

骨痂形成于骨折后的 2～3 天，血肿被清除机化，新生血管长入，血管周围大量间质细胞增生，形成肉芽组织，血肿开始由肉芽组织取代，继而发生纤维化，形成纤维性骨痂，或称暂时性骨痂，肉眼及 X 线检查见骨折局部呈梭形肿胀。约 1 周，上述增生的肉芽组织及纤维组织可进一步分化，形成透明软骨。透明软骨的形成一般多见于骨外膜的骨痂区，骨髓内骨痂区则少见。

3.骨性骨痂形成

骨折后的新骨形成，始于骨折后 7～10 天。上述纤维性骨痂逐渐分化出骨母细胞，并形成类骨组织，以后出现钙盐沉积，类骨组织转变为编织骨。纤维性骨痂中的软骨组织也经软骨化骨过程演变为骨组织，至此形成骨性骨痂。

按照骨痂的细胞来源及部位不同，可将骨痂分为外骨痂和内骨痂。外骨痂是由骨外膜的内层即成骨层细胞增生，形成梭形套状，包绕骨折断端。在长骨骨折时，以外骨痂形成为主。内骨痂由骨内膜细胞及骨髓未分化间叶细胞演变成为骨母细胞，形成编织骨。

从部位来说，骨痂可分为骨外膜骨痂、桥梁骨痂、连接骨痂和封闭骨痂。在血肿机化之前，来自骨外膜的成骨细胞只能绕过血肿，沿其外围与骨折线两端的外骨痂相连的骨痂称为桥梁骨痂。随着血肿的机化，纤维组织经软骨骨化，使内外骨痂相连称为连接骨痂。大约在 2 周内，髓腔损伤区大部分被成纤维细胞样的肉芽组织填充，逐渐转化为海绵质骨，由海绵质骨形成的新骨，从骨折两端开始，横过髓腔，称为封闭骨痂。

4.骨痂改建或再塑

编织骨由于结构不够致密，骨小梁排列紊乱，故仍未达到正常功能需要。为了适应骨活动时所受应力，编织骨经过进一步改建成为成熟的板层骨，皮质骨和髓腔的正常关系及骨小梁正常的排列结构也重新恢复。改建是在破骨细胞的骨质吸收及骨母细胞的新骨质形成的协调作用下完成的。

骨折愈合过程中塑形，在骨愈合过程中已开始，在骨折愈合后，仍持续较长的一段时间，最初塑形较快，当骨折牢固愈合后逐渐变慢。使骨折愈合处塑造结实，髓腔再通，骨髓组织恢复，骨折线消失，恢复以前的正常结构，通常要几个月甚至几年。

（二）影响骨折愈合的因素

凡影响创伤愈合的全身及局部因素对骨折愈合都起作用。

1.全身因素

主要有年龄、营养因素，以及某些疾病，如骨软骨病、糖尿病、维生素 C 缺乏症、梅毒、老年性骨质疏松等。

2.局部因素

（1）局部血液供应：影响骨折愈合最根本的因素是局部的血液供应。一切影响血液供应的因素，都会直接影响骨折愈合的过程。

（2）局部损伤程度：损伤严重的骨折，周围软组织损伤也较重，对周围组织和骨折断端血供影响较大，加重了骨断端的坏死程度，局部创伤性炎症改变较重，骨折愈合较慢。

（3）骨折断端的及时、正确的复位：完全性骨折由于肌肉的收缩，常常发生错位或有其他组织、异物的嵌塞，可使愈合延迟或不能愈合。及时、正确的复位是为以后骨折完全愈合创造必要的条件。

（4）骨折断端及时、牢靠的固定：骨折断端即使已经复位，由于肌肉活动仍可错位，因而复位后及时、牢靠的固定（如打石膏、小夹板或髓腔钢针固定）更显重要，一般要固定到骨性骨痂形成后。骨折可靠的固定，可使骨折愈合在良好的功能位置。

（5）感染：是影响骨折愈合的重要因素之一。感染加重了骨的坏死程度，使骨折愈合过程受到干扰，可导致骨折延迟愈合和不愈合。

此外，应早日进行全身和局部功能锻炼，保持局部良好的血液供应。由于骨折后常须复位、固定及卧床，虽然有利于局部愈合，但长期卧床，血供不良，又会延迟愈合。局部长期固定不动也会引起骨及肌肉的失用性萎缩、关节强直等不良后果。为此，在不影响局部固定的情况下，应尽早离床活动。

骨折愈合障碍者，有时新骨形成过多，形成赘生骨痂，愈合后有明显的骨变形，影响功能的恢复。有时纤维性骨痂不能变成骨性骨痂并出现裂隙，骨折两端仍能活动，形成假关节。

（三）病理性骨折

病理性骨折是指已有病变的骨，在通常不足以引起骨折的外力作用下发生的骨折，或没有任何外力而发生的自发性骨折。

1.骨的原发性或转移性肿瘤

骨的原发性或转移性肿瘤是病理性骨折最常见的原因，原发性骨肿瘤有多发性骨髓瘤、骨巨细胞瘤及骨肉瘤等，转移性骨肿瘤有转移性肾癌、乳腺癌、肺癌、甲状腺癌及神经母细胞瘤等。

2.骨质疏松

老年、各种营养不良和内分泌等因素可引起全身性骨质疏松，表现为骨皮质萎缩变薄，骨小梁变细、数量减少。肢体瘫痪、长期固定或久病卧床等可引起局部失用性骨质疏松。

3.内分泌紊乱

由甲状旁腺腺瘤或增生引起的甲状旁腺功能亢进,可导致骨的脱钙及大量破骨细胞堆积,骨小梁为纤维组织所取代。

4.骨的发育障碍

如先天性成骨不全。

二、软骨的损伤修复

一般认为成熟的软骨细胞在损伤后不能再生,因此修复能力有限。软骨再生起始于软骨膜的增生,这些增生的幼稚细胞形似成纤维细胞,以后逐渐变为软骨母细胞,并形成软骨基质,细胞被埋在软骨陷窝内变为静止的软骨细胞。软骨的修复表现为瘢痕形成与软骨肥厚,损伤部位附近的软骨细胞可增生成群。幼稚的软骨细胞可产生大量糖蛋白,但新生的胶原不足以修复成熟软骨裂伤所形成的缺损。

关节软骨损伤或缺损时,其修复过程有两种形式:①软骨层部分缺损,对于这类缺损,修复过程极为缓慢,不能达到软骨面平整的结果;②软骨全层缺损,其修复主要靠深层松质骨,即经由纤维结缔组织变为纤维软骨,有的最终也可变为透明软骨。软骨组织缺损较大时由纤维组织参与修补。

在骨关节炎、类风湿性关节炎或其他关节病时,修复往往慢于破坏。关节炎晚期、关节内骨折和软骨下骨被刮除或钻孔后,关节软骨可被来自松质骨或滑膜血管翳的纤维软骨所代替。

随着年龄的增长,关节软骨出现较明显凹陷,浑浊并有小的糜烂,软骨厚度有所减少。形态学上,脂质空泡与微丝纤维有所增加,而糖蛋白与胶原之合成率则保持不变。随年龄增长,细胞外脂质浓度有所增加,胶原的交叉链也可能有轻微变化。

(毕军伟)

第二章

骨与关节的生物力学

第一节　骨的生物力学

一、骨的力学性能

骨的力学性能可以从材料(组织)和结构两个方面加以分析。骨的材料力学性能反映的是骨材料固有的力学特性,相对独立于骨的几何结构,通常用对标准和均匀骨样本的力学测试来确定。骨的结构力学性能,则是通过对完整骨进行力学测试来确定,它反映了骨的整体结构对力学负荷的响应。须注意的是,骨的材料力学性能和结构力学性能之间并无明显界限。如骨折,当整体骨的结构因受力而断裂时,不仅骨的结构力学性能被破坏,而且骨的材料力学性能也同样被破坏了。

(一)骨的材料力学性能

应力和应变是骨材料力学性能中两个最基本的元素,它们描述了骨受力后所产生的内部效应。当外力作用于骨时,骨以形变来产生内部的抗力,即是骨的应力。骨应力的大小表示为作用于骨截面上的外力与骨截面面积之比,单位是帕(Pascal,Pa)或兆帕(MPa),即牛顿/平方米。骨应变是指骨在外力作用下的变形,大小等于骨受力后长度的变化量与原长度之比,是一个无量纲的单位,一般以百分比表示。

骨受力后产生的应力与应变可通过应力-应变曲线来描述,其中 y 轴坐标表示应力大小,x 轴坐标表示应变大小(图 2-1)。

应力-应变曲线可分为 2 个区:弹性变形区和塑性变形区。在弹性区内,骨受力后发生弹性变形,即外力一旦被卸载后,骨可恢复至原始形状大小。应力-应变曲线在弹性区的斜率定义为骨材料的弹性模量或杨氏模量,它表示材料抗形变的能力,单位是 Pa 或 MPa,与应力单位相同。弹性区末端点或塑性区初始点称为屈服点。该点对应的应力使骨产生了最大的弹性形变,也称为弹性极限。屈服点以后的区域称为塑性变形区,此时骨材料已发生结构的破坏和永久的变形。当外力超过一定数值时,骨发生断裂即骨折。导致骨折所需的应力称为骨的最大应力或极限强度。若骨受拉伸外力作用而发生骨折,则骨的极限强度又可称为极限拉伸强度。相应的,骨在受压缩负荷、弯曲负荷和扭转负荷下的极限强度,可依次称为骨的极限压缩强度、极限弯曲强度和极限扭转强度。

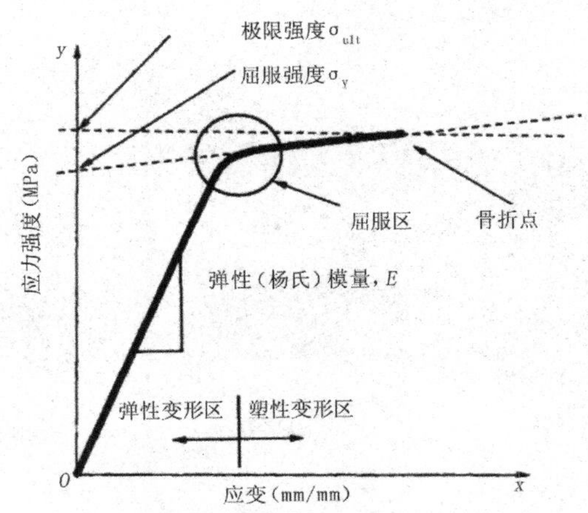

图 2-1　拉伸实验中松质骨典型的应力-应变曲线

包括弹性变形区(线形区)、屈服点和塑性变形区(屈服后区)

应力-应变曲线中骨折点或骨断裂点对应的应变,可用于描述骨材料的柔软性。整个应力-应变曲线下面的面积表示骨材料在断裂前积聚的应变能量,以焦耳表示,它也被称为骨的韧性。在正常情况下,骨所受到的生理负荷使骨发生弹性变形,当外力负荷被卸载后,弹性区内的能量可同时被骨所释放,骨可恢复原状。若外力负荷被卸载后,应力-应变曲线下面的面积,即表示骨所释放的能量小于外力加载时骨所积聚的能量,其间丢失的能量被称为滞后。当骨不断受到外力重复作用时,其应变能量不能被完全释放,积累后可导致骨结构被破坏,表现为疲劳性骨折。

(二)骨的结构力学性能

骨的结构力学性能通常用载荷-变形曲线来描述,其中 y 轴坐标表示载荷大小,x 轴坐标表示变形大小(图 2-2)。为了避免问题的复杂化,以形态近似圆柱状的骨标本为例,通过对其进行拉伸实验,讨论骨的结构力学性能。

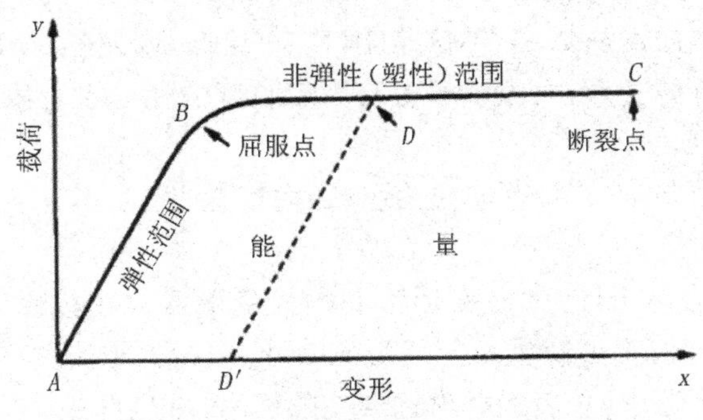

图 2-2　某一韧性材料的载荷-变形曲线

图 2-2 显示了圆柱状的骨标本通过拉伸实验获得的载荷-变形曲线。与应力-应变曲线相同,载荷-变形曲线首先包含一段线性区域(也称为弹性区域),随后是一段非线性区域,分别对应骨组织在拉伸负荷作用下发生的弹性变形和塑性变形。在弹性区域内,载荷-变形曲线的斜率表示骨的轴向刚度。在该例子中,骨在弹性区域内承受的载荷(F)、发生的变形(x)、骨的轴向刚度(k)之间有如下的关系。

$$F = kx$$

从这一等式中可推知，在一定的外力负荷条件下，骨的弹性刚度越大，骨所产生的弹性变形越小。对于圆柱状的骨标本而言，其产生的弹性变形（ΔL）可表示为：

$$\Delta L = FL/AE$$

式中：L 表示骨标本的初始长度，A 表示截面积，F 表示外力，E 表示材料的弹性模量。

由方程可知，骨标本受力后产生的弹性变形与外力的大小、骨标本的初始长度成正比，与骨标本的截面积、弹性模量成反比。由此可知，载荷-变形曲线是根据材料的几何结构，如截面积和初始长度的变化而变化，因此该曲线描述的是骨的结构力学性能。

例如，从成年人股骨干中提取一小块圆柱形骨，对其进行拉伸实验，输出的载荷-变形曲线见图 2-3，其中骨的截面积假定为 A，初始长度为 L，弹性模量为 E。如果将标本切成一半（即长度由 L 变成 $L/2$），再重复上述实验，则结果将如何呢？由方程可推知：

$$F = (AE/L)\Delta L$$

即载荷-变形曲线的斜率，也就是骨的轴向刚度可由 AE/L 表示。

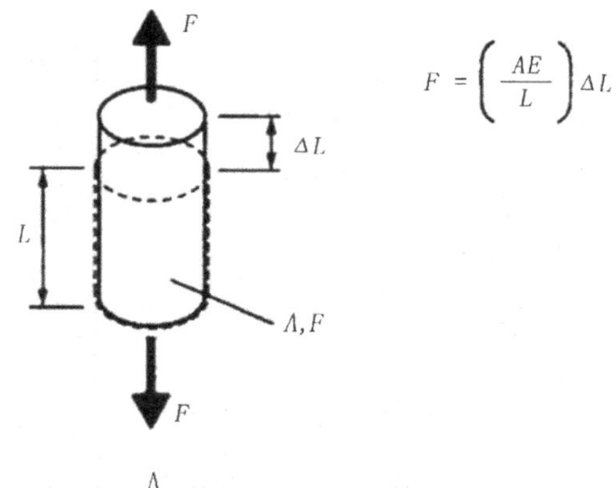

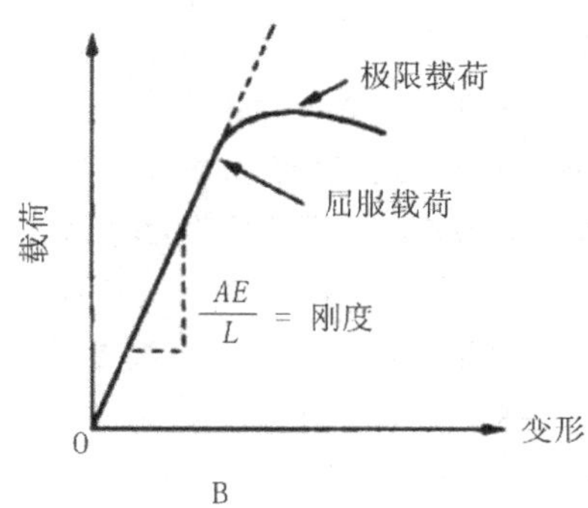

图 2-3　骨的结构力学性能

A.圆柱状松质骨（长度为 L，面积为 A）经施加压缩载荷后产生了变形 ΔL；B.载荷-变形曲线描述了骨的结构力学性能，标本的形状对刚度 AE/L 和极限载荷有影响

由方程可知，骨的轴向刚度随骨的截面积（A）和弹性模量（E）的增大而增大，随骨标本的初始长度（L）的增加而减小。因此，当标本被切成一半后，标本的初始长度减小一半，由 L 变成

$L/2$,则载荷-变形曲线表示的轴向刚度将增大 1 倍。这个例子说明,即使被测标本来源于相同的骨组织,即弹性模量相同,但只要被测标本的体积不同,也将获得不同的载荷-变形曲线。因此,载荷-变形曲线是对骨组织结构力学性能的描述,它反映了整体骨结构的力学性能。相反,独立于标本几何形态的应力-应变曲线,则描述了标本的材料力学性能。

在载荷-变形曲线两段区域的连接点处,表示了骨组织在此时发生了屈服,该点对应的载荷称为屈服载荷。屈服载荷使得骨组织的内部结构发生了变化,它通常还蕴含着一个破坏积累。骨组织发生屈服以后,骨组织所产生的非弹性变形将持续至骨折发生。此时,骨组织的承载负荷能力全部丧失,即承载失败。骨组织在承载失败时的载荷称为极限载荷或失败载荷。

(三)骨的其他重要力学性能

骨是各向异性材料,其材料力学性能依赖于载荷方向,需测量更多的参数才能完整地描述它们的弹性性能。对皮质骨而言,它的力学强度依赖于载荷的加载方向,皮质骨纵向上的强度和刚度大于其横截面的强度和刚度,纵向上的弹性模量要比横向弹性模量增加 50%。对松质骨而言,松质骨的微观结构决定了它在每一个横截面上的弹性特征近似于各向同性,而在纵向上则为各向异性(图 2-4)。

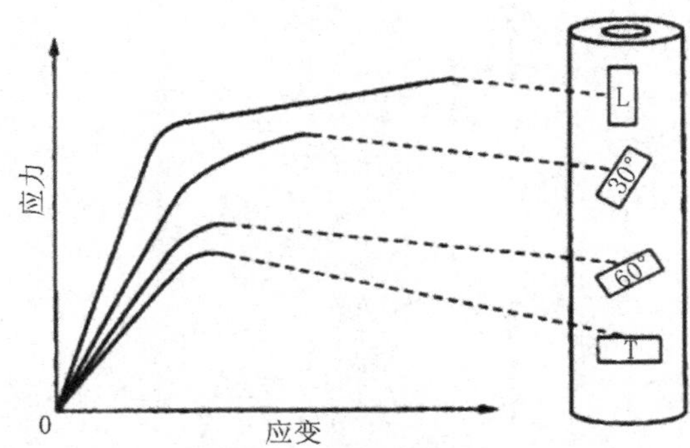

图 2-4 人股骨干皮质骨试样的各向异性特征

沿皮质骨的长轴方向弹性模量和强度都较沿骨的横轴方向高

杨氏模量和泊松比是用于描述各向同性材料弹性特征的 2 个参数,其中泊松比是指物体受挤压或拉伸时的膨胀率或收缩率。实验表明,松质骨的纵向弹性模量约为横向弹性模量的 1.5 倍,泊松比接近于0.6,高于金属,说明骨在受力时体积增大较多。

骨是黏弹性材料,它的力学性能依赖于施加载荷的应变率大小和加载时间。日常生活中,活体骨的应变率相差很大。如慢步走时,应变率为每秒 0.000 1;疾步走时,应变率为每秒 0.01。活动越激烈,骨所产生的应变率越大。就松质骨而言,应力-应变曲线初始斜率随应变率增加而增大,表明松质骨在高应变率载荷下,弹性模量越高,同时屈服强度和最大强度也随着应变率的增加而增加(图 2-5)。如果应变率的变化范围相同,则松质骨强度的变化大于其弹性模量的变化(图 2-6),表明拉伸强度对应变率的变化要比弹性模量敏感。

对于黏弹性材料的骨来说,它具有蠕变和应力松弛特性。蠕变是指材料在恒力作用下,变形随时间增大,直至平衡。应力松弛则指材料在恒定的变形下,所需维持变形的力随时间减小,直至平衡。图 2-7 是成人松质骨在承受不变应力时,时间与应变之间的关系曲线。从该曲线中可发现,松质骨具有与其他工程材料相同的 3 段曲线特征。在初始阶段,样本承载后发生持续性应变,然后蠕变率随应变强度增加而逐渐下降。在第 2 阶段中,曲线蠕变率增加明显。尽管应变量仍低于屈服和最大载荷，但当对松质骨施加载荷并持续一定时间后即达第 3 阶段，也可能发生骨折。

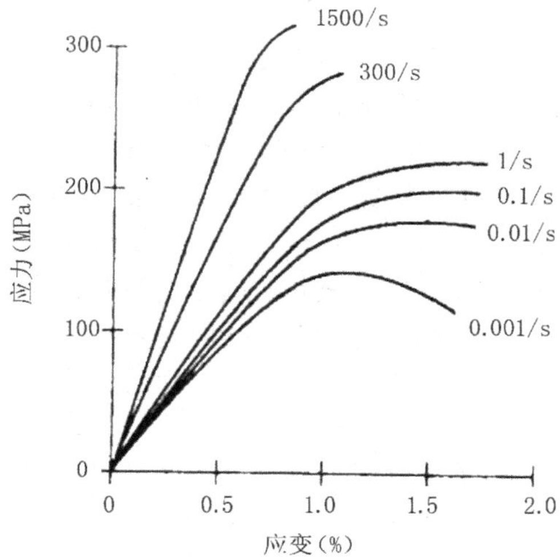

图 2-5　应力-应变曲线图

应变率的大小取决于松质骨材料特性。应变率增加时，弹性模量和强度也随之增加

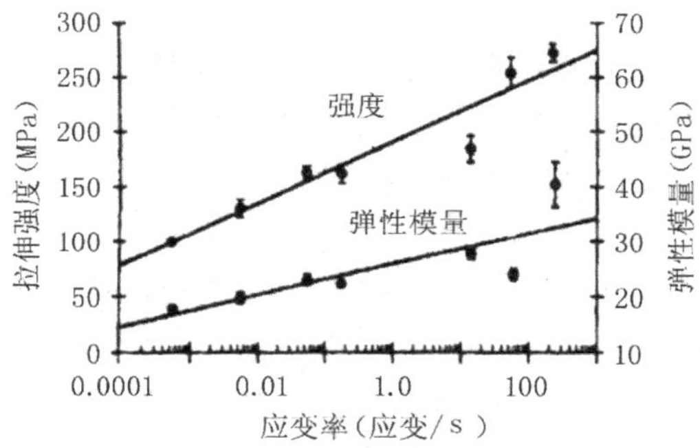

图 2-6　人体松质骨纵轴负载时的弹性模量与极限拉伸强度受应变率大小影响

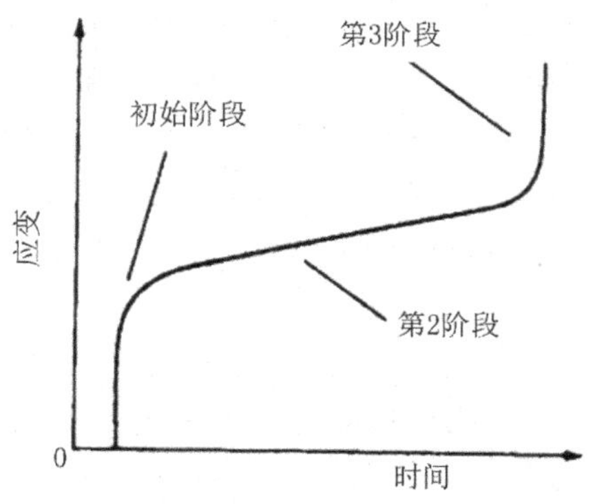

图 2-7　人体松质骨负荷蠕变特征的示意图

二、骨力学性能的测试

(一)标本制备与保存

骨力学性能的试验测试结果取决于许多因素,如骨的类型(皮质骨或松质骨)、骨样本的取材部位、骨的年龄和体重差异,以及力学测试条件等。这些因素都应随时记录,以便测试后进行数据的对照和分析。骨组织标本取材后,应剔除附着于骨上的软组织。如果不能马上进行力学测试,则用浸透生理盐水的纱布包裹后放入塑料袋中,存入−20 ℃以下的冰箱中保存,待测试时,让其自然解冻。骨干燥或脱水对骨的强度和弹性模量都有较大影响。实验表明,干燥脱水后的骨应力-应变曲线几乎没有明显屈服阶段,骨破坏时的能量吸收也将大大降低,干燥骨的弹性模量也往往较湿骨高。因此,在力学测试时,保持骨试件的湿润是非常必要的。

(二)力学测试方法

1.拉伸试验

一般要求骨样本具有较大的体积。测试时要对骨的两端牢固固定,以保证测试结果的可靠性。拉伸试验是测试骨力学性能很好的一种试验方法,但是,加工试件有相当大的难度。一般可用油石将试件细磨成 1～2 mm 宽、5～10 mm 长、0.5 mm 厚的均匀试件,试件两端用 502 胶粘在特殊设计的夹具端部,即用线切割机切出的小缝中。由于骨主要起负重作用,即主要承受压力负荷,故拉伸试验的实际应用较少。

2.弯曲试验

该方法被大量用于骨干、皮质骨的力学性能测试,是一种应用非常广泛的力学测试方法。弯曲试验包括 3 点弯曲和 4 点弯曲。弯曲试验在理论上要求试件跨度达到试件直径(或宽度)的 16 倍,试件过短易受到剪切力的影响。一般地,大鼠长骨进行弯曲试验时的跨距若达到 17 mm 以上,则可以保证试件的变形 90%以上由弯曲产生。4 点弯曲也是经常被采用的一种弯曲试验方法,它可以保证试件在 2 个加载点之间受到的是纯弯曲负荷,干扰因素少,结果相对可靠。但是,若标本试样太小,难以保证2 个加载点的载荷完全一致,此时常采用 3 点弯曲试验。有研究者在对大鼠长骨的 3 点弯曲试验中发现,90%以上标本的断裂都发生在加载着力点,横截面基本与长骨轴线垂直,剪切变形的因素占整个变形因素的 10%～15%。因此,主要是弯曲负荷而非剪切力导致了骨折。

弯曲试验中要注意让试件横截面的方向与载荷方向保持一致。以保证测试结果的精确。同时还应注意加载装置的设计。将试件支座和加载压头加工成马鞍形状是比较理想的。一方面,马鞍形的支座可以防止试件在加载过程中发生滚动;另一方面,马鞍形压头与试件之间是线接触而不是点接触,这样可避免接触部位的局部应力过大。进行弯曲试验时,宜选择形状相对规则的标本,如股骨和肱骨。一般不宜用胫骨为试件,因胫骨较大的弓状弯曲外形易使其在加载时发生滚动,造成受力状况的复杂,从而降低测试的准确性。

3.压缩试验

该方法常用于松质骨的力学性能测试,其优点在于载荷加载方向与骨的生理受力方向基本相似,且操作也较容易。压缩试验须注意的是,骨试件的上下平面应与加载装置面保持平行,避免应力集中在试件的某个局部,从而减小了被测骨的整体力学强度和弹性模量。压缩试验时,一般要求试件的高度大于直径的 1.5 倍,同时为减小边界效应的影响,可在骨试件上下两端涂上润滑剂。对椎体标本来说,还应尽可能去掉椎弓、椎突及附着的软组织,使试件加工形成椭圆柱状,并在细砂纸上将其两端轻轻磨平，以保证试验精度。对松质骨的离体标本来说，由于取样时破坏了骨小梁的边界结构连接，离体松质骨的应力和弹性模量会小于在体的标本，为减小误差，在进行压缩试验时，常须事先对标本的上下截面进行包埋，在离体标本的上下断端黏合一个"帽子"。

4.其他试验

对骨力学性能的测试，除以上 3 种最基本的方法外，还包括剪切试验、扭曲试验、疲劳试验和拔出试验等，须根据实际问题的需要，灵活加以运用。无论采用哪种方法，在进行骨力学测试时，必须充分考虑到测试时试样的湿度、温度和负荷的加载速度，因为这些因素会影响测试结果。由于骨干燥后，骨会变脆，导致其弹性模量增加和骨折所需能量下降，因此在测试时要注意用生理盐水保持骨试样的湿度。温度同样会影响骨的力学性能。总体来说，温度变化对骨的疲劳测试结果有显著影响，如室温下骨产生疲劳性骨折所需的应力是在体温下测试时的 2 倍，但是常温变化对骨的其他力学性能影响不大，如室温下骨的弹性模量仅比体温状态时略高 2%～4%。因此，最理想是在体温(37 ℃)情况下对骨进行力学测试。但考虑到实际操作问题，大多数骨力学测试在室温下(23 ℃)完成。另外，加载速度也对骨力学性能有影响，因此在对骨进行力学性能测试时，应对加载速度予以报道。在应变速度变化很大的条件下，骨的强度和弹性模量均会有较大的变化。在 3 点弯曲试验中发现，当加载速度为 1～5 mm/s 时，则骨材料的结构与材料力学性能受加载速度影响的程度较小。

三、骨力学性能的分析

通过力学测试获得的骨力学性能，是假设被测标本的几何形状为规则的。对于不规则形状的骨，通过试验方法常无法得出满意而准确的结果。随着计算机技术的发展，一种被称为有限元的分析方法，在骨科研究领域获得了广泛的应用。它将呈复杂几何形状的骨组织(主体)分割成许多简单形状的单元，如针对二维主体，分割单元为三角形或四边形；针对三维主体，分割单元为四面体或六面体。在将骨组织分成相对简单形状的单元后，就生成计算机网格模型，用于描述单元节点的几何形态和单元之间的相互联系。在这些信息基础上，附上骨的一些生理性负荷条件后，则可计算出骨组织的应力和应变。如有限元程序可计算出在给定的一系列边界条件下，骨组织所发生的变形。边界条件表示了骨组织的载荷条件和约束条件，根据骨组织的材料参数和计算所得的变形量，可计算出骨组织的应力和应变。有限元分析的精度主要取决于分割的单元数。单元数增加，则物体真正的几何形状表达得越完善，应力、应变和变形量这些计算结果就越详尽。

迄今为止，在多数已进行的有限元分析研究中，都将松质骨表示为连续介质材料，通过骨的孔隙率变化调节单元的材料特性。近年来已建立了可表达松质骨详细结构的有限元模型，即用大量的、形状相同的块状单元表示松质骨复杂的结构(图 2-8)。此类分析称为微型有限元分析或大型有限元分析，指的是用巨大数据量的块状单元，计算类似松质骨这样复杂结构物体的应力和应变，也就是说计算基于微结构的骨力学性能。

微型有限元法可用于阐明松质骨的结构对其强度所起的作用。通过建立骨标本的微型有限元模型，在该模型上施加一个逐步增加的外力，就可计算出跟随每一步外力变化，骨组织结构内部局部负荷的状况。

微型有限元分析技术也可用于提高对骨强度的诊断。利用扫描仪，有研究者建立了年轻志愿者桡骨远端的微型有限元模型。对该模型施加外力以模拟人摔倒时的受力情况，微型有限元分析计算得出的结果与临床诊断结果非常吻合，即研究者发现了骨组织在摔倒时高负荷发生区域与典型的桡骨远端松质骨骨折的发生区域非常吻合。另有研究者应用相似方法，进行了桡骨远端骨折的预测。研究者发现，力学测试获得的桡骨远端骨折发生时的载荷量，与微型有限元分析后得出的骨折预测值具有相当高的相关性（$R^2=0.75$），因此，微型有限元分析可用于对骨折风险性的评估。

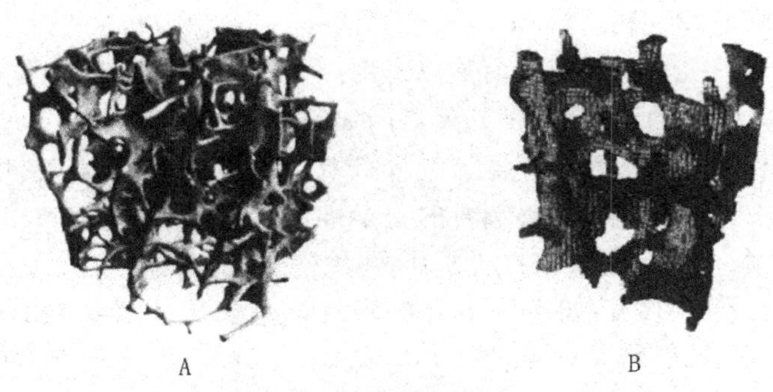

图 2-8　松质骨有限元模型

A.松质骨骨小梁的微型结构；B.在 2%压缩应变情况下，边长为 2.5 mm 立方体的有限元（μFE）模型的局部应力分布图

四、骨的力学生物学

近年来，随着细胞分子生物学的发展，生物力学研究已深入细胞水平，应力-生长关系及细胞力学行为，如黏附与运动等成了研究的焦点，逐渐形成了一个新兴的交叉学科"力学生物学"。虽然从字面上看，力学生物学仅改变了生物力学的词序，但是其概念和内涵与生物力学之间有区别。主要表现在：力学生物学将研究重心从力学移到生物学，侧重于研究机械力如何调控组织的形态和结构，即研究组织是如何通过细胞对力学刺激的反馈而生成、维持其形态结构并适应其环境。与之对应的生物力学，则是研究生物体中力的作用机制。两者之间的区分以下述例子说明。如果为了研究多大的应力作用于骨将导致其骨折，则属于生物力学研究范畴；反之，如果为了研究骨的形态结构如何跟随作用于骨的应力而变化，则属于力学生物学研究范畴。

骨的力学生物学主要是从细胞分子水平研究和探讨力学环境对骨塑形、骨重建和骨适应性的作用或影响。骨塑形是指皮质骨和松质骨的微观结构适应力学环境而成形和生长的过程。现已证实，力学因素参与了骨塑形过程，通过骨吸收与骨形成的相互作用来调整骨的形状、大小及有机组成，使得骨骼结构朝着更有利于其承载负荷的优化方向生长，如松质骨具有顺应外力方向排列的结构模式（图 2-9）。

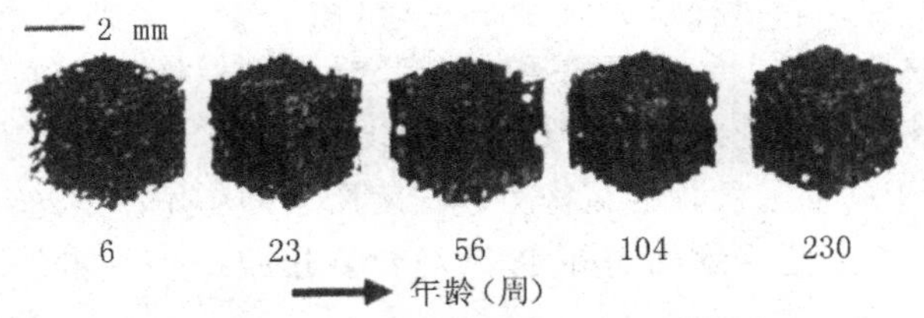

图 2-9　反映松质骨塑形过程的骨小梁微型 CT 图像

骨重建是指一种持续进行着的新骨替代旧骨的过程，其作用在于维持骨的力学性能，防止骨组织内因微损伤或微裂痕的积累而导致骨结构被破坏。骨重建过程是破骨细胞和成骨细胞相互

作用的过程,在骨形成与骨吸收之间存在着一种偶联的力学因素,它体现在破骨细胞吸收形成的凹槽内(图 2-10)。近年来的研究表明,因机械负荷而产生的微裂痕和微损伤对骨重建过程的启动十分重要,它可能诱导了某种增强破骨细胞产生的信号。一旦骨重建过程被启动,破骨细胞就沿着主要的机械负荷方向进行骨吸收。

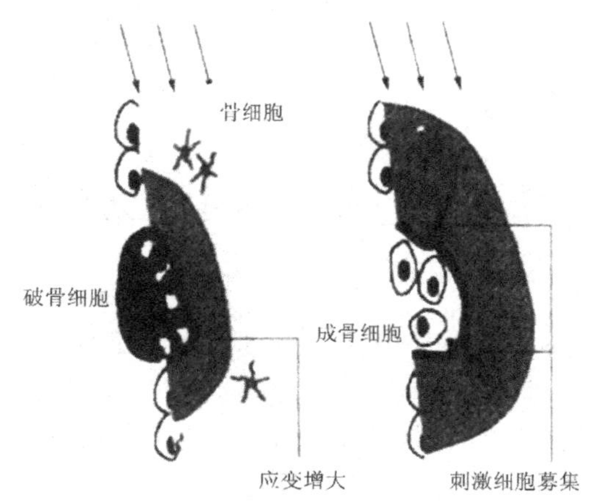

图 2-10　解释机械力学因素对骨重建影响的示意图

衬细胞覆盖在小梁的表面,骨细胞位于矿化组织内。骨基质中的微裂纹破坏了骨小管,导致骨细胞信号的阻断,从而引起破骨细胞的募集。募集后的破骨细胞吸收骨后形成空腔,通过所谓的凹槽效应引起局部应变的升高,吸收腔周围的骨细胞感知这种变化后,就向周围发送信号,吸引成骨细胞。这种假定的偶联因素启动一连串的生物化学变化,通过骨细胞所传递的信号,偶联破骨细胞的骨吸收和成骨细胞的骨形成活动。在骨形成的过程中,一部分成骨细胞被包绕在骨基质中,形成新的骨细胞。修复吸收腔后,残留的成骨细胞成为衬细胞,覆盖在新骨的表面。

骨的力学适应性概念,已通过 Wolff 定律而广为人知,许多骨科手术也依据这样的原理而开展,即通过创建适宜骨组织愈合、适应和维持的力学和生物学环境,达到恢复骨功能的目的。有关骨的适应性方面已形成了 3 个重要的结论:①骨是与周期性的应力而非静态应力相适应,其中负荷频度和应变速率的变化是影响骨适应性的重要因素,且只有超过 0.5 Hz 的力学负荷才能刺激骨形成的发生。②骨的力学适应性存在效力递减现象,即绝对延长对骨施加负荷的时间并不能同比例增加骨量。事实上,随着骨承载负荷时间的增加,骨形成效应将逐渐减缓。但若对骨组织进行间歇性加载,即在骨承载期间给予不同时间的暂停加载后,将能恢复骨组织对力学负荷的敏感性。依据负荷源的性能,该力学敏感性的恢复可能发生在数秒或数小时内。③骨细胞与其惯常的负荷条件相适应。当骨组织适应一种新的力学负荷时,骨细胞必须依据其对先前承载力学环境的记忆,判断新的承载力学环境有何不同,并作出相应反应。由于骨组织内的神经分布少,骨细胞只能对其局部力学加载环境的信息进行处理,且不同于其他力学感受细胞,骨细胞不能依靠中枢神经系统整合与分配其受到的力学刺激信息。

骨量和骨结构为了适应外在负荷,就需要使骨具备感知力学负荷的能力。现已证实,力学应变是实现骨动态平衡的一个重要调控因素。骨细胞是骨中最重要的力学感受器,它不直接对骨组织的机械应变做反应,而是对由负载引起的组织内(间)的液体流动间接作出反应,特别是骨细胞对液体流动的剪切力极为敏感。但是由于无法确定力学刺激的来源及影响信号转导通路的因素，因此目前仍无法精确地预测骨组织对力学刺激的适应性反应。

虽然有关骨的力学生物学研究才刚刚起步，尚存在诸多未知问题等待探索与解答，但是其发展前景和科学意义将是巨大的。通过对骨的力学生物学研究，将有望设计一种更适宜且更安全的锻炼方式来促进骨量的增加，降低骨折发生的危险概率，并且也有望为诸如骨质疏松症、骨关节炎、骨折愈合等与骨重建、骨改建和骨力学适应性相关的疾病，寻求一条预防及治疗的新途径。

（王　鹏）

第二节　关节的生物力学

关节的生物力学包含关节的静力学、运动学和动力学 3 个方面。静力学主要研究关节在平衡状态时的受力状况；运动学研究关节运动的规律，包括关节活动幅度、关节表面活动、关节活动轴等；动力学研究关节在运动时的受力状况和关节在已知力作用下的运动。

一、关节的静力学

（一）髋关节的静力学

髋关节是人体最大、最稳定的关节之一，属典型的球臼关节，由髋臼和包于其内的股骨头组成。其主要功能为负重，担负因杠杆作用而产生的强大压力，将躯干的重量传达至下肢。

正常作用于髋关节的力为体重 S_5 产生的力 K 与其力臂 h' 的乘积，力臂 h' 起于股骨头中心。力 K 由外展肌力 M 保持平衡，外展肌力 M 的力臂 h 的长度为力臂 h' 的 1/3。力 K 和 M 合力 R 的力线相对于地面垂直线的倾角为 16°。合力 R 的力线与力 K 和 M 在 X 处相交，并通过股骨头中心。合力 R 的力线经过髋臼负重面的中心，产生压应力（图 2-11）。正常情况下髋关节压应力均匀地分布在髋臼负重面上。

髋关节软骨承重面的应力分布如图 2-12 所示：合力 R 通过关节软骨承重面中心，最大应力 Pin 位于合力 R 的力线处，并逐渐向承重面周围递减（图 2-12A）。当股骨头直径大于髋臼时，即使关节不负重或轻度负重，髋臼负重软骨面周围的压应力 Pic 仍然明显增加，而髋臼中心部分可能不负载（图 2-12B）。当这种不匹配的球臼关节负载时，髋臼负重软骨面的压应力 Pis 是上述两种应力 Pin 和 Pic 的总和（图 2-12C）。

（二）膝关节的静力学

膝关节是人体最复杂的关节，由胫股关节和髌骨关节组成。对膝关节的静力学分析可采用自由体的简化分析法。以一侧下肢登梯为例，小腿可以作为自由体，从所有作用在自由体上的力中，确定 3 个主要的共面力：①地面反作用力 W（等于体重）。②股四头肌收缩在髌韧带上产生的张力 P。③在胫骨平台上的关节反作用力 J。

将这 3 个力标示在自由体图上（图 2-13）。由于下肢处于平衡状态，3 个力的作用线将相交于一点。因为两个力作用线是已知的（W 和 P），第 3 个力（J）作用线可以求出。延长 W 和 P 的作用线直到两线相交。连接 J 在胫骨表面的作用点和交点即可绘出 J 的作用线（图 2-14）。

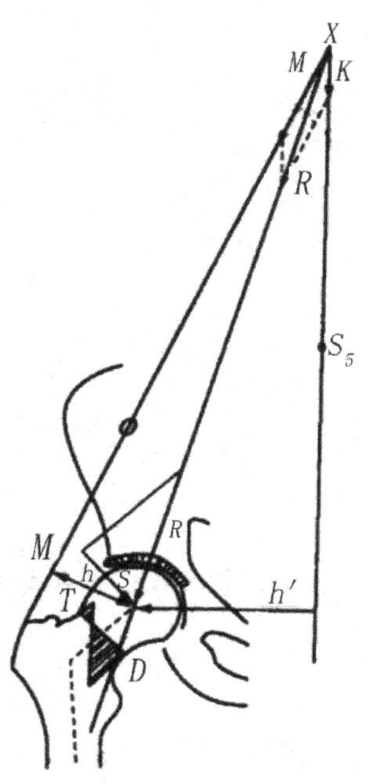

图 2-11　正常髋关节负重受力

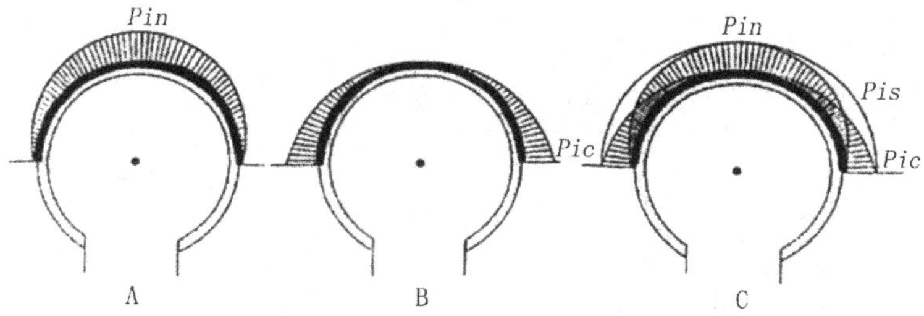

图 2-12　正常髋与病态髋关节应力分布

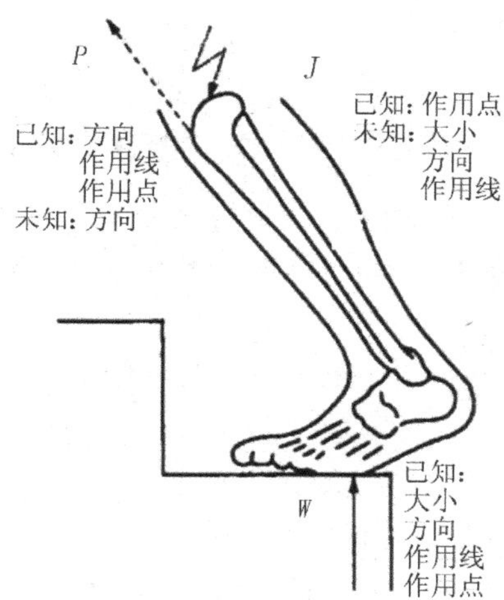

图 2-13　3 个主要的共面力作用在小腿上的情况被标示在自由体图上

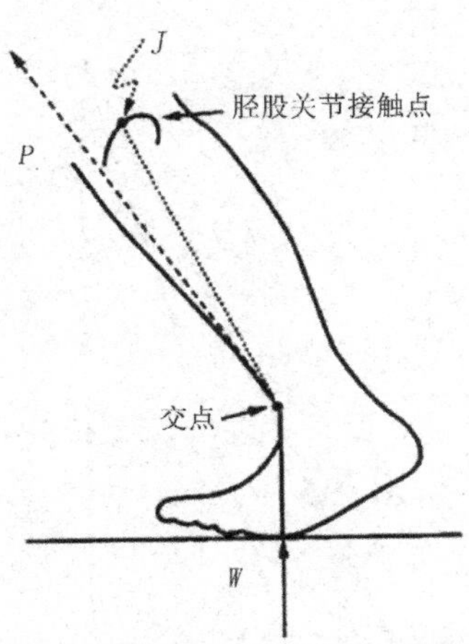

图 2-14 在小腿自由体图上，将力的作用线 W 和 P 延长，直至它们相交(交点)

定出了 J 的作用线后。就可以建立力的三角形。首先画出代表 W 的矢量。然后，从矢量 W 的顶端画出 P。P 的作用线和方向可以表示出来，但它的长度不能确定，因为未知其大小。但由于下肢处于平衡状态，如画上 J 三角形必须是封闭的(也就是说 P 的顶端必定触及 J 的起点)。接着从矢量W 的起点画出 J 的作用线。J 与 P 的交点就是矢量 P 的顶端和矢量 J 的起点。此时，P 力和 J 力的大小可从图中测得(图 2-15)，这一例子中，髌韧带力(P)是 3.2 倍体重，关节反作用力(J)是 4.1 倍体重。

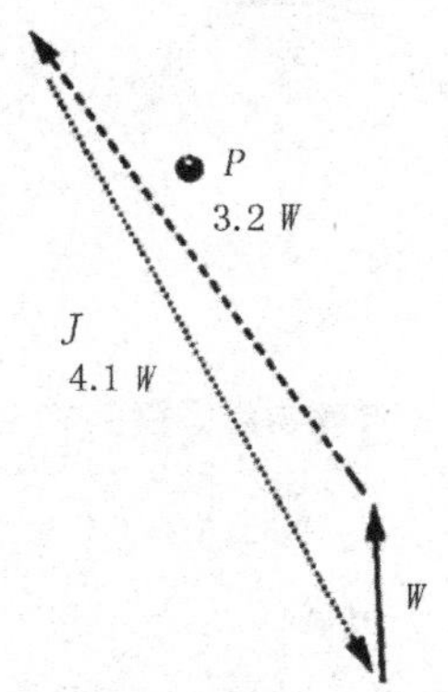

图 2-15 力三角形的构成

可以看出，主要肌力对关节反作用力大小的影响远远大于重力所产生的地面反作用力的影响。如果将其他肌肉力一并考虑在内，例如由腘绳肌为稳定膝关节而产生的收缩力，那么关节反作用力就要增加。

从这一例子中可以发现，即使在缓慢登梯及其他日常活动中，膝部仍然承受很大的力。

(三)踝关节的静力学

当一个人双腿踮起脚尖时，踝部将受到大的作用力。这时一半体重($W/2$)将落在每个脚上，如图 2-16 所示，由地面反作用力所产生的踝后弯力矩(逆时针方向)为$+0.5\ W\times16$ cm，此力矩与跟腱产生的足底屈曲向力矩(顺时针方向)平衡，该力矩大小为 $\overline{F}_A\times4$ cm。这些力的力臂大小均通过 X 线测试得到。为保持平衡，二力矩应相等，由此得到跟腱力 F_A 为 2 W。若 $\theta=75°$，

则 $F_t = F_A\cos75° = 0.52\ W$，$F_N = F_A\sin75° + (W/2) = 2.43\ W$，因此关节力表示如下：

$$(F_N{}^2 + F_t{}^2)^{1/2} = 2.49\ W$$

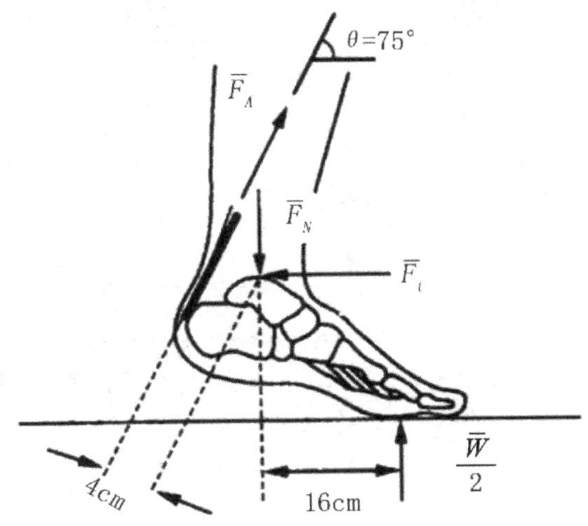

图 2-16　踝部受力的隔离自由体图

从这一例子中可以看到，关节面所受较大的力 F_t 都是由肌力为平衡相对较小的载荷所产生的杠杆作用导致的。如果载荷增加，则关节力将成比例增加。

二、关节的运动学

(一)关节运动学中的常用定义

1.瞬时旋转中心

当一个二维物体旋转而无平动时(如一固定的自行车的链条转动时)，可以观察到物体上任一标志点 P 围绕某一固定点做圆周运动，该固定点就称为旋转轴或旋转中心。当一个刚体既有转动又有平动时(如在行走时股骨的运动)，在任意时刻的瞬时，物体的运动可以看作绕某一旋转中心的转动，在瞬时时刻，此旋转中心点就称为瞬时旋转中心。运用 Reuleaux 法可求出同一平面内关节活动的瞬时旋转中心。根据这一方法，当环节从一个位置移动到另一位置时，可通过标记环节上 2 个点的位移求出瞬时中心。在图 2-17 上标出环节上两点的最初位置和移动后位置，并做两组点子的连线。接着分别画出这两条连线的垂直平分线，垂直平分线的交点就是瞬时中心。

2.关节面上的相对运动

关节表面之间往往是有约束的相对运动，这是由关节面的几何构型、韧带和肌肉约束所导致的。当物体表面处于相互接触的状态时，物体间的相对运动模式可能是滑动或滚动。在滚动时(图 2-18A)，两物体之间的接触点具有零相对运动速度，即没有滑动。当接触点相对速度不为零时，则同时存在滚动和滑动(图 2-18B)，此时瞬时中心将位于形心和接触点之间。所有活动关节的运动既包含滚动也包含滑动。在髋关节和肩关节中，滑动占主动地位；而在膝关节中，滚动和滑动同时存在。

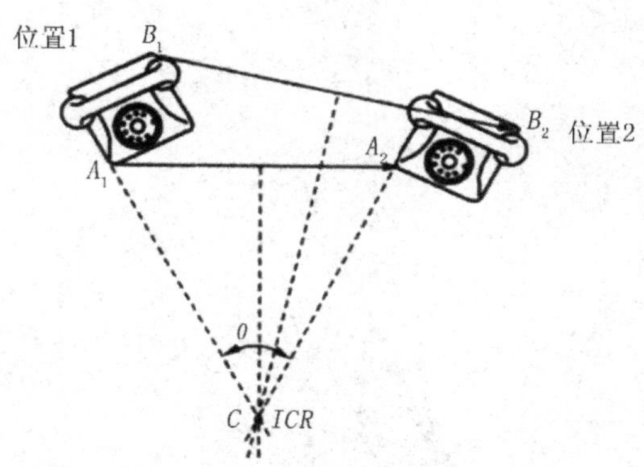

图 2-17　瞬时旋转中心的确定方法

瞬时旋转中心由图中两条直线 A_1A_2 和 B_1B_2 的垂直平分线的交点确定（A_1A_2 和 B_1B_2 表示位于图中电话机上 A 和 B 两点的平移矢量）

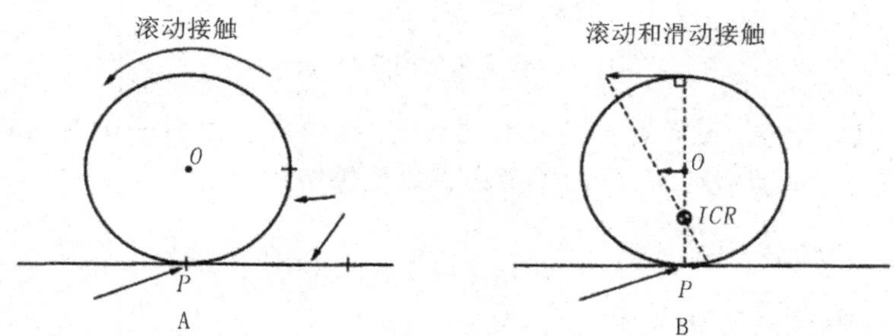

图 2-18　关节面上的相对运动

A.当圆周上弧长等于平面上的轨迹长时，此运动就是滚动，这仅在接触点 P 的相对速度为零时才发生；B.当接触点相对速度不为零时，则存在滑动接触

（二）髋关节的运动学

髋关节的真实屈伸范围在 75°～80°。这一运动范围确实要小于没有关节韧带和关节囊时股骨在髋关节盂的运动范围，说明在正常人体运动过程中，这些软组织有被动约束作用。实际上，由于这些组织（结构）的力量和定位关系，髋关节绕任意轴的运动范围随大腿的位置不同而有变化。

关节表面活动可认为是股骨头在髋臼内的滑动。球与窝在 3 个平面内围绕股骨头旋转中心的转动产生关节表面的滑动。如果股骨头与髋臼不相适应，滑动将不平行于表面或不沿表面切向进行，从而导致关节软骨受到异常压缩或分离。

髋关节运动主要局限于单平面上。日常生活中的步行、跑、骑自行车，坐下和屈腿是以髋关节在矢状面上的屈伸活动为主；而屈体跳起练习通常包含有髋关节的收展运动。此外，在一些诸如足球射门类动作中可能同时包括髋关节的屈伸、旋内、旋外和收展运动。

（三）膝关节的运动学

股胫关节在 3 个解剖轴上有 6 个自由度。在每一个轴（纵轴、前后轴和横向轴），胫骨相对于股骨既可以平移也可以旋转，由此形成了 6 个成对运动：屈/伸、内/外翻和内/外旋转；关节压缩/拉伸、前后轴向平移及横向平移。

1.矢状面上的运动范围

在矢状面上,屈伸弧线很大程度上受个体特征的韧带松弛状态及身体习惯影响。在正常人群中,膝关节伸展幅度从接近于0°至背伸到20°。膝关节屈曲幅度为125°～165°。

2.关节内运动

当膝关节从充分伸展位变为屈曲时,胫骨和股骨的关节表面接触点同时向后运动,但滚动和滑动的比值在整个关节屈曲范围内是变化的,因而造成两关节面的平移量差异。向前滑移的股骨髁缩小了继续向后滚动的效果,否则,股骨髁就会从胫骨的后面滑出。在最初的15°屈曲范围内,滚动与滑动的比值大约是1∶2,滚动特别显著;此后,滑动变得越来越显著,在屈曲范围的末端,滚动与滑动的比值达1∶4(图2-19)。以上结果的临床意义是膝关节屈曲以关节的滚动为主,同时伴随着负载重量的变化,在膝关节深屈时,关节的滑动极为显著。就个体比较而言,膝关节滚动和滑动的比值也有差异。

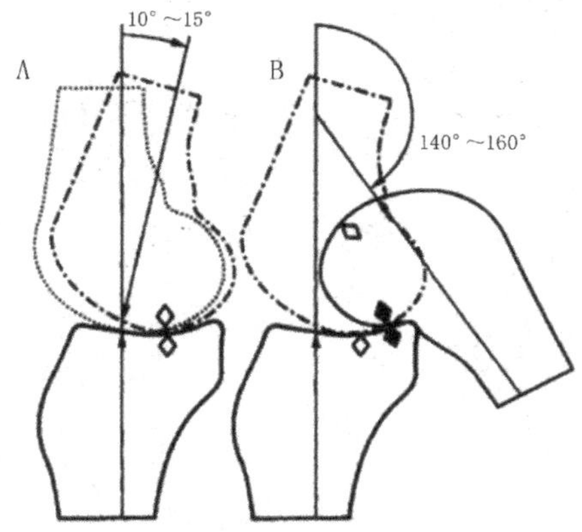

图2-19 前后方向上的关节内部运动(滚动与滑动)

在膝关节屈曲时,半月板向后移动,内侧副韧带和半膜肌都有辅助内侧半月板向后移动的功能。在膝关节伸展时,半月板向前移动的部分原因是,较大的股骨髁表面推动前角向前运动。半月板向前平移量受股骨髁及逐渐紧张的后方关节囊限制。半月板的平移使得关节面之间有最大的接触,在股骨转动过程的各个位置上能将压缩应力均匀分布在关节面上。

股骨与胫骨的表面接触点移动方向垂直于瞬时转动中心和表面接触点之间的连线(图2-20)。在正常膝关节中,当股骨在胫骨关节表面上转动和滑动时,运动瞬时方向线总是平行于胫骨关节表面的。无论何种原因造成瞬时中心和表面接触点之间的关系改变,股骨的运动方向或者指向关节平面内,挤压关节表面;或者是离开关节表面,造成关节面分离(图2-21)。关节内扰动、非生理的韧带重构或非正常约束(如膝关节固定等)都可能引起瞬时中心或者正常的接触点变异。

3.额状面上的运动

胫骨在额状面相对于股骨的转动称为内翻和外翻,正常膝关节的外翻和内翻角度随关节屈曲程度及患者韧带状态变化。被动试验中的正常膝关节,胫骨在膝关节伸展最大时,外翻、内翻幅度最小。最大的外翻和内翻是在膝关节屈曲约30°时。

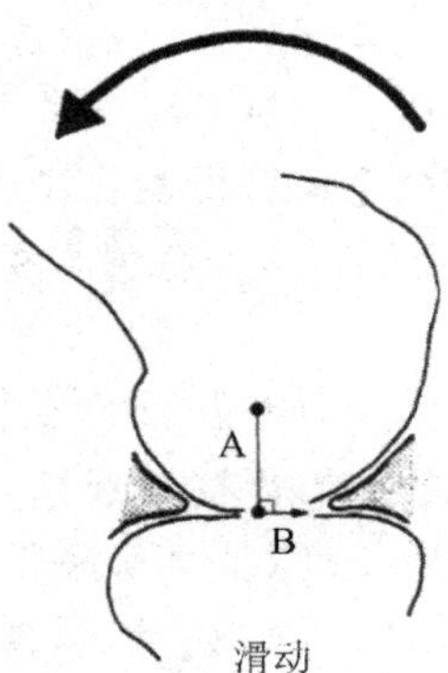

图 2-20　股胫关节的瞬时运动中心与股胫关节面的关系示意图

在正常膝关节，股胫关节的瞬时运动中心和股胫关节面的接触点之间的连线(A线)与胫骨关节面切线(B线)垂直，箭头指示的方向是接触点的位移方向，B线是胫骨关节面切线，也是运动测量期间股骨相对于胫骨髁的滑动方向

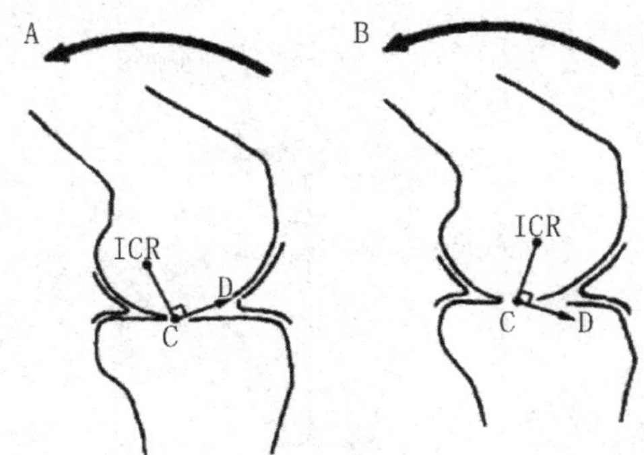

图 2-21　两个股胫关节的关节面随瞬时转动中心运动示意图

垂直于瞬时转动中心 ICR 和关节面接触点 C 之间连线的直线 C、D，它指向关节面接触点的移动方向。A 箭头指向说明膝关节继续屈曲时，关节面相分离；B 箭头指向说明膝关节继续屈曲时，关节面之间压缩更紧

4.水平面上的运动

膝关节充分伸展时，胫骨相对于股骨的内、外旋幅度最小。在被动试验中，胫骨内旋幅度随着关节屈曲程度的增加而逐渐增大，在关节屈曲 90°～120°时，达到最大值。膝关节屈曲超过10°～20°后，旋转才比较显著。膝关节的最大外旋范围在 0°～45°，而最大的内旋范围在 0°～25°。在人体正常行走时的摆动相，胫骨有一定程度的内旋，在支撑相时是外旋。

(四)踝关节的运动学

踝关节基本上是个单向关节，距骨主要在矢状面上沿一横轴活动，此轴自冠状面向后偏离。此活动使足能背屈和跖屈。距骨在踝窝中也可以有几度绕纵轴的旋转或几度绕矢状轴的倾斜活动。因骨骺损伤、韧带损伤或胫骨骨折畸形所导致的任何踝关节轴线偏离，均可引起严重的关节病理改变。

1.活动幅度

踝关节在矢状面上的总活动幅度约 45°,但个体差异和年龄差别均很大。在总活动幅度中背屈占10°～20°,其余的 25°～35°为跖屈。

2.关节表面活动

踝关节的转轴不是一个简单的瞬时转动轴,具有多个瞬时转动中心,它们都非常接近地落在距骨体内的某一位置上,在整个关节运动范围内,瞬时中心有 4～7 mm 的移动范围。在临床上,可借扪诊内、外踝来确定这一轴线(图 2-22)。

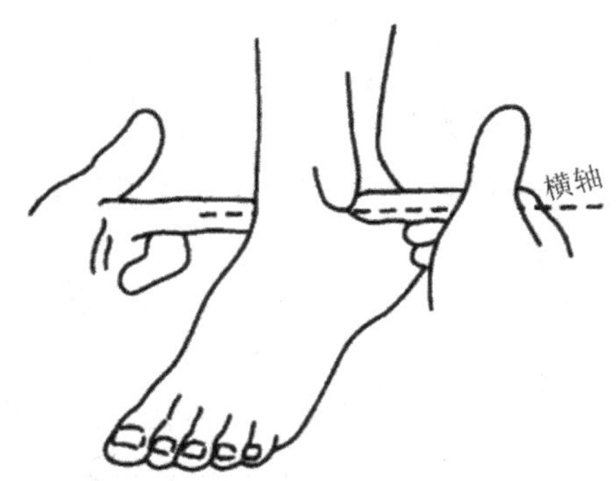

图 2-22　临床上借两踝扪诊来测定踝关节活动轴的位置

该轴自冠状面向后偏离且不固定,在背屈和跖屈活动中稍有改变

三、关节的动力学

(一)髋关节的动力学

髋关节动力学特性与关节承载的负荷有关。这些负荷包括关节组件之间的作用力及作用于关节周围产生或制止转动的力矩。步行时,髋关节会出现两个受力峰值。一个峰值恰好发生在后跟着地时,约为体重的 4 倍;另一个更大的峰值在脚趾离地前达到体重的 7 倍左右。当足放平时,关节受力下降到小于体重,这是因为身体的重心迅速降低。摆动相时,关节受力是由于伸肌收缩使大腿减速而产生的,其数值相对较小而与体重相近。

研究表明,无论在站立相和摆动相,行走速度加快都会增加髋关节的反作用力。主动肌收缩是髋关节力矩产生的主要动力来源。特别是在一些体力消耗较大的活动中(如爬楼梯),几乎整个运动过程都需要主动肌收缩产生持续的关节力矩。

(二)膝关节的动力学

膝关节正常运动范围受骨和关节面接触力的约束和限制,抵制骨的轴向压缩位移。韧带张力和肌肉收缩力量有辅助限制关节其他运动的功能。下肢在步行中将地面反作用力通过胫骨传递。由这些作用力引起的关节力矩大小和作用方向取决于这些作用力自身的大小和力线相对于关节瞬时转动中心的距离。为了限制膝关节相反方向的运动,外部力产生的力矩在一定程度上是由肌肉反作用力平衡的(图 2-23)。由此,肌肉力与地面反作用力的共同作用效果引起关节反作用力。如果关节反作用力方向与关节面不垂直,胫骨相对于股骨的平移就会发生,假如没有其他被动软组织约束,就会产生关节剪切力。

步行中的支撑足处于身体正下方时,足与地面之间的反作用力指向骨性关节的前方,这一作用力有伸展膝关节的功能,它由膝关节屈肌平衡。这些力的综合作用效果是在膝关节内引起关节反作用力，该力主要作用在关节面前部。

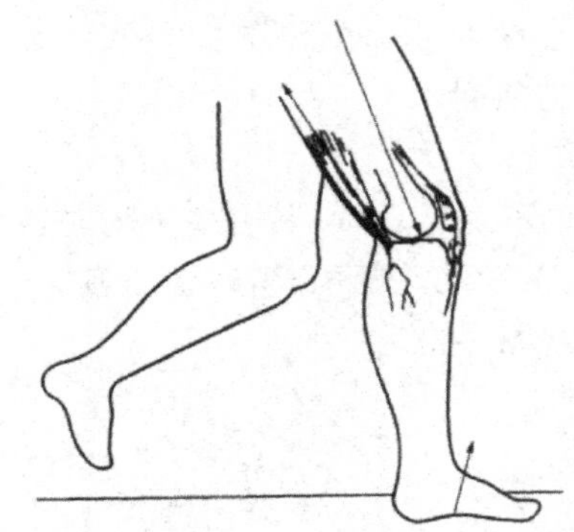

图 2-23 步行中肌肉反作用力的平衡示意图

在正常膝关节，关节反作用力由半月板及关节软骨承载。如半月板已切除，应力就不再分布于这样一个宽的面积上，而是局限于胫骨平台中心的接触区。因而，半月板切除不仅增加了胫骨平台中心处软骨所受的应力，而且也缩小了胫股关节接触区，并改变了接触区的位置(图2-24)。长期过高应力作用于这一较小的关节接触区上，就可能损害受力的软骨，该处软骨通常是硬度低的。

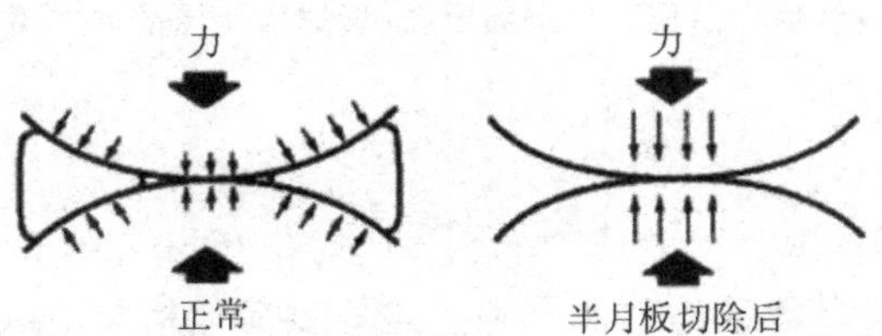

图 2-24 正常膝关节和半月板切除后膝关节的应力分布

半月板切除增加了胫骨平台软骨所受的应力，并改变了胫股接触区的大小和部位。半月板完整时，整个胫骨平台几乎都是接触区。半月板切除后，接触区仅限于胫骨平台中心。

(三)踝关节的动力学

正常踝关节步行时的主要压缩力是由腓肠肌和比目鱼肌收缩产生，并经跟腱传导。有胫前肌群收缩所产生的力仅作用于站立相早期，且较小，低于体重的 20%。在站立相后期，为使足跖屈而推离地面，跟腱开始产生一扭矩，此时跟腱力达到高水平，在步态周期中的最高关节压缩力约为体重的 5 倍。当刚过站立相中期而足跟离地时，剪切力达最大值，约为体重的 0.8 倍。正常踝关节在两种行走速度时的反作用力存在某些差异，但力的峰值相同，行走较快时力呈现 2 个峰值，为体重的 3～5 倍，分别出现于站立相早期和站立相后期。行走速度慢时，只有 1 个峰值，约为体重的 5 倍，出现于站立相后期。应注意，这种动态研究是假定力全部经胫距关节传导，未将关节的任何外加载荷考虑在内。

(王　鹏)

第三章

骨科常用中药与方剂

第一节　骨伤科常用单味中药

一、三七

（一）别名

参三七、田三七、见肿消、田七。

（二）化学成分

本品含有三七皂苷。

（三）性味归经

甘、苦，温。归肝、胃经。

（四）用量用法

3～10 g，多做丸剂、散剂，入汤剂宜研末冲服。

（五）功效

散瘀止痛，消肿定痛，生肌散结。

（六）临床应用

三七能散瘀和血，瘀散则血自归经，血和则肿消痛止，故有止血定痛之效。用以止吐血、衄血、便血、血痢、崩漏等一切血证，功效甚佳，不论内服外用，均有殊效。用以止痛，无论是气滞瘀阻还是风湿诸痛，用之奏效均捷。古人有谓“一味三七，可代《金匮要略》之下瘀血汤，而较下瘀血汤，大为稳妥也”之说。用以活化瘀血，有特殊之功效，是骨伤科要药，以消肿解毒止痛。外用可止外伤出血。

（七）现代研究

三七能直接扩张冠状血管，增加冠状动脉血流量，减低心肌耗氧量，改善心肌缺血状态。可减慢心率，降低血压。能缩短凝血时间及凝血酶原时间，收缩血管，并使血小板计数增加，故有止血作用。三七中所含皂苷甲、乙均有溶血作用，但较迟缓。三七浸剂能降低实验小白鼠毛细血管的通透性，增加毛细血管的抗力。

二、丹参

(一)别名

赤参、紫丹参、红根、活血根、红参。

(二)化学成分

含丹参酮甲、丹参酮乙、丹参酮丙、丹参新酮、丹参醇甲,丹参醇乙、维生素 E 等。

(三)性味归经

微寒,苦。归心、肝经。

(四)用量用法

9～15 g,最大剂量可用到 30～60 g,水煎服。

(五)功效

活血通脉,破瘀生新,除烦清心,镇惊安神,止痛生肌。

(六)药理作用

(1)促进骨折愈合的作用。

(2)镇静、镇痛作用:丹参能抑制丘脑后核内脏痛放电,表明其有一定的镇痛作用。

(3)抗肿瘤作用:丹参酮抗肿瘤的机制可能是诱导肿瘤细胞分化成熟,最终走向凋亡。

(七)禁忌证

月经过多而无瘀血者禁服,孕妇慎服。不宜与藜芦同用。

(八)临床应用

(1)促进骨折愈合:丹参能促进骨细胞样细胞成熟,分泌胶原性物质的碱性磷酸酶,并使钙盐在胶原基质上沉积。朱世博等应用丹参注射液治疗 37 例胫骨中下段 1/3 处骨折,无 1 例骨折不愈合,说明丹参对骨折的修复和愈合有良好的促进作用。

(2)缓解腰腿痛。

(3)治疗颈椎病:在脊髓型颈椎病的治疗上,通过丹参液穴位治疗,可发挥穴位刺激和活血化瘀双重作用,能改善局部血液循环,解除颈项肌肉痉挛,较针刺、牵引等疗法见效快,复发率低。

(4)治疗股骨头坏死:以大转子下斯氏针钻孔减压结合注入复方丹参注射液的方法,治疗股骨头缺血性坏死 104 例,患侧髋关节疼痛及功能恢复一般在 7 周左右即有明显的改善。

(九)现代研究

(1)对脊髓损伤的保护:刘世清等将成年大鼠随机分为正常组、脊髓损伤后应用复方丹参组和应用生理盐水对照组,用苏木精-伊红染色观察损伤脊髓组织的病理变化,用免疫组化染色检测 iNOS 的表达,结果发现脊髓组织病理改变,丹参组明显轻于生理盐水对照组,两组均可检测到 iNOS 的表达,但生理盐水对照组多于丹参组,说明复方丹参能抑制大鼠脊髓损伤细胞 iNOS 的表达。

(2)预防手术后深静脉血栓形成:丹参具有预防骨折后深静脉血栓形成,促进骨折恢复的作用。

三、木瓜

(一)别名

宣木瓜、尖皮木瓜、陈木瓜、木桃。

(二)化学成分

含皂苷、黄酮类、维生素 C、苹果酸、酒石酸、枸橼酸。此外尚含鞣质、果胶等。

(三)性味归经

酸、温。归肝、脾经。

(四)用量用法

6～12 g,水煎服,或水煎熏洗伤肿痛处。

(五)功效

舒筋活络,化湿和胃。

(六)临床应用

本品味酸入肝,能益筋与血,有较强的舒筋、活络、化瘀、消肿的作用,且能治湿阻下部所致的下肢关节及腰膝疼痛。为治风湿痹痛常用之药,筋脉拘挛者尤为适用。肝平则脾胃自和,且性温化湿,故又有化湿和胃之效,适用于吐泻转筋。配没药、生地黄、乳香,即木瓜煎,用于治疗筋急项强,不可转动;配威灵仙、牛膝,用以治疗风湿痹痛,手足麻木,腰膝疼痛,筋骨无力;配蚕沙、黄连、薏苡仁等同用,可治吐利过度所致的足腓挛急;配密陀僧、苍术,各等分为末,入面少许,调为糊贴痛处,能定痛消肿;配陈艾叶、茴香、南星,煎水熏洗,治双足冷气转筋。

(七)现代研究

木瓜对小鼠蛋清性关节炎有明显的消肿作用。

四、自然铜

(一)别名

制然铜、然铜、煅自然铜。

(二)化学成分

主含二硫化铁,还有丰富胶原、钙盐和微量元素。

(三)性味归经

辛,平。归肝经。

(四)炮制

自然铜须炮制入药,有"铜非煅不可入药"之说,大多采用煅淬法,用火煅,用童子小便浸 7 次,醋淬 7 次。

(五)用法用量

多入丸散服;外用研末调敷。

(六)功效

散瘀,接骨,止痛。

(七)临床应用

本品性辛味酸,入血行血,为骨伤科接骨续筋首选之要药。治疗跌打损伤,瘀肿胀痛,用自然铜以酒磨服,能活血止痛续筋。而接骨续筋是其所长,各类筋骨折伤形成的创伤性血瘀疼痛也常用之。对于创伤骨折之症,伴有瘀血阻滞经络,用时亦须佐以养血益血之药,接骨之后,即宜理气活血,中病即止,不可过服。自然铜与苏木相近,配伍能加强行血散瘀止痛作用,自然铜偏于续筋接骨,苏木长于行瘀、消肿止痛。自然铜经醋淬后,能入肝益肾,又能散未尽之瘀,但没有直接破瘀之功效。

(八)现代研究

(1)在骨折修复中的作用:含有自然铜的方剂能通过某些酶的激活作用,在酶的活性基因上结合铜离子,从而促进骨细胞的活跃,有助于骨基质的形成和钙盐的沉积,因此促进骨折愈合。

(2)促进新骨生成,从而加快骨折愈合。

五、地龙

(一)别名

白蚯蚓、龙子、蛐蟮、地龙肉。

(二)化学成分

参环毛蚓含蚯蚓解热碱、蚯蚓素、蚯蚓毒素、胆固醇、胆碱及氨基酸等。

(三)性味归经

咸,寒。归肝、脾、胃、肾、膀胱经。

(四)用量用法

5~15 g,水煎服。鲜品 10~20 g。研末冲服 1~2 g,外敷适量。

(五)功效

清热息风,凉血止痛,舒筋通络,化瘀除痹,平肝利水。

(六)临床应用

本品性味咸寒,其性能降而走窜,可清热除风通络消肿,骨伤科用以治疗跌打损伤所致的肌肉、关节肿胀热痛,关节屈伸不利等症。也可与川乌、草乌、南星等相配,治疗寒湿痹痛,肢体屈伸不便等症。还可与桑枝、络石藤、忍冬藤、赤芍等配伍,治疗热痹的关节红肿热痛,屈伸不利等症。本品尚有降压作用,可用于治疗肝阳上亢型的高血压症。外用活蚯蚓与白糖捣碎,涂敷治疗急性腮腺炎、慢性下肢溃疡、烫伤等症。

(七)现代研究

蚯蚓解热碱有退热作用。蚯蚓素有溶血作用。蚯蚓毒素能引起痉挛。蚯蚓酊有缓慢而持久的降血压作用。蚯蚓中提出的含氮物质对支气管有显著扩张作用。蚯蚓还有使子宫、肠管兴奋收缩作用。

六、鸡血藤

(一)别名

血风藤。

(二)化学成分

香花岩豆藤含鸡血藤醇和铁质。

(三)性味归经

温,苦、甘;归肝、肾经。

(四)用量用法

内服:煎汤,10~15 g(大剂量 30 g);或浸酒,或熬膏。

(五)功效

补血活血,舒筋通络。

(六)临床应用

本品苦泄温通，微甘能补，故有活血补血，舒筋通络之功效。多用于骨伤科跌打损伤，瘀肿疼痛，风湿痹痛，月经不调，腰膝酸软，手足麻木，贫血，瘀血作痛等症。鸡血藤活血之力胜于补血，熬膏名为鸡血藤膏，补血之功效胜于活血，对血虚之证尤为适用。

(七)现代研究

研究表明，鸡血藤有补血作用，能使红细胞计数增加，血红蛋白升高；能兴奋在位子宫，增强子宫的节律性收缩，有降低血压作用；体外能抑制金黄色葡萄球菌。

七、补骨脂

(一)别名

补骨脂、黑故子。

(二)化学成分

含补骨脂内酯、异补骨脂内酯、补骨脂甲素、补骨脂乙素等。

(三)性味归经

辛、苦，温。归肾、脾经。

(四)用量用法

内服：煎汤，5～12 g(大剂量 30 g)；或入丸散。外用：适量，酒浸涂。

(五)功效

补骨助阳。

(六)禁忌证

阴虚火旺及大便燥结者忌服。

(七)临床应用

本品能补肾助阳，又兼收敛固涩，补肾以温运脾阳，为脾肾阳虚及下元不固之要药。用以治疗骨折后期的骨痂迟缓愈合。疗效胜于益智、丁香。本品与益肾养阴药相配能阴中生阳，增强补益力，骨伤科选用此药主要取其健骨助阳摄精之功效。也可用于治疗肾阳不足之阳痿不举，腰膝冷痛；下元不固的滑精早泄、遗尿、尿频等。阳虚火旺及大便燥结者忌用。

(八)现代研究

现代药理实验研究显示，该药有扩张冠状动脉及增加末梢血管血流量的作用，能兴奋心脏，提高心脏做功率。能对青霉素耐药的金黄色葡萄球菌及对其他抗生素产生抗药性的金黄色葡萄球菌有抑制作用，并能促进皮肤色素新生。对离体与在位肠管有兴奋作用，对离体豚鼠子宫有松弛作用。

大剂量服用会引起乏力头晕，呼吸急促，呕吐，甚则呕血，昏迷，变态反应。

八、骨碎补

(一)别名

毛姜、石岩姜、申姜。

(二)化学成分

含橙皮苷、淀粉、葡萄糖等。

（三）性味归经

苦，温。归心、肝、肾经。

（四）用量用法

9～15 g，水煎服，外用适量。

（五）功效

补肾强骨，续筋止痛，活血化瘀。

（六）临床应用

骨碎补苦温性降，既能补肾，又能壮骨，还能活血化瘀而疗折伤，接骨续筋止痛，主治各种损伤，骨折、肌肉和韧带创伤，是骨伤首选要药之一。

（七）现代研究

(1)骨碎补具有一定的改善软骨细胞的功能，推迟细胞退行性变，降低骨关节病变率的作用。

(2)骨碎补提取液对小鸡骨发育生长有显著的促进作用，能显著抑制醋酸可的松引起的骨丢失。防治激素引起的大鼠骨质疏松。

(3)骨碎补有促进骨对钙的吸收作用，提高血钙和血磷水平，有利于骨钙化和骨盐形成。

九、海风藤

（一）化学成分

茎、叶含细叶青蒌藤素、细叶青蒌藤烯酮、细叶青蒌藤醌醇、β-谷甾醇、豆甾醇、挥发油，挥发油中主要成分为α及β蒎烯、莰烯、香桧烯、柠檬烯、异细辛醚等。

（二）性味归经

辛、苦，微温。归肝经。

（三）用量用法

6～12 g，水煎服。外用适量研末调敷伤痛处，或煎水熏洗伤痛处。

（四）功效

祛风湿，通经络。

（五）临床应用

本品辛散、苦燥、温通，既可散风湿，又可通经络，因此善治风寒湿痹，跌打损伤，疼痛拘挛，肿胀青瘀不散等症。配木香、桂心、羌活、甘草、独活、乳香、桑枝、川芎、秦艽、当归，煎服，为程氏蠲痹汤。用于跌打损伤后风寒湿乘虚侵入而致风寒湿痹，关节屈伸不利，腰、髋、膝疼痛，筋骨痉挛，得热则痛减，阴雨寒冷则加剧，局部无红肿发热等症；配大血藤，泡酒服之，治跌打损伤。

（六）现代研究

本品含细叶青蒌藤素、细叶青蒌藤烯酮、细叶青蒌藤醌醇、细叶青蒌藤酰胺、β-谷甾醇、豆甾醇及挥发油等。海风藤能对抗内毒素性休克；能增加心肌营养血流量，降低心肌缺血区的侧支血管阻力；可降低脑干缺血区兴奋性氨基酸含量，对脑干缺血损伤具有保护作用；能明显降低小鼠胚卵的着床率。酮类化合物有抗氧化作用，并拮抗血栓形成，延长凝血时间；醇类化合物有抗血小板聚集作用。

十、海桐皮

(一)别名

丁皮、刺痛皮、木棉树。

(二)化学成分

含生物碱刺桐灵碱、氨基酸、有机酸。

(三)性味归经

苦、辛,平。归肝、肾经。

(四)用量用法

6～12 g,水煎服。外用适量,研末调敷伤肿痛处,或水煎熏洗。

(五)功效

祛风除湿,通络止痛。

(六)临床应用

本品辛散苦降,能祛风除湿通络,直达病所,善治风湿痹痛,常用于治疗热痹及湿热下注,脚部热痛之症。骨伤科应用本品,主要取其辛散苦燥,解除风湿而能化瘀通络之功效。本品功能与防己相近,配伍应用对下半身之痹症,无论偏湿与偏热,均能加强祛风湿止痹痛之功效。

本品配苍耳、防己,治疗各类神经痛效果较好。配萆薢治疗关节风湿酸胀,效果尤佳。配川芎、牛膝、五加皮等祛风湿药同用,用以治疗风湿痹痛,腰膝疼痛,四肢麻木。配赤芍、姜黄、独活、陈皮、防风、秦艽、牡丹皮、生地黄、牛膝、加皮、归尾、川续断,童便,酒,食远服,为海桐皮汤,治足伤者。

(七)现代研究

水浸剂对堇色毛癣菌、许兰黄癣菌等多种皮肤真菌有抑制作用。

十一、接骨木

(一)别名

接骨丹、续骨木、扦扦插。

(二)化学成分

含黄酮苷、酚类、鞣质、还原糖等。茎、叶含绿原酸,叶尚含乌素酸、α-香树精、β-谷甾醇。

(三)性味归经

甘、苦,平。归肝、肾经。

(四)用量用法

10～30 g,水煎服。

(五)功效

逐瘀止痛,续筋接骨,行气通络,疗伤止痛。

(六)临床应用

接骨木确有续筋接骨之功效,是骨伤科治疗跌打损伤,伤筋动骨,瘀血肿胀疼痛的常用药。无论是煎汤内服或外洗熏蒸均有较好之效验。故治疗筋骨跌打致伤的瘀肿胀痛,常用接骨木煎汤熏洗之,要注意的是:接骨要与富有胶质及营养药物配伍,才能增强效果。续筋要与软性药物配伍,以防软组织硬化。也可用以治疗风湿痹痛等症。

(七)现代研究

现代药理研究表明,该药对小白鼠有显著利尿作用,有抗乙型脑炎病毒及抗心肌炎病毒作用。有加速骨折愈合作用,能促进磷在骨痂中的沉积。此外,对兔耳血管有显著收缩作用,并可减少毛细血管的通透性。

十二、续断

(一)别名

接骨草、川续断、和尚头、山萝卜。

(二)化学成分

含有生物碱、挥发油及维生素 E 等成分。

(三)性味归经

苦,微温。归肝、肾经。

(四)用量用法

内服:煎汤 9～15 g;或入丸散。酒续断多用于风湿痹痛,跌仆损伤;盐续断多用于腰膝酸软。

(五)功效

补益肝肾,强壮筋骨,接骨疗伤。

(六)临床应用

本品甘而微温,能舒通血脉,活血止痛,并有行而不泄,补而不滞的特点。因此用本品治疗腰痛脚弱,具有补而不滞,行中有止之功效。用以治疗筋骨、关节、肌肉损伤的早期和晚期疼痛,关节软弱无力,筋伤骨折等,均有较好的疗效。本品还可通行血脉。补益肝肾之功效与杜仲相近,但杜仲补肾力较强,为治肾虚腰痛及固胎之要药;而续断通脉功效更胜,为骨伤科治疗跌打损伤的要药之一。亦可用于治疗痈疽溃疡等症。

(七)现代研究

(1)有研究显示,续断对雄性大鼠切除睾丸造成骨质病变后的影响,发现续断能显著增加其血清钙磷、25-羟基维生素 D 的含量。

(2)魏峰等进行实验表明,50%乙醇提取物对大鼠实验性骨损伤愈合有促进作用。

(3)顾氏等以续断水提液给大鼠灌胃,结果显示:续断能够促进骨折断端毛细血管的开放量,纠正局部的血液壅滞,促进血肿的吸收、机化,加速胶原合成,从而加速骨折愈合。

十三、淫羊藿

(一)别名

淫羊藿、牛角花、阴阳合、三枝九叶草、三叉骨、肺经草。

(二)化学成分

淫羊藿茎、叶含淫羊藿苷,叶尚含挥发油、卅一烷、油脂等。

(三)性味归经

辛、甘,温。入肝、肾经。

(四)用量用法

内服:煎汤,3～10 g;浸酒,熬膏或入丸散。外用:煎水洗。

（五）功效

补肾助阳，强筋壮骨，祛除风湿。

（六）临床应用

淫羊藿性味辛温，功能补命门、助肾阳，是临床上治肾阳不足的常用药物，其功效与鹿茸相似，但补肾强阳之力不及鹿茸，补肾益髓生血之力更弱。本品性温不燥，久用也无不良反应。如有口干、手足心发热、潮热、盗汗等症状，属阴虚而相火易动者忌服。

（七）现代研究

（1）淫羊藿具有促进骨骼生长，阻止钙质流失，预防骨质疏松的作用。

（2）淫羊藿可抑制骨吸收和促进骨形成等作用，使机体骨代谢处于骨形成大于骨吸收的正平衡状态，抑制骨量丢失，防治骨质疏松。

（3）淫羊藿的提取液对分化成熟的破骨细胞无明显影响，但可抑制骨髓细胞诱导破骨细胞的形成，从而减少破骨细胞的产生。

（4）淫羊藿通过保护性腺组织而维持性激素水平，增加关节软骨厚度。

十四、豨莶草

（一）别名

疏毛莶、莶、毛莶。

（二）化学成分

本品含生物碱、酚性成分、莶苷、莶苷元、氨基酸、有机酸、糖类、苦味质等。

（三）性味归经

苦，寒。归肝、肾经。

（四）用量用法

10～15 g，水煎服；或煎汤熏洗伤痛处。

（五）功效

祛风湿，通经络，利筋骨，化湿热。

（六）临床应用

本品辛散苦燥，为祛风湿之品，善祛筋骨间风湿；性寒兼有清热解毒之功效。用于治疗四肢麻痹，跌打筋骨，肿胀疼痛，全身风湿寒痛，腰膝无力，中风瘫痪及痈肿疮毒，湿疹瘙痒等症。本品作用缓慢，久服方效。配当归、蕲蛇、川芎等，治疗手足不遂，口眼㖞斜。配防风、熟地黄、川乌、羌活，治四肢麻木筋骨疼痛。配桑枝、地龙、臭梧桐、忍冬藤、防己，治关节红肿疼痛和风湿性关节炎，疼痛严重者加乌头、细辛。

（七）现代研究

豨莶草的水浸液和30%乙醇浸出液，有降低麻醉动物血压的作用。据报道，豨莶草可用于治疗尿酸性痛风。

十五、雷公藤

（一）别名

黄藤根、黄藤草。

(二)化学成分

主要是生物碱类、二萜类、三萜类、倍半萜类及多糖,其中二萜类是主要毒性成分,其次是生物碱类。

(三)性味归经

苦,寒。归心、肝经。

(四)用量用法

内服:煎汤,10~25 g,需文火煎 1~2 小时;研粉装胶囊,每天 1.5~4.5 g;或制成糖浆,浸膏片。外用:适量,研粉或捣烂敷;或制成酊剂,软膏涂擦。

(五)功效

活血化瘀,清热解毒,消肿散结。

(六)临床应用

用于治疗类风湿性关节炎。雷公藤可通过抑制前列腺素 E_2 的产生,抑制周围单核细胞产生免疫球蛋白和类风湿因子,从而使症状得以改善。凡内脏有器质性病变及白细胞计数减少者慎服。

(七)现代研究

主要有以下不良反应。

(1)造血系统:主要表现为白细胞、粒细胞、红细胞及全血细胞计数减少。

(2)消化系统:这是最常见的不良反应,表现为恶心、呕吐、腹痛、腹泻、便秘、食欲缺乏等,严重者可致消化道出血。

(3)生殖系统:连续服用雷公藤 2~3 个月可致男子精子活力下降或少精、无精,造成生育力下降或不育。

(4)皮肤变态反应:主要有皮肤糜烂、溃疡、斑丘疹。

(毕军伟)

第二节　骨伤科常用中药方

一、一盘珠汤

(一)药物组成

续断 15 g,生地黄、川芎、泽兰、当归、赤芍、苏木、乌药各 12 g,制乳香、制没药各 9 g,木香、红花、桃仁、大黄、甘草各 5 g。

(二)用法

水煎服。每天 1 剂,煎 2 次,早晚各服 1 次。

(三)方解

方中当归补血、活血,生地黄、赤芍清热凉血,川芎、泽兰、桃仁、红花活血祛瘀,续断祛风除湿,木香行气止痛,乳香、没药活血、止痛、生肌,苏木活血定痛,大黄攻积导滞、泻火凉血、活血祛瘀。本方中的中药具有活血化瘀的功效,再配大黄则会增强诸药的散瘀消肿的作用,佐木香、乌药行气止痛，配续断以接骨续损，甘草调和诸药，对急性损伤血肿疼痛有良效。

(四)功效

活血祛瘀，消瘀止痛，接骨续损。

(五)适应证

骨折后 1～2 周，血瘀经络，气血不利之疼痛、肿胀，关节屈伸不利。

(六)按语

本方可促进局部瘀血消散，加快损伤的肌纤维修复，宜用于损伤早期肿痛较重者。方中活血祛瘀之品较多，故不宜久服，孕妇忌服。

二、十全大补汤

(一)药物组成

党参 10 g，茯苓、白术、熟地黄、黄芪、白芍各 12 g，肉桂(焗，冲服)0.6 g，川芎 6 g，当归 10 g，炙甘草 5 g。

(二)用法

水煎服。每天 1 剂，煎 2 次，早晚各服 1 次。

(三)方解

本方是由四物汤和四君子汤加黄芪、肉桂而成的，方中以四君子汤补气，以四物汤补血，更与补气之黄芪和少佐温煦之肉桂组合，则补益气血之功效更著。唯药性偏温，以气血两亏而偏于虚寒者为宜。

(四)功效

益气补血。

(五)适应证

治损伤后期气血虚弱，溃疡脓水清稀。自汗，盗汗，萎黄消瘦，不思饮食，倦怠气短等症。

(六)按语

损伤疼痛之补，因人、因时而异，本方宜用于气血虚弱的患者。

三、三七止血汤

(一)药物组成

菊叶三七、竹节三七、地榆、小蓟、茜草、侧柏。

(二)用法

用量适当，内服外敷均可。

(三)方解

方中均为活血、止血、凉血类药物，合而成方，内外均可使用。

(四)功效

凉血止血。

(五)适应证

伤后各部出血。

(六)按语

创伤出血，手术包扎为首选，配合使用本方，既可活血、止血，又可防止邪毒侵犯。

四、上肢续骨汤

(一)药物组成

当归、松节、川续断、鸡血藤各 9 g,桑枝 15 g,赤芍 6 g,红花、陈皮、川芎、枳壳、伸筋草各4.5 g。

(二)用法

水煎服。每天 1 剂,煎 2 次,早晚各服 1 次。

(三)方解

方中当归、川芎、赤芍、红花、鸡血藤可活血通络止痛,陈皮、松节、桑枝祛风行气,伸筋草舒筋活络,枳壳引药上行,川续断补肝肾续筋脉,合而成方,治疗上肢损伤所致的疼痛、活动不利等症。

(四)功效

和营续骨,舒筋通络。

(五)适应证

上肢扭挫伤,骨折及脱臼中期。

(六)按语

骨折严重者,加接骨木 6 g、骨碎补 4.5 g。

五、下肢续骨汤

(一)药物组成

当归、桑寄生、牛膝、五加皮、鸡血藤、陈皮各 9 g,红花、川芎各 4.5 g,松节、川续断、赤芍各 6 g。

(二)用法

水煎服。每天 1 剂,煎 2 次,早晚各服 1 次。

(三)方解

方中当归、川芎、赤芍、红花、鸡血藤可活血化瘀止痛,川续断、牛膝、桑寄生补肝肾、续筋脉,牛膝引药下行,五加皮、松节、陈皮祛风行气,合而成方,治疗下肢损伤所致的疼痛、活动不利等症。

(四)功效

和营续骨,舒筋通络。

(五)适应证

下肢扭挫伤,骨折及脱臼中期。

(六)按语

本方最适合用于损伤中期,筋脉粘连、行走不便所致的疼痛、活动受限。

六、乌附麻辛桂姜汤

(一)药物组成

乌头、附子、麻黄、桂枝、干姜、甘草、细辛。

(二)用法

水煎服。剂量依病情轻重而酌情加减,每天 1 剂,煎 2 次,早晚各服 1 次。

（三）方解

方中乌头温经通络，祛风止痛，附子、干姜温经散寒止痛，麻黄、细辛、桂枝散寒祛风除湿，诸药合用，对于肢体关节疼痛麻木、活动障碍等感受风寒湿邪的创伤患者有良效。

（四）功效

舒筋止痛。

（五）适应证

损伤后期，筋肉拘痛者。

（六）按语

损伤失治，再感受风寒湿邪，闭阻筋脉，气血运行不畅，使用本方祛寒除湿，温经通络可收到良效。

七、邓氏接骨续筋汤

（一）药物组成

鸡血藤 15 g，赤芍、川续断、苏木各 12 g，骨碎补、自然铜、土鳖虫各 9 g，乳香、没药、血竭各 6 g。

（二）用法

水煎服。每天 1 剂，煎 2 次，早晚各服 1 次。

（三）方解

骨折经过 2 周的治疗后，局部的气滞血瘀大部已消，局部肿胀明显减轻或消退，骨折处初步连接，疼痛明显缓解，但终因瘀血尚未尽祛，经脉尚未尽复，气血仍欠充旺，故见筋骨酸软，时而疼痛。治疗当活血止痛，接骨续筋。方用乳香、没药、血竭活血行气，善能止痛；骨碎补、自然铜、土鳖虫、苏木活血续筋；鸡血藤、赤芍、川续断活血补血通络。合而成方，有活血止痛，接骨续筋之功效。

（四）功效

活血止痛，接骨续筋。

（五）适应证

骨折 2 周后，筋骨酸软，时有作痛。

（六）按语

下肢伤者加牛膝、木瓜各 12 g；上肢伤者加老桑枝 18 g；腰背伤者加杜仲 15 g。

八、四物汤

（一）药物组成

生地黄 12 g，当归、川芎、白芍各 9 g。

（二）用法

水煎服，每天 1 剂，分 2 次服。

（三）方解

本方为补血之主方，方用当归、川芎为血中之气药，芍药、生地黄为血中之血药，故本方不仅适用于血虚，也适用于血滞。损伤之后，脾胃虚弱，生化不足，阴不敛阳，故午后发热，内有虚火，故烦躁不安，血少气弱，故肿痛不消；脾胃虚弱，故纳少神疲。本方以生地黄、当归养阴活血，白芍和营止痛，川芎行血祛滞，合用有补血行血之功效。

（四）功效

补血行血。

(五)适应证

素体血虚,跌仆损伤,亡血较多者,烦躁不安,均宜服之,为血症通用方。

(六)按语

瘀血较多者,可加桃仁、红花;痛甚者,可加乳香、没药。春季多风加防风倍川芎以散之;夏季多湿加黄芩倍白芍以燥之;秋季多燥加天冬倍地黄以润之;冬季多寒加桂枝倍当归以温之。

九、归脾汤

(一)药物组成

白术、黄芪、酸枣仁、茯苓各10 g,炙甘草、龙眼肉各4.5 g,当归、党参、远志各3 g,木香1.5 g。

(二)用法

水煎服,每天1剂,也可制成丸剂服用。

(三)方解

血不归脾则妄行,党参、白术、黄芪之甘温,因此补脾;茯苓、远志、枣仁、龙眼之甘温酸苦,当归滋阴而养血,木香行气而舒脾,既行血中之滞,又助党参、黄芪而补气。气壮则能摄血,血自归经而诸症自可除矣。

(四)功效

养心健脾,补益气血。

(五)适应证

骨折后期气血不足,神经衰弱等。

(六)按语

伤后焦虑、气血不足,心脾两虚,本方可补脾养心,治疗心悸、失眠、食欲缺乏等。

十、仙鹤草汤

(一)药物组成

仙鹤草60 g,侧柏炭、丹参、干藕节、炒蒲黄、车前子、荆芥炭、茯苓各9 g,参三七2 g。

(二)用法

水煎服。每天1剂,煎2次,早晚各服1次。

(三)方解

方中仙鹤草、侧柏炭、干藕节、炒蒲黄、荆芥炭为止血之品,目的是增强止血功效,而且有散瘀之功效;止血须防瘀,故以丹参、三七止血化瘀,使血止而无留瘀之弊;车前子、茯苓利水消肿,与活血止血药配伍,其消肿止血之功效更增,故本方可用于各种急性出血症。

(四)功效

止血祛瘀。

(五)适应证

创伤后肺胃出血不止,以及头部内伤血肿、水肿。

(六)按语

现代研究,仙鹤草有明显的抗体外血栓作用,是一味活血止血药,临床广泛用于各种出血症,用于呕血、咯血、尿血、便血等。

(毕军伟)

第四章

骨科常用中医外治疗法

第一节　骨折整复手法

一、原理及目的

骨折整复手法是指用指、掌、腕、臂或身体其他部位的劲力，结合器械，随症运用各种手法技巧，作用患者患部及穴位，以达到整复骨折的一种治疗方法。

通过学习掌握骨折复位基本手法及常见骨折复位手法。

二、适应证

(1)绝大多数闭合骨折，特别是四肢骨折。

(2)部分开放骨折，如伤口较小或伤口经清创关闭。

(3)没有手法复位禁忌证者。

(4)估计手法整复效果良好者。

三、禁忌证

(1)年老体弱，对骨折功能恢复要求不高者。

(2)病危或复合伤者，应以抢救生命为首要目的，暂不宜复位。

(3)较严重的开放骨折者(包括伤口污染严重者)。

(4)估计手法整复难以成功，或成功后难以维持固定者，如股骨干骨折严重缩短移位，某些斜形的不稳定性骨折。

四、物品准备

准备骨折固定器具(如夹板、石膏、绷带、压垫等)、外用药、复位床、麻醉用品等。

五、操作方法

(一)常用骨折复位手法

1.拔伸

主要用于矫正患肢的重叠移位,一般是由术者和助手分别握住患肢的远端和近端,对抗用力牵引(图 4-1)。

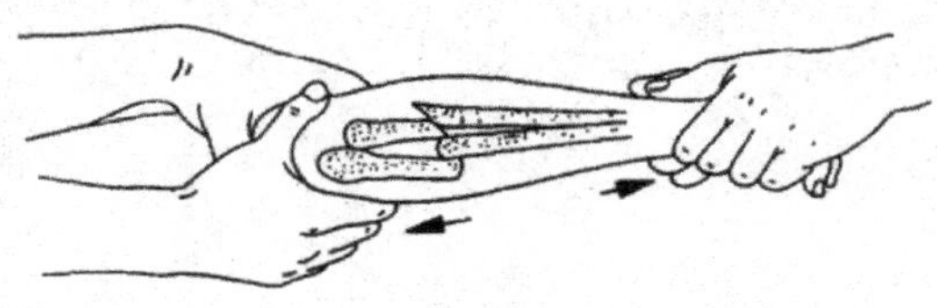

图 4-1 拔伸手法

2.旋转

主要用于矫正骨折的旋转移位,一般是由术者手握骨折远端,围绕肢体纵轴向内或向外旋转以恢复肢体的正常生理轴线。

3.折顶

主要用于单靠牵引不易完全矫正的重叠移位。要点是先做加大骨折成角拔伸,至两断端同侧骨皮质相遇时,骤然将成角矫直,使断端对正。本法要慎用,操作要仔细,以免骨锋损伤重要的软组织(图 4-2)。

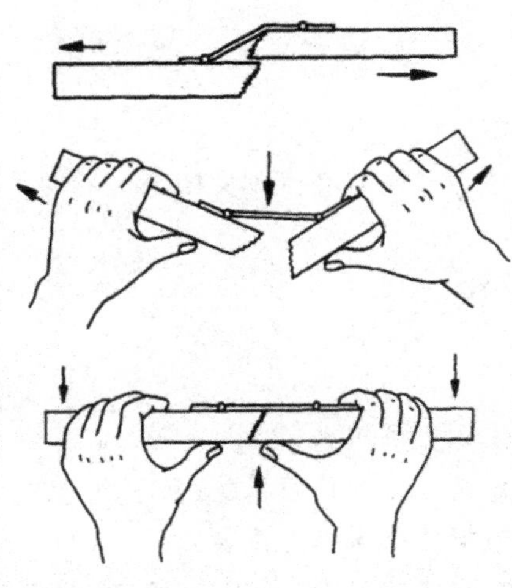

图 4-2 折顶手法

4.回旋

主要用于有背向移位(即两骨折面因旋转移位而反叠)的斜形骨折。一般是术者一手固定近端,另一手握住远端,按移位途径的相反方向回旋复位(图 4-3)。

5.分骨

主要用于尺、桡、掌、跖骨骨折,骨折端因成角移位及侧方移位而相互靠拢时。方法是术者用两手拇指及示、中、环指,分别挤捏骨折处背侧及掌侧骨间隙,使靠拢的骨折端分开(图 4-4)。

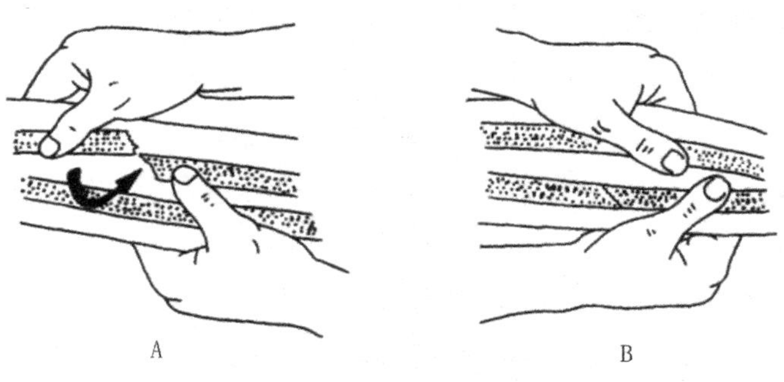

图 4-3 回旋手法

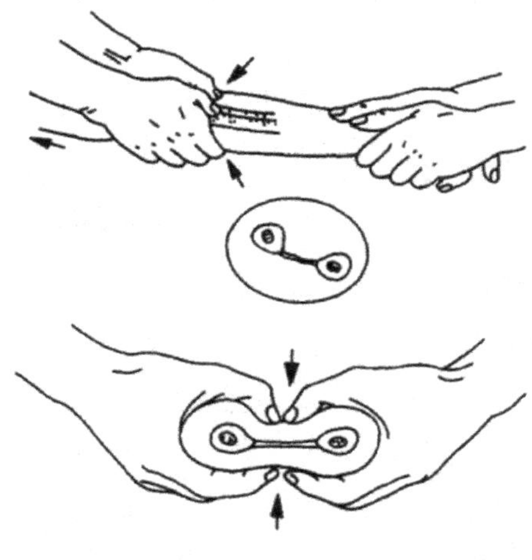

图 4-4 分骨手法

6.屈伸

用于骨折脱位的整复。方法是术者一手固定关节的近端,另一手握住远端沿关节的冠轴摆动肢体以复位(图 4-5)。

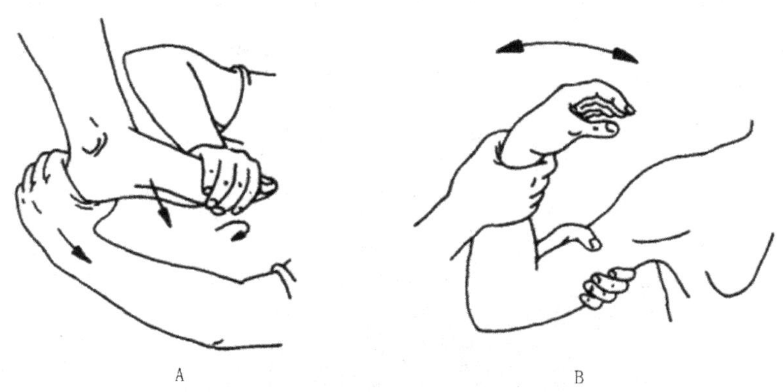

图 4-5 屈伸手法

7.端提捺正

主要用于重叠成角及旋转移位矫正后还有侧方移位者。方法是在持续手力牵引下,术者两手拇指压住突出的远端，其余四指捏住近侧骨折端，向上用力使“陷者复起，突者复平”。或术者借助掌、指分别按压远端和近端，横向用力夹挤以矫正(图 4-6、图 4-7)。

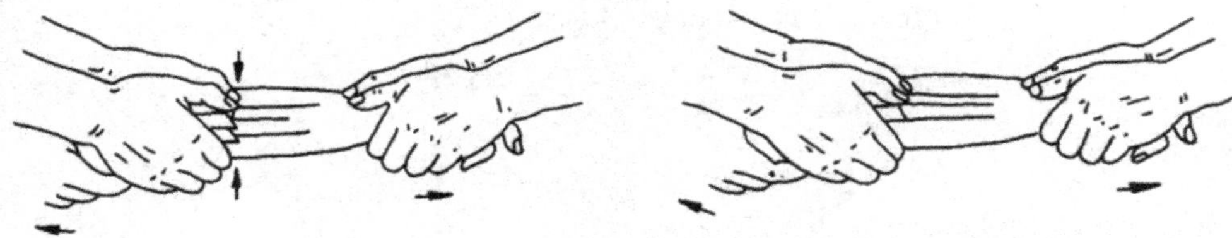

图 4-6 端提手法

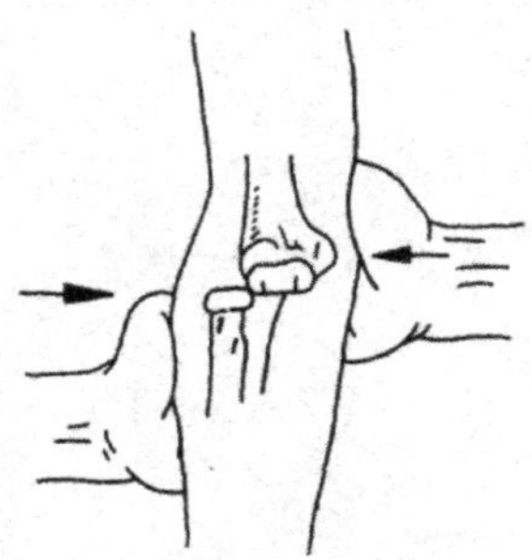

图 4-7 捺正手法

8.纵压

主要用于检查横形骨折的复位效果。方法是术者两手固定骨折部，让助手在维持牵引下稍向左、右、上、下摇摆远端，术者双手可感觉到骨折的对位情况，然后沿纵轴挤压，若骨折处不发生缩短移位则说明骨折对位良好(图 4-8)。

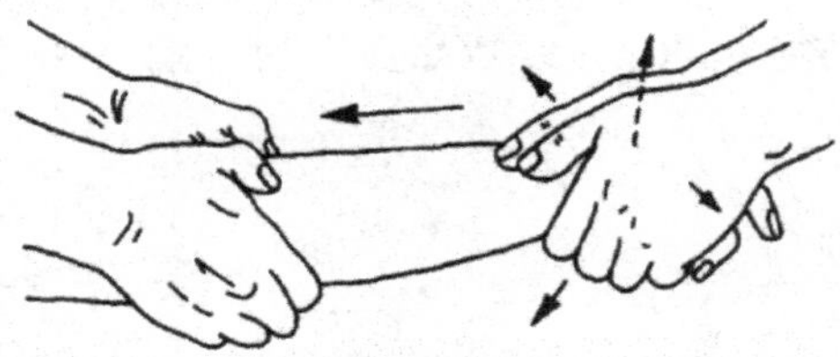

图 4-8 纵压手法

(二)常见骨折复位手法

1.锁骨骨折整复法

患者坐位，挺胸抬头，双手叉腰，术者将膝部顶住患者背部正中，双手握其两肩外侧向背部徐徐牵引，使之挺胸伸肩，此时骨折移位即可改善，如仍有侧方移位，可用捺正手法矫正。但此类骨折不必强求解剖复位，稍有移位对上肢功能也妨碍不大(图 4-9)。

2.肱骨外科颈骨折整复法

患者坐位或仰卧位，一助手用布带绕过腋窝向上提拉，屈肘 90°，前臂中立位，另一助手握其肘部，沿肱骨纵轴方向牵拉，纠正缩短移位，然后根据骨折不同类型再采用不同的复位方法(图 4-10)。

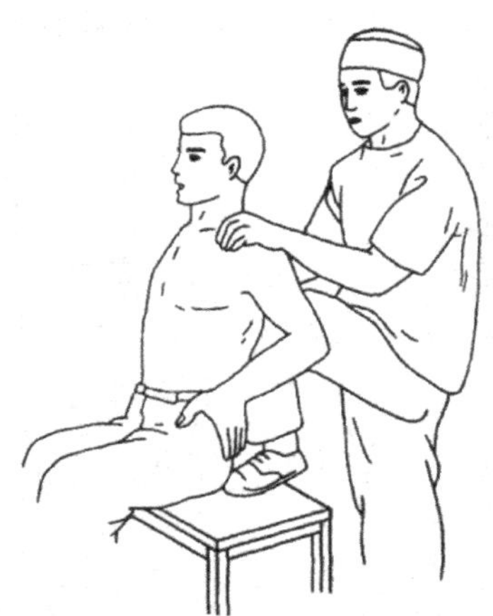

图 4-9　锁骨骨折整复法

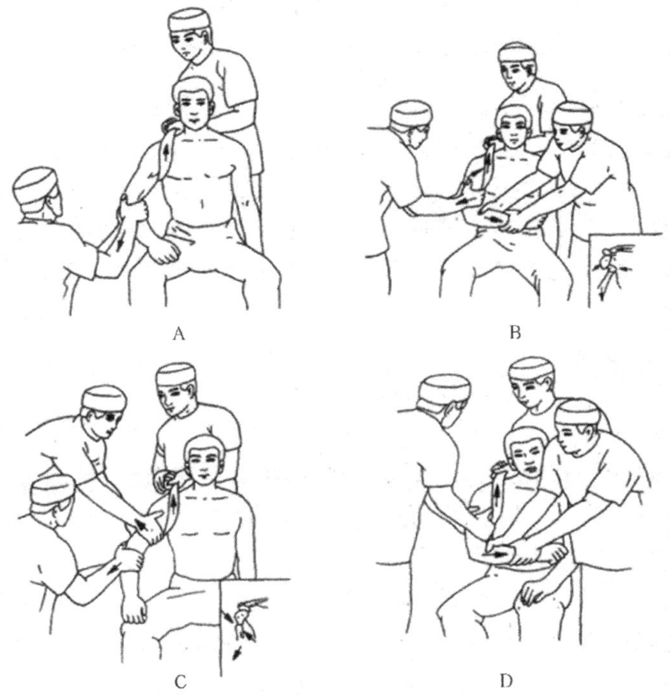

图 4-10　肱骨外科颈骨折复位法

A.纵轴牵引；B.外展型整复法；C、D.取内收型的整复

(1)外展型骨折：术者双手握骨折部，两拇指按于骨折近端的外侧，其他各指环抱骨折远端的内侧向外捺正，助手同时在牵拉下内收其上臂即可复位。

(2)内收型骨折：术者两拇指压住骨折部向内推，其他四指使远端外展，助手在牵引下将上臂外展即可复位。如成角畸形过大，还可继续将上臂上举过头顶，此时术者立于患者前外侧，用两拇指推挤远端，其他四指挤按成角突出处，如有骨擦感，断端相互抵触，则表示成角畸形矫正。

3.肱骨干骨折整复法

患者坐位或平卧位。一助手用布带通过腋窝向上，另一助手握持前臂在中立位向下、沿上臂纵轴对抗牵引，一般牵引力不宜过大，否则易引起断端分离移位。待重叠移位完全矫正后，根据骨折不同部位的移位情况进行整复(图 4-11)。

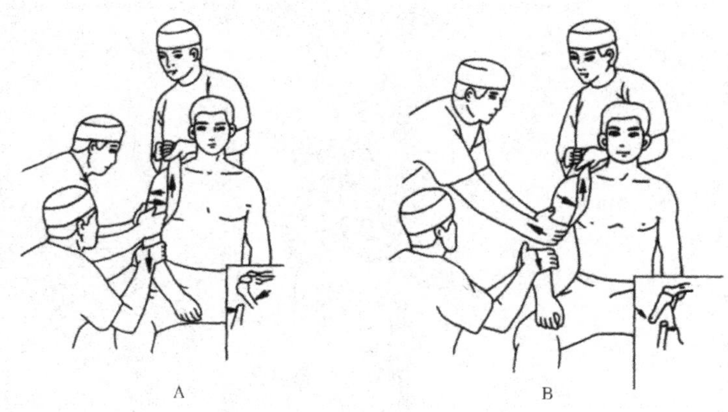

图 4-11　肱骨干骨折整复法

A.上 1/3 骨折复位法；B.中 1/3 骨折复位法

(1)上 1/3 骨折：在维持牵引下，术者两拇指抵住骨折远端外侧，其余四指环抱近端内侧，将近端托起向外，使断端微向外成角，继而拇指由外推远端向内，即可复位。

(2)中 1/3 骨折：在维持牵引下，术者以两手拇指抵住骨折近端外侧推向内，其余四指环抱远端内侧拉向外，纠正移位后，术者捏住骨折部，助手徐徐放松牵引，使断端互相接触，微微摇摆骨折远端或从前后内外以两手掌相对挤压骨折处，可感到断端摩擦音逐渐减小，直至消失，骨折处平直，表示已基本复位。

(3)下 1/3 骨折：多为螺旋或斜形骨折，仅须轻微力量牵引，矫正成角畸形，将两斜面挤紧捺正。

4.肱骨髁上骨折整复法

(1)患者仰卧，两助手分别握住其上臂和前臂，做顺势拔伸牵引，术者两手分别握住近端相对挤压，纠正重叠移位。若远端旋前(或旋后)，应首先纠正旋转移位，使前臂旋后(或旋前)。纠正上述移位后，若整复伸直型骨折，则以两拇指从肘后推远端向前，两手其余四指重叠环抱骨折近端向后拉，同时用捺正手法矫正侧方移位，并令助手在牵引下徐徐屈曲肘关节，常可感到骨折复位时的骨擦感。整复屈曲型骨折时，手法与上述相反，应在牵引后将远端向背侧按压，并徐徐伸直肘关节。

(2)患者仰卧，助手握患肢上臂，术者两手握腕部，先顺势拔伸，再在伸肘位充分牵引，以纠正重叠及旋转移位。整复伸直型尺偏型骨折时，术者以一手拇指按在内上髁处，把远端推向桡侧，其余四指将近端拉向尺侧，同时用手掌下压，另一手握患肢腕部，在持续牵引下徐徐屈肘。这样，桡偏或尺偏和向后移位可以同时矫正。尺偏型骨折容易后遗肘内翻畸形，是由于整复不良或尺侧骨皮质遭受挤压，而产生塌陷嵌插所致。因此，在整复肱骨髁上骨折时，应特别注意矫正尺偏畸形，以防止发生肘内翻(图 4-12)。

5.桡、尺骨干双骨折整复法

患者平卧，肩外展 90°，肘屈曲 90°，中、下 1/3 骨折取前臂中立位，上1/3 骨折取前臂旋后位，由两助手拔伸牵引，矫正重叠、旋转及成角畸形。桡、尺骨干双骨折均为不稳定时，如骨折在上

1/3,则先整复尺骨;如骨折在下 1/3,则先整复桡骨;骨折在中段时,应根据两骨干骨折的相对稳定性来决定。若前臂肌肉比较发达,加之骨折后出现血肿,虽经牵引后重叠未完全纠正者,可行折顶手法加以复位。若斜行骨折或锯齿形骨折有背向侧方移位者,应用回旋手法进行复位。若桡、尺骨骨折断端互相靠拢时,可用挤捏分骨手法,术者用两手拇指和示、中、环 3 指分置骨折部的掌、背侧,用力将尺、桡骨间隙分到最大限度,使骨间隙恢复其紧张度,向中间靠拢的桡、尺骨断端向桡、尺侧各自分离。

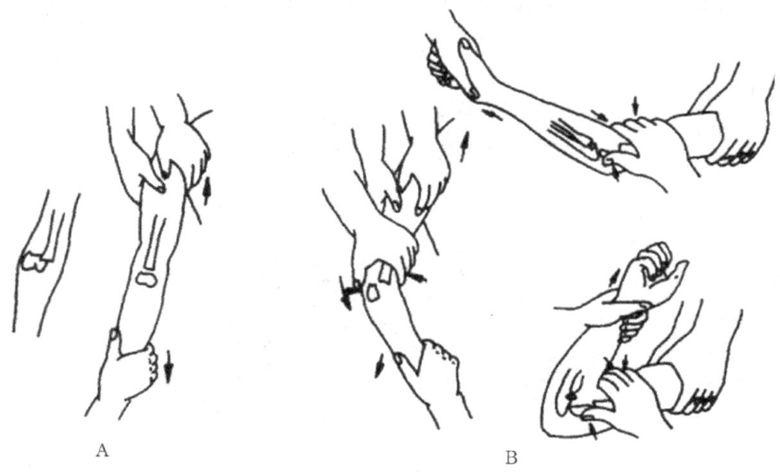

图 4-12 肱骨髁上骨折整复法

A.先矫正侧移位;B.再矫正前后移位

6.桡骨下端骨折整复法

患者坐位,老年人则平卧为佳,肘部屈曲 90°,前臂中立位。整复骨折线未进入关节、骨折段完整的伸直型骨折时,一助手握住上臂,术者两拇指并列置于骨折远端背侧,其他四指置于其腕部,扣紧大小鱼际肌,先顺势拔伸 2～3 分钟,待重叠移位完全纠正后,将远端旋前并利用牵引力骤然猛抖,同时迅速尺偏掌屈,使之复位;若仍未完全整复,则由两助手维持牵引,术者用两拇指迫使骨折远端尺偏掌屈,即可达到解剖对位。整复骨折线进入关节或骨折块粉碎的伸直型骨折时,则在助手和术者拔伸牵引纠正重叠移位后,术者双手拇指在背侧按压骨折远端,双手余指置于近端的掌侧端提近端向背侧,以矫正掌背侧移位,同时使腕掌屈、尺偏,以纠正侧方移位。整复屈曲型骨折时,由两助手拔伸牵引,术者可用两手拇指由掌侧将远段骨折片向背侧推挤,同时用示、中、环 3 指将近端由背侧向掌侧压挤,然后术者捏住骨折部,牵引手指的助手徐徐将腕关节背伸,使屈肌腱紧张,防止复位的骨折片移位(图 4-13)。

7.股骨干骨折整复法

患者取仰卧位,一助手固定骨盆,另一助手用双手握小腿上段,顺势拔伸,并徐徐将患肢屈髋 90°,屈膝 90°,沿股骨纵轴方向用力牵引,矫正重叠移位后,再按骨折不同部位分别采用下列手法。①上 1/3 骨折:将患肢外展,并略加外旋,然后由一助手握近端向后挤按,术者握住远端由后向前端提。②中 1/3 骨折:将患肢外展,同时以手自断端的外侧向内挤压,然后以双手在断端前、后外夹挤。③下 1/3 骨折:在维持牵引下,膝关节徐徐屈曲,并以紧挤在腘窝内的两手做支点将骨折远端向近端推按(图 4-14)。

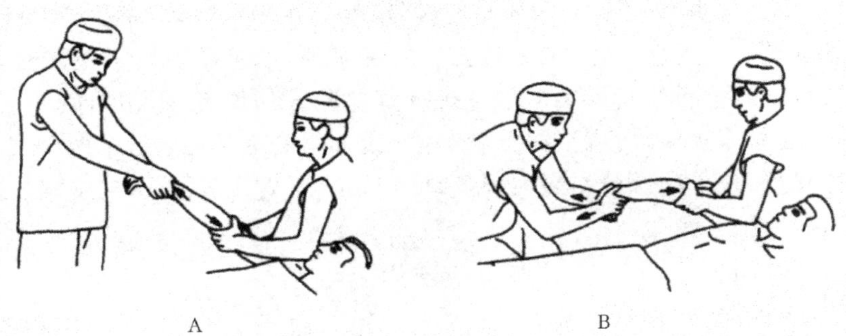

图 4-13　桡骨下端伸直型骨折整复法

A.拔伸；B.尺偏掌屈

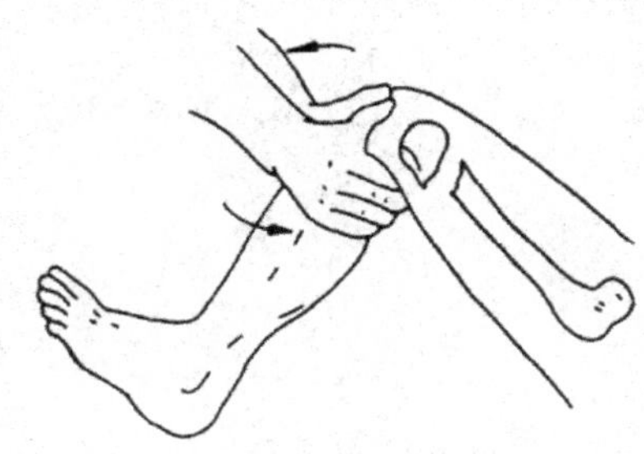

图 4-14　股骨干下 1/3 骨折整复法

若股骨干骨折重叠移位较多，手法牵引未能完全矫正时，可用反折手法矫正。若斜行、螺旋骨折背向移位，可用回旋手法矫正，往往断端的软组织嵌顿也随之解脱。若有侧方移位，可用两手掌指合抱或两前臂相对挤压，施行端提捺正。

8.髌骨骨折整复法

(1)无移位的髌骨骨折：其关节面仍保持光滑完整，筋膜扩张部及关节囊也无损伤者，在患肢后侧(由臀皱纹至足跟部)用单夹板固定膝关节于伸直位。

(2)有轻度分离移位的骨折：可在局部麻醉下，先将膝关节内的积血吸干净，患肢置于伸直位，术者用两手拇、示、中指捏住断端对挤，使之相互接近，然后用一手的拇、示指按住上下两断端，以另一手，触摸髌骨，以确定是否完整，如完整者可用抱膝环固定或弹性抱膝兜固定，后侧长夹板将膝关节固定在伸直位四周，外敷活血祛瘀、消肿止痛药物。

9.胫腓骨干骨折整复法

患者平卧，膝关节屈曲 20°～30°，一助手用肘关节套住患者腘窝部；另一助手握住足部，沿胫骨长轴做拔伸牵引 3～5 分钟，矫正重叠及成角畸形。若近端向前内移位，则术者两手环抱小腿远端并向前端提，一助手将近端向后按压，使之对位。如仍有左右侧方移位，可同时用捺正手法推近端向外，推远端向内，一般即可复位。螺旋、斜形骨折时，远端易向外侧移位，术者可用拇指置于胫腓骨间隙，将远端向内侧推挤；其余四指置于近端的内侧，向外用力提拉，并嘱助手将远端稍稍内旋，可使完全对位。然后，在维持牵引下，术者两手握住骨折处，嘱助手徐徐摇摆骨折远段，使骨折端紧密相插。最后以拇指和示指沿胫骨前嵴及内侧面来回触摸骨折部，检查对线、对位情况(图 4-15)。

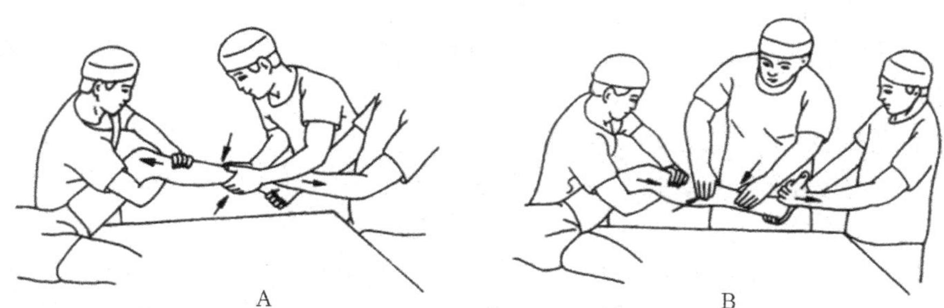

图 4-15　**胫腓骨干骨折整复法**

A.拔伸下端提按压;B.捺正手法矫正左右侧方移位

10.踝部骨折整复法

患者平卧屈膝,助手抱住其大腿,术者握其足跟和足背做顺势拔伸,外翻损伤使踝部内翻,内翻损伤使踝部外翻。如有下胫腓关节分离,可在内外踝部加以挤压;如后踝骨折合并距骨后脱位,可用一手握胫骨下段向后推,另一手握前足向前提,并徐徐将踝关节背伸。利用紧张的关节囊将后踝拉下,或利用长袜套套住整个下肢,下端超过足尖 20 cm,用绳结扎,做悬吊滑动牵引,利用肢体重量,使后踝逐渐复位。若手法整复失败或为开放性骨折脱位,可考虑切开复位内固定,陈旧性骨折脱位则可考虑切开复位植骨术或关节融合术(图 4-16)。

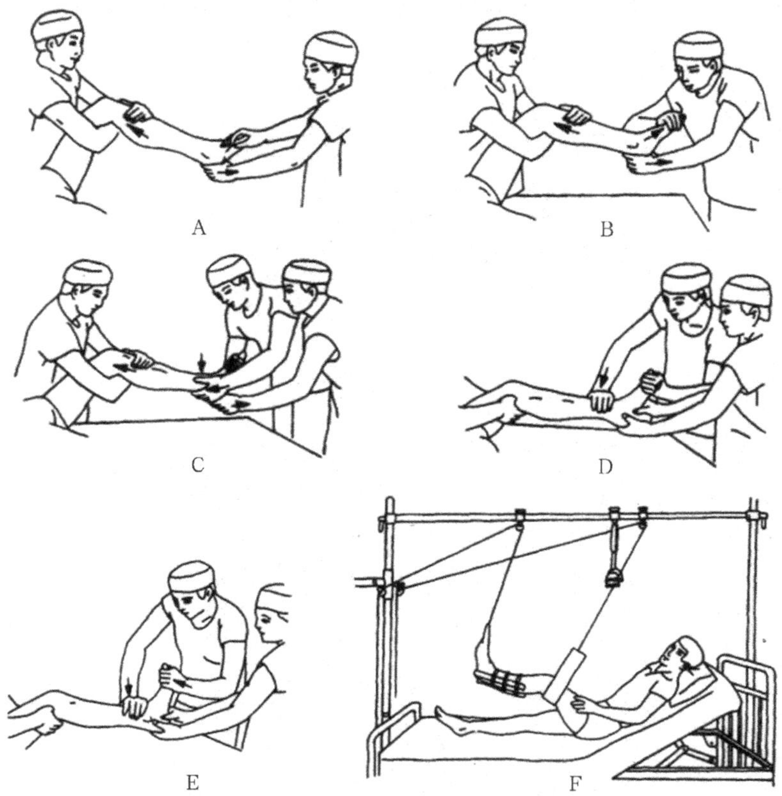

图 4-16　**踝部内外翻骨折合并距骨脱位整复法**

A.拔伸;B.翻转;C.挤压;D.推提;E.背伸;F.袜套悬吊牵引

11.肋骨骨折整复法

单纯肋骨骨折,因其有肋间肌的保护和其余肋骨的支持,所以多无明显移位,且较稳定,一般无须手法整复。

(1)立位整复法:此法令患者站立靠墙,医者与患者相对,并用双足踏患者双足,双手通过患者腋下,相叉抱于背后,然后双手扛起肩部,使患者挺胸,骨折断端自然整复。

(2)坐位整复法:根据上法原理,嘱患者正坐,助手在患者背后,将一膝顶住患者背部,双手握其肩,缓缓用力向后方拉开,使患者挺胸,医者一手扶健侧,一手按定患侧,用推按手法将高凸部分按平。若后肋骨骨折,助手扶住胸前,令患者挺胸,医者立在患者背后,用推按手法将断骨矫正。

(3)卧位整复法:用于胸前肋骨骨折,且患者身体衰弱时。患者仰卧,背部垫高,医者仍按坐位时的手法进行整复。

12.脊柱骨折脱位整复法

(1)屈曲型脊椎骨折:屈曲型脊椎压缩骨折时,椎体前部坚强有力的前纵韧带往往保持完整,但发生皱缩。通过手法整复,加大脊柱背伸,前纵韧带由皱缩变为紧张,附着于韧带的椎体前部及椎间盘有可能膨胀,恢复其压缩前的外形。

双踝悬吊法:此法复位前可给止痛剂(哌替啶 100 mg,肌内注射)或局部麻醉(1%普鲁卡因 40~60 mL注入椎板附近)。患者俯卧,两踝部衬上棉垫后用绳缚扎,将两足徐徐吊起,使身体与床面约呈 45°角。术者用手掌在患处适当按压,矫正后凸畸形。复位后患者仰卧硬板床,骨折部垫软枕(图 4-17)。

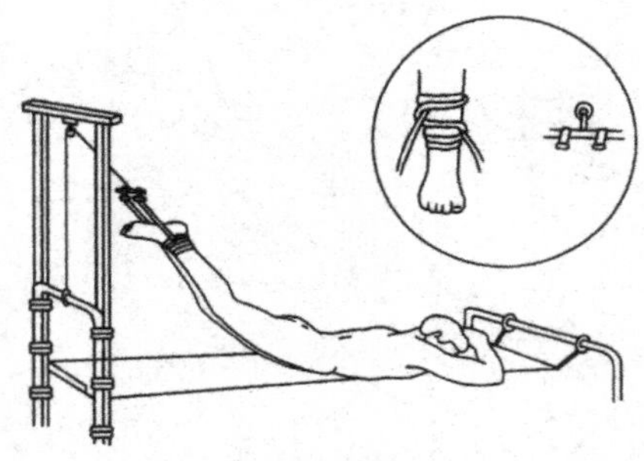

图 4-17 双踝悬吊法

攀索叠砖法:此法是一种过伸位脊椎骨折复位法。先令患者双手攀绳,以砖 6 块,分左右各叠置 3 块,双足踏于砖上,然后抽去足下垫砖,让身体悬空(足尖触地),脊柱呈过伸位,医者在患者腰后,将后凸畸形矫正。适用于体格健壮屈曲型单纯性胸腰椎压缩骨折患者。

垫枕法:此法患者仰卧硬板床,骨折部置软枕,垫枕可逐渐加压,使脊柱过伸。此法配合练功疗法效果更好,适用于屈曲型单纯性胸腰椎压缩骨折及过伸复位后维持整复效果(图 4-18)。

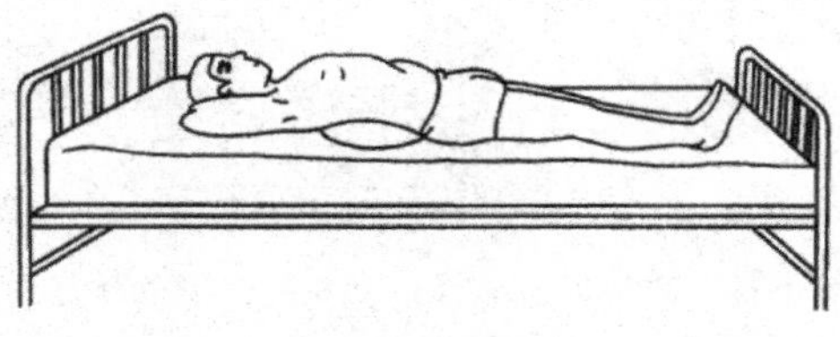

图 4-18 垫枕法

攀门拽伸法：此法令胸腰椎骨折患者俯卧在硬木板上，患者双手攀住木板上缘，用 3 个人在下腰部与双下肢拔伸牵引，医者用手按压骨折部进行复位。这是一种非过伸位脊柱骨折复位法，适用于不稳定性的屈曲型胸腰椎压缩或粉碎性骨折及年老体弱的患者。

持续牵引法：这是我国古代整复颈椎骨折的拔伸牵引法。近代对于轻度移位、无关节交锁的颈椎骨折，一般采用枕颌布托牵引（图 4-19）。将枕颌布托套住枕部与下颌部，通过滑车进行牵引，头颈略后伸，牵引重量2～3 kg，持续牵引 4～6 周。若颈椎骨折伴有关节交锁者，需用颅骨牵引。牵引重量应逐步增加，并及时摄片了解复位情况，一般采用 5～10 kg 即可将交锁整复，牵引方向先略加前屈，复位后，牵引方向改为后伸，后换带颈托或石膏围领保护。

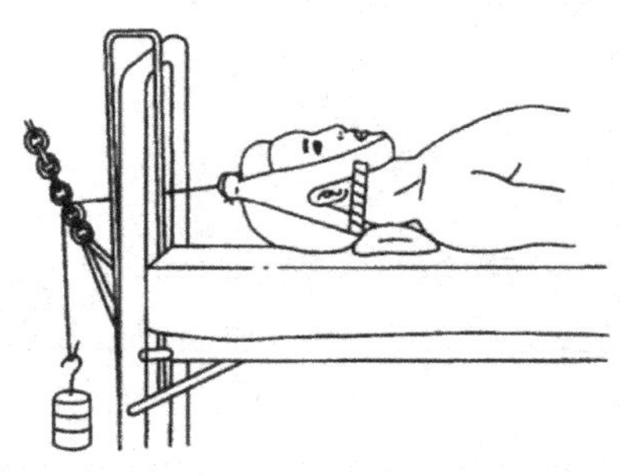

图 4-19 枕颌布托牵引法

（2）伸直型脊椎骨折：伸直型脊椎骨折极少见。颈椎部损伤时，可采用颈椎中立位枕颌布托牵引，必要时可使颈椎稍向前屈曲。无脊髓损伤者，持续牵引 4～6 周后，换带颈托或石膏围领保护。腰椎部损伤时，应避免脊柱后伸，根据需要将脊柱安置于伸直或略屈曲的位置。

13.股骨颈骨折屈髋屈膝整复方法

患者仰卧，助手固定骨盆，术者握其腘窝部，并使膝、髋均屈曲 90°向上牵引，纠正缩短畸形，然后伸髋内旋外展以纠正成角畸形，并使折面紧密接触。复位后可做手掌试验，如患肢外旋畸形消失，表示已复位（图 4-20）。

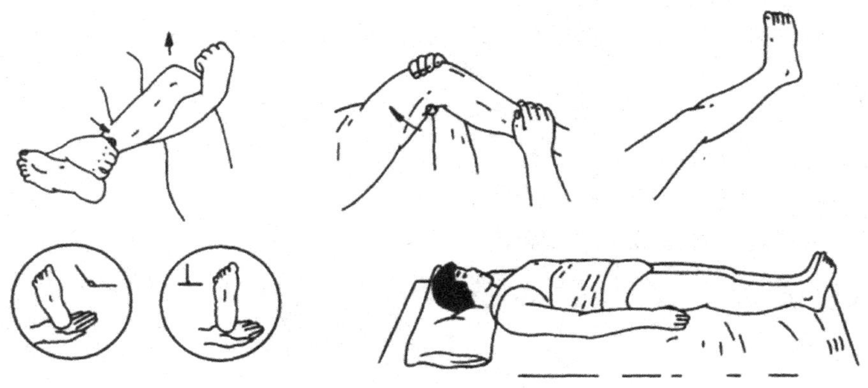

图 4-20 股骨颈骨折复位手法

六、注意事项

（1）复位前应充分了解病情（特别是认真阅读 X 线片），研究确立最佳整复方法，预计和考虑整复过程及整复后可能遇到的困难、问题和相应处理措施。

(2)手法要及时、稳妥、准确、轻巧,避免因反复整复而加重损伤。

(3)复位后监视:①观察体形,触摸肢体轮廓,与健侧对比,初步确认复位满意度。②摄 X 线片复查,鉴定复位标准。③血液循环检查。④感觉活动等神经检查。

(毕军伟)

第二节 脱位复位手法

一、原理及目的

脱位复位手法是指用指、掌、腕、臂或身体其他部位的劲力,结合器械,随症运用各种手法技巧,作用于患者患部及穴位,以达到治病疗伤、整复骨折、脱位、强壮身体目的的一种治疗方法。

二、适应证

(1)新鲜外伤性脱位。

(2)全身情况较好,无昏迷或其他脏器损伤和危重休克患者。

(3)经 X 线检查确诊为关节脱位者。

三、禁忌证

(1)开放性关节脱位,创口未经清创手术者。

(2)复合性创伤,患者有进行性出血,生命体征有危象的危重患者。

(3)精神疾病患者,不能与医师合作时。

(4)诊断未明确,未摄 X 线片检查确诊者。

(5)陈旧性脱位超过 3 个月,关节严重粘连,或已明显有骨化性肌炎的患者。

四、物品准备

(1)复位治疗床,备宽布带。

(2)麻醉药物,如普鲁卡因等。

(3)外敷药物和固定器材,如夹板、绷带等。

五、操作方法

(一)一般方法

(1)拔伸牵引,欲合先离,术者与助手顺势对抗牵引,力度适中恰当。

(2)让脱出的远端从原路返回,在足够的牵引后,用端提等手法,徐徐屈曲关节使其入臼。

(3)利用杠杆原理,以脱位肢体的远端为力点,脱位关节囊为支点,通过旋转、内收、外展或伸屈等活动,利用杠杆作用使其入臼。

(4)入臼后认真检查关节的外形,关节活动功能是否完好,并借助关节的特殊检查体征,确认已入臼,如肩关节的搭肩试验。

(二)常见关节脱位复位法

(1)颞颌关节脱位口腔内复位法:患者低坐,术者面向患者,用双手拇指伸入患者的口腔内,按于两侧下臼齿上,其余四指在外面托住下颌,两拇指先往下按,待下颌骨移动时再往里推之,余指同时协调地将下颌骨向上端送,听到滑入关节的响声,说明脱位已复位,此时拇指速向两旁滑开,随即从其口腔内退出(图 4-21)。

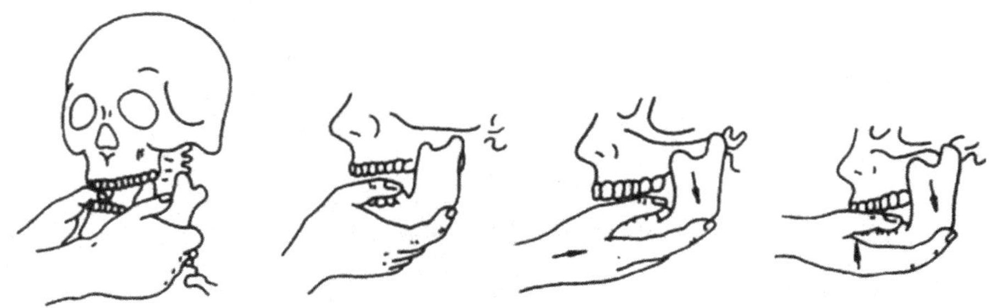

图 4-21 颞颌关节脱位口腔内复位法

(2)肩关节脱位拔伸足蹬复位法:患者取仰卧位,用拳大的软布垫于患侧腋下,以保护软组织,术者立于患侧,用两手握住患肢腕部,并用足(右侧脱位用右足,左侧脱位用左足)抵于腋窝内,在肩外旋、稍外展位置沿伤肢纵轴方向缓慢而有力地牵引,继而徐徐内收、内旋,利用足跟为支点的杠杆作用,将肱骨头挤入关节盂内,当有回纳感觉时,复位即告完成。在足蹬时,不可使用暴力,以免引起腋窝血管神经损伤。若用此法肱骨头尚未复位,可能是由于肱二头肌长头腱阻碍,可将患肢内、外旋转,使肱骨头绕过肱二头肌长头腱,然后再按上法进行复位(图 4-22)。

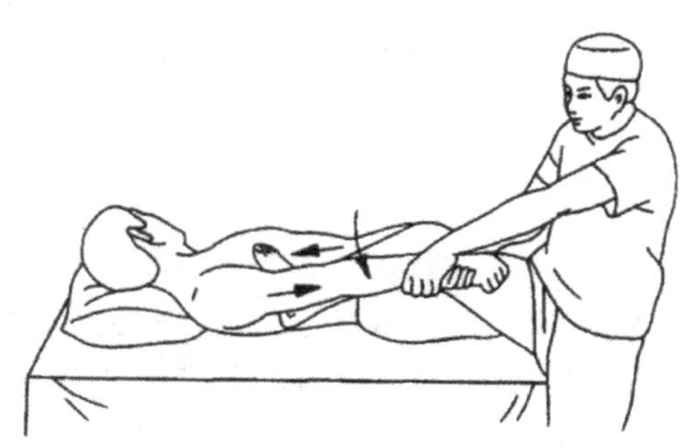

图 4-22 肩关节脱位拔伸足蹬复位法

(3)肩关节脱位拔伸托入复位法:患者取坐位,术者站于患肩外侧,以两手拇指压其肩峰,其余四指插入腋窝(左侧脱位,术者右手握拳穿过腋下部,用手腕提托肱骨头;右侧脱位,术者用左手腕提托)。第一助手站于患者健侧肩后,两手斜形环抱固定患者,第二助手一手握患侧肘部,一手握腕上部,外展外旋患肢,由轻而重地向前外下方做拔伸牵引。与此同时,术者插入腋窝的手将肱骨头向外上方钩托,第二助手逐渐将患肢向内收、内旋位继续拔伸,直至肱骨头有回纳感觉,复位即告完成(图 4-23)。

(4)肘关节脱位拔伸屈肘复位法:患者取坐位,助手立于患者背后,以双手握其上臂,术者站在患侧前面,以双手握住腕部,置前臂于旋后位,与助手相对拔伸,然后术者以一手握腕部继续保持牵引，另一手的拇指抵住肱骨下端向后推按，其余四指抵住鹰嘴向前端提，并慢慢将肘关节屈曲；若闻入臼声，说明脱位已整复。或取平卧位，患肢上臂靠床边，术者一手按其下段，另一手握住患肢前臂顺势拔伸，有入臼声后，屈曲肘关节(图 4-24)。

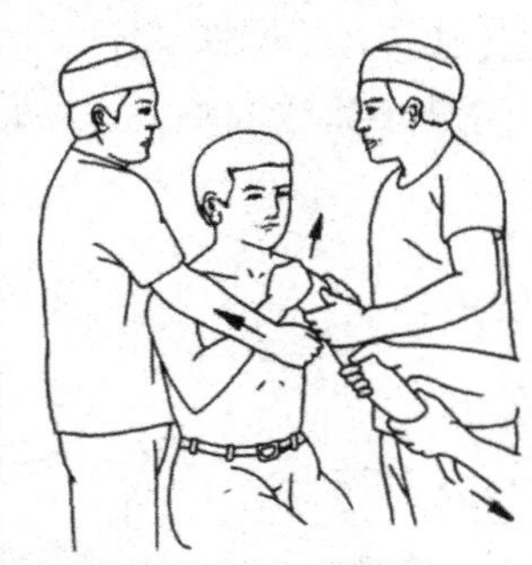

图 4-23 肩关节脱位拔伸托入复位法

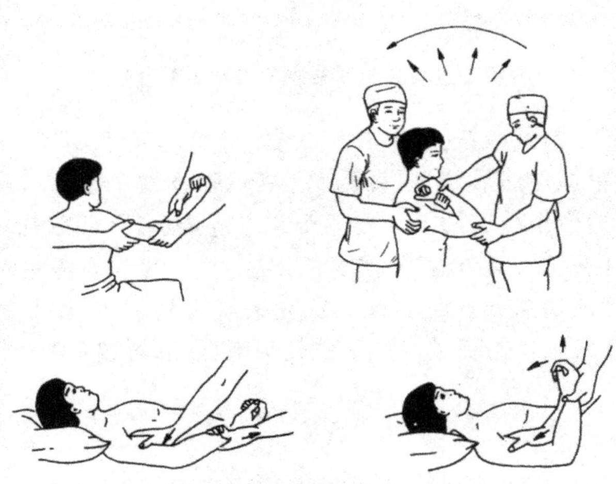

图 4-24 肘关节脱位拔伸屈肘复位法

(5)小儿桡骨小头半脱位复位法：不需麻醉，家长抱患儿正坐，术者与患儿相对。以右侧为例，术者左手拇指放在桡骨头外侧处，右手握其腕上部，并慢慢地将前臂旋后，一般半脱位在旋后过程中常可复位。若不能复位，则右手稍加牵引至肘关节伸直旋后位，左手拇指加压于桡骨头处，然后屈曲肘关节，常可听到或感到轻微的入臼声。或可屈肘 90°向旋后方向来回旋转前臂，也可复位(图 4-25)。

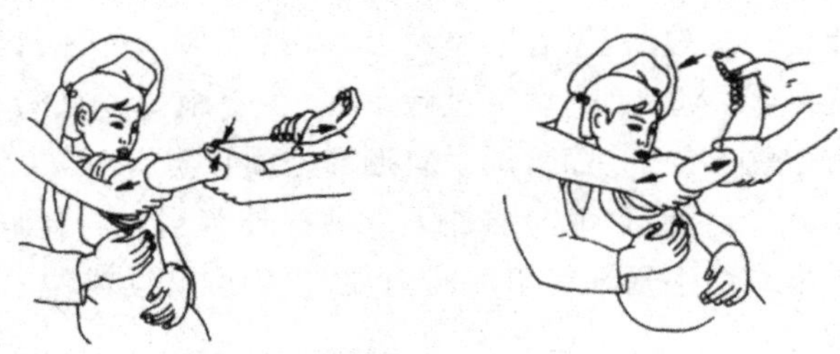

图 4-25 小儿桡骨小头半脱位复位法

（6）月骨脱位拇指复位法：患者在麻醉下（如臂丛阻滞麻醉、局部麻醉），取坐位，肘关节屈曲，两助手分别握住肘部和手指对抗牵引，在拔伸牵引下前臂旋后（即仰掌），腕关节背伸（四指向上一拗），使桡骨与头状骨之间的关节间隙加宽，术者两手握住患者腕部，两手拇指用力推压月骨凹面的远端（捺在骨陷之所），迫使月骨进入桡骨和头状骨间隙，然后逐渐使腕掌屈（掌往下捺，微带拽势），当月骨有滑动感，中指可以伸直时，多数表明已复位（图 4-26）。

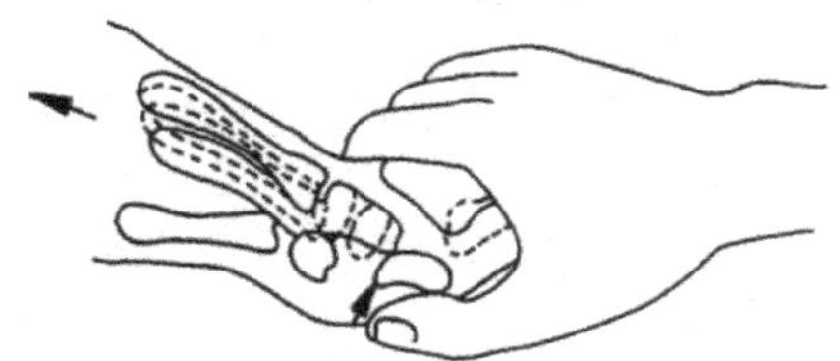

图 4-26　月骨脱位拇指复位法

（7）髋关节脱位回旋复位法：患者取仰卧位，助手以双手按压双侧髂嵴固定骨盆，术者立于患侧，一手握住患肢踝部，另一手以肘窝提托其腘窝部，在向上提拉的基础上，将大腿内收、内旋，髋关节极度屈曲，使膝部贴近腹壁，然后将患肢外展、外旋、伸直。在此过程中，其髋有响声者，复位即告成功（图 4-27）。因此法的屈曲、外展、外旋、伸直是一连续动作，形状恰似一个反问号，也称划问号复位法。

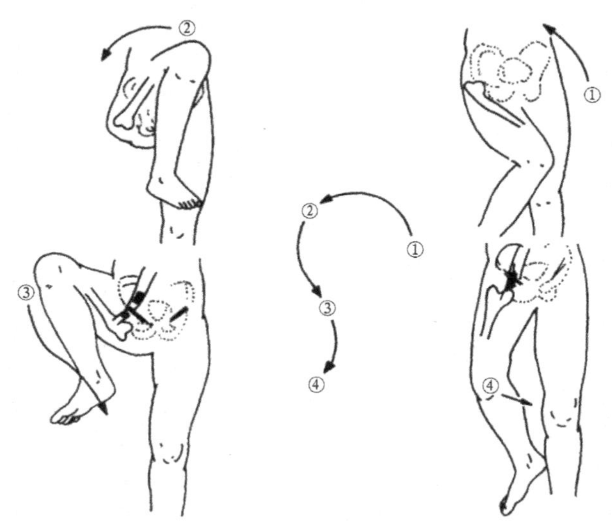

图 4-27　髋关节脱位回旋复位法

回旋法应用杠杆原理整复脱位，当屈髋牵引、内收内旋髋关节时，使股骨头与髋臼上缘分离，然后继续屈髋、屈膝，使股骨头向前下方滑移，再外展、外旋髋关节，利用髂股韧带为支点，依靠杠杆作用使股骨头移至髋臼下缘，最后伸直大腿，使股骨头向上滑入髋臼。由于回旋法的杠杆作用力较大，施行手法时动作要轻柔，不要使用暴力，以免导致骨折或加重软组织的损伤。

（8）髋关节脱位拔伸足蹬复位法：患者取仰卧位，术者两手握患肢踝部，用一足外缘蹬于坐骨结节及腹股沟内侧（左髋脱位用左足，右髋脱位用右足），手拉足蹬，身体后仰，协同用力，两手可略将患肢旋转，即可复位（图 4-28）。

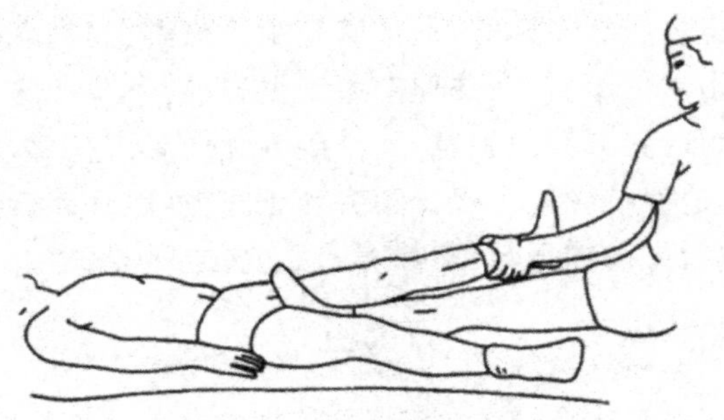

图 4-28 髋关节脱位拔伸足蹬法

六、注意事项

(1)在整复时牵引未充分,关节重叠未牵开,切勿过急屈曲关节,易造成人为的骨折损伤,尤其老年骨质疏松的患者。

(2)利用杠杆原理复位法,切忌用力粗暴,以免引起骨折和加重损伤。

(3)一般新鲜脱位,整复操作适当,可不须麻醉,若患者肌肉发达,或复杂性脱位,或患者疼痛难受,可用臂丛阻滞麻醉、硬膜外阻滞麻醉等,以减轻患者痛苦。

(4)脱位合并近关节骨折者,原则上先整复脱位,再处理骨折。

(毕军伟)

第五章

上肢创伤与脱位

第一节　锁骨骨折

锁骨为两个弯曲的弧形管状长骨，横置于胸壁前上方外侧，侧架于胸骨与肩峰之间。内侧与胸骨柄相应的切迹构成胸锁关节；外侧端与肩峰内侧借着关节囊、肩锁韧带、三角肌、斜方肌肌腱附着部和喙锁韧带形成肩锁关节，其下有颈部至腋窝的臂丛神经和锁骨下动、静脉及神经穿过。锁骨略似“S”形，由内向外逐渐变细。外侧1/3凸向背侧，上下扁平，横截面呈扁平状椭圆形；锁骨内侧2/3凸向腹侧，横截面呈三角形；中1/3与外1/3交接处，横截面为类似椭圆形。由于其解剖上的弯曲形态，以及各部位横截面的不同形态，在中外1/3交接处就形成应力上的弱点而容易发生骨折。如果锁骨骨折移位严重或整复手法不当，手术操作失误，有可能造成其后下方的臂丛神经或锁骨下动脉损伤。

锁骨骨折是常见的上肢骨折之一，占全身骨折的3.5%～5.1%，占肩部骨折的53.1%，尤以儿童及青壮年多见。

一、病因、病理与分类

间接与直接暴力均可引起锁骨骨折，但间接暴力致伤较多，直接暴力致伤较少见。直接暴力可以从前方或上方作用于锁骨，发生横形或粉碎性骨折。粉碎性骨折的骨折片如向下移位，有压迫或刺伤锁骨下神经和血管的可能；如骨折片向上移位，有穿破皮肤形成开放性骨折的可能。幼儿骨质柔嫩而富有韧性，多发生青枝骨折，骨折后骨膜仍保持联系。在胸锁乳突肌的牵拉下，骨折端往往向上成角。患者跌倒，上肢外展，掌心、肘部触地，或从高处跌下，肩外侧着地，传导的间接暴力经肩锁关节传至锁骨，并与身体向下的重力交会于锁骨的应力点，形成剪力而造成锁骨骨折，多为横形或短斜形骨折。

根据受伤机制和骨折特点，锁骨骨折分为中外1/3骨折、外1/3骨折和内1/3骨折。

（一）中外1/3骨折

为锁骨骨折中最多见的一种，多为间接暴力所致。直接暴力引起的是由锁骨中外端直接受打击或跌倒时锁骨直接撞击所致。骨折常为横形或小斜形，老人多为粉碎性。骨折移位较大，近侧骨折端因受胸锁乳突肌的牵拉而向上后方移位，远侧骨折端因肢体重量作用与胸大肌、胸小肌及肩胛下肌等牵拉而向前下方移位，并因这些肌肉和锁骨下肌的牵拉作用，向内侧造成重叠移位。儿童一般为青枝骨折，向前上成角。粉碎性骨折由于骨折块的相对移位，常使粉碎的骨折片旋转、分离、倒立，桥架于两骨折端之间，给治疗带来困难。

（二）外 1/3 骨折

多由肩部着地或直接暴力损伤所致。骨折常为斜形、横形，粉碎性较少。若骨折发生于肩锁韧带和喙锁韧带之间，骨折外侧端由于受肩、前臂的重力作用而与内侧端相对分离移位。若骨折发生在喙锁韧带的内侧，骨折内侧端由于胸锁乳突肌的牵拉，可向上移位；而外侧端受肩锁韧带和喙锁韧带的约束，多无明显改变。若为粉碎性骨折，骨折的移位则无一定规律。如喙锁韧带断裂，又可导致锁骨近侧端向后上方移位，更增重两骨折端的移位。治疗时必须手术修复此韧带，才能维持骨折端的复位固定。

（三）内 1/3 骨折

临床很少见。其骨折移位与中外 1/3 骨折相同，但外侧端由于三角肌与胸大肌的影响常有旋转发生。在正位 X 线片呈钩形弯曲，两断端不对应。如为直接暴力引起，因胸锁乳突肌及肋锁韧带的作用，骨折端很少移位。

二、临床表现与诊断

锁骨骨折一般有明显的外伤史，并且其典型体征是损伤后患者的痛苦表情：头偏向伤侧，同时用健侧手托住伤侧前臂及肘部。局部压痛及肿胀均较明显，特别是骨折移位严重者，锁骨上下窝变浅或消失，甚至有皮下瘀斑，骨折端局部畸形。若有骨折移位时，断端常有隆起；若骨折重叠移位，患者肩部变窄，肩内收向下倾斜，肩功能明显丧失。检查骨折处：局部肌肉痉挛，完全骨折者可摸到皮下移位的骨折端，有异常活动和骨擦感，患侧上肢外展和上举活动受限。骨折重叠移位者从肩外侧至前正中线的距离两侧不等长，患侧较健侧可短 1～2 cm。合并锁骨下血管损伤的患者，患肢麻木，血液循环障碍，桡动脉搏动减弱或消失；合并臂丛神经损伤者，患肢麻木，感觉及反射均减弱；若合并皮下气肿者，则出现游走性疼痛。

X 线正位片可以确定骨折的部位、类型和移位的方向。但是，由于锁骨有前后的生理弯曲，X 线正位片不易发现骨折前后重叠移位，所以必要时可拍锁骨侧位片。如果发现骨折近端向前或远端有向下向内弯曲时，则提示骨折有旋转移位的可能，不要误诊为单纯的分离移位，否则就难以达到满意的复位效果。婴幼儿多为青枝骨折，局部畸形及肿胀不明显，但活动伤侧上肢及压迫锁骨时，患儿哭闹。

锁骨外 1/3 骨折，常被局部挫伤的症状所掩盖，容易发生误诊。凡肩峰部受直接暴力撞击者，应仔细对比检查两侧肩部，了解锁骨有无畸形、压痛，并且可用一手托患侧肘部向上推进，了解有无异常活动。

另外，锁骨外 1/3 骨折应与肩锁关节脱位相鉴别，两者均有肩外侧肿胀疼痛及关节活动受限。后者可用力将锁骨外端向下按使之复位，松手后又隆起，X 线正位片可见锁骨外端上移，肩锁关节间隙变宽。

三、治疗

锁骨骨折绝大多数可采用非手术治疗，即使是有明显移位及粉碎性骨折，如无相应的血管、神经症状或其他绝对手术指征，应慎做手术，因手术对患者无疑是一种损伤，而且有一定比例的患者会并发骨折延迟愈合或不愈合(约3.7%)。对有明显移位的锁骨骨折采用手法复位外固定治疗，有的虽难以维持解剖位置，但均能愈合。愈合后有的局部虽遗留有轻度隆起，但一般不影响功能。有部分医师和患者为了追求骨折的解剖对位而采用手术治疗，也有部分学者通过手法复位力争解决重叠移位，寻求有效外固定，使骨折复位对位满意率大为提高。对有明确血管、神经压迫症状和开放性骨折，应主张积极的手术治疗。

(一)小儿锁骨骨折

对新生儿及婴儿的锁骨骨折，考虑到小儿生理性可塑性，一般不须复位，也不须固定。在护理时尽量不要移动患肢及肩关节，1周之后症状多会消失。

幼儿锁骨骨折多为青枝骨折或不完全性骨折，一般不须特殊复位，只须用颈腕吊带限制患肢活动即可。幼儿锁骨骨折后，由于骨塑形能力很强，一定的畸形可在生长发育过程中自行矫正。年龄较大幼儿(3～6岁)的锁骨骨折，可使用柔软材料的“8”字形绷带固定，伤后1～2周患儿多仰卧位休息，肩部垫薄软垫，使两肩后伸。以保持骨折对位良好，骨折愈合后局部隆起畸形多不明显，“8”字形绷带一般须固定4周左右。

儿童锁骨骨折时，对有移位的骨折应施行手法复位，“8”字形绷带固定。伤后1～2周患儿局部疼痛等症状较重，令其多卧床休息，患儿一般多能配合，取仰卧位，背部垫薄软，使两肩后伸，以保持骨折有较好的对位，1～2周后骨折对位会相对稳定。注意调整“8”字形绷带的松紧，观察有无血管、神经压迫及皮肤勒伤症状。固定至少4周，伤后2～3个月避免剧烈的活动。

(二)成人锁骨骨折

1.手法复位外固定治疗

有移位的锁骨中1/3骨折或中外1/3骨折，应首选手法复位外固定治疗；锁骨内1/3骨折大多移位不多，仅用外固定即可；锁骨外端骨折必要时可加用肩肘弹力带固定。

(1)手法复位：方法很多，有膝顶复位法、外侧牵引复位法、仰卧位复位法、穿腋复位法、拔伸牵引摇肩复位法等，其中以膝顶复位法较常用。山东省莱芜人民医院研制锁骨复位器进行复位，胶布“8”字形绷带固定，取得了满意的效果。此法治疗500例新鲜锁骨骨折患者，平均临床愈合期为1个月，解剖或近解剖对位达83%，优良率14%。因此认为此法有很强的实用性，可在临床推广应用。

1)膝顶复位法：患者坐凳子上，挺胸抬头，双臂外展，双手叉腰，助手站于患者背后，一足踏在凳缘上，将膝部顶在患者背部后伸，以矫正骨折端重叠移位，并使骨折远端向上后方对接骨折近端。术者面对患者，以两手拇、示、中指分别捏住骨折远、近端，用捺正手法矫正侧方移位。

2)外侧牵引复位法：患者坐凳上，一助手立于健侧，双手绕患侧腋下抱住其身；另一助手站于患侧，双手握住患肢前臂，向后上牵引拔伸。术者面对患者，两手拇、示、中指分别捏住骨折近、远端，用捺正手法矫正侧方移位。

3)仰卧复位法：适合于体质瘦弱，或为多发性骨折的患者。患者取仰卧位，在两肩胛之间纵形垫一枕头，助手站于患者头侧，两手按压患者两肩部前方，使患者呈挺胸、耸肩状，以矫正重叠移位和成角，术者站在患侧，用两手拇、示、中指在骨折端进行端提、捺正，使之复位。

4)穿腋复位法：患者坐凳上，术者站患侧背后，以右侧为例，术者右手臂抱绕在患肢上臂，穿过其腋下，手掌抵住患侧肩胛骨，利用杠杆作用，使肩胛后伸，从而将骨折远端向外侧拔伸，矫正骨折重叠移位，术者左手拇、示、中指捏住骨折近端，向前下捺正，接合骨折远端。

手法复位要领：手法的关键是要把双肩拉向上、向外、向后的位置，以矫正骨折的重叠畸形，一般的情况下骨折重叠畸形矫正后，多可达到接近解剖对位。有残余侧方移位者，术者只能用拇、示、中指捏住骨折两端上下捏挤捺正，不宜用按压手法，特别是粉碎性骨折，用手法向下按压骨折碎片，不但难以将垂直的骨片平复，而且有可能造成锁骨下动、静脉或臂丛神经损伤，故应忌用按压手法。一般情况下垂直的骨片不会影响骨折的愈合，在骨折愈合过程中，随着骨痂的生长，这些碎骨片多能逐渐被新生骨包裹。

(2)固定方法：锁骨骨折的外固定方法很多，有"8"字形绷带固定法、"8"字形石膏绷带固定法、双圈固定法、T形夹板固定法、锁骨带固定法等。但这些固定方法多存在有稳定性差、断端易重叠移位致突起成角畸形，有的易造成皮肤搓伤等缺点。问题的关键在于难以将锁骨、肩部固定在一个相对稳定的结构状态，因而常遗留有一定的隆起畸形。临床实践中，"8"字形绷带固定和双圈固定法是一种较为理想的外固定方法。

1)"8"字形绷带固定法：患者取坐位，两腋下各置棉垫，用绷带从患侧肩后经腋下，绕过肩前上方，横过背部，绕对侧腋下，经肩前上方，绕回背部至患侧腋下，包绕8～12层，包扎后，用三角巾悬吊患肢于胸前。也可将绷带改用石膏绷带固定，方法相同。

2)双圈固定法：患者取坐位，选择大小适当的纱布棉圈，分别套在患者的两肩上，胸前用纱布条平垫锁骨系于双圈上，然后在背后拉紧双圈，迫使两肩后伸，用布条分别在两圈的上下方系牢，最后在患侧腋窝部的圈外再加棉垫1～2个，加大肩外展，利用肩下垂之力，维持骨折对位。

3)"T"形夹板固定法：用与双肩等宽的"T"形夹板，夹板前全部用棉花衬垫，在两肩胛之间置一厚棉垫，再放置"T"形夹板于背部，上下方与两肩平齐，然后用绷带缠扎两肩胛及胸背，将夹板固定妥当。注意观察有无血管、神经压迫症状，如有压迫，及时调整。定期拍X线片复查。

4)锁骨带固定法：锁骨复位器由把手与丝杠、套筒与挂钩及底座与顶板三部分组成。使用时患者端坐于方凳上，抬头挺胸，双手叉腰，两肩尽量后伸，在患者腋下垫约5 cm厚棉花，用绷带"8"字形固定3～4圈。再以绷带围绕腋下和肩峰四周做成1个布圈，左右各一。然后将顶板放在两肩胛之间的脊柱上，将双圈挂在钩上，顺时针方向旋转把手，使套筒后移，双钩将双圈牵引向后，从而将双肩拉向外后，一般畸形可随之消失。经X线透视复位尚不满意者，术者可在骨折端施以手法捺正，复位满意后，用5 cm宽胶布做"8"字形固定，再去除复位器。

外固定的要领：有移位的锁骨骨折，虽可设法使其复位，但实际许多传统的固定方法都难以维持其复位，最终锁骨总是残留有一定的隆起畸形，一般虽不影响功能，但外形不美观。因此不少学者在外固定方法和固定器具上进行了许多改进和创新，如采用毛巾固定、布带条固定、方巾固定和弹力绷带固定等。有的在骨折断端前上方，放置高低垫、合骨垫或平垫，用扇形纸夹板固定，这些固定方法均取得了一定的效果。固定的要领是要能使固定物置于肩峰和肱骨头的前方，真正能对肩峰和肱骨头产生一种向后、向上、向外的拉力，使机体保持挺胸位，对锁骨、肩部具有较好的约束力。临床上有些固定方法，固定物未能固定到肩峰和肱骨头处，而是直接压在骨折的远端，反而增加了骨折远端向下移位的倾向力，这种固定不但不能对肩部和锁骨起到有效的约束作用，而且还有可能加重畸形的发生。

(3)医疗练功：骨折复位固定后即可做手指、腕、肘关节的屈伸活动和用力握拳，中期可做肩后伸的扩胸活动。在骨折愈合前，严禁抬臂动作，以免产生剪力而影响骨折的愈合。后期拆除外固定后，可逐渐做肩关节的各种活动。必要时配合按摩、理疗，促进肩关节的恢复。

2.手法整复经皮骨圆针闭合穿针固定

随着影像学的进步，经皮穿针内固定技术在锁骨骨折的治疗中已有应用。对锁骨外1/3骨折，可行骨圆针从肩峰处经皮顺行穿针内固定。因锁骨为"S"形，对中1/3骨折，须从骨折断端经皮逆行穿针内固定。山东省文登整骨医院用自制锁骨钳施行端提回旋复位经皮逆行穿针内固定治疗锁骨骨折 253 例，优良率达 98.42%。

(1)骨圆针经皮顺行穿针内固定法：患者取仰卧位，患肩背部垫高约 30°，臂丛阻滞麻醉或局部麻醉下无菌操作。按骨折的部位确定好进针点，一般在肩峰的后缘处，将选用的 2～2.5 mm 的骨圆针插入皮下，在 X 线的监视下，将骨圆针锤入或钻入骨折远端，骨折复位后再将骨圆针锤入或钻入骨折近端 2～3 cm，勿钻入过深，以防发生意外。一般平行钻入 2 根骨圆针交叉固定，针尾折弯埋入皮下，无菌包扎，颈腕带悬吊前臂于胸前。

(2)骨圆针经皮逆行穿针内固定法：患者取仰卧位，患肩背部垫高约 30°，臂丛阻滞麻醉或局部麻醉下无菌操作。方法是用特制锁骨钳，经皮夹持锁骨远折段并回旋提起断端，选用 2～2.5 mm的骨圆针自断端经皮由内向外插入远折段骨髓腔内，然后锤入或钻入骨圆针，使针尖从肩锁关节后方穿出，骨折复位后，再将骨圆针顺行锤入近端骨髓腔内，针尾留在肩后部，折弯后埋入皮下，无菌包扎，颈腕带悬吊于胸前。

骨圆针经皮穿针内固定的要领：必须严格选择适应证，以横形和短斜形骨折较为适合。手术操作应在 X 线监视下进行，经皮逆行穿针内固定，在操作中应防止锁骨钳夹持过深，一般夹持锁骨前后缘上下径的 1/2～2/3 为宜，骨圆针刺入皮肤时，应严格控制其深度，谨防损伤锁骨下血管、神经。进针深度以骨折线 2～4 cm 并进入骨皮质为宜，过浅固定不牢，过深穿破骨皮质易损伤其他组织。

有用小型经皮钳夹抱骨式骨外固定器治疗锁骨骨折的报道，骨外固定器由抱骨钳夹、可调整的双导向装置和撑开杆组成。经皮钳夹抱骨固定，采用钳夹骨折两端固定骨折，不须穿针固定，钳夹紧贴骨而不深入骨，操作安全，固定可靠。

3.手术治疗

绝大多数锁骨骨折采用非手术治疗可得到满意的治疗结果，但有少数患者不愿接受骨折愈合后隆起的外形，而接受手术，故目前手术的指征有所扩大。从骨伤科的角度来说，锁骨骨折的手术指征主要是粉碎性锁骨骨折，或者合并神经、血管症状，或骨质缺损及骨折不愈合者，或畸形愈合影响功能者，以及一些特殊职业要求者应行手术治疗。

锁骨骨折切开复位内固定应十分慎重，注意防止骨折延迟愈合、不愈合，或仍然是畸形愈合，手术时应注意减少创伤和骨膜的剥离。内固定的方法，有髓内针内固定和接骨板螺丝钉内固定。髓内针固定一般用骨圆针或用前一半带螺纹的骨圆针，常采用骨圆针逆行固定法，固定后针尾必须折弯，以防移位。其优点是切口小、剥离骨膜少、操作简便、骨折易愈合及取出内固定物简单，缺点是抗旋转能力差、固定时间久、针易松动，因此逆行穿针固定，以用 2 枚钢针固定为宜，可增加抗旋转力。接骨板螺丝钉内固定，须用可塑形的动力接触压力钢板。锁骨远端骨折可用锁骨钩钢板，此钢板将钩子插入肩峰下压下钢板，正好将外侧锁骨宽扁的断端敷平固定，再依次打孔旋上螺钉，此钢板特别符合锁骨外侧的解剖特点，使用起来简单可靠，解决了长期以来外侧锁骨固定效果不好的问题。在斜形骨折中，还可在骨折线上打一个螺钉，其优点是固定较牢靠而且可抗骨片旋转，缺点是创伤大、骨膜剥离广泛、不利骨折愈合，而在细小的锁骨上钻有多个螺孔，影响骨的牢固度，还须再次手术取出内固定物。

许多学者指出，施行手术切开复位内固定，最好同时行自体松质骨植骨。术后不可依赖内固定而废弃外固定，患肢仍应用三角巾或吊带制动 8 周，3 个月后 X 线拍片骨折已愈合者，可拔除骨圆针。接骨板螺丝钉内固定者需要更长一些时间，经 X 线拍片骨折已愈合后，再取出接骨板螺丝钉。

对锁骨远端骨折采用张力带固定也是一种选择，暴露断端后，于锁骨断端或外端 2.5 cm 处用克氏针横行钻一孔穿入 0.8 mm 钢丝备用。将锁骨复位后，经皮从肩峰外缘钻入 2 mm 克氏针 1 枚，以距肩锁关节及锁骨骨折远端约 4 cm 为宜，将钢丝行“8”字形在锁骨上方绕过克氏针尾部收紧扭转。对肩锁、喙锁韧带断裂者，要修补，2 周后练功。但曲志国等学者认为此种固定方法虽然固定牢固，但仍有限制肩关节活动的缺点，主张采用锁骨与喙突间“8”字形钢丝固定治疗锁骨远端骨折。

随着材料学的进步，利用形状记忆合金特性而设计的各种内固定器很多，如环抱式接骨板可用于锁骨骨折内固定，此法利用记忆合金在常温下的记忆原理，在锁骨骨折整复后，将接骨板置于冰盐水中变软，环抱式接骨板固定锁骨后，再用热盐水湿敷，待恢复体温后，记忆合金恢复原状，使固定更牢固，这种方法比较适合于锁骨中段粉碎性骨折。

4.中药疗法

初期血溢于肌肉筋膜，血瘀气滞，局部疼痛肿胀，宜活血祛瘀、消肿止痛，可内服活血止痛汤，或桃红四物汤加味。中期仍有瘀凝气滞者，宜和营止痛，方用和营止痛汤、正骨紫金丹之类。后期筋膜粘连，气血不通，肩关节疼痛、活动障碍者，宜宣通气血、舒筋活络，方用活血舒筋汤；气血虚弱、血不荣筋、肝肾不足者，治宜补益肝肾法，方用六味地黄丸之类。解除固定后，局部可用中药熏洗或热熨，并加强主动功能锻炼。

（周　红）

第二节　肩胛骨骨折

肩胛骨骨折是指肩胛盂、颈部、体部、肩胛冈、肩峰、喙突的骨折。肩胛骨位置浅表，为扁平骨，肩胛冈、肩峰内侧缘及肩胛下角部均易于触摸。肩胛体部呈三角形，形似锹板，扁薄如翅，内侧缘和上缘有菲薄的硬质骨，外侧缘较厚且坚固。肩胛颈从肩胛切迹伸至腋窝缘的上部，几乎与关节盂平行。肩胛骨位于背部第 2～7 后肋的后面，前后两面和内外缘均被肌肉覆盖包裹。肩胛骨参与肩部的活动，其本身可沿胸壁活动，有一定的活动范围，从而大大地增加了上肢的活动范围。肩胛区皮肤较厚，肩胛骨被肌肉覆盖较深，前方又有胸廓保护，其活动较其他四肢关节和脊柱活动范围小，故肩胛骨通常不易发生骨折，其骨折发生率远较长管状骨和脊柱为低。骨折多发生于肩胛体和肩胛颈，其他部位少见。肩胛骨周围肌肉丰厚，血液循环丰富，骨折较易愈合。

一、病因、病理与分类

肩胛骨骨折由直接暴力或间接暴力所致。按骨折部位一般分为肩胛体骨折、肩胛颈骨折、肩胛盂骨折、肩峰骨折、肩胛冈骨折和喙突骨折。临床上，常见的为混合骨折，如肩胛体骨折伴肩胛盂骨折或肩胛体骨折伴喙突或肩峰骨折。由于猛烈的外力作用，还可在有肩胛骨骨折的同时，伴有单根肋骨骨折或多根肋骨骨折。

（一）肩胛体骨折

多由直接挤压、钝器撞击肩胛部或跌倒时背部着地所致。骨折可为横形、粉碎性或斜形骨折，但多为粉碎性骨折，有多个粉碎性骨块。有的骨折只限于肩胛冈以下的体部，多在肩胛冈以下与肩胛下角附近，有的骨折线呈“T”形，或呈“V”形。由于肩胛骨被肌肉、筋膜紧紧包裹，骨折后一般无明显移位。但若肩峰、肩胛冈和肩胛体多处骨折，则常有肩胛骨的外缘骨折片被小圆肌牵拉向外、向上移位，或骨折片发生旋转。暴力严重者，有时合并第2～3后肋骨骨折，甚至合并胸内脏器损伤。

（二）肩胛颈骨折

多由间接暴力所致。跌倒时肩部外侧着地，或肘部、手掌着地，暴力冲击至肩部而发生肩胛颈骨折。其骨折线自关节盂下缘开始向上至喙突基底的内侧或外侧，也可延伸至喙突、肩胛冈和肩胛体。骨折远端可与骨折近端嵌插。若骨折远端与体部分离，因胸大肌的牵拉，骨折远端可向下、向前移位，并向内侧旋转移位。若合并同侧锁骨骨折，则有漂浮肩征。

（三）肩胛盂骨折

多由肱骨头的撞击所致。跌倒时肩部着地或上肢外展时手掌着地，暴力经肱骨头冲击肩胛盂，可造成肩胛盂骨折，骨折块发生移位。有时，此种骨折为肩胛体粉碎性骨折所累及。骨折线横过肩胛盂上1/3者，骨折线多往体部延续，或沿肩胛冈上方横向走行；骨折线在盂中或盂下1/3者，骨折线多往体部横行延续，或有另一折线向下纵行达肩胛骨外缘处。尚可由于肩关节前脱位时，肱骨头撞击肩胛盂前缘而发生骨折。

（四）肩峰骨折

肩峰位置浅表，容易遭受自下而上的传达暴力，以及肱骨强力过度外展而产生的杠杆力，均可造成肩峰骨折。当骨折发生于肩峰基底部时，其远端骨折块被三角肌和上肢重量的牵拉而向外下方移位；当骨折发生于肩锁关节以外的肩峰部时，远端骨折块甚小，移位不多。

（五）肩胛冈骨折

为直接暴力所致，常合并肩胛体粉碎性骨折，骨折移位不多。

（六）喙突骨折

多并发于肩关节前脱位或肩锁关节前脱位时，由于喙突受喙肱肌和肱二头肌短头牵拉而造成喙突撕脱骨折，骨折块向下移位；或由于肱骨头对喙突的冲击而造成喙突骨折。肩锁关节脱位时，由于锁骨向上移位而喙锁韧带向上牵拉，造成喙突撕脱骨折，骨折块向上移位。喙突骨折在临床上较少见。

二、临床表现与诊断

骨折后，肩胛部周围疼痛、肿胀、瘀斑，患肩不能活动，患肢不能抬高，活动时疼痛加剧。患者常用健侧手托持患侧肘部，以固定、保护患部。肩胛体骨折，局部皮肤常有伤痕或皮下血肿，压痛范围较广泛，有移位骨折者可扪及骨擦音，合并肋骨骨折时有相应症状。肩胛颈骨折，一般无明显畸形，移位严重者肩部塌陷、肩峰隆起，外观颇似肩关节脱位的方肩畸形。肩胛盂骨折，腋部肿胀青紫，肩关节内、外旋转时疼痛加剧。肩峰骨折，局部常可扪及骨擦音和骨折块异常活动，肩关节外展活动受限。肩胛冈骨折，常与肩胛体骨折同时发生，临床症状与肩胛体骨折难以鉴别。若肩胛颈骨折并同侧锁骨骨折，则有漂浮肩的表现。喙突骨折，局部可扪及骨折块和骨擦音，肩关节外展或抗阻力内收屈肘时疼痛加重。

X线片可以了解骨折类型和移位情况。轻微外力造成的肩胛体骨折，因骨折分离移位不明显，菲薄的硬质骨互相重叠，骨折线表现为条状致密白线，诊断时应注意防止漏诊。肩胛体骨折呈“T”形或“V”形时，骨折线常常看不到，但肩胛骨外缘、上缘有皮质断裂，内缘失去连续性和表现出阶梯样改变。肩胛颈骨折，正位片可见肩胛盂向内移位，肩部穿胸位照片可显示盂前的游离骨折块。

根据受伤史、临床症状、体征和X线片，可作出诊断。在诊断肩胛体骨折时，还必须仔细地检查有无合并肋骨骨折和血气胸。

三、治疗

(一)手法复位

根据不同部位的骨折，可采用以下手法复位。

1.肩胛体横形或斜形骨折

患者取侧卧位或坐位，术者立于背后，一手按住肩胛冈以固定骨折上段，另一手按住肩胛下角将骨折下段向内推按，使之复位。

2.肩胛颈骨折

患者取仰卧或坐位，患肩外展70°～90°，术者立于患者外后侧，一助手握其腕部，另一助手用宽布带在腋下绕过胸部，两助手行拔伸牵引。然后术者一手由肩上偏后方向下、向前按住肩部内侧，固定骨折近端；另一手置于腋窝前下方，将骨折远端向上、向后推顶，矫正骨折远端向下、向前的移位；再将肩关节放在外展70°，屈肘90°，用拳或掌叩击患肢肘部，使两骨折端产生纵向嵌插，有利于骨折复位后的稳定和骨折愈合。

3.肩胛盂骨折

患者取坐位，助手双手按住患者双肩，固定患者使不动摇。术者握患侧上臂将肩关节外展至70°～90°，借肌肉韧带的牵拉，即可使骨折复位。整复时应注意不可强力牵引和扭转。

4.肩峰骨折

肩峰基底部骨折向前下方移位者，患肢屈肘，术者一手按住肩峰，一手推挤肘上，使肱骨头顶压骨折块而复位。

5.肩胛冈骨折

移位不多，一般不需要手法复位。

6.喙突骨折

主要以整复肩锁关节脱位和肩关节脱位为主，随着关节脱位的整复，喙突骨折块也可随之复位。若仍稍有移位，用手推回原位。

(二)固定方法

无移位、轻度移位及嵌插移位的各种肩胛骨骨折，用三角巾悬吊患肢2～3周。不同部位的有移位骨折，复位后采取不同的固定方法。

1.肩胛体骨折

《救伤秘旨》云：“用纸裹杉木皮一大片，按住药上，用绢带一条，从患处胁下绑至那边肩上。”固定时，可用一块比肩胛骨稍大的杉树皮夹板放置患处，用胶布条固定于皮肤上，然后用绷带从患处胁下开始，在患处敷药，压住上面的夹板，至健侧肩上，再经胸前至患侧胁下，逐渐绕到健侧胁下，经胸背回缠5～10层。

2.肩胛颈及肩胛盂骨折

在患侧腋窝内垫以圆柱形棉花垫或布卷、竹管，使患肢抬起，用斜“8”字形绷带进行固定，再用三角巾将患肢悬吊于胸前。也可用铁丝外展架将上肢肩关节固定于外展 80°～90°，前屈 30°的位置上，固定 3～4 周。骨折移位者，复位后还可将上臂置于外旋及外展 70°后进行皮肤牵引，牵引重量 2～3 kg，必须使患肩稍抬起离床，牵引 3～4 周。牵引时必须注意患肢血液循环情况，血液循环较差者可适当将患肢放低。

3.肩峰骨折

骨折远端向下移位者，用三角巾兜住患侧上肢，减少肢体下垂的重量，或采用宽胶布自肩至肘向上托起固定，颈腕带悬吊患肢。骨折远端向上移位者，用肩锁关节脱位的压迫固定法固定。必要时，让患者卧床，肩外展 90°做上肢皮肤牵引，2～3 周后，改用三角巾悬吊。

4.喙突骨折

复位后可仅用三角巾悬吊。骨折固定后，要定期检查固定的松紧度，因三角巾较易松动，应及时给予调整，以起到扶托作用。腋窝内垫以圆柱形棉花垫或布卷、竹管者，必须注意有无神经或血管压迫症状，必要时应重新固定，以解除压迫。

（三）医疗练功

肩胛骨骨折为临近关节骨折或关节内骨折，应强调早期练功活动。肩胛骨与胸壁之间虽无关节结构，但活动范围较广，与肩关节协同作用而增加肩部活动，因此早期进行练功活动，可以避免肩关节功能障碍发生。固定后即应开始进行手指、腕、肘等关节的屈伸活动和前臂旋转的功能锻炼。肩胛颈骨折严重移位者，早期禁止做患侧上肢提物和牵拉动作。2～3 周后，用健手扶持患肢前臂做肩关节轻度活动。对老年患者，应鼓励其积极进行练功活动。若固定时间延长或过迟进行练功活动，可使肩胛骨周围软组织发生粘连，影响肩关节功能恢复，老年患者尤为明显。肩胛盂粉碎性骨折，常易造成肩关节功能障碍。肩胛骨骨折，只要经过恰当处理，早期进行练功活动，即使严重的骨折，仍可恢复较好的功能。

（四）手术治疗

肩胛骨骨折多数情况下采用手法复位或外展牵引治疗，极少须内固定治疗，但对于以下 5 种情况，均可采用切开复位内固定：①关节盂骨折，盂肱关节不稳定，即关节盂骨折损害关节表面 1/4 以上时；②肩峰骨折移位明显，向下倾斜或侵入肩峰下间隙，影响肩外展功能；③喙突骨折晚期可致疼痛，合并肩锁关节脱位或臂丛神经损伤；④肩胛颈骨折移位，肩盂倾斜角度大，易致脱位或半脱位；⑤肩胛冈及其下方肩胛骨骨折，骨突顶压胸壁者。

根据骨折部位和类型，采用内侧缘切口、肩胛冈切口或“L”形切口，避免损伤肩胛上神经和动脉、肩胛背神经和颈横动脉降支。对喙突、肩峰部骨折多采取克氏针固定，对肩胛颈、冈部基底及外侧边缘骨折，可采用接骨板、克氏针或钢丝固定。采用重建钢板治疗不稳定性肩胛骨粉碎性骨折可取得较好的疗效，采用后侧弯形切口，起自肩峰，平行于肩胛冈外侧 2/3，再弧形弯肩胛骨下角，将三角肌起点处切断，沿冈下肌与小圆肌间隙分离，横行切开关节囊，显示骨折处，直视下将骨折复位，AO 重建钢板固定，术后 3 周开始功能锻炼。

（五）药物治疗

早期骨折，气滞血瘀较甚，治疗宜活血祛瘀、消肿止痛，内服药可选用活血止痛汤或活血祛瘀汤加川芎、钩藤、泽兰，外敷消肿止痛膏或双柏散。中期宜和营生新、接骨续损，内服药可用生血补髓汤或正骨紫金丹，外敷接骨膏或接骨续筋药膏。后期宜补气血、养肝肾、壮筋骨，内服药可选用肢伤三方或右归丸等，外敷坚骨壮筋膏或万灵膏。解除固定后宜用舒筋活络中药熏洗或热熨患处，选用海桐皮汤或五加皮汤。

（周　红）

第三节　肱骨大结节骨折

肱骨大结节骨折是肱骨上端常见骨折之一。肱骨大结节是肱骨上端外侧的骨性隆起，是松质骨，为冈上肌、冈下肌、小圆肌的附着处。肱骨大结节朝向外侧，构成结节间沟的外壁，肱二头肌长头腱由结节间沟通过。此型骨折多见于成人。

一、病因、病理

直接暴力和间接暴力均可造成肱骨大结节骨折，而以间接暴力为多。根据骨折移位情况，可分为无移位骨折和有移位骨折两种类型。

（一）无移位骨折

多因直接暴力打击肱骨大结节部而造成骨折，骨折块大多粉碎，由于肱骨骨膜相连，故多无明显移位。

（二）有移位骨折

以间接暴力所致者居多。跌倒时，上肢外展位手掌着地，由于肩袖肌群（冈上肌、冈下肌、小圆肌等）的突然强力牵拉，使肱骨大结节发生撕脱骨折，骨折块比较小。但因受肩袖肌群牵拉，骨折块常向下移位至肩峰下。肱骨大结节骨折还常在肩关节前脱位或肱骨外科颈骨折时合并发生。

肱骨大结节骨折，若骨折线波及结节间沟，日后可因结节间沟不平滑致使二头肌腱滑动受阻而造成慢性肩痛。肱骨大结节骨折易合并肩部软组织损伤，容易引起肩关节囊周围肌肉、韧带之间相互粘连，造成关节活动障碍。

二、临床表现与诊断

伤后肱骨大结节部疼痛、肿胀，肩关节活动障碍，尤以肩外展及外旋为甚，且活动时疼痛加重。局部压痛明显，有移位骨折可扪及异常活动和骨擦音。合并肩关节前脱位者，有肩关节脱位的体征，但局部肿胀、疼痛均较单纯肩关节脱位为重。肩关节正位X线片可了解骨折移位情况。

肱骨大结节骨折诊断比较困难，有时无移位骨折的临床症状不明显，常易被误诊或漏诊，须依靠X线片协助诊断。发现肩关节前脱位或肱骨外科颈骨折时，应考虑有合并肱骨大结节骨折的可能。

三、治疗

无移位骨折可仅用三角巾悬吊患肢，不必手法整复，1周后开始肩部自主练功活动，4周后可随意活动。有移位骨折必须有良好的复位，早期进行练功活动，以免影响肩关节功能。合并外科颈骨折的肱骨大结节骨折，多无移位，无须特殊治疗。

（一）手法复位外固定

1.手法复位

患者取坐位或仰卧位，在血肿内麻醉下进行整复。术者立于患侧，一手握住患侧肘部，将患肢徐徐外展、外旋；另一手置于患肩，拇指顺冈上肌、冈下肌自内向外推按，至肩峰下时将向上向内移位的大结节向外向下用力按压，使之复位。合并肩关节前脱位的大结节骨折，在整复肩关节脱位后，大结节也多可自行复位。若未复位须再复位，复位方法同前。

2.固定方法

骨折复位后，用铁丝外展架固定肩关节于外展、外旋位，4 周后去除外固定。

3.练功活动

复位固定后即应做伸屈指、掌、腕关节活动，以及用力握拳，有利于气血流通，使肿胀消退，但禁忌做肩关节外展的外旋活动。解除固定后，应加强肩关节各方向的练功活动，以促进肩关节功能恢复，避免关节僵硬、粘连而影响功能恢复。

4.药物治疗

与肱骨外科颈骨折同。

（二）手法复位经皮内固定

1.手法复位经皮空心螺钉内固定术

具体步骤：消毒皮肤，铺无菌巾单，局部麻醉，按整复方法进行骨折复位。术者左手拇指抵住大结节，右手握针戳入大结节部之皮肤、三角肌，顶在大结节中点上，然后用骨锤锤击导针至对侧骨皮质下，导针方向与骨折线垂直。在导针经皮外用尖刀戳一 1 cm 的皮肤小口，先套上骨皮质钻，钻开骨皮质，然后将长度适宜的空心螺钉套在导针上，顺导针缓缓旋入，牢固固定骨折块。电视X 线机监视下，对位、固定满意后，拔除导针，针眼皮肤缝 1 针，消毒敷料包扎伤口，颈腕吊带固定患肢于屈肘 90°功能位。近年来，随着材料学的进步，应用可吸收拉力螺钉治疗肱骨大结节骨折取得了较好的疗效，此种材料属高分子聚合物，具有良好的生物相容性，在人体内可完全降解吸收，适合肱骨大结节骨折的固定。

2.手法复位经皮骨圆针交叉内固定术

具体步骤：在肩部外上方，用一根骨圆针穿过皮肤和三角肌，直至针尖触及骨面。在电视X 线机监视下，调整针尖位置，使抵住大结节骨折片的上 1/3，向下推挤骨折块复位，并将骨圆针与肱骨干纵轴垂直打入，直至对侧骨皮质。选第二根骨圆针从大结节骨折块的下1/3点向下 20°打入，直至对侧骨皮质，距皮肤 2 cm 处剪断骨圆针，针尾折弯 90°，消毒敷料包扎。

（三）手术治疗

对有移位肱骨大结节骨折手法复位失败或大结节骨折被拉至肱骨头上方时，均应行切开复位内固定治疗，一般用肩前内侧切口，暴露肱骨小结节及结节间沟，将上臂外旋外展，并用巾钳将大结节夹住向下牵拉，使之复位。用螺丝钉二枚细钢针内固定，逐层缝合伤口。术后用外展架固定，并加强功能锻炼。

（周 红）

第四节 肱骨干骨折

肱骨干骨折是指肱骨外科颈以下至内外髁上 2 cm 处的骨折。肱骨古称胳膊骨，因此，肱骨干骨折又名胳膊骨骨折。早在春秋时期对肱骨干骨折已有认识，如《左传·定公十三年》已有"三折肱知为良医"的记述。马王堆汉墓出土的帛书《阴阳十一脉灸经》有"骨已折"的记载。明代以后对本骨折的诊断、治疗和并发症有较深的认识。肱骨干为长管状坚质骨，上部较粗，轻度向前外侧凸，横切面为圆形；自中1/3以下逐渐变细，至下1/3渐呈扁平状，并稍向前倾。肱骨干中下1/3交界处后外侧有一桡神经沟，桡神经穿出腋窝后，绕肱骨干中1/3后侧，沿桡神经沟，自内后向前外侧紧贴骨干斜行而下，当肱骨中下1/3交界处骨折时，易合并桡神经损伤。肱骨干的滋养动脉在中1/3偏下内方处，从滋养孔进入骨内，向肘部下行，所以中段以下发生骨折，常因营养不良而影响骨折愈合。肱动脉、肱静脉、正中神经及尺神经均在上臂内侧，沿肱二头肌内缘下行。肱骨干骨折在临床上较为多见，约占全部骨折的2.5%，可发生于任何年龄，但青壮年更常见。骨折好发于骨干的中1/3及中下1/3交界处，下1/3次之，上1/3最少。

一、病因、病理

肱骨干中上部骨折多因直接暴力(如棍棒打击)引起，多为横形或粉碎性骨折。肱骨干周围有许多肌肉附着，由于肌肉牵拉，故在不同平面的骨折就会造成不同方向的移位。上1/3骨折(三角肌止点以上)时近端因胸大肌、背阔肌和大圆肌的牵拉而向前、向内移位；远端因三角肌、喙肱肌、肱二头肌和肱三头肌的牵拉而向上、向外移位。中1/3骨折(三角肌止点以下)时，近端因三角肌和喙肱肌牵拉，而向外、向前移位，远端因肱二头肌和肱三头肌的牵拉而向上移位。肱骨干下1/3骨折多由间接暴力(如投弹、掰手、跌仆)所致，常呈斜形、螺旋形骨折，移位可因暴力方向、前臂和肘关节的位置而异，多为成角、内旋移位。肱骨干中下1/3骨折常合并桡神经损伤。

二、临床表现与诊断

伤后患臂疼痛、肿胀明显，活动功能障碍，患肢不能抬举，局部有明显环形压痛和纵向叩击痛。无移位的裂纹骨折和骨膜下骨折者，患臂无明显畸形。但绝大多数均为有移位骨折，患臂有短缩、成角或旋转畸形，有异常活动和骨擦音，骨折端常可触及。X线正位片可明确骨折的部位、类型和移位情况，并有助于鉴别是否为骨囊肿、骨纤维异常增殖症及成人非骨化性纤维瘤等所致的病理性骨折。

检查时必须注意腕及手指的功能，以便确定是否合并桡神经损伤。桡神经损伤后，可出现腕下垂畸形，掌指关节不能伸直，拇指不能伸展，手背第1、2掌骨间(即虎口区)皮肤感觉障碍。

根据受伤史、临床表现和X线检查可作出诊断。

旋转暴力所致的肱骨干骨折应注意与上臂扭伤鉴别，后者压痛局限于损伤部位，有牵拉痛，因疼痛而不愿活动患肢，但无环形压痛及纵向叩击痛，无异常活动。

三、治疗

肱骨干骨折目前临床治疗方法很多，总地分为非手术治疗和手术治疗两种，但治疗都是以准确复位、坚强固定、尽可能恢复患肢功能为目的。

(一)手法复位

患者取坐位或平卧位，骨折移位较少者不必麻醉，骨折移位较大者，可在局部麻醉或高位臂丛阻滞麻醉下进行复位。一助手用布带通过腋窝向上提拉，另一助手握持前臂在中立位向下，沿上臂纵轴徐徐用力拔伸牵引，一般牵引力不宜过大，否则容易引起断端分离移位。待重叠移位完全矫正后，根据骨折不同部位的移位情况，进行复位。

(1)上 1/3 骨折：在维持牵引下，术者用两拇指抵住骨折远端外侧，其余四指环抱近端内侧，将近端托起向外，使断端微向外成角，继而拇指由外推远端向内，即可复位。

(2)中 1/3 骨折：术者以两手拇指抵住骨折近端外侧推向内，其余四指环抱远端内侧拉向外，纠正移位后，术者捏住骨折部，助手徐徐放松牵引，使断端互相接触，微微摇摆骨折远端或从前后内外以两手掌相对挤压骨折处，可感到断端摩擦音逐渐减小，直至消失，骨折处平直，表示已基本复位。

(3)下 1/3 骨折：多为螺旋形或斜形骨折，仅需轻微力量牵引，矫正成角畸形，将两斜面挤紧捺正。

(二)固定方法

前后内外 4 块夹板，其长度视骨折部位而定。上 1/3 骨折要超肩关节，下 1/3 骨折要超肘关节，中 1/3 骨折则不超过上、下关节。应注意前夹板下端不能压迫肘窝，如果移位已完全纠正，可在骨折部的前后方各放一长方形大固定垫，将上、下骨折端紧密包围。若仍有轻度侧方移位时，利用固定垫两点加压；若仍有轻度成角，可利用固定垫三点加压，使其逐渐复位。若碎骨片不能满意复位时，也可用固定垫将其逐渐压回，但应注意固定垫厚度宜适中，防止皮肤压迫性坏死。在桡神经沟部位不要放固定垫，以防桡神经受压而麻痹。固定时间应当是成人 6～8 周，儿童3～5 周。中 1/3 处骨折是迟缓愈合和不愈合的好发部位，固定时间应适当延长，经 X 线复查见有足够骨痂生长才能解除固定。固定后肘关节屈曲 90°，以木托板将前臂置于中立位，患肢悬吊在胸前。另外，由于人生理性的内旋力较大的缘故，骨折常常发生内旋移位，为了解决此问题，要将这类患者固定在外展支架上，然后，用小夹板固定。

应定期做 X 线透视或拍片，以及时发现在固定期间骨折端是否有分离移位。若发现断端分离，应加用弹性绷带上下缠绕肩、肘部，使断端受到纵向挤压而逐渐接近。

(三)医疗练功

固定后即可做握拳和腕关节活动，以利于气血畅通。肿胀开始消退时，患肢上臂肌肉应用力做舒缩活动，加强两骨折端在纵轴上的挤压力，防止断端分离，保持骨折部位相对稳定。手、前臂有明显肿胀时，可嘱患者每天自行轻柔抚摩手和前臂。若发现断端分离时，术者可一手按肩部，一手按肘部，沿纵轴轻轻挤压，使骨断端逐渐接触，并适当延长木托板悬吊固定时间，直到分离消失、骨折愈合为止。中期除继续坚持初期练功活动外，应逐渐进行肩、肘关节活动。骨折愈合后，应加强肩、肘关节活动，配合药物熏洗，使肩、肘关节功能早日恢复。

(四)手术疗法

闭合性骨折，因骨折端间嵌入软组织、或手法复位达不到功能复位的要求或肱骨有多段骨折者；开放性骨折，伤后时间在 8 小时以内，经过彻底清创术保证不会发生感染者；同一肢体有多处骨和关节损伤者，如合并肩关节或肘关节脱位，或同侧前臂骨折者；肱骨骨折合并血管或桡神经损伤，需要手术探察处理者一般均采用切开复位内固定术。

1.钢板螺丝钉内固定术

一般用于肱骨中 1/3 骨折，如横形骨折或短斜形骨折，最好采用 6 孔钢板螺丝钉固定，术后要加用夹板或上肢石膏托外固定。但由于术中骨膜剥离较多，破坏了局部血液循环，易造成骨折迟缓愈合和不愈合，所以有选择地使用有效内固定方法非常重要。随着微创技术的发展，采用小切口螺丝钉内固定治疗肱骨干骨折取得了很好的疗效。同时避免了内骨固定材料费用高的问题。但此法主要使用于斜形、螺旋形及蝶形骨折。

2.加压钢板

使用方法及适应证同上，在骨折端对位有一定的压力，可使骨折按时愈合，此法内固定牢靠，术后可不用外固定，但拆除钢板时要防止再骨折。

3.带锁髓内钉固定

适用于中段及上段骨折，或多段骨折。上臂带锁髓内针一般有 2 种：一种是横向加栓，另一种是髓内分叉自锁式。两者各有利弊，锁钉的优点是微创、固定牢靠、抗旋转、骨折断端骨膜损伤小，是目前常选择的固定方法，但横向加栓髓内针固定有损伤血管神经的可能。使用的髓内针不宜过长，因肱骨下 1/3 细而扁和上臂肌力不太强，髓内针过长易将骨折端撑开，影响骨折愈合。

也有从肱骨下端内外髁打入骨圆针，暴露骨折端后，要从肱骨内外髁上部钻一小骨孔，打入 2 根较细的弹性圆针。注意肱骨下段内外髁部骨质较硬，钻孔时较为困难，但打入的髓内针固定较牢固。现也有采用多根骨圆针内固定治疗，或在鹰嘴窝上方凿一长孔打入髓内针，均可获得满意疗效。

4.组合式多功能单边外固定架固定

由于夹板外固定护理要求高，必须随时调整扎带的松紧度，不易保持骨折端的对位和对线，有可能造成骨折畸形愈合或不愈合，而钢板固定手术创伤较大。应用组合式多功能单边外固定架固定治疗肱骨干骨折，通过在骨折的远近端经皮放置钢针或钢钉，再用金属连接杆和固定夹把裸露在皮肤外的针端连接起来，构成一个完整的空间力学稳定系统，以固定骨折，具有创伤小、对骨折端的血液循环干扰小、可早期进行临近关节的功能锻炼的优点，缺点是针孔护理不当，容易感染。

5.单根矩形钉内固定配合折断钢丝外固定

因为传统的钢板螺丝钉内固定骨膜剥离较多，需再次入院取钢板，且有误伤桡神经的可能。而外固定支架固定费用较高，又易产生侧方移位和成角移位及关节屈伸功能。因此在鹰嘴窝上方 3～5 cm 处钻孔打入矩形钉，上段骨折自大结节处打入矩形钉，矩形钉通过骨折端，分别在矩形钉旁和矩形钉同侧钻孔，钻孔距各骨折端 2.0 cm 处，上折断钉各 1 枚于对侧皮质，尾部折断并留于皮外，用钢丝将两根折断钉尾相连，拧紧钢丝使骨折端对位紧密，此法克服了单纯骨圆针及矩形钉的抗分离、抗旋转能力弱的缺点，疗效较好。

总之，目前对于肱骨干骨折的治疗，各种方法均有其适应证，大多数闭合横形、短斜形骨折，保守治疗方法是有效且安全的方法。对于闭合治疗失败及开放性骨折等特殊情况，应该考虑切开复位内固定。手术中以带锁髓内钉为首选，钢板内固定也有其特殊作用，因其创伤大，有二次手术之弊，应放在第二位。任何一种方法均不能适用于所有类型的骨折，因此，是否充分理解适应证、禁忌证、各种治疗方法可能发生的并发症及操作熟练与否，是能否达到满意的临床疗效的关键。

（五）中药治疗

骨折初期瘀滞肿痛，宜活血祛瘀、消肿止痛，内服药可选用和营止痛汤或肢伤一方加钩藤；若肿痛较甚者可加祛瘀止痛药宜如三七或云南白药；合并桡神经损伤者可加通经活络药，如威灵仙、地龙等；外敷可选用双柏散或消瘀止痛膏等。中期宜和营生新、接骨续损，内服药可选用新伤续断汤或肢伤二方，外敷接骨膏或接骨续筋膏。后期宜补肝肾、养气血、壮筋骨，内服药可选用肢伤三方、补血固骨方或健步虎潜丸；骨折迟缓愈合者应重用接骨续损药，如土鳖虫、自然铜、骨碎补、杜仲等；解除固定后，外用骨科外洗一方、骨科外洗二方或海桐皮汤等煎水熏洗患肢。

（周　红）

第五节　肱骨髁上骨折

肱骨髁上骨折是指肱骨远端内、外髁上缘处的骨折，是小儿最常见的损伤，绝大多数患者发生在10岁以下。骨折后功能恢复一般都较好，但从目前的治疗结果来看，肘内翻发生率仍较高，前臂缺血性挛缩与关节僵硬等并发症仍时有发生。因此，对儿童肱骨髁上骨折的治疗，应该予以高度重视。

一、病因、病理与分类

肱骨髁上骨折多由间接暴力所致，根据暴力来源及方向可分为伸直型和屈曲型两类。

（一）伸直型

最为多见，占90%以上。跌倒时，肘关节呈微屈或伸直位，手掌触地，由地面向上的传达暴力将肱骨髁推向后上方，由上而下的身体重力将肱骨干下部推向前方，造成肱骨髁上伸直型骨折，骨折线多由前下斜向后上方。骨折移位严重时，近侧端刺破肱骨前肌肉可造成正中神经和肱动脉的损伤。又由于跌倒时暴力作用常偏于一侧，骨折远端常发生不同程度的侧方移位，而形成尺偏型或桡偏型，以尺偏型最常见。

1.尺偏型

骨折暴力来自肱骨髁前外方，骨折时肱骨髁被推向后内方，内侧骨皮质受挤压，产生一定塌陷。前外侧骨膜破裂，内侧骨膜完整，骨折远端向尺侧移位。此型骨折复位后远端容易向尺侧再移位，即使达到解剖复位，因内侧皮质挤压缺损仍有可能会再向内侧偏斜。尺偏型骨折后肘内翻发生率最高。

2.桡偏型

与尺偏型相反。骨折断端桡侧骨皮质因挤压而塌陷，外侧骨膜保持连续，尺侧骨膜断裂，骨折远端向桡侧移位。此型骨折不完全复位也不会产生严重肘外翻，但解剖复位或矫正过度时，也可形成肘内翻畸形。

（二）屈曲型

较少见。肘关节在屈曲位跌倒，肘部的后侧触地，暴力由后下方向前上方撞击尺骨鹰嘴，形成屈曲型骨折。骨折后远端向前上方移位，骨折线常为后下斜向前上方。很少发生血管和神经损伤。

二、临床表现与诊断

伤后的肘部肿胀、疼痛，呈半屈曲位，肱骨髁上处有压痛。移位严重时肿胀更明显，甚至出现张力性水疱，肱骨髁上部有异常活动和骨擦音。有移位的骨折畸形明显，伸直型骨折肘关节呈半屈位，肘部向后突出，骨折近端因向前移位使肘窝上方软组织向前突出，并可触到骨折近端骨尖。屈曲型骨折肘后呈半圆形，在肘后可扪及突出的骨折近端。有侧方移位者，肘尖偏向一侧。此外，还应注意桡动脉的搏动，腕和手指的感觉、活动、温度、颜色，以便确定是否合并神经或血管损伤。

根据病史及临床特点，可作出正确诊断。肘关节正位X线片，可显示骨折类型和移位方向。临床上应注意与肘关节脱位鉴别，有少数肱骨髁上骨折的骨折线位置较低，相当骨骺线水平，使肱骨小头和滑车骨骺一起与肱骨干分离，称为肱骨远端骨骺分离，又称为低位肱骨髁上骨折，此型易误诊为肘关节脱位。实际上儿童肘关节脱位极少见，在肘关节脱位后肘后三角关系发生改变，而肱骨髁上骨折肘后三角仍保持正常关系。虽然伸直型肱骨髁上骨折与肘关节后脱位，均呈靴样肘畸形，但肘关节后脱位在鹰嘴上窝时呈空虚状，肱骨髁上骨折在鹰嘴上窝时呈饱满状。仔细阅读X线片可进一步明确诊断。

三、治疗

绝大多数肱骨髁上骨折均有明显的移位，治疗时必须做到及时准确的复位、切实有效的固定、合理的练功、必要的用药，以防止肘部畸形及纠正神经和血管损伤等并发症的发生，尽快地恢复患肢的功能。对少数无移位骨折可置患肢于屈肘90°位，用颈腕带悬吊，或用杉树皮制成直角托板加肘部“8”字形绷带固定2～3周。有移位的骨折施行手法复位，外固定为其主要的治疗方法。肿胀较甚者，在整复时可先施行手法挤压肿胀，使局部肿胀消退，再进行手法复位。骨折部有张力性水疱者，应在无菌操作下，将疱内渗出液体抽吸干净，或用针头刺破，然后再进行手法整复。间接暴力所致穿破性、开放性骨折者，应在清创后进行手法复位，再缝合伤口。局部肿胀严重，水疱较多而暂时不能进行手法复位者，宜给予杉树皮后托板临时固定，卧床休息，抬高患肢，待肿胀消退后，争取在3～7天进行手法复位。对有严重移位而手法整复后固定不稳定者，可选用经皮穿针固定术。对肿胀严重，即使肿胀消退，手法整复后仍固定不稳定者，可行牵引治疗。直接暴力所致的严重开放性骨折，在清创同时进行内固定。临床上手法复位难以成功，需要切开复位者比较少见。陈旧性骨折已畸形愈合，畸形严重、有手术指征时，可根据情况选用矫形手术。

对肱骨髁上骨折合并血管、神经损伤者是否需要进行手术探查，应慎重考虑。单纯桡动脉搏动消失，不能作为手术探查的适应证，遇此情况，必须进行紧急处理，首先在麻醉下整复移位的骨折，解除血管压迫。血液循环不能立即恢复者，应行尺骨鹰嘴牵引，同时应用活血祛瘀药。如果手温转暖、颜色正常、手指活动灵活则可继续观察。如经上述处理无效，则应及时进行探查。肱骨髁上骨折合并神经损伤多为挫伤，骨折移位整复后神经损伤也大都可以恢复。

(一)手法整复外固定

1.手法整复

复位的时间越早越好，应争取在局部肿胀不甚严重时施行正确的复位，不同类型的骨折可按下列的方法进行整复。

(1)伸直型：患者取仰卧位，在臂丛阻滞麻醉或氯胺酮分离麻醉下，两助手分别握住其上臂和前臂远端，患肘屈曲30°～50°，做顺势拔伸牵引，纠正重叠移位。骨折远端一般都有旋转移位，应在牵引的过程中逐渐纠正至中立位；骨折远端内旋移位者，前臂可纠正至轻度旋后位。在纠正重叠和旋转移位后，在两助手牵引下再纠正侧方移位，纠正侧方移位的手法常用的有两种。①分两步矫正侧方移位：术者两手握持骨折端，用两手掌根相对扣挤，以矫正远端的内外侧方移位。术者蹲下，以两手拇指顶压骨折远端的后方向前推，其余四指重叠环抱骨折近端向后拉，同时令远端助手牵引下徐徐屈曲肘关节，常可感到骨折复位的骨擦音，骨折即可复位。尺偏型骨折复位后，术者一手固定骨折部，另一手握住前臂略伸直肘关节，并将前臂向桡侧伸展，使骨折端桡侧骨皮质嵌插并稍有桡倾，以防肘内翻的发生。桡偏型骨折的远端桡偏移位则无须矫枉过正，轻度桡移位可不予整复，以免发生肘内翻畸形。②一步矫正侧方移位：在重叠和旋转移位矫正后，术者一手握患肢前臂远端与握患肢上臂的助手维持对抗牵引，另一手的手掌放在患肢肘横纹上方，虎口朝患肢远端，拇指按在内上髁处，把骨折远端推向桡侧，其余四指将骨折近端拉向尺侧（骨折远端桡偏移位则手法相反，但不可矫枉过正），同时用手掌向下压，握前臂之手在持续牵引下徐徐屈肘至 120°～130°位，这样向外侧移位和前后侧移位可以同时矫正。

手法复位的要领：手法复位作为治疗肱骨髁上骨折的主要方法虽已形成共识，但手法复位的技术性不容忽视，不经过正规培训学习不可能正确掌握中医的复位手法和技巧，以致目前很多文献报道的肘内翻发生率居高不下。肱骨髁上骨折对复位要求高，要尽可能达到解剖复位，尤其要彻底纠正骨折远端的尺偏、尺嵌、尺倾和内旋移位，并允许在纠正这些病理改变时可出现轻微的矫枉过正。

手法治疗的一个重要步骤是沿肱骨纵轴进行顺势牵引，绝对不能将肘关节放在完全伸直位做长时间的牵引，因为在这个位置上，肱动脉和正中神经在骨折处易发生扭曲，甚至遭受挫伤。肘关节也不能在骨折端未牵开之前就强力屈曲，患肢应在肘关节置于 30°～50°位，屈曲位上顺势牵引，通过牵引使骨折的重叠移位已基本获得矫正后，逐渐将前臂置于中立位以矫正远折端的旋转移位。又因临床上绝大多数肱骨髁上骨折发生后，前臂常置于旋前引起骨折远端内旋，因此在牵引时还应逐步地将前臂置于旋后位以矫正骨折远端的旋前移位。使前臂置于旋后位牵引可以利用前臂伸肌群对外上髁张力的减少，屈肌群及旋前圆肌对内上髁的牵拉，以助于骨折远端旋前移位的矫正。只有旋转移位得到充分矫正后，才有利于进一步矫正骨折的内外侧和前后侧移位，否则将遗留有旋转移位而难以达到骨折的解剖对位。

关于纠正骨折远端的侧方移位，是先整复内外侧方移位，还是先整复前后侧方移位，或是一次同时整复，意见尚不统一。如果是分两步整复侧方移位，应先整复内外侧方移位，后整复前后侧方移位为好。因为肱骨下端扁而宽，前后径小，内外径宽，所以先用内外挤压手法先矫正内外侧移位，然后再用后拉前顶的同时屈肘手法以矫正前后侧移位，使骨折真正达到解剖复位。一步矫正侧方移位法是基于肱骨髁上骨折时的前后移位和内外侧移位常是同时发生而制定的，即骨折远端向后移位的同时向内（或外）侧方移位。因此尺偏型者所形成的是一种远折端向后内方移位，桡偏型者所形成的是一种远折端向后外方移位，故主张在整复时矫正前后和内外侧方移位应同时进行才是真正的逆创伤机制的复位，且容易达到解剖对位。

（2）屈曲型：患者仰卧位，在臂丛阻滞麻醉或全身麻醉（儿童常用氯胺酮麻醉）下，一助手握患肢上臂，另一助手握患肢腕部，肘关节屈曲 30°～50°位沿肱骨纵轴方向进行拔伸牵引，矫正骨折端的重叠移位，尺偏移位者在牵引中逐渐使前臂置于旋前位，桡偏移位者前臂置于旋后位。术者双手掌置肘内、外两侧做相对挤压，矫正断端的内外侧方移位。矫正屈曲型骨折前后移位的手法有伸直复位法和屈曲复位法两种。①伸直复位法：术者两手环抱患肢肘部，两手拇指置于骨折远端前侧向后按压，同时其余四指置于骨折近端后侧向前提拉，以矫正骨折的前后移位。②屈曲复位法：术者一手固定患肢上臂中段，另一手握患肢前臂的中上段，握前臂之手在牵引下逐步将肘关节屈曲成锐角并用力推压骨折的远端向后，以矫正骨折远端的向前移位。

2.外固定

（1）夹板固定：骨折复位后，伸直型骨折固定肘关节于屈曲 90°～110°位，在屈肘牵引维持固定下，将预先制好的压垫和夹板，分别置于肱骨中、下段的前后内外侧，夹板长度应上达三角肌中部水平，内、外侧夹板下达（或超过）肘关节，前侧夹板下至肘横纹，后侧夹板至鹰嘴下。在鹰嘴后方加坡形垫，尺偏型在远端的尺侧和近端的桡侧分别加一拱桥垫。夹板压垫放置妥当后，先捆好中间布带，然后依次捆好肘部及腋下布带，肘部布带松紧适当，既不影响肢体远端的血液循环，又要防止骨折发生移位，腋下布带可略松一些。在患肢背侧加屈曲形杉树皮托板，用三角巾或颈腕带将患肢前臂悬吊于胸前，尺偏型置前臂于稍旋后位，一般固定3周左右。

屈曲型骨折应固定肘关节于半屈伸位40°～60°位2周，前后垫放置与伸直型相反，以后逐渐将肘关节屈曲至90°位1～2周。

(2)石膏固定：可采用长臂石膏托，或长臂石膏夹板固定肘关节于90°～110°屈曲位，一般固定3～4周。屈曲型者固定伸直位2～3周后改屈肘位固定。使用石膏固定时，务必使石膏塑形并等待坚固，防止骨折再移位。

使用外固定治疗肱骨髁上骨折，必须严格遵循有关夹板固定或石膏固定术后管理的有关要求，密切观察伤肢的血液循环情况，经常调整固定的松紧度，定期做X线检查，防止骨折的再移位，指导患者进行功能锻炼，切忌进行被动运动，强力施行推拿按摩，以免产生骨化性肌炎，造成关节强直。

(二)骨骼牵引复位法

1.适应证

主要适用于骨折线显著斜形，手法整复后骨折对合不稳定或伤后就诊较迟，软组织肿胀严重，已有广泛的水疱形成并已影响到患肢及手部的血液循环者。

2.骨牵引方法

患者取仰卧位，在局部或全身麻醉下屈曲肘关节，无菌操作下，用克氏针贯穿尺骨鹰嘴下方骨质，骨皮质穿孔处用无菌纱布保护，将患肢上举屈肩屈肘，进行滑动悬吊牵引，也可进行水平牵引，婴幼儿用巾钳牵引。儿童牵引重量以1～2 kg为宜。持续牵引1～2周经床边X线检查了解骨折复位是否满意，若牵引复位满意可继续牵引1～2周后即行功能锻炼。若复位不满意可再行手法整复外固定治疗。

3.骨牵引复位的要领

骨骼牵引复位治疗肱骨髁上骨折简单安全而无危险，并且任何年龄段的患者都能忍受。骨骼牵引复位损伤较小，易于观察伤肢末梢血液循环，便于处理皮肤水疱。伤肢悬吊屈肘80°～85°后有利于患肢静脉回流，消肿快，早期可小范围内练功活动，有助于骨折端自动复位。即使牵引复位不满意，也应在肿消后再行手法复位外固定治疗，这样患者痛苦小且安全。

行尺骨鹰嘴牵引术前，务必在尺骨鹰嘴下尺骨嵴上定好位，尤其是肿胀明显的情况下，注意防止尺神经及骺板的损伤。牵引重量要适宜，以患肩能离开床垫为宜，切勿使用过大的重量。经常检查牵引器具，并作必要的矫正。注意观察患肢血液循环，在最初的24小时中应经常按时检查桡动脉搏动，并将观察结果详细记录。在行骨骼牵引期间，应定期做床边X线透视或照片检查。某些患者，下骨折端在侧位片虽不能完全恢复其解剖位置，但远侧骨折端轻度的背侧倾斜，一般不影响正常功能的恢复。

(三)手法整复闭合穿针固定

随着影像增强C形臂X线机的逐渐普及，闭合复位经皮穿针固定治疗肱骨髁上骨折在国内外得到推广。其适应证为肱骨髁上不稳定性骨折，经手法整复满意后，根据切开复位克氏针交叉固定原理和肘关节解剖浅表标志的特点，经皮穿刺肱骨内、外上髁的骨突点，克氏针在骨折线两端形成交叉稳定的四点固定。

1.经皮穿刺克氏针固定法

在臂丛阻滞麻醉或全身麻醉麻下，患者取仰卧位，肩关节外展45°左右，前臂旋前半伸肘45°左右牵引，在电视X线机监视下行手法复位，复位满意后，助手应一直保持极度屈肘位，并使肩关节外展 90°，以利克氏针内固定的操作。做肘部皮肤消毒，术者戴无菌手套及铺无菌巾，将直径为 1.0～2.0 mm克氏针经皮刺入，并准确扎于肱骨内上髁骨皮质上，调整克氏针与肱骨干正面的交角在 40°～60°，侧面略向后倾斜与肱骨干侧面长轴交角在 5°～10°。用骨锤锤击克氏针并仔细体会其阻力大小和变化，当克氏针已进入骨折近端，其阻力会不断增加，克氏针穿出近端肱骨骨皮质后阻力会突然消失，此时骨折若已初步得到稳定，可透视观察，位置满意后以同样方法打入桡侧克氏针。再次透视固定满意后，将针尾折弯剪断，埋于皮下或留于皮外，无菌纱布包扎，肘关节屈曲 90°～110°位，用上肢屈曲型杉树皮托板或石膏后托固定，3～4 周拔除克氏针后逐步进行肘关节功能锻炼。

2.闭合穿针固定要领

(1)准确定点极为重要，术者应注意摸清楚肱骨内上髁的位置，检查是否有尺神经前移，若无尺神经前移，进针点应选择在内上髁稍偏前一点进针。若触摸不清尺神经可采用微创切口，切开 1～2 cm 暴露进针点，钝性分离皮下，小心解剖并牵开尺神经，在内上髁前下方进针，与肱骨干呈 40°～60°，向后 5°～10°锤入直径 1.0～2.0 mm 克氏针。外侧进针点应选在肱骨外上髁近缘偏后进针，与肱骨干呈 40°左右紧贴肱骨外嵴向内上方锤入。

(2)注意掌握进针的角度，应在克氏针打入 0.5 cm 骨皮质时，将进针的角度调整好，当克氏针与肱骨干正面长轴呈 40°～60°倾斜角时，克氏针容易穿出肱骨干对侧骨皮质。若角度＜30°时则克氏针沿髓腔深入、弯曲，不能穿出近端骨干对侧骨皮质；角度＞60°时克氏针不能穿到近端骨干。经 X 线透视发现侧位 X 线片上克氏针沿肱骨干骨皮质前或后方走行，应拔出克氏针重新打入。

(四)切开复位内固定

切开复位内固定仅适用于伴有重要血管和神经损伤、开放性骨折或经非手术治疗仍有明显的成角旋转畸形者。多年来，对本病的治疗始终存在着手术指征扩大化的倾向，对此英国著名创伤骨科学家 Wastson-Jones 曾批评说对肱骨髁上骨折每隔数年总要恢复一次手术切开和内固定的热潮；并再次重申唯一的手术指征是为了探查肱动脉，解除血液循环不足。早期切开整复，进行不必要的广泛解剖，常会引起关节囊挛缩、日后的骨化和永久性僵硬。我国多数学者也一致认为，临床需要切开复位者比较少见。

切开复位内固定一般取肘后中线切口，或肘外侧切口，也有主张做肘前外侧切口。肘后侧切口常采用倒“V”形切断肱三头肌，对软组织和关节囊的损伤大；肘外侧切口对软组织的损伤虽小，但暴露不充分，多需在肘内侧再做一切口。骨折复位后，最常用的是二枚克氏针交叉固定，近年来也有用 3.5 mm 加压钢板或重建钢板固定的。术后需用长臂石膏托固定 4 周左右。未经治疗的 1～2 个月的陈旧性肱骨髁上骨折畸形明显，若不进一步治疗，会遗留肘关节功能障碍者，可采用手术治疗，常用的手术方法为鱼嘴式手术或骨突切除术。

(五)中药治疗

外伤初期，经脉受损，血溢脉外，瘀于皮下筋膜，肿胀较甚或有张力性水疱，疼痛剧烈，压痛明显，宜活血化瘀、消肿止痛，方用活血止痛汤加减。肿胀严重，血液循环障碍者，加用丹参、白茅根、木通之类以消瘀利水。中期局部瘀肿未尽，压痛固定，筋骨连接未坚，功能活动受限，宜和营生新、接骨续筋，可内服续骨活血汤。解除固定后，肿胀虽已消减，但瘀血残留肌腠、筋膜、关节，以致筋膜粘连，关节屈伸不利，可用中药海桐皮汤煎水熏洗，以防治肘关节强直。

(周　红)

第六节 肱骨髁间骨折

肱骨髁间骨折是肘关节的一种严重的关节内骨折，好发于青年及壮年。由于骨折移位、粉碎，关节的完整性遭受到破坏，使其复位较困难，固定容易发生再移位和关节粘连，严重影响治疗效果和肘关节的功能。尽管目前已有多种的治疗方法与相关研究，肱骨髁间骨折的治疗仍然是具有很大挑战性的临床课题。

一、病因、病理与分类

损伤机制与肱骨髁上骨折相似，是由尺骨的滑车切迹撞击肱骨髁所致。在屈肘位和伸肘位都可发生，可分为屈曲型和伸直型两类。在屈曲型损伤中，大多数情况下，作用在肘后方的外力相当大，如车祸伤等，此时肱骨髁常位于肱骨干的前方。在伸直型损伤中，外力沿尺骨传导到肘部，尺骨半月切迹就像一个楔子一样嵌入肱骨滑车而将肱骨髁劈裂，使得肱骨髁及髁上部分发生严重的骨折。此种损伤中，肱骨髁常在肱骨干后方，常合并皮肤等软组织的损伤。按骨折线可分为“T”形和“Y”形，有时肱骨髁部碎成3块以上，呈粉碎性骨折。

1969年，Riseborough 和 Radin 根据此类骨折的X线片表现，提出将骨折分为四型。①Ⅰ型：骨折发生在肱骨小头和肱骨滑车之间，但骨折无移位。②Ⅱ型：肱骨小头与滑车分开，但骨折在冠状面上无明显旋转。③Ⅲ型：骨折块之间发生明显分离和旋转。④Ⅳ型：关节面严重粉碎，肱骨髁明显变宽、分离。

二、临床表现与诊断

肘关节肿胀、疼痛、活动受限。由于髁间移位、分离致肱骨髁变宽，尺骨向近端移位使得臂部变短。有骨擦音出现，肘后三角关系发生改变。明显移位者，肘关节在所有方向上均呈现不稳定状态。血管和神经有时受到损伤，检查时务必予以注意。

X线片可以帮助判定骨折的移位和粉碎情况。骨折明显移位者，容易诊断。需要注意的是，骨折的真实情况常常比X线片表现的还要严重。由于大多数骨折呈明显粉碎状态，故很难判断许多小骨折块的原始位置。若对骨折粉碎情况的判断有怀疑，建议行多方向拍片或行CT扫描检查。对无移位或轻度移位者，必须仔细阅读X线片，以便将纵向的肱骨髁间骨折与肱骨髁上骨折区别开来。

三、治疗

由于肱骨髁间骨折是关节内骨折，且常属粉碎性，骨折多有移位，不易获得解剖对位，稳定性差，难以使多数患者的关节活动功能得到完全的恢复。对于肱骨髁间骨折的治疗，由于各学者治疗经验的不同，尚无统一的意见。总的治疗要求应该是使骨折有良好的复位、有效的固定和早期的功能锻炼，防止形成骨性阻碍和关节粘连而影响肘关节功能。目前临床上对这类骨折的治疗方法较多，但不可一味追求某单一的治疗方法。为提高骨折的治疗效果，必须根据患者具体伤情，选用适当的治疗方法，如手法复位夹板外固定、骨牵引复位、撬拨复位钢钉内固定、骨外固定器固定、手术切开复位内固定等。有的还需选用多种治疗方法综合应用，而且功能疗法贯穿在各种治疗方法的整个过程，有时药物治疗也是不可缺少的一个方面，只有这样才有可能提高治疗效果。

(一)外固定功能锻炼疗法

对肱骨髁间Ⅰ型和Ⅱ型中无移位或仅有轻度移位的骨折，可不必复位，仅用上肢屈曲型杉树皮托板加“8”字形绷带固定，根据伸直型或屈曲型成角的程度，调节肘关节固定的角度，伸直型肘关节固定于90°，或大于90°，屈曲型者小于90°固定。在医师的指导下分期进行医疗练功，以保证骨折的愈合与肘关节功能的恢复齐头并进。

对有些老年骨质疏松患者，骨已支离破碎，肱骨髁已有许多小的骨块分离，即使是手术内固定效果也会很差，最好还是顺从不可避免的关节活动受限，而不要去做手术整复内固定，也不做手法整复，而是以选择上肢屈曲型杉树皮托板固定配合积极的功能锻炼为佳。早期肿胀严重者可配合短期的尺骨鹰嘴骨牵引，争取获得一个能满足日常生活需求的肘关节。

(二)手法复位和夹板固定

适用于各型移位骨折，但粉碎性骨折整复后缺乏稳定性，易发生再移位，必要时可配合尺骨鹰嘴牵引治疗。

1.手法复位

患者取仰卧位，前臂中立位。两助手行患肢上臂纵轴方向徐徐顺势拔伸牵引，术者立于患肢前外侧，用两手掌在肘部两侧抱髁向中心挤压，逐步矫正两髁的分离移位。两助手在顺势牵引的情况下，将肘关节慢慢地牵引至50°(屈曲型)或90°(伸直型)左右以矫正重叠移位。术者在继续抱髁的情况下，用挤按手法整复骨折远端的尺偏移位或桡偏移位，如桡偏移位，轻者可不必整复。最后矫正骨折的前后移位。伸直型者，术者两手仍为抱髁状，两手四指上移，环抱肘前，两手拇指推骨折远端向前，两手四指拉骨折近端向后，两手虎口同时对向挤压两髁，握持并牵引前臂的助手同时徐徐进一步屈曲肘关节，使四方面的力量联合一致，以矫正前后移位。屈曲型将肘关节置于伸直位整复。复位成功后，术者应临时固定骨折端，以待进行夹板固定。

手法整复的要领：原则上应先整复髁间部移位，再整复髁上部移位。抱髁手法贯穿着骨折整复的全过程，从手法牵引开始，即应施行抱髁，牵引时不要用暴力猛牵，以防加重损伤和造成两髁旋转。在手法牵引的前提下，通过抱髁手法使相互分离和旋转移位的内外髁两骨片向中部挤压复位，把髁间骨折变成髁上骨折，然后按照肱骨髁上骨折手法复位的原则进行操作。

2.固定方法

用上臂超肘关节夹板固定，夹板规格及固定垫的放置和包扎方法与肱骨髁上骨折相同。如两髁旋转分离移位较重者，在内、外上髁部可加一空心垫。伸直型骨折肘关节屈曲位固定，三角巾悬吊，固定5～6周。屈曲型骨折肘关节先伸直位固定3周，再换成短夹板屈肘位继续固定2～3周。

3.医疗练功

练功活动应贯穿于骨折整复固定后治疗整个过程，及时正确的功能锻炼，能整复骨折端残余移位，对损伤的关节面有模造塑形作用，且能防止关节囊粘连及韧带、肌肉的挛缩，有利于骨折的愈合和关节功能的恢复。在骨折复位固定后，即可开始做伸屈手指、腕关节及握拳活动。1周以后即可开始练习肘关节的自主伸屈活动，一般先从10°～20°活动范围开始，以后逐渐加大活动范围，2～3周后活动范围可逐渐增加至30°～50°，5～6周解除外固定后进行全面的功能锻炼。

(三)骨牵引治疗

此法最适用于经手法复位夹板固定不稳定性骨折、严重粉碎性移位骨折或开放感染性骨折等。一般采用尺骨鹰嘴骨牵引,牵引中必要时可配合手法整复,肿胀消退后给予夹板加压垫外固定和医疗练功,使外力通过内动力作用于骨折端起到自动复位的作用。

患者取仰卧位,上臂外展与躯干呈 70°～80°,前臂中立位,肘关节屈曲 90°,麻醉、穿针方法与肱骨髁上骨折的尺骨鹰嘴牵引法相同,但穿针部位应严格要求在尺骨鹰嘴下 2 cm,若穿针点不正确,产生偏心力,骨折也随之移位。穿针时切忌摇晃,保持力线与上臂纵轴一致。术后尺骨鹰嘴部的牵引重量为 2.5～3.0 kg,前臂皮肤牵引为 0.5～1 kg,24 小时内行床边 X 线拍片,待骨折重叠移位矫正后,尺骨鹰嘴部的牵引重量改为 1.5～2.0 kg。

一般卧床牵引 4 周左右,经 X 线检查位置良好,即可解除牵引,改用夹板固定 2～3 周。

(四)骨外固定器治疗

我国自 20 世纪 80 年代已设计有按肱骨髁间骨折移位特点和固定需要的肱骨髁间骨折复位固定器。它的结构为近端穿 1 枚克氏针,骨折远端用 2 枚骨针分别插在肱骨内、外髁上。克氏针固定栓与骨折由螺杆连接,两骨针由可伸缩的半环形钢架连接。调节螺杆,加大克氏针固定栓与骨针之间的距离,对骨折两端起牵引作用,缩短二者之间的距离,对骨折端起加压作用。内外两骨针各有两个活动关节,由两个可调节的螺丝控制,调整螺丝,可使内、外髁骨块前后移动或旋转,由于两骨针的特殊形状,拧紧骨针可使内、外髁分离的骨块靠拢,因而能获得良好的复位效果。当复位满意后,旋紧各个螺丝,固定螺杆距离,一般不需其他外固定。

应用髁间复位固定器须先用中医传统手法复位,纠正过多的重叠移位和侧方移位,以免近端穿克氏针时定位困难。在电视 X 线机透视或拍片对位基本满意后,在良好的麻醉和无菌操作下进行。为避免神经损伤,近端在骨折线上 2～3 cm 处穿 1 枚克氏针,由桡侧穿向尺侧。将两枚骨针分别插入肱骨远端的内、外髁,进针的方向与关节面的方向相平行。固定半环形钢架时将骨针拉到适宜的位置,骨针对旋转移位的骨块有撬拨复位的作用,同时调整螺丝 1 和 2 移动骨针,以纠正骨块的掌、背、上、下及旋转移位,旋紧两枚骨针使分离的骨块靠拢,从而达到满意的复位。最后将螺杆及各螺丝拧紧,即可进行功能锻炼。髁间骨折复位固定器安装后的几天内,要注意针道内瘀血的引流,做到经常换药,保持敷料干燥,随着局部血肿的吸收机化,针道周围形成包裹,换药间隔时间可适当延长。

(五)钢针撬拨复位和经皮内固定

国内自 20 世纪 80 年代马元璋报道应用钢针撬拨复位和钢钉经皮内固定,或钢丝经皮缝合治疗肱骨髁间骨折以来,随着影像学的进步,临床应用已逐渐增多。马氏认为这种方法能在尽量减少组织创伤的前提下,使髁间部能获得较好的整复和内固定力量,使髁上部较容易用手法复位和小夹板固定。手法较易整复髁间部分离和髁上移位,但难于整复髁间旋转移位。作者采用钢针经皮进入内上髁和外上髁,撬拨整复旋转移位,再用手法整复髁间部分离和髁上部移位,用两枚钢钉穿入两髁进行内固定。也有学者在上述穿针的基础上,由内、外髁分别向近端穿针固定,或者采用两种固定形式联合应用。钢丝经皮缝合法,是采用 4 针孔缝合法,此法固定虽较牢,但操作较为麻烦。

钢钉经皮撬拨复位和内固定法:皮肤常规消毒铺无菌巾,局部麻醉,做好骨牵引,在内上髁和外上髁各用一钢钉穿过皮肤和穿入内外髁两骨折片,旋转两钢钉,整复旋转移位。手法整复髁间部的分离和髁上部移位。X 线检查整复良好后,在肱骨髁的内外两侧用手法保持向中部挤压,选择其中的一根钢钉做内固定,用冲头击入,或锤子击入均可,使穿入对侧骨折片,直至皮质骨。如果内固定尚不够牢固,也可将另一钢钉击入,做相互交叉或平行的内固定。将钢钉埋入皮下,无菌包扎,石膏托屈曲肘关节固定,或用小夹板固定,或短期骨牵引后改小夹板固定。

(六)手术切开复位内固定

适用于经手法复位失败、某些新鲜开放性骨折及陈旧性骨折可行手术切开复位内固定者。手术治疗的关键是要重建破碎的肱骨滑车和肱骨小头,手术应选肘后侧切口,将三头肌及腱膜做舌瓣切开后翻向远端显露骨折部,也有横断尺骨鹰嘴的上 1/3 翻向近端显露肱骨远端。尺神经做常规显露并牵开予以保护。对肱骨髁间骨折有两个部位需要复位和固定,其一是髁间骨折,其二是髁上骨折,重点应先施行好髁间部的复位和固定,使肱骨滑车和肱骨小头解剖复位,达到重建目的,先将内外髁用长螺丝钉做拉力固定,或用骨栓做加压固定,这样髁间骨折变为髁上骨折。最后将髁部与肱骨近端依据骨折粉碎程度和设备条件,选用克氏针、螺丝钉或钢板进一步固定。术后依据骨折固定后的稳定程度应用外固定短期固定,争取术后早期进行肘关节功能锻炼。

(周 红)

第七节 肘部扭挫伤

肘部扭挫伤是常见的肘部闭合性损伤,凡使肘关节发生超过正常活动范围的运动,均可导致肘部筋的损伤。

肘关节是复合关节,由肱尺关节、肱桡关节、桡尺近侧关节组成,有共同的关节囊包绕。肘关节的关节囊前后壁薄而松弛,尤以后壁为甚。两侧壁增厚并有桡侧副韧带和尺侧副韧带加强,桡骨头有桡骨环状韧带包绕。肘关节前后的肌肉相当强大,屈伸运动有力,屈伸运动范围约为140°,屈曲时主要受到上臂和前臂的限制,伸直时主要受关节前部的关节囊和肌肉的限制。肘关节做旋转运动时,桡尺近侧关节必须与桡尺远侧关节联动,旋前和旋后运动的范围为 140°~150°。由于肘关节活动较多,所以扭挫伤的机会也多见。

一、病因、病理

直接暴力的打击可造成肘关节扭挫伤。间接暴力致肘关节扭挫伤较多见,如跌仆,由高坠下,失足滑倒,手掌着地,肘关节处于过度外展、伸直位置,迫使肘关节过度扭转,即可致肘关节扭挫伤。此外,在日常工作和生活中做前臂过度拧扭动作,以及做投掷运动时姿势不正确,均有可能造成肘关节扭挫伤。临床上以关节囊、侧副韧带和肌腱等损伤多见。受伤后可因滑膜、关节囊、韧带等组织的扭挫或撕裂,引起局部充血、水肿,严重者关节内出血、渗出,影响肘关节的功能。

二、临床表现与诊断

有明显的外伤史,肘关节处于半屈位,肘部呈弥散性肿胀疼痛,功能障碍,有时出现青紫瘀斑,多以桡后侧较明显,压痛点往往在肘关节的内后方和内侧副韧带附着部。

初起时肘部疼痛,活动无力,肿胀常因关节内积液、鹰嘴窝脂肪垫炎,或肱桡关节后滑液囊肿胀而加重，伸肘时鹰嘴窝消失。

部分肘部扭挫伤患者，有可能是肘关节半脱位或脱位后已自动复位，只有关节明显肿胀，而无半脱位或脱位征象，易误认为单纯扭挫伤。

若肿胀消失，疼痛较轻，但肘关节的伸屈功能不见好转，压痛点仍在肘后内侧，局部的肌肉皮肤较硬，可通过X线检查，确定是否合并骨化性肌炎。

严重的扭挫伤要与骨折鉴别，环状韧带的断裂常使桡骨头脱位合并尺骨上段骨折，在成人，可通过X线片确定有无合并骨折，在儿童骨骺损伤时较难鉴别，可与健侧同时拍片对比检查，以免漏诊。

三、治疗

肘关节扭挫伤早期施行手法矫正筋骨细微的错缝，外敷和内服中药，局部有效的制动；中后期提倡主动的功能锻炼，配合手法理筋按摩，中药熏洗剂外洗，或搽擦药涂搽，内服温经散寒、养血舒筋、活血通络药物，以及理疗等，均可取得良好的效果。

肘关节扭挫伤的早期，首要给予患肘固定，局部外敷消瘀退肿止痛类中药，轻伤一般用三角巾悬吊，肘关节置于90°位1～2周即可。有侧副韧带或关节囊撕裂时，必须予以良好的固定，可用上肢屈曲型杉树皮托板或石膏托固定患肢2～3周，固定期间仅行手指和腕关节屈伸和肩部的功能锻炼，严格限制肘关节屈伸活动。外固定过久，会影响关节功能恢复，常可造成肌肉萎缩、关节粘连，甚至出现关节强直，主要还是得靠患者积极主动的功能锻炼逐步恢复，不能使用粗暴的被动锻炼方法。肘关节损伤后功能的恢复不能操之过急，否则会适得其反。

（一）手法治疗

手法治疗的目的在于整复可能存在的关节微细错缝，拽出嵌入关节内的软组织，理顺撕裂的筋肉。对伤后短时间内即来就诊者，可施以整理手法，调整关节错缝和撕裂的筋肉，仅1～2次即可，不宜反复实施。常用的手法有以下几种。

(1)掂挺法：术者将患侧腕部夹于腋下，掌心朝上，肘尖朝下，术者双手掌环握肘部，轻轻地向肘外上侧摇摆，同时灵活地做肘部向上掂挺1～2次，稍有错落处，可听到调整的响声。

(2)伸挺法：术者左手托患侧肘部，右手握患侧腕，先做适当范围的肘关节屈伸活动1次，使肌肉放松，待患肘处于半伸直位时，握患侧腕部的手放松并顺势将前臂伸直，配合左手掌将患肘向上一挺伸，也可听到响声，此时术者的手仍应扶持腕部，以防摆动。

关节微细错缝矫正后，术者以两手掌环抱肘部，轻轻按压1～2分钟，有减轻疼痛的作用。然后将肘关节内外两侧的筋肉轻轻地拿捏平整，但不宜反复操作。

固定期间由于肿胀较明显，一般不用手法按摩。2～3周后，为了防止肘关节粘连，可应用轻柔的手法进行按摩，给予点穴、揉按、分筋、肘关节屈伸活动等手法，每次15～20分钟，每天1次，以达到舒筋活血通络、消肿止痛、滑利关节的作用。施行手法治疗时，动作要轻柔，切忌粗暴、过多的反复推拿和强力屈伸关节。

（二）药物治疗

中药内服外用是治疗肘关节扭挫伤常用的一种内外兼治的方法，具有散瘀消肿、活血止痛、舒筋活络的功效。应用时宜根据扭挫伤的轻重、缓急、久暂、虚实辨证用药。

1.外用药

急性扭挫伤局部瘀肿者，可选用消瘀止痛膏、双柏散或消炎散等外敷；肿痛消退后，可用上肢损伤洗方，海桐皮汤煎水熏洗。

2.内服药

可按损伤早期和后期临床证候的不同辨证用药。

(1)瘀滞证：损伤早期，肘部疼痛，弥漫性肿胀、瘀斑。局部压痛，肘关节功能活动受限。舌暗红或有斑点，脉弦紧。需散瘀消肿，方用活血止痛汤。肿痛甚者，可加服田三七粉或七厘散；肘部肿痛灼热、口干苦者，可加金银花、蒲公英、天花粉。

(2)虚寒证：多见于后期，肘部酸胀疼痛，劳累后疼痛加重，畏寒喜温。舌质淡，苔薄白，脉沉细。需温经散寒、养血通络，方用当归四逆汤加减。气虚者，可加黄芪、人参、白术；关节活动不利者，可加伸筋草、海风藤、威灵仙。

(三)手术治疗

肘关节侧副韧带的损伤多见于尺侧副韧带的损伤，当尺侧副韧带完全断裂时，两断端之间存在裂隙，被动活动时肘外翻畸形明显，有时可见异常的侧向运动，甚至有小片撕脱骨折，此种情况宜采用手术治疗。如不行手术，必将形成瘢痕以维持肘关节侧向稳定性，常常会减慢肘关节功能恢复。手术修复侧副韧带需取肘关节内侧切口，手术常需切断前臂屈肌抵止点，将屈肌翻开显露尺侧副韧带进行修补或重建。也有学者主张从内上髁至尺骨结节 1 cm 之间劈开肌肉，显露尺侧副韧带进行修补。术后屈肘石膏托固定 2 周后，改用颈腕带悬吊 1～2 周。

(周　红)

第八节　桡骨远端骨折

桡骨远端骨折是指桡骨远侧端 3 cm 范围以内的骨折，又称辅骨下端骨折、缠骨下端骨折、桡骨下端骨折。

桡骨向下逐渐变宽膨大，其横截面近似四方形，以松质骨为主，松质骨外面仅裹以极薄的密质骨，松质骨与密质骨交界处为应力上的弱点，故此处容易发生骨折。桡骨远端具有掌、背、桡、尺 4 个面。掌面光滑凹陷，有旋前方肌附着。背面凸隆，有 1 个明显的背侧结节，具有 4 条纵形骨性腱沟，前臂背侧伸肌腱由此通过。沟间的纵嵴为腕背韧带的附着部。桡侧面较粗糙，向远侧延伸为锥状的茎突，茎突基底稍上方有肱桡肌附着，茎突末端有桡侧副韧带附着，并有伸拇短肌和外展拇长肌腱通过此处的骨纤维性腱管。尺侧面有弧形凹陷的关节面，称为桡骨尺切迹，与尺骨小头的半环形关节面，约占圆周的 2/3，构成下尺桡关节，为前臂远端旋转活动的枢纽。桡骨下端远侧为凹陷的桡腕关节面，与第 1 排腕骨相连，容纳腕舟骨和月骨，构成桡腕关节。正常人桡骨下端关节面向掌侧倾斜(即掌侧倾斜角)10°～15°，向尺侧倾斜(即尺侧倾斜角)20°～25°。因此，正常人桡骨茎突比尺骨茎突长 1～1.5 cm。当桡骨远端发生骨折时，上述正常解剖关系常发生改变，不但桡骨下端关节面的角度改变，因骨折移位，桡骨下端背面的纵沟亦随之移位，通过此沟的肌腱也发生扭曲错位。若复位不良，腕背侧的肌腱可发生磨损，造成腕与手指的功能障碍。桡骨下端之骨骺 1 岁左右出现，18～20 岁与骨干融合。桡骨远端骨折非常常见，在 20 岁以前的患者，则多为桡骨远端骨骺分离。

一、病因、病理与分类

直接暴力和间接暴力均可造成桡骨远端骨折，但多由间接暴力所致。常见跌倒时，躯干向下的重力与地面向上的反作用力交集于桡骨下端而发生骨折，骨折是否移位与暴力大小有关，根据所遭受暴力作用的方向、受伤时患者的体位和骨折移位的不同，一般可分为伸直型(Coles 骨折)、屈曲型(Smith 骨折)、背侧缘和掌侧缘骨折(背侧缘、掌侧缘骨折分别称为 Barton 骨折和反 Barton 骨折)4 种类型。

(一)伸直型桡骨远端骨折

伸直型桡骨远端骨折又称科雷氏骨折。最为常见，占所有骨折的 6.7%～11%，成年与老年患者占多数。跌倒时，前臂旋前，腕关节呈背伸位，前臂纵轴与地面为 60°以内夹角，手掌小鱼际部着地，躯干向下的重力与地面向上的反作用力在桡骨下端 1.5 cm 处呈现剪力，造成骨折。暴力轻时，骨折嵌插而无明显移位。暴力较大时，则腕关节的正常解剖关系发生改变，骨折远端向桡侧和背侧移位，桡骨下端关节面改向背侧倾斜或成为负角，向尺侧倾斜减少或完全消失，甚至向桡侧倾斜而成为负角。骨折移位时，骨折远端皮质可插入远端松质骨内使桡骨变短。严重移位时，骨折端可有重叠移位，腕及手部形成“餐叉样”畸形。由于桡骨远端骨折有成角移位及重叠移位，常合并有下尺桡关节脱位及尺骨茎突骨折。若合并尺骨茎突骨折，下尺桡关节的三角纤维软骨盘也随骨折块移向背侧、桡侧。若尺骨茎突无骨折而桡骨骨折远端移位较多时，三角纤维软骨盘可同时被撕裂。跌倒时，若前臂纵轴与地面为 60°以上夹角，暴力过大，躯体向下的重力与地面向上的反作用力，使骨折远端遭受严重挤压力，以致发生桡骨远端伸直型粉碎性骨折。骨折线往往进入关节面，甚至骨折块有纵向分离移位，影响预后；若为幼儿桡骨远端骨骺块被压缩，伤及骨骺生长软骨可影响骨骺的生长发育。若被重物打击、碰撞等直接暴力造成的骨折多为粉碎性，汽车摇把打伤可造成此类骨折，但现已少见。老年人因骨质疏松，骨折常呈粉碎性，并可波及关节面。骨折移位明显时，前臂掌侧屈肌腱及背侧伸肌腱也发生相应的扭转和移位。此类骨折若复位不良而造成畸形愈合时，掌侧屈肌腱和背侧伸肌腱在桡骨下端骨沟内的移位和扭转，也不可能矫正，可影响肌腱的滑动，对手指功能，尤其是对拇指的功能可产生严重影响。由于桡骨下端关节面的倾斜度发生改变，以及下桡尺关节脱位，常常会影响腕关节的背伸、掌屈及前臂的旋转功能。

(二)屈曲型桡骨远端骨折

屈曲型桡骨远端骨折又称史密斯骨折、反科雷氏骨折，较伸直型骨折少见，约占全身骨折的 0.11%。为间接暴力引起的骨折，多因跌倒时，前臂旋前腕关节呈掌屈位，手背先着地，身体重力沿桡骨向下冲击，地面的反作用力沿手背向上作用于桡骨下端而引起骨折。骨折线由背侧下方斜向掌侧上方。骨折平面与伸直型骨折相同，但移位方向相反，故也称为反科雷氏骨折。骨折远端向桡侧和掌侧移位，桡骨下端关节面向掌侧倾斜，手腕部外形呈“锅铲样”畸形，也称垂状畸形。由直接暴力所致的骨折，多因在桡骨远端的背侧被外力直接打击、碰撞、轧压等，也可造成屈曲型骨折。

(三)背侧缘劈裂型

又称巴尔通骨折，较史密斯骨折多见。骨折多由间接暴力引起，跌倒时，在腕关节背伸、前臂旋前位，手掌先着地，外力通过腕骨冲击桡骨下端关节面的背侧缘，造成桡骨下端背侧缘劈裂骨折。骨折线为斜形，达桡骨腕关节面，远端骨折块呈楔形，包括该关节面的 2/3，骨折块移向近侧及背侧，腕骨也随之向近心端移位，实际上为变异型科雷氏骨折脱位。

（四）掌侧缘劈裂型

此类骨折又称反巴尔通骨折，较少见。多由间接暴力引起，跌倒时，腕关节呈掌屈位，手背着地，外力通过腕骨冲击桡骨下端的掌侧缘，造成桡骨下端掌侧缘劈裂骨折。有时腕部过度背伸，由于腕韧带牵拉也可造成掌侧缘劈裂骨折，实际为撕脱骨折。腕骨随掌侧缘骨折块向掌侧及近侧移位而形成屈曲型骨折脱位。

二、临床表现与诊断

一般患者均有明显的外伤史。伤后腕关节上方肿胀疼痛，肿胀严重时，可有皮下瘀斑，桡骨下端压痛明显，有纵轴叩击痛，手指处于半屈曲位休息时，不敢握拳，做握拳动作时疼痛加重。患者往往用健侧手托扶患侧手，以减轻疼痛。有移位骨折时常有典型畸形。伸直型骨折远端移向背侧时，腕掌侧隆起，而其远侧向腕背侧突出，从侧面观可见典型的“餐叉样”畸形。骨折远端向桡侧移位并有缩短移位时，桡骨茎突上移至尺骨茎突同一水平，甚至高于尺骨茎突的平面，从手掌正面观，可见腕部横径增宽和手掌移向桡侧，中指轴线与桡骨轴线不在同一平面上，呈“枪上刺刀状”畸形。直尺试验正常时，将直尺放于腕尺侧，尺骨茎突距直尺在 1 cm 以上；桡骨下端骨折时，尺骨茎突可与直尺接触。屈曲型骨折远端向掌侧移位并有重叠时，从侧面观可见“锅铲状”畸形。劈裂型骨折严重移位时，腕掌背侧径增大，并有“枪上刺刀状”畸形。巴尔通骨折肿胀、疼痛与前两者基本一样，诊断主要依靠 X 线片。

X 线检查：一般应常规拍摄腕关节正、侧位 X 线片。伸直型桡骨远端骨折，X 线片表现：①桡骨远端骨折块向背侧移位；②桡骨远端骨折块向桡侧移位；③骨折处向掌侧成角；④桡骨短缩，骨折处背侧骨质嵌入或粉碎性骨折；⑤桡骨远端骨折块旋后；⑥掌倾角及尺偏角减小或为负角；⑦若不见尺骨茎突骨折，而桡骨远端骨折块向桡侧移位明显时，则说明有腕关节盘的撕裂。屈曲型桡骨下端骨折典型的畸形是桡骨远端连同腕骨向掌侧移位、向近侧移位，少见嵌入骨折，常有掌侧骨皮质粉碎。

根据受伤史、临床症状和体征，一般可作出诊断，X 线片可明确诊断和鉴别诊断，并可了解骨折类型和移位方向，是否合并尺骨茎突骨折、下桡尺关节脱位。但无移位骨折或不完全骨折时，肿胀多不明显，仅觉局部微痛，可有环形压痛和纵向叩击痛，腕和手指运动不变，握力减弱，须注意与腕部软组织扭挫伤鉴别。

三、治疗

桡骨远端骨折，要尽早手法复位，等待肿胀消退后才手法复位的做法是不合适的。此类骨折属近关节骨折，也有部分骨折属关节内骨折，要求骨折对位对线好，才不致影响关节活动功能和周围肌腱的正常滑动。绝大多数此类骨折，即使关节面粉碎，只要进行手法复位、有效外固定、早期功能锻炼，均可获得满意的疗效和功能。但不良的复位和非有效的固定带来的畸形、疼痛、僵硬、活动受限，以及手功能无力等并发症并非少见。不认真对待桡骨远端骨折的治疗，轻视手法复位的技术性是造成上述并发症的主要原因，只有良好的复位才是获得腕关节更好功能的关键。对无移位骨折或不全骨折不需要整复，仅用掌、背侧夹板固定 2～3 周即可；对有移位骨折应根据骨折类型采用不同的整复方法。少有人主张切开复位的，因桡骨远端粉碎而切开复位的效果不理想。陈旧性骨折仅向掌侧成角而无桡偏或重叠移位者，时间虽已达 2～3 周，仍可按新鲜骨折处理。陈旧性骨折畸形愈合者,如受伤时间不长,骨折愈合尚不牢固,也可行闭合折骨手法治疗或切开整复,然后按新鲜骨折处理。

(一)整复方法

1.伸直型骨折

有人主张,除开放性骨折和背侧移位严重者,均应在伤后24小时后整复,以免加重骨折处的血肿。但绝大多数人都主张尽早复位,以免增加患者痛苦及增加整复时的困难。复位的手法较多,现将较常用的手法介绍如下。

(1)前臂旋前一人复位法,适用于嵌插或重叠移位不严重、肌肉不发达的老年患者。患者取坐位或仰卧位,患肢前臂旋前位,手掌向下;也可将前臂置于台上,患侧腕垫一软枕,骨折远端以下垂于台旁。术者一手握前臂下端,另一手握腕部,两手沿原来移位方向对抗拔伸牵引,至嵌插或重叠移位矫正后,握前臂的拇指置于骨折远端的背侧向下按压,握腕部的手将患腕屈曲向下牵引,以矫正其向背侧移位。然后再略向尺侧牵引,同时握前臂的拇指改置于骨折远端的桡侧用力向尺侧推按,以矫正其向桡侧的移位,骨折即可复位成功。

(2)牵抖复位法,此法适用于骨折线未进入关节,骨折端完整的青壮年患者。患者取坐位,患肢外展,肘关节屈曲90°,前臂中立位。一助手握住患肢前臂上段,术者两手紧握手掌,两拇指并列置于骨折远端背侧,两手其余手指置于腕掌侧,扣紧大、小鱼际,先顺畸形拔伸牵引2～3分钟,待重叠移位完全矫正后,将前臂远端旋前,在维持牵引力情况下,顺桡骨纵轴方向骤然猛抖,同时迅速尺偏掌屈,骨折即可复位。

(3)提按复位法,此法适用于老年患者及骨折线进入关节或骨折粉碎者。患者取仰卧位,肘关节屈曲90°,前臂中立位,一助手握住拇指及其余四指,另一助手握住患肢前臂上端,两助手进行对抗拔伸牵引,持续2～3分钟,使骨折端的嵌插或重叠移位得到矫正,旋前移位也随之得到矫正。术者立于患肢外侧,两手掌分别置于骨折的远端和近端,同时向中轴线挤压,以矫正骨折远端的桡侧移位。然后,术者两手示、中、无名指重叠,置于骨折近端的掌侧,向上端提,两手拇指并列置于骨折远端的背侧,向掌侧按压,嘱握手部的助手同时将患腕掌屈,以矫正掌、背侧移位。待骨折移位完全矫正后,腕部畸形消失,术后一手托住手腕,另一手拇指沿屈、伸肌腱由近端向远端顺骨捋筋,理顺肌腱,使之恢复正常位置,也可先整复掌、背侧移位,再矫正骨折桡侧移位。

2.屈曲型骨折

此种骨折手法复位较为容易,但维持整复的位置有时甚为困难。

(1)三人复位法,此法安全可靠,效果好。患者取坐位,肘关节屈曲90°,前臂中立位或旋后位。另一助手握住手指,一助手握住前臂上端,两助手对抗拔伸牵引2～3分钟,矫正骨折的嵌插或重叠移位。然后,术者用两手拇指由掌侧将骨折远端向背侧推挤,同时,用示、中、无名3指将骨折近端由背侧向掌侧按压,与此同时,嘱牵引手部的助手缓缓将腕关节背伸、尺偏,骨折即可复位。

(2)一人复位法,此法适用于骨折移位不多、肌肉不发达的老年患者。患者取仰卧位,患肢前臂旋前,手掌向下。术者一手握住前臂下段,另一手握住腕部,两手先沿骨折原来移位方向对抗拔伸牵引,待骨折嵌插或重叠移位矫正后,握前臂的拇指置于骨折远端桡侧向尺侧推挤,同时将腕关节尺偏,以矫正其向桡侧移位。然后,拇指改置于骨折近端背侧,用力向掌侧按压,示、中指改置于骨折远端掌侧用力向背侧端提,同时将腕关节背伸,骨折即可复位。

3.背侧缘劈裂骨折

采用手法整复，骨折很容易复位。患者取坐位，前臂中立位，助手握住前臂上段，术者两手紧握患腕，将患腕前后扣紧，与助手对抗拔伸牵引，并将腕部轻度掌屈；然后，两手向中轴线相对挤压，腕背的手用拇指推按背侧缘骨折块，使之复位。

4.掌侧缘劈裂骨折

患者取坐位，前臂中立位。一助手握住前臂上端，另一助手握住手指，两助手对抗拔伸牵引，并将患腕轻度背伸。术者两手掌基底部置于骨折处的掌、背侧相对挤压，掌侧缘骨折块即可复位。

5.陈旧性伸直型骨折畸形愈合

患者取仰卧位，在臂丛麻醉下，患肢外展，肘关节屈曲 90°，前臂旋后位。一助手握住前臂上端，另一助手两手分别握住患侧手的大、小鱼际及腕部，两助手顺畸形对抗拔伸牵引 5 分钟左右。术者两拇指重叠置于骨折远端的桡侧，余指抱住骨折近端的尺侧，在助手持续对抗牵引下，将患腕向桡尺两侧摇摆，并做对抗旋转。当助手将患腕摆向尺侧时，术者将骨折远端也推向尺侧，同时将近端扳向桡侧。当患腕摆向桡侧时，术者用两虎口卡住骨折远端的桡侧向尺侧推。连续摇晃数分钟，将桡骨内、外两侧的骨痂撕断。然后，术者改用两拇指置于骨折部的背侧，余指扣住骨折近端的掌侧，当助手将患腕背伸时，术者的拇指用力将骨折近端向远端按压，当助手将患腕掌屈时，术者用余指将骨折近端向背侧推顶，使骨折端掌、背侧的骨痂撕断。耐心地反复来回摇摆和按压推顶，尽量缩短力臂，力量由小到大，逐渐加大摇摆度，使骨痂完全折断，粘连的组织得以松解。折骨成功后，再按新鲜骨折进行手法整复。对单纯向掌侧成角的陈旧性骨折，则可将患肢前臂旋后，利用提按复位法，矫正骨折成角畸形，迫使骨折端复位。

(二)固定方法

骨折整复后，若肿胀严重，局部外敷药，在维持牵引下，用 4 块夹板超腕关节固定；若无明显肿胀，则不用外敷药，用绷带缠绕夹板固定即可。伸直型骨折在骨折远端背侧和近端掌侧分别放 1 个平垫。在骨折远端的背桡侧尚可放置 1 横档纸垫，一般长 6～7 cm，宽 1.5～2 cm，厚约 0.3 cm，以能包缠前臂远端的背、桡两侧为度，以尺骨头为标志，但不要压住尺骨茎突。如放横档纸垫，则在背侧不再放平垫。纸压垫放置妥当后，再放夹板。夹板上端达前臂中、上 1/3 处，背侧夹板和桡侧夹板的下端应超过腕关节，限制手腕的桡偏和背伸活动。掌侧夹板和尺侧夹板则不应超过腕关节，以维持骨折对位。屈曲型骨折时，应在骨折远端的掌侧和近端的背侧，各放置 1 个平垫，桡侧夹板和掌侧夹板下端应超过腕关节，限制手腕的桡偏和掌屈活动，尺侧夹板和背侧夹板不超过腕关节，以保持骨折对位。背侧缘劈裂骨折，在骨折远端的掌侧和背侧各放置 1 个平垫，背侧夹板下端应超过腕关节，限制腕背伸活动，并将腕关节固定于轻度掌屈位。掌侧缘劈裂骨折在骨折远端的掌侧和背侧各放置 1 个平垫，掌侧夹板下端应超过腕关节，限制手腕掌屈活动，并将腕关节固定于轻度背伸位，固定垫、夹板放妥后，用 3 条布带捆扎。最后将前臂置中立位，屈肘 90°，悬吊于胸前。伸直型骨折时，成人患者保持固定 4 周已足够，再长时间的固定，对防止骨折的再移位不起作用，相反却会影响腕关节功能的恢复。儿童患者则固定 3 周已足够。

骨折固定后，要随时调整布带，保持能来回移动 1 cm 的松紧度，并告诉患者，若出现手部肿胀疼痛严重、手指麻木、肤色变紫时，应即刻到医院复查。患肢在固定期间，应保持中立位，或旋后 15°位，但患手容易变成旋前位，骨折远端也容易随之向前旋转移位，待骨折愈合后，必然影响前臂旋转功能。一般骨折固定的次日应来门诊复查。第 1 周复查 2～3 次，以后每周 1 次，以便保持骨折对位良好。

（三）外固定架

桡骨远端不稳定性骨折，石膏固定难以维持复位后的位置。如 Frykman 分型中的Ⅶ、Ⅷ两型，Cooney 通用分类法中的Ⅱ、Ⅵa、Ⅵb 型及 Melone 分类法的关节内四部分骨折等可考虑外固定支架。桡骨远端骨折后，桡骨背侧皮质粉碎，骨折端成角，重叠移位及嵌插，均使闭合复位存在一定困难或复位后难以维持复位，尤其是桡骨长度难以维持，外固定架可以持续维持轴向牵引，克服桡骨背侧皮质粉碎性骨折端重叠移位甚至嵌插及桡骨短缩等不利于稳定的因素而维持复位。

外固定支架的优点在于操作简单、损伤小，长轴方向的牵引还可视病情变化而调整。目前使用的外固定支架主要有 3 种类型：超关节型、动态外固定架、AO 的小型外固定架。

某些关节内骨折在使用外固定架的同时，加用桡骨茎突经皮穿针来固定桡骨远端的骨折块，这进一步扩大了外固定架的应用范围。

（四）经皮穿针固定

经皮穿针固定可单独使用，也可与其他外固定器联合使用。如桡骨茎突骨折，Smith 骨折的托马斯Ⅱ型，Cooney 通用分类法中的Ⅱ、Ⅲ、Ⅳa 型，Melone 分型中Ⅰ、Ⅱ、Ⅲ型，Mayo 分类中的Ⅰ、Ⅱ、Ⅲ型骨折，均可采用经皮穿针固定。

闭合复位经皮穿针固定的第 1 种方法是将克氏针从桡骨茎突或远端骨块的尺背侧弯曲处打入桡骨干近端髓腔，类似于髓内固定。克氏针在髓腔内紧贴一侧桡骨皮质而产生弯曲，弯曲的克氏针产生一定的张力，可以对桡骨骨折端的移位或成角维持复位。第 2 种方法是桡骨远端骨折经牵引复位后，将克氏针通过桡骨茎突穿入直到桡骨干未损伤的皮质处；也可将克氏针先从尺骨穿入，贯通尺骨直到克氏针达到桡骨茎突内侧皮质或完全通过桡骨。如果克氏针贯穿桡尺骨，则肘关节必须用石膏固定，以免因前臂旋转而造成克氏针弯曲折断。

对于严重的不稳定性骨折，不论是关节内骨折还是关节外骨折，在经皮穿针的同时可用外固定架，必要时植骨，甚至切开复位经皮穿针加植骨的不同组合方式。

（五）切开复位

主要用于关节内骨折。如关节面移位大或伴有关节面压缩塌陷，可考虑切开复位内固定。手术切口和固定方法的选择取决于骨折的类型。掌侧切口是较常用的，如果原始移位和粉碎部分在背侧，可采用背侧切口，偶尔也用联合切口。骨折块较大、较完整的，可选用克氏针、螺钉或可吸收棒（钉）固定；桡骨远端粉碎性骨折或涉及桡骨远端月骨窝的压缩性骨折，多采用微型钢板固定；粉碎较严重或嵌插 4～5 mm 的桡骨远端骨折，可选择局部植骨填充后“T”形或“π”形钢板固定。

（六）关节镜下复位

近年来随着关节镜技术的不断发展，在腕关节镜监视下通过撬拨复位骨折块，采用经皮穿针、螺钉、支撑钢板或外固定支架等方法。既减少骨关节炎的发生，又能了解腕关节内韧带和三角纤维软骨复合体结构的损伤程度，便于早期处理，以防遗留慢性腕痛或腕关节不稳。

（七）药物治疗

初期局部肿胀较甚，宜活血祛瘀、消肿止痛，内服可选用桃仁四物汤、复元活血汤、肢伤一方，肿胀较甚者可加三七或云南白药；外敷消肿止痛膏或双柏散。中期宜和营生新、接骨续损，内服可选用和营止痛汤、肢伤三方等；外敷接骨续筋膏。后期宜调养气血、强壮筋骨、补益肝肾，内服可选用补肾壮筋汤、八珍汤等。老年患者，在初期不宜用攻下逐瘀药，中、后期均应重用补养气血、滋补肝肾类药。各类型骨折拆除夹板固定后，均应用中药熏洗以舒筋活络、通利关节，可选用四肢损伤洗方、海桐皮汤等。

（八）练功疗法

骨折复位固定后，即鼓励患者开始积极进行指间关节、掌指关节屈伸锻炼及肩、肘关节的各向活动。老年患者常见肩关节僵硬的合并症，即肩手综合征，故应注意肩关节活动，加强锻炼，预防合并症产生。粉碎性骨折时，骨折线通过关节面，关节面遭到破坏，愈合后常易继发创伤性关节炎，应尽早进行腕关节的功能锻炼，使关节面得到模造塑形，改善关节功能，预防后遗创伤性关节炎。解除固定后，做腕关节屈伸、旋转及前臂旋转活动。应该指出，一些医师往往忽视尽早进行功能锻炼的原则，造成患者上肢各关节僵硬，故应及时指导和鼓励患者进行积极的功能锻炼。

（周 红）

第九节 腕舟骨骨折

腕舟骨骨折是较常见的骨折，占腕骨骨折的71.2%，多发生于青壮年。腕舟骨古称“高骨”，又称“龙骨”。腕舟骨是近排腕骨中最长、最大的一块，呈长弧形，其状如舟，但很不规则，其远端超过近排腕骨，而平头状骨的腰部，其腰部相当于两排腕骨间关节的平面。腕舟骨分结节、腰部和体部3个部分。其远端呈凹面与头状骨构成关节；其近端呈凸面与桡骨远端构成关节；其尺侧与月骨，桡侧与大、小多角骨分别构成关节，故舟骨周围有5个关节面；其表面大部分为关节软骨所覆盖。舟骨的血液供应有腰部和结节部的一支血管，来自背侧桡腕韧带；另一支血管来自掌侧桡腕韧带。血管细小，血液供应较差。舟骨近1/3因被关节软骨面覆盖而无血管进入，故血液供应更差。因此，舟骨腰部骨折时，近侧骨块容易发生缺血性坏死。

正常腕关节的活动，一部分通过桡腕关节（此处的活动量最大），另一部分通过两排腕骨间关节及第1、2掌骨之间。若舟骨腰部发生骨折后，舟骨远侧的骨折块便与远排腕骨一起活动，两排腕骨间关节的活动，就改为通过腕舟骨骨折线的活动。故腕舟骨骨折端所受的剪力很大，骨折两端难于固定在一起，以致骨折难于愈合。血液循环不良和剪力大是造成腕舟骨骨折迟缓愈合、不愈合，甚至缺血性坏死的主要原因。

一、病因、病理

腕舟骨骨折多由间接暴力所致。跌倒时，腕关节强力桡偏背伸，手掌着地，地面的反作用力向上传导，腕舟骨被锐利的桡骨关节面背侧缘或茎突缘切断而发生骨折。按骨折部位可分为3种类型。

（一）舟骨结节骨折

属于关节外骨折，不论血管分布属于哪一类，均不影响骨折端的血液供应。6～8周可以愈合。

（二）舟骨腰部骨折

属关节内骨折，最常见，占舟骨骨折的大多数（约70%）。一般产生骨折后，暴力消耗殆尽，故骨折多无移位。若暴力过大，骨折近端向掌侧、尺侧移位，远端向背侧、桡侧移位，也可有旋转移位，同时舟月骨韧带渐进断裂，骨折属不稳定型，其临床标志是屈腕位不能保持骨折位置的稳定。相反，如屈腕位能保持骨折稳定，表示韧带无损伤，骨膜完整。大部分腰部骨折的患者，给予及时适当的处理，骨折可在10～12周愈合。但有少数患者，因局部血液供应差、承受的剪力大，或由于误诊失治，可造成骨折迟缓愈合，有时需固定6～12个月，骨折始能愈合。约有30%的患者发生骨折不愈合，或近端骨块发生缺血性坏死。

（三）舟骨近端骨折

属关节内骨折，处于桡腕关节窝部，大部分被软骨面覆盖，无血管进入，骨折后血源断绝，发生骨不连接或缺血性坏死的可能性甚大。骨折固定时间与腰部骨折类似。

二、临床表现与诊断

伤后腕背桡侧疼痛、肿胀，尤以阳溪穴部位（即鼻烟窝处）为明显。局部有明显压痛，腕关节活动功能障碍，不愿用力握拳，腕背伸时疼痛加重，将腕关节桡偏，屈曲拇指、示指和中指，叩击其掌骨头时，可引起疼痛加剧，被动伸拇指、示指可引起患处疼痛。

（一）X线检查

确诊须摄腕关节正、侧、斜（蝶式位）3种方位的X线片，必要时加拍旋前位片（即手部极度旋前投照舟骨背部切线位）。无移位骨折，斜位片易看出腰部的骨折线；骨折有移位者，正位片即易看出，侧位片呈台阶状，同时其桡侧的脂肪阴影带消失。本骨折容易漏诊，因舟骨的大部分为海绵质，其周围皮质较薄，有些裂纹骨折，在早期X线片上可能是阴性，常被误诊为腕关节扭挫伤。因此，在第1次摄片未发现骨折而临床表现仍有骨折可疑时，应先按舟骨骨折处理，可于2～3周以后拍片复查，因为此时骨折端的骨质被吸收，骨折线较容易显露。陈旧性骨折的特点为：因骨折端吸收分离，骨折间隙明显增宽，形状类似其他腕骨间隙；间隙下的骨质硬化类似其他腕骨的软骨下硬化，或更为明显；骨折周围有退行性变；变换位置摄片时，骨折线宽度有变化。若骨折端附近呈现囊状密度减低区者，为骨折延迟愈合；若骨折端边缘光滑，较齐，密度增高发白，骨质硬化，为骨不连接；若近侧骨折块发白，硬化致密变形，为骨缺血性坏死。

（二）骨扫描

^{99m}Tc腕骨扫描现已被应用于临床，在舟骨骨折，特别是陈旧性骨折、骨不连和舟骨缺血性坏死时，可出现明显的核浓缩图像，但缺乏对病变的特异性诊断。

（三）腕关节造影

通过腕关节造影可直接观察舟骨骨折的骨折线有无连接，软骨有无损伤，舟骨与其他腕骨间韧带是否断裂，是否有滑膜炎及其程度与范围等。

（四）腕关节镜

在镜下可直接观察舟骨的骨折线，是否移位和缺损，关节软骨及骨间韧带有无损伤等，是一有价值的诊断方法。

（五）CT扫描

由于CT扫描能得到腕关节的不同横截面图像，对于舟骨骨折、移位和骨不连是一种有决定意义的诊断方法，国外已作为常规进行术前、术后的检查。CT扫描的最大优点是可在横截面上观察舟骨，观察范围广，1 mm的骨折线或骨分离均可有良好的图像显示，并可沿舟骨长轴做横截面图像观察是否合并月骨向背侧嵌入性失稳。20世纪80年代以来，将横截面图像经计算机处理而得到三维重建CT图像，从三维立体角度观察骨折、移位、坏死和腕骨排列紊乱情况，比普通CT更具有实用性，并且分辨率高、立体性强、应用范围广。

（六）磁共振成像

磁共振成像对腕骨的缺血性变化显示了非常敏感的反应，这种性质对舟骨骨折后继发骨坏死的临床诊断是非常有用的。在T_1加权像骨折线表现为低信号区，舟骨的缺血性改变也为低信号区。而在T_2加权像远位骨折端表现为高信号时，表示为骨折的愈合期；近位骨折端的低信号表示骨的缺血性改变；点状高信号存在于等信号区域则表示缺血性改变有明显恢复。这些变化打破了X线诊断的界限，对舟骨骨折的早期诊断和骨折的转归判定有重要意义。

陈旧性腕舟骨骨折须与先天性双舟骨畸形鉴别。先天性双舟骨在临床上少见，在X线片上两骨块间界线清楚，边缘光滑整齐，无囊状改变和致密硬化，为双舟骨畸形，不可误诊为舟骨骨折。必要时可拍健侧腕关节X线片做对照，也可用CT扫描做鉴别诊断。

三、治疗

腕舟骨骨折的治疗方法不一，但总的方针是根据临床制定治疗方法。无移位骨折，可仅做前臂超腕关节夹板固定，或用包括拇指近节的短臂石膏固定。一般固定8～12周。有移位骨折则必须行手法复位。

（一）整复方法

患者取仰卧位，肩外展，肘屈90°，一助手握住患肢上臂；另一助手一手握住拇指，另一手握住2～4指，使前臂轻度旋前位，腕关节中立位、尺偏，两助手对抗牵引3～5分钟，术者立于患肢外侧，面向患肢远端，两拇指置于骨折远端的背、桡侧，两手2～5指重叠地托住腕关节掌、尺侧。助手先将腕关节背伸，轻度桡偏，然后将腕关节做掌屈、尺偏，同时，术者两拇指向掌、尺侧挤压，骨折即可复位。整复后，骨折多较稳定，不易再移位。

（二）固定方法

腕舟骨骨折的固定，应尽量使骨折线垂直于前臂纵轴，以增加骨折间隙的压力，避免剪力，有利于骨折愈合。骨折复位后，根据骨折线方向确定腕关节位置，一般可在阳溪穴处放置1个固定垫，然后用纸壳夹板固定腕关节背伸30°，稍向尺偏，拇指于对掌位固定。固定范围包括前臂下1/3，远端至掌横纹处，拇指至掌指关节，新鲜或陈旧性骨折均可采用。纸壳夹板可用硬纸壳1块（用X线胶片盒或胶布纸筒依据患肢腕掌外形剪成），略小于鼻烟窝的小圆纸板垫3片，绷带2卷做材料。固定时将大小纸板浸湿，小圆纸板下衬一薄层棉花，放于鼻烟窝上，相当于舟骨结节位置，用1条胶布固定于皮肤上，以免包扎时移位。然后将患腕背伸、尺偏平放于纸板上，纸板中线置于患腕桡侧，纸板两缘向尺侧包裹而不许纸板两侧边缘互相接触，应留有间隙，以免包扎后纸垫上的压力不集中，最后用绷带包扎固定。固定拇指近节的目的在于解除拇短展肌的不利作用。固定期间若已有松动，可在原绷带上再加上卷绷带绑紧，维持有效固定力。包扎固定以不妨碍患肢末端血液循环为宜。也可用经过塑形的4块夹板或前臂管型石膏固定，上至前臂中上段，下至掌骨颈部，将腕关节固定于背伸25°～30°，尺偏10°，拇指对掌和前臂中立位。固定前臂的目的在于旋前及旋后活动，不使桡腕韧带影响舟骨。也有人主张采用掌屈尺偏夹板固定，认为用腕关节功能位来固定腕舟骨骨折，骨折端必将承受较大的剪力，不利于骨折愈合，而置于腕掌屈30°、尺偏10°位时，骨折面与桡骨下关节面可完全平行，肌肉收缩张力对两断端可产生纵向压缩力，有利于骨折愈合。陈旧性腕舟骨骨折，因伤后患者就诊较晚，或未经过正规治疗，骨折线已有吸收，或骨折块有轻度囊性改变，或有轻度硬化，仍可采用纸壳夹板固定治疗，时间较长，甚至需长达1年。

（三）药物治疗

早期宜活血化瘀、消肿止痛，可内服活血止痛汤或复元活血汤。中期宜接骨续损，可内服肢伤两方或和营止痛汤。后期宜养气血、补肝肾、壮筋骨，内服八珍汤或六味地黄丸，外用苏木煎或五加皮汤煎水熏洗。

（四）练功疗法

早期可做肩、肘关节的活动，屈伸范围不限，也可做手指的屈伸活动，但禁忌做腕关节的桡偏动作。中期以主动屈伸手指的握拳活动为主。后期解除固定后，可做握拳及腕部的主动屈伸，以及前臂的旋转活动。骨折迟缓愈合者，暂不宜做过多的腕部活动。

（五）其他疗法

陈旧性腕舟骨骨折，长时间不愈合且有明显症状者，以及缺血性坏死者，其治疗问题，可根据患者的年龄、工作性质、临床症状及舟骨的病理变化等，选用以下几种治疗方法。

1.自体植骨术

适用于年轻患者的舟骨近端骨折，骨折线清楚，骨折端有轻度硬化，但尚未并发创伤性关节炎者，可考虑做自体植骨术，以促进骨折愈合。手术可采用鼻烟窝横切口，但注意避免损伤桡神经浅支。术后用石膏外固定，直至骨折愈合。

2.桡骨茎突切除术

这是最简单的关节成形术，适用于腕舟骨腰部骨折，近端骨折块发生缺血性坏死，已并发创伤性关节炎者。当腕关节向桡侧偏斜时，因桡骨茎突阻挡，而发生剧烈疼痛，可行单纯桡骨茎突切除。手术采用鼻烟窝纵切口，避免损伤桡神经浅支。桡骨茎突切除范围要超过舟骨骨折线0.2 cm左右，即距桡骨茎突2 cm左右，以改善腕关节的侧方活动度，解除疼痛。

3.桡骨茎突切除及植骨术

适用于以上两种情况并存的患者。

4.近端骨块切除术

适用于舟骨近端骨折块缺血性坏死，腕关节疼痛，但尚未发生创伤性关节炎者，可行近端骨块切除术，预防创伤性关节炎的发生。手术采用鼻烟窝横切口，术中必须仔细认清该骨块周围的解剖关系，有时容易搞错，误将月骨认做舟骨而加以切除。

5.腕关节融合术

适用于舟骨骨折长期不愈合，腕关节疼痛，活动大部分受限，且有严重的创伤性关节炎者，则可考虑行腕关节融合术。若无特殊情况，下桡尺关节、尺腕关节、拇指的腕掌关节及第4、5掌骨的腕掌关节不应融合。

（周　红）

第十节　掌、指骨骨折

掌骨骨折是常见的手部骨折之一，也称驻骨骨折、壅骨骨折。指骨骨折是手部最常见的骨折，其发病率高，占四肢骨折之首，也称竹节骨骨折。掌骨为短小的管状骨，共5块。第1掌骨短而粗，第2、3掌骨长而细，第4、5掌骨既短且细。指骨共14块，除拇指为2节指骨外，其他四指均为 3 节。掌骨近端与远排腕骨形成掌腕关节，远端与第 1 节指骨形成掌指关节。其中以拇指的掌腕关节和掌指关节最为重要，是手部的关键性关节。抓握活动是手的最重要功能活动，拇指对掌是完成精细抓握和强力抓握不可少的动作，若丧失拇指就意味着丧失手功能的 40%，故第 1 掌骨的活动性较大，骨折多发生于基底部，还可合并掌腕关节脱位，临床上较常见。第 2、3 掌骨较长，握拳击物时，重力点多落在第 2、3 掌骨上，故易发生骨折。第 4、5 掌骨易遭受打击而发生掌骨颈骨折。掌骨骨折多见于成人，儿童较少见，男性多于女性。指骨骨折可发生于近节、中节或末节，可单发或多发，多见于成人。掌、指骨骨折，因手部周围的肌肉、肌腱较多，肌肉的收缩牵拉可导致骨折的移位。在治疗过程中，若处理不当，可发生骨折畸形愈合，或造成关节囊挛缩，或骨折端与邻近肌腱发生粘连，关节僵硬，不能握拳，严重影响手指功能，故对掌、指骨骨折的处理，应保持手的功能位，即腕关节背伸 30°，掌指关节屈曲 45°，近侧指间关节屈曲 45°，远侧指间关节屈曲 25°～30°，有利于维持骨折对位和骨折愈合，以及手部功能的康复。

一、病因、病理

直接暴力和间接暴力均可造成掌、指骨骨折。常见的掌、指骨骨折有下列几种。

（一）掌骨骨折

1.第 1 掌骨基底部骨折

第 1 掌骨基底部骨折是指第 1 掌骨基底部 1 cm 处骨折，由间接暴力引起，多因拇指受到纵向外力冲击，如跌倒时拇指触地或外力击于第 1 掌骨头部所致。多为横形或粉碎性骨折。骨折远端受拇长屈肌、大鱼际肌及拇指内收肌的牵拉，向掌侧及尺侧移位，骨折近端受外展拇长肌的牵拉，向背侧及桡侧移位，形成骨折端向背桡侧成角畸形，尺侧骨折端可互相嵌入。

2.第 1 掌骨基底部骨折脱位

为第 1 掌腕关节骨折脱位。由间接暴力引起，如跌倒时拇指触地或外力击于掌骨头，向上传导造成第 1 掌骨基底部骨折脱位。骨折线由掌骨基底部掌、尺侧斜向背、桡侧而进入掌腕关节，掌骨基底尺侧形成 1 个三角形骨块，为关节内骨折。

此骨块因有掌侧韧带相连而保持原位。第 1 掌腕关节是鞍状关节，掌骨基底尺侧骨折后，失去骨性阻挡，加之拇长展肌及鱼际肌附着于外侧骨块，肌肉收缩牵拉导致第 1 掌腕关节脱位或半脱位，骨折远端滑向桡侧、背侧及近侧，不稳定，严重时影响拇指对掌和外展活动。

3.掌骨颈骨折

以第 4、5 掌骨为好发部位，第 2、3 掌骨次之。间接暴力和直接暴力均可引起，如以拳击物时，第 4、5 掌骨头首当其冲，故易发生骨折。因常发生于打架或拳击运动中，由拳击对手所致，故名“拳击骨折”，多为横形骨折。骨折远端因受骨间肌、蚓状肌及屈指肌的牵拉，向掌侧屈曲，骨折处形成向背侧成角畸形。因手指背伸肌腱牵拉引起掌指关节过伸，近节指骨向背侧移位，手指越伸直，畸形越明显。

4.掌骨干骨折

可为单根骨折或多根骨折。由打击或挤压的直接暴力所致者，多为横形或粉碎性骨折；由传导或扭转暴力所致者，多为螺旋形或斜形骨折。由于骨间肌、蚓状肌的牵拉，一般骨折多向背侧成角移位。单根掌骨骨折移位较少，而多根骨折则移位较多，且对骨间肌的损伤也比较严重。

（二）指骨骨折

直接暴力和间接暴力均可造成指骨骨折，但多由直接暴力所致，且多为开放性骨折。闭合性骨折以横形较多见，斜形骨折次之；开放性骨折以粉碎性较多见，往往波及关节面。

1.近节指骨骨折

多由间接暴力所致，以骨干骨折较多见。骨折端受骨间肌、蚓状肌及伸指肌腱的牵拉而向掌侧成角畸形。

2.中节指骨骨折

直接暴力打击可引起横形骨折，受间接暴力者可引起斜形或螺旋形骨折。骨折部位不同可发生不同的畸形。若骨折发生在屈指浅肌腱止点的近侧，远侧骨折端受屈指浅肌的牵拉，形成向背侧成角畸形。若骨折发生在屈指浅肌腱止点的远侧，受屈指浅肌的牵拉，近侧骨折端向掌侧移位，并有向掌侧成角畸形。

3.末节指骨骨折

多由直接暴力所致，如打击、重物砸伤及挤压伤等。轻者仅有骨裂纹，重者可形成粉碎性骨折，合并软组织破裂者较为多见。骨折移位者少见，若手指在伸直位，间接暴力作用于指端，迫使手指末节突然屈曲，由于受伸肌腱的牵拉，末节指骨基底部背侧可发生撕脱骨折。如在接球时，由指端被球撞击所致。骨折后末节指骨屈曲，呈典型的锤指畸形。

二、临床表现与诊断

骨折后局部疼痛、肿胀，手指功能障碍，有明显压痛及纵轴叩击痛。掌骨和指骨均可在皮下触摸清楚，骨折的畸形、移位一摸便知，诊断不难。

掌骨骨折若有重叠移位，则该掌骨短缩，可见掌骨头短缩，握拳时尤为明显。第 1 掌骨基底部骨折或骨折脱位，则拇指内收、外展，对掌等活动均受限，握拳无力，并伴有疼痛。掌骨颈和掌骨干骨折，可扪及骨擦音，掌指关节屈伸功能障碍。

指骨骨折若有明显移位时，近节、中节指骨骨折可有成角畸形。末节指骨基底部撕脱骨折可有锤状指畸形，末节指间关节不能主动伸直。有移位骨折可扪及骨擦音，有异常活动。

X 线检查时应拍摄手部的正位和斜位片，因侧位片 2～5 掌骨互相重叠，容易漏诊。第 1 掌骨骨折或骨折脱位，应拍摄以拇指为准的正、侧位片，因为一般手正位片的拇指和第 1 掌骨是倾斜的。指骨骨折应单独拍摄手指正、侧位或正、斜位片。

三、治疗

掌、指骨骨折要求有正确的复位、合理而有效的固定。在治疗过程中应掌握以下原则：①骨折必须正确整复对位，不能有成角、旋转、重叠移位和畸形愈合，否则将造成手指功能障碍。②既要充分固定，又要适当活动，动静结合，有利于关节功能的恢复。③固定骨折时，以采用夹板固定为佳，将其附近的关节置于屈曲位，有利于维持骨折对位及关节活动，并防止关节囊挛缩。④对未受伤手指绝对不能固定，保证各手指、掌指及指间关节经常活动。⑤开放性骨折，首先要争取伤口一期愈合，同时也要注意骨折正确整复。⑥对手指的固定位置，不论夹板固定或牵引固定，都应注意将手指半屈曲位指端指向舟骨结节。

（一）整复方法

1.掌骨骨折整复法

可在臂丛麻醉下进行手法整复。

(1)第1掌骨基底部骨折:患者取坐位,术者一手握住腕部,拇指置于第1掌骨基底部骨折成角处,另一手握住患侧拇指,先顺畸形对抗牵引,再向桡侧牵引,然后将第1掌骨头向桡侧与背侧扳拉,同时以拇指用力向掌侧和尺侧推至骨折处,以矫正骨折向桡侧与背侧的成角畸形,骨折即可复位。

(2)第1掌骨基底部骨折脱位:手法整复容易但不稳定,难以维持对位。可采用与第1掌骨基底部骨折相同的整复方法。也可用二人复位法,患者取坐位,助手一手握住患侧拇指呈外展和轻度对掌位,另一手握住其余四指。术者一手握住腕上,与助手对抗牵引,然后术者另一手拇指置于骨折部的背侧、桡侧,向尺侧、掌侧推按,同时用示指将第1掌骨头向背侧、桡侧扳拉,第1掌骨外展,骨折即可复位。

(3)掌骨颈骨折:患者取坐位,术者一手握住手掌,用手指捏持骨折近端,另一手握住患指,将掌指关节屈曲90°,使掌指关节侧副韧带紧张,移位的掌骨头受近节指骨基底的压迫而被推向背侧,同时用拇指将掌骨干向掌侧按压,畸形即可矫正,骨折脱位也可随之复位。整复时,若错误地将掌指关节背伸或伸直位牵引,这样会以侧副韧带在掌骨头上的止点处为轴心,使掌骨头向掌侧旋转,反而加重掌骨头屈曲畸形,更难于整复。

(4)掌骨干骨折:患者取坐位,助手握住前臂下段,术者一手牵引患指,另一手拇指向背侧、掌侧按压,矫正背侧成角畸形,然后拇指与示指在骨折两旁的掌侧与背侧夹挤分骨,矫正侧方移位,骨折即可复位。

2.指骨骨折整复法

在指神经阻滞麻醉或臂丛麻醉下整复。

(1)近节指骨骨折:术者一手拇指与示指捏住骨折近端,另一手的中指扣住患者手指中节的掌侧,用无名指压迫其背侧,在牵引下屈曲其指间关节,以矫正骨折的重叠移位,然后术者牵引骨折远端的拇指和示指,分别置于骨折处的尺侧、桡侧进行挤捏,以矫正侧向移位。最后术者用握骨折近端的拇指由掌侧向背侧推扳,以矫正掌侧成角畸形。指骨颈骨折整复时,应加大畸形,用反折手法,先将骨折远端呈90°向背侧牵引,然后迅速屈曲手指,同时将骨折近端的掌侧顶向背侧,使之复位。

(2)中节指骨骨折:整复时,术者一手拇指和示指捏住骨折近端固定患指,另一手拇指、示指捏患指末节,先对抗牵引,然后在骨折处的尺侧、桡侧进行挤捏,以矫正侧方移位。最后拇指与示指改为捏住骨折处的掌背侧进行提按,以矫正掌背侧移位。

(3)末节指骨骨折:在牵引下,术者用拇指和示指先后在骨折处的掌背侧和尺桡侧进行挤捏,骨折即可复位。若为开放性骨折,有小的碎骨片或指端骨折,在清创缝合时,应将碎片切除,以免日后指端疼痛。若甲根翘起者,须将指甲拔除,骨折才易复位,甲床用凡士林纱布外敷,指甲可重新长出。末节指骨基底背侧撕脱骨折整复时,将近节指间关节屈曲,远侧指间关节过伸,撕脱的骨折块即可向骨折远端靠近而复位。

(二)固定方法

1.掌骨骨折固定法

第1掌骨基底部骨折与骨折脱位的固定方法相同。在骨折远端的背、桡侧放1个平垫,控制骨折成角或关节脱位。在掌骨头的掌侧放1个平垫,以防止掌骨因屈肌收缩时向掌侧屈曲。用胶布将平垫均匀固定在皮肤上。将备用的30°角弧形外展夹板置于前臂桡侧及第1掌骨的桡背侧,弧形夹板成角部正好对准腕关节。用较宽胶布将弧形夹板近端固定在前臂及腕部,然后再用主条胶布将置于掌骨头的平垫固定在弧形夹板的远端，保持第 1 掌骨在外展 30°位轻度背伸，拇指屈曲在对掌位。掌指关节及指间关节保持一定的活动度。若骨折脱位整复后不稳定，容易引起短缩移位时，可在拇指的两侧用 1 条 2 cm×10 cm 的胶布做皮肤牵引。还可采用前臂管型石膏做外固定，并在石膏上包一粗铁丝，做拇指皮肤牵引，也可做拇指末节骨牵引。

掌骨颈骨折整复后，将直角竹片夹板或铝板置于手背，把掌指关节和近侧指间关节固定于屈曲 90°位。预防骨折畸形愈合后，掌骨头突向手掌，握物时疼痛。若为掌骨头粉碎性骨折无法整复，也不易维持骨折对位，可用竹片或石膏托做短期固定，以减轻疼痛，待稍消肿后早期开始活动，在活动中重新塑形关节面，力争保留较多的关节活动度。

掌骨干骨折复位后，先将骨折部背侧骨间隙各放 1 个分骨垫，用胶布固定。若骨折端向掌侧成角，则在掌侧放 1 个平垫，用胶布固定。然后在掌、背侧各放 1 块厚 2～3 mm 的硬纸壳夹板，用胶布固定，并用绷带包扎。若为斜形、粉碎、短缩较多的不稳定性骨折，可在末节指骨穿针，并用丁字铝板做功能位固定加牵引。一般牵引 3 周后，骨折处有纤维性连接，除去牵引，继续用夹板固定至骨折愈合。

2.指骨骨折固定法

近节指骨骨折，无移位者，用塑形竹片或铝板固定于功能位 3 周左右。有移位的骨折或指骨颈骨折，复位后，在掌、背侧和尺、桡侧各放 1 竹片夹板，其长度相当于指骨，不超过指间关节，然后胶布固定。对于有向掌侧成角的骨折，可置绷带卷或裹有 3 层纱布的小玻璃瓶(或小木棒)，手指屈在其上，手指尖指向舟骨结节，以胶布固定，外加绷带包扎。

中节指骨骨折复位后，其固定方法同近节指骨骨折。末节指骨骨折复位后，其固定方法同近节指骨骨折。末节指骨基底部背侧撕脱骨折复位后，可用塑形竹片或铝板固定患者近侧指间关节于屈曲位、远侧指间关节于过伸位 6 周左右，指骨骨折也可用戒指夹板固定。

3.常见内固定方法

(1)克氏针：骨干骨折克氏针内固定的要求为骨折线距关节面至少 1 cm；克氏针与骨干角度 30°～45°为佳；指骨用克氏针 φ 0.89～1.14 mm，掌骨用克氏针 φ 1.37 mm；选用两端尖的克氏针；克氏针不通过关节和伸屈肌腱。

(2)AO 微型钢板：多发骨折明显移位或软组织损伤；有移位的骨干横形、短斜形或短螺旋形骨折；粉碎性骨折有短缩和(或)旋转畸形；粉碎的关节内和关节周围骨折；骨折伴有缺损。有“L”形“T”形等钢板。钢板内固定的优点为解剖复位，坚强内固定及有利于早期功能练习。缺点为广泛暴露，指骨需取钢板，而掌骨约 50%需取钢板。

(3)钢丝：钢丝内固定的适应证为近、中节指骨，掌骨干横形骨折。短斜骨折加 1 枚克氏针，撕脱骨折用抽出钢丝。钢丝内固定的优点为取材方便，骨折端接触紧密，加用 1 枚克氏针的稳定性优于交叉克氏针。缺点为单纯钢丝内固定不能控制掌背侧成角，侧面远近端钻孔如不平行将造成骨折端旋转移位，需二次手术取钢丝。

(4)髓内支架：适用于掌骨中部横形、短斜形骨折，特点为稳定性好，缺点为骨折愈合后不能取出。

(5)张力带：适用于不能用手法达到解剖复位的要求；不能用单纯外固定来维持位置；有移位的开放骨折；关节内撕脱骨折，移位>1 mm；局限性粉碎性骨折 1～2 块；多处掌指骨骨折。优点为取材方便，骨膜剥离少，愈合率高和对肌腱滑动影响小。缺点为需二次手术取出钢丝。

（三）药物治疗

早期宜活血祛瘀、消肿止痛，内服桃红四物汤，外敷跌打万花油。若为开放性骨折，内服药中加清热解毒剂，如银花、连翘等。中期宜和营生新、接骨续损，内服续骨活血汤；后期宜培补肝肾、强壮筋骨，内服虎潜丸。解除固定后，外用海桐皮汤熏洗。

（四）练功疗法

有移位的掌、指骨骨折，固定后，应避免患指的活动，可做肩、肘关节活动。在3～4周，第1掌骨各类骨折不能做掌腕关节内收活动，掌骨颈骨折不能作伸指活动，第3～5掌骨干骨折不能用力伸指和握拳活动。一般4～6周骨折达临床愈合后，可解除外固定，逐步加强手指和腕关节的主动活动，禁止做被动暴力扳拉，以矫正受限的关节功能。

（五）手术治疗

第1掌骨基底部骨折或骨折脱位，若复位后仍不稳定者，可采用钢针内固定，复位后，在X线透视下，无菌操作，经皮闭合穿入细钢针。若内侧骨折块较小，可将第1掌骨固定在大多角骨上。陈旧性骨折脱位，则宜切开复位，钢针内固定，拇指固定在握拳位。若骨折脱位关节面粉碎者，如症状明显、影响功能，则可考虑做掌腕关节融合术。

损伤时掌骨头屈曲越严重，则掌骨颈掌侧皮质骨粉碎越多，复位后越不容易维持骨折对位，应考虑用经皮穿入细钢针做内固定。可用短钢针斜行穿过骨折线，或利用邻近掌骨做支架，在骨折线远、近端各横穿1枚钢针做固定。

掌骨干骨折若处理不当，容易发生短缩、背侧成角或旋转畸形。短缩在2～3 mm时功能影响不大，可以接受；短缩严重者，可使屈伸指肌腱及骨间肌张力失调，影响伸指功能。若有背侧成角，轻者影响外观，重者也可影响骨间肌的张力。旋转畸形带来的功能影响更明显，握拳时手指将发生交叉。以上畸形严重者，均应考虑行切开复位内固定术。掌骨干多根骨折，若错位明显而复位困难，或难于维持骨折对位者，或开放性骨折，或皮肤损伤严重者，均可采用切开复位钢针内固定，钢针远端应尽量在掌指关节背侧穿出，以减少对关节面的损伤。

治疗近节及中节指骨骨折，一是争取解剖复位，因屈伸肌腱紧贴指骨，若骨折错位或成角愈合，容易发生肌腱粘连，或张力失调；二是注意防止旋转愈合，否则，屈指时，患指将与邻指交叉，故指骨骨折手法复位不成功者，或骨折不稳定者，或骨折错位、成角、旋转愈合者，均应行切开复位钢针内固定术。根据不同类型的骨折采用不同的穿针方式。若横形骨折，用细钢针交叉固定。若为斜形骨折，可与骨折线垂直穿针固定。钢针由指骨头背侧穿出，不能穿过关节面，以免影响关节活动。末节指骨基底部背侧撕脱骨折，若手法复位不成功，或为陈旧性骨折，则可考虑切开复位。若骨折块较大，可用丝线缝回原位；若骨折块较小，则可将其切除，伸指肌腱止点用丝线固定。

（周　红）

第十一节　肩部关节脱位

肩部关节脱位是肱骨头与肩盂构成的关节，通常称为肩关节。肩关节脱位占全身脱位的40%以上，男性多于女性。肩关节脱位分前脱位和后脱位，以前者较多见。新鲜脱位处理不及时或不妥，往往转变为陈旧性脱位，脱位通常可伴有骨折。

一、病因、病理与分类

(一)肩关节前脱位

1.新鲜性、外伤性肩关节前脱位

多为间接暴力引起,极少数由直接暴力所致。患者侧向跌倒,上肢呈高度外展、外旋位,手掌或肘部着地,地面的反作用力由下向上,经手掌沿肱骨纵轴传递到肱骨头,肱骨头向肩胛下肌与大圆肌的薄弱部分冲击,将关节囊的前下部顶破而脱出,加之喙肱肌、冈上肌等的痉挛,将肱骨头拉至喙突下凹陷处,形成喙突下脱位。若外力继续作用,肱骨头可被推至锁骨下部,形成锁骨下脱位。若暴力强大,则肱骨头冲破肋间进入胸腔,形成胸腔内脱位。跌倒时,上肢过度上举、外旋、外展,肱骨外科颈受到肩峰冲击而成为杠杆的支点,由于杠杆的作用迫使肱骨头向前下部滑脱,造成盂下脱位,但往往由于胸大肌和肩胛下肌的牵拉,而滑至肩前部,转为喙突下脱位。

肩关节脱位后的病理变化,主要为肩关节囊的破裂和肱骨头的移位,也有破裂在盂唇处不易愈合,可为习惯性脱位的原因。肱骨头由于胸大肌的作用发生内旋,加之肩关节囊及其周围的韧带及肌肉的作用,使肱骨头紧紧抵于肩胛盂或喙突的前下方,严重者可抵达锁骨下方,使肱骨呈外展内旋及前屈位弹性畸形固定,丧失肩关节的各种活动功能。

2.陈旧性肩关节前脱位

因处理不及时或不当,超过 3 周者为陈旧性脱位。其主要病理变化是关节周围和关节腔内血肿机化,大量纤维性瘢痕结缔组织充满关节腔内,形成坚硬的实质性纤维结节,并与关节盂、肩袖和三角肌紧密相连,增加了肱骨头回纳原位的困难,挛缩的三角肌、肩胛下肌、背阔肌、大圆肌及胸大肌也阻碍肱骨头复位。合并肱骨大结节骨折者,骨块畸形愈合,大量骨痂引起关节周围骨化,关节复位更加不易。

3.复发性肩关节前脱位

一般是指在首次外伤发生脱位之后,在较小的外力作用下的某一位置使盂肱关节发生再脱位。此类脱位与随意性脱位不同,再次脱位时一般均伴有程度不同的疼痛与功能障碍,并且不能自行复位。

首次盂肱关节脱位常常导致关节囊松弛或破坏,盂唇撕脱,盂肱中韧带损伤。关节稳定复合结构的损伤导致了关节稳定装置的破坏,使脱位容易再次发生。此外骨性结构的破坏,包括肱骨头后上方压缩骨折形成的骨缺损及肩盂骨折缺损,也导致盂肱关节不稳定和复发性脱位倾向。

(二)肩关节后脱位

肩关节后脱位极少见,可由间接暴力或直接暴力所致。直接暴力是从前侧向后直接打击肱骨头,使肱骨头冲破关节囊后壁和盂唇软骨而滑入肩胛冈下,形成后脱位,常伴有肱骨头前侧凹陷骨折或肩胛冈骨折。间接暴力是上臂强力内旋跌倒手掌撑地,传导暴力使肱骨头向后脱位。

肩关节后脱位的病理变化主要是关节囊和关节盂后缘撕脱,同时伴有关节盂后缘撕脱骨折及肱骨头前内侧压缩性骨折,肱骨头移位于关节盂后,停留在肩峰下或肩胛冈下。

二、临床表现与诊断

(一)肩关节前脱位

1.新鲜性、外伤性肩关节前脱位

肩关节前脱位均有明显的外伤史,肩部疼痛、肿胀及功能障碍等一般损伤症状。

(1)体征:因肱骨头向前脱位,肩峰特别突出形成典型的“方肩”畸形,同时可触及肩峰下有空虚感,从腋窝可摸到前脱位的肱骨头。上臂有明显的外展内旋畸形,并呈弹性固定于这种畸形位置。伤侧肘关节的内侧贴着胸前壁,伤肢手掌不能触摸健侧肩部,即搭肩试验阳性的表现。测量肩峰到肱骨外上髁长度时,患肢短于健肢(但盂下脱位则长于健肢)。

(2)X线检查:可以确诊肩关节前脱位,并能检查是否有骨折发生。

2.陈旧性肩关节前脱位

以前有外伤史,患侧的三角肌萎缩,“方肩”畸形更加明显,在盂下、喙突下或锁骨下可摸到肱骨头,肩关节各方向运动均有不同程度的受限。搭肩试验、直尺试验阳性。

3.复发性肩关节前脱位

首次外伤性肩关节脱位史或反复脱位史,肱骨头推挤试验存在前方不稳定征象,被动活动关节各方向活动度一般不受限。向下牵拉,存在下方不稳定的表现。肩盂前方存在局限性压痛。恐惧试验阳性,当被动外旋后伸患臂时,患者出现恐惧反应。在脱位时摄取前后位和盂肱关节轴位X线片可以明确显示肱骨头的前方或前下脱位,肱骨的内旋位摄片能显示肱骨头后上方缺损,轴位X线片可显示肩盂前方骨缺损。

(二)肩关节后脱位

临床症状不如肩关节前脱位明显,常延误诊断,最明显的临床表现为肩峰异常突出,从伤侧侧面观察,伤肩后侧隆起,前部平坦,上臂呈内收内旋位,外展活动明显受限制,在肩关节后侧肩胛冈下可摸到肱骨头,肩部前侧空虚。X线正位片示盂肱关节大致正常,但仔细研究可发现,肱骨头呈内旋位,大结节消失,肱骨头与肩胛盂的半月形阴影消失,肱骨头与肩胛盂的关系显示移位。轴位X线片可显示肱骨头向后移位,肱骨头的前内侧变平或凹陷,或肩胛冈骨折。再结合肩部外伤史即可确诊。

三、治疗

(一)非手术治疗

1.新鲜肩关节前脱位

新鲜肩关节前脱位的治疗原则应当是尽早行闭合复位,不仅可及时缓解患者痛苦,而且易于复位。一般复位前应给予适当的麻醉。复位手法分为以牵引手法为主或以杠杆方法为主两种。一般以牵引手法较为安全,利用杠杆手法较易发生软组织损伤及骨折。

(1)牵引推拿法:患者取仰卧位,用布带绕过胸部,一助手向健侧牵拉,另一助手用布带绕过腋下向上向外牵引,第三助手紧握患肢腕部,向外旋转,向下牵引,并内收患肢。三个助手同时徐缓、持续不断地牵引,可使肱骨头自动复位。若不能复位,术者可用一手拇指或手掌根部由前上向外下,将肱骨头推入关节盂内。第三助手在牵引时,应多做旋转活动,一般均可复位。此法简单,效果好,危险性小,最为常用。通过牵引,使脱出的肱骨头逐渐离开锁骨下、喙突下或关节盂下,到达关节囊的破裂口处,通过手法使肱骨头回纳复位。

(2)手牵足蹬法:术者立于患侧,双手握住患侧腕部,用一足背外侧(右侧脱位用右足,左侧脱位用左足)置于腋窝内。术者在双肘、双膝伸直,一足着地,另一足蹬住腋窝的姿势下,在肩外旋、稍外展位，缓慢有力地向下牵引患肢，然后内收、内旋，充分利用足背外侧为支点的杠杆作用，将肱骨头撬入关节盂内。当有回纳感时，复位即告成功。复位时，足背外侧尽量顶住腋窝底部，动作要徐缓，不可使用暴力，以免腋部血管、神经损伤。若复位不成功时，多为肱二头肌长头腱阻碍而不能复位，可将患肢向内、外旋转，使肱骨头绕过肱二头肌长头腱，再进行复位，可获成功。

(3)拔伸托入法：患者取坐位，第一助手立于患者健侧肩后，两手斜形环抱固定患者做反牵引，第二助手一手握肘部，一手握腕上，向外下方牵引，用力由轻而重，持续 2～3 分钟，术者立于患肩外侧，两手拇指压其肩峰，其余手指插入腋窝内，在助手对抗牵引下，术者将肱骨头向外上方钩托，同时第二助手逐渐将患肢向内收、内旋位牵拉，直至肱骨头有回纳感觉，复位即告完成。此法安全易行，效果好，适用于各型肩关节脱位，是临床上常用的方法之一。

(4)椅背整复法：让患者坐在靠背椅上，用棉垫置于腋部，保护腋下血管、神经免受损伤。将患肢放在椅背外侧，腋肋紧靠椅背，一助手扶住患者和椅背，起固定作用，术者握住患肢，先外展、外旋牵引，再逐渐内收，并将患肢下垂，内旋屈肘，即可复位成功。此法是应用椅背作为杠杆支点整复肩关节脱位的方法，适用于肌肉不发达、肌力较弱的肩关节脱位者。

(5)膝顶推拉法：让患者坐在凳上，以左肩脱位为例，术者立于患侧，左足立地，右足踏在座凳上，右膝屈曲小于 90°，膝部顶于患侧腋窝，将患肢外展 80°～90°，并以拦腰状绕过术者身后，术者以左手握其肘部，右手置于肩峰处，右膝顶，左手拉，当肱骨头达到关节盂时，右膝将肱骨头向上用力一顶，即可复位。此法适用于脱位时间短、肌力较弱的患者。此法术者一人操作即可，不需要助手协助。

(6)牵引回旋法：患者取仰卧位或坐位，术者立于患侧，以右肩关节前脱位为例。术者以右手握肘部，左手握腕上部，将肘关节屈曲，以下分 4 步进行：①右手沿上臂方向向下徐徐牵引，并轻度外展，使三角肌、喙肱肌、胸大肌等肌肉松弛，将肱骨头拉至关节盂上缘。②在外旋牵引位下，逐渐内收其肘部，使之与前下胸壁相接，使肩胛下肌等松弛，此时肱骨头已由关节盂的前上缘向外移动，至关节囊的破口处。③使上臂高度内收，有时会感到“咯噔”声遂即复位。④将上臂内旋，并将手放于对侧肩部，肋骨头可通过扩大的关节囊破口滑入关节盂内，并可闻及入臼声，复位即告成功。此法适用于肌力较弱者或习惯性脱位者。由于此法应力较大，肱骨外科颈受到相当大的扭转力，因此操作宜轻稳、谨慎，若用力过猛，可引起肱骨外科颈骨折，尤其是骨质疏松的老年患者更应注意。

脱位整复成功的表现是“方肩”畸形消失，肩部丰满，与对侧外观相似，腋窝下、锁骨下、喙突下等扪不到肱骨头，搭肩试验阴性，直尺试验阴性，肩关节被动活动恢复正常功能。X 线片表现肱骨头与关节盂的关系正常。

若手法复位确有困难，应认真考虑阻碍复位的原因：如肱二头肌长腱套住肱骨头阻碍复位；撕破的关节囊为扣眼状而阻碍肱骨头回纳；骨折块阻拦脱位整复；脱位时间较长，关节附近粘连尚未松解；患者肌肉发达，牵引力不够大，未能有效对抗痉挛的肌肉收缩力；麻醉不够充分，肌肉的紧张未松弛，或手法操作不当等因素。当遇到此等情况时，再次施行整复时应更换手法，反复内、外旋并改变方向，切不可粗暴操作、用力过猛。

2.陈旧性肩关节脱位

治疗陈旧性脱位，应以手法复位为首选方法。手法复位疗效虽佳，但必须严格选择患者，谨慎从事，因手法复位时若处理不当，还可能发生肱骨外科颈骨折、臂丛神经损伤等严重并发症。故应根据患者的具体情况，认真分析，仔细研究，区别对待。老年患者，脱位时间较长、无任何临床症状的患者，不采取任何治疗；年龄虽在50岁左右，体质强壮，脱位时间超过2个月，但肩关节外展达70°～80°者，也可听其自然，不做治疗；年龄虽轻，脱位时间2～4个月，但伴有骨折，或大量瘢痕组织形成者，不宜采用手法复位，应行手术切开复位。

(1)适应证与禁忌证：陈旧性肩关节前脱位，在3个月以内、无明显骨质疏松者，可试行手法复位；年轻体壮者，可试行手法复位；年老体弱者禁用手法复位。脱位的肩关节仍有一定活动范围，可手法复位；相反，脱位的关节固定不动者，禁用手法复位。经X线片证实，未合并骨折，或关节内外无骨化者，可试行手法复位。肩关节脱位无合并血管、神经损伤者，可手法复位。

(2)准备：持续牵引、脱位整复前，先做尺骨鹰嘴牵引1～2周，牵引重量3～4 kg，将脱出的肱骨头拉到关节盂附近以便于复位。在牵引期间，每天配合中药熏洗、推拿按摩，施行手法时，可暂时去掉牵引，以拇指推揉，拇、示指提捏等手法，提起三角肌、胸大肌、肩胛下肌、背阔肌、大圆肌等，然后，以摇转、扳拉等手法，加大肩关节活动范围，反复操作数次，逐步解除肩关节周围肌肉的痉挛，松解关节周围的纤维粘连，使痉挛组织延伸、肱骨头活动范围加大。若脱位时间短、关节活动范围较大，可以不做持续牵引。

(3)手法松解：粘连松解是否彻底，是整复手法能否成功的关键。患者仰卧于手术台上，在全身麻醉或高位硬膜外麻醉下，助手固定双肩，术者一手握患肢肘部，一手握伤肢腕部，屈肘90°做肩关节的屈、伸、内收、外展、旋转等各方向被动活动。术者须耐心、细致，动作持续有力，范围逐渐增大，使粘连彻底松解，痉挛的肌肉彻底松弛、充分延伸，肱骨头到达关节盂边缘，以便于手法复位。术者在松解粘连时，切不可操之过急，否则，可引起骨折，或血管、神经损伤。

(4)复位：复位一般采用卧位杠杆复位法，患者取仰卧位，第一助手用宽布带套住患者胸廓向健侧牵引；第二助手立于床头，一手扶住竖立于手术台旁的木棍，另一手固定健侧肩部；第三助手双手握患肢腕关节上方，牵引下逐渐外展到120°左右；术者双手环抱肱骨大结节处。三个助手协调配合用力，当第三助手在牵引下徐徐内收患肢时，术者双手向外上方拉肱骨上端，同时利用木棍当杠杆的支点，迫使肱骨头复位。复位前，木棍与患臂的接触部位，用棉花、绷带包绕，以免木棍损伤皮肉。在复位过程中，木棍要紧靠胸壁，顶住腋窝，各方用力要适度，动作要缓慢、协调一致，密切配合，避免造成肱骨外科颈骨折及并发血管、神经损伤。

3.习惯性肩关节脱位

复发性肩关节脱位，一般可自行复位，或轻微手法即可复位，可参考新鲜性脱位复位手法。

4.肩关节后脱位

治疗比较简单，一般采用前脱位的牵引推拿法。将上臂轻度前屈、外旋牵引，肱骨头即可复位。

复位满意后，一般采用胸壁绷带固定，将患侧上臂保持在内收、内旋位，肘关节屈曲60°～90°，前臂依附胸前，用绷带将上臂固定在胸壁。前臂用颈腕带或三角巾悬吊于胸前。固定时间2～3周，固定时于腋下和肘部内侧放置纱布棉垫，将胸壁与上臂内侧皮肤隔开，防止因长期接触而发生皮炎、糜烂。固定宜妥善、牢固，限制肩关节外展、外旋活动。固定时间要充分，使破裂的关节囊得到修复愈合，预防以后形成习惯性脱位。

若是合并肱骨外科颈骨折，则采用肱骨外科颈骨折的治疗方法进行固定，根据复位后的肱骨头处于何种位置而采用相应的办法。

若是新鲜性肩关节后脱位，复位后，用肩“人”字形石膏固定上臂于外展40°、后伸40°和适当外旋位，3周后去除固定。

固定后即鼓励患者做手腕及手指练功活动，新鲜脱位，1周后去绷带，保留三角巾悬吊前臂，开始练习肩关节前屈、后伸活动；2周后去除三角巾，开始逐渐做关节向各方向的主动功能锻炼，如左右开弓、双手托天、手拉滑车、手指爬墙等运动，并配合按摩、推拿、针灸、理疗等，以防肩关节周围组织粘连和挛缩，加快肩关节功能恢复。但是，在固定期间，必须禁止上臂外旋活动，以免影响软组织修复。固定去除后，禁止做强力的被动牵拉活动，以免造成软组织损伤及并发骨化性肌炎。陈旧性脱位，固定期间应加强肩部按摩、理疗。

(二)手术治疗

习惯性肩关节前脱位的手术治疗，常用的手术方法有以下几种。

1.肩胛下肌及关节囊重叠缝合术

即修复关节囊增强关节前壁的方法。当手术显露肩胛下肌时，检查肩胛下肌有无萎缩、损伤及瘢痕形成的情况，于肩胛下肌小结节附着点 2 cm 左右处断开，检查关节囊前壁破裂或损伤情况，并仔细进行修复或重叠缝合。此时将肱骨内收、内旋位，以便重叠缝合肩胛下肌。肩胛下肌缝合重叠长度，根据肩胛下肌肌力情况或要求限制肩外展、外旋情况而定，一般重叠 1.5 cm，再将喙肱肌腱及肱二头肌短头腱缝合固定于喙突，依次缝合伤口各层组织。术后用外展架将伤肢固定于外展 50°～60°，前屈 45°位，1～2 天拔除负压引流，10 天拆除缝线，3～4 周拆除外展架，开始功能锻炼，并向患者说明以后在工作和生活中要注意伤肢不能过度外展外旋，以防复发。此法效果不佳，故现已很少运用。

2.肩胛下肌止点外移术

也是修复关节囊增强前壁的方法。肩关节显露途径与前法相同，当手术显露肩胛下肌时，检查肩胛下肌的情况，并自其止点处切下，使肩胛下肌外端游离，进一步检查关节囊，将肱骨内收内旋，在肱骨大结节处切开骨膜，将肩胛下肌外端外移缝合固定于肱骨大结节处，以增强其张力，再将喙肱肌腱及肱二头肌短头腱缝到喙突，逐层缝合，术后处理与前法同。

3.肱二头肌长头腱悬吊术

此手术是增强肱骨头稳定性的方法。患者体位、手术切口和显露同上，将肱骨内收、内旋，用拉钩向两侧牵开肱二头肌短头腱、喙肱肌腱和三角肌，显露肱骨小结节、肱二头肌长头腱和肩胛下肌，将喙肱韧带于靠近大结节处切断，并充分分离，再将肱二头肌长头腱在肱骨大小结节下方切断，远端向下牵开，提起近端，并沿其走向切开关节囊，直到找出肱二头肌长头腱近端的附着点。将喙肱韧带缝包在长头腱近端的外面，加强其牢固强度，以免以后劳损或撕裂，肱二头肌长头腱的两端各用粗丝线在双重腱内“8”字形缝合，并从腱的断面引出丝线备用，然后将肱骨略内收，用骨钻从肱骨结节间沟的大小结节下方，对准肱二头肌长头腱近端附着点钻一孔，将肱二头肌长头腱近端及其包绕的喙肱韧带，从钻孔拉出到肱骨结节间沟外，再将肱二头肌长头腱的远近两端缝合在一起，或断端分别缝合在骨膜上，再缝合关节囊，逐层缝合切口各层组织。术后用外展架将伤肢固定于外展 50°～60°位，前屈 45°位，其他手术处理与前法同。

4.Bankart 手术

此手术方法是修复盂唇及关节囊的方法。当切断并向内翻肩胛下肌后，外旋肱骨即显露关节囊的前侧，检查后在小结节内 2 cm 左右处弧形切开关节囊前侧壁，显露肱骨头，检查盂唇和关节囊可发现破损。用特制的弯钩形锥，在肩胛盂前内缘处钻三四个孔，用粗丝线将切开的关节囊的前外缘缝合固定盂唇部，再将关节囊的前内缘重叠缝合于关节囊上，此法缝合关节囊既紧缩了关节囊，又加强了关节囊，也使盂唇稳定。修复肩胛下肌、喙肱肌腱及肱二头肌短头腱，检查冲洗创口，逐层缝合切口各层组织，术后用外展架将伤肢固定于肩外展 50°～60°位，前屈 45°位，其他术后处理与前法同，此种手术方法修复病变部位，临床效果较佳。

（三）中药治疗

新鲜脱位，早期患处瘀肿、疼痛明显者，宜活血祛瘀、消肿止痛，内服舒筋活血汤、活血止痛汤等，外敷活血散、消肿止痛膏；中期肿痛减轻，宜服舒筋活血、强壮筋骨，可内服壮筋养血汤、补肾壮筋汤等，外敷舒筋活络药膏；后期体质虚弱者，可内服八珍汤、补中益气汤等，外洗方可选用苏木煎、上肢损伤洗方等，煎水熏洗患处，促进肩关节功能的恢复。陈旧性脱位，内服中药应加强通经活络之品，加用温通经络之品外洗，以促进关节功能恢复。复发性脱位者，应提早补肝肾、益脾胃，以强壮筋骨。对于各种合并症，有骨折者，按骨折三期辨证用药；有合并神经损伤者，应加强祛风通络之品，重用地龙、僵蚕、全蝎等；有合并血管损伤者，应重用活血祛瘀通络之药，或合用当归四逆汤加减。

（周　红）

第十二节　肩锁关节脱位

肩锁关节由锁骨外端和肩峰关节面组成，关节囊紧，属微动关节。肩锁关节靠关节囊和肩锁韧带维持稳定，并由喙突与锁骨间的坚强的喙锁韧带加强。肩锁关节脱位较为多见，多发于青壮年，男性多于女性。

一、病因、病理与分类

肩锁关节脱位多为直接暴力引起，最常见于摔倒时肩外侧着地，受直接外力所致。外力作用于肩峰，通过肩锁关节传至锁骨，可造成肩锁韧带、喙锁韧带损伤，也可造成锁骨骨折。外力较大时，尚可使三角肌及斜方肌损伤。喙突由于受到喙锁韧带的牵拉偶可造成骨折。喙锁韧带完全损伤后，整个上肢及肩胛骨失去肩锁及喙锁韧带的悬吊作用向下垂，而锁骨由于受到胸锁关节的约束和斜方肌的牵拉只有轻度的上翘。

间接暴力也可造成肩锁关节的损伤，一般为上肢伸展位摔倒，手部先着地，外力通过上肢传导到肱骨头及肩峰，使肩胛骨向上移位，并可牵拉损伤肩锁韧带。由于外力的作用使喙锁间隙变窄，因此喙锁韧带处于松弛状态，不会受到损伤。外力足够大时，除造成肩锁关节脱位外，也可造成肩峰骨折及肩关节上方脱位。

上肢被机器绞伤所致牵拉损伤，也可造成肩锁关节的损伤。

根据肩锁韧带及喙锁韧带损伤，锁骨移位的方向和移位的程度不同，可分为以下几种类型。

（1）Ⅰ型：肩锁韧带部分损伤，肩锁韧带仍保持完整，肩锁关节稳定。

（2）Ⅱ型：肩锁韧带完全损伤，肩锁关节发生水平方向前后的不稳定，由于喙锁韧带完整，肩锁关节垂直方向仍保持稳定。锁骨外端没有相对向上移位现象。有时喙锁韧带受到部分牵拉，可出现锁骨外端轻度上移的表现。

（3）Ⅲ型：肩锁韧带与喙锁韧带均遭受损伤，肩锁关节发生脱位。上肢及肩胛骨下垂，表现为锁骨外端翘起，三角肌和斜方肌在锁骨的附着处可有损伤。

（4）Ⅳ型：肩锁韧带及喙锁韧带完全断裂，锁骨外端向后移位穿入到斜方肌内，也称为锁骨后脱位。

(5)Ⅴ型:实际是更为严重的Ⅲ型损伤,锁骨外端翘起,位于颈部的皮下。

(6)Ⅵ型:肩锁关节完全脱位,锁骨外端向下方移位至肩峰下方或喙突下。发生于上臂极度外展、外旋位,由牵拉外力所致。

二、临床表现与诊断

有明显外伤史。伤后局部疼痛、压痛、肿胀。半脱位者,锁骨外侧端向上移位,肩峰与锁骨不在同一水平面上,可触及高低不平的肩锁关节。双侧对比,被动活动时,患侧锁骨外侧端活动范围增加,肩关节功能障碍。若诊断有困难时,则让患者两手分别提约 2.5 kg 的重物,同时摄双侧肩锁关节正位片进行对比,常可发现患侧锁骨外端与肩峰间距离较健侧增大。全脱位者,锁骨外侧端隆起,畸形明显,患侧上肢外展、上举活动困难。检查时,肩锁关节处可摸到一凹陷沟,局部按压有明显弹跳征,如按琴键。摄 X 线片,可发现锁骨外侧端与肩峰端完全分离,向上移位较明显。Ⅴ型损伤有时可出现臂丛神经受牵拉的症状。Ⅵ型损伤则可合并锁骨、肋骨骨折及臂丛神经损伤。

三、治疗

(1)Ⅰ型损伤:主要采用症状治疗并保护患肩,以免再遭受外伤,可休息或用吊带保护患肢 1 周。在疼痛症状消失以前、功能活动未完全恢复时,避免肩部剧烈运动,以免加重损伤。

(2)Ⅱ型损伤:一般采用非手术治疗方法,可使用三角巾或吊带保护,症状减轻后可早期开始肩关节功能锻炼。对于年老体弱者尤应早期开始肩关节功能锻炼。Ⅱ型损伤经治疗后仍持续疼痛,肩关节功能活动受限,可能为关节内纤维软骨盘或关节软骨碎裂残留于关节内或由于损伤的关节囊卷入关节所致,行关节造影有助于诊断。症状持续不减时,可行肩锁关节成形术,清除关节内游离碎片。如锁骨端关节面已有退行性变,则可行锁骨外端切除术。因喙锁韧带完整,肩胛骨不会发生明显下坠。

(3)Ⅲ型损伤:对年老、体弱或非体力劳动者宜采用非手术方法治疗。虽然推荐固定方法很多,但实际上任何外固定都难以维持历时数周的复位。患者也难以接受长时间的固定。因此非手术治疗实际是接受锁骨外端的移位,早期开始肩关节功能锻炼恢复肩关节的功能活动为目标。一般可用三角巾或颈腕吊带保护患肩,同时辅以症状治疗。当疼痛症状减轻后,鼓励患者练习使用上肢,开始进行肩关节功能锻炼。伤后 2～3 周患肩可逐渐达到正常活动范围。

对于青年患者或体力劳动者,可采用手术治疗。手术治疗有四种基本方式:①肩锁关节切开复位内固定,韧带修补或重建。②喙突锁骨间内固定,韧带修复或重建。③锁骨外端切除。④动力肌肉移位。目前对Ⅲ型新鲜损伤较为常用的手术方法为切开复位,以克氏针固定肩锁关节,同时修复肩锁韧带及喙锁韧带;或以拉力螺钉固定锁骨及喙突,同时修复肩锁及喙锁韧带。术中注意清除肩关节内破损的纤维软骨板,修复关节囊。同时对三角肌及斜方肌在锁骨上的损伤部位进行修复,以增强关节的稳定,并有利于肩部肌肉力量的恢复。术后采用颈腕吊带保护 1～2 周,如内固定较为牢固,可早期使用患肢进行日常活动,2 周后可间断去除吊带进行功能锻炼,3 个月内避免患肢用力进行提拉活动。一般于术后 6～8 周去除内固定。

对于Ⅳ、Ⅴ、Ⅵ型损伤原则上均应手术治疗。尤其Ⅴ型损伤,由于损伤严重、锁骨外端移位较大,需手术复位,以拉力螺钉固定锁骨及喙突。Ⅳ及Ⅵ型损伤如能经手法复位,可行非手术方法治疗。对青年患者、体力劳动者宜行手术复位固定。

对陈旧性肩锁关节脱位的患者，如肩部疼痛、肩锁关节有退行性变者，一般应行锁骨外端切除术治疗，切除范围至少应为 2 cm。切除太少，肩外展活动时，锁骨外端可与肩峰相顶撞，仍会引起疼痛。陈旧性Ⅱ型损伤切除锁骨外端时，应保留喙突至锁骨的锥形韧带，以免锁骨外端过度向上翘起。

其他类型的陈旧性损伤，由于喙锁韧带均已断裂，锁骨外端切除后须重建喙锁韧带稳定锁骨外端，否则锁骨端可刺激周围的软组织引起疼痛症状。一般可用喙肩韧带重建喙锁韧带，同时用拉力螺钉固定锁骨及喙突。也可采用动力肌肉移位方法治疗，即将喙肱肌、肱二头肌短头连同喙突移位至锁骨，并以螺钉固定，达到利用肌肉动力稳定锁骨的目的。也可同时切除锁骨外端。

药物治疗当按损伤三期辨证施治。初期肩部肿胀疼痛，宜活血祛瘀，消肿止痛，以舒筋活血汤内服。中期肿痛减轻，宜舒筋活血、强壮筋骨，以壮筋养血汤内服。后期症状近消失，宜补肝肾、舒筋活络，以补肾壮筋汤内服。损伤后期，关节功能障碍者，以损伤洗方熏洗，可配合按摩、推拿治疗。

（周　红）

第十三节　肘部关节脱位

一、肘关节脱位

肘关节脱位比较常见，在全身大关节脱位中占 1/2 左右，位居第 1 位。好发于任何年龄，但以青少年和壮年多见，儿童和老年人少见。

肘关节为屈戍关节，即铰链关节，由肱骨下端滑车和尺骨上端鹰嘴窝及肱骨小头和桡骨小头组成。构成肘关节的肱骨下端内外宽厚、前后扁平，侧方有坚强的韧带保护，但关节囊前后部相对薄弱，加上尺骨冠状突较鹰嘴突小，因此对抗尺骨向后移位的能力比对抗尺骨向前移位的能力差。临床上肘后脱位要比其他类型的脱位多见。

新鲜关节脱位早期正确诊断、及时手法复位、适当的固定和恰当的功能锻炼，多不会遗留明显的功能障碍，且脱位复位后很少复发习惯性再脱位。但若早期未得到及时、正确诊断和治疗，则可导致晚期出现严重功能障碍，此时无论采取何种治疗措施都难以恢复正常功能，而仅仅是只能获得不同程度的功能改善而已。

（一）病因、病理

1.肘关节后脱位

多为传达暴力或杠杆作用力而引起。患者跌倒时，肘关节完全伸直，前臂旋后位，手掌着地，传达暴力使肘关节过度后伸，以致鹰嘴尖端急骤撞击肱骨下端的鹰嘴窝，在肱尺关节处形成杠杆作用，使止于喙突上的喙肱肌及肘关节囊的前方被撕裂，肱骨下端向前移位，尺骨喙突和桡骨头同时滑向后方而形成肘关节后脱位。由于环状韧带和骨间膜将尺、桡骨比较牢固地束缚在一起，因此脱位时尺桡骨多同时向背侧移位。当暴力传达到肘关节时，由于肘关节处于内翻位或外翻位的不同，尺骨鹰嘴和桡骨头除向后移位外，有时可以向桡侧或尺侧移位，形成肘关节侧后方移位。发生侧后方移位时，很容易发生肱骨内、外髁撕脱性骨折。单纯的肘外侧移位较少见，偏向桡侧移位可称为肘后外侧移位，偏向尺侧移位可称为肘后内侧移位。

2.肘关节前脱位

其损伤原因多由直接暴力所致。如屈肘位跌倒，肘先触地，暴力由后向前，可将尺骨鹰嘴推移至肱骨的前方，肱骨下端相对移向后方，形成肘关节前脱位。此种损伤常合并尺骨鹰嘴骨折，组织损伤较严重。由间接暴力所致者，是因跌倒后手掌撑地，前臂相对固定支撑体重的情况下，身体沿上肢纵轴旋转，以致产生肘侧方脱位，暴力继续作用而致尺桡骨完全脱到前方，也可致肘关节前脱位。此种外力多较剧烈，关节囊及侧副韧带遭受严重损伤或断裂，常合并有撕脱性骨折。

3.肘关节侧方脱位

单纯的肘关节侧方脱位少见。侧方脱位分为内侧和外侧两种。外侧脱位是肘外翻应力所致，内侧脱位是肘内翻应力所致。肘关节侧方脱位，实质上是肘关节侧副韧带和关节囊的严重撕裂伤。此种脱位是与脱位方向相对侧的韧带及关节囊损伤严重，而脱位侧的损伤反而较轻。

4.肘关节爆裂型脱位

爆裂型脱位少见，其特点是尺桡骨呈直向分开，肱骨下端位于尺桡骨之间，此时关节囊广泛撕裂，韧带完全断裂，软组织损伤严重。根据尺桡骨近端移位方向的不同，通常分为前后爆裂型脱位和内外爆裂型脱位两种。前后爆裂型是前臂在极度旋前位时，尺骨在暴力作用下向后脱位并停留在鹰嘴窝中，桡骨头向前脱位进入冠状窝内；内外爆裂型多为沿前臂传达暴力致环状韧带及骨间膜破裂，尺桡骨分别移向内侧和外侧，而肱骨下端则处在二者之间。

（二）临床表现与诊断

1.肘关节后脱位

肘部疼痛、肿胀、功能活动障碍。肘关节弹性固定于约 135°半屈曲位，肘窝前饱满，可触摸到肱骨下端，尺骨鹰嘴明显向后突出，肘后部空虚，呈靴样畸形。肘后三点骨性标志关系发生改变，这一点可与伸直型肱骨髁骨折鉴别。前臂前面较健侧明显缩短，关节前后径增宽。若有侧方移位时，可呈现有肘内翻或肘外翻畸形。X 线检查可确诊并可看出有无并发骨折。

2.肘关节前脱位

肘部疼痛、肿胀、功能活动障碍。肘关节过伸，屈曲活动受限，呈弹性固定。前臂的前面较健侧长，肘前部隆起，可触到脱出的尺桡骨上端，在肘后可触及到肱骨下端。肘关节正侧位 X 线检查可确诊，并可了解有无并发骨折。临床检查时应注意有无神经、血管损伤。

3.肘关节侧方脱位

伤后剧烈疼痛、肿胀，关节常处于半屈曲位，功能活动障碍。肘关节外侧脱位时，呈外翻畸形，关节周围肿胀压痛，尤以内侧明显，局部可见皮下瘀血，关节内后方空虚。肘关节内侧脱位时，呈内翻畸形，关节周围肿胀、压痛，尤以外侧明显，前臂提携角消失，关节外后方空虚。肘关节外侧脱位时，应注意有无尺神经牵拉伤；肘关节内侧脱位时，应注意有无桡神经损伤。肘关节正侧位 X 线片可明显诊断及判断是否合并有骨折。

4.肘关节爆裂型脱位

关节周围肿胀、压痛较其他类型的肘关节脱位严重，肘关节处于微屈曲位，肘部弹性固定，前臂旋转功能受限。前后爆裂型脱位关节呈前后方向突起，可触及移位的尺骨鹰嘴和桡骨头，前臂短缩。内外爆裂型脱位时肘部明显变宽，前臂短缩，旋转受限。肘关节正侧位 X 线片可以明确尺桡骨移位的方向。肘关节爆裂型脱位是一种严重的损伤，临床检查时应注意是否合并有局部挤压伤和全身的合并症。

（三）治疗

1.新鲜肘关节脱位

肘关节脱位一经诊断，应及时行手法复位，只要能掌握好手法复位的方法和技巧，均可获得成功。复位后固定3周左右，解除固定后主动进行功能锻炼，绝大多数疗效是满意的。

（1）肘关节后脱位：诊断明确并对是否合并有骨折及神经、血管损伤进行检查和评价后，应及时行手法复位，伤后时间短者可不用麻醉，伤后超过6小时者应给予臂丛麻醉，以保证复位手法在肌肉松弛及无疼痛感觉下进行。单纯肘关节后脱位合并血管、神经损伤者少见；并发骨折者，应先整复脱位，然后处理骨折，大多数撕脱骨折随着关节的复位而骨折处也随之复位。肘关节后脱位的手法复位方法很多，其基本方式都是采用在牵引下屈肘复位法。

拔伸屈肘法：患者取坐位，助手立于患者背后，以双手握其上臂，术者站在患者前面，以双手握住腕部，置前臂于旋后位，与助手相对拔伸，然后术者以一手握腕部继续保持牵引，另一手的拇指抵住肱骨下端向后推按，其余四指抵住鹰嘴向前端提，并慢慢将肘关节屈曲，若闻入臼声，说明脱位已整复。

卧位拔伸屈肘法：患者平卧在诊疗床上，患肢上臂靠床边，术者一手按其肱骨下端，另一手握住患肢前臂顺势拔伸，有入臼声后，屈曲肘关节，则脱位得以整复。

膝顶拔伸法：患者取坐位，术者立于伤侧前面，一手握其前臂，另一手握住其腕部，同时一足踏在凳面上，以膝顶在患侧肘窝内，先顺畸形拔伸，然后逐渐屈肘，有入臼声者，患侧手指可摸到同侧肩部，即为复位成功。

手法复位要领：目前临床上常用的方法大多是在半屈肘位牵引下屈肘复位，其方法安全可靠，但有人认为复位过程中采用“过伸方式”以便鹰嘴自滑车“解锁”，但在完全伸肘位或肘部过伸位复位存在一定的危险性，有可能增加对肱肌的损伤和可使正中神经发生嵌夹，因此一般都采用半屈肘位牵引前臂远端的方法进行复位。

手法复位原则上应在肌肉松弛及无疼痛的感觉下进行，这有利于复位成功及避免复位时出现撕脱性骨折。在复位前一定要了解骨端移位方向，手法复位的关键在于有侧方移位先矫正侧方移位，同时强调在半屈肘位牵引施行屈肘复位手法时一定要保持连贯性，且要注意复位技巧，只有做到这些，才能保证一次性复位成功。

固定方法：复位后，用上肢屈曲型杉树皮托板或石膏托固定屈肘位2～3周，并用三角巾或颈腕带悬吊伤患肢于胸前。若关节积血多者，可在无菌条件下穿刺抽吸，以预防关节粘连与骨化性肌炎。

医疗练功：肘关节损伤后，极易发生关节僵硬和骨化性肌炎，故脱位整复后，应鼓励患者早期进行功能锻炼，固定期间应做肩、腕及掌指关节的功能活动。解除固定后，应加强肘关节的屈伸和前臂的旋转活动。肘关节的练功活动，应以积极主动的练功为主，切忌对肘关节进行粗暴的被动活动，以防发生骨化性肌炎。

（2）肘关节前脱位：肘关节前脱位诊断明确后，应在良好的麻醉使肌肉松弛的状况下，及早施行手法复位。单纯性肘关节前脱位，应将肘关节牵引至极度屈曲位进行复位。患者取仰卧位，一助手牵引上臂，另一助手用一宽布带套在尺桡骨上端，做对抗牵引。术者一手握住前臂，另一手握住肱骨下端，加大牵引使鹰嘴突下移到滑车关节下方，用力向后推动前臂同时向前推挤肱骨下端，达到肱尺关节复位。

合并尺骨鹰嘴骨折的肘关节前脱位，复位时，前臂不需要牵引，只需将尺桡骨上端向后加压，即可复位，复位后不做肘关节伸屈活动试验，以免加大骨折移位，将肘关节保持伸直位，或稍过伸位，此时尺骨鹰嘴近端多能自行复位。若复位欠佳，稍有分离时，可将尺骨鹰嘴近端向远端挤压，放上半月形压垫，用夹板或石膏托固定，尺骨鹰嘴骨折对位差者，再用其他尺骨鹰嘴骨折固定方法固定。

关节脱位手法复位的基本原则是使脱位的骨端从滑脱出的原路逆行回复至原来的位置。因尺骨鹰嘴的骨阻挡作用，肘关节前脱位极少见，单纯的肘关节前脱位常易导致尺骨鹰嘴骨折。从创伤机制上分析，肘关节前脱位应是由前臂固定、上臂沿上肢纵轴旋转外力所致，首先产生的是肘侧方移位，外力继续作用则导致尺桡骨完全移位至肘前方。特别是合并内、外上髁撕脱性骨折者多属此类。因此在手法复位前应判断尺骨鹰嘴脱至肘前方的途径。如果从肘内侧脱出，复位时应使尺骨鹰嘴从内侧旋回复位；而从外侧脱出，则应从外侧旋回复位。

(3)肘关节侧方脱位：手法复位应在臂丛麻醉下进行，以免进一步加重软组织损伤，患者取仰卧位，患肢置于轻度屈肘位，一助手固定上臂，术者一手握患肢前臂并略加牵引，另一手握患肘部，以拇指和其他手指使肱骨下端和尺桡骨上端向相对方向推挤即可使其复位。但应注意不要使侧方移位转化为后脱位，否则会加重软组织损伤。有撕脱性骨折者，多可随之复位；有对位不佳者，再用手法进行复位。术后用上肢屈曲型杉树皮托板或石膏托固定 3 周，固定期间和解除固定之后，均可按肘关节后脱位练功法进行功能锻炼。

(4)肘关节爆裂型脱位：肘关节爆裂型脱位是严重的肘关节完全脱位，由于肘部的肱尺、肱桡及上尺桡 3 个关节全部脱位，手法复位时须将肘部 3 个关节完全复位。复位应在臂丛麻醉下进行，患者取仰卧位，助手固定患肢上臂。前后爆裂型脱位，术者一手握前臂在牵引下逐渐将前臂旋转至旋后位，另一手托住患肘部，拇指推挤桡骨头迫使桡骨头复位，在继续牵引下逐渐屈曲肘关节，并同时按压肱骨下端向后，推拉尺骨鹰嘴向前，使肱尺关节复位。内外爆裂型脱位在肘关节半屈曲位牵引，先向内推挤尺骨鹰嘴使肱尺关节复位，然后再由两侧挤按使上尺桡关节复位。复位完成后应固定屈肘前臂旋后位 3 周。由于此型脱位软组织损伤严重，外固定不宜过紧，并注意密切观察患肢血液循环、神经感觉和运动功能，以防发生合并症。

2.陈旧性肘关节脱位

肘关节脱位因误诊或者未及时治疗，延误 3 周以上时，就演变成陈旧性肘关节脱位。因为关节脱位是以手法复位为主，实际临床上肘部脱位超过 10 天，整复就比较困难，且对陈旧性肘关节脱位无论采用何种治疗方法都难以恢复正常的功能。所以对肘关节脱位强调早期诊断，及时处理。

陈旧性肘关节脱位在病程上有很大差异，其病理变化也不尽相同，脱位时间越长，病理变化越显著。主要特点是关节部位瘀血机化，大量的纤维组织填塞，关节周围肌肉、筋膜、侧副韧带和关节囊挛缩，与关节软骨面粘连。由于关节脱位后，关节软骨失去关节液的营养，以及长期的弹性固定而逐渐退变，甚至剥脱，以及关节部位的骨质疏松。这些病理变化不仅给治疗增加了困难，而且也影响治疗的效果。

肘关节脱位一旦失治或误治，必将导致肘关节严重的功能障碍，治疗的效果直接取决于治疗的时间，治疗越早越好，其治疗结果仅仅是获得不同程度功能改善而已。脱位时间在 3 个月以内，不合并有骨折或血管、神经损伤及骨化性肌炎的单纯后脱位，肘关节仍有一定活动范围者，采用手法复位，常可获得满意的效果。对闭合复位不成功者，或伤后仅数月而无骨化性肌炎及明显骨萎缩者，可采取切开复位。因脱位时间过久，关节软骨继发性损害软化、剥脱，无法恢复关节功能者，有的需行肘关节成形术、人工关节置换术，或者肘关节融合术，以改善上肢的功能。

(1)手法复位。

1)复位前准备：先做患肢舒筋按摩及用舒筋活血、通经活络、利关节的中药煎汤熏洗局部，使关节周围挛缩粘连的组织逐渐松解。并施行尺骨鹰嘴牵引约1周，嘱患者自行活动肘关节，以增加复位的可能。

2)松解粘连：在臂丛阻滞麻醉下，患者取仰卧位，助手双手固定上臂，术者一手握肘部，一手握腕部，做肘关节前后屈伸、内外旋转及左右摇摆活动，反复多次。范围由小到大，各种动作均应轻柔、缓慢、稳妥、有力，切不可操之过急。然后在助手上下分别牵引下，重复以上的舒筋松解手法，直到肘关节周围的纤维粘连和瘢痕组织及肱二、三头肌得到充分松解，伸展延长，方可进行整复。

3)复位手法：患者取坐位或卧位，上臂和腕部分别由两名助手握持，做缓慢强力对抗牵引，术者两手拇指顶压尺骨鹰嘴突，其余手指环握肱骨下端，肘关节稍过伸，当尺骨鹰嘴和桡骨头牵引至肱骨滑车和外髁下时，缓缓屈曲肘关节，若能屈曲90°以上即可复位，此时鹰嘴后突畸形消失，肘后三角关系正常，肘关节外观恢复。复位成功后，将肘关节在90°～135°内反复屈伸数次，以舒筋通络，解除夹在关节间隙的软组织，再按摩上臂、前臂肌肉，内外旋转前臂和伸屈腕、掌、指关节，以理顺筋骨、行气活血。

4)固定、练功和药物治疗：复位后将肘关节置于90°。经摄X线片证实已复位，上肢用屈曲型杉树皮托板或石膏托固定3周。早期鼓励患者活动肩、腕及手指各关节。解除固定后主动练习肘部伸、屈及前臂旋转活动。给予活血化瘀、舒筋活络的中药内服、外敷和熏洗。

(2)手术切开复位：适用于手法复位难以成功，或伤后数月无骨化性肌炎，关节软骨面脱落坏死不严重，肘部处于非功能位的患者。手术一般取肘关节后侧切口，肘关节后侧显露后，除了要彻底清除肱骨下端的纤维骨痂、尺骨鹰嘴内的纤维组织外，要想获得关节的复位，还必须对包绕关节的所有软组织进行松解，包括前方和后方对关节囊和韧带进行剥离。为了达到复位的目的而进行的广泛的松解剥离，将使肘关节发生明显不稳定，容易再发生向后脱位，因此术中还需用克氏针将鹰嘴与肱骨髁固定。关闭切口前应松开止血带彻底止血，并在切口内放橡皮引流条1枚。3周后去除钢针再行关节功能练习。

(3)假复位：肘关节僵直在非功能位，而又无条件手术治疗者，可在麻醉下由非功能位通过手法活动将其放置在功能位，并用石膏托制动3周。对脱位已久者，在施行手法扳动前，应将尺神经前移，否则极易发生尺神经麻痹。

(4)关节切除术或成形术：脱位时间长，关节僵直在非功能位并且有明显的症状，此时，可做关节切除术或成形术。取肘后方切口，将肱骨远端由内、外上髁水平切除，或保留两上髁而将其间的滑车和外髁的内侧部切除，故而呈鱼尾状，适当修整尺骨鹰嘴并切除桡骨头。在切除的骨端之间再衬以阔筋膜则为关节成形术。

(5)人工关节置换术：中年以上患者，在肘屈伸肌良好的情况下可行人工关节置换术，它能恢复良好的关节活动并有适度的稳定性。

(6)关节固定术：体力劳动患者，为工作方便起见，可考虑行关节固定术。为保证其有牢固的骨性融合，在切除关节软骨后，尺肱骨之间可用螺丝钉等予以固定。周围再植以松质骨，术后制动时间要在 8 周以上。

由于医疗技术水平的提高，陈旧性肘关节脱位已越来越少了。既往的经验表明：切开复位及关节切除术是最常用的方法，术后功能的改善是满意的。

3.中药治疗

各种类型的脱位，复位后，应按损伤分期和病症虚实辨证内外用药治疗，以利肿痛的消减、功能的早日恢复，减少并发症的发生。初期宜活血化瘀、消肿止痛，可内服舒筋活血汤、续断紫金丹，外敷消炎散、双柏散或消肿止痛膏。中期宜和营生新、舒筋活络，可内服壮筋养血汤、跌打养营汤，外敷舒筋活络药膏，或接骨续筋膏。后期宜补养气血、强筋健骨，可服壮筋丸、健步虎潜丸等，外用海桐皮汤、上肢损伤洗方煎汤熏洗，或外擦跌打万花油或贴膏药，直至功能恢复。

二、桡骨头脱位

单纯外伤性桡骨头脱位少见，主要见于青壮年人。但脱位合并骨折的并不少见，尤以 Molteggia 骨折脱位中的桡骨头脱位最为常见。

（一）病因、病理

单纯桡骨头脱位是前臂强力旋转，暴力作用于桡骨近端，引起环状韧带撕裂的结果。单纯桡骨头脱位可因桡骨头较短小，在环状韧带松弛、狭窄的局部解剖因素的前提下，前臂处于极度旋转位，特别是在前臂旋前位和肘过伸位时，外力致前臂做强力肘内翻活动，迫使桡骨头弹离环状韧带而脱出。环状韧带可因此被撕裂，被嵌挤于肱桡关节或上尺桡关节之间。因受肱二头肌牵拉的影响，脱位的方向大多在前外侧，少数向外侧脱出。

（二）临床表现与诊断

患者有外伤史，肘部疼痛，肘外侧肿胀，压痛明显。前臂旋转功能受限，肘微屈，前臂处于旋前位，少数处于旋后位，肘前外侧有骨突隆起，为脱位的桡骨头。肘部 X 线片有助于确诊桡骨头脱位及明确其脱位方向，并可了解有无并发骨折。临床检查时，应注意患肢主动伸腕、伸拇活动是否存在，以便了解有无并发桡神经深支和骨间背侧支损伤。

（三）治疗

1.手法复位

手法复位是治疗本病的主要方法，对大多数新鲜桡骨头脱位有效。复位应在臂丛麻醉下进行，患者取仰卧位，一助手握持上臂，另一助手握持腕部对抗牵引至前臂旋后位。术者一手由内向外推肘关节，以扩大肘关节外侧间隙，另一手拇指由前外侧按压桡骨头，并令前臂做轻度的旋前运动，迫使桡骨头回归原位。复位成功后，屈曲肘关节前臂中立位，前臂 4 块夹板桡骨头加垫固定，三角巾悬吊胸前 3 周，解除固定后，主动进行肘关节屈伸和前臂旋转功能锻炼。

2.手术治疗

陈旧性桡骨头脱位，或伴有环状韧带严重撕裂，桡骨头复位后难以固定者，可考虑手术治疗。手术宜行切开复位，环状韧带重建术；若为成年人，可行桡骨头切除术。

（周　红）

第十四节 腕、指骨脱位

一、下尺桡关节脱位

下尺桡关节脱位，又称尺骨头脱位。下尺桡关节是由桡骨下端尺侧和尺骨小头，在桡尺背侧韧带、掌侧韧带及三角纤维软骨连接和维持下组成。下尺桡关节是前臂的旋转枢纽，也是腕关节尺侧负荷的传导枢纽。由于下尺桡关节主要靠关节盘和桡尺掌、背侧韧带维持稳定，没有像桡尺近侧关节一样有环状韧带环抱桡骨颈，因此在解剖结构上较不稳定。下尺桡关节与腕关节隔开而不相通。下尺桡关节与上尺桡关节联动，是车轴关节，在正常活动时，尺骨不动，仅是桡骨的尺骨切迹围绕尺骨小头并以其为轴心，做150°左右弧形旋转，其主要功能是使前臂做旋前和旋后运动。

下尺桡关节脱位临床比较多见，患者多为青壮年。

（一）病因、病理与分类

下尺桡关节脱位可由直接或间接暴力引起，多为间接暴力所致。腕背部尺侧直接遭受暴力时，可造成尺骨头掌侧脱位，如转动螺丝刀、扣排球及旋转机器摇把等动作时，患肢前臂遭到过度旋转的直接暴力；或跌倒时腕部在背伸位，遭到间接暴力，即旋转剪切力，或分离外力作用，均可导致三角纤维软骨撕裂；或与桡尺掌、背侧韧带同时破裂，发生尺骨小头脱位。按脱位方向分类，有尺骨远端向背侧向尺侧移位、尺骨头向掌侧脱位、尺骨头向背侧脱位、下尺桡关节分离等4种类型，一般为3个方向的移位同时存在。孤立性下尺桡关节半脱位或脱位在临床上比较少见。最常见的脱位为桡骨远端骨折或者桡骨短缩的长轴脱位及在此基础上并发的尺骨远端的背侧脱位。此外，强制桡骨内旋、外旋或长期劳损，可发生尺桡关节分离或脱位。

（二）临床表现与诊断

腕部有外伤史，常有下尺桡关节处疼痛、轻度肿胀，通常无明显畸形。旋前或旋后时腕部疼痛加剧，握力下降，腕关节运动时会产生弹响。患手不能提重物，自觉无力，握力也减弱，伸腕、尺偏旋后活动受限。尺骨头向背侧脱位时，尺骨头较正常时更为隆起，向掌侧按压时，弹性感较健侧明显。尺骨头向掌侧脱位时，尺骨头在背侧的隆起消失，甚至有凹窝出现。下尺桡关节分离时，两侧对比，患侧较健侧增宽。摄腕关节正、侧位X线片，可明确是否有下尺桡关节分离，X线正位片可见下尺桡关节间隙增大（>2.5 mm），侧位片可见尺桡骨相对位置的变化，即尺骨头向掌侧或背侧突出，必要时应与健侧比较。也可做CT、磁共振成像或腕关节造影及关节镜检查，以进一步明确诊断。若疑诊为三角纤维软骨破裂者，可做腕关节碘剂造影，若X线片显示碘剂流入下尺桡关节间隙者，为三角纤维软骨破裂。

（三）治疗

下尺桡关节脱位临床并不少见，常因认识不足发生诊疗失误，导致腕功能的障碍和疼痛。其治疗主要以恢复腕关节功能为主。单纯脱位一般考虑保守治疗，如合并桡骨远端骨折或尺骨茎突骨折则不可强求手法复位。

1.手法复位夹板外固定

（1）中立位手法复位夹板外固定：以背侧脱位为例。患者坐于凳上或床边，平伸前臂，掌心向下，助手二人，一人双手握其上臂，一人握其腕，行相对拔伸牵引。术者用力将尺骨向桡骨和掌侧推挤按压，并让远端助手屈曲肘关节，手搭其肩，使其复位。复位后持宽 3 cm、厚 1～1.5 cm、长可环绕腕部多半圈的纸压垫或硬纸板，用水蘸湿（不能浸透），置放在腕背侧尺侧下尺桡关节处，再用桡骨下端骨折夹板固定，前臂中立位绷带或三角巾悬挂胸前，手心紧握柱状托板圆柱，不得内倾外翻，减少腕关节旋转，固定 3～4 周。也可用石膏外固定于旋前位 4～6 周。

（2）前臂完全旋后位夹板固定治疗下尺桡关节背侧脱位：将患者前臂极度旋后，同时向掌侧按压尺骨小头即可复位。维持复位位置，放置合骨垫，前臂 4 块夹板超腕关节旋后位固定，屈肘 90°悬吊前臂。夹板的远端均要有向外的弧度，其大小必须适合正常的腕关节解剖，一般为桡侧板 35°、尺侧板 15°、掌侧板 15°、背侧板 30°。角度过小会压伤皮肤且达不到治疗效果。在固定期间可做屈伸运动，严禁前臂旋前。

旋后位固定的优点和原理：前臂旋后位，三角软骨盘掌侧和桡尺掌侧韧带紧张，向掌侧拉紧尺骨小头，同时旋前方肌浅头对尺骨小头有压迫，起到支撑和维持作用。上述综合因素不仅阻止尺骨小头向背侧移位，同时有利于桡尺背侧韧带和三角软骨盘背侧缘修复，也减少了下尺桡关节潜在的不稳定因素的存在。

2.钳夹固定治疗急性下尺桡关节脱位

此法认为以往的夹板、石膏多不能有持续的加压作用，保持复位后的位置困难。采用 X 线下整复固定，行常规消毒后，术者维持对位的下尺桡关节，一助手直视下用预先准备好的消毒钳夹从桡骨茎突上 1.0 cm 处与桡骨冠状面平行经内外侧穿入夹住尺、桡骨。钳尖直接穿过皮肤达骨质，用力加压，同时徐徐上下摇晃，使钳夹进入骨皮质，将钳柄锁死，以防滑脱。对于儿童患者，可在桡骨茎突上 2.0 cm 处进钳，避开骨骺板，以免损伤。术后掌背侧用夹板固定，前臂悬吊在胸前。定期复查，调整钳夹。固定后可活动手指，2 周后可适当活动腕关节，4～6 周去除固定。

此法的实质是使下尺桡关节对合紧密，利用钳夹将尺桡骨下端内外侧牢固固定，使韧带、关节囊和骨间膜充分修复，恢复下尺桡关节的生理功能。

3.经皮穿刺钢针内固定治疗下尺桡关节脱位

臂丛麻醉下手法复位。背侧脱位置于旋后位牵引下向掌侧推压脱位的尺骨头，成功后固定于旋后位。掌侧脱位于旋前位牵引下向背侧推压脱位尺骨头，成功后固定于旋前位。取克氏针，以桡骨茎突处为进针点，垂直进针，通过下尺桡关节平面及下尺桡骨远端骨骼中心，以免损伤血管、神经和肌腱，针尖以刚透过尺骨尺侧骨皮质为度。将针尾剪短折弯埋于皮下。术后硬纸板外固定，4～5 周后去除克氏针行腕关节功能锻炼。

此法疗效可靠，术中注意维持原位，选好进针点及掌握好进针方向，以减少损伤，注意进针深度以针尖刚透过尺骨尺侧骨皮质为度。术后不可早去针。去针后应积极锻炼，以利功能恢复，减少脱位复发率。

4.手术治疗

对于复位失败、下尺桡关节陈旧性损伤造成习惯性脱位及晚期下尺桡关节脱位者，均需手术治疗。

（1）旋前方肌紧缩术治疗下尺桡关节背侧脱位：自尺骨茎突向近端做一长约 6 cm 的纵形切口，切开显露深筋膜，把尺侧腕屈肌腱，指浅、深屈肌腱牵向桡侧，即可显露旋前方肌。沿旋前方肌尺骨附着处的边缘，切开骨膜，行骨膜下剥离，把旋前方肌骨膜瓣轻轻掀起，注意保护血管神经分支。前臂旋前位，按压尺骨小头，使下尺桡关节复位，此时将前臂固定在中立位，直视下经尺桡骨远端固定一克氏针，一端针尾留在皮外，便于拔除。把旋前方肌骨膜瓣从尺骨前缘移到背侧，与尺骨背侧骨膜缝合，后依次关闭切口。前臂中立位石膏固定 4 周。

此法要领是依靠旋前方肌的动力修复，来维持下尺桡关节的稳定。用新的受力方式，使腕部恢复了新的力量平衡。旋前方肌有血管神经支配，复位后不会引起肌缺血挛缩或失常神经而降低疗效。

(2)用掌长肌腱修补下尺桡关节脱位：从腕背侧入路，避开浅静脉主干，逐层分离，显露尺桡骨远端 2～3.5 cm，用手持式电钻在距尺骨远端 1 cm 处钻孔，方向尽可能前后垂直，出孔稍偏桡侧。试行复位后，在同一平面的桡骨中线处钻孔，前后垂直，出口稍偏尺侧，冲洗伤口，取同侧掌长肌腱，串通尺桡两孔，在桡侧交叉，充分复位后拉紧肌腱，7 号线缝合，两头拉直缝合在附近韧带上，关闭切口。前臂充分旋后位石膏固定。术后 3 天开始手指锻炼，3 周后拆除石膏开始屈腕锻炼，随后行旋转功能锻炼。

传统切除尺骨小头的方法，基本可恢复前臂旋转及腕部功能，但外观畸形，患肢承重、稳定性明显偏差，而随着尺骨头的消失，前臂部分单支架旋转，腕关节结构破坏，会产生内空感。掌长肌腱修复下尺桡关节脱位，不但保存完整的解剖结构，且肌腱力量大，穿入骨内而相连，对腕部稳定性和手部承重有着重要的作用。术中应注意保护浅表静脉，注意无菌技术、止血、术后抗感染等环节，以利于尽早恢复局部血液循环，保证掌长肌腱存活。

5.单边外固定架治疗合并下尺桡关节脱位的桡骨远端粉碎性骨折

(1)手术方法：采用 Bastiani 单平面半针固定架(小号)。臂丛麻醉下，患肢外展置于边台，消毒铺巾。远端两针固定于第 3 掌骨背侧，近端固定于桡骨中下端背侧距桡腕关节 10 cm 处。锐性小口切开皮肤后，钝性分离至骨面，钻头钻孔后，拧入支架钉过对侧皮质。注意支架钉应避开中指伸肌腱，且穿过掌侧皮质 1 个螺纹即可。上外固定架后，于牵引下 X 线透视，下尺桡关节解剖结构基本恢复，拧紧加压杆螺母。或用加压杆在 X 线动态观察下反向撑开，恢复下尺桡关节解剖结构，使桡骨和尺骨关节面水平。调节万向节，固定腕关节于背伸 20°、尺偏 10°的功能位，手法复位桡骨远端，固定 6 周后拆除外固定架。

(2)本疗法优势：应用外固定架撑开关节间隙，解除对桡骨茎突的压迫；牵拉骨块恢复正常解剖关系，并可直接固定于功能位，便于护理，术后可随时调整。由于固定范围小，患者握拳充分，消肿快，局部血液循环恢复快，有利于骨折愈合，且不影响一般日常生活和工作。

6.中药治疗

中药在下尺桡关节脱位治疗中，对于消肿止痛、活血化瘀和通利关节有重要的作用。可按不同病程中所出现的病症进行辨证用药。

二、月骨掌侧脱位

月骨脱位是指其他腕骨与桡骨远端关节面的关系不变，而月骨向桡骨掌侧脱位。月骨，古名“高骨”，上接桡骨下端，下邻头状骨，左右分居舟骨、三角骨。其位于腕关节中心，侧面呈圆形，冠状面上呈四方形，矢状面上呈楔形。月骨掌侧角宽大，背侧角窄小，因此它总是处于一种背伸的趋势，是腕关节中最不稳定的腕骨。其掌、背侧面均有血管进入，外伤可造成血管损伤，引起月骨坏死。此外，还有人认为月骨在纵向和横向应力的作用下，易出现微小骨折，引起月骨内血管网的破坏，导致月骨坏死。

(一)病因、病理

多由传达暴力所致。患者跌倒,手背伸、尺偏、旋前位着地,月骨被桡骨远端和头状骨挤压,使其脱离背侧桡腕韧带的束缚,发生月骨掌侧脱位。

(二)临床表现与诊断

腕关节有明确的外伤史,腕部疼痛、肿胀、活动受限、握力下降,腕掌侧可触到有物体隆起,屈伸手指时疼痛明显,部分患者可出现正中神经受压症状。X线正位片可见月骨轮廓由梯形变为三角形,且与周围腕骨的关节间隙不等;侧位片可见月骨相对桡骨向掌侧脱位,月骨窝空虚。

(三)治疗

月骨脱位治疗的目的是恢复骨与关节的正常解剖位置及腕关节的功能。对于受伤1～2周确诊的患者应首选闭合复位,一般都可成功。对于病程较长或闭合复位未能达到解剖复位者,应采用切开复位内固定术。

1.手法复位

在臂丛麻醉下,使前臂肌肉充分松弛,沿纵轴牵引腕关节,使桡腕关节间隙增大,并背伸腕关节,从月骨掌侧向背侧推挤,同时在腕背侧向掌侧推压其他腕骨,逐渐屈曲腕关节,即可复位。屈腕45°位石膏固定1周,然后腕关节中立位固定2周,即可进行功能锻炼。

另有一改进复位手法,即术者一手拇指按压月骨的凹面,并使指端逐渐向月骨的远端倾斜用力,以使其倾倒,待助手将腕屈曲至约30°时,另一手拇指自腕横纹以上向指端方向用力推顶月骨的掌侧端,并继续屈腕,月骨即可复位。月骨掌侧脱位闭合复位后,仍有发生月骨坏死的可能性,因此,应定期复查X线片,一旦发现月骨坏死,即需重建月骨的血液循环或行近排腕骨切除术。

2.过伸屈腕握顶法

臂丛麻醉后,腕部皮肤消毒。用16号针头从腕背侧向月骨臼窝穿刺,到达臼窝后更换另一枚已磨平针尖的16号针头,在月骨臼窝内进行钝性分离,使陈旧性积血和增生物破碎。用50 mL注射器抽吸,反复用过氧化氢溶液和生理盐水冲洗,直至大部分积血和增生物吸出为止。拇指按住脱出的月骨,采用分筋手法,细心剥离月骨与周围组织的粘连。术者一手握住腕部,手掌大鱼际顶住脱出的月骨,另一手握住四手指,在持续牵引的同时伸屈腕数次,最后使腕过度背屈,即可复位。复位后用石膏托固定腕关节于掌屈45°位,2周后改为中立位再制动2周。固定期间手指可做功能练习。此法用于月骨移位不明显、X线检查无骨质疏松、年龄不超过50岁、估计月骨尚有前韧带血管供血的情况,否则行月骨摘除术。

3.针拨整复法

麻醉后,在X线透视下,用20号注射针头或细钢针,自掌侧把针刺入月骨凹面的远端,在对抗牵引下将腕关节高度背伸,然后由掌侧向背侧顶拨,并逐渐将腕关节掌屈,即可复位。拍摄X线片,若月骨凹面与头状骨已构成关节,说明已复位。

4.手术治疗

采用腕掌侧"S"形切口,先游离保护好正中神经,再显露腕关节掌侧,对月骨周围软组织尽量不剥离,仅清除桡骨与头状骨间瘢痕及软组织,然后仔细将月骨复位。可用细克氏针内固定。术后固定腕关节微掌屈位,2周后改为功能位继续固定2周。

5.中药治疗

早期应给予行气活血、消肿止痛的中药内服,中后期以补益肝肾为主,拆除外固定后需用疏通筋络的中药外洗。

三、拇指腕掌关节脱位

拇指腕掌关节由第一掌骨底与大多角骨构成。第 1 掌骨基底的关节面为鞍状，前后为凹面，在桡尺方向是个凸面。与其相对应的大多角骨关节面为前后凸的关节面，而桡尺方向为凹面，构成鞍状关节。第 1 腕掌关节囊肥厚，较松弛，但关节周围有多条韧带附着。脱位后如治疗不当易造成复发性脱位。

单纯脱位少见。多合并第 1 掌骨基底掌尺侧撕脱骨折，即 Bennet 骨折-脱位。

（一）病因、病理与分类

拇指在强力作用下外展，使掌骨间韧带、前斜韧带和背桡韧带均断裂，导致第 1 腕掌关节脱位。如果外力继续作用，则第 1 腕掌关节的其他韧带也将发生断裂。由于前斜韧带在第 1 腕掌关节过度外展和背伸时紧张，在功能上可防止关节背侧脱位，故其断裂是第 1 腕掌关节脱位的重要因素。拇指腕掌关节脱位分为单纯性拇指腕掌关节脱位和 Bennet 骨折-脱位。

（二）临床表现与诊断

拇指有外伤史，主要表现为局部隆起畸形，第 1 腕掌关节活动受限，肿胀、压痛不明显。如合并第 1 掌骨骨折，可见第 1 掌骨基底部向桡侧突出，局部肿胀、疼痛明显，畸形不一定明显。查体可见拇指活动受限。X 线检查可明确诊断。

（三）治疗

拇指腕掌关节脱位治疗方法多样，目前尚不统一。其治疗关键为保持复位位置，维持拇指功能。保守治疗功能恢复好，但不易外固定；手术治疗则存在术后功能恢复的问题。脱位类型不同，具体治疗方法也不一样。

1.单纯拇指腕掌关节脱位治疗方法

(1)手法复位夹板外固定：以右侧为例。复位前，术者左手握患者右手拇指，术者右手拇指抵于脱位的掌骨基底背侧，其余四指触及掌骨掌侧大鱼际处。复位时，术者左手牵引，右手拇指挤压脱位掌骨基底使其回纳，局部高凸复平，即示复位成功。将“L”形夹板与掌骨头处及前臂桡侧黏固，并以绷带缠绕固定。固定 6 周后拆除夹板。

(2)手法复位经皮钢针内固定：单纯新鲜关节脱位，复位很容易，但维持位置很难。即便用不锈钢针做内固定，6 周后去除钢针时，有时仍复发脱位。手法复位后应将关节置于充分旋前位，同时用钢针经皮做内固定，外用石膏管型制动 6 周。

(3)桡侧腕长伸肌腱部分移位修复第 1 腕掌关节脱位：采用桡侧腕长伸肌腱部分移位修复断裂的桡尺远侧关节韧带，以坚固关节，防止再脱位。术式是将桡侧腕长伸肌腱做外侧半纵切，远端保留，行腕掌关节远端固定。手术方法：以第 1 腕掌关节为中心，于腕背桡侧做“S”形切口，约长 10 cm，依次切开皮肤、皮下组织和深筋膜，向两侧牵开拇长、短伸肌腱（注意保护切口外侧的桡神经浅支及桡动脉背侧支），显露出第 1 腕掌关节背侧及内外侧，纵向切开关节囊，探查第 1 腕掌关节。继续显露桡侧腕长伸肌腱，并纵向劈开肌腱，在距止点 6.5～8 cm 处切断肌腱桡侧半，向远端翻转备用。在第 1 腕掌关节止点附近，于第 1 掌骨基底横行钻一骨性隧道，将肌腱条自外向内穿过隧道。将第 1 腕掌关节复位，调整腱条的松紧度，用可吸收 2-0 无创伤缝线，重叠紧缩缝合桡背侧关节囊和腱条重叠交叉处，腱条的游离端穿过拇长展肌腱深面，缝合固定于大多角骨结节附近的关节囊上。并用 1 根细克氏针将第 1 腕掌关节固定于拇指外展对掌位，针尾留在皮外。术后石膏托固定4～6周。在去除外固定的同时拔除克氏针，进行功能锻炼。

本法具有以下优点：桡侧伸腕长肌腱位置浅表，解剖容易，取材、转位方便，操作简单，创口小，切取的部分肌腱有足够的长度和强度，可重建、加强背侧和桡侧韧带，坚固稳定脱位的关节。

(4)部分桡侧腕屈肌腱瓣修复陈旧性第1腕掌关节脱位：于前臂腕掌桡侧做“S”形切口，自腕掌横纹向近端延伸，长约10 cm，切开皮肤、皮下及前臂深筋膜，找出桡侧腕屈肌腱，将肌腱一半在腱腹交界处，纵向劈开直至第2掌骨基底近端止点处。距止点8 cm处切断肌腱尺侧半，向远端翻转形成腱瓣备用。于第1掌骨基底横行钻一骨性隧道，将腱瓣由外向内穿过隧道，将第1腕掌关节复位，拉紧腱瓣，重叠缝合，其游离端缝于大多角骨附近关节囊上，拇指垂直外展位用石膏固定，6周后拆除行功能锻炼。

本法以桡侧腕屈肌腱的腱性部分内侧半转位，重建第1腕掌关节，方法简便可靠。其主要优点：有血供的腱瓣日后可形成韧带样组织，修复效果可靠；切取的腱瓣有足够的长度和强度，且不影响腕部力量。

(5)掌长肌腱移位重建韧带治疗拇腕掌关节脱位：以拇腕掌关节背侧为中心做“S”形切口，从背侧第2掌骨基底向桡侧绕过拇腕掌关节桡背侧直达腕掌横纹。充分显露拇腕掌关节和桡侧腕长伸肌腱远端附着点，于前臂掌侧中下1/3段做横切口，显露掌长肌腱交界处并切断。向远端游离掌长肌腱，通过皮下隧道将其从拇腕掌关节桡背侧切口引出。从第1掌骨基底相当于桡侧韧带止点远端0.5 cm处向掌骨“鼻状突”尺侧，沿着关节面平行线钻孔做骨隧道，将断裂的桡侧韧带和背侧韧带游离，切除瘢痕组织，将拇腕掌关节复位后，修复关节囊。将掌长肌腱从第1掌骨桡侧向尺侧穿过骨隧道，将其向尺侧牵引调整张力后从桡侧腕伸肌腱深面通过，后绕过桡侧腕伸肌腱浅面返折向桡侧达第1掌骨背侧与背侧韧带止点缝合，最后将掌长肌腱断端缝合到背侧韧带在大多角骨的起点处。缝合肌腱后试行拇内收、屈曲及对掌运动，并沿第1掌骨加压，证明韧带重建后牢固，关节无脱位，活动功能无障碍。依次缝合切口，石膏托固定腕关节于功能位4周后进行康复治疗。

2.第1腕掌关节骨折与脱位(Bennet骨折-脱位)的治疗

(1)非手术治疗：对于新鲜的、闭合性的Bennet骨折-脱位，在早期可采用手法复位。即向远端纵向牵拉拇指，同时从掌骨基底部的侧方压迫，通常能较容易复位，复位后用前臂“人”字形石膏固定6～8周。或用直径1.5 mm的铁丝弯成鸭形铁丝夹板固定，“鸭嘴”钩住第1掌骨基底背侧，维持复位状态优于“人”字形石膏，简易方便，效果良好。待骨折愈合后可去除固定，开始功能锻炼。

另可用石膏加拇指皮肤牵引治疗Bennet骨折-脱位。先手法复位，后用长25 cm、宽2 cm的胶布条，将中间制成蝶形，两端沿正中剪开，分别贴于拇指及第1掌骨侧缘，于第1掌骨基底部桡背侧及第1掌骨头掌侧各置一棉花垫，以胶布固定。将长40 cm、直径2 mm的铁丝制成牵引弓形，末端弯成钩状。维持复位后的位置，将10层石膏绷带分成两片，远端至指间关节，近端至前臂中下段，在温水中浸泡后固定于前臂下段及腕掌的桡侧，铁丝弓置于两片中间，其末段的钩自外层中穿出，以防滑脱，维持第1掌骨于30°外展背伸位塑形，待石膏硬固后以3～4根橡皮筋连于皮牵引胶布蝶形部与铁丝弓之间，行牵引固定。

(2)手术治疗：对于手法复位失败、关节内有骨折片、关节囊嵌入、开放性或陈旧性第1腕掌关节骨折，可在臂丛麻醉下，采取切开复位内固定术。

1)Wagner法：在第1掌骨桡侧沿手掌与手背皮肤交界处做一“L”形切口，近端弯至腕横纹，暴露第 1 腕掌关节及第 1 掌骨骨折处，然后在直视下对好关节面，用克氏针固定。将第 1 掌骨基底部骨片与内侧小骨片固定在一起，若 1 枚克氏针固定不牢固，可加用第 2 枚克氏针固定第 1 掌骨与大多角骨，石膏固定拇指外展位。术后 4 周拔除克氏针，石膏再固定 2 周。

2）Moberg-Gedda 法：在鱼际部弧形切开，将鱼际部诸肌的附着点向远侧剥离，暴露第1 腕掌关节及第 1 掌骨骨折处，接着将 1 枚克氏针经手掌部皮肤刺入内侧骨折片，克氏针的尖端露出骨折部，并挂上不锈钢丝后，克氏针继续前行至外侧骨折断端，用克氏针和不锈钢丝进行撬拨操作，直至两骨折端复位。然后继续穿入克氏针至第 1 掌骨的背侧，将骨折处进行正确的固定，并把克氏针从手背侧引出。如果固定不牢固，再用第 2 枚克氏针经第 1 掌骨的桡背侧穿入骨折断端。上述各项完成后，从一端抽出钢丝。在手背侧切断克氏针，包埋于皮下。术后前臂石膏固定，4 周后拔除克氏针，6 周拆除石膏。

（周　红）

第六章

下肢创伤与脱位

第一节 骨盆骨折

骨盆骨折是现代创伤骨科中较为严重,同时也是较为重要的骨折,随着社会的发展,现代的高能量损伤越来越多,骨盆骨折的发生概率也逐年升高,其中交通伤、重物的砸伤和高处的坠落伤是主要的原因。往往骨盆骨折会合并较为严重的内脏并发症和出血,危及患者的生命。

骨盆由髋骨、骶骨和尾骨组成。其中髋骨由髂骨、坐骨和耻骨组成。在出生时这 3 块骨之间为软骨性的连接,到 16 岁左右形成骨性的连接,而骨盆的髂嵴、髂前上棘、坐骨棘和坐骨结节等都有二次骨化中心,在 15～30 岁时与骨盆相结合为一个整体。髋骨的后面有一个耳状面与骶骨的耳状面,两侧耻骨的上下支相互结合组成耻骨联合。因此可以说骨盆是左右髋骨和骶尾骨利用骶髂关节面、耻骨联合和骶尾联合及骶棘韧带、骶结节韧带连接的盆状的骨性结构。骨盆根据界限可分为大骨盆和小骨盆,而这个界限是由骶骨岬两侧的髂骨弓状线、耻骨梳和耻骨结节组成。骨盆的连接和稳定主要靠骶髂关节和耻骨联合,其中虽然骶髂关节面凹凸不平,但是嵌合紧密,周围有骶前后韧带和骨间韧带加强,这些韧带构成类似吊桥的钢缆,将骶骨固定悬吊于两髂骨之间。骶骨上宽下窄呈倒三角嵌合于两髂骨之间,犹如拱形的石桥,在负重时更加牢固。在骨盆的前方两侧的耻骨借纤维状的耻骨联合软骨盘相连接,有耻骨前后韧带和耻骨弓状韧带加强。骶髂关节和耻骨联合将骨盆连接成环状,站立时躯体的重力经过骶骨和骶髂关节及髋臼的后部形成骶股弓,坐立时重力经过骶骨和骶髂关节至髂骨的后部坐骨的上支及坐骨结节,形成骶坐弓。两侧的耻骨和耻骨联合构成了约束弓,将骨盆的承重弓连接起来,形成一个闭合的三角系统,有利于应力的传导。盆腔内有膀胱、直肠、输尿管、前列腺,女性有阴道和子宫。髂内动脉是盆腔和盆壁的主要的供应动脉,盆腔的血管丰富,动脉和静脉都有很丰富的交通支。骨盆的内部间隙宽大疏松,并与腹膜后间隙相通。盆腔主要的神经是骶神经丛和盆部的自主神经,其副交感神经支配膀胱、尿道、直肠的平滑肌和阴茎的勃起。骨盆骨折合并自主神经的损伤可引起尿潴留和勃起功能障碍。

一、病因、病理与分类

我国早在古代就有许多的关于骨盆骨折的记载。在发生事故后由于强大的暴力,造成软组织损伤而致骨断筋伤,血脉断裂,血溢脉外,恶血阻滞气机,经脉运行受阻,不通则痛。如果太多的血溢出脉外,气随血脱而致心阳暴脱,最终会导致亡阴亡阳,阴阳离绝而死亡。根据暴力作用的方向和部位不同,造成的骨盆骨折也各有特点,临床上根据损伤的机制分为 4 种类型。

(一)侧方压缩型

外力从侧方挤压骨盆,使骨盆向内侧旋转,首先造成同侧或双侧的耻骨支骨折,或耻骨联合的重叠绞锁。半骨盆继续内旋使骶骨的前面压缩性骨折,骶髂后韧带断裂,骶髂关节后部张开,骶髂关节内旋并半脱位,而骶髂前韧带完整,故骨盆有内旋位的不稳定,而无垂直方向的不稳定。因为骶髂后韧带非常坚强,往往在其附着的骶骨后部发生骨折,称为半月形骨折。由于骨盆的内旋,骨盆内的神经和血管没有受到大的牵拉,故出血较少。

(二)前后压缩型

骨盆受前后方向暴力的压缩,首先造成耻骨联合的分离,暴力继续作用使髂骨以骶髂关节为轴向外旋转分离,似翻书本样,故又称"开书样骨折"。一般耻骨联合分离<2.5 cm,骶髂韧带完整,若>2.5 cm,骶髂前韧带和骶棘韧带断裂而骶髂后韧带正常,故骶髂关节的前部向外旋转分离而无垂直纵向的移位。当骨盆强力的外旋使骶髂后韧带也发生断裂时,导致完全的半骨盆分离,此时骨盆极不稳定,可以在外力和肌肉收缩力的作用下发生垂直纵向移位。在骨盆外旋的同时盆内血管和神经受到牵拉而出血,同时腰骶的神经丛也可能发生损伤。

(三)垂直剪切型

往往由高处坠落或交通事故产生的剪切暴力所致。特点为前方是耻骨的上下支骨折或是耻骨联合的分离,而后方是骶骨、骶髂关节和髂骨后部的纵向骨折或是脱位,往往有后上方的短缩移位,软组织损伤严重,往往有骶棘韧带和骶结节韧带的损伤,常常合并盆腔脏器损伤和骨盆内的大出血。

(四)混合型

至少有两个方向的暴力起作用。如侧方挤压合并前后挤压伤或伴有纵向的剪切暴力,造成骨盆的多发性损伤及多方向移位。

早在 20 世纪 40 年代,Waterson-Jones 将骨盆环的损伤分为撕脱性骨折、骨折脱位和骶骨骨折 3 个类型。此后出现了许多根据解剖分类的方法,但是目前最为大家接受的是 Tile 的分类方法,其主要着眼于骨盆环的稳定,更利于骨盆骨折机制的分析,有利于理清思路。Tile 的改良分类将骨盆骨折分为 3 类。

(1)A 型:为稳定型,移位较轻,一般不波及骨盆环,又分为 3 个亚型。A1 型是指骨盆骨折不波及骨盆环,其包括髂前上棘、髂前下棘和坐骨结节的撕脱骨折。A2 型是指骨盆发生骨折而未波及骨盆环,或是骨盆环发生骨折但是无移位。耻、坐骨支可以为单侧或者是双侧的骨折(骑跨骨折),骨盆环是稳定的。A3 型是指骶尾骨的横形骨折,不波及骨盆环。可以为通过骶骨的横形的无移位的骨折,也可以为横形的有移位的骨折,或尾骨骨折。

(2)B 型是旋转不稳而垂直方向稳定的骨折。这种类型骨折的基本特点是骨盆后方的主要稳定张力带保存完整。B1 型为开书型损伤,由外旋暴力所致造成耻骨联合的损伤,使骨盆向翻书一样张开,半侧的骨盆在外旋位不稳。当髂后上棘抵住骶骨的时候才停止外旋,后方的韧带保存完整,损伤可在两侧或单侧,如果耻骨联合分开的距离<2.5 cm,说明骶棘韧带和骶髂前韧带完整,仅仅是耻骨联合周围的韧带发生断裂。如果>2.5 cm,说明这两条韧带断裂。B2 型是指侧方挤压的内旋损伤。B2-1 型暴力作用于半侧的骨盆,主要通过大粗隆传导,压碎骶髂复合体,并且引起同侧前方结构的损伤。前方的耻骨上下支骨折，发生重叠，后方可以发生骶骨前方的压缩骨折，此种类型在垂直方向上是稳定的。B2-2 型是侧方挤压骨折，对侧型(桶柄样)。暴力造成骶髂复合体损伤和对侧骨盆的移位，前方的损伤可以是对侧的一个耻骨支断裂，或者是双侧的 4 个支断裂，或对侧的 2 个支断裂，也可以是耻骨联合的分离。B3 型是指双侧的 B1 或 B2 型。

(3)C 型是旋转和垂直不稳定，此种损伤可以再分为单侧的损伤(C1)和双侧的损伤(C2，C3)。半侧骨盆的向后移位>1 cm 或者是骶棘韧带从它的止点撕脱造成 L_5 横突骨折是垂直方向不稳的依据。在单侧的损伤时，后方的损伤可以是髂骨纵向骨折、骶髂关节脱位、累及骶后孔的骶骨纵向骨折。

二、临床表现与诊断

(一)全身表现

由于致伤暴力强大，骨折疼痛剧烈出血较多，故患者表现为面色苍白，头晕恶心，心悸心慌，血压下降，表情冷漠等休克表现。如果合并颅脑和腹腔脏器损伤往往有昏迷，呼吸困难，发绀，腹部膨胀，腹膜刺激征等临床表现。

(二)局部表现

骨盆部位的软组织挫伤、裂伤或是开放性损伤，下腹部腹股沟区、大腿近端、会阴和阴囊部位肿胀和皮下血肿，均提示有骨盆骨折的可能。触压髂嵴、耻骨联合、耻骨支和骶髂关节部位有压痛或骨擦音。下肢因为疼痛而活动受限，被动活动下肢的时候疼痛加剧。无下肢损伤的出现下肢不等长或者是下肢旋转畸形时，则高度提示有骨盆的损伤。

(三)特殊的检查

1.骨盆分离和挤压试验

两手分别置于髂前上棘处，向后外推压髂骨翼，或是向前内挤压髂骨翼，出现疼痛则为阳性，说明骨盆骨折，骨盆环被破坏。

2."4"字试验

一侧的下肢屈髋、屈膝、外展、外旋，将踝关节的外侧置于对侧大腿的下端前面，呈现"4"字状，向下按压屈曲的膝关节，疼痛加重说明骶髂关节损伤。

3.脐棘距

脐棘距是指肚脐和两侧髂前上棘之间的距离，如果一侧的脐棘距缩短说明该侧骶髂关节错位上移。

4.直肠指诊

该检查应当作为骨盆骨折的常规检查方法，如果出现指套的血迹、直肠前面饱满、可以触及骨擦音或突出的骨折断时，说明骨盆骨折损伤到了直肠。

5.导尿试验

对于有耻骨支和耻骨联合部位损伤的患者，应该做导尿检查。如果导尿管无法插入而肛门指诊发现前列腺移位时，则为尿道的完全断裂。

6.阴道检查

可以发现阴道撕裂的部位和程度，对于有泌尿生殖道和下消化道损伤的骨盆骨折，应视为开放性的骨盆骨折，而不能混同于一般的闭合性骨盆骨折。

（四）影像学检查

X线检查是诊断骨盆骨折的主要方法。对于高能量、多发性损伤的患者，应常规投照骨盆正侧位片，90%的骨盆骨折可以从前后位片子上发现。对于怀疑的隐匿性骨折可以加拍其他位置上的片子，以便于明确诊断。在阅片时要注意髂骨有无旋转，双侧骶髂关节的间隙是否对称，观察骶孔的变化，闭孔的形状是否是双侧对称，耻骨联合处的分离等。侧方挤压性骨折骨盆压缩变形，骨盆向健侧旋转，骨折端重叠，伤侧的髂骨内旋，髂骨翼的影像变窄，闭孔变大，耻骨联合或耻骨支骨折重叠移位。前后压缩型则表现为骨盆张开，伤侧的髋骨外展、外旋，髂骨翼影变宽，闭孔变小，耻骨联合或耻骨支断裂分离，髂骨和骶骨的影像重合，坐骨结节异常隆起，股骨外旋小粗隆影像变大，严重者半侧的骨盆向上移位。垂直剪切型，伤侧的骨盆向上移位，耻骨联合和骶髂关节纵向分离，或髂骨骶骨的纵形骨折，无髂骨翼的扭转变形。CT扫描对于判断骶髂关节脱位的类型和程度、骶骨骨折和骨盆的旋转移位有独特的优势，应用螺旋CT的三维重建技术可以直接观察到骨折部位和其周围组织的联系，还可以模拟复位和内固定安放的位置和方向，有极高的应用价值。数字减影技术对于骨盆骨折并发大的血管损伤特别适用，可以发现并且同时栓塞出血点，既可以发现出血的部位，又可以栓塞止血。

三、治疗

中医治疗骨盆骨折有其独特的优势，当出现休克时可内服独参汤加附子炮姜，同时冲服三七粉或云南白药。局部肿胀疼痛严重时，应活血化瘀、消肿止痛，或用复元活血汤；如伤后气滞腹胀，大便不通，应活血化瘀、理气止痛，可以用顺气活血汤。

（一）早期救治

及时合理的救治是减轻患者痛苦，控制出血，预防继发的血管、神经损伤和休克的首要环节，应尽量一次性完成对患者的处理，避免过多的搬运和检查，防止对骨折、血管和神经的干扰损伤，禁止在患者有血流动力学不稳定的时候，为了影像学检查而搬动患者，以免诱发或加重休克。

1.紧急复位骨盆外固定

由于骨折处和骨盆内的静脉损伤是出血的主要部位，在急诊时紧急复位并固定不稳定的骨盆，可以减少骨折端的错动，明显减轻疼痛，减少骨盆的容积有助于压迫止血，是控制出血最有效的也是最迅速的方法。应根据骨折的不同类型而采取不同的复位方法。开书型损伤应将髂骨翼由外向内侧挤压，侧方挤压型则应将髂骨翼由内向外推挤，垂直剪力伤可以通过下肢的牵引向远端推挤髂骨而得到部分的纠正。复位后通过打入髂骨翼钉并利用外固定架加以固定，这种外固定架既可以向内挤压，又可以向外撑开，控制旋转移位；虽然不能固定骨盆的后环，但可以维持复苏时的稳定，开书型的损伤也可用骨盆兜固定。另外，在复苏时应用抗休克裤，其包括3个可以充气的气囊，分别盘绕腹部骨盆和两个下肢，按照先下肢后腹部的充气顺序将气体充至5.3 kPa（40 mmHg）时，气囊可以对相应的部位施加压力，这样既可以减少骨盆出血抗休克，又可增加心脑等重要脏器的血供。

2.手法复位和固定

根据不同类型的骨折采取不同的复位手法。由于患者疼痛较重，不容易翻身，故应该在仰卧位时进行复位，对于不影响骨盆环稳定的耻骨支、坐骨支和髂骨翼的骨折，一般不需要整复，仅仅需要卧床2～3周就可以下地活动了。骶尾部的骨折可以不用固定，仰卧位用气垫保护4～5周即可。

(1)前后压缩型损伤:由于该类损伤没有垂直方向的不稳定,故不需要牵引,自外上向内下推挤髂骨翼,使外旋的骨盆内聚复位。复位后用骨盆兜悬吊固定。骨盆兜用帆布制成,长度以能盘绕骨盆和臀部,宽度上到髂骨翼下到股骨大粗隆。悬吊的重量以臀部离开床面 2～3 cm 为宜,由于骨盆兜利用身体重量产生持续的内聚力量,故维持复位的效果较好。也可以采用多头带将骨盆由后向前,由外向内兜起,两端的布条在骨盆的前面打结。固定的松紧以骨折端相互接触,骶髂关节前面的间隙消失为好,过松则复位不良,过紧则会导致骨盆的狭窄,悬吊固定的时间为 4～5 周。

(2)侧方压缩型损伤:复位的手法与前后压缩型的相反,术者双手由内向外按压髂骨翼,以纠正骨盆的内翻移位,同时使用外固定器将骨盆向外撑开,维持复位,固定的时间为 4～5 周。该类损伤禁用骨盆兜或悬吊牵引,其内聚力量可使骨盆骨折重新移位。

(3)垂直剪力损伤:单纯的垂直剪力损伤可以采用股骨髁上或胫骨结节骨牵引,同时用手由背侧向前下推髂后上棘以纠正骶髂关节向上的脱位。如果合并骶髂关节的内旋或是外旋移位,可以同时向外或向内推挤髂骨翼加以复位,并应用外固定架以获得较为可靠的持续固定。虽然外固定架对于骨盆后环的骨折固定不太理想,不能完全控制垂直不稳,但稳定骨盆前环,与下肢骨牵引结合应用可以获得有效固定,是治疗复合型骨盆损伤的有效方法。在应用骨牵引时应该注意以下几点:牵引的重量应为体重的 1/7～1/5 并且 6 周内不能减轻重量;牵引的时间应该较长,8～12 周,减重过早或是牵引的重量不够会引起复位不良的;可以抬高床尾 15～20 cm,利用身体重量进行反牵引,以防身体随牵引重量下移后脚抵床帮使牵引失效;在牵引的第 1～3 天应拍 X 线片观察复位情况,并以此为依据调整牵引重量和方向。

(二)手术治疗

手术切开复位内固定可以迅速稳定骨盆,主要适用于骶髂关节分离超过 1 cm 和耻骨联合分离超过 2.5 cm 的垂直不稳性的骨折。主要根据骶髂关节脱位和其周围骨折情况选择手术入路和固定方法。前侧的髂腹股沟入路可在腹膜外顺利显露髂骨和骶髂关节,需用 2 块重建钢板呈一定角度进行固定,而不能使这 2 块钢板平行排列。前路手术的优点是显露清晰、创伤小,而增加了对盆腔的干扰,使已凝固阻塞的血管再次出血,就是其主要缺点,因此前路手术应在伤后一周左右出血凝固后进行为宜。后路用拉力螺钉或骶骨棒固定骨盆后环,固定直接而可靠,但有造成骶后区皮肤坏死风险,使其应用受到限制。耻骨联合分离采用下腹部耻骨联合上弧形切口,加压钢板或重建钢板固定。

(三)外固定器固定

外固定器由针、针夹和连接杆构成。在髂前上棘后方的 3～5 cm 和 6～10 cm 处的髂嵴局部麻醉后,经皮在髂骨内外板之间用 4～5 mm 的螺纹钉钻入 4～5 cm,用针夹把持住针尾,再用连接杆将两端的针夹连成一体。在牵引和手法复位后,拧紧外固定器的固定旋钮,保持固定作用。外固定器的固定简单,对于旋转的移位有可靠的纠正能力,最适合于急诊应用,能稳定骨折,减少骨盆的容量和控制出血,是急诊处理骨盆骨折最可靠的方法之一。由于缺乏纠正垂直移位的能力,对于垂直剪切的损伤,需要配合牵引治疗。应用时应当注意几点:①进针的部位要准确,进针的角度要根据髂骨内外板的方向,保持钢针与身体的矢状面为 15°～20°角,向内向下指向髋臼,深度要合适,以防针尖穿出或固定不牢,在 X 线下的定位或 C 形臂监视下较为安全,在透视下或是X 线片证实位置好后才可以拧紧连杆;②在固定期间要定期拍片,以防螺杆松动,并且要及时用酒精消毒皮肤,防止针道的感染。

(周　红)

第二节　股骨干骨折

股骨干是指股骨小转子下 2～5 cm 到股骨髁上 2～4 cm 的部分。股骨干骨折约占全身骨折的 6%。男多于女，约 2.8∶1，患者以 10 岁以下儿童最多，约占股骨干骨折的 50%。随着近年来交通事故的增多，股骨干骨折的发病比例呈上升趋势，男性多于女性。骨折往往复杂，且合并伤较多，给治疗增加了很大的难度。

一、病因、病理与分类

股骨干骨折多见于儿童和青壮年。以股骨干中部骨折较多发。直接暴力和间接暴力均可造成骨折。碰撞、挤压、打击等直接暴力所致者，多为横形、粉碎性骨折。扭转、摔倒、杠杆作用等间接暴力所致者，多为斜形、螺旋形骨折。除青枝骨折外，股骨干骨折均为不稳定性骨折。

（一）骨折的典型移位

骨折发生后受暴力作用，肌肉收缩和下肢重力作用，不同部位可发生不同方向的移位趋势。

1.上 1/3 骨折

近端受髂腰肌和臀中、小肌及外旋肌的牵拉而产生屈曲、外展及外旋倾向，远端则因内收肌群的作用而产生向后、上、内移位。

2.中 1/3 骨折

除重叠外，移位规律不典型，多数骨折近折端呈外展、屈曲倾向，远折端因内收肌的作用，下方向内上方移位，使两骨折端向前外成角。

3.下 1/3 骨折

由于膝后方关节囊及腓肠肌的牵拉，将远端拉向后方，其锐利的骨折端可刺伤腘动、静脉，而骨折近端内收向前移位。

（二）根据骨折线的形状

1.横形骨折

骨折线为横行，大多由直接暴力造成。

2.斜形骨折

骨折线为斜行，大多由间接暴力造成。

3.螺旋形骨折

骨折线为螺旋形，多由强大的旋转暴力造成。

4.粉碎性骨折

骨折片在 3 块以上，多由直接暴力造成。

5.青枝骨折

因骨膜厚，骨质韧性较大，断端一侧皮质未完全断裂。多见于小儿。

造成股骨干骨折常需较强大的暴力，骨折后断端移位明显，软组织损伤严重。临床上应注意，成人股骨干骨折内出血 500～1 000 mL，出血较多，加上创伤后剧烈疼痛刺激，特别是多发性骨折、多段骨折，更易早期出现休克；有挤压伤者，应注意是否有挤压综合征的发生。下 1/3 骨折时，注意检查是否有腘动、静脉损伤，应密切观察病情，以免贻误治疗。

二、临床表现与诊断

股骨干骨折多有明确的外伤史，如车祸、高处坠落、重物直接打击等。伤后局部疼痛、肿胀明显，可出现短缩、成角畸形，患肢功能活动完全丧失，可触及骨擦感和异常活动，但儿童青枝骨折除外。下 1/3 骨折时，应注意足背动脉及胫后动脉搏动情况，如出现动脉搏动减弱或消失，末梢循环障碍，后方血肿形成，应疑为腘动、静脉损伤，应急诊手术探查。严重挤压伤、粉碎性骨折或多发性骨折患者，应注意挤压综合征和脂肪栓塞的发生。轻微外力造成的骨折，应考虑到病理性骨折。

X 线检查可以明确骨折部位及移位情况。上 1/3 骨折时，X 线检查应包括髋关节；下1/3 骨折时，X 线检查应包括膝关节；怀疑髋关节脱位患者，应加拍髋关节正位及侧位 X 线片，以明确诊断。

三、治疗

（一）急救处理

股骨干骨折的治疗，应开始于急救处理阶段。一般患者完全丧失站立或行走能力，由于下肢长而重，杠杆作用大，不适当的搬运可引起更多的软组织损伤。因此，合理地就地固定患肢，是非常重要的。患者如无休克、颅脑损伤或胸、腹部损伤时，应先给予止痛剂，禁止在现场做不必要的检查。最简单的方法是将患肢与健肢用布条或绷带绑在一起，如有合适的木板，可在患肢的内外侧各放一块，内抵会阴部，外超骨盆平面，布条或绷带绑住固定，固定时下肢应略加牵引，这样可以部分复位并减轻疼痛。

（二）非手术治疗

1.新鲜儿童股骨干骨折的治疗

儿童股骨干骨折由于愈合快，自行塑形能力强，有些移位、成角均可自行矫正。采用牵引和外固定治疗，不易引起关节僵硬，故多采用保守治疗。儿童股骨干骨折的另一重要特点是：常因骨折的刺激引起肢体过度生长，其可能是由于在骨折后临近骨骺的侧支血液供给增多之故。至伤后 2 年，骨折线愈合，骨痂重新吸收，血管刺激停止，生长即恢复正常。

根据以上儿童股骨干骨折的特点，骨折在维持对线的情况下，短缩不超过 2 cm，无旋转畸形，均被认为达到功能复位要求。尽量不采用手术治疗。

(1)青枝骨折和无移位的稳定性骨折，无需整复，用小夹板固定即可。对移位较多或轻度成角畸形者，可采用手法复位，矫正畸形，并行小夹板固定。对无移位或移位较少的新生儿产伤骨折，将患肢用小夹板或圆形纸板固定 2～3 周。

(2)3 岁以下儿童可采用布赖恩特牵引，也称过头牵引，这是一种传统的治疗方法，利用皮肤牵引达到治疗效果。选用合适长度的胶布粘贴，自骨折水平面或以上 1 cm 处开始，下到足底 1 cm左右的扩张板上，用绳索连接后，再通过两滑轮，加上牵引所需重量。下肢突起部位如腓骨头、内外踝部应加垫，以避免局部压迫，引起溃破、疼痛和神经麻痹，最后用绷带松紧适度的缠绕下肢，以防胶布滑脱。牵引重量为双下肢同时牵引时，患儿臀部悬空，距离床面 1～2 cm 为度。患儿大腿可行夹板固定。为防止骨折向外成角，可使患儿面向健侧躺卧。牵引期间应定期拍

X 线片，观察骨折对位情况，密切观察患肢血液循环及活动的情况。牵引 3～4 周后，根据 X 线片显示骨愈合情况，去掉牵引。儿童股骨横形骨折，常不能完全牵开而呈重叠愈合。开始虽然患肢短缩，但因骨折愈合期，血液循环活跃则患骨生长加快，约 1 年双下肢可等长。

(3)3～14 岁儿童移位骨折，可在水平牵引下施以手法复位、小夹板固定；骨牵引可行胫骨结节或股骨髁上牵引；皮牵引用胶布贴于患肢内、外两侧，再用螺旋绷带包住，患肢放于垫枕上，牵引重量为 2～3 kg，如骨折断端重叠未能牵开，可行 2 层螺旋绷带中间夹 1 层胶布的缠包方法，再加大牵引重量。在皮肤或骨牵引完成后，患儿取仰卧位，一助手固定骨盆，另一助手使伤侧髋半屈曲位拔伸牵引，术者双手用端、挤、提、按手法进行整复，然后行小夹板固定。注意调整牵引针方向、重量及肢体位置以防成角畸形；小夹板固定也应注意松紧适度，并应随时进行调整。4～6 周行 X 线片复查，观察骨折愈合情况。如愈合良好，可去牵引，行功能锻炼。

2.成人股骨干骨折的治疗

无移位的稳定骨折，无需整复，只要固定即可。有移位的骨折，可根据受伤部位不同而行股骨髁上或胫骨结节骨牵引，并手法复位夹板固定。对股骨上及中 1/3 骨折，可选用胫骨结节牵引；下 1/3 骨折，可选用胫骨结节或股骨髁上牵引。股骨中段骨折时，患肢伸直位牵引；股骨下段骨折时，患膝屈曲 90°牵引。牵引过程中，应注意膝关节活动及控制远端旋转；经常测量下肢长度及骨折的轴线；复位中，要求无重叠，无成角，侧方移位不大于 1/2 直径，无旋转错位。手法复位前先行穿针，后整复骨折。股骨上段骨折，需一助手固定骨盆，另一助手一手握踝，一肘挎腘窝，膝关节屈曲 90°，髋关节半屈曲位向上提拉，并使股骨远端外旋；术者根据不同部位骨折的移位情况，采用推、按、扳、提手法，纠正骨折的旋转、成角及侧方移位，然后固定。

治疗期间，第 2 天即开始练习股四头肌收缩及踝关节活动，第 2 周开始练习抬臀，第 3 周两手提吊环，健足踩在床上，收腹，抬臀，使身体、大、小腿成一直线，加大髋膝活动范围。从第 4 周开始可扶床架练站立。X 线检查示骨折临床愈合后，可去牵引后逐渐扶拐行走，直至 X 线检查骨折愈合为止。

(三)切开复位内固定

成人股骨干骨折后，由于肌肉的牵拉，往往移位严重，保守治疗难以达到满意的效果，因此须采用手术切开复位内固定，以恢复正常的解剖关系。切开复位内固定的适应证为：用手法或牵引不能达到整复要求的骨折；严重开放性骨折，受伤时间短，尚未出现感染迹象者；合并神经血管损伤的骨折；多发性骨折。常用的内固定有钢板螺丝钉内固定和髓内针固定。自 20 世纪 60 年代以来，瑞士 AO 学组的外科医师对所有的股骨干骨折采用髓内固定或钢板螺丝钉内固定。AO 加压钢板内固定的基本原则是：①无创技术，保存骨折端血液循环，内固定放于骨膜外，慎重保留软组织；②解剖复位；③张力侧钢板固定。AO 学者利用特制的内固定器材，使骨折端间产生加压作用，使骨折获得一期愈合，早期功能活动，恢复肢体正常功能。但加压钢板内固定易发生一定的并发症，常见的有钢板疲劳断裂、钢板下骨质萎缩、感染。髓内针内固定早在 20 世纪 40 年代就由 Küntscher 介绍闭合髓内钉技术。第二次世界大战以后，由于开放式髓内钉固定的出现和广泛应用，对于无并发症的青年髓腔最狭窄非粉碎性骨折，髓内钉成为股骨干骨折的最终治疗。随着手术技术的完善，特别是影像器的应用，髓内钉固定技术得到更好的临床应用。

1.切开复位加压钢板螺丝钉内固定

AO 方法自 20 世纪 60 年代起逐渐普及，可分为加压器钢板和自身加压钢板两种。主要适用于股骨干上、中、下 1/3 横形骨折、短斜形骨折。手术在侧位进行，大腿后外侧切口，在外侧肌间隔前显露股骨干外侧面，推开骨膜后，钢板上在股骨干外侧。

股骨干骨折内固定选择后外侧切口的优点是，由前肌群与后肌群之间隙进入，不损伤肌肉，内固定物置于股骨外侧，可避免膝上方前面股四头肌与股骨之间的滑动机构发生粘连。术后患者卧位 2～3 周，逐渐扶拐下地，练习下肢关节活动，待骨折愈合后，方能完全离拐行走。

2.切开复位梅花形髓内针内固定

主要适应证：①股骨干上、中 1/3 横形及短斜形，蝶形骨折或陈旧粉碎性骨折；②股骨多段骨折；③股骨中上、上 1/3 陈旧骨折、延迟愈合或不愈合；④股骨上中 1/3 骨折，并发大腿神经、血管损伤，需修复者；⑤多发骨折(包括股骨骨折)或多发伤，如胸或腹部广泛烧伤需经常变换体位，不能应用牵引者。长斜形及螺旋形骨折应视为相对禁忌证。

髓内针的选择：测量健肢股骨大转子尖至髌骨上缘，为其长度。在标准 X 线片中，测髓腔最狭窄部位的横径，减去 10%，即为所用髓针的粗细(直径)，或在术前把选好的髓内针用胶布贴在大腿外侧，进行 X 线摄片(股骨全长)。髓针的长度粗细与髓腔进行对照，髓内针的长度应自股骨髁间窝上 1 cm，至股骨大转子上 2 cm，其粗细以能通过髓腔最狭窄部位为准。手术方法可采用逆行髓内穿针法和顺行髓内穿针法。如为陈旧骨折，把植骨材料如碎骨条放在骨折端的周围。近年来梅花形髓内针由于在固定中的强度欠佳，抗旋转力较差，临床上已较少使用。

3.闭合髓内针内固定

适应证：①股骨上及中 1/3 的横形、短斜形骨折，有蝶形骨片或轻度粉碎性骨折；②多发骨折。

术前先行骨牵引，重量为体重的 1/6，以维持股骨的力线及长度，根据患者全身情况，约在伤后 3～10 天手术。髓内针长度及粗细的选择同逆行髓内针者。患者体位分为侧卧位及平卧位两种。①侧卧位：患者健侧卧于骨折牵引台上，健肢伸直位，固定在足架上，患肢髋屈曲 80°～90°，内收 20°～30°中立位。对双下肢进行牵引，直到骨折端分离，在 X 线片引导下，施手法进行复位。②平卧位：患者平卧于骨折手术台上，两腿分开，插入会阴棒，阻挡会阴。躯干略向健侧倾斜，患肢内收 20°～30°中立位，固定于足架上。这样可使大转子充分暴露，尽量向患侧突出。健肢外展、下垂或屈曲位，以不影响使用 C 形臂 X 线机透视患肢侧位为准。对患肢施以牵引，直到骨折断端分离，在透视下使骨折复位或至少在同一平面上得到复位。

术后一般不需外固定，48～72 小时除去引流。术后 7～10 天，可逐步扶拐下地活动。

此法创伤较小、膝关节功能恢复较快、不必输血，是值得选用的。但是，需要 C 形臂 X 线机设备。骨折 2 周以上影响复位者，不宜选用此法。

4.带锁髓内针内固定

适用于股骨干上、中、下段横形、斜形或粉碎性骨折。现临床上应用较多。其优点在于通过远近端栓钉有效控制旋转，克服了髓内针旋转控制不好的情况，扩大了应用范围。全程应在C 形臂 X 线机透视下进行。闭合带锁髓内针手术操作时应利用骨折复位床，将骨折复位；开放带锁髓内针在髓内针内固定的基础上，进行近端和远端栓钉固定。术中应扩大髓腔，根据骨折情况，可行动力固定或静力固定。

(四)药物治疗

股骨干骨折多见于儿童和青壮年,骨折早期,创伤严重,失血较多,应把保全生命放在第一位。同时要细心观察局部和全身情况,运用中药治疗,按骨折三期用药原则处理,辨证用药,正确处理扶正与祛邪的关系,以维持机体的动态平衡。下面介绍股骨干骨折临床上常见的几种证型的辨证用药。

(1)气血虚弱证:股骨干骨折早期,创伤严重,失血较多,气随血耗,气虚则血无所统。患者面色苍白,四肢发凉,心烦口渴,冷汗自出,神疲眩晕,脉细数无力,为失血后气血虚衰,亡阴亡阳之危症。治宜补气摄血,使"散者收之","损者益之",方用独参汤,有益气统血固脱作用。危症急救时,应结合输血、补液疗法。

(2)瘀阻经脉证:骨折早期,患肢局部肿胀,疼痛、压痛明显,骨折端易再移位,筋脉反复受损,瘀血滞留于经脉,使经脉受阻。治宜活血祛瘀,行气消肿止痛,方用桃红四物汤加云苓、泽泻、枳实、厚朴、大黄、丹参、乳香、没药、枳壳、牛膝等,使留滞之瘀血和气血结滞疏通。中成药可选用复方丹参片、三七片、三七胶囊等。

(3)脾胃虚弱证:脾主四肢肌肉,脾胃为后天之本,气血生化之源。骨折后,患者卧床时间长,纳食差,脾胃虚弱,气血亏损。治宜健脾益胃,方用健脾养胃汤,以促进脾胃消化功能,有利于气血生成。

(4)肝肾不足证:适用于肝肾亏损,筋骨萎弱者,或骨折后期,筋骨虽续,但肝肾已虚,或骨折愈合迟缓,骨质疏松,筋骨萎软,肢体功能未恢复者。治宜补益肝肾法,常用方剂有壮筋养血汤、生血补髓汤、六味地黄丸、金匮肾气丸、健步虎潜丸等。

(周　红)

第三节　股骨髁骨折

股骨髁骨折,又称股骨髁间骨折,为关节内骨折,多见于青年男性。股骨髁部是股骨下端膨大处,分为内髁及外髁,其间为髁间窝。与胫骨平台形成关节,其前方与髌骨形成髌骨关节。后方为腘窝,有腘动脉、腘静脉、胫神经、腓总神经等重要组织。周围有前后交叉韧带、内外侧副韧带及大腿和小腿重要肌肉的附着点。其解剖结构复杂,并发症多,复位要求高,治疗效果常常不理想。

一、病因、病理与分类

股骨髁骨折可由直接或间接暴力引起。由于股骨髁解剖上的薄弱点在髁间窝,直接暴力可经髌骨将应力转变为造成单髁和双髁骨折的楔形力。间接暴力在伸膝位可造成单髁和双髁劈裂骨折,屈膝位易造成单一的后髁骨折。

按骨折的髁及骨折线的走行方向,可分为两大类:①股骨单髁骨折,又可分为三型:矢状位骨折、冠状位骨折和混合性骨折;②股骨髁间骨折,又可分为四型:轻度移位、股骨髁向内移位、股骨髁向外移位及合并股骨髁上和股骨干骨折移位。

二、临床表现与诊断

伤后膝关节畸形、肿胀明显，功能活动受限，有骨擦音、异常活动。注意检查肢体远端的血液循环、运动及感觉情况，以排除合并神经、血管损伤。摄膝关节X线片，以明确骨折类型及移位情况。

三、治疗

治疗的目的是恢复股骨髁部的解剖对位、关节面的平整和下肢正常的力线。尽快清除膝关节内血肿，防止关节粘连，尽早进行膝关节功能锻炼，使关节面在愈合过程中磨合，防止出现创伤性关节炎。

（一）非手术治疗

1.超膝关节夹板固定

股骨髁骨折移位不明显、关节面基本平整者，可用超膝关节夹板固定。对膝部血肿应尽早处理，可用注射器抽出并加压包扎。

2.超膝关节夹板固定加胫骨结节牵引

对骨折块完整有移位者，用手法整复后可达到解剖复位，关节面基本平整，也可用超膝关节夹板固定加胫骨结节牵引。在牵引下，术者以双手掌挤压股骨内外髁，使分离的内外髁骨折块复位。以超膝关节夹板固定，小腿置于牵引架上，膝关节屈曲45°位，使腓肠肌松弛。行股四头肌功能锻炼，6周后解除牵引，继续超膝关节夹板固定。

3.药物治疗

早期宜活血祛瘀，消肿止痛，可用桃红四物汤加泽泻、车前子、延胡索、萆薢、牛膝；中期肿胀已消，瘀血未尽，宜调和营血、祛瘀生新，用和营止痛汤；后期宜补肾壮筋，用补肾壮筋汤治疗。解除超膝关节夹板固定后，可用下肢洗药熏洗。

4.功能锻炼

早期行股四头肌舒缩锻炼和足踝的活动，解除超膝关节夹板固定后，可逐步练习膝关节屈曲活动。练习扶拐不负重行走。骨折愈合坚固后，再练习弃拐行走。

（二）手术治疗

对骨折移位明显、手法复位不理想者，合并神经和血管损伤、韧带损伤、开放骨折的年轻患者可行切开复位内固定术。

切开复位内固定术：复位后，股骨单髁骨折可用松质骨钉，骨质疏松者可用"T"形钢板。股骨髁间骨折可用动力髁钢板或"T"形钢板固定。必要时应植骨。由于髓内钉在理论上比钢板更接近生物学固定，目前顺行或逆行交锁髓内钉固定，尤其是关节镜监视下逆行交锁髓内钉固定更具有一定优势。

（周　红）

第四节　踝关节骨折

踝部骨折是最常见的关节内骨折。踝关节是屈戌关节，站立时，全身重量都落在踝关节的上面，负重最大，在日常生活中走路、跳跃等活动，主要是依靠踝关节的背伸、跖屈活动。因此，处理踝部损伤时，无论骨折、脱位或韧带损伤，都必须考虑到踝关节的这两种功能，既要稳固的负重，又要灵便的活动。偏废一方，都会影响关节的功能恢复。

一、病因、病理与分类

踝部骨折可因外力作用的方向、大小和肢体受伤时所处位置的不同，造成各种不同类型的骨折，各种不同程度的韧带损伤和不同方向的关节脱位。尤以从高处坠下，下楼梯，下斜坡及走崎岖不平的道路，更易引起踝关节损伤。直接暴力如挤压等也可引起踝部骨折、脱位。踝部损伤原因复杂，类型很多。韧带损伤、骨折、脱位可单独或同时发生。根据受伤姿势可有内翻、外翻、外旋、纵向挤压、侧向挤压、跖屈和背伸等多种暴力。其中，内翻、外翻、外旋又按其损伤程度分为3度。以内翻损伤多见，外翻损伤次之，外旋又次之。

（一）内翻骨折

发生在足强力内翻时，如由高处落下，足外缘首先着地；或小腿内下方受暴力直接打击；或步行在不平的路面上，足底内侧踩在凸处使足突然内翻。骨折可分为3度。

1.一度骨折

外侧韧带部分断裂是最常见的踝部内翻扭伤。典型的一度内翻骨折是距骨与足强力向内侧撞击，使内踝骨折，骨折自胫骨下端关节面与内踝根部接壤处折裂，骨折线向上、向外，几呈垂直，为较常见的内翻单踝骨折。或者表现为外踝尖端小块骨质单独被撕脱。直至整个外踝的关节面被横拉断，但比较少见。

2.二度骨折

如暴力较大，内踝部受挤压、外踝部受牵拉而同时发生骨折，此为双踝骨折。有时合并距骨向内脱位，或合并腓侧副韧带及下胫腓韧带撕裂。

3.三度骨折

暴力继续加大，则偶尔可见胫骨后缘（后踝）骨折，距骨向内、后脱位。此为三踝骨折。

（二）外翻骨折

由足强力外翻所致，如由高处落下时，足外翻位着地，或小腿外侧下方受暴力直接打击。

1.一度骨折

暴力不作用于内侧韧带。因为此韧带比较坚韧不易被撕断，遂将内踝撕脱，同时，也可将三角韧带撕裂。骨折线往往为横形，与胫骨下关节面相平，骨折移位不多。此为单踝骨折。

2.二度骨折

若暴力继续作用，发生内踝撕脱的同时，距骨体挤迫外踝，迫使外踝发生斜形骨折，折线多呈矢状，为双踝骨折。双踝连同距骨都有不同程度的向外侧移位。如下胫腓韧带断裂或韧带附在胫骨处发生撕脱，则下胫腓联合分离。骨折可发生在下胫腓联合以上或以下。

3.三度骨折

偶尔可因伴有距骨撞击胫骨下关节面后缘，造成三踝骨折。距骨向外、后脱位。

（三）外旋骨折

外旋骨折发生在小腿不动，足强力外旋；或足着地不动，小腿强力内旋的情况下。此种情况，可以是从高处跳下或平地急速转动躯干时肢体运动不协调，一般下胫腓联合韧带强度超过外踝骨质，故当距骨体的前外侧挤压外踝时，迫使外踝外旋、后移，造成一系列变化。

1.一度骨折

腓骨下方斜行或螺旋骨折。骨折线由下胫腓关节下面前侧开始，向上、后斜行延伸，骨折面为冠状。骨折移位不多或无移位时 X 线片见骨折端前后重叠，仅在侧位片上可观察到由前下至后上的斜行骨折线。有移位时，外踝骨折块向外、向后并向外旋转。若当外踝被距骨挤压时，下胫腓联合韧带先断裂。则外踝骨折发生在下胫腓联合以上，腓骨最脆弱处。此为单踝骨折。

2.二度骨折

如暴力继续作用，则将内踝从中部撕脱。若内踝未骨折，则内踝韧带断裂。此为双踝骨折，距骨向外侧微脱位。

3.三度骨折

暴力继续再作用，因内侧韧带的牵制作用消失，距骨向外侧及外旋移位。可将胫骨后缘撞击骨折，造成三踝骨折。此时，距骨向外，后方移位、脱出。

(四)纵向挤压骨折

由高处坠地足底落地或踝关节急骤过度背伸或跖屈所致。骨折可呈撕脱、粉碎的“T”形或“Y”形骨折。

(五)侧向挤压骨折

内、外踝被夹于两重物之间。多造成双踝粉碎性骨折，伴有不同程度的皮肤挫伤，骨折多无移位。在上述暴力作用时，若踝关节处于跖屈位，则距骨向后撞击胫骨后踝，引起三踝骨折并向后脱位；若此时踝关节处于背伸位，可引起胫骨前唇骨折。

二、临床表现与诊断

伤后局部疼痛、瘀肿、压痛和翻转畸形，功能障碍，可扪及骨擦音。外翻骨折时，足外翻畸形。内翻骨折时，足内翻畸形，距骨脱位时，随不同脱位方向而可扪及脱出的距骨，则畸形更加明显。并有踝关节横径增大，踝关节正侧位 X 线片可显示骨折脱位程度和损伤类型，可从病史、受伤外力、X 线片骨折线的走向。分析骨折脱位发生的机制，结合局部体征及临床检查情况考虑，将有助于正确的复位和固定。根据受伤史、临床表现和 X 线片检查，可作出诊断。

三、治疗

踝关节面比髋、膝关节面小，但其负重要求却比较高。无移位骨折仅将踝关节固定在背伸 90°中立位 3～4 周。大多数骨折通过手法复位加夹板固定治疗而获得满意效果。内外踝骨折，闭合复位不满意时，可在内踝处作切开复位内固定，然后用手法整复外踝骨折，此时，内踝因已作内固定而较稳定，外踝较易整复成功。当踝部骨折是由距骨移位所致者，远端骨折块多与距骨保持联系，随距骨的脱位而移位。整复时只要距骨脱位得以整复，胫距关节面恢复正常，则骨折亦随之复位。三踝骨折时，应先整复内、外踝，再整复后踝。如有重叠、旋转、侧方移位及成角，先整复矫正重叠、旋转和侧移位，再矫正成角。踝部骨折处有软组织嵌入或合并胫腓联合韧带分离，或后踝骨折超过 1/3 关节面而闭合复位未满意者，需切开复位内固定。伤后 1～2 个月的陈旧性踝部骨折，尚可切开复位内固定；若时间太长，骨折又畸形愈合，切开亦不易获得满意复位，此时可采用中药熏洗，加强功能锻炼，促进功能恢复；若日后伤者无明显痛苦与不便，则可任其自然，不必强求复位；若创伤性关节炎已形成，应考虑作踝关节融合术。

（一）非手术治疗

1.复位手法

施行复位手法时，应遵循这样一个原则：按暴力作用相反的方向进行复位和固定。元代危亦林已提出牵引反向复位法。他在《世医得效方·正骨兼金镞科》中介绍："或骨突出在内，用手正从骨头拽归外；或骨突向外，须用力拽归内。"根据历代医家经验，复位具体手法如下：采用硬膜外或坐骨神经阻滞麻醉。患者取平卧位，屈膝 90°，一助手站于患肢外侧，用肘部套住患肢腘窝，手抱于膝部向上牵拉。另一助手站于患肢远端，一手握前足，一手托足跟。行纵向牵引，并使足略跖屈，沿原来骨折移位方向徐徐牵引。牵引不可用力过猛，以防加重韧带损伤。内翻骨折使踝部内翻，外翻骨折使踝部外翻，无内、外翻畸形时，即两踝各向内、外侧方移位者，则垂直牵引。如有下胫腓关节分离者，可在内、外踝部加以对向合挤。待重叠及向上移位的骨折远端牵下后，术者用拇指由骨折线分别向上、下轻轻推挤内、外两踝，以解脱嵌入骨折裂隙内的韧带或骨膜。尤其是内踝中部骨折，多有内侧韧带嵌入，阻碍复位，影响骨折愈合。

(1)纠正旋转和内外翻：在矫正内外翻畸形前，先矫正旋转畸形，一般内外翻均合并内外旋。牵引足部的助手将足内旋或外旋合并的同时改变牵引方向。外翻骨折者牵引方向由外翻逐渐改为内翻；内翻骨折者牵引方向由内翻逐渐改为外翻。同时术者两手在踝关节上下方对向挤压，促使骨折复位。

(2)纠正前后移位：有后踝骨折合并距骨后脱位，可用一手握胫骨下段向后推，另一手提前足向前拉。并徐徐将踝关节背伸。利用紧张的关节囊将后踝拉下。使向后脱位的距骨回到正常位置。当踝关节背伸到 90°时，向前张口的内踝也大多数随之复位。如仍有裂口，可用拇指由内踝的后下方向前上推挤，使骨折满意对位。

(3)三踝骨折：如后踝不超过关节面 1/3 者，可用手法复位。在先整复好内外踝的基础上，捆好两侧夹板。整复时，一助手用力夹挤已捆好的两侧夹板，术者一手握胫骨下端向后推，一手握足向前拉，并徐徐背伸，使向后脱位的距骨回到正常位置。透视检查满意后，捆上踝关节背伸活动夹板。若后踝骨折超过胫骨下关节面 1/3 以上时，因距骨失去支点，踝关节不能背伸，越背伸距骨越向后移位，后踝骨折块随脱位的距骨越向上移位。可采用长袜套悬吊牵引，袜套上达大腿根部，下端超出脚尖的 20 cm，用绳扎紧下端，上端则用胶布粘好。固定做悬吊滑动牵引。有内外踝骨折时，先整复好内外踝骨折并做两侧夹板固定。将膝关节置于屈曲位。用牵引布兜于腘部作悬吊牵引，利用肢体重量，可使后踝逐渐复位。

2.固定方法

先在内外两踝的上方放一塔形垫，下方各放一梯形垫，或放置一空心垫，防止夹板直接压在两踝骨突处。用 5 块夹板进行固定，其中内、外、后夹板上自小腿上 1/3。下平足跟，前内侧及前外侧夹板较窄，其长度上起胫骨结节，下至踝关节上方。夹板必须塑形，使内翻骨折固定在外翻位，外翻骨折固定在内翻位。固定位置适可而止，注意勿矫枉过正。放好夹板后，先捆扎小腿三道绑带，然后捆远端足底的一道。最后，可加用踝关节活动夹板(铝制或木制)，将踝关节固定于 90°位 4～6 周。兼有胫骨前后骨折者，还应固定在跖屈位，有后唇骨折者，则固定在稍背伸位。有前唇骨折者，则固定在稍跖屈位。固定后抬高小腿，屈膝 30°～40°。第 1～2 周透视或拍片 1～2 次，经两次检查无再移位，则一般不再移位。如果有移位者，应及时纠正移位。

3.练功活动

整复固定后，应鼓励患者积极主动做背伸踝部和足趾。双踝骨折，在保持有效夹板固定的情况下，加大踝关节的主动活动范围，并辅以被动活动。被动活动时，术者一手握紧内、外侧夹板，另一手推前足，只做背伸和跖屈，不做旋转或翻转活动，3 周后将外固定打开，对踝关节周围的软组织，尤其是跟腱经过处进行按摩，理顺筋络，可点按商丘、解溪、丘墟、昆仑、太溪等穴。如采用袜套悬吊牵引法，也应多做踝关节的主动伸屈活动。

4.药物治疗

除按骨折三期辨证用药外，中期以后，应注意舒筋活络，通利关节；后期若局部肿胀难消者，宜行气活血，健脾利湿；做关节融合术者，术后则须补肾壮骨。第 3 周后，用中药温经通络，消肿止痛之品进行熏洗。

（二）手术疗法

严重开放骨折在扩创时，可顺带将骨折整复内固定。内翻骨折，内踝骨折块大，波及胫骨下关节面 1/2 以上；外旋骨折，内踝中部撕脱，骨折整复不良，有骨膜或韧带嵌顿，易引起骨纤维愈合或不愈合；足强度背伸造成胫骨下关节面前缘大块骨折者，均应考虑做切开复位内固定，术后石膏托固定。术后及内固定器材视具体情况而定。陈旧骨折超过 2 个月，复位效果不佳而有严重创伤性关节炎者，可做关节融合术，术后短腿石膏管固定 3 个月。

（周　红）

第五节　踝部扭伤

踝关节周围主要的韧带有内侧副韧带、外侧副韧带和下胫腓韧带。内侧副韧带又称三角韧带，起于内踝，自上而下呈扇形附于足舟状骨、距骨前内侧、下跟舟韧带和跟骨的载距突，是一条坚强的韧带，不易损伤；外侧副韧带起自外踝，止于距骨前外侧的为腓距前韧带，止于跟骨外侧的为腓跟韧带，止于距骨后外侧的为腓距后韧带；下胫腓韧带又称胫腓联合韧带，为胫骨与腓骨下端之间的骨间韧带，是保持踝关节稳定的重要韧带。

踝关节扭伤较为常见，可发生于任何年龄，但以青壮年为多，临床上一般分为内翻扭伤和外翻扭伤两大类，以前者为多见。

一、病因、病理

多因行走或跑步时突然踏在不平的地面上，或上下楼梯、走坡路不慎失足，骑车，踢球等运动中不慎跌倒，足的过度内外翻而产生踝部扭伤。

跖屈内翻损伤时，容易损伤外侧的腓距前韧带，单纯内翻损伤时，则容易损伤外侧的腓跟韧带，外翻姿势损伤时，由于三角韧带比较坚强，较少发生损伤，但可引起下胫腓韧带撕裂。若为直接的外力打击，除韧带损伤外，多合并骨折和脱位。

二、临床表现与诊断

有明显的踝关节扭伤史。伤后踝部立即疼痛，活动功能障碍，损伤轻时仅局部肿胀，损伤重时整个踝关节均可肿胀，并有明显的皮下瘀血，皮肤呈青紫色，跛行步态，伤足不敢用力着地，活动时疼痛加剧。

内翻损伤时，外踝前下方压痛明显，若将足部做内翻动作，则外踝前下方疼痛；外翻扭伤时，内踝前下方压痛明显，若强力做踝外翻动作，则内踝前下方剧痛。严重损伤者，在韧带断裂处，可摸到有凹陷，甚至摸到移位的关节面。

X线片：拍摄踝关节正侧位片，可以帮助排除内外踝的撕脱性骨折，若损伤较重者，应做强力内翻、外翻位的照片，可见到距骨倾斜的角度增大，甚者可见到移位现象。

有明确的踝部扭伤史，伤后踝关节立即出现肿胀，疼痛，功能障碍，局部压痛明显，跛行步态或不能着地步行的症状。X线片无骨折征。可以作出诊断。

三、治疗

（一）手法治疗

损伤严重，局部瘀肿较甚者，不宜用重手法。对单纯的踝部伤筋或部分撕裂者，初期使用理筋手法。患者取平卧位，术者一手托住足跟，一手握住足尖部，缓缓做踝关节的背屈、跖屈及内翻、外翻动作，然后用两掌心对握内外踝，轻轻用力按压，理顺筋络，有消肿止痛的作用。

恢复期或陈旧性踝关节扭伤者，手法宜重，特别是血肿机化，产生粘连，踝关节功能受损的患者，则可施以牵引摇摆，摇晃屈伸踝关节，对粘连韧带用弹拨揉捻手法，以解除粘连，恢复其功能。

（二）固定方法

理筋手法之后，可将踝关节固定于损伤韧带的松弛位置。若为韧带断裂者，可用石膏管型固定，内侧断裂固定于内翻位，外侧断裂固定于外翻位。6 周后解除固定并下地活动。若为韧带的撕裂伤可用胶布固定，外加绷带包扎。外翻损伤固定于内翻位，内翻损伤固定于外翻位，一般可固定 2～3 周。

（三）练功疗法

外固定之后，应尽早练习跖趾关节屈伸活动，进而可做踝关节背屈、跖屈活动。肿胀消退后，可指导做踝关节的内翻、外翻的功能活动，以防止韧带粘连，增强韧带的力量。

（四）药物治疗

1.内服药

(1)血瘀气滞证：损伤早期，踝关节疼痛，活动时加剧，局部明显肿胀及皮下瘀斑，关节活动受限。舌红边瘀点，脉弦。宜活血祛瘀，消肿止痛，方用七厘散或桃红四物汤加味。

(2)筋脉失养证：损伤后期，关节持续隐痛，轻度肿胀，或可触及硬结，步行乏力。舌淡，苔薄，脉弦细。宜养血壮筋，方用补肾壮筋汤或壮筋养血汤加减。

2.外服药

初期肿胀明显者，可外敷消肿化瘀散、七厘散、双柏散之类的药物。中后期肿胀较轻，可外贴狗皮膏、伤湿止痛膏。并可配合舒筋活血的下肢损洗方外洗。

（五）其他疗法

踝部损伤的中后期，关节仍疼痛，压痛较局限者，可选用醋酸泼尼松 12.5 mg 加 1%普鲁卡因 2 mL 做痛点局部封闭，可每周注射 1 次，1～3 次为 1 个疗程。陈旧性损伤外侧韧带断裂，致踝关节不稳或继发半脱位者，可坚持腓骨肌锻炼，垫高鞋底的外侧缘。功能明显障碍者，可行外侧韧带再造术，选用腓骨短肌腱代替断裂的外侧韧带。陈旧性损伤内侧韧带断裂者，可切开进行韧带修补术，术后均采用石膏管型外固定 6 周。

（周　红）

第六节 跟骨骨折

跟骨是最大的跗骨，呈不规则长方形，前部窄小，后部宽大。跟骨上面有三个关节面，后关节面最大，中关节面位于载距突上，有时与前关节面相连。这些关节面分别与距骨底面的关节面形成关节。跟骨前端有一关节面，与骰骨形成关节，成为足纵弓的外侧部分。跟骨内侧有一隆起，名载距突，支持距骨颈，也是跟舟韧带的附着处。跟舟韧带很坚韧，可支持距骨头，并承担体重。正常足底负重是在跟骨、第1跖骨头和第5跖骨头三点组成的负重面上。跟骨和距骨组成足内外侧纵弓的共同后臂，负担60%的重量。跟骨的形态和位置对足弓的形成及负重有极大的影响。通过跟距关节还可使足内收、内翻或外展、外翻，以适应在凹凸不平的道路上行走。跟骨结节为跟腱附着处，腓肠肌、比目鱼肌收缩，可做强有力的跖屈动作。若跟骨结节上移可造成腓肠肌的松弛，使踝关节有过度的被动背伸动作，从而妨碍足跟与足趾的正常功能。跟骨结节上缘与跟距关节面为30°～45°的结节关节角，是跟距关节的一个重要标志。跟距关节遭受破坏者，后果较严重，因此必须早期适当处理，尽量避免创伤性关节炎的形成。

一、病因、病理与分类

跟骨骨折多由传达暴力所致。从高处坠下或跳下时，足跟先着地，身体重力从距骨下传至跟骨，跟骨被压缩或劈开；也有少数因跟腱牵拉而致撕脱骨折，即跟骨结节横形骨折（又名“鸟嘴”型骨折）。跟骨骨折后常有足纵弓塌陷，结节关节角减小，甚至变负角，从而减弱了跖屈的力量和足纵弓的弹簧作用。

根据骨折线在侧、轴位X线片上的表现，可分为不波及跟距关节面和波及跟距关节面骨折两类。前者预后较好，后者预后较差。

（一）不波及跟距关节面的骨折

1.跟骨结节纵形骨折

从高处坠下，跟骨在足外翻位时，结节底部触地引起。骨骺未闭合前，结节部触地，则成跟骨结节骨骺分离。

2.跟骨结节横形骨折

又名“鸟嘴”型骨折，是跟骨撕脱骨折的一种。撕脱骨块小，可不影响或较少影响跟腱功能；骨折块较大且向上倾斜移位时，则严重影响跟腱功能。

3.载距突骨折

由于足处于内翻位，载距突受距骨内侧下方的冲击而致，较少见。

4.跟骨前端骨折

由前足强力扭转所致，极少见。

5.接近跟距关节的骨折

又名跟骨体骨折，骨折线斜行，从正面观骨折线由内后斜向外前，但不通过跟距外侧的关节面。可有跟骨体增宽及跟骨结节角减少。

(二)波及跟距关节面的骨折

1.跟骨外侧跟距关节面塌陷

与接近跟骨关节的骨折相似,只是骨折线通过跟距关节外侧。也因重力使跟骨外侧跟距关节面塌陷。因关节面塌陷严重而关节面粉碎,跟骨结节上移和跟骨体增宽。

2.跟骨全部跟距关节面塌陷骨折

此型最常见,跟骨体部因受挤压完全粉碎下陷,跟骨体增宽,跟距关节面中心塌陷,跟骨结节上移,体部外翻,跟骨前端也可能骨折,骨折线波及跟骰关节。

二、临床表现与诊断

伤后跟部疼痛、肿胀、瘀斑及压痛明显,患跟不敢触地,足跟部横径增宽,严重者足弓变平,跟骨侧、轴位X线片可明确骨折类型、程度和移位方向。轴位X线片还可显示距下关节和载距突的情况。患者从高处坠下,如足跟部先着地,或继而臀部着地,脊柱前屈,暴力沿脊柱传递,还可引起脊椎压缩性骨折、颅底骨折及颅脑损伤。因此诊断跟骨骨折时,应常规询问和检查脊柱及颅脑的情况,以防漏诊和误诊。根据受伤史、临床症状和X线片检查,可作出诊断。

三、治疗

跟骨骨折种类不一,手法各异,但总的原则是:恢复跟骨结节角,尽量恢复跟距关节面平整,矫正跟骨体增宽。无移位骨折或移位不多又未影响跟骨结节角、未波及跟距关节面及跟骨体增宽不明显者,早期采用活血祛痛,凉血活血的中药外敷,局部制动,扶拐不负重行走3～4周即可。有移位骨折需考虑整复或手术治疗,达到解剖复位。牢固的内外固定,结合早期的功能锻炼能最大限度地恢复跟骨功能。

(一)复位手法

伤后24～48小时在腰麻下进行,且越早越好,否则可能因局部肿胀严重或张力性水疱而使手法复位难以进行。

1.不波及跟距关节面的骨折

跟骨结节纵形骨折,若移位不大,可不整复。跟骨结节骨骺分离,骨折片明显上移,若不整复,则日后跟骨底不平,影响行走和站立。整复时,仰卧位,屈膝90°,两助手分别握住小腿及前足,并使足呈跖屈位。常规无菌操作下,用细钢针穿过结节中部,上好牵引弓后,术者手拉牵引弓向后牵引,先松解骨折面的交锁。然后向下牵拉直至骨折片复位为止。术后屈膝约30°,跖屈位长腿石膏管固定4周,可将细钢针包在石膏管内。4周后拔出钢针,更换短腿石膏靴,再固定4周。跟骨结节横形骨折,骨折块小或折块大而无移位者,不需整复,仅用短腿石膏托固定足于跖屈位4周;如骨折块较大,且向上倾斜移位时,则要复位。

(1)一法:患者取仰卧位,微屈膝,术者一手握足使成跖屈,另一手抱于跟后,拇指及示指置于结节之上而掌根部托于跟后,同时用力相向挤压而复位。

(2)二法:助手使足跖屈,术者以两拇指在跟腱两侧用力向下推挤跟骨结节的骨折块而复位。载距突骨折有移位时,仅用拇指将其推归原位即可。

接近跟距关节面的骨折的跟骨结节上移且结节关节角变小、跟骨体增宽,都必须整复。整复时,平卧、屈膝90°,一助手握住小腿,另一助手握前足,呈极度跖屈,术者两手交叉于足跟底部,用两手的鱼际叩挤跟骨内外两侧,纠正跟骨体增宽,同时尽量向下牵拉以恢复正常的结节关节角，在叩挤跟骨体同时，可夹住跟骨体左右摇摆，以松解交锁，直至骨擦音逐渐消失。若手法不满意，可用跟骨夹来纠正跟骨体增宽。在使用跟骨夹时，跟骨两旁必须用软棉垫或海绵保护皮肤。并注意不可过于旋紧，以防跟骨被挤碎。若结节关节角难以纠正，可参照跟骨结节分离的方法进行处理，用细钢针牵引复位，但细钢针应穿在结节的后上方。

2.波及跟距关节面的骨折

波及跟距关节面的骨折，处理一般与接近跟距关节面的骨折相同。关节面塌陷、粉碎者，如为老人，或移位不多，可不做复位，仅抬高患肢1～2周，用中药外敷，5～6周后逐渐负重。对于关节面塌陷，粉碎而移位较多者，可用手掌叩挤足跟，尽量纠正跟骨体增宽，并尽可能纠正结节关节角。手法宜稳、细，在尽量摇晃足跟的同时，顺势用力向下，先纠正结节关节角，或先纠正跟骨体增宽，再纠正结节关节角。

对于关节面塌陷严重而关节面不粉碎者，最好采用手术治疗。

（二）固定方法

无移位骨折一般不做固定，载距突骨折、跟骨前端骨折，仅用石膏托固定患足于中立位4～6周。对于跟骨结节关节角有影响的骨折，可用夹板固定；跟骨两侧各置一棒形纸垫，用小腿两侧弧形夹板做患踝关节固定，前面用一弓形夹板维持患足于跖屈位，小腿后侧弓形板下端抵于跟骨结节的上缘，足底放一平足垫。一般固定6～8周，此种固定适用于跟骨结节横形骨折、接近跟距关节骨折和波及跟距关节而未用钢针固定者。如用钢针固定，可采用长腿石膏靴屈膝、足跖屈4周后，去钢针，改用短腿石膏靴再固定4周。

跟骨鞋固定适用于跟骨体增宽及结节关节角改变的有移位的跟骨骨折。它由鞋垫、跟骨固定鞋及弹簧踏板组成。复位后X线检查复位效果，满意后穿上跟骨固定鞋。通过压垫前后移动，将压垫调节到足跟侧面，压垫中心落在内外踝后缘向下的延长线上，拧紧螺丝，抬高患足，24小时后开始在踏轮上练习活动。一般6周后扶拐下地，不负重活动，且鞋内要加垫平足鞋垫，并把螺旋拧紧一点，加大跟骨两侧压力，10周后拆除外固定，足弓垫保护下负重。

（三）功能锻炼

复位后即做膝及足趾屈伸活动。一般骨折，固定6～8周，可扶双拐不负重行走，锻炼足部活动。波及关节面骨折而关节面塌陷粉碎移位明显的，必须在复位固定2周后才能开始做不负重下地活动，夹板固定期间用钢针和石膏固定者，其功能锻炼也可按上述方法循序渐进。解除固定后用下肢熏洗药物熏洗。做足部活动，通过关节的自行模型塑造作用而恢复部分关节功能。

（四）药物治疗

按骨折三期用药，早期加用利水祛风药，如车前子、泽泻、薏苡仁、防风，后期加强熏洗。

（五）其他疗法

(1)波及跟距关节面，关节面塌陷而关节面不粉碎者，可用髂骨取骨植骨术填充塌陷部。

(2)跟骨结节横形骨折，骨折块大且翻转者，应早期做切开复位螺丝钉或“U”形钉内固定。

(3)陈旧性骨折或经复位不满意者，如有严重跟痛症，步行困难，可做跟距关节或三关节融合术。

（周　红）

第七节　跖骨骨折

跖骨骨折是足部最常见的骨折。第1、5跖骨头构成内、外侧纵弓前方的支重点，与后方足跟构成整个足部主要的三个负重点。五块跖骨间又构成足的横弓。跖骨中以第1跖骨最粗、最短、也最坚韧，负重也最重要，较少骨折。由于其互相间的联系和接近，除疲劳骨折和第5跖骨基底部骨折外，单独骨折的机会较少。跖骨骨折后，必须恢复其横弓及纵弓的关系。

一、病因、病理与分类

跖骨骨折因直接暴力、间接暴力或长途行走引起的疲劳骨折。骨折部位有基底部、体部和颈部。骨折线呈横形、斜形或粉碎。因跖骨间互相支持，骨折移位多不明显，有时可有向跖侧成角或远近端重叠移位。按骨折的原因和解剖部位分为三类。

（一）直接暴力

因重物砸伤、车轮辗压足背等引起，多为开放性、粉碎性，骨折多发生在干部，很少单个跖骨发生，可合并其他足骨骨折。骨折多发生在第2～4跖骨，因局部皮肤血液循环差，易发生感染或坏死。

（二）间接暴力

以第5跖骨基底部骨折多见。因足内翻扭伤时，附着于其上的腓骨短肌或有时还有第三腓骨肌的猛烈收缩引起，一般骨折无移位或移位不多。

（三）累积应力

由长途行军或缺乏训练的人参加长跑所致，多发于长途行军的士兵。好发于第2、3跖骨颈部，其中尤以第2跖骨多见。主要是由于肌肉疲劳过度，足弓下陷，第2、3跖骨头负重增加，共振的累积超过骨皮质及骨小梁的负担能力，逐渐发生骨折。但骨折处多为不全骨折，同时骨膜产生新骨。此类骨折又叫疲劳骨折。

二、临床表现与诊断

有外伤史或长途步行史，伤后局部疼痛、肿胀、压痛、有纵轴叩击痛、功能活动障碍。疲劳骨折最初为前足痛，劳累后加剧，休息后稍减。2～3周后在局部可摸到有骨性隆凸，X线检查早期常阴性，2～3周后跖骨颈出现球形骨痂，骨折线不清晰。其他骨折，则在伤后常规做足部正斜位X线片。第5跖骨基底部撕脱性骨折应注意与跖骨基底部骨骺未闭合、腓骨长肌腱骨鉴别，后两者肿胀、压痛不明显，骨片光滑、规则，且为双侧性。

三、治疗

无移位骨折、第5跖骨基底部骨折、疲劳骨折可外敷接骨膏，局部夹板固定或夹板制成鞋底型，垫于足底，或石膏托固定，固定时间4～6周，待症状消失后即可行走。第5跖骨基底部骨折X线片显示骨折线消失时间较长，不必待X线片显示骨折线完全消失才行走。有移位骨折，行手法复位。开放性骨折，在清创同时，行钢针内固定。

(一)复位手法

在适当麻醉下,先牵引骨折部位对应足趾,以矫正成角畸形及重叠移位,同时用另一手的拇指从足底部推压远端向背,使其复位,如仍残留有侧方移位,在保持牵引下从跖骨之间用拇、示两指,用夹挤分骨法迫使其复位。跖骨骨折上下重叠移位或向足底突起成角必须纠正,否则会妨碍将来足的行走功能,侧方移位时对行走功能影响较少。

(二)固定方法

整复骨干骨折后,可用硬纸板或夹板固定,一般成弧形,以适应足背及足底形状,在跖骨骨间放置分骨垫,上方再放置固定垫,然后取胶布筒,剪成足背样大小,上下各放置 1 个,加压包扎即可。或将托板放在足底,在放好分骨垫及压力垫后,加压包扎,一般固定 4～6 周。

木板鞋固定:适用于多发跖骨骨折,由木板鞋及附加平足垫组成。鞋底板长 28～30 cm,宽 8～9 cm,足跟高 2～3 cm。鞋底板当中靠内侧有一突起长 11 cm,内高 1.5～2 cm,与正常足纵弓相符,底板前部中央有一小突起,圆形,长 7 cm,宽 4 cm,与足横弓相符。两侧板长 24～26 cm,宽 3～3.5 cm,厚 0.3～0.4 cm,靠近足跟两侧绕成半弧形,包绕足跟。用长 6 cm,宽 1 cm 的小竹片穿成扇状竹帘,间距 1 cm,远侧宽 12～13 cm,近侧宽 6～7 cm,与足背部跖骨的排列相符,分骨垫长 3～4 cm。在维持牵引下,包缠绷带 4～5 层,顺跖骨间隙方向,放置分骨垫,再放置扇形小竹帘,此帘要顺跖骨纵轴方向,其压力才平均,缠绷带 3～4 层,然后穿上木板鞋,两侧木板再用布带结扎固定。

(三)药物治疗

按骨折三期辨证用药,疲劳骨折可加强补肝肾、壮筋骨药物应用。解除固定后,加用下肢洗药熏洗。

(四)功能锻炼

固定期间应做踝部屈伸活动,4 周后试行扶拐不负重行走锻炼。

(五)其他治疗

开放骨折可在清创时做开放复位,细钢针内固定。术后石膏托外固定 4～6 周。

(周　红)

第八节　髋关节脱位

髋关节脱位占人体大关节脱位的第三位,多由强大暴力所致,故常见于活动能力强的男性青壮年。

一、病因、病机

髋关节脱位根据脱位后股骨头所处的位置,即髂坐线的前、后或线上,分为前脱位、后脱位和中心性脱位三种类型。

(一)髋关节后脱位

多因撞车、塌方等严重暴力而受伤。如发生撞车等车祸时,患者处于架腿而坐的姿势,此时膝前被前方的坐椅抵住;腰骶部被椅背挡住固定;或患者弯腰跪地工作时发生塌方等事故,下腰部或骨盆部被重物砸击。患者处于上述姿势时，髋关节为屈曲、内收、内旋位，此时股骨头部分已越出髋臼后缘，并绷紧关节囊的后壁，同时股骨颈的内缘与髋臼的前缘形成杠杆的支点。如此时膝前暴力沿股骨干纵轴上传冲击髋关节或下腰部遭受外力通过传导冲击髋关节，均会引起股骨头的杠杆支撬力冲破髋关节囊后壁的薄弱点(髂股韧带与坐股韧带之间的间隙，部分为闭孔外肌覆盖)而脱出。

髋关节后脱位的主要病理改变是：关节囊破裂，股骨头脱至关节外的髂翼后(髂骨型)或坐骨后(坐骨型)。由于外展肌、伸髋肌松弛，内收肌群收缩而致髋关节呈轻度屈曲、内收和内旋畸形。部分患者伴有髋臼后缘骨折；少数患者因股骨头脱出时挫压或牵拉而致坐骨神经损伤。

(二)髋关节前脱位

临床较少见，多为从高处坠落，中途大腿内侧被横杆阻挡，或骑马跌落等骑跨伤而致脱位。当髋关节急骤强力外展外旋时，大粗隆与髋臼上缘相撞形成支点，由于杠杆支撬力作用迫使股骨头向前下方薄弱处(髂股韧带与耻股韧带之间的间隙)冲破关节囊而脱出。

髋关节前脱位的主要病理改变是：关节囊前壁破裂，股骨头脱出至闭孔前方(闭孔型、低位型)；或脱至耻骨上支水平(耻骨型、高位型)。偶可合并股动脉、股神经、闭孔神经挫伤或拉伤或髋臼前壁骨折。

(三)髋关节中心性脱位

多由传导暴力所致，如车撞、砸伤、侧方挤压暴力等。当暴力撞击大粗隆外侧或髋关节轻度外展外旋位，膝前方受暴力打击，暴力上传导致股骨头撞击髋臼底造成髋臼骨折，如暴力较大可致股骨头冲破髋臼底，连同骨折片部分或完全进入盆腔，形成髋关节中心性脱位。

髋关节中心性脱位的主要病理改变是：股骨头向中线移位，髋臼底粉碎性骨折；严重者股骨头和骨折片一起进入盆腔，或股骨头被骨折片嵌夹。因此准确地讲，髋关节中心性脱位并非单纯性脱位，而是髋臼骨折并髋关节脱位。此外，部分患者可并发骨盆其他部位骨折或股骨颈骨折或股骨干骨折。

二、临床表现

(一)症状

由于髋关节结构稳定，非强大暴力不导致脱位，故临床上患者外伤多较严重。伤后患髋疼痛严重，但须注意的是中心性脱位的疼痛可出现在患侧下腹部(髋臼骨折后形成的血肿刺激)。患肢髋关节功能丧失。

(二)体征

后脱位者的患侧臀部膨隆肿胀，大粗隆上移，髋臼前方空虚，可在髂坐线后上方扪及股骨头。外观髋、膝关节轻度屈曲，呈内收和内旋畸形，粘膝征阳性；前脱位时，可在髂坐线的前方，即闭孔或耻骨上支处扪及股骨头，患肢髋关节轻度屈曲，呈外展和外旋畸形，粘膝征阴性；中心性脱位轻者畸形不明显，重者下肢短缩，且伴有大粗隆内移消失。做肛门指诊可扪及脱至盆腔内的股骨头。

(三)辅助检查

X线检查一般可拍髋关节正侧位片。后脱位见股骨近端呈内收和内旋位，位于髋臼的外上方，股骨颈内侧缘与闭孔上缘所连的弧线中断。对疑有髋臼骨折者，可加做CT扫描。前脱位可见股骨头在闭孔内或耻骨上支附近，股骨近端呈极度外展、外旋位，小转子完全显露。中心性脱位则显示髋臼底骨折，股骨头随髋臼骨折片或盆腔骨折块突入盆腔内。中心性脱位应予以CT扫描，以了解髋关节损伤情况。骨盆的损伤常常合并骶髂关节的损伤。

三、诊断与鉴别诊断

患者均有明显的外伤史，伤后患侧髋部疼痛、畸形及弹性固定，患髋功能丧失。结合特有的体征及X线片即能明确诊断。

典型的髋关节脱位诊断并不困难，但合并股骨干骨折者，由于骨折的疼痛、肿胀及畸形超出和掩盖了髋关节脱位，临床易发生漏诊。此外，初学者可能将髋关节脱位与髋部骨折混淆，鉴别诊断可从致伤外力、年龄、畸形特点、X线、CT等方面进行，一般并无困难。

四、治疗

新鲜髋关节脱位，应立即施行手法复位，可配合麻醉。

（一）手法复位

应在充分麻醉、肌肉松弛的条件下进行。

1.髋关节后脱位

（1）屈髋拔伸法：此法简单、安全，常用。患者仰卧于地面木板上，然后用宽布带固定骨盆，并令助手按压两侧髂嵴部，使对抗牵引的力量确实有效；术者面对患者，骑跨于髋、膝关节各屈曲90°的患肢小腿上（屈曲髋关节有松弛髂腰肌及髂股韧带的作用）；之后术者用一手的肘窝套住患肢腘窝部，另一手托住肘后部，沿股骨干纵轴拔伸（使股骨头接近髋臼及关节囊的破裂口，术者可同时下坐，以增加牵引力）；在维持牵引下，慢慢内外旋转患肢，以解脱关节囊对股骨头的嵌顿，促使股骨头撑开关节囊的破裂口（必要时可令助手向前、下、内方推挤大粗隆）；即可将股骨头纳入髋臼内，此时可闻及弹响声；最后慢慢将患肢外展伸直。一般髋臼骨折片多可同时复位。

（2）回旋法（问号法）：基本动作是患侧膝部在对侧腹部划一问号（或反问号）。患者体位同前；术者立于患者伤侧，用一肘窝提托患肢腘窝部；另一手握患肢踝上部，使患肢屈髋屈膝各90°，然后沿股骨纵轴牵引并慢慢内收和内旋髋关节；进一步使髋关节屈曲，使患肢膝部接近对侧髂前上棘和腹壁；在维持牵引下，使髋关节外展外旋；最后伸直下肢。

（3）拔伸足蹬法：患者体位同上，术者两手握患肢踝部，用一足外缘蹬于伤侧坐骨结节及腹股沟内侧，手拉足蹬，身体后仰协同用力，在牵引的同时可将伤肢来回内外旋转，闻及弹响声时提示已复位。

不可使用暴力，以免加重软组织损伤，甚至导致股骨颈骨折。

2.髋关节前脱位

（1）屈髋拔伸法：使患者仰卧于地面木板上，然后用宽布带固定骨盆，并令近端助手按压两侧髂嵴部，使对抗牵引的力量确实有效；远端助手双手握患肢小腿上端，并使膝关节屈曲90°，于外展外旋位顺势牵引；在维持牵引力的同时，徐徐将髋关节屈至90°，之后术者双手环抱大腿根部向后外上方牵拉，同时令远端助手将患肢内收（或同时内旋）；当闻及入臼声后，慢慢伸直大腿。

（2）回旋法：步骤与髋关节后脱位相反。即先将髋关节外展外旋，然后屈髋、屈膝，再内收、内旋，最后伸直髋、膝关节。

（3）侧牵复位法：患者体位同前；令助手用宽布带绕过大腿根部内侧，向外上方牵拉；术者两手分别扶持膝、踝部，连续伸屈患侧髋关节，髋关节出现松动感时，即可慢慢内收患肢，闻及弹响声时提示复位成功。

3.中心性脱位

(1)拔伸推拉法：患者取仰卧位，令近端助手把住腋窝部行反向牵引；远端助手握住患肢踝部，使足中立，髋关节外展30，轻轻拔伸并旋转患肢。术者一手推顶髂骨；另一手抓住绕过患侧大腿根部的布带，向外牵拉股骨上端。最后比较双侧大粗隆，检查复位效果。轻症患者常可复位成功。

(2)牵引复位法：对采用拔伸推拉法未能复位，股骨头突入盆腔内较严重的患者，应用骨牵引使其逐步复位。首先在股骨髁上做骨牵引穿针，然后在股骨大转子部外侧交叉穿入1～2枚螺纹钢针，必须注意穿透内侧皮质，两者的牵引方向为90°，使其成一合力牵引。两部位牵引重量均为8～12 kg。牵引期间应定期行X线检查，及时调整牵引重量。一般应力争在2～3周使股骨头复位。股骨大转子部穿针也可用一枚粗钢针由前向后贯穿或钻入一带环螺丝钉，做侧方牵引之用。

复位后患髋畸形消失，被动活动正常，双下肢并齐后等长。X线片显示关节已复位。测量内拉通线、Shoemaker's线正常。如手法复位失败，应仔细分析手法复位失败的原因。常见的原因主要有关节囊形成纽扣孔样交锁；断裂的关节盂唇等卷入关节内；在中心性脱位则可能是股骨颈被骨片嵌夹等。

(二)手术治疗

手法失败者，或合并髋臼骨折、骨折块较大复位不良者，可早期手术切开复位内固定。骨折块可用螺钉或钢板固定。

(三)固定

髋关节脱位复位后合并髋臼骨折者，行骨牵引维持其位置，重量可减为4～6 kg，时间8～10周。中心性脱位复位后继续行骨牵引维持其位置，重量可减为4～6 kg，时间8～10周，直至骨折愈合。

(周　红)

第九节　膝关节脱位

膝关节由股骨下端、胫骨上端和髌骨组成，关节接触面积较大，关节周围和关节内有坚强的韧带及肌肉保护，故结构比较稳定，只有在受到强大外力时才会发生脱位。膝关节脱位临床上较少见，早期处理不当会造成截肢或终身残疾。

一、病因、病理与分类

膝关节脱位，多由强大暴力作用于股骨下端或胫骨上端所致。由于作用力不同，胫骨上端向前、向后或向内外侧方脱位及旋转脱位，其中以向前及向内侧脱位者较多见。根据关节腔是否与外界相通，又可分为闭合性与开放性脱位。完全脱位时，不但关节囊、内外侧副韧带发生破裂，关节内交叉韧带、腘肌腱也可发生撕裂，有的可合并胫骨结节撕脱性骨折、半月板破裂和关节软骨的损伤，腘窝部的神经、血管也可能受挤压或撕裂。

二、临床表现与诊断

伤后膝关节明显畸形，疼痛剧烈、肿胀、功能丧失。因胫骨平台与股骨髁之间不易发生交锁，有时脱位后常可自行复位而没有畸形。检查时皮下可触及胫骨，股骨髁后凸。由于关节囊撕裂，血液流入软组织中，膝部肿胀可不明显。所有患者都必须检查腘动脉和腓总神经损伤的情况。触摸胫后和足背动脉，检查足部皮肤感觉和运动情况，尤其是足背伸和趾背伸情况。X线检查有助于诊断脱位的类型。

三、治疗

（一）闭合复位

确诊后应立即行闭合复位，因伤后受牵拉的血管神经张力增高，膝关节不能置于过伸位，应制动于屈膝15°位。

1.手法复位

患者取仰卧位，第一助手用双手固定伤肢大腿下段，另一助手双手握伤肢踝部及小腿，保持膝关节半屈位做对抗纵向牵引。术者立于伤侧，用双手按脱位的相反方向提拉、按压股骨下端与胫骨上端，如有复位感，畸形消失，即表明已复位。内外侧方脱位牵引后可挤按复位。复位过程中，应注意保护腘窝部的神经、血管，严禁暴力牵拉。复位后持续观察血液循环情况，若不能触及动脉搏动，可行多普勒检查，必要时行动脉造影检查。

2.固定

无血液循环障碍者，可采用石膏托固定于屈膝15°位6～8周。有血液循环障碍征象者，应采用跟骨小重量牵引，暴露伤肢以便观察，直至血液循环稳定才可改用石膏托固定。伤后6～8小时血液循环情况仍无改善者，应及时进行血管探查，并做相应的处理。

3.药物治疗

早期宜活血祛瘀，消肿止痛，可用桃红四物汤加泽泻、车前子、延胡索、萆薢、牛膝；中期肿胀已消，瘀血未尽，宜调和营血，祛瘀生新，用和营止痛汤；后期宜补肾壮筋，用补肾壮筋汤治疗。

4.功能锻炼

固定后开始进行股四头肌舒缩锻炼和踝关节、足趾的屈伸活动。解除固定后，练习膝关节的屈曲及伸直活动；待股四头肌肌力恢复，在膝关节屈伸活动较稳定的情况下，才能负重行走。

（二）切开复位

膝关节旋转脱位时，由于股骨内髁从内侧关节囊与股四头肌内侧头肌腹纽扣孔样裂口中穿出，扣孔紧紧套住髁间窝和内收肌结节间，越牵引扣孔越紧，复位往往失败，需行内侧入路，扩大扣孔而复位。

第十节　上胫腓关节脱位

上胫腓关节脱位又称为骑马者膝，因骑马者过门洞时，腓骨头撞击于门框上所引起的腓骨头后脱位。本病好发于青少年，常见于运动伤和交通伤。

上胫腓关节位于胫骨外髁外侧，由关节囊、胫腓前后韧带相连接。前韧带较后韧带厚，自腓骨头前上斜行至胫骨外髁前方，后韧带自腓骨头后方斜行向上止于胫骨外髁后方。关节活动主要为水平位方向，也有少许轴向活动。腓总神经围绕腓骨颈，由后方至前外侧，脱位时易于损伤。

一、病因、病理与分类

单纯的上胫腓关节前外侧脱位多发生于膝关节屈曲位，小腿外旋足踝跖屈时由高处落下。由于腓骨长短肌、趾长伸肌的张力突然增加，将腓骨近端向前猛力牵拉，使腓骨头扭转撕裂胫腓后韧带，致腓骨头挤向前外穿破胫腓前韧带而脱位。后脱位是由于直接暴力或扭转损伤撕裂关节囊、韧带，同时股二头肌强烈收缩牵拉腓骨头向后脱位。根据脱位情况分为四类：半脱位、前外侧脱位、后内侧脱位和向上脱位。

二、临床表现及诊断

外伤后膝关节外侧疼痛，可有轻度肿胀，活动无力。检查可见腓骨头明显突出，压痛，膝关节主动活动受限，被动活动正常。踝关节背伸和内翻时疼痛加重，应与健侧对比腓骨头的前后移动度有无增加。

双膝 X 线片对比，前脱位时上胫腓关节间隙增宽，腓骨头与胫骨上端重叠影增大。

三、治疗

(一)非手术治疗

1.手法复位

屈膝 90°，用拇指挤压腓骨头向外向后，余指固定胫骨，同时旋转屈伸小腿进行复位，复位时可闻及“咔嗒”响声。

2.固定

复位后，以石膏托固定 2～3 周。

3.功能锻炼

早期行股四头肌舒缩和足趾屈伸锻炼，去除石膏后可逐渐进行膝关节屈伸及踝关节旋转活动。

4.中药治疗

早期宜活血散瘀，消肿止痛，桃红四物汤加牛膝、泽泻、车前子、连翘；中期宜养血续筋，用壮筋养血汤加减；后期宜舒筋活络，可用下肢洗药熏洗。

(二)手术治疗

手法复位失败或反复脱位者，可行切开复位韧带修补术。

(周　红)

第七章 非化脓性关节炎

第一节　肩关节周围炎

肩关节周围炎，简称肩周炎，又称“五十肩”“冻结肩”“漏肩风”等，属中医“肩痹”“肩凝”等范畴，是肩关节周围肌肉、肌腱、滑液囊及关节囊的慢性损伤性炎症。因关节内、外粘连，而以肩部疼痛、功能活动受限为其主要临床特征。

一、病因、病理

肩关节周围炎好发于50岁左右的中老年人，女性多于男性，有自愈的倾向，预后良好，但痊愈后也可以再复发。

肩关节周围炎的发病原因，一般认为是在肩关节周围软组织退行性变的基础上，加之肩部受到轻微的外伤、积累性劳损、受凉等因素的作用后，未能及时治疗和注意功能锻炼，肩部功能活动减少，以致肩关节粘连，出现肩痛、活动受限而形成本病。其主要的病理变化为肩关节及其周围组织的损伤性、退行性的一种慢性炎症反应。临床上因冈上肌肌腱炎、肱二头肌肌腱炎、肩峰下滑囊炎、创伤及疾病造成的肩部长期固定不动、内分泌紊乱、慢性劳损、感受风寒湿邪等因素，而继发引起肩关节周围炎。由于肩部肌腱、肌肉、关节囊、滑液囊、韧带充血水肿，炎性细胞浸润，组织液渗出而形成瘢痕，造成肩周围组织挛缩，肩关节滑膜、关节软骨间粘连，肩周软组织广泛性粘连，进一步造成关节活动严重受限。

颈椎病也是引起肩关节周围炎的原因之一。颈椎椎间孔的改变，压迫脊神经，造成肩部软组织神经营养障碍。此外，心、肺、胆道疾病发生的肩部牵涉痛，因原发病长期不愈使肩部肌肉持续性痉挛，肩关节活动受限而继发为肩关节周围炎。

中医认为是年老体衰，气血虚损，筋失濡养，风寒湿邪侵袭肩部致经脉拘急。故气血虚损、血不荣筋为内因，风寒湿邪侵袭为外因。内外因相互作用，共同影响，引起肩关节周围炎。

二、临床表现与诊断

多数患者呈慢性发病，隐袭进行，常因上举外展动作引起疼痛时被注意，也有疼痛较重及进展较快者，个别患者有外伤史。主要症状为肩周疼痛，肩关节活动受限或僵硬。疼痛可为钝痛、刀割样痛，夜间加重，甚至痛醒，可放射至前臂或手部、颈、背部，也可因运动加重。检查时局部压痛点在肩峰下滑囊、肱二头肌长头肌腱、喙突、冈上肌附着点等处，常见肩部广泛压痛而无局限性压痛点。肩关节各方向活动受限，但以外展、外旋、后伸障碍最显著，如不能梳理头发、穿衣等。肩周软组织间发生广泛性粘连，而使所有活动均受到限制，此时用一手触摸肩胛下角，一手将患肩外展，感到肩胛骨随之向外上转动，说明肩关节已有粘连。病程较长者，可见肩胛带肌萎缩，尤以三角肌萎缩明显。此病进行数月至2年左右，在不同的程度中停止，疼痛消失，肩部活动逐渐恢复。根据不同病理过程，可将本症分为急性期、粘连期、缓解期。

(一)急性期

病期约1个月，也可延续2～3个月。本期患者的主要临床表现为肩部疼痛，肩关节活动受限，是由疼痛引起的肌肉痉挛，韧带、关节囊挛缩所致，但肩关节本身尚能有相当范围的活动度。如果此期积极治疗，可直接进入缓解期。

(二)粘连期

病期2～3个月。本期患者疼痛症状已明显减轻，临床表现为肩关节活动严重受限。肩关节因肩周软组织广泛粘连，活动范围极小，外展及前屈运动时肩胛骨随之摆动而出现耸肩现象。

(三)缓解期

病期2～3个月。为本病的恢复期或治愈过程。本期患者随疼痛的消减，在治疗及日常生活劳动中，肩关节的挛缩、粘连逐渐消除而恢复正常功能。

肩周炎是软组织病变，所以X线检查多属阴性，对直接诊断无帮助，但可以排除骨与关节疾病，有时可见骨质疏松、冈上肌腱钙化，或大结节处有密度增高的阴影。

三、鉴别诊断

本病需与肩部骨、关节、软组织的损伤，以及由此而引起的肩关节活动受限的疾病鉴别。此类患者都有明显的外伤史，且可查到原发损伤疾病，恢复程度一般较本病差。要注意与颈椎病鉴别，颈椎病虽有肩臂放射痛，但在肩部往往无明显压痛点，仅有颈部疼痛和活动障碍，肩部活动尚好。

四、治疗

本病主要是非手术治疗。部分患者可自行痊愈，但时间长、痛苦大、功能恢复不全。积极地治疗可以缩短病程，加速痊愈。肩关节的练功活动为治疗中必不可少的，在不增加疼痛的前提下，早期即可适当锻炼。病期中进行医疗练功和积极地进行其他治疗，则可缩短病程，加速恢复。

治疗的原则是急性期宜舒筋活血、通络止痛；粘连期宜松解粘连、滑利关节；缓解期宜荣筋通络，以达到止痛、促进关节功能恢复的目的。

(一)医疗练功

功能锻炼极为重要，应在医师的指导下进行积极锻炼，尤其是主动活动，即使是急性期也应做一些适当的锻炼，以防止关节的粘连。粘连期可忍着轻痛一天数次坚持锻炼。但锻炼的时间和强度因人而异，不论时间长短，有计划地进行，直至达到目的。常用的练功方法如下。

1.肩关节环绕练习

患者在早晚做内旋、外旋、外展、环转上臂动作，反复锻炼，锻炼时必须缓慢持久，不可操之过急，否则有损无益。

2.爬墙锻炼

爬墙锻炼是让患者侧面站立靠近墙壁，在墙壁上画一高度标志，以手指接触墙壁逐步向上移动，做肩外展上举动作，每天 2～3 次，每分钟 5～10 次，逐日增加上臂外展上举度数。

3.手拉滑车

可在屋柱上装一滑车，挂绳的一端系着患肢，患者以健侧上肢向下牵拉另一端绳子，来帮助患侧关节的锻炼活动。

（二）手法治疗

1.推拿手法

慢性期可采用推拉手法，患者正位，术者用右手的拇、示、中 3 指对握三角肌束，做垂直于肌纤维走行方向拨动 5～6 次，再拨动痛点附近的冈上肌、胸肌各 5～6 次，然后按摩肩前、肩后、肩外侧。继之，术者左手扶住肩部，右手握患者手腕部，做牵拉、抖动、旋转活动。最后患肢做外展、上举、内收、前屈、后伸等动作（图 7-1）。施行以上手法时，会引起不同程度的疼痛，要注意用力适度，以患者能忍受为宜。隔天治疗 1 次，10 次为 1 个疗程。主要是通过被动运动，使粘连松解，增进活动范围。

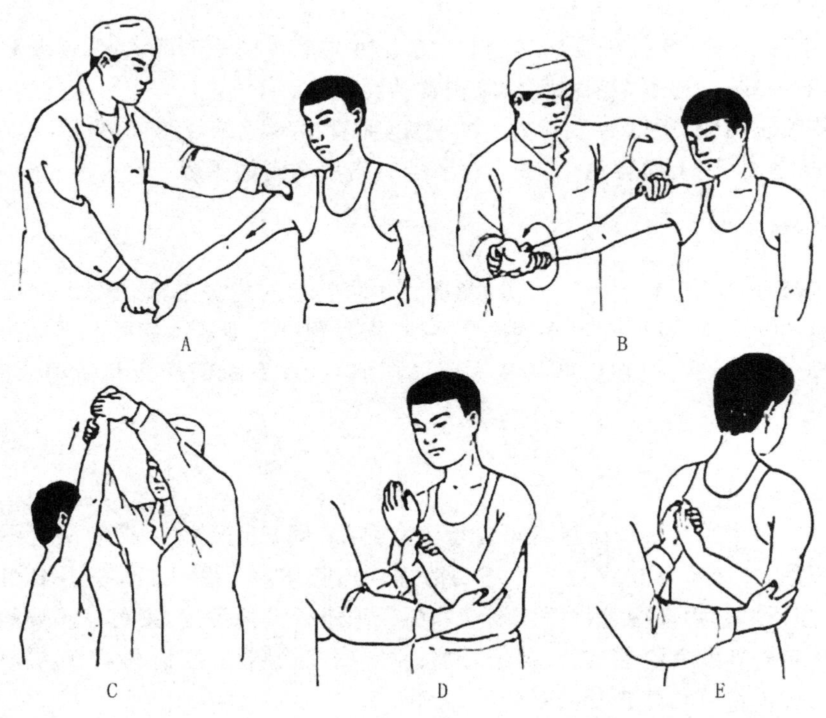

图 7-1 肩关节周围炎推拿手法

2.扳动手法

对长期治疗无效，肩关节广泛粘连，肩部僵硬，在疼痛已经消失而运动没有恢复的患者可以运用扳动手法松解肩部粘连。可在颈丛或全身麻醉下，使肌肉放松，施行手法扳动。方法是患者卧位，术者以一手握住肘关节，另一手握住肩部，同时助手抵住肩胛骨，避免在手法扳动时肩胸肌性结合部的活动。先使肱骨头慢慢内外旋转，然后再按下列步骤进行。

(1)前屈、外旋、上举:患者仰卧,肘关节伸直,牵引的同时逐渐使肩前屈、外旋,再使患肢上举过头。

(2)外展、外旋、上举:患者仰卧,屈肘,先将上臂被动外展,当达到 90°后,再外旋、外展患肢,最后患肢上举过头,要求手指能触及对侧耳朵。

(3)后伸、内旋、摸背:患者取健侧卧位,术者站在患者背侧,逐渐使肩关节后伸、内旋,缓慢屈肘使手指能触及对侧肩胛骨下角。

手法扳动的范围由小到大,在扳动的过程中常能听到粘连带被撕裂的声音,经过反复多次的运作,直至肩关节能达到正常活动范围。操作中要轻柔,防止暴力活动而造成肩部骨折或脱位。手法完毕后患者卧床休息,肩部外敷消瘀止痛药膏,并使上臂外展外旋到 90°平面,1~2 天局部疼痛和肿胀减轻后,应积极做肩关节的各向活动,尤其是要加强上臂的外展、外旋动作的锻炼。

(三)药物治疗

1.内服药

(1)风寒湿阻证:肩部窜痛,畏风恶寒,或肩部有沉重感,肩关节活动不利,复感风寒之邪痛增,得温痛缓。舌质淡,苔薄白或腻,脉弦滑或弦紧。治宜祛风散寒、通络宣痹,方用三痹汤、蠲痹汤加减。

(2)气血瘀滞证:外伤筋络,瘀血留著,肩部肿胀,疼痛拒按,或按之有硬结,肩关节活动受限,动则痛甚。舌质暗或有瘀斑,苔白或薄黄,脉弦或细涩。治宜活血化瘀、行气止痛、舒筋通络,方用身痛逐瘀汤加减。

(3)气血亏虚证:肩部酸痛日久,肌肉萎缩,关节活动受限,劳累后疼痛加重,伴头晕目眩、气短懒言、心悸失眠、四肢乏力。舌质淡,苔少或白,脉细弱或沉。治宜补气养血、舒筋通络,方用黄芪桂枝五物汤加鸡血藤、当归。

2.外用药

坎离砂外用。

(四)其他疗法

1.封闭疗法

泼尼松局部注射有抑制炎性反应、减少粘连的作用。一般用泼尼松 25~50 mg 加 1%普鲁卡因 10 mL,每周 1 次,3 次为 1 个疗程。

2.针灸疗法

取穴肩髎、肩髃、肩外俞、巨骨、俞、曲池、合谷等,并可“以痛为俞”取穴,用泻法,可结合灸法、拔火罐等,每天 1 次。

3.物理疗法

可采用超短波、磁疗、蜡疗、光疗、热疗等,但不可无休止地长期使用,以防软组织弹性更加降低,反而有碍恢复。

对肩外病因引起的肩痛和肩凝,应注意检查诊断,并首先重点治疗原发病。如颈椎病、肩袖的部分撕裂、钙化性冈上肌腱炎、肩锁关节增生性关节炎等,这些疾病得到充分的治疗,肩痛多可得到减少,亦有利于肩关节功能活动的恢复。

(雷宁波)

第二节 肱二头肌长头肌腱炎和腱鞘炎

肱二头肌长头起于肩胛骨盂上粗隆，肌腱经肩关节，在肱骨结节间沟与横韧带形成的纤维管道中通过，短头起于喙突。肱二头肌的主要作用为屈曲前臂及使前臂旋后。本病是一种劳损性病变，临床多见于中老年人。

一、病因、病理

当上肢外展位屈伸肘关节时，肱二头肌长头肌腱在纤维管道中易被磨损，因而长期的摩擦或过度频繁活动可引起腱鞘充血、水肿、增厚，导致粘连和肌腱退变而产生症状，也有受风着凉而致本病者。

二、临床表现与诊断

患者常有肩部牵拉或扭曲等轻微外伤史或过劳史，部分患者因受风着凉而发病。病后肩前疼痛，并可向上臂和颈部放散，活动时疼痛加重。检查时见肱骨结节间沟处压痛，肩关节外展外旋受限，肱二头肌抗阻力试验阳性。

三、治疗

(一)手法治疗

急性发作时忌局部直线弹拨、刮筋等手法，慢性期可用弹拨理筋法，边弹拨边旋肩上抬，以使肌筋平顺舒整。

(二)固定疗法

急性期用三角巾悬吊患肢，肘关节屈曲 90°，直至症状消失。

(三)针刺疗法

主穴为肩髃透极泉、肩髎、肩前、曲池，配穴为臂、巨骨、天宗，用平补平泻法，留针 20 分钟。

(四)封闭疗法

在肩前长头肌腱之痛点处选用 0.5%普鲁卡因 5 mL 加泼尼松 25 mg 局封。

(五)药物疗法

可口服消炎止痛药物，外敷消肿镇痛膏类药。

必要时依病情可选择手术疗法。

（雷宁波）

第三节 肱骨外上髁炎

肱骨外上髁炎又称网球肘，是常见的肘部慢性劳损性疾病，属于中医“筋伤”“筋痹”范畴。其临床主要特征是肱骨外上髁处，即在前臂伸肌总腱的起点部有疼痛和压痛。

肱骨外上髁是肱骨外髁外上缘的骨性突起，有桡侧腕长、短伸肌，指总伸肌，小指固有伸肌和尺侧腕伸肌的肌腱在环状韧带平面形成腱板样的总腱附着，此处有微细的血管神经穿出，总腱起始部与肱桡关节、桡骨颈和环状韧带等组织密切接触。当做伸腕、伸指动作，屈肘、前臂旋转及肘内翻时，均有牵拉应力作用于肱骨外上髁。

一、病因、病理

本病的发生可因急性扭伤或拉伤而引起，但临床上多见于慢性劳损。中医认为是因气血虚弱，血不荣筋，风寒湿邪承袭而瘀阻经筋、流注筋肉关节而引起，属于劳损病变。

急性损伤者，常见于前臂处于旋前位时，腕关节突然猛力背伸，致使前臂桡侧腕伸肌于强力收缩状，导致肌肉起点附着处因受强力牵拉而部分撕裂，骨膜下出血、血肿，继之渗出、粘连，局部纤维组织钙化，从而导致骨质增生，形成筋束或筋结，对肌腱造成反复经常性刺激引发此病。

慢性劳损多见于长期从事某些特殊工作的中年人，如木工、瓦工、网球及乒乓球运动员。由于长期从事屈腕、旋转、伸腕、伸指的活动，肌肉长期劳累且经常处于紧张状态，使伸腕伸指肌腱起点受到反复牵拉刺激，引起肱骨外上髁处骨膜、滑膜和肌腱的无菌性慢性炎性变，渗出、粘连，产生疼痛。

因前臂伸肌总腱附着处有细小血管神经束从肌肉、肌腱深层发出，穿过肌筋膜或腱膜，然后穿过深筋膜达皮下，由于该处慢性肌腱筋膜炎，引起分布于外上髁神经束的绞窄，故出现疼痛。也有学者认为局部疼痛压痛的原因是伸肌总腱起点内部一处或多处的撕裂或重复扭伤的筋膜炎。又因前臂伸肌总腱起始部与肱桡关节、桡骨头和环状韧带等组织密切接触，极易并发肱桡关节内滑膜和关节外侧滑囊的炎症，使肱桡关节滑膜或滑囊水肿、充血，关节内或囊内渗液增多、张力升高而产生症状。故以往临床上将位于肱骨外上髁、环状韧带或肱桡关节间隙处的局限性压痛统称为肱骨外上髁炎，或称肘外侧疼痛综合征、肱桡滑囊炎等。事实上压痛仅局限于肱骨外上髁处单纯的肱骨外上髁炎是属于伸肌总腱起点处的撕裂或重复的扭伤所引起的骨膜炎或筋膜炎。压痛仅局限于肱骨外上髁下方的环状韧带和肱桡关节间隙处的为肱桡滑囊炎，或为肱桡关节滑膜炎。

二、临床表现与诊断

肱骨外上髁炎多数为成年人，男女比例为 3∶1，右侧多见，主诉肘关节外侧疼痛、无力，疼痛逐渐加重。

本病可由用力不当突然诱发。但多数起病缓慢，并逐渐出现方向性疼痛。肱骨外上髁敏感压痛，压痛点位于肱骨外上髁、环状韧带或肱桡关节间隙处，常有锐痛，患者握力减弱，前臂有无力的感觉。肘关节不肿，屈伸范围不受限。前臂旋转功能受限，握拳旋转时疼痛。如提热水瓶、扭毛巾，甚至扫地等动作时均感到疼痛乏力。严重者，夜间疼痛。约有 1/3 的患者可出现疼痛向上臂、前臂及腕部放射，而影响肢体活动，但在静息时一般多无症状。检查肱骨外上髁部多不肿胀，或肿胀不明显，较重时局部可有微热，病程长者偶有肌萎缩，肘关节伸屈旋转功能虽正常，但做抗阻力的腕关节背伸和前臂旋后动作可引起患处疼痛，指示病变在伸腕肌的起点。严重者，局部呈现高突。将患者患侧肘关节稍屈曲，手握掌腕关节强度掌屈，做前臂旋前、伸直肘的活动可引起肱骨外上髁处疼痛，即密耳试验阳性。肱骨外上髁炎 X 线检查常显示正常，有的可见肱骨外上髁处骨质密度升高或其附近可见浅淡钙化斑，病史长的患者偶可见骨膜反应。

三、治疗

本病主要是采用非手术治疗，手术方法很少应用。治疗上总的要求是应做到防治结合，以防为主，对于可引起疼痛或加重症状的动作要少做，急性发作期间患肢应适当的休息和制动。采取手法按摩理筋、中药外用内服、局部封闭及针刀松解等治疗措施，其综合治疗效果比较满意。

（一）手法治疗

1.扭拨法与摇揉法

患者取坐位或仰卧位，术者立患侧，左手握患者上臂桡侧，拇指在上，余指在下，右手握腕部（图 7-2）。操作时两手有机配合，先上下抖动、左右翻转，扭拨臂筋，左手边拨边向下移，至肘部时稍加力量，达腕部时重揉几下，可重复 1～2 次。精神较紧张者，继用摇揉法，左掌托患肘，拇指轻揉桡侧筋，右手握其腕摇肘，反正方向各数次，屈伸、旋前旋后亦各数下，均在无痛下进行。

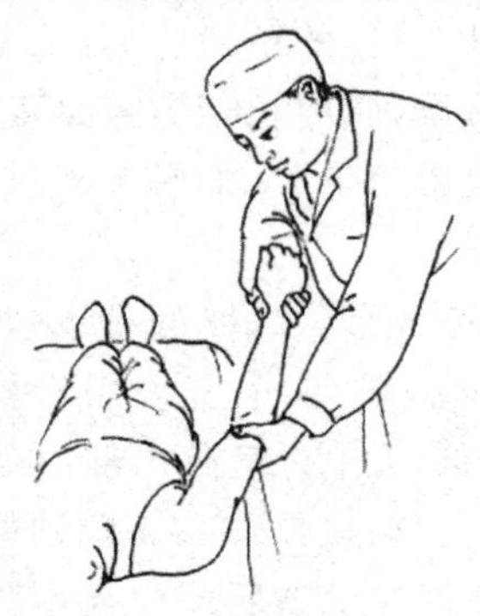

图 7-2　肘部扭拨法

2.拨筋法

患者取坐位或仰卧位，术者一手握腕，一手拇指放于伸肌总腱部，两手配合，做屈伸旋扭肘关节动作 5～7 次（图 7-3）。然后用拇指在肱骨外上髁下方寻找痛点，并用力由外向肘窝部推挤，拨动肌筋，松解桡侧腕伸肌的附着点。

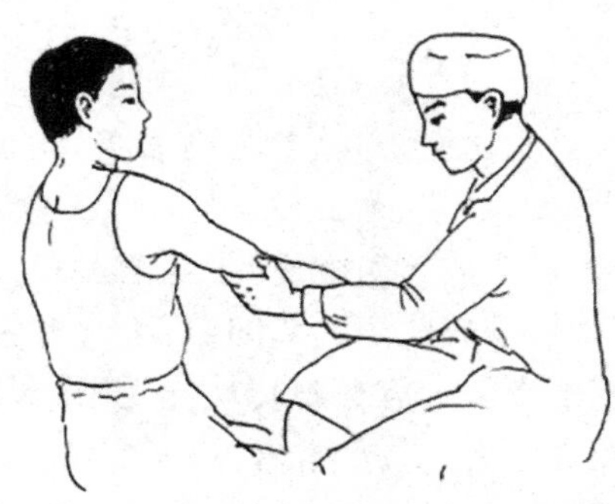

图 7-3　肘部拨筋法

3.弹筋法

患者坐位或站立位，屈肘。术者一手握腕，另一手拇、示指相对呈钳形，提弹肘桡侧深、浅诸筋，先弹深层再弹浅层，各 2～3 次，再用掌根轻揉几下。

4.扳法

适用于组织粘连、前臂旋前、伸肘功能受限得患者。术者站立于患肘外侧，一手握肘背侧固定，一手握腕，屈腕屈肘，前臂旋前位，做肘屈伸摇动数次，腕部手顺势向伸肘方向扳，常闻响声(图 7-4)。

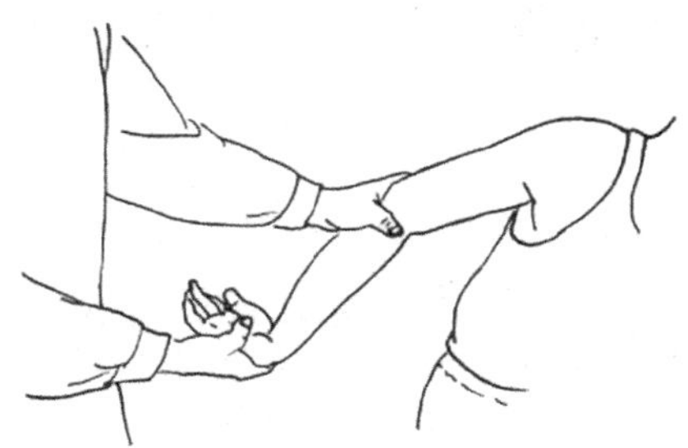

图 7-4　肘扳法

（二）药物治疗

1.内服药

(1)风寒阻络证：肘部酸痛麻木，屈伸不利，遇寒加重，得温痛缓。舌苔薄白或白滑，脉弦紧或浮紧。宜祛风散寒、通络宣痹，方用防风根汤、蠲痹汤加减。

(2)湿热内蕴证：肘外侧疼痛，有热感，局部压痛明显，活动后疼痛减轻，伴口渴不欲饮。舌苔黄腻，脉濡数。宜清热除湿，方用加味二妙散等。

(3)气血亏虚证：起病时间较长，肘部酸痛反复发作，提物无力，肘外翻时疼痛，喜按喜揉，兼有少气懒言、面色苍白。舌淡苔白，脉沉细。宜可补气补血、养血荣筋，方用当归鸡血藤汤加黄芪、桂枝等。

2.外用药

外伤者用活血散加酒调敷患处，或用散瘀和伤汤煎水熏洗患处；气血亏虚者以五加皮汤煎水熏洗；伴有风寒湿邪者以八仙逍遥汤煎水熏洗。局部也可选用跌打万花油、正红花油等活血止痛药物涂搽。或选用奇正消痛贴、骨通贴膏、正伤康复膏外贴患处。

（三）封闭疗法

若病程数月，局部有中度至重度压痛，建议采用局部封闭治疗。可用醋酸泼尼松或醋酸氢化可的松 12.5 mg，加 1%～2%利多卡因 2 mL 混合后，注入最痛的部位且深达筋膜，每周 1 次，可重复 2～3 次，注射后几天内仍可有疼痛，注射 2～3 次后症状可明显缓解。只要注射部位准确，疗效多属满意，但应注意有糖尿病、严重高血压及心脏病患者属局封禁忌证。一般注射不超过 3 次，因反复注射可增加伸肌腱脆弱性，增加肌腱突然断裂的危险。临床上也有选用中药丹参注射液或川芎注射液痛点封闭，每周 1 次，3 次为 1 个疗程。

（四）小针刀治疗

对症状严重的肱骨外上髁炎患者，可采用小针刀松解治疗。因肱骨外上髁炎是由于该处慢性肌腱筋膜炎，引起分布于外上髁细小血管神经束的绞窄而诱发的疼痛。用小针刀将局部细小的血管神经束剥离或切断，可以起到良好的止痛效果。目前小针刀的推广应用，已基本可以取代该病的手术疗法，因手术的治疗实质上也是不加区分地将此处血管神经束一起剥离或切断。小针刀松解应在严格的无菌操作下进行，局部麻醉，患者伸肘位，术者左手拇指在桡骨结节处将肱桡肌扳向外侧，小针刀沿肱桡肌内侧缘平行肌纤维方向刺入，直达肱桡关节滑囊和骨面，然后纵行朝肱骨外上髁方向疏通剥离数刀，拔除针刀后，无菌敷料覆盖针孔，常可获得一定的疗效。

（五）针灸疗法

可起舒筋活络止痛的作用，作为肱骨外上髁炎综合疗法的一种治疗手段，有较好的效果。取尺泽、阳溪、曲池等穴，或以痛为腧，周围取穴，强刺激，每天或隔天1次，或用梅花针叩打患处，再加拔火罐，3～4天1次。

（六）练功疗法

1.云手

下肢横跨同肩宽，上肢放松，以健侧带动患侧，两臂交替做云手动作，如此反复练习，逐步加大肩、肘关节活动范围，先做小云手，待疼痛减轻后，再做大云手。每次练功数十次。

2.砍肘

两足平立，肩肘放松，两手握拳，示指伸直，屈肘交臂于前胸，然后两臂用力向两侧弹出如砍物状，复又迅速收回交臂于胸前，掌心向上，斜向外上方，迅速弹出展开，收回胸前，手心翻转朝下，迅速向两侧下方用力划出，收回胸前。换右弓箭步，上下交替，左右同姿，每侧做数次或数十次。

（七）手术治疗

肱骨外上髁炎多能非手术治疗而治愈，一般无需手术治疗。对症状特别严重、病程长、反复发作、症状顽固者，可考虑手术治疗。手术方法主要是为一种伸肌总腱起点部微小血管神经剥离切断术。如果伴有肱桡滑囊炎或肱桡关节滑膜炎者，可行滑囊切除术、环状韧带部分切除术，以及近侧半肱桡关节滑膜切除术。术后用石膏托屈肘固定2周，然后逐渐行肘关节功能锻炼。

（雷宁波）

第四节　肱骨内上髁炎

本病又称高尔夫球肘，与肱骨外上髁炎相对应，位于尺侧。肱骨内上髁是肱骨干骺端与滑车之间偏内侧的骨性隆起，为桡侧腕屈肌、掌长肌、指浅屈肌、尺侧腕屈肌和旋前圆肌的起始部，除尺侧腕屈肌为尺神经支配外，其余各肌均为正中神经所支配。该髁背面与肱骨滑车之间有尺神经沟，沟内有尺神经通过。

一、病因、病理

肱骨内上髁是前臂屈肌总腱附着点，由于长期劳累，腕屈肌起点反复受到牵拉刺激，引起肱骨内上髁肌腱附着处慢性损伤而产生的无菌性炎症。或是在跌仆受伤时，腕关节处于背伸，前臂处于外展旋前姿势时引起肱骨内上髁肌肉起点的撕裂，伤后的血肿，炎性肌化、粘连或钙化。或因外伤引起的肱骨内上髁处走行的血管神经束或尺神经发出的皮支受压所致。

二、临床表现与诊断

因长期劳累引起者，起病缓慢，初起时在劳累后偶感肘内侧疼痛，日久则加重，疼痛可向上臂及前臂尺侧腕屈肌放射。尤其是在前臂旋前和主动屈腕时疼痛明显。肢体功能受限表现为屈腕无力。

因直接碰撞伤引起者，以疼痛为主，肱骨内上髁可有红肿，前臂旋前受限，屈腕受限。

对外伤引起合并肘部创伤性尺神经炎者，出现前臂及手的尺侧疼痛、麻木，环指及小指的精细动作不灵活，严重者可出现尺神经支配的肌力减弱。

检查时，做抗阻力的腕关节掌屈和前臂旋前动作可引起患处疼痛，旋臂伸腕试验阳性。

X 线检查多属阴性，只是在晚期可见骨膜增生。

三、鉴别诊断

(一)肘关节创伤性骨关节炎

为退行性疾病，多见于中年以上的患者，是由于肘部长期紧张用力所致局部疼痛不适，不限于一侧，晨起或屈肘支撑时症状明显，肿痛无力，屈伸时可闻及"咿扎"声。X 线片见关节间隙狭窄、脱钙，骨边缘硬化，有游离体。

(二)肘关节尺侧副韧带损伤

展旋应力常伤及尺侧副韧带的前束及后束，合并滑膜损伤、关节肿胀，内侧间隙压痛，伸肘屈肘外翻痛阳性。X 线片可见关节间隙增大。

(三)肘管综合征

常见于肘外翻，或肱骨内髁部骨折的患者，以逐渐出现患侧尺神经支配区感觉减退为主症，是一种因肘外翻、肘内髁部畸形，导致尺神经在尺神经沟部长期受压、摩擦引起炎症而诱发的尺神经麻痹。出现手尺侧及尺侧一个半手指感觉异常、感觉减退，甚至感觉消失，患者常诉小指麻木不适，患手指精细动作障碍。

四、治疗

以非手术治疗为主，手法按摩理筋，中药外用内服，局部封闭，小针刀疗法，针灸，或口服非甾体消炎止痛药物以及理疗等，可取得良好的效果。但注意避免使前臂屈肌总腱受到过度的牵拉，如尽量避免前臂旋前和屈曲动作，对本病的治疗和预防复发有重要意义。病情较重的患者，应将前臂用夹板固定置腕部于 0°～10°伸腕位，以使桡侧腕屈伸得到充分的休息，对伴有尺神经炎者，则需采取伸肘位夹板制动，但这类疾病对患肢采取制动措施常不能为患者所接受。

(一)手法治疗

1.屈伸旋转法

先在肘部痛点及其周围作揉摩手法，共 3～5 分钟，然后术者一手托住患肘的内侧，另一手握住患肢的腕部，先伸屈肘关节数次，再将肘关节快速屈曲数次，并同时做旋转活动。如直肘旋后位，快速屈曲同时旋前；直肘旋前位，快速屈曲同时旋后，各做 3～5 次。

2.弹拨法

适用于臂部、手部。患者取坐位，术者立或坐于患者前方，左手臂托起患肘至患肩外展 90°，手放于肩后备用。右手靠近腋窝部弹筋，先分清赤白肉际，准备弹筋，其次探明麻筋，用拇指、示指将条索状物钳入两指之间，将钳入的麻筋如操持弓弦，迅速提放，一般弹 3 次左右，患者可感到有电传感。

(二)药物治疗

1.内服药

(1)血瘀气滞证:有明显外伤史。肘内侧部刺痛,痛点固定,拒按,活动痛甚。舌质暗红或有瘀斑,苔薄黄,脉弦涩。宜活血祛瘀、通络止痛,方用舒筋活血汤、活血舒筋汤之类。

(2)筋脉失养证:有经常性握拳、抓物、提物等动作史。肘内侧部隐隐疼痛,时轻时重。劳累加重,休息减轻,患肢乏力。舌质淡,苔白薄,脉弦细。宜养血壮筋,方用壮筋养血汤加鸡血藤。

2.外用药

瘀血阻滞、局部刺痛者,可外敷消瘀止痛药膏,或活血散、消炎散用酒调敷。一般可选用奇正消痛贴、天和骨痛膏贴敷。血不荣筋者可用五加皮汤煎水熏洗。

(三)局部封闭

患者取仰卧位,肩外展,屈肘 90°,轻轻地做前臂旋后动作,在肱骨内上髁尖部的前侧触及明显的压痛点,即在旋前圆肌及桡侧腕屈肌的止点处,用醋酸泼尼松或醋酸氢化可的松 12.5 mg,加 1%～2%利多卡因 2 mL,做局部痛点封闭,注射时最好避开肱骨内上髁前下方的前斜韧带。

(四)针刀治疗

对症状严重反复发作或触及硬结者,可选用针刀治疗。无菌操作下,触及内上髁最明显痛点,经痛点阻滞后,在进阻滞针处进针刀,刀口线与屈肌纤维走向平行,垂直皮面进针刀直达骨面纵行剥离 2～3 刀,横行推移松解 2～3 次,若有硬结,行切开剥离。操作时必须避免损伤尺神经,特别应注意检查是否存在有尺神经先天性前置异常,若有应推开尺神经。只要针刀于内髁处旋前圆肌与桡侧腕屈肌的起点处刺入,一般不会损伤重要组织,此处也是本病的关键病变所在,在此处剥离二三刀常可起到良好效果。

(五)手术治疗

肱骨内上髁炎很少采用手术治疗,一般情况下多不易被患者接受。症状严重、反复发作者可选择手术治疗。取与内髁弧相平行的纵形切口,进入皮下注意勿伤及前臂皮神经。手术的方法是剥离肱骨内上髁附着的屈肌总腱,局部有血管增生纤维化的病灶可适当切除,但术中应注意不得伤及深层的尺侧副韧带的前斜束,以免引起肘关节医源性不稳定。

(雷宁波)

第五节　骨性肘关节炎

骨性肘关节炎的名称繁多,如称增生性肘关节炎、退行性肘关节炎、肥大性肘关节炎、畸形性肘关节炎和软骨软化性肘关节炎等,本病属中医"骨痹"范畴。主要是关节软骨退行性变和继发性骨质增生。既可以是全身性骨关节改变中的一部分,也可以仅累及肘关节,是继髋、膝关节之后较易罹患的部位。

一、病因、病理

病因大致可以分为原发性因素和继发性因素。原发性骨性关节炎,无明显诱发因素,多与年龄老化有关,随着年龄的增长关节内的软骨素减少,而表现为关节软骨退行性变,使软骨的胶原纤维逐渐显露,容易在日常活动中受损。继发性因素可发生在任何年龄,常见于以下疾病:关节的先天性疾病、关节内创伤、骨关节软骨面损害、创伤后致关节面对合异常或对合不稳定,其他如代谢性疾病、内分泌疾病等。无论原发性还是继发性因素,均可进一步导致肘关节正常生物力学的改变和软骨损伤后的自身免疫反应,从而加速骨性关节炎的病情进展。近年来的研究发现,骨性关节炎的患者反复关节肿胀,滑膜内常见单核细胞、免疫球蛋白和补体增多,滑膜可见充血和单核细胞浸润,而软骨下骨髓腔也常见浆细胞及淋巴细胞,从而提示骨性关节炎可能与免疫反应有关。变性的软骨细胞、蛋白多糖及胶原纤维暴露其抗原特性,有可能成为自身抗原而诱发免疫反应,进而造成软骨继发性损害。总之,骨性肘关节炎的病因较为复杂,是多因素共同作用的结果,而这些因素之间可能还互为因果,形成恶性循环。

其最初的病理表现是关节软骨的改变,以后累及到软骨下骨质、滑膜和关节囊。

(1)关节软骨:起初软骨软化,软骨的胶原纤维裸露,弹性消失,其深层软骨出现破裂,关节软骨丧失原来的色泽而出现暗黄色。软骨周围由于磨损,可出现增生。由于变性的软骨脆性增加,轻微外力即可出现软骨剥落。

(2)软骨下骨质:由于表层的关节软骨磨损,最终使软骨下骨质显露,在应力较大的部位出现象牙样硬化,淡黄色,无光泽;而在应力较小的关节周围则出现增生、萎缩、骨质疏松和囊性改变。

(3)滑膜和关节囊;属继发性改变。由于脱落的软骨反过来又刺激滑膜和关节囊,于是关节液增加,关节囊肥厚并渐趋纤维化。关节囊内有小的黏液样变性组织突出,然后骨化,形成 Heberden 结节。关节周围肌肉处于痉挛状态,并有肌肉萎缩趋向。

二、临床表现与诊断

肘关节由隐痛逐渐变成明显钝痛和关节活动受限是本病的特征。初期:多为持续性隐痛,活动后加重,休息后好转,与天气变化有关,可有晨僵现象,但时间多不超过半个小时。进展期:肘关节逐渐出现摩擦感及关节交锁、充血、水肿和关节积液。晚期;关节积液吸收,关节囊肥厚、纤维化,周围肌肉萎缩,骨质增生,肘关节活动明显受限,并可形成强直和严重畸形。

X线片:初期不甚明显,中晚期可见关节间隙变窄,软骨下骨硬化,关节缘增生、不平,关节囊内游离体形成。

血沉、血常规无异常。关节液清晰,关节液白细胞计数$<1\times10^{9}/L$。结合临床表现和X线片,本病不难诊断。

本病应与类风湿疾病相鉴别。

三、治疗

骨性肘关节炎的发病是一个慢性渐进的病理过程,其发作的急性期与缓解期是相互交替的。治疗的目的是减轻患肢疼痛和维护肘关节的活动功能。治疗上主要采用的是药物治疗、手法治疗、功能锻炼等相结合的综合性治疗措施以及贯彻动静结合的原则。

(一)制动和练功

即在本病的治疗过程中应注意贯彻动静结合的原则,在急性发作期应适当的制动,平时应注意防止肘部过劳;缓解期应进行有目的、有计划、有针对性的医疗练功,以维护肘关节正常的活动功能。肘部练功以主动锻炼为主,切忌施行粗暴的被动活动。

（二）药物治疗

1.中药治疗

中药治疗应抓住本病属于“本虚标痹”的病理特点进行辨证用药。一般在急性发作期以治痹为主，应用祛风散寒除湿、祛瘀通络止痛之法；缓解期多遵循补益肝肾、强壮筋骨、舒筋活络的治疗原则。中药外治是治疗骨性关节炎常用的方法，有中药外敷、外擦、烫洗、熏蒸，或采用物理治疗中的中药离子导入等。中药治疗有助于消肿止痛，减轻临床症状，促进肘关节功能的恢复。临床上可按照辨证论治的方法进行辨证用药。

（1）风寒湿痹证：肘部肿胀，关节内有积液，疼痛缠绵，活动不利，阴雨寒湿天气加重。舌质淡红，苔薄白腻，脉濡缓。宜祛风除湿、温经通络法，方用防风根汤、当归四逆汤、蠲痹汤加减。可外贴代温灸膏、骨增生镇痛膏、狗皮膏、或外擦跌打万花油等。

（2）阳虚寒凝证：肘关节疼痛、屈伸不利，天气变化加重，昼轻夜重，遇寒痛增，得热稍减。舌淡，苔白，脉沉细缓。宜温阳通痹，方用黄芪桂枝五物汤，可酌加续断、木爪、当归、川芎、鸡血藤以养血通络。中成药可选用骨刺消痛液、痛痹胶囊内服，代温灸膏、骨增生镇痛膏外贴，或用八仙逍遥汤煎水熏洗患处。

（3）瘀血阻络证：肘关节刺痛，痛有定处，关节畸形，活动不利，局部肿胀、压痛，得热痛增。舌质红或暗红，苔薄黄，脉弦数或弦涩。宜活血通络法，方用舒筋活血汤、活血舒筋汤加减。中成药可选用瘀血痹冲剂、通痹片等。局部可外敷消瘀止痛膏、消炎散等，或选用疏通安涂膜剂外涂，外擦万花油、红花油；亦可选用上肢损伤洗方煎水熏洗患处。

（4）肾虚髓亏证：关节隐隐作痛，患肢酸软乏力，活动不利，伴有头晕、耳鸣、耳聋、目眩。舌淡红，苔薄白，脉细。治宜补益精髓，方用人参鹿茸丸、右归丸等。中成药可选用抗骨质增生丸、壮骨伸筋胶囊等。局部可选用五加皮汤煎水熏洗，骨友灵搽剂外擦。

2.西药治疗

所用的药物治疗主要为非甾体消炎镇痛类药物，常用的有阿司匹林、布洛芬、芬必得、吲哚美辛、吡罗昔康（炎痛喜康）、泰诺等。皮质类固醇制剂的全身应用多无必要。有关节腔积液者，可穿刺抽吸关节积液，同时可选用醋酸泼尼松龙 0.5～1 mL，加入 1%普鲁卡因或 2%利多卡因 2～4 mL 注入肘关节腔，每周 1 次，共 2～3 次，但不宜频繁注射，以免导致关节腔感染，引起滑膜炎和增加关节软骨的损害。亦可选用透明质酸钠在关节腔内注射，每周 1 次，每次 2 mL，共 2～3 次。

（三）手法治疗

手法治疗具有增加关节功能，解除肌肉痉挛，减轻疼痛，松解关节周围软组织粘连的作用，具有良好的治疗效果。

1.点按法

患者取坐位或卧位，术者一手拿患肢腕部，另一手以拇指指腹点按曲池、尺泽、手三里、内关、合谷诸穴各 1～2 分钟。然后以拇指指腹触摸并按揉肘部痛点。

2.推揉法

术者一手提握患肢前臂，使肘关节伸直，另一手以虎口贴在腕部用力向上臂推动，反复数次。或用大、小鱼际或掌根沿肘关节边推边揉，反复数次。

3.屈伸法

使患肘做被动屈伸约 10 次，动作要缓慢稳健。

4.运摇法

术者一手握患肢上臂下端，另一手握前臂远端，使肘关节屈曲约 90°，双手牵引患肢，在牵引下，将肘关节做顺时针和逆时针的环转运动各 5～7 次。使屈曲的肘关节做内旋及外旋转动作，再用力拔伸，重复 3～5 遍。

此外，针灸、理疗等其他非药物治疗具有活血止痛、舒筋活络、疏通经络的作用，对缓解肌肉痉挛、促进关节功能的恢复有良好的作用。

（四）手术治疗

骨性肘关节炎很少需要手术治疗，除非肘关节有游离体者，方可采用手术摘除；或者骨性肘关节炎是因肘内、外翻畸形所致，且病情日益加重者，可施行肱骨髁上截骨术。有肘关节强直者，可施行人工肘关节置换术或关节成形术或关节固定术，以改善肘关节功能，提高生活质量。

（雷宁波）

第六节　创伤性肘关节炎

创伤性肘关节炎是肘关节创伤后发生的一种迟发性、慢性继发性病变。主要病变是关节软骨软化磨损，软骨下骨反应性增生、硬化及骨赘形成，类似退变性骨性关节炎，所不同的是患者均有明显创伤史。主要表现为肘关节疼痛和活动受限。

一、病因、病理

病因可为肘部损伤后引起的一系列原发性或继发性因素：①肘部骨折脱位，特别是涉及关节面的损伤，如肱骨髁部 T、Y 形骨折、肱骨小头骨折、肱骨滑车骨折及肘关节脱位等。关节软骨损伤后未能修复或对位不佳，导致关节面对合不良或不平整，活动时增加磨损，发生创伤性关节炎。②肘关节外骨折畸形愈合，由于力线不正，关节负荷不均，易发生关节软骨及软骨下骨过早退变，演变成创伤性关节炎。③关节内紊乱，如软骨损伤脱落形成游离体等，也可磨损关节面。④关节不稳，如尺、桡侧副韧带损伤导致关节不稳，亦易加速关节退变。⑤功能锻炼不当，如强力手法被动活动等，可加重关节损伤退变。

创伤性关节炎的病理改变与原发性骨性关节炎极为相似，只是发生在创伤后，且出现早，任何年龄均可发生。

二、临床表现与诊断

肘部外伤，经某种治疗或未治疗，肘关节逐渐恢复正常，但数月或数年后，又重新出现肘关节不同程度疼痛和功能受限，此为创伤性肘关节炎的主要表现。

（1）疼痛：是首先出现也是最主要的症状。始为钝痛，渐进加重，间隙摩擦痛，疼痛可与气候有关，表现为 3 种形式：①关节囊性疼痛，表现为关节伸屈到最大限度时疼痛。②肌肉性疼痛，表现为劳动或运动后疼痛。③休息痛，乃软骨下骨充血引起，表现为关节处在一定位置过久，或晨起时疼痛，稍加活动后，疼痛反而减轻，活动过多又加重疼痛。

(2)僵硬:也是本病早期的主要症状。开始只感觉有短暂的活动不灵活或僵硬,以后变为持续性,经一定时间活动后才感舒适。活动时可出现骨摩擦声。

(3)畸形:常由于关节变形,致关节囊肌肉挛缩或原始损伤后遗留畸形,可见于肘内、外翻,屈曲及前臂旋前、旋后畸形等。

(4)肿胀:多由关节滑膜肥厚和关节积液所致,肘关节上下失用性肌萎缩。

(5)实验室检查:关节穿刺抽出液多为血性,白细胞数低于 1×10^9/L,中性粒细胞少于 25%。

(6)X 线检查:早期可无明显异常,随病情进展,可见关节边缘骨赘,关节间隙变窄,软骨下骨硬化。后期可见关节间隙接近消失,关节变形。

(7)CT 扫描:显示肱尺关节骨质增生及关节间隙变窄。

三、治疗

本病的治疗,在于早期防治,一切波及关节面的骨折,都应及时准确地予以复位。骨干骨折治疗应强调有良好的对线,肱骨髁部骨折应注意防止肘内、外翻畸形的发生,否则造成创伤性关节炎在所难免。对于波及关节内的粉碎性骨折,无论是采用手法整复或是手术复位,要达到解剖复位,往往十分困难,应强调在复位之后早期功能锻炼,活动关节,达到模造关节面平滑的目的,减少创伤性时关节炎的发生。创伤性肘关节炎的治疗,其方法与骨性肘关节炎基本相同,主要采用药物和手法治疗。

几乎所有的患者都需要首先进行药物和手法治疗,对症状较轻的患者可以恢复,一般都可使肘关节疼痛减轻,关节活动功能获得改善。即使是需要手术治疗的患者,经过一段时间的药物和手法治疗,也可为手术创造更好的条件。

贯彻动静结合的原则,注意保护关节,防止受伤,以免加重损伤,严重时患肘应休息或制动,平时应注意防止肘部过劳。坚持正确的功能锻炼,做到有计划、有目的、有针对性的医疗练功,以维护肘关节正常的活动功能。

(一)药物治疗

损伤早期运用活血化瘀的中药治疗,可使关节周围组织血肿尽快吸收,对控制创伤性关节炎的发生和发展有重要意义。后期多采用以治本为主,标本兼治,运用补益肝肾、强筋壮骨、舒筋活血、祛风通络类的中药治疗。中药外敷、外贴、外擦、烫洗、熏蒸,或采用物理疗法中的中药离子导入治疗等,有助于消肿止痛,减轻临床症状,促进肘关节功能的恢复。

西医学所用的药物主要为非甾体消炎镇痛类药物,常用的有阿司匹林、布洛芬、芬必得、吲哚美辛、吡罗昔康(炎痛喜康)、泰诺等。皮质类固醇制剂多无必要,玻璃酸钠局部关节内注射具有润滑作用,可减轻摩擦并增加关节软骨的营养,延缓或阻止病变进一步发展。

(二)手法治疗

常用的手法是在局部施行点按、揉摩、搓擦、弹拨及肘关节屈伸等法。手法具有舒筋活血、疏通经络的作用,对缓解肌肉痉挛,促进关节功能的恢复有良好的效果。

此外,针灸、理疗等外治法对本病均有较好的疗效,可酌情使用。

(三)手术治疗

对肘关节畸形明显、关节面破坏严重、关节疼痛剧烈、关节活动严重受限,影响工作和生活者,可考虑施行手术治疗。由于造成创伤性肘关节炎的原始损伤类型众多,治疗方法的选择应根据患者具体情况（如年龄、职业等）而定，可供选择的手术方式主要有肘关节镜下挛缩松解术、清理术、肱骨髁上截骨术、肘关节成形术、肘关节融合术，以及人工肘关节置换术等。不管选择何种手术方式，目的是改善肘关节活动范围，减轻疼痛，并要兼顾关节的稳定性，能满足各种不同年龄和职业人员对肘关节功能活动的基本要求。术中应用锐性分离，避免钝性分离，止血要彻底可靠，防止发生术后血肿。术后少用或不用外固定，尽早进行肘关节功能锻炼。

（雷宁波）

第七节　腕管综合征

腕管综合征是周围神经卡压中最常见的一种。1854 年，James Paget 首次通过一个 Coles 骨折的患者描述了腕管综合征的表现。1913 年，Mans 和 Foix 对鱼际肌萎缩的尸体进行解剖，发现掌侧腕横韧带近端有神经瘤形成，从而首次提出切断腕横韧带以松解正中神经的建议。1933 年，James R.Learmonth 进行了第 1 例正中神经减压术。到 1938 年，Moersh 才将腕管正中神经卡压命名为腕管综合征。1950 年以来，Phalen、Spinner、Eversmann 等对该病的诊断、治疗进行了全面报道。1989 年，Braun 又提出了动力型腕管综合征的概念。

腕管是由腕横韧带及腕骨形成的一个管道，其顶为腕横韧带，底是腕骨沟及腕骨外、腕骨间的韧带。也有人认为腕管的范围从桡骨远端至掌骨基底部，包括腕横韧带（也称屈肌支持带或腕深韧带）、前臂远端深筋膜（也称腕掌侧韧带或腕浅韧带）和大鱼际、小鱼际为止的掌筋膜，其中前臂远端深筋膜与 Coles 骨折引起的腕管综合征关系密切。故手术时应将这 3 个部分均予以切除，以达到彻底松解正中神经的效果。腕管内包括指浅、深屈肌和拇长屈肌腱 9 根肌腱及其滑膜和正中神经。

一、病因、病理

（一）局部因素

1.解剖因素

（1）腕管容积变小：腕骨变异，腕横韧带增厚，肢端肥大。

（2）腕管内容物变多：前臂或腕部骨折（Coles 骨折、月骨骨折），腕骨脱位或半脱位（舟骨旋转半脱位、月骨掌侧脱位），创伤性关节炎（骨赘形成），变异的肌肉（掌深肌、蚓状肌和屈指浅肌肌腹过长），局部软组织肿块（神经瘤、脂肪瘤、腱鞘囊肿），正中动脉（损伤或栓塞），滑膜增生，局部血肿形成（出血性疾病、抗凝治疗患者）。

2.局部位置、活动因素

（1）位置因素：屈腕尺偏固定时间过长，由睡姿影响（夜间手腕不自主屈曲位固定）。

（2）活动因素：反复的屈伸腕指及上肢活动，如矿工、司机、挤奶工、打字员、乐器演奏员等。

（二）全身因素

1.神经源性因素

糖尿病性神经损害、酒精中毒性神经损害、工业溶剂毒性作用、神经双卡综合征、淀粉样变。

2.感染与非感染性炎性反应

如化脓性或结核性关节炎、类风湿性关节炎、痛风、非特异性腱鞘炎等。

3.内分泌紊乱和体液失衡

妊娠、子痫、绝经、甲状腺功能紊乱(黏液样水肿)、肾衰竭、红斑狼疮行血液透析的患者,雷诺综合征、肥胖、畸形性骨炎等。

在诸多的病因中,发生率最高的为非特异性腱鞘炎,其次为类风湿性关节炎。桡骨远端骨折与正中神经的卡压关系密切,尤其是长时间屈腕尺偏固定者。Eversmann 曾提出桡骨远端骨折的患者 60%可有正中神经卡压症状。

(三)病理

各种不同病因所致的腕管综合征,其发病机制基本相同。病变的严重程度与正中神经在腕管内卡压的时间与程度有关。Rydevik 研究表明:当腕管内压达到 2.7～4.0 kPa(20～30 mmHg)、时间不超过 2 小时,病变为神经束膜水肿。当压力成为持续的低压状态时,可发生神经内膜水肿,神经内膜、束膜的通透性下降,从而使神经纤维束受压,局部的离子环境改变,内膜的血流量下降。

另有试验表明,腕管内压的升高可直接影响神经的轴浆运输。当腕管内压持续保持在 2.7 kPa(20 mmHg)时,轴浆的快速正向运输减慢;当腕管内压保持至 4.0 kPa(30 mmHg)时,轴浆的慢速正向运输减慢,且轴浆的逆向运输也受到影响;当腕管内压升至 26.7 kPa(200 mmHg)时,轴浆运输被完全中断。由于神经的轴浆运输减慢、神经内血供减少,神经纤维可发生永久性的病理变化。神经缺血导致局部蛋白渗出,加速了成纤维细胞的活性和增生,使已经水肿的神经内、外膜发生纤维化,形成大量的瘢痕,并可影响远处的神经纤维,使之发生变性,从而使神经传导速度下降。

二、临床表现与诊断

(一)分类

根据起病的快慢,可分为急性腕管综合征和慢性腕管综合征。

1.急性腕管综合征

相对少见,多为创伤后反应,表现为急性进行性的过程。其病理生理变化过程类似于骨筋膜室综合征,主要机制为腕管内组织急性水肿或急性间隙内液体积聚。桡骨远端骨折时腕关节过屈位固定,腕管内急性出血、液体增多,如血友病、注射、烧伤等均可引起该综合征。

2.慢性腕管综合征

起病缓慢隐匿,呈慢性的腕管内压增高。根据病因不同,分为病理型腕管综合征与动力型腕管综合征。前者有明确的病因,临床表现为典型的腕管综合征;后者由 Braun 提出,该型起病多为青壮年,发病与工种、运动及长时间重复某些动作有关。

(1)典型的腕管综合征表现:中年女性多见,好发年龄为 40～60 岁,桡侧 3 个半指掌侧及其中、远节背侧的皮肤麻木、疼痛,夜间加重,可有痛醒史,醒后行甩手或搓手等活动后好转,病变严重者可发生鱼际肌萎缩,拇对掌功能受限,手部无力。腕部的不适可向前臂、肘部,甚至肩部放射。有时让患者举手拿电话、梳头或拿报纸均可使手部麻木加重。症状进一步加重,可出现精细动作受限,如难以织毛衣、拿硬币、系纽扣等。

(2)动力型腕管综合征的表现:发病者以青年、体力劳动者居多,男女无差别,症状多为暂时性，较隐匿，休息或保守治疗后缓解。桡侧 3 个半指麻痛的发生多与重复某种动作或从事某种职业有关，而无明显的夜间痛醒史。

(二)运动检查

1.肌力检查

可通过对拇短展肌的视、触及抗阻力检查而定。

2.电生理检查

电生理检查包括肌电图、运动神经传导速度检查。因运动方面的电生理检查的干扰因素较多，故不是必须的检查项目。对于双侧的腕管综合征，电生理检查还应包括双侧的尺神经的对比检查。Grund berg 报道有 8%的腕管综合征的患者肌电图表现为正常。当患者表现出明显的正中神经受压的症状，且检查也有明确的体征，则不一定需行肌电图检查。

(三)其他检查

1.影像学检查

腕部的 X 线片、磁共振成像可明确一些病因，但并非必须要做的检查，且最好同时进行颈椎的摄片以排除神经双侧卡压的存在。

2.实验室检查

可有助于诊断腕管综合征的病因，如对结缔组织病、甲状腺疾病、肾脏疾病、糖尿病等的诊断。

(四)诊断

根据桡侧 3 个半指疼痛、麻木、感觉减退和鱼际肌萎缩的临床表现，多见于中年妇女，一般不难作出诊断，尤其伴有夜间痛醒史者更应高度怀疑该病。肌电图检查及其他辅助检查有助于确诊。

三、鉴别诊断

(一)颈椎病

颈椎病为中老年人多见的疾病，神经根型颈椎病的临床表现易与周围神经卡压的症状相混淆，C_5、C_6、C_7 神经根受压会出现手部桡侧的麻木、疼痛、感觉减退，但不应出现鱼际肌萎缩，也无夜间痛醒史，可伴有颈部不适。颈椎 X 线片、肌电图有助于两者的鉴别。

(二)旋前圆肌综合征

一般无夜间痛醒史，有前臂近端的疼痛和压痛，有屈指肌力、前臂旋转肌力的下降。肌电图检查有助于两者的鉴别。

(三)糖尿病的神经损害

糖尿病出现神经损害的分布为手、足部的手套、袜套样感觉减退，主要由神经末梢的损害所致，运动方面的损害不明显。

(四)鱼际肌支卡压综合征

有鱼际肌萎缩，正中神经鱼际肌支入肌点处有压痛，局部可有小神经瘤，拇指活动受限，但拇指感觉正常。

(五)其他

应与胸廓出口综合征的上干型、正中神经的肿瘤、肩手综合征相鉴别。

四、治疗

（一）首先治疗原发病

对造成腕管综合征的病因进行治疗。如对糖尿病的控制，甲状腺功能减退的治疗，痛风、类风湿疾病的控制，感染性疾病的治疗，减少相关的工业制剂的接触等。对动力型腕管综合征应减少诱发动作的活动次数，并对患者的工作习惯及所用工具进行分析，找出致病因素，加以改进，如矿工所用的风钻等。

（二）全身用药

（1）非甾体解热镇痛药，如水杨酸类制剂、对乙酸氨基酚、双氯酚酸等。

（2）神经营养药，如维生素 B_1、维生素 B_6、地巴唑等。

（3）扩血管药，如曲克芦丁。

（三）局部封闭

一般局部封闭用1～2个疗程，每周1次，4～6次为1个疗程。用地塞米松等甾体药物加1%利多卡因或0.5%普鲁卡因进行局部封闭治疗。复旦大学附属华山医院使用曲安奈德与丁哌卡因或利多卡因进行治疗。局封时，在掌侧腕横纹处与环指轴线相交处，或掌长肌的尺侧进针，向桡侧呈45°角，穿入腕横韧带。如患者突感麻木或过电感，考虑针头刺中正中神经，则针应向尺侧略偏。虽然直接针刺正中神经或向内注药所引起的损伤是暂时的、可逆的，但应尽量避免。局封后24～48小时，症状可加重，而后减轻。治疗的效果，不同的学者有不同的报道。Gelberman随访结果认为：治疗6周时，76%的患者症状有所缓解，至治疗后18个月，仍有22%的患者保持治疗效果。Mackinnon 和 Delon 的随访结果认为：该治疗可使80%的患者症状缓解，其中10%的患者可得到永久性的缓解。Kaplan 的随访结果认为：非手术治疗效果的好坏与以下5种因素有关：①年龄≥50岁；②病程≥10个月；③持续性的麻木；④Phalen 试验30秒内出现阳性；⑤腕管综合征伴有狭窄性腱鞘炎。5种因素均为阴性，2/3的患者得到治愈；有1种因素为阳性，40.4%的患者可缓解症状；有2种因素为阳性，患者缓解率为16.7%；有3种因素为阳性，缓解率为6.8%；有4～5种因素阳性，则局封治疗不能缓解。而且对局封的反应效果越好，以后手术的效果也越好。

（四）夹板固定治疗

在局封和全身用药的同时可辅以夹板治疗，将腕关节固定在功能位3周后，改为夜间中立位固定3周，避免屈曲腕关节加重正中神经的卡压，同时改善手部的静脉回流，减少腕管内滑膜的水肿，从而减轻对神经的卡压，缓解症状。

（五）手术治疗

1.手术指征

急性腕管综合征经6～8小时保守治疗无效时则应切开腕管，进行减压；慢性腕管综合征非手术治疗不能缓解或症状加重，甚至出现鱼际肌萎缩时，保守治疗已不能缓解正中神经的卡压，也需手术治疗。复旦大学附属华山医院行腕管综合征正中神经松解的手术指征为：①鱼际肌萎缩（＋＋）以上，感觉消失者；②病程在2年以上者；③经1～2次保守治疗无效者；④肌电图示潜伏期消失，病情达不到以上标准而患者强烈要求手术者也应予以考虑。

2.手术方法

（1）体位：取仰卧位，患肢外展置于手术床旁小桌上。上臂置气囊止血带。

(2)麻醉:臂丛阻滞麻醉、局部麻醉或全身麻醉。

(3)手术步骤:有平行鱼际纹的斜切口和腕部短横切口,一般选择前者。入路应注意避免损伤正中神经掌皮支、鱼际肌支、掌浅弓及尺动脉、尺神经。

平行鱼际纹的斜切口是腕管综合征的经典切口。该切口较长,暴露清楚,易于止血,但术后瘢痕较大。该切口可有多种标志:①于鱼际尺侧 6.0 mm 处行平行于鱼际纹的切口,近端至腕关节处行"Z"形切口过腕关节;②以屈环指至鱼际纹的交点与腕横纹中点连线的尺侧为轴行切口;③以 Kaplan 线为标志行切口,该线为拇、示指间指膜的顶点与钩骨钩的连线,该线与中指屈曲时的交点为正中神经返支的发出点,其与掌中纹之间为掌浅弓。于该连线近端 2～3 mm 处尺偏平行于鱼际纹下行至前臂远端斜向尺侧行切口,以避免损伤正中神经掌皮支。还应触摸尺动脉搏动及钩骨钩,避免过度尺偏损伤尺动脉、尺神经。切口过掌侧腕横纹向前臂延伸后,瘢痕较长,且前臂转折处的瘢痕不易愈合。

腕部短横切口多于内镜治疗时应用。切口位于腕横纹中部,短小而隐蔽,术后疼痛少,瘢痕小,握力、捏力受损小。但术中视野小,不易止血,尤其在出现解剖变异时更难处理;且该切口容易损伤正中神经掌皮支;容易出现痛性瘢痕(与损伤掌皮支无关),故该切口的应用要慎重。或从平行于鱼际纹的斜切口切开皮肤及皮下组织,用双极电凝止血。纵行切开增厚的前臂远侧深筋膜(即腕掌侧韧带),于近钩骨钩处尽量近腕横韧带尺侧切断腕横韧带,并向远侧切开直至掌浅弓周围的脂肪。打开腕管,观察正中神经及屈肌腱鞘的情况,并取部分屈肌腱鞘做病理检查。一般检查标本应用福尔马林固定。如需行免疫学检查,标本应浸在盐水中,而后在 3.5 倍以上放大倍数的显微镜下松解正中神经,可行外膜切开,外膜下注射曲安奈德后,再仔细止血,缝合伤口。

3.术后处理

术后用掌侧石膏托固定。石膏托自远侧掌横纹至前臂的上 1/3,以防止屈肌腱的弓弦样畸形。夜间抬高患肢。24 小时后鼓励早期进行手指的屈伸活动,以避免肌腱及神经的粘连,这对同时行滑膜切除术的患者尤为重要。72 小时后可更换敷料及石膏托,改用支架。术后 7～10 天拆线,并去除石膏或支架。但也有人认为支架需继续固定 3～4 周,夜间患肢抬高以防止水肿。而后改用夜间支架固定 2 周。术后 3 个月行轻体力劳动,6～9 个月完全恢复原工作(主要针对体力劳动要求较多者)。

4.注意事项

(1)正中神经及其鱼际肌支变异的处理:正中神经主干的变异及鱼际肌支于腕管内分支的变异,需于手术中进行仔细解剖以避免损伤。鱼际肌支若穿过腕横韧带,则需进一步切开分离韧带,松解神经;若鱼际肌支有其独立的纤维弓卡压,应将该弓打开以使其松解。

(2)正中神经掌皮支损伤的处理:虽然平行于鱼际纹的斜切口的设计尽量避免损伤正中神经掌皮支,但手术中掌皮支的损伤仍不能完全避免。手术中若发现掌皮支损伤,应予以彻底切断、切除。因为掌皮支损伤修复后,往往会形成痛性神经瘤,术后反而会更疼痛。

(3)滑膜的处理:滑膜切除在目前已经不作为腕管综合征手术的常规处理方法。Kulick 认为滑膜切除可增加组织的水肿与出血,使术后肿胀明显,同时由于肌腱缺少了滑动装置而容易粘连。故他认为除非滑膜本身有明显的病变,如类风湿性的滑膜病变,否则,不必进行滑膜切除。多数患者只需切取部分滑膜作为病理诊断需要。少数患者滑膜增厚明显,致密而色白,多为反复损伤而致慢性滑膜增生,应广泛切除,直至掌浅弓为止。另外,对有类风湿性关节炎、结核性关节炎者滑膜切除也应同时进行。

(4)正中神经松解的处理:多数轻、中度的患者,在行单纯的腕横韧带切开减压术后,即可获得良好的治疗效果。

术中是否行神经外膜减压术,可考虑通过行"术中止血带试验"进行筛选。术中止血带试验的具体方法如下:当在手术中发现正中神经有暗红色的神经瘤形成,可放松止血带,观察1分钟,若神经外膜充血良好,则不必行外膜切开,反之则切开外膜减压。

术中是否进行神经内减压的争议较大。Lowny、Folenler 等认为,行神经内松解会影响神经纤维的血供,术后神经因缺血发生纤维化,再次形成卡压,而影响手术的远期效果,故不主张行神经内松解。Mackinnon、Delon、Eversnann 等认为,当正中神经卡压表现为神经内纤维化时(神经内纤维化表现为持续性感觉异常、两点辨别觉异常、肌肉萎缩中的任意一项),神经内松解是必要的。行该手术时应在显微镜下进行。行神经内松解时,只要沿神经束间神经外膜纤维化的部分,用显微外科技术进行解剖,不切开束膜,则术后对神经血供的影响较小,神经干或周围的瘢痕并无明显增多。对神经卡压严重的患者来说,行神经束间松解术的利大于弊。手术中应将神经松解到见不到纤维化为止,甚至切除全部外膜。

(5)Guyon 管的处理:在行腕管综合征手术时,对术前有 Guyon 管综合征(腕尺管综合征)表现的患者是否同时松解 Guyon 管存在不同的看法。磁共振成像显示,在进行腕管松解时,Guyon 管的体积也同步增大,故有人认为术后 Guyon 管综合征的症状可以自行缓解,而不必在手术中松解。但也有人主张应同时松解 Guyon 管,避免日后再次手术。

(6)腕横韧带的处理:正中神经松解后,有人在关闭切口前将腕横韧带行"T"字成形后缝合。这样虽然可以防止弓弦样畸形的产生而增加握力,但可能形成新的卡压。而且,弓弦样畸形通过术后适当的固定完全可以防止。因此,除有较强体力劳动要求者,一般不赞成行腕横韧带重建术。

(7)内镜治疗的应用:内镜是一种新的治疗方法。该方法对患者损伤较小,手术时间短,术后疼痛少,瘢痕小,对握力、捏力影响小,对患者的生活、工作的影响较小,患者可不住院,在门诊手术后即回家。但由于手术视野小,对存在解剖变异的患者手术时难处理,手术中止血也较为困难,而且目前该方法的费用较高,因此内镜的使用受到一定的限制。

(雷宁波)

第八节 髋关节骨性关节病

髋关节骨性关节病又称为骨性关节炎、肥大性关节炎、增生性关节炎、老年性关节炎、退行性关节炎、骨关节病等,是一种慢性关节疾病。它的主要病变是关节软骨的退行性变和继发性骨质增生。它可继发于创伤性关节炎、畸形性关节炎等。

一、病因、病理

(一)病因

骨性关节炎的发生是一种长期的、逐渐发生的病变过程,其机制涉及到全身及局部许多因素。因此,其发病可能是一种综合的机制。按致病因素不同,可分为原发性和继发性髋关节骨性关节病等。

1.原发性骨关节病

这是指人体关节常年应力不均而发生退行性变的骨关节病，随着年龄的增长，结缔组织易发生退行性变化。软骨的变化最为显著，基质的基本成分软骨素逐渐减少，胶原纤维暴露于外在压力之下而变脆。软骨因承受不均应力而出现破坏，有的可以提前或加快，有的则发生较迟，发展较慢。过多的关节活动，特别是疲劳过度的活动，容易提前出现局部的骨关节退变。肥胖可使已存在的退行性变加速发展。据文献介绍，在我国原发性髋关节骨关节病较少见。

原发性髋关节骨性关节病，其发病原因不明，患者无遗传缺陷，没有全身代谢及内分泌异常；髋关节没有创伤、感染、先天性畸形等病史，是关节软骨生理性的退行变性，多见于50岁以上肥胖型患者，常为多个关节受损，发病缓慢，预后较好。主要与以下因素有关。

(1)增龄：年龄增长是最危险的因素，其患病率随着年龄的增长而增高。

(2)髋关节过度使用：与职业有关，长期反复使用关节者患病率高。关节软骨对反复冲击性负荷十分敏感而受到损伤，过量的负荷也可引起软骨下骨小梁微骨折，重建的骨小梁对冲击力的承受性差，退变加速。

(3)肥胖：肥胖增加关节负重，同时肥胖引起姿势、步态和运动活力的改变，影响关节的生物力学。

(4)遗传因素：不同种族和人群，髋关节骨关节病患病率不同。

2.继发性骨关节病

继发性骨关节病是指在发病前髋关节有某些病变存在者。创伤、畸形和其他疾病都可能造成软骨的损害，从而导致日后的关节病。因此，骨关节病并不一定发生于老年人，可发生于任何年龄。病变常局限于单个关节，病变进展较快，发病年龄较小，预后较原发性髋关节骨性关节炎差。引起继发性骨关疾病的原因有：①关节的先天性异常或发育不良，如先天性髋关节脱位、髋臼发育不良；②创伤，如关节内骨折、髋部骨折、脱位；③关节面的后天性不平整，如股骨头缺血性坏死、Legg-Calve-Perthes病、股骨头软骨溶解、类风湿性关节炎等；④关节外畸形引起的关节对合不良，如髋内翻、髋外翻等；⑤关节不稳定，如韧带关节囊松弛等；⑥医源性因素，如长期不恰当地使用糖皮质激素，可引起关节软骨病变等。

尽管这两种类型髋关节骨性关节炎有着上述的区别，但到后期这两种类型骨性关节炎的临床表现、病理改变都相同。但应该指出，在疾病的早期，区分这两种不同类型髋关节骨性关节炎，对选择治疗方法及预后有着实际意义。

(二)病理

骨性关节病的原发病损是透明软骨的退行性病变，软骨软化、糜烂，最后骨端暴露，继发滑膜、关节囊和肌肉的变化。

1.关节软骨

正常的关节软骨为白色、透明，表面光滑细腻，边缘规则整齐。最早期病理变化发生于关节软骨。先是关节软骨发生软化，软骨表面变为浅黄色，失去光泽，透明性差，失去正常弹性，暴露软骨的胶原纤维，在骨关节活动时发生严重磨损。软骨深层发生裂隙，关节软骨失去其原来的蓝白色和光滑的色泽而变成暗黄和颗粒状。

随着病程的进展，软骨表面粗糙不平，局限性软化灶、软骨碎裂、剥脱，磨损最大的关节面上的软骨被磨去，软骨下骨裸露。由于不断摩擦，骨面变得很光滑，呈象牙骨样。磨损较小的外围软骨面出现增殖和肥厚,在关节缘形成厚的软骨圈。通过软骨内化骨,形成骨赘,即一般所谓“骨刺”。有的骨赘可以很大,从而影响关节的活动。在髋关节髋臼的后下方可以形成较大的“幕下”骨赘。

中央部位软骨的消失和外周软骨的增生,改变了关节面上生物应力的分布和幅度,使有的部位承受较大的应力,有的部位则较小。这种病理不断演变,形成恶性循环。在髋臼发育不良引起的继发性骨关节炎,最常表现的是关节间隙外侧的变窄,这是关节软骨丢失的表现。

2.软骨下骨

在承受应力和磨损最大的中央部位,软骨下骨骨密度增加、变硬,骨小梁增粗,软骨下骨发生象牙变和增厚,X线片表现为骨质硬化;而外围部位所承受的应力较小,软骨下骨萎缩,X线片表现为骨质疏松。发育不良的髋关节,髋臼外上方软骨下骨最先显示硬化。在远离关节部位可出现囊腔病损,这种囊腔形成是继发于骨小梁的细微骨折而引起的黏液样和纤维蛋白性退变,可与关节相通,内含滑液。随着生物应力的重新分布,软骨下骨随之发生再塑形,中央部分被磨损,外围部分有新骨沉积,整个关节从而变形。

3.滑膜与关节囊

早期滑膜是增殖型,特点为关节液增多,大量的滑膜增殖,滑膜水肿,滑膜绒毛肥大,或呈串状,颜色紫暗,肉眼可见表面呈葡萄串珠样改变。这些渗出的滑液含有较多的黏蛋白,使液体变得稠厚。间质组织对滑膜炎症长期反应,形成纤维型滑膜炎,特点为关节内有少量关节液,葡萄串珠样改变大部分消失,关节囊产生纤维变性和增厚,纤维组织形成条索状束带,从而限制了关节的活动。

4.肌肉

关节周围的肌肉因疼痛而产生保护性痉挛,尤其髋内收肌最常发生挛缩,使关节处于畸形位,关节的活动受到进一步的限制,这将增加局部受压部位的退行性变,其结果是关节的纤维强直,但很少发生骨性强直。

二、临床表现与诊断

原发性髋关节骨性关节病多发生于老年人,继发性髋关节骨性关节病患者发病年龄较小。本病起病缓慢,症状多呈间歇性,间歇期内无症状,多次发作后间歇期逐渐缩短,最后变为持续性。患者无明显的全身症状,主要表现为髋关节疼痛、僵硬和活动受限。

(1)髋关节疼痛:开始轻微,有时因受凉、劳累或轻微外伤后感到有酸胀感,休息后好转。随着疾病的进展,疼痛逐渐加重。关节开始活动时疼痛,稍活动后减轻,负重及活动多时加重。可受寒冷、潮湿的影响而加重。疼痛部位在髋关节的前面或侧方或大腿内侧,并向大腿或膝前内侧放射,也可位于臀部及股骨大转子周围,并向大腿后外侧放射。关节疼痛可长期不变,并慢慢加重,患者常主诉为膝关节疼痛或坐骨神经痛。由于上述部位疼痛严重,以致忽视了髋关节的病变,易于误诊。晚期关节病变严重时,骨赘刺激肥厚炎性的滑膜而疼痛加剧,卧位和翻身活动时也感疼痛,严重者休息时也痛。疼痛常伴有跛行。

(2)髋关节僵硬:髋关节僵硬感常出现在清晨起床后或是白天在一段时间关节不活动之后,从一个姿势转变到另一姿势时,活动感到不便并有酸胀痛,而活动后关节疼痛减轻,活动度增加故又称为“晨僵”。髋关节骨性关节炎的晨僵现象与其他疾病所造成的一个显著不同点是持续时间短。

(3)髋关节活动受限：严重的髋关节骨性关节炎出现屈曲、外旋和内收畸形。患者采取这种体位是由于在此位置，关节囊纤维化、骨赘、关节面不平可使髋关节活动范围缩小，活动时可发出粗糙的摩擦音。此外，患者常感行走、上楼梯，由坐位站起困难。如有游离体存在，可出现关节交锁症。

(4)髋关节畸形：早期髋关节骨性关节炎无特殊体征。长期关节软骨磨损，边缘骨质增生和关节囊挛缩可导致髋关节畸形。严重时髋关节处于屈曲、外旋和内收畸形位。髋关节内旋活动角度越大，则疼痛越重。这是由于内旋位时可使髋关节关节囊容积减少。髋关节畸形严重时，托马斯征阳性。

(5)实验室检查：无特异性的实验室检查。关节液检查偶见红细胞、软骨碎屑和胶原纤维碎片。

(6)X线检查：髋关节骨性关节炎常表现为关节间隙变窄，关节面不规则、不光滑，并有断裂现象。股骨头变扁，股骨颈变粗变短。股骨头颈交界处常见有骨赘形成。髋臼顶部可见骨密度增高，其外上缘有骨赘形成。髋臼相对变深。髋臼顶部和股骨头可出现单个或多个大小不等的囊性改变，囊性改变周边有骨质硬化现象。严重者股骨头可向外上方脱位。有时可发现关节内游离体。

根据Bombeli影像学分类方法，将髋关节骨性关节炎分为三型。①增生型：股骨头周围有巨大的骨性增生，内下方存在巨大的骨赘，有时与股骨颈内侧的骨性增生融合，股骨头失去原有的形状，股骨头软骨下广泛硬化，软骨下囊泡存在；关节间隙狭窄；髋臼有大量骨性增生。②正常型：股骨头周围有少量模糊的骨性增生，内下方存在不成熟的鸟嘴样骨赘，但仍具有股骨头原有的形状，股骨头软骨下有局部硬化，软骨下囊泡存在；关节间隙狭窄臼有少许模糊的骨性增生。③萎缩型：股骨头周围没有骨性增生，负重部位塌陷，股骨头变小，软骨下硬化局限于负重部位，股骨头负重部位囊泡存在；关节间隙狭窄；髋臼无骨性增生。

(7)CT检查：可见病变关节间隙狭窄，关节面骨质毛糙、不规则缺损，边缘硬化密度增高和骨赘形成。发育不良的髋关节髋臼前上缘骨性包容缺失。

此外，随着医疗技术的不断进展，磁共振成像、选择性血管造影等也可作为辅助诊断参考。

三、治疗

原发性髋关节骨性关节炎的退行性变的速度要比预想的慢且轻，它可能保持相当长的一段时间无症状的静止期，因此，对原发性髋关节骨性关节炎应尽可能的长时间采用非手术治疗。非药物治疗是各种慢性病的治疗基础，对髋关节骨性关节病来说尤其如此。相反，对继发性髋关节骨性关节炎，一旦出现疼痛或关节破坏，病变进展较快，而且非手术治疗常常无效。如果非手术治疗拖延了时间，则可丧失最佳手术时机。因此，在治疗之前应将两种不同类型的髋关节骨性关节炎严格区分开。

(一)非手术治疗

1.患者教育

提高他们对髋关节骨性关节病的认识和诊治预防知识，使医患之间保持长期的联系，给患者以关怀和心理支持。

2.辅助器械

对于髋关节骨性关节病，需使用步行辅助器械，简便的如手杖，能减轻患髋的负荷，其他如步行架、矫形器等。

3.物理治疗

这在治疗髋关节骨性关节病中占有重要地位，慢性期理疗可改善关节功能，急性期则有利于止痛和消肿。通常多用深部透热疗法，如短波、微波、超短波、超声波等。使用脉冲电刺激，对止痛和改善功能也有明显效果。

4.体育锻炼

慢性髋关节骨性关节病进行适度体育锻炼可改善功能，强调受累关节休息的观念，现已为医疗体育所替代。可分为：①增加关节活动度锻炼；②增强关节周围肌力锻炼；③增加耐力锻炼，如行走、自行车或游泳等，可增加患者的氧容量、改善心肺功能和糖、脂肪代谢，以增强耐力和体能。症状重的髋关节骨性关节病患者，开始时只能进行肌力收缩而不活动关节，且最好能在水中锻炼，因水中人体重量只达到陆地体重的1/8。

5.减肥

肥胖是髋关节骨性关节炎的危险因素，减肥对髋关节骨性关节病有重要意义，尤其对老年妇女而言。需鼓励肥胖患者进行耐力锻炼，持之以恒，既改善心血管的适应性，又促使体重减轻。

（二）中医药治疗

1.辨证论治

骨性关节病属于中医学“骨痹”“腰腿痛”范畴。骨关节病多属肾气亏损和邪瘀痹阻，以滋补肝肾和养血荣筋法治疗，配合祛风散寒，对缓解疼痛有一定作用。适当休息，除非疼痛十分严重，采用卧床牵引外，一般不需卧床休息。只是限制关节活动，而允许其自理日常生活，这样可以减轻症状及延缓疾病的进程。采用手杖、拐杖等减轻负荷是保护关节功能的有效办法。严重的髋关节骨性关节炎应避免持续站立的工作。配合手法推拿按摩、理筋弹拨，局部热敷、理疗，能解除肌肉痉挛，松解软组织粘连，并可起到行气活血和消炎止痛的作用。

(1)瘀血阻络证：表现为疼痛剧烈，针刺、刀割样疼痛，痛处固定，常在夜间加剧，关节活动不利。舌质紫暗或见瘀斑、瘀点，脉象细涩。瘀血内停，络脉不通，气机受阻，不通则痛；瘀血为有形之邪，阻碍气机运行，故疼痛剧烈；如针刺刀割，部位固定不移；夜间阳气入脏，阴气用事，阴血凝滞更甚，故夜间疼痛加剧；瘀血阻于关节，则关节屈伸不利。舌质紫暗，脉象细涩为瘀血之征。宜活血化瘀，祛风散寒，理气止痛。方用血府逐瘀汤加减。

(2)肝肾亏虚证：主要表现为疼痛隐约，绵绵不绝，腰膝酸软，肢节屈伸不利。偏阳虚者，则有畏寒肢冷，遇寒痛剧，得温痛减，舌淡苔薄，脉象沉细；偏阴虚者，则有五心烦热，失眠多梦，咽干口燥，舌红少苔，脉细数。邪气留连，病久入里，或着于筋脉，或着于肌骨，荣卫凝涩不通，气血运行不畅，久则肝肾损伤，而成肝肾不足之象。肝肾不足，不能濡养腰膝筋脉骨骼，故病情绵绵不绝，腰膝隐痛酸软，关节屈伸不利。肾阳虚损，不能温煦，故畏寒肢冷；寒为阴邪，其性凝敛，侵袭血脉血行不畅，脉络瘀滞，故遇寒加重；血得寒则凝，得温则行，故喜温怕冷，得温痛减。舌淡，苔稠白，脉沉弱为阳虚之证。偏阴虚者，阴虚生内热，热蒸于里，故五心烦热；虚热内扰，心神不安，故失眠多梦；津不上润，则口干咽燥。舌红，少苔，脉细数为阴虚内热之象。宜补益肝肾，祛风通络，除湿止痛。方用独活寄生汤加减。

肝肾阴虚者，去肉桂、细辛，加女贞子 15 g，熟地黄增至 30 g，党参减至 15 g，独活减至 12 g；寒湿偏甚者，加威灵仙、千年健各 12 g；脾虚食少者，加砂仁（后下）10 g，炒白术 12 g，山楂 15 g；寒湿化热者，去细辛、肉桂、熟地黄，加金银花 12 g，连翘 15 g，生地黄 20 g，黄柏 10 g；瘀血阻滞者，加丹参 15 g，桃仁、红花各 10 g。

(3)气阴两虚证：表现为疼痛已大减，仅觉绵绵隐痛，以肝肾亏虚之象为主，腰膝酸软疼痛，肢体乏力，关节不利。舌质淡嫩，脉细弱。创伤、骨病耗伤气血，早期攻伐，瘀血、邪毒虽已祛除，但气血渐亏，加之筋骨修复、内动肝肾，久之气血肝肾亏损，皮肉筋骨失养，致肌肉萎缩，肢体乏力；肝肾亏虚，腰膝筋脉失养，故腰膝酸软，关节不利。舌质淡嫩，脉细弱为气血亏损之象。宜培补肝肾，益气活血，佐以通络。方用十全大补汤加减。

2.中药外治

中药外用治疗髋关节骨性关节病的作用原理，因具体疗法不同而异，但从总体而言是遵循中医整体辨证论治的原则。吴尚先说："外治之理即内治之理，外治之药即内治之药，所异者法耳。"即指出外治与内治在病因、病机、辨证用药上是相同的，只是给药方法、吸收途径不同而已。中药外治治法颇多，有熏洗、外敷、热熨、蜡疗、中药离子导入等方法。

3.手法治疗

手法治疗是中医学传统而有效的治疗方法，临床上多与中药配合以产生综合疗效。手法通过放松软组织、松解粘连、缓解痉挛起到疏通气血，改善局部血液循环，促进软骨的新陈代谢和炎性物质吸收的作用。

4.针灸治疗

针灸治疗髋关节骨性关节病具有确切疗效。从治疗方法上看，既有传统的针刺、温灸、刺络拔罐等方法，又有结合现代医学成果发展起来的电针、水针及针刀疗法。

(三)西医治疗

1.药物治疗

(1)镇痛剂：①非鸦片类镇痛药，最常用和有效的是对乙酰氨基酚，用量每天 4 000 mg，被认为是骨性关节炎的一线药物。②鸦片类镇痛药，如丙氧酚、可待因、氧可酮及曲马多等，当非鸦片类镇痛药无效时，可短期使用鸦片类镇痛药，时间不超过 2 周。③非甾体抗炎镇痛药，对骨性关节病的应用至今存在争论，虽其镇痛作用与镇痛药一样，但对胃肠道和肾脏的毒副作用却不容忽视，特别对老年骨性关节炎而言，目前已有局部非甾体抗炎镇痛药问世，如扶他林乳胶剂、吲哚美辛药膏等，经临床应用和对照观察证实有一定疗效。

(2)维生素 C 片剂：为抗氧化剂及Ⅱ型胶原合成的基本需要，最近对骨性关节病微量营养素的研究中发现，高抗氧化剂的摄取特别是维生素 C，可能保护关节防止骨性关节炎进展，故口服维生素 C 有益。

(3)其他改变病情药物：目前关于改变骨性关节炎病情的制品有不少研究，如蛋白酶抑制剂、细胞素抑制剂、硫酸氨基葡聚糖等，能延缓骨性关节炎病程进展，不过目前迫切需要的是科学地论证这些制剂的确切疗效。

2.关节内注射

(1)糖皮质激素关节内注射：从关节液的降解作用标志中显示，激素能有效地抑制骨性关节病的降解过程，可能抑制金属蛋白酶的活动而改善骨性关节炎症状，但如大剂量应用激素却会妨碍软骨的修复过程，包括对氨基葡聚糖和透明质酸的合成。糖皮质激素关节内注射，适用于骨性关节病关节疼痛伴关节积液，注射前须先抽除关节液，做细胞学检查，激素两次注射的间隔时间不可少于 3 个月，1 年内限注 2～3 次。临床上过多地做激素关节内注射是有害的，需警惕激素不良反应与关节内注射继发感染导致严重后果。

(2)关节腔穿刺生理盐水潮式冲洗:使关节囊膨胀,然后吸出液体,此法与关节镜灌洗相同,对减轻或缓解骨性关节病症状有效。

(3)关节镜下灌洗关节腔,或兼做清理术:适用于OA合并关节内紊乱,清理术包括增生滑膜刨削、去除剥离的关节软骨、修平关节面、切除骨赘、摘出关节内游离体、软骨缺损部钻孔等。

(4)透明质酸关节内注射:保护关节软骨或刺激软骨修复,即软骨保护剂的研究,乃近一二十年之事,如透明质酸、四环素及衍化物等。其注射目的在于重建滑膜液的黏度,叫作黏度补充,其次,透明质酸还通过蛋白多糖的聚集,对构成软骨基质方面发挥重要作用。医用透明质酸是由鸡冠提取纯化,近期的应用报道不少,对减轻疼痛疗效好也较安全。

(5)放射性滑膜切除术:关节腔内注入放射性胶体,通过滑膜吸收而产生电离辐射作用,破坏增生的滑膜细胞。此法对原发性骨性关节病的效果尚有争论。

(四)手术治疗

用于治疗骨性关节炎的手术可分为两大类,一类是保留自身髋关节的手术,如骨赘切除和髋臼囊肿刮除并填塞植骨、对股骨头缺血性坏死的骨移植、股骨近端截骨及悬吊髋手术(肌肉松解)。另一类是髋关节重建手术,如杯成形术、关节融合术、单纯股骨头置换术和全髋置换术。由于全髋关节置换术的广泛普及,使许多方法成为过去。

1.股骨近端截骨术

股骨转子间内翻截骨术使外展肌及髂腰肌内移的同时抬高并外移转子,重建髋关节形态并减少髋关节周围的肌力。股骨转子间外翻截骨术使髋旋转中心由髋臼上部向内移,以增加关节匹配性和股骨头负重面积。无论采用哪种截骨术,均需要在术前X线片上描图。

Karl Mueler 指出了骨关节炎患者行转子间截骨的失误和并发症,并建议遵循以下原则:①髋关节骨性关节炎晚期,屈曲活动范围<50°,这不是转子间截骨术的良好指征。②本手术对类风湿性关节炎几乎无效。③只有手术可以将健康骨区移至负重区时,转子间截骨才对股骨头缺血性坏死有效。禁忌用于病变广泛且有股骨头塌陷者。④手术应增加而不是减少股骨头的负重面积。仔细分析内收、外展位X线片极为重要。⑤固定的内收畸形禁忌内翻截骨,固定的外展畸形禁忌外翻截骨。⑥坚固的内固定很重要,它允许早期活动,促进骨愈合。⑦髋关节疼痛复发可由内固定物造成的滑囊炎引起,去除内固定物常可使疼痛消失。⑧截骨点内侧的尖端可能是最痛点,建议内翻截骨时应内移一些,因为这种移位使外展肌起点与止点间距离缩短,同时,松弛内收肌和髂腰肌,产生额外的减压效果。股骨外翻截骨无明显减压作用,不做股骨内移。

手术取仰卧位,应用C形臂透视机。以股骨大转子为中心切口,向近端髂前上嵴方向延长10 cm,远端向股骨干后外侧延长15 cm。切开髂胫束,向前牵拉显出臀中肌前缘,结扎旋股外侧动、静脉,显露前关节囊,沿股骨颈方向切开关节囊。显露股骨头颈,切开股外侧肌并将其在大转子上的起点后部切断,向前牵拉显露股骨干上部。用三角板在大转子外侧测量,选择合适角度后,先沿股骨颈方向插入1枚克氏针,透视证实在股骨颈内,用骨刀顺克氏针方向开槽。在准备插入钢板横臂的部位以下至少1.5 cm处按预先准备截骨大小作截骨,用摆动锯使截骨面恰好在小转子之上为宜。待截骨尚未离断,顺克氏针打入钢板横臂,进入方向应在大转子中点偏前,靠后可能会穿透股骨颈,内翻截骨楔形底在内,外翻截骨底在外。截断后使截骨远端与钢板靠拢,用持骨钳保持位置后螺丝钉固定。

2.髋关节融合术

将病变关节融合于功能位，可获得稳定、无痛、能负重的关节，对年轻从事体力劳动的髋关节骨性关节病患者，关节融合的远期效果要比人工关节置换术可靠。

对于40岁以下患有严重关节炎（通常是创伤性关节炎）的年轻患者，特别是需要重体力劳动或那些追求活跃的娱乐生活的患者在以下情况可考虑关节融合术：①单髋病变；②关节表面破坏严重；③运动严重受限；④保守治疗无效；⑤没有同侧膝关节疼痛或慢性腰骶疼痛；⑥患者愿意为解除疼痛接受关节融合；⑦其他手术未能解除症状者。对于其他关节，特别是对侧髋关节或脊柱关节有严重病变者应视为禁忌证。要特别强调仔细选择患者的重要性。因为髋关节融合后，腰椎、对侧髋关节和同侧膝关节的应力将增加，并且活动时需要更大的能量。所以髋关节融合术可能只适合年轻的健康患者。经适当选择的患者一般都对髋关节融合术后的结果满意。一些长期随访研究结果显示，尽管30年后有腰椎和附近关节的退行性变，但是患者的满意率仍为70%左右。

关节融合术的绝对禁忌证是髋关节的活动性化脓性感染，在控制感染12个月后才可以行关节融合术。相对禁忌证包括腰骶椎、对侧髋关节或同侧膝关节的严重退行性变。骨质疏松或医源性原因引起的骨量稀少可引起成功率下降和不稳定性增加。

(1)用松质骨螺丝钉固定的关节融合术：Benaroch等设计，通过髋关节前外侧切口，从前方切开关节囊，将股骨头脱位，去除关节两侧关节面上的关节软骨和坏死的骨组织。将下肢放在能够使股骨头和髋臼达到最大接触的位置上，再从髂骨内侧表面拧入1枚或2枚松质骨螺丝钉将股骨头衔住，在拧紧螺丝钉使股骨头与髋臼间加压之前，先做股骨转子下截骨，以减少股骨长杠杆臂的压力。

(2)肌蒂骨瓣的髋关节内融合术（Davis手术）：自阔筋膜张肌和臀中肌在髂前上棘部分的附着处，切取一块长方形带肌蒂髂骨块，移植在股骨头与髋臼缘间，并以2枚螺丝钉固定。

(3)使用蛇头型钢板固定的关节融合术：手术方法包括髋臼内移截骨术和蛇型钢板坚强的内固定。

3.全髋关节置换术

年龄50岁以上，经药物及保守治疗无效的伴有严重髋关节疼痛和活动受限的髋关节骨性关节炎患者首选全髋关节置换术治疗。术前进行适当的牵引使关节周围挛缩的软组织松弛，有利于人工关节置换后的复位。以选择较符合股骨颈生理屈度的解剖型人工关节为佳，股骨假体可选用非骨水泥型，以利于以后的翻修手术。因患者年龄较大，术后长期合理地使用一些抗骨质疏松的药物，对于防止骨质疏松导致的假体松动下沉、局部疼痛等并发症有一定效果。

4.自体软骨细胞植入术

其法为先用关节镜做软骨细胞取样，然后行组织培养数周，以扩展细胞数量，把培养出来的软骨细胞注入关节软骨缺损部，并以骨膜瓣覆盖缝紧。已有动物实验报道采用较简化的取样方法，为抽吸骨髓细胞，经过组织培养生成间质的干细胞，此乃软骨细胞前体，把这些细胞埋入到生物基质凝胶，然后植入软骨缺损部，以达到修复软骨的目的。

（雷宁波）

第九节　髋关节滑囊炎

滑囊又称滑液囊、滑膜囊或黏液囊，为一结缔组织扁囊，多位于人体肌肉或肌腱附着处与骨隆突之间或存在于关节附近。少数与关节相通，多数独立存在。大小由直径几毫米到几厘米。滑囊壁分为两层，外层为薄而致密的纤维结缔组织，内层为滑膜内皮细胞，起源于原始的间叶组织，有分泌滑液的功能。囊腔为裂隙状，内含少量滑液，滑囊多存在于体内坚韧结构的两个摩擦面之间，滑囊有增加润滑、减少摩擦、减轻压力，促进运动灵活性的功能。

正常人体固有滑囊，部位恒定，平时囊内仅有少许滑液。全身约百余处，如腘窝部滑囊、髌前滑囊、肩峰下滑囊等。此外，凡软组织受到摩擦或压迫较大之处，或骨骼的畸形部位，为了适应局部摩擦和压迫，久之均可偶发形成滑囊，分布不定，数目不一，如跟腱后滑囊、脊柱结核后突畸形处皮下滑囊。常因感染、外伤及邻近关节或肌腱疾病波及使之发炎、充血和渗出，滑液增加或外伤出血而引起囊腔扩张积液或形成囊肿，并逐渐增大，日久可发生滑囊壁增厚和钙化。浅表滑囊积液常为原发；深部滑囊积液常由关节疾病引起。临床表现在关节及肌腱附近出现圆形、椭圆形或不规则包块，局部肿胀，可有疼痛及邻近关节运动受限。特殊部位及较大滑液囊肿，可有神经、血管压迫症状；滑囊外伤出血或感染性滑囊炎局部可出现红、肿、热、痛，肿块硬韧并有剧烈压痛。皮下滑囊炎可有波动感。

滑囊炎有急性和慢性之分，以慢性滑囊炎为多见。常与职业有关，如矿工的髌前和鹰嘴滑囊炎。当滑囊受到过分的摩擦或压迫时，滑囊壁发生轻度的炎症反应，滑液分泌增多，同时液体渗出，使滑囊膨大，急性期囊内积液为血性，以后呈黄色，至慢性期则为正常黏液。在慢性滑囊炎中，囊壁水肿，肥厚或纤维化，滑膜增生呈绒毛状，有的囊底或肌腱内有钙化沉着，影响关节功能。多数患者，避免继续摩擦、压迫和休息后炎症可消退。穿刺抽液、囊内注射醋酸氢化可的松和加压包扎，常能获得良好疗效。对非手术疗法无效者方考虑做滑囊切除术。

髋部周围有较多滑囊，临床上比较重要的有 3 个，髂耻滑囊、大转子滑囊和坐骨滑囊。这些滑囊均直接或间接有助于髋关节的活动，减少肌腱与关节的摩擦。

髋关节滑囊炎是关节周围的滑囊积液、肿胀和炎性反应。中医称之为髋部湿火、髋部筋伤等症。本症是髋关节部的软组织受到一次持久的或反复多次而连续的摩擦、扭转，使筋肌的负担超过了生理限度，产生气血阻滞，脉络受损，造成正常的筋肌生理功能失调，实质变性，而出现的劳损、筋伤之症。超声诊断此病准确可靠，敏感性及特性达 100%。特别对深部滑囊积液的诊断更有价值。声像图具有共同特点：邻近关节、骨突部局限性出现大小不等的圆形或椭圆形无回声肿物，边界清楚，有壁无搏动，后方回声增强。与关节相通者，多呈茄形，一端窄长与关节腔相连。急性滑囊炎滑囊壁均匀性增厚，慢性滑囊病变滑膜增生多呈低或高回声结节状隆起，常见于外伤、类风湿、滑膜血管瘤、色素绒毛结节性滑膜炎、痛风及滑膜性软骨瘤病等疾病。偶发性滑囊炎和滑囊囊肿可见于拇外翻、骨软骨瘤表面、截肢残端、指（趾）变形处及经常摩擦的骨突部。继发于附近组织病变者，可有其他相应的声像图改变，如关节积液、肌肉外伤、肌腱断裂等阳性所见。

一、股骨大转子滑囊炎

股骨大转子滑囊在臀大肌腱附着部和大转子后外侧骨突之间，为多囊性的大片滑液渗出，有利于臀肌舒张、收缩运动，属于不定或附加滑囊。

股骨大转子滑囊炎大都是由于外伤、慢性劳损、炎症或受化学、物理性刺激后，引起渗液过多，或引起不完全粘连，产生临床症状。也可发生化脓性或结核性滑囊炎。多见于足球守门员、前卫铲球及掌子面矿工等。属中医学“劳损”的范畴。

（一）病因、病理

在生活中由于臀大肌与股骨大转子长期持续地互相摩擦，因此为了适应局部的摩擦和压迫，大转子部发生结缔组织继发的滑囊，并产生了慢性炎症，这种炎症属于无菌性炎症。早期主要为囊内浆液性渗出增加，形成局限性肿胀，日久滑囊壁变厚，渗出液吸收障碍，成为慢性肿块。股骨大转子滑囊炎一般无明显外伤史。

（二）临床表现与诊断

本病以青壮年患者多见，老年人及小儿少见。多数有局部扭跌外伤、劳累史，或局部注射史。急性期，大转子上方疼痛，疼痛可放射至大腿后外侧，拒绝触、压，不能向患侧卧。大转子后方有压痛，手捂臀部，跛行。在髋关节内旋，使臀大肌紧张并摩压滑囊时可使疼痛加剧。在髋关节被动活动时无明显疼痛，一般无屈髋挛缩现象。患者常取健侧卧，患髋屈曲，在上方避免伸屈髋活动及受压。在急性渗出较多时，使多房滑液囊充盈，大转子后方肿胀，该部正常凹陷消失，可触及直径 5～6 cm 的扁平块物，触痛位于肿物上及周围。将患肢放在外展外旋位以使肌肉松弛。

当给患者做患肢被动内旋时大转子部疼痛加剧。如果局部抽液可见清晰滑液，急性患者也有时有血性滑液。如果已经感染不但疼痛加剧，局部发红、肿热，体温升高，抽液中有急性感染体征，白细胞计数也增多。

X 线片无异常表现，病程长者有时可见有大转子钙化斑的表现。

（三）鉴别诊断

1.股骨大转子结核性滑囊炎

一般发病较慢，局部压痛也轻，局部可出现肿块，但在抽出的液中可见到脓液或干酪样的物质，X 线片上可发现股骨大转子有骨质破坏现象。

2.腰椎间盘突出症

应与疼痛放射到大腿后外侧的腰椎间盘突出症相鉴别。

3.股骨大转子化脓性滑囊炎

全身症状明显，恶寒、高热，体温可达 38.5～40 ℃，脉搏快速，白细胞计数及中性粒细胞增高，血沉增快，C 反应蛋白试验阳性。穿刺液为浆液性、血性或脓性，液内含白细胞、脓细胞和革兰氏阳性球菌。

4.其他疾病

对股骨大转子化脓性骨髓炎、髋关节结核、大转子结核和寒性脓肿、股骨上端肿瘤、髋部暂时性滑膜炎、脂肪瘤和骨质增生性赘疣等均应予以区分，多数一次质地良好的 X 线片就能清晰区分多数疾病。

（四）治疗

1.非手术治疗

（1）休息：患者注意休息，凡创伤引起的急性患者，应局部制动，患髋置于轻微屈髋 10°、外展

15°、外旋 30°位，患侧下肢皮肤牵引。患者可同时内服、外敷舒筋活血消炎药物，常有良好消肿止痛之效。

(2)针灸治疗：选择环跳、居髎、阳陵、悬钟及阿是穴等。根据证候虚实实行补泻手法。远端穴尽量使气至病所。阿是穴（或环跳）、悬钟加电针，以连续波或疏密波，中强刺激，留针约 20 分钟，每周 5 次。局部加艾条或热疗 15～30 分钟，至皮肤潮红。本病属足少阳病变，故取该经局部与远端穴相配，以疏通经气。血瘀加膈俞、三阴交以活血化瘀；风寒加风以疏风散寒；气虚加足三里以健中补气。温针通经止痛。艾条热疗活血散寒。

(3)推拿治疗：患者侧卧，医师以㨰法治疗患侧，点压阿是穴、环跳、秩边、委中、承山。然后以拇指弹拨滑囊部位，并予拇指揉捻该部位，最后以散法治疗。

(4)注射疗法：滑囊内液体较多时，可采用穿刺抽液，并注射药物。局部皮肤常规消毒，先尽量抽出囊内液体，然后注入醋酸泼尼松龙混悬液 25 mg 加 2%利多卡因 2～4 mL，加压包扎，每周抽液注射 1 次，一般经 2～3 次治疗即可痊愈。

2.手术治疗

大转子滑囊炎反复发作，经保守治疗效果已不明显，可采用滑囊切除术。由于骨骼畸形引起滑囊炎患者，以切除或矫正畸形的骨骼并切除滑囊为宜。可同时内服五味消毒饮。化脓性感染时，应早期确诊，在抗生素控制下，早期切开引流。结核性滑囊炎应在抗结核药控制下，行滑囊摘除手术，术后加压包扎，不置引流。当结核已侵及大转子骨质时，宜兼行大转子病灶清除术，术后局部有限制动，促进早期痊愈。手术以股骨大转子为中心，于髋外侧纵向切开皮肤、皮下组织和筋膜。沿股骨大转子中线将阔筋膜纤维纵行切开，分别向前后两侧牵开后，即可见肿胀的滑囊。沿滑囊四周做钝性解剖，将其整块切除。注意不要横行切断臀中肌腱膜，以免影响髋关节外展功能。分层缝合切口。适当加压包扎。

二、髂耻滑囊炎

髂耻滑囊又称髂腰肌滑囊，位于髂腰肌腱与髂耻隆起及关节囊之间，有 9%～15%的滑囊与髋关节相通。与股神经关系密切，为髋关节附近最大的滑囊。此滑囊可减少肌腱与关节的摩擦，有助于髋关节的运动。

（一）病因病理

原发的滑囊炎可能继发于骨软骨瘤病、色素绒毛结节性滑膜炎及化脓性滑囊炎，继发于髋部的炎症更常见。髂耻滑囊炎病变多为慢性过程，主要表现为滑囊积液及疼痛。

（二）临床表现与诊断

滑囊发炎时，可引起髋关节前方疼痛并伴有髂腹股沟肿块，髋关节屈曲，拒绝伸直。轻度滑囊炎可引起弹响髋综合征。多有髋部劳累史，中年以上患病，男性多于女性。左右侧无明显差异。

急性期时股三角外侧肿胀、疼痛和局部压痛。髋关节主动伸屈时疼痛。尤以髂腰肌收缩使髋关节屈曲时，伸髋外展（臀大肌收缩）疼痛剧烈。明显时，腹股沟韧带下大腿下内方弥漫性肿胀，有时有隆起，有波动感、胀痛及功能障碍。一般患髋取外展、外旋位，平置床上，拒绝检查。股神经受刺激或受压时，疼痛可沿大腿前部放射至小腿内侧。

慢性期时疼痛缓和，间歇性发作，每于劳累时加重。肿块大小不定，囊性的硬度与囊内压力有关，多数较硬，界限清楚；少数柔软，界限不确切。局部有摩擦感或低调弹响，以晨起为明显，稍事髋部伸屈活动后，髋部滑利感才能恢复。患侧大腿常处于屈曲位，如将其伸直、外展或内旋时，即可引起疼痛，若髋关节同时受累，则向各方向运动时均受限制且疼痛。髂腰肌萎缩，下肢肌呈失用性萎缩。

必要时可行穿刺，滑液为淡黄色黏性液体。

X 线片有助于诊断和鉴别诊断。CT 显示囊前密度均匀一致的囊性改变，有助于诊断。CT、磁共振成像或超声可明确诊断。

（三）鉴别诊断

1.髂腰肌脓肿

可有发热，白细胞计数增高，局部可有红、肿、热、痛的炎症性病理改变过程，病程发展较快，穿刺液为脓性。

2.腰骶部结核

有午后低热，体质较消瘦，局部肿胀呈冷脓疡，穿刺液为淡稀白色液，血沉有升高改变。

3.腰椎间盘突出症

本病有下肢放射性疼痛需与腰椎间盘突出症等腰部疾病相鉴别。

（四）治疗

1.非手术治疗

症状轻微，或虽有肿胀，并无疼痛者，一般无需治疗。对有明显症状者，应明确病因，采取不同的治疗措施。

（1）急性创伤性髂耻滑囊炎：急性期应适当休息，患肢置于内收、内旋、屈髋 30°位，以减轻髂腰肌紧张压迫产生的压力。局部可用理疗、中药热敷。滑囊积液较多时应穿刺抽液，囊内注射醋酸氢化可的松和加压包扎。中药急性期可以三妙丸加味内服治疗。

（2）慢性劳损性髂耻滑囊炎：对于慢性损伤者局部可外敷双柏散、麝香关节止痛膏、镇痛膏等中成药。可采用手法按摩。局部使用醋酸氢化可的松注射等治疗。

（3）感染后化脓性滑囊炎：应在抗生素严密控制下，早期经皮穿刺置双管持续对口引流或切开引流。若侵犯髋关节，应同时引流关节腔。可同时内服五味消毒饮。

（4）结核性滑囊炎：必须在抗结核药物控制下，行滑囊摘除术，病变已蔓延髋关节骨质者，同时行病灶清除术，中药可内服养阴清热的知柏八味丸。

（5）药物治疗。

急性期：局部红、肿、热、痛，肿胀较甚，舌质红，苔薄黄，脉弦数。可选用四妙散合五味消毒饮以清热解毒，消肿止痛。方药组成：黄柏、牛膝、当归、银花、野菊花、蒲公英、紫花地丁、紫背天葵。

慢性期：患髋疼痛、肿胀，功能活动受限，舌质淡，苔白，脉沉细。可选用桂枝汤合乌头汤以活血通络，散寒解毒，逐痰利湿。方药组成：桂枝、芍药、陈皮、红花、当归、延胡索、防风、独活、麻黄、黄芪、制川乌、白芥子、制附子、半夏、甘草。

2.手术治疗

滑囊炎反复治疗效果不佳，影响工作与生活者，应手术切除滑囊。术中注意仔细分离附近粘连的股血管、股神经等组织。术后患肢外展牵引，鼓励进行有限伸屈髋活动，而不宜进行严格外固定，以防止髋关节屈曲畸形。

（雷宁波）

第十节 膝关节骨性关节炎

膝关节骨性关节炎是以关节软骨退变为核心的累及骨质、滑膜、关节囊及关节其他结构的多方位、多层次、不同程度的慢性炎症。多见于50岁以上的中老年人，女性多于男性。

一、病因、病理与分类

骨性关节炎可由多种不同原因引起，而最后发生共同的病理变化。按照美国风湿病协会的分类，可分为原发性和继发性骨性关节炎。原发性骨性关节炎病因不明，认为与年龄增长、外伤、内分泌、软骨代谢、免疫异常和遗传等因素有关。继发性骨性关节炎为继发于某些疾病，如膝内外翻畸形、半月板破裂、髌股关节紊乱、感染、系统代谢性疾病和内分泌疾病等相关。中医学认为本病病因为内损于肝肾不足、气血亏虚，外感风寒湿邪或辛苦失度、跌打损伤而致气血运行不畅、经脉痹阻而发病。

骨性关节炎多发于负重关节，膝关节是人体最大的负重关节，所以容易受到侵犯。发病多由于负荷过度引起软骨磨损，使软骨发生软化变性、龟裂、剥脱，软骨层变薄或消失，导致软骨下骨暴露。骨组织受到刺激发生出血、机化、增生，骨组织硬化、囊性改变。其代谢产物可刺激滑膜、关节囊，可出现渗出、增生、肥厚、粘连等病理变化。

二、临床表现与诊断

(1)疼痛：多为轻至中度钝痛。严重时常有撕裂样或针刺样疼痛，休息时也不缓解。疼痛特点为初动痛、负重痛、主动活动痛、静止痛。

(2)肿胀：可由于关节积液或滑膜增生、脂肪垫肥厚等造成，关节积液增多时，浮髌试验可为阳性。

(3)功能障碍：可出现打软腿、弹响或摩擦音、交锁；严重时关节僵硬、不稳、屈伸活动范围减小，行走、蹲起、上下台阶功能减弱。

(4)畸形：多为膝内翻畸形，关节粗大。

(5)X线检查：早期可无异常表现，后期可见关节间隙狭窄、软骨下骨硬化及囊性改变、关节边缘骨赘形成，有时可见关节内游离体。

三、治疗

膝关节骨性关节炎的疼痛是由关节软骨退变磨损的代谢产物刺激滑膜和关节囊引起的。滑膜受刺激严重时关节渗出液增加而发生肿胀。疼痛、肿胀使关节活动受限，股四头肌失用性萎缩，关节囊挛缩，关节无力而使关节活动受限明显。因此治疗的目的是减少关节的摩擦，消除炎症的刺激，加强股四头肌力量，增加膝关节的稳定性，最大限度地恢复关节功能。一般情况下，经治疗后预后良好，仅有少部分患者关节退变严重，关节间隙明显狭窄或消失，影响到日常生活或工作，需要行人工关节置换术治疗。

（一）非手术治疗

1.手法治疗

（1）解除软组织紧张与痉挛：采用拿、揉、㨰、按股四头肌，弹拨半膜肌和半腱肌，拿捏腓肠肌等手法。

（2）点穴：点按或按揉膝眼、梁丘、血海、足三里、阳陵泉、鹤顶、委中等穴；然后采用对痛点的点按治疗膝关节疼痛。

（3）增加髌骨活动度：采用推拿髌骨、揉按髌骨、旋髌法等手法。

（4）消除膝关节肿胀：可用捶法、压法、叩击法、搓揉法。滑膜肿胀可用按压法或推摩法。髌下脂肪垫肿胀肥厚者可用点按、擦法、揉搓等手法。

（5）增加膝关节活动：可用牵引法，在牵引时可轻轻旋转小腿或内翻或外翻小腿远端。扳法，膝关节屈曲或伸直达最大限度后，维持该位置1～2分钟，再略用力使之增加3°～5°；按法，膝关节屈曲或伸直达最大限度后按住不动，维持该位置1～2分钟，使肌肉受到充分牵拉而放松关节；膝关节屈曲挛缩也可采用按压法，即双掌心重叠压于髌骨前方，力量由轻而重，按压1分钟以上。

2.药物治疗

本病好发于中老年人，多为肝肾不足，气血亏虚，血不养筋。因膝为筋之府，内服药拟用补肾壮筋汤加芍药甘草汤。如膝关节肿胀，按膝关节滑膜炎论治。外用下肢洗药，每天熏洗2次。

3.功能锻炼

先行增强肌力练习，再逐渐练习增加关节活动度。将功能锻炼分为4步。①直腿抬高：患者取仰卧位，患膝伸直位抬高30 cm并维持此体位，至坚持不住放下为1次，每组10～15次，每天2组，至能坚持1分钟，转入下一步；②负重直腿抬高：动作同上，在抬起肢体足背上负担一定重量，从1 kg开始，逐步增加到5 kg，若能维持1分钟，转入第3步；③负重短弧练习：坐于床上，膝下垫一枕，使屈膝30°，患足负重从5 kg逐渐增加至10 kg，做抬腿伸直练习，能维持1分钟后，转入最后一步；④负重长弧练习：患者坐于床边，屈膝90°，足背负重由10 kg逐渐增加至20 kg，练习负重抬腿伸直，如能维持达1分钟，则达到目标。

4.关节内药物注射

在严格无菌操作下，行膝关节穿刺术，每次注入透明质酸钠20 mg（2 mL），每周1次，连续3次为1个疗程。如有关节积液，先抽净积液后再注入透明质酸钠。

5.护理

骨性关节炎患者早期症状较轻，功能基本正常，以保健和预防措施为主。让患者了解本病的基本知识，避免关节过度负重、受凉和处于某一体位长久不动。肥胖患者采用节制饮食、减轻体重；限制登高活动；坚持以车代步；关节肿胀时，减少活动，卧床休息。

（二）手术治疗

本病主要是以非手术治疗为主，手术治疗仅限于关节病变严重，膝关节有持续性疼痛和进行性畸形加重而严重影响工作和生活者。应根据不同的情况采用不同的手术方法治疗。若患者年龄超过60岁，病变严重，膝关节功能活动严重障碍者，可考虑行人工膝关节置换术。对年轻患者，膝内外翻畸形明显，但关节软骨面仍有部分比较完整者，可考虑做胫骨高位截骨术以改变下肢负重力线，使较完整的关节面承担更多的体重负荷，以减轻症状和稳定关节的作用，但它丧失了关节的活动度，仅适宜于年轻患者单发的严重的骨性关节炎，在其他手术不可能和已经失败时才使用。关节镜技术近年来在膝关节外科得到迅速发展，应用关节镜对骨性膝关节炎做清理术，可通过清除软骨、骨、半月板碎片和刨削增生的滑膜，摘除关节游离体，以及使用关节冲洗液灌洗关节，可使症状缓解和功能改善。

（雷宁波）

第十一节　踝管综合征

踝管综合征是指胫后神经及经过踝关节内侧的纤维骨性隧道的胫后肌腱等受压而产生的综合征。踝管是踝关节内侧的纤维骨性隧道。长 2～5 cm，其顶部由屈肌支持带组成，起于内踝尖，向下向后止于跟骨内侧骨膜，西医学称之为分裂韧带。踝管内有胫后肌腱、趾长屈肌腱、胫后血管、胫后神经及拇长屈肌腱，肌腱周围有腱鞘，在神经血管和肌腱之间有纤维间隔及少量脂肪结缔组织。胫后神经通过内踝后面，在屈肌支持带下面发出 1～2 跟支，支配足内侧皮肤。胫后神经通过踝管后发出的踝内侧神经，则支配拇外展肌、5 个趾短屈肌、第 1 蚓状肌内侧 3 个半脚趾的感觉。踝外侧支潜入拇外展肌深面，通过拇长屈肌腱旁纤维弓，然后经过足跖面，支配跖方肌、外小趾展肌和外侧的一个半足趾的感觉。故从上述的局解情况来说，若胫后神经在踝管内受压，可产生 3 个分支的相应症状。

本病主要发生于青壮年，年龄为 15～30 岁。男性多见，多数为从事体力劳动或体育运动者。

一、病因、病理

产生本病的主要病因是踝部扭伤，骨折畸形愈合。或局部的慢性劳损，产生腱鞘炎。或由于足的外翻畸形，以致分裂韧带紧张性增加，加深了对胫后神经、肌腱等的压迫。上述种种原因均可造成腱鞘水肿，充血，鞘壁增厚，使管腔相对变窄，压迫管内胫后神经而产生踝管综合征。

二、临床表现与诊断

轻者常在行走、久站或劳累后，胫骨内踝下方有不舒服感觉，局部有压痛。较重者足底部和跟骨内侧，出现感觉异常或麻木，踝管部有梭形肿块，叩压可引起明显疼痛，并可向足底放射，足趾皮肤可有发亮、汗毛脱落、少汗等自主神经功能紊乱征象，甚或有足部内在肌的萎缩现象。

根据为足底和足跟内侧疼痛、麻木，劳累后明显，休息后减轻。甚者足底灼痛，行走后加重，皮肤干燥，汗毛脱落，无汗，或胫后神经支配区的足内在肌萎缩，踝管部叩击痛，踝关节过度背屈、足外翻时可使疼痛加剧。晚期 X 线片可在距骨内侧，有明显的骨疣形成。

三、治疗

（一）手法治疗

早期可在内踝后做捏揉摩擦，并教患者可自行捏揉摩擦，能起到活血通络止痛的作用。

（二）药物治疗

1.内服药

血瘀气滞证：由外伤、劳损所致，轻者久行或久坐后内踝后方出现酸胀不适，休息后消失，重者足底灼痛，麻木或蚁行感，夜重日轻。舌红苔薄，脉弦。宜活血化瘀，舒经通络，消肿止痛，方用舒筋活血汤。

肝血不足证：局部皮肤发白，发凉，或皮肤干燥，漫肿式见皮肤发亮变薄，趾甲失泽变脆，足底肌萎缩，内踝后方可有胀硬感，或可扪及棱形肿胀，压痛，伴放射状麻木感。舌淡，脉弦细。宜滋补肝阴，养血壮筋，方用壮筋养血汤、左归丸之类。

2.外用药

外敷可用活血消肿药物，如消肿化瘀散，如意金黄膏，另外可配合骨科下肢外洗，进行熏洗、热敷。

（三）其他疗法

(1)可选用理疗、电疗、针灸、肢体抬高等疗法配合。

(2)封闭疗法：可选用当归红花注射液 2 mL 或泼尼松 12.5 mg 加 1%普鲁卡因 3 mL，做踝管内注射，每周 1 次，共 2～3 次。

(3)手术治疗：经过上述非手术治疗 1～2 个月后仍无好转者，可考虑手术治疗。手术可在局部麻醉下由胫骨内踝后方做弧形切开，部分患者在胫后神经的深面有骨性隆起，可游离胫后神经，并向后拉开，切开关节囊将骨隆起凿去，并切除部分分裂韧带。拆线后可配合中药外洗，促进功能恢复，减少局部的术后粘连。

（雷宁波）

第十二节　滑　膜　炎

滑膜是一薄而柔软的疏松结缔组织，附贴关节囊的内侧面。分为两层：内膜下层与关节囊相连续，两者界限不清，多为纤维组织，血管及细胞成分较少；内膜层含有较多的细胞成分。由 1～3 层细胞组成。细胞之间为基质，内含散在的胶原纤维，血液循环丰富。滑膜覆盖关节腔内没有软骨覆盖的骨质和韧带，如膝关节的交叉韧带等，边缘附着于软骨的周围，为关节腔的内壁。

滑膜细胞，按照超微结构和化学特点，可分为 A、B、C 三型。A 型细胞含有较多的胞浆内细胞器、囊泡水疱、少量的内质网等类似吞噬细胞；B 型细胞含有丰富内质网、细胞器、囊泡、小泡较少等类似纤维细胞；C 型细胞形态特点，介于两者之间。在组织培养中，可见 A 型细胞和 B 型细胞互相转化现象。A 型细胞和 B 型细胞均有吞噬能力和分泌功能。

滑膜的功能一方面分泌滑液（即其表面血管的血浆渗出液）进入关节腔。故正常人关节腔内有少量滑液。如膝关节中仅有 1～4 mL，其他小关节中则更少。为清亮微黄黏性液体，呈弱碱性，pH 为 7.3～7.5，运动后 pH 下降，休息后又回升。滑液中含有多形核白细胞，淋巴细胞、单核细胞、吞噬细胞及滑膜细胞等，还有蛋白酶、无机盐等。滑液营养关节软骨、关节盘、关节韧带等。同时对关节的运动起润滑作用。既往认为润滑作用是由滑膜细胞分泌的透明质酸酶进入滑膜所产生的功效，现已查明透明质酸的浓度与滑液的黏滞性有关，而滑液的润滑作用主要是由一种特殊的糖蛋白"润滑性糖蛋白"所产生的。当然滑液黏性的稠与薄对关节运动有一定影响，滑液的黏滞度还与温度和运动有关。温度每低 1 ℃，黏滞度增高 1%，故在低温下，关节活动较僵硬。休息或低速运动滑液不流动或黏滞度增高，高速运动则变稀薄，另外，滑液本身摩擦系数较低，具有较高的表面张力，即使在强大压力下，仍能在两个软骨面之间保持薄层滑液，使两软骨面不直接接触。这对关节滑动，避免关节磨损也有重要意义。滑膜另一方面功能由于滑膜细胞的吞噬作用，可将关节腔内的代谢产物或异物、碎屑等进行吞噬、降解吸收，起到清除关节腔的作用。

滑膜炎既是滑膜疾病，如滑膜结构、滑膜瘤、单纯性滑膜炎、绒毛结节性滑膜炎等；又是化脓性和非脓性关节病，如化脓性关节炎、风湿和类风湿性关节炎、强直性脊柱炎、痛风性关节炎等最早的病理改变。本节重点讨论单纯性滑膜炎、色素沉着绒毛结节性滑膜炎。

一、单纯性滑膜炎

（一）病因、病理

在各种急慢性损伤中，除滑膜本身直接受伤外，关节内骨折、软骨损伤、韧带和关节囊撕裂、关节脱位、关节内游离体等均可使滑膜损伤或遭受刺激，发生炎性反应，导致瘀阻生湿、湿瘀内聚关节、肿胀疼痛、活动障碍，形成急性滑膜炎症，或虽无明显外伤而外感风寒湿邪侵袭关节，筋络痹阻，湿浊内生，初现关节拘紧、活动不利，渐致湿郁化热，关节出现肿热、胀痛形成急性滑膜炎症。后者常见于儿童感冒发热之后出现单一关节（多为髋或膝关节）疼痛肿胀者。本病属于中医"伤瘀夹湿"或"湿邪下注"范围。急性滑膜炎，日久失治，肿胀积液迁延不愈，即为慢性滑膜炎。

滑膜炎的病理改变，主要是滑膜血管扩张，血浆渗出增加，滑膜细胞活跃，增生，产生大量黏液素，以致关节腔内大量积液，使关节腔内压力增高。积液内含有白细胞、红细胞、巨细胞、胆红素、脂肪、黏液素、纤维蛋白等。关节腔内的酸性代谢产物，可使弱碱性关节液变成酸性。如不及时治疗，控制滑膜炎症反应，消除积液，迁延日久，可使滑膜增生肥厚，粘连，软骨萎缩，影响关节功能的恢复。

（二）临床表现与诊断

患病关节肿胀、疼痛、活动不利。检查肿胀处有应指波动感。在膝关节则浮髌征明显，局部皮肤温度稍高。有明确外伤史或感冒发热史。慢性劳损所致的滑膜炎，关节积液肿胀可持续存在，甚至长达数年。如果不恰当的穿刺可引起感染化脓。

（三）鉴别诊断

1.外伤性关节内积血

伤后迅速出现肿胀，疼痛明显，可伴有全身发热。关节穿刺为血液。滑膜炎常在外伤后数小时才出现肿胀，疼痛较轻，无全身发热，关节穿刺可抽出微黄色液体。

2.色素沉着绒毛结节性滑膜炎

患病关节弥漫性肿胀，触摸有海绵样感，有时可摸到大小不等并稍能移动的结节，关节穿刺为血性或咖啡色液体。

3.血友病性关节病

多见于 10 岁以下儿童，关节内多次反复出血肿胀。可伴有皮下、齿龈、鼻腔、消化道、泌尿系统反复出血。实验室检查，凝血时间延长，可达 1～12 小时，也可做凝血素试验。X 线片可见关节间隙加宽。在膝关节常见股骨髁间窝扩大加深。

4.风湿性关节炎

呈多发性、对称性、游走性大关节肿痛可伴有心肌炎。实验室检查抗“O”黏蛋白、血沉等均增高。

5.类风湿性关节炎

除对称性多关节(小关节)肿胀外。类风湿因子、C 反应蛋白均阳性。

6.强直性脊柱炎

除有较明显晨僵外,X 线片显示,骶髂关节间隙增宽或狭窄。实验室检查血沉常增快,组织相容抗原 HLA-B27 90%以上阳性。

7.痛风性关节炎

多数夜间发病、血尿酸增高。

8.滑膜结核

有结核病史或接触史,全身低热、盗汗、消瘦,病程长,渐进性加重,血沉快,结核菌素试验阳性。细菌学和病理学检查可以确诊。

9.化脓性关节炎

局部肿痛红热明显,全身发热,血常规增高。穿刺关节液可为浆液性或浑浊黏稠或脓性、常规化验,白细胞计数$>100\times10^9$/L 或有脓细胞,关节液中含糖量比血糖低,两者相差>2.2 mmol/L。

(四)治疗

1.内治法

(1)初期(2 天以内):滑膜呈炎性反应,血管扩张,血浆渗出治宜凉血止渗为主,佐以利湿消肿。方取凉血止渗汤(经验方:生地黄 15 g,丹皮 15 g,生大黄 3 g,山萸肉 30 g,三七 10 g,车前子 20 g),可连服 2～3 天,以控制肿胀加剧。

(2)中期:肿胀形成瘀湿积聚。此时治疗着重化瘀、利湿、消肿。方取利湿消肿汤(经验方:黄芪 30g,萆薢 10 g,土茯苓 30 g,黄柏 10 g,苍术 10 g,川牛膝 10 g,三棱 10 g,莪术 10 g,茯苓皮 20 g,大腹皮 20 g,车前子 20 g),连服 1～2 周。

(3)后期:积液吸收,肿胀消退,局部有压痛。损伤未愈治当敛损生新,方取活血续筋汤(经验方:当归 10 g,三七 10 g,血竭 10 g,骨碎补 12 g,川续断 12 g,山萸肉 20 g),水煎服。

2.外治法

(1)药物外敷:初、中、后期,均应局部外敷,可取消瘀拔毒散(经验方:明矾 30 g,芒硝 30 g,生南星 15 g,冰片 2 g,共研细末,用饴糖或蜂蜜调膏外用)。

(2)动静结合:急性损伤初期,应将患肢置于功能位适当位置,避免关节活动和负重。严重者可用托板或石膏托固定制动,以免增加渗液,加剧肿胀、影响滑膜损伤修复。但可做一定的自主肌肉收缩,以促进积液回流和吸收。待肿胀消失,积液吸收后,即可进行关节活动,逐步加大活动量。

(3)穿刺抽液:关节腔内积液过多则腔内压力加大,可刺激神经末梢,使疼痛加剧,反射性肌痉挛等,可考虑在严格无菌操作下行关节穿刺抽液减压,然后加压包扎。但穿刺抽液后,关节内积液又会很快形成,甚至比抽液前肿胀更严重,而且反复多次穿刺、则感染概率会明显增加。因此施行此法应慎重,只有在诊断不明的情况下,可试做诊断性穿刺抽液,否则不必用此方法。以大量临床资料来看,滑膜炎引起的关节积液,通过上述中药内服外敷,均可治愈。

(4)手法和理疗:适用于本病后期,肿胀疼痛消失,唯关节僵凝不适,活动不利时,可行适当按摩或理疗。但不可施行强力被动手法。

二、色素沉着绒毛结节性滑膜炎

本病是在关节、腱鞘、滑囊中的滑膜组织弥漫性增生、毛细血管高度扩张，致滑膜表面形成大量的铁锈色绒毛结节状凸起，故名色素沉着绒毛结节性滑膜炎。本病病因不明，其性质各家说法不一，目前较普遍的看法认为色素沉着绒毛结节性滑膜炎是一种炎性病变，同时兼有肿瘤的一些性质，但并非真正的肿瘤。

本病临床比较少见，其主要症状是关节肿胀或硬结。根据《素问·痹论》"湿气胜者为着痹"，王清任在《医林改错》中指出"瘀血致痹"和《灵枢·刺节真邪论》所说"有所结，气归之，邪气中之，凝结日以易大，连以聚居，为骨瘤，以手按之坚"等有关文献描述，现从"着痹""筋瘤"等方面论述。

(一)病因、病理

西医学对于本病的原因认识不一，国内多数学者认为与外伤引起关节积血、水肿、炎症有关。理由是：①据统计有 1/4～1/2 患者有外伤史；②好发于负重而易外伤的下肢，如膝、踝、髋关节；③动物实验：向动物关节腔内多次重复注入血液，即可产生与绒毛型滑膜类似的病理改变。国外有些学者认为本病是由类脂质代谢障碍引起和籽骨破坏引起破骨细胞大量增殖的结果。目前尚无统一结论，真正病因未明。

本病有绒毛型和结节型两种。按病变范围又可分为弥漫型与局限型两类。弥漫型多数发生在关节内滑膜。病理表现为整个滑膜广泛增生、增厚，表面大量铁锈色绒毛和绒毛样结节；局限型，多数发生在腱鞘及滑囊内滑膜。病理表现为多个或单个铁锈色息肉样结节。经较长的蒂柄与滑膜连接。绒毛和结节交接在一起，形成较大包块，可压迫周围组织，引起骨与关节面软骨坏死。也有报道本病有恶变的可能。

关于本病的性质，有如下几种争议：①滑膜的炎症反应；②类肿瘤样病变，不是真正的肿瘤；③是发生于滑膜的良性滑膜瘤或良性纤维瘤；④具有炎症和肿瘤两种性质。有学者认为当滑膜细胞、纤维组织及毛细血管大量增生而形成绒毛样结构时，是一种炎症性增生变化。此时病变组织中有炎性细胞浸润关节腔内和渗出液。如绒毛集结融合形成结节时，说明此种增生的病理过程，已由炎症性增生过渡到肿瘤性增生。其性质可属于良性肿瘤。

中医学认为本病的发生主要是外伤损及筋脉，瘀血积聚，血瘀化水；或因慢性劳损复感风寒雨湿，湿邪留着，蓄注关节，导致关节积液肿胀。也由宿瘀凝结筋膜，致筋膜瘀滞，气血不畅，滞涩筋脉络道，日久凝积成为筋结。

(二)临床表现与诊断

本病好发于青年及中年人的膝关节，其次为髋、踝与肩关节，有时见于滑囊与手指腱鞘。起病缓慢，病程长，多无全身症状，血沉、血常规均无异常改变。主要临床表现为关节肿胀。病在膝关节，则髌上囊及髌骨周围弥漫性肿胀；病在踝关节，则内外踝周围肿胀最明显；病在髋关节，肿胀多于髋关节前方。肿胀关节，可有轻微疼痛，压痛，皮肤温度有时稍高，触摸有海绵样感觉，关节液征明显波动，并能抽出血性或咖啡色液体，可触及多个大小不等可活动结节。关节活动也可能有轻微受限，患肢肌肉轻度萎缩。

(1)病理学检查：在严格无菌操作下，用粗针头行关节穿刺，取滑膜组织送病检，或行关节镜检查，在直视下，观察滑膜情况，并可摄影记录，同时取滑膜组织送病检。

(2)X 线检查:早期可见患病关节软组织肿胀,滑膜增厚,有时可见结节状或分叶状密度增高阴影,但无钙化;后期由于病变继续发展,关节间隙变窄,边缘可有侵蚀或增生,关节下骨质可有单个或数个不规则囊状骨质缺损,边缘有轻度硬化。

(3)CT 及磁共振成像检查可进一步明确对关节侵犯的情况。CT 检查对骨质破坏更有指导意义。

(三)治疗

西医学对本病的治疗主要是手术切除,复发者施以放射治疗。对病变已侵蚀关节软骨者,可行滑膜切除术,要求尽量切除彻底,减少复发。若侵犯软骨下骨,有骨质破坏者,可刮除病灶后,再行植骨术。局限结节型,多可全部彻底切除滑膜。弥漫绒毛型,手术切除存在两大问题:一是滑膜丰富,病变广泛,难以彻底切除,因此术后辅以小剂量放射治疗或寻求中医药治疗实属必要。二是滑膜广泛切除后关节活动功能有严重障碍,因此术后有必要指导患者进行医疗练功,如术后将膝关节置于膝关节练习器上,做被动的伸屈锻炼,对避免后遗功能障碍,恢复关节功能有良好的作用。近年来有学者对膝关节色素沉着绒毛结节性滑膜炎彻底切除滑膜后于髌上囊及膝关节腔内置入硅膜,对防止膝关节功能障碍取得了明显的效果。对病变广泛,关节间隙完全被阻塞,骨质破坏严重,关节功能严重障碍者,可考虑行关节融合术及人工关节置换术。

由于本病的主要病理特征是以滑膜被覆上皮及滑膜结缔组织间质内弥漫性炎性增生,其临床主要表现是关节肿胀、疼痛。临床经验证明,中医药对控制临床症状和病变进展有一定的作用。按中医辨证,可分为着痹和筋瘤两型施治。

(1)着痹:病变关节漫肿无头,软而不坚,肿硬如馒,皮色不变,时有消长,无寒热。舌淡或暗,苔黄厚,脉濡滑。宜化瘀利湿,方用萆薢渗湿汤、萆薢化毒汤,或加服七厘散。局部外敷阳毒内消散,或阳和解凝膏。

(2)筋瘤:病变关节局部肿胀,肿块硬结,皮色紫暗,筋脉暴露。舌暗紫,苔薄,脉弦缓。宜清肝解郁,养血舒筋,可用清肝芦荟丸。肾气不足者,宜补益肾气,散肿软坚,方用调元肾气丸。局部外敷冲和散,或复方蟾酥散(干蟾皮 10 g,明矾 30 g,冰片 1 g,共研细末)加饴糖或蜂蜜调匀外敷患处。或取活蟾蜍 1 只,剖腹去内脏后,敷贴患处,每天更换 1 只。

(雷宁波)

第十三节　风湿性关节炎

风湿性关节炎是病种繁多的风湿病中的一种。即风湿热的两大主要病理损害(心脏和关节)之一,是全身性变态反应的结缔组织病。本病的典型表现为多发性、对称性、游走性大关节红、肿、热、痛伴全身发热。属于中医学的“痹证”和“风湿”范畴。《素问・痹证》曰:“痹之安生?岐伯对曰:风寒湿三气杂至,合而为痹也。其风气胜者为行痹,寒气胜者为痛痹,湿气胜者为著痹”。《金匮要略》云:“患者一身尽痛,发热日晡所剧者名风湿”。《伤寒论》:“风湿相搏,骨节痛烦,掣痛不得屈伸,近之则痛剧”。与本病的发生和症状颇为相似。

一、病因、病理

（一）风寒湿热入侵

中医学文献里关于这方面记述颇多。如《素问·痹证》曰："所谓痹者，各以其时重感于风寒湿之气也"。又曰："不与风寒湿气合，故不为痹"。《圣济总录》云："风湿痹者，以风湿之气伤人经络而为痹也"。《临证指南·痹》云："有暑伤气，湿热入络而为痹"。《素问·四时逆从论》曰："厥阴有余，病阴痹；不足病生热痹"。这些都说明风寒湿热入侵或因阴虚、邪从阳化热是风湿性关节炎的致病因素。诸邪综合侵袭经络关节，营卫气血痹阻不通，筋肉拘紧不舒，故为肿为痛，屈伸不利，或出现皮下硬结；郁而化热，则出现局部红热或皮现红斑。全身发热等典型风湿性关节炎的临床表现。

（二）病后正虚邪恋

外感六淫诸邪而发病，在其正邪交争的病理过程中，余邪留恋不去，而正气耗损阴津不足，甚至阴损及阳。阴阳俱虚或阴阳失调。虚邪相搏，故证见身热，肢体烦痛，或当此时复感风寒湿热，则证情益重，反复发作。张仲景在《伤寒论》中曰："伤寒八九日，风湿相搏，身体病烦"当属此。

（三）体虚受邪

体虚指人体气血精津液不足，经络脏腑功能低下，致使抗病、防御、调节、康复等能力减弱。这是人体受邪、发病的内在因素。所谓："正气存内，邪不可干"。"邪之所凑，其气必虚"。即说明这个问题。体虚的原因很多，诸如先天禀赋不足，后天营养不良，劳力过度，七情内伤，房劳、产后等。严用和在《济生方·痹》中指出"皆因体虚，腠理空疏，受风寒湿气而成痹也。"

综上所述，本病的致病因素是风、寒、湿、热，发病基础是正气不足，其病机是正虚邪实，虚实并存。病因虽为风湿湿热诸邪综合作用，但各有偏盛，故有风痹、湿痹、寒痹、热痹之分。

西医学认为，风湿性关节炎实际上是风湿热病的一种主要病理损害。其病因和发病原理，目前尚未完全明了。A组链球菌感染学说，得到了临床流行病学及免疫学方面的一些间接证据的支持，如本病发生前均存在先期的链球菌感染史，如链球菌性咽炎等；长期随访发现本病的复发仅出现在链球菌再次感染后；及时采用抗生素治疗和预防链球菌感染，可防止本病的发生和复发等。但是A组链球菌感染并不是引起本病的直接因素。因为：①本病多出现在A组链球菌感染后2～4周，而不是出现在感染当时；②患者的血培养与心脏组织中从未找到A组链球菌；③在罹患链球菌性咽炎的患者中，也只有1%～3%发生本病。所以一般认为本病的发生，是A组溶血性链球菌感染后，人体发生变态反应或免疫反应的结果。即当A组链球菌感染后，在1%～3%的易感患者中，链球菌的毒素和代谢产物成为抗原，人体产生相应的抗体。抗原和抗体在结缔组织中结合，使之发生炎症。

链球菌感染后，所产生的抗体不单作用于链球菌，也作用于心肌和心瓣膜，从而引起心肌炎。

病毒感染或由于病毒感染后A组链球菌容易侵入，或隐藏的病毒感染与A组织链球菌感染一起发病而形成本病。近年来也很受关注。

本病的病理改变主要是结缔组织炎症。风湿热的病变过程分为渗出期、增殖期和瘢痕期。由于常反复发作三期病变多交错存在。风湿性关节炎则以渗出为主。关节滑膜水肿渗液。渗出液中有纤维蛋白和颗粒细胞。渗出物可以完全吸收，故很少有增殖样病变和瘢痕组织形成。

二、临床表现与诊断

(一)临床表现

1.链球菌感染史

发病前1～4周患者有较明确的链球菌感染史,如咽炎、扁桃体炎等。

2.全身发热

起病或急或慢或隐渐发病。热型或高或低,或不规则或持续不退,多汗,疲乏,形体瘦弱,脉数等,部分患者可伴有腹痛、鼻出血等。病情轻者,全身症状少,也可能无发热。

3.典型关节炎

四肢大关节,如膝、踝、肩、腕、肘、髋等呈对称性和多发性红肿热痛,但不化脓;具有游走性特点,即一个关节炎症消退后,另一个关节接着发炎;炎症消失后,关节功能完全恢复正常,不遗留活动障碍或强直畸形。也可侵犯手足单个小关节和脊柱。不典型者,仅有游走性关节痛;儿童患者症状轻微易被忽视。

4.皮肤病变

有环形红斑和皮下结节两种。前者又称边缘性红斑,为渗出型病变,发生率约为4%。其特征是淡红色环形或半环形皮疹,中心皮肤正常,边缘略隆起。几个红斑可融合成较大的不规则环形,时隐时现,变化迅速,多分布在躯干和肢体内侧;皮下结节是风湿小结的集合体,为增殖型病变,发生率1%～4%,如黄豆大小,与皮肤无粘连,常见于肘、膝伸侧、枕后、前额、棘突等骨隆起部或肌腱附着处。质地较硬,无压痛。数目自数个至十多个不等。于数天或数周内消退。常伴严重的心肌炎。

5.心脏病变

心脏病变包括心肌炎、心内膜炎和心包炎。

(1)心肌炎:最为常见,轻者症状不明显,重者可有心悸、心前区不适、心动过速(心率常在100～140次/分),睡眠休息时心率仍快。心脏扩大,第一心音低钝,也可出现舒张期奔马律,心尖区或主动脉瓣区可听到收缩期吹风样杂音,心律失常,期前收缩,心电图改变,可有不同程度的房室传导阻滞等。

(2)心内膜尖和心包炎:二者多与心肌炎同时存在。前者主要呈风湿侵犯二尖瓣,其次是主动脉瓣。

风湿性关节炎局部炎症的程度与有无心肌炎或心瓣膜病变没有明显关系。

6.实验室检查

血常规可见轻度或中度贫血,一般白细胞及中性粒细胞增多;血沉可能增快;血清黏蛋白增高;血清C反应蛋白活动期阳性,缓解期转阴;抗链球菌溶血素"O"增高,抗链激酶、抗黏糖酶均可能升高。

风湿炎症活动的实验室检查:①白细胞轻度、中度增高,中性粒细胞增多,核左移,常有红细胞计数及血红蛋白的含量降低。②血沉增快。③C反应蛋白阳性。④黏蛋白增高。⑤免疫复合物阳性。⑥血清总补体和补体C_3降低。⑦免疫球蛋IgG、IgA、IgM增高。⑧B淋巴细胞增多,T淋巴细胞总数减少。

7.心电图表现

风湿侵犯心脏者,以P-R间期延长较为常见。此外还可有S-T段下降,T波平坦或倒置,Q-T间期延长等。

8.X线表现

风湿性关节炎X线征阳性不明显，有的其关节X线征全无异常；有的患者受累关节显示骨质疏松。风湿性心脏病患者，有时手部X线征与类风湿性关节炎很相似，出现掌骨头桡侧骨侵蚀，形成钩状畸形。

(二)诊断

1.临床诊断主要依据

发病前有链球菌感染史；典型的关节炎(多发性、对称性、游走性、大关节为主)；实验检查的异常结果(抗“O”、黏蛋白、C反应蛋白、血沉增高)等。对可疑患者，可做抗风湿治疗观察。

2.临床分型

一般分为风痹、寒痹、湿痹、热痹四型。但四型症状并非单独出现，而是在风湿性关节炎众多临床表现中各有侧重。

(1)风痹型：肢体关节或肌肉疼痛，游走不定，多见于上肢及肩部，畏风，苔薄，脉浮弦等。

(2)寒痹型：肢体关节肌肉冷痛，遇寒加重，得热痛减，昼轻夜重，皮色不变，形寒肢冷，舌质淡苔白，脉弦紧。

(3)湿痹型：肢体关节肌肉酸痛，沉重，肿胀，麻木，遇阴雨潮湿症状加剧，伴有头身困重或胸闷腹胀，食欲缺乏等，舌胖苔腻，脉沉濡。

(4)热痹型：肢体关节或肌肉疼痛，拒按，肿胀，局部皮肤温度增高，肤色潮红，得冷则舒，可伴全身发热，多汗，红斑，舌红苔黄，脉滑数。

(三)鉴别诊断

1.类风湿性关节炎

早期与风湿性关节炎较难鉴别。但本病多是对称性指掌小关节发病，血清类风湿因子(RF)阳性，抗“O”、黏蛋白不增高。后期关节强直或畸形。X线片显示关节面破坏，关节间隙变窄和骨质疏松、软骨下骨侵蚀。并发心脏损害少。

2.痛风性关节炎

多数是夜间单关节发病，而且多在下肢。血尿酸增高。

3.化脓性关节炎

以单关节红肿热痛为主。关节穿刺液可为浆液性或浑浊黏稠或脓性。显微镜下关节液常规可见白细胞计数增多或有脓球，含糖量比血糖低。

4.结核变态反应性关节炎

与风湿性关节炎相似，有关节痛、发热、心率快、血沉快等。但有结核原发灶，结核菌素试验阳性。抗“O”不高，无心脏病变。

5.系统性红斑狼疮

多发于女性，有发热、关节痛、皮肤红斑、贫血等与风湿性关节炎相似，但本病患者面部常有蝶形红斑。实验室检查显示血或骨髓中可找到红斑狼疮细胞，肝肾功能损害等。

三、治疗

(一)中医中药

1.风痹

宜祛风通络，和营止痛，方用增减桂枝汤(经验方：桂枝 10 g，白芍 10 g，甘草 10 g，威灵仙

20 g,细辛 3 g,防风 10 g,防己 15 g,鸡血藤 30 g,制南星 10 g,豨莶草 15 g,海桐皮 20 g,海风藤 20 g)。血虚心悸,面白少华,脉细数,舌质淡苔白者,去细辛加当归、生熟地黄;气虚多汗气短去威灵仙、防风、细辛加黄芪、山萸肉、薏苡仁;发热加忍冬藤、黄柏。

2.寒痹

宜温经祛湿,通络止痛,方用加味术附汤(经验方:白术 15 g,制附片 10 g,制南星 10 g,威灵仙 20 g,细辛 5 g,桂枝 15 g,薏苡仁 30 g,甘草 10 g,防己 15 g,海风藤 20 g,络石藤 20 g,制川乌 10 g),或三生酒(经验方:生川乌、生草乌、生半夏、全当归、白芷、陈皮、桂枝、甘草各 3 g,曲酒 500 mL浸泡上药,冬季 21 天,夏季 14 天后去药渣留酒),日服 2 次,每次 10 mL,不得多服。

3.湿痹

宜祛风除湿,通络止痛,方用加味羌活胜湿汤加减。寒湿加桂枝、附子。湿热加黄柏、桑枝、秦艽。

4.热痹

为典型的风湿性关节炎,病情较重。临床辨证治疗,又分为风热证、湿热证、寒热错杂证、阴虚内热证。

(1)风热证:发病急骤,关节肌肉游走性痛、肿、热、红,伴身热恶风,多汗。宜疏风通络,清热养血,方用大秦艽汤加减。局部红热明显或现红斑,去熟地黄加地龙、桑枝、忍冬藤。湿肿严重去熟地黄加防己、薏苡仁、车前子。游走痛明显加威灵仙、海风藤、路路通。

(2)湿热证:关节肿胀、灼热、疼痛,身热,可有皮肤红斑、皮下结节,苔黄腻,脉滑数。宜利湿清热,疏风通络,方用三妙丸加味。身热口渴加石膏、知母;高热神昏加栀子、黄连、水牛角;疼痛严重加姜黄、威灵仙;皮下结节加桃仁、红花、水蛭。同时配合内服新癀片,每天 2～3 次,每次 4 片。

(3)寒热错杂证:关节红肿热痛,但又怕冷畏寒,得热则舒。宜清热燥湿,温经通络,方用黄柏苍术散加减(经验方:黄柏 10 g,苍术 15 g,制南星 10 g,桂枝 15 g,防己 20 g,威灵仙 20 g,桃仁10 g,红花 10 g,羌活 10 g,白芷 12 g,川芎 10 g,细辛 5 g,海桐皮 20 g,海风藤 20 g,龙胆草 3 g)。

(4)阴虚内热证:肢节烦痛,伸屈不利,形体消瘦,盗汗自汗,咽燥,手足心热,舌质干红,少苔,脉细数。宜养阴清热,祛风通络,方用清络饮加减。兼夹湿热较重加黄柏、苍术、萆薢。

(二)西医西药

1.抗链球菌感染

一般选用青霉素 80 万 U/次,肌内注射,每天 2 次,连用 10～14 天。对青霉素过敏者可口服红霉素每天 4 次,每次 0.5 g,连用 10 天。

2.抗风湿

及时合理使用抗风湿药物治疗本病,是重要的一环。对消除关节炎症、镇痛、血沉恢复正常,均有较好效果。但并不能去除病理改变,对风心病无预防作用。常用抗风湿药物如下。

(1)阿司匹林(或阿司匹林肠溶片):成人每天 4～6 g,分 4～6 次口服,儿童每天 80～100 mg/kg。

(2)水杨酸钠:每天 6～8 g,分 4 次服用。

上二药为水杨酸制剂,用量可逐步加大,直至取得满意疗效,或出现全身毒性反应(耳鸣、头痛等)。症状控制后,剂量减半。服药中,如出现胃刺激症状,先服用氢氧化铝,保护胃黏膜,或改用阿司匹林肠溶片。胃、十二指肠溃疡及哮喘者慎用此类药物。对不能耐受水杨酸制剂者,可用氯芬那酸(氯灭酸、抗风湿灵)0.2～0.4 g,每天 3 次,或贝诺酸每天 1.5～4.5 g,分次服用。

(3)吲哚美辛:每天 75～125 mg,分 3～4 次,饭后服。消炎、解热、镇痛效果较好,但不良反应较多。如胃刺激症状明显者,应先口服氢氧化铝同上。肾功能有损害者慎用。

(4)糖皮质激素:据有关文献报道,此类药与阿司匹林、吲哚美辛对风湿病的治疗无明显差别。故多主张先用后者,如效果不佳,可加用糖皮质激素。开始剂量宜大,如泼尼松、成人每天 60～80 mg、儿童每天 2 mg/kg,分 3～4 次口服。直至炎症控制,血沉正常。以后逐渐减量,以每天5～10 mg 为维持量。总疗程需 2～3 个月。如果病情严重,高热不退,或伴严重心肌炎者,用氢化可的松,每天 300～500 mg,或地塞米松每天 0.25～0.3 mg/kg 静脉滴注。

糖皮质激素与其他抗风湿药联合应用,效果较好。剂量为各单独药量的 1/3～1/2。水杨酸类或吲哚类只需选用一种合用。

用糖皮质激素治疗停药后,有可能出现病情"反跳",发热关节痛,血沉增快等。为减少这种"反跳"现象,可在停药前合并使用水杨酸制剂等。

(雷宁波)

第十四节　类风湿性关节炎

类风湿性关节炎是一种以关节病变为主的全身性自身免疫性慢性结缔组织病。它不但侵犯关节、腱鞘滑膜,也常累及其他器官,如皮肤、眼、心、肺、肾、血管等。因此有人主张本病应称为"类风湿病"。中医称此病为"痹证"或"风湿"。早在《黄帝内经》和《金匮要略》中就明确提出了这个病名。历代医家还根据其发病部位和不同的症状表现而有五体痹、五脏痹和行痹、痛痹、着痹、热痹、顽痹、尪痹、历节风、鹤膝风、鼓槌风等名称。对其病因病理、侵害范围、临床表现及治疗方药均有详细记述。

一、病因、病理

(一)中医学的认识

《素问·痹论》曰:"风寒湿三气杂至,合而为痹"。风寒湿三气是致病因子的属性和概称。杂至、合而为痹,是指多种致病因子综合作用而致病。《临证指南医案·痹》曰:"有暑伤气,湿热入络而为痹者"。清代王清任在《医林改错》中又提出"瘀血致痹"之说等。因此,中医学认为类风湿性关节炎的致病因子,可概括为风、寒、湿、热、瘀血等。然而病因能否致病,还取决于机体正气的强弱。《黄帝内经》云:"邪之所凑,其气必虚。"明代秦景明《病因脉治·痹证》亦曰:"营卫不足,卫外之阳不固,皮毛宣疏,腠理不充,冒雨充寒,露卧当风,则寒邪袭而成。"说明本病是在正虚的基础上,外邪入侵所致。所谓正虚,当与肾、肝、脾三脏有关。肾为先天之本,藏精生髓主骨。先天不足,肾气衰微,则易罹本病。正如清代喻嘉言《医门法律·中风门·风门杂法》中说:"古方治小儿鹤膝风,用六味地黄丸加鹿茸、牛膝共八味药,不治风,其意最善。益小儿非必为风寒湿所痹,多因先天所禀,肾气衰薄,随寒凝于腰膝而不解……"。肝藏血主筋,"诸筋皆属于节",肝阴不足,禀性不耐,肝风内动,筋失濡养,风湿诸邪易于燥化。脾为后天之本,气血化生之源主四肢肌肉。脾气虚则运化失司,水湿内停,生化乏源,气血不足,卫外不固(免疫功能低下),何以抵御风湿外邪。所以本病的正虚，主要是肾肝脾不足，气血营卫俱虚等。这是内在的致病因素。外邪与内虚结合，是类风湿性关节炎的主要病因和发病机制。

本病的侵害范围，《素问·痹论》："冬遇此者为骨痹，以春遇此者为筋痹，以夏遇此者为脉痹，以至阴遇此者为肌痹，以秋遇此者为皮痹。"又指出，汇痹之客于五脏者，肺、心、肝、脾、肾皆可为痹。说明此病一年四季皆可发生。侵害范围很广，骨、筋、脉、肉、皮及五脏等均可受累。

风寒湿热，在正气不足的情况下侵入机体。因风性善行多变，寒主收引、湿性黏滞。诸邪流注关节，则筋络痹阻，气血凝滞。气不化津，湿浊瘀结于关节，则为肿为痛，屈伸不利。久则筋骨失去濡养而枯萎，或因郁久化热，或因素体阴虚，邪从阳热化，腐筋蚀骨，最终导致骨骼破坏，关节畸形、强直，功能障碍。在其整个病程演变中，始终存在着正虚邪实、寒热夹杂、阴阳平衡失调。这是本病的病机所在。

（二）西医病因、病理

1.病因

自从19世纪后期英国医师克劳德提出类风湿性关节炎病名以来，迄今百余年，虽经多方面深入研究，但本病的病因病理仍未完全明了。目前，多数学者认为本病的致病因素可能与自身免疫、感染、遗传、内分泌失调等有关。

(1)自身免疫：某些微生物在某些诱因（潮湿、风寒等）的作用下，侵入（或刺激）滑膜和淋巴细胞，产生变性的IgG抗体。患者滑膜内的淋巴细胞或浆细胞，受到变性IgG（作为一种新的抗原）的刺激，而产生针对此类IgG的抗体，即类风湿因子，主要沉积于滑膜绒毛等结缔组织内。类风湿因子又与滑液中变性的IgG发生抗原抗体反应，形成免疫复合物。这些沉积在关节滑膜及滑液中的免疫复合物，激发机体的补体系统，使大量的中性粒细胞向滑膜和关节腔内释放炎性介质引起炎症，并促使中性粒细胞和巨噬细胞吞噬了与补体结合的免疫复合物，形成了类风湿细胞。在消除免疫复合物的过程中，类风湿细胞的溶酶体释放大量的酶。这些酶类与类风湿肉芽协同，不仅再次引起滑膜的急性炎症反应，使滑膜炎持续发展，而且基质中的胶原和蛋白酶被降解，造成关节软骨、关节囊、韧带、软骨下骨质被破坏。

(2)感染：病毒及细菌等微生物感染，曾长期被怀疑为引起类风湿性关节炎的直接原因。因本病除临床表现有发热，白细胞计数增多，血沉增快，受累关节肿热，附近淋巴结增大等外，50%～80%的患者有反复发作的慢性扁桃体炎、咽炎、中耳炎、胆囊炎和其他链球菌感染病史。因此有些报道认为本病可能与链球菌、葡萄球菌、类白喉杆菌、病毒、支原体及原虫等感染有关。但在实验研究中患者这些可疑微生物都不能经常被培养出来。有人曾将患者的白细胞、淋巴细胞或血浆输入健康志愿者，并未引起类似疾病。临床上应用大量抗生素也不能减少或控制发病。

不过，据有关文献报道，近年来研究发现，类风湿性关节炎患者，对某些微生物，如EB病毒、逆转录病毒、支原体及某些细菌有高免疫状态。因此认为感染因素，可能只是本病的一种诱因，能触发类风湿性关节炎，而不是直接病因。

(3)遗传因素：据有关文献介绍。①家系调查表明：类风湿性关节炎有明显家族特点。患者亲属发病率比健康人群家族高2～10倍。近亲中类风湿因子阳性率，比对照组高4～5倍。②孪生子患病率研究：同卵双生共同患病的概率为30%～50%；异卵双生患病率5%左右。③人类白细胞抗原（HLA）是一个重要的遗传基因系统，位于第6对染色体上，具有A、B、C、D、DR、DQ和DP位点，每点控制着不同数目的抗原。HLA-DR4抗原和类风湿相关。国外有人观察98例类风湿性关节炎HLA-DR4阳性为62%，对照组为24%。以上资料提示，遗传因素仅可以决定类风湿性关节炎的易感性，尚不能肯定它是基因遗传性疾病。

(4)内分泌失调：由于类风湿性关节炎患者有以下临床特点：①多发于女性；②妊娠期症状减轻；③皮质类固醇类药可有效地控制症状，抑制活动。因此认为内分泌失调与本病的发生有一定影响。但诸多学者针对这方面研究结果均未得到证实。如何解释事实存在的上述临床特点，还是一个谜。国外有人对用皮质类固醇药有效解释为"并非因内生可的松减少而是因组织需要量增加"，这也仍然是一种猜想。

此外，居住环境、气候变化、营养状况、病理因素、自主神经功能紊乱、过敏等都可能对诱发本病有一定影响。

2.病理

本病的病理损害，虽以关节为主，但其他器官组织也可受累。故分别从关节病变和关节外病变来阐述其病理变化。

(1)关节病变：病变从滑膜开始，首先是滑膜炎。表现为滑膜充血水种，此时，一方面滑膜下层毛细血管通透性增加，渗出液增多。过多的关节积液，使关节腔内压急骤上升，致使滑膜表层细胞缺血、坏死并脱落。滑膜细胞脱落处常被滑液内的纤维素覆盖。另一方面炎性细胞(中性粒细胞、小淋巴细胞、巨噬细胞、单核细胞、浆细胞及树枝样细胞)浸润，分布在滑膜下层，或呈弥漫性浸润，或凝聚在小血管周围等，类风湿因子即存在于浆细胞的胞浆之中。以后，急性炎症逐渐消退，渗出液逐步吸收，滑膜增生明显，形成许多粗大绒毛；滑膜下层因充血水肿及炎细胞浸润，而致滑膜增厚可达 1 cm。与此同时，在滑膜与软骨面交界处，毛细血管和成纤维细胞增生，形成类风湿肉芽组织。肉芽组织中有丰富的毛细血管网，称为肉芽血管翳。此种肉芽组织破坏性极大，可使关节软骨面改变和软骨下骨质破坏。

关节软骨面的改变，是因肉芽血管翳由滑膜与软骨交界处向关节软骨覆盖侵入，并逐渐向软骨中心蔓延，使软骨从滑液中吸取营养被阻断，而逐渐退化吸收。同时，由于血管内细胞溶酶体中的蛋白降解酶、胶原酶的释放，使软骨基质破坏溶解，导致软骨萎缩甚至消失。肉芽血管翳机化后，纤维组织增生，使关节内广泛粘连，形成纤维强直。待关节软骨大部吸收后，软骨下骨表面破坏与成长反应同时发生，在骨端形成新骨，致关节骨性强直。

软骨下骨质的破坏，是因类风湿肉芽组织可通过骨端血管孔进入软骨下骨质，加上肉芽血管翳释放的多种炎性介质，包括多种酶及细胞因子，使骨小梁吸收，骨质破坏，形成囊性空洞，甚至骨端吸收、关节变形。

类风湿性关节炎的上述病理变化，最终将导致关节畸形强直。其原因是关节内长期反复积液，膨胀和关节面及骨端破坏，关节间隙变窄，致使关节囊及其周围韧带扩展延长、松弛，关节结构失稳，加上因疼痛关节被迫处于强迫体位，周围肌肉发生保护性痉挛，肌肉、肌腱、韧带、筋膜也因受到病变侵犯而粘连，甚至断裂。最后使关节脱位或畸形位强直而致残。

(2)关节外病变。①免疫反应性血管炎：在类风湿性关节炎中相当常见。受累的多为小动脉。其病变可为局限的节段性动脉炎，或严重的坏死性脉管炎。甲状的片状缺血性改变，常继发于终末小动脉的炎性栓塞。受损处有免疫反应物质存在。②类风湿结节：在 20%的患者中可见此结节。多发生在受压或易摩擦部位的皮下或骨膜上，为单发或多发，直径在 0.2～3 cm。有人认为类风湿结节实际是在血管炎基础上的一团坏死组织。在光学显微镜下，结节可分为 3 个区域：中央为坏死区，内含纤维素和免疫复合物。周围为一圈呈栅栏状排列的成纤维细胞及少数多核细胞。外周层为慢性炎性细胞和肉芽组织。③其他病变：与类风湿结节相似的病变，也可见于其他组织器官，在心包、心肌、心内膜和肝内则引起相应症状。在眼多累及巩膜。在肺引起坏死结节性病变很少见，多表现为肺纤维化。在中、小动脉可引起栓塞。在神经末梢可引起周围神经炎。在脑内可引起脑病。局部淋巴结肿大相当常见。

二、临床表现与诊断

（一）临床表现

类风湿性关节炎是一种常见的多发病。据国外资料，其发病率占人群1%左右。国内无精确统计。好发于16～50岁青壮年，女性高于男性，男女之比约为1∶3。部分患者可因受冷受潮、劳损、受风、产后、外伤、精神刺激等诱发本病。但多数不能提供明确的发病诱因。

临床表现主要是对称性、多发性关节疼痛，晨僵，肿胀，皮肤温度增高，皮肤颜色微红（见于小关节无丰富软组织覆盖）或不红、不热，活动功能受限；全身可有不同程度的发热，但不发热者多，倦怠无力，贫血，消瘦等。

以上局部和全身症状，多为隐渐发病。初起仅感1～2个关节疼痛，晨僵，时轻时重，此起彼伏。以后逐渐明显，进行加重，直至关节畸形强直。本病的特点：一是对称性多关节炎；二是一对关节的炎症尚未完全消退，而另一对关节又出现炎症。此与风湿性游走性关节炎不同。常见几个受累关节的特殊体征。

1.手部关节炎

好发于第2、3掌指关节和近侧指间关节。几乎多同时发病。前者可出现峰谷畸形（即握拳时患病的掌指关节背侧肿胀高起明显，相邻指蹼因背侧骨间肌萎缩而下陷），后者则呈梭形肿胀。病变晚期，患手除拇指外其他四指均以掌指关节为轴心，向尺侧偏斜。有的还可出现掌指关节屈曲、近侧指间关节过伸，远侧指间关节屈曲等畸形体征。关节破坏严重的患者，常在同一只手上存在多种畸形。值得注意的是尽管有这许多畸形，如无肌腱断裂，患手功能一般还比较好。意味着患者已经适应患手的基本情况。

2.腕关节炎

本病最终几乎都会侵犯腕关节，使患腕肿胀疼痛、屈伸功能受限。由于反复的滑膜炎和肌炎，使腕关节滑膜增殖，关节腔内压力增加，酶的释放，腐蚀破坏韧带、肌腱及关节软骨，可使下尺桡关节分离，尺骨头向背侧脱位，桡腕关节强直或腕骨向掌侧脱位。炎性肿胀、或增殖肥厚、或关节内破坏的代谢产物，可压迫腕管内的正中神经，而出现腕管综合征。

3.肘关节炎

对称性发病，患肘呈梭形肿大，伸肘困难。在尺骨鹰嘴突起部，常触及长圆形结节，直径1～3 cm，有压痛，不活动，与皮肤无粘连。关节软骨破坏消失后，伸屈功能明显受限，甚至发展为纤维性或骨性强直。

4.肩关节炎

多为双侧性肩关节疼痛，活动受限，穿衣、梳头困难，肌肉萎缩。导致肩关节强直者较少。

5.膝关节炎

膝关节炎是类风湿性关节炎最常侵犯的大关节。古称“鹤膝风”，因膝关节肿大突出，上下肌肉萎缩，其状如鹤膝。常为双侧对称发病。早期关节肿胀明显，积液多者，有波动感，浮髌试验阳性。皮肤温度稍增高，皮肤颜色微红，局部压痛；滑膜增殖肥厚者，触有揉面感。股四头肌萎缩明显，膝关节屈曲挛缩，不能伸直。站立时膝髋关节均需屈曲，卧床时，髋关节必须屈曲，才能平卧。

晚期,膝关节内的一侧软骨面或软骨下骨质破坏较多时,可发生膝外翻或膝内翻畸形。

对于膝关节的积液肿胀,有人认为如出现在单侧,无外伤史者应考虑为类风湿性关节炎,如双膝积液肿胀则可能性更大。这种情况发生在青年男性,除非同时有手和腕关节病变,应首先考虑为强直性脊柱炎。

6.足部关节炎

前足以跖趾关节最易受累,其中以第5跖趾关节发病者最多。后足部距跟、距舟、跟骰关节也可受侵犯形成关节炎症。

7.其他关节

如踝、髋、颞颌关节、环杓关节、胸锁关节和颈椎等均可受累,引起疼痛肿胀,僵硬,活动受限,压痛等。但多与上述某些部位关节炎同时存在。唯腕关节炎与踝关节炎、掌指关节炎和跖趾关节一般很少同时出现。

常见的关节外病变,如血管炎、类风湿结节、眼巩膜(或角膜)炎、间质性肺炎、心肌炎,末梢神经炎等均有相应的临床表现。

(二)X线表现

类风湿性关节炎的X线征,主要表现为关节周围软组织肿胀、关节间隙变化、骨质变化,后期骨关节结构改变。

初期即滑膜炎阶段,X线片可显示软组织肿胀阴影,骨质疏松,关节间隙可能增宽;继之,则关节间隙狭窄,骨端边缘腐蚀,软骨下囊性改变,骨质吸收,关节严重破坏,脱位或畸形;后期显示关节纤维或骨性强直。

骨质一致性疏松,病变累及全部腕、掌、指关节。关节面模糊不清,关节间隙狭窄,关节囊梭形肿胀、肌肉萎缩。

(三)实验室检查

1.类风湿因子

(1)血清中类风湿因子:阳性,对本病的诊断虽不具特异性,但有重要参考价值,只是阳性率仅有60%左右。检测方法,临床常用的胶乳絮状试验和羊血细胞凝集试验。前者操作简便,但特异性差,后者操作繁杂,特异性较佳。为了提高试验准确性,可先做胶乳絮状试验进行筛选,对阳性患者再做羊血细胞凝集试验。

(2)关节液中类风湿因子:阳性,具有诊断价值。而且出现比血清类风湿因子要早。检测方法同上。

2.血沉

本病活动期血沉多增快。

3.C反应蛋白

本病早期滑膜炎明显时,C反应蛋白浓度增高。类风湿性关节炎活动期阳性率可达70%~80%。

4.血常规

(1)血红蛋白:较重类风湿性关节炎患者多有不同程度的贫血,因而血红蛋白常有不同程度的偏低。一般说,贫血程度与病变程度成正比。

(2)白细胞计数:约1/4的患者白细胞计数增多,长期服用激素类药物,白细胞计数也可增多。中性粒细胞多数轻度增高或不增高,应与感染性疾病鉴别。

此外，还有部分类风湿性关节炎患者，可出现清蛋白与球蛋白比例倒置或高球蛋白血病。前者多出现在本病晚期，后者尤其 α_2-球蛋白增高多在早期出现。由于本病存在免疫调节紊乱，在急性活动期，常可出现体液免疫亢进，IgG、IgM、IgA 大多增高，尤以 IgG 最为明显。

(四)发病类型

1.反复发作型

上述临床表现，缓解与发作交替出现，但进行性加重。约占 50%。

2.重型

几乎无缓解过程。症状明显，血沉及 C 反应蛋白持续不降、类风湿因子高效价等，很快关节破坏；或同时出现关节外症状，如高热、眼病等而且表现突出。占 20%左右。

3.轻型

虽表现为多关节发病，但 1～2 年病情自限，不再复发；或经简单治疗，即可获临床持续缓解，占 20%～30%。

(五)诊断

本病早期诊断有一定困难。须将各种临床症状、体征、发病部位、X 线片所见和实验室检测结果，综合判断才可以作出相应的诊断。晚期诊断多无问题。目前，我国采用的是美国类风湿病协会 1987 年修订的诊断标准：①晨僵至少 1 小时，持续 6 周以上。②3 个或 3 个以上的关节肿胀，持续至少 6 周。③腕关节、掌指关节或近节指间关节肿胀 6 周以上。④对称性关节肿胀。⑤皮下类风湿结节。⑥类风湿因子阳性。⑦手指关节 X 线变化证实。

诊断类风湿性关节炎，必须具备上列 4 条，或 4 条以上。

该协会还制定了类风湿性关节炎临床缓解标准和功能分级标准。

临床缓解标准，需具备下列 5 项，持续至少 2 个月：①晨僵时间不超过 15 分钟。②无疲乏感。③无关节压痛。④无关节痛，关节活动时无病。⑤关节或腱鞘无软组织肿胀。⑥血沉低于 30 mm/h(女性)或 20 mm/h(男性)。有活动性血管炎表现，心包炎、胸膜炎、肌炎和(或)近期无原因的体重下降或发热者，不能认为缓解。

三、鉴别诊断

(一)风湿性关节炎

多侵犯四肢关节。呈多发性对称性游走性关节局部红肿热痛。发病较急。炎性消退后关节功能完全恢复，极少有骨侵蚀及畸形。但心脏损害发生率高。血清抗“O”增高而类风湿因子阴性。

(二)强直性脊柱炎

多见于男性青年、初发部位多在骶髂关节、腰椎和膝踝关节。X 线片显示骶髂关节有改变、椎间韧带钙化或骨化。血清类风湿因子阴性，而 HLA-B27 阳性率高达 90%。

(三)骨性关节炎

好发于 40 岁以上的人，以膝关节、腰椎多见，远侧指间关节和第 1 腕掌关节也常见发病。局部无红肿。血沉正常，抗“O”、类风湿因子阴性，X 线片显示关节边缘唇样增生或骨刺形成。

(四)化脓性关节炎

多为单一关节发病，局部红肿热病明显，全身发热，白细胞计数及中性粒细胞均增高。关节穿刺抽出关节液检测，即可确诊。

(五)关节结核

单关节发病,无游走性。有肺或其他内脏结核原发灶存在。关节穿刺液可为干酪样坏死物,或为稀水夹杂豆渣样腐败物。可有全身低热、盗汗、消瘦。关节液结核菌培养或行滑膜活动做病理学检查,可确诊。

四、治疗

类风湿性关节炎,病因未明,病情复杂,痛苦很大,致残率高,尚没有根本治疗的良方。目前,所采取的各种治疗包括中医、西医、药物、手术等,都是旨在改善病情,阻断病程,修复骨关节损害和功能重建等。

(一)中医中药

1.风湿寒痹

患病关节疼痛、僵硬,屈伸不利,轻度肿胀,不红不热,苔白,脉弦。宜健脾益肾,温经蠲痹,方用加味乌头汤。

2.风湿热痹

此型相当于滑膜为急性发作期。证见关节肿胀疼痛明显,皮肤温度增高,活动受限。或全身发热,苔黄,脉数。宜凉血清热利湿,方用清痹饮[经验方:生地黄 20 g,赤芍 15 g,苍术 15 g,黄柏 10 g,忍冬藤 30 g,青风藤 30 g,川萆薢 15 g,胆南星 10 g,防己 15 g,雷公藤 12 g(去皮先煎),威灵仙 15 g,桃仁 10 g,红花 10 g,知母 15 g]加减。肿胀剧烈者加蜈蚣 1 条、全蝎 3 g、地龙 10 g,共研末冲服。形体瘦弱加生黄芪 30 g、女贞子 20 g、薏苡仁 20 g。同时服新癀片,每天 3 次,每次 3～4 片,饭后服。

外治:消瘀拔毒散(参见单纯性滑膜炎)。局部外敷,每天更换 1 次。

如此治疗,连续 1～2 个月,病情可获缓解。以后仍需继续服用,但要根据脉证,适当增减药物,直至症状消失,血沉正常,类风湿因子转阴。服药期间,定期复查肝肾功能及血尿常规。

3.风湿瘀痹

关节肿痛增粗,触之有海绵样感,活动受限明显,或有皮下结节。舌质黯红或有瘀斑、瘀点,脉弦涩。此时急性炎症消减,滑膜增厚,肉芽形成。宜化瘀散结,方用补阳还五汤加减。另用蜈蚣 1 条、全蝎 3 g、水蛭 3 g、地龙 5 g,共研细末,用上药汁冲服。伴有血管炎、脉管炎及曾长期服用皮质类固醇药物者,上方去桃仁、桂枝、薏苡仁加玄参、金银花、甘草。疼痛严重者,加服新癀片。用法用量同上。

4.混合痹

寒热错杂,湿瘀互结。症见关节肿病、粗大,触之有海绵样感,活动受限,时轻时重缠绵不愈,局部皮肤温度增高,但遇风寒疼痛加剧,脉弦苔白质暗红有瘀点。治宜清热散寒,活血化瘀。方用黄柏苍术散加减。寒盛痛重加制川草乌、细辛。湿盛肿胀有波动加茯苓皮、车前子。热盛局部红热明显加忍冬藤,去羌活、桂枝。瘀重加三棱、莪术、皂角刺。

由于本病原是正虚受邪,发病之后病程长,痛苦大,慢性消耗,加上长期服药,食欲欠佳,故气血亏虚,多比较严重,所以在上述辨证分型药物治疗的同时,适当增加营养、保持良好心态,也是很重要的。在急性炎症期,注意休息、制动,病情稳定期,配合适当锻炼等,对缓解病情,减少畸形和功能恢复都是十分必要的。

（二）西医西药

1.一线药物

即非甾体抗炎药。其主要作用是通过抑制前列腺素，解除急性期疼痛和炎症。小剂量只有止痛作用，大剂量则有抗炎作用。但此类药物并不能阻断病程发展。

(1)水杨酸类：如肠溶阿司匹林。成人量每天 3～5 g，分 3～4 次服或餐后服。儿童用量按年龄递减。肝肾功能较差，或消化道有出血倾向的患者慎用或不用。本品与吲哚类药合用，易引起药物拮抗作用，故不宜合用。

(2)吲哚类：如吲哚美辛，每次 25 mg，每天 2～3 次，饭后或餐中服，日最大量 150 mg。小儿慎用或忌用，孕妇、哺乳期妇女、震颤性麻痹、精神病、癫痫史、肾功能较差、胃及十二指肠溃疡活动期或复发者等禁用。

(3)丙酸类：如布洛芬、萘普生、优布芬等，能改善关节僵硬和伸屈活动。其消炎、镇痛、解热作用与水杨酸类药相似。

(4)苯乙酸类：如双氯芬酸，每天 3 次，每次 0.25 g。

(5)噻嗪类：如吡罗昔康，每天 20 mg，1 次服。必要时可增至 40 mg。优点是疗效略强于吲哚美辛，用量小，作用迅速而持久。

2.二线药

又称慢作用抗风湿药。这类药除改善临床症状外，还影响实验指标，能使血沉、C 反应蛋白、类风湿因子等下降，但起效慢。作用机制尚不清楚。

(1)金制剂。①硫代苹果酸金钠及硫代葡萄糖酸金钠：首次剂量为 10～25 mg，以后每周 1 次，每次 50 mg，直至产生疗效，总剂量达到 1 g 左右。以后改为维持量 50 mg，每月 1 次。总剂量达到 1 g 仍无进步者不必使用。②金诺芬：口服片剂，每天 2 次，每次 3 mg。③瑞得：每天 1 次，6 mg，口服。

金制剂由于见效慢，故多主张用维持治疗，有一定不良反应，需定期复查血、尿常规，肾功能等。

(2)青霉胺：适用于严重活动性类风湿性关节。一般认为其疗效比金制剂高，但毒性大，起效慢，需 1～3 个月才见效，故多主张与控制症状药(如激素类等)合用。小剂量开始，缓缓加量。由第 1 个月每次 125 mg，每天 2 次，口服，至第 2 个月每次 250 mg，每天 2 次，口服。最大用量每天 500～750 mg。6 个月为 1 个疗程。若 6 个月无效则停用。每隔 2 周检查血、尿常规和血小板。若白细胞和血小板计数减少，出现蛋白尿或血尿者应停药。对青霉素过敏者禁用。

(3)氯喹：对本病也有一定疗效。但其不良反应甚大，常常不能坚持用药。

(4)柳氮磺吡啶：国外报道，对本病效果好。用药 1～2 个月起效。疗效可保持 2 年左右。如连续用 6 个月无效则应停用。

3.三线药

即免疫抑制剂类药，也称细胞毒或细胞稳定药。

(1)甲氨蝶呤：既有抗炎作用，又有免疫抑制作用。对上述二线药作用不佳者，可选用本药，每周 5～10 mg，口服，即可奏效。如不满意，每周 3 次，当中隔 1 天，每次 7.5 mg 口服，每周总量 22.5 mg，可取得满意疗效。一般 3～4 周症状体征改善，4～8 周滑膜炎消退，3～4 个月可获最大疗效。降低血沉，改善骨侵蚀。但停药 2～3 周后滑膜炎有可能复发。不良反应有胃肠道反应，口炎、脱发、头痛，可引起胎儿发育异常，10%～30%出现骨髓抑制，有 3%～5%出现肝硬化。

(2)环磷酰胺:有抗炎和减轻肿痛作用,但不良反应大。通常剂量每天 100 mg,口服,或每次 50 mg,每天 2 次,口服;或 0.2 g 加入 10~20 mL 生理盐水中,静脉滴注,每周 1 次。症状好转后改口服。多数用药 6 周后,病情开始好转,改用维持量,原剂量的 1/3~1/2,3~6 个月或更长。

(3)硫唑嘌呤:口服,每次 50 mg,每天 2 次。症状好转后,逐渐减量,以原剂量的 1/2~1/3,维持 3~6 个月。定期复查肝、肾功能及血、尿常规。

(4)来氟米特:是一种新型免疫抑制剂。国内外大量基础研究和临床试验材料,把来氟米特(爱诺华)治疗类风湿性关节炎推到了显赫的地位,期望开辟治疗类风湿性关节炎的新高度。

4.皮质类固醇

对类风湿性关节炎止痛消炎作用很强,小剂量即可快速获效。大剂量有免疫抑制作用。但不能根治本病,也不能阻断本病发展。长期服用,不良反应多,停药困难。而且停药后症状常出现反跳。因此,在治疗本病中如何恰当使用激素,是临床很值得研讨的课题。一般多用于慢作用药的桥梁药。即在慢作用药起效前,症状重者使用,待慢性药起效后,逐步减量,直至停用。类风湿性关节炎活动期伴有全身发热,或严重血管炎,心、肺损害等,可考虑选用。

5.雷公藤及其制剂

对类风湿性关节炎具有抗炎、镇痛、免疫抑制作用及抗凝作用。国内研究较广,报道很多。总的来说,雷公藤及其制剂治疗类风湿性关节炎疗效肯定。比西药的二、三线药优越,但其毒性大,不良反应多。目前还不能将其有效成分和毒性分离出来。其毒性主要在根部,去皮后,可减轻其毒性,但疗效也减弱。临床应用需严格控制剂量和适应证。天津医院骨科提出的适应证是:①较长时间使用一线药物疗效不满意,不能控制病情发展的早、中期病员;②长期服用皮质类固醇药,因疗效不佳或已发生不良反应,患者希望停用皮质类固醇,而停药有困难者;③为慎重起见,对于肝肾功能不佳,心脏病、高血压、较重贫血(血红蛋白 8 g 以下),溃疡病及过敏体质者不用。青年男女因易引起可逆的卵巢和睾丸功能障碍,故应慎用或不用。

(雷宁波)

第十五节 痛风性关节炎

痛风性关节炎是由尿酸代谢异常引起的关节疼痛红肿,反复发作,血尿酸增高,并可累及肾脏和形成痛风石的一种疾病。本病分为原发性和继发性两种。前者是本节介绍的重点。后者常继发于血液病、肾脏病、恶性肿瘤等,不做具体介绍。

痛风,这一病名,在中医学文献中,早有记载,如《丹溪心法》《类证治裁》《证治准绳》《医学入门》等均列有“痛风”专门。并对病因证治做了详细描述。当然,这些文献中的“痛风”,除包括本节所介绍的“痛风性关节炎”外,还包括一些其他疼痛性关节病。

一、病因、病理

先天禀赋不足,气不化津,内生湿浊;或因脾虚失运、化湿生痰;或因肾气不足、水运不利、湿浊内蕴;或因过食肥甘、湿热内聚等。总之,本病的病机主要是湿浊痰热积于体内,每当感受风寒、或劳累伤损或正气虚弱时则湿热流注关节、皮肤而发病。湿痰与气血搏结则形成皮下结节，湿浊内含于肾则伤肾。

西医学认为，本病是由于尿酸代谢异常而致血尿酸值增高、尿酸盐类沉积在关节滑囊、肌腱、肾脏、皮下和其他组织中所造成。尿酸是来源于体内嘌呤物质和核酸物质分解代谢的产物。正常人每天产生尿酸，如果生成速率与排出率相当，则血尿酸值能保持恒定状态，否则，可造成高尿酸血症。造成尿酸生成率与排出率失调的原因：一为体内嘌呤物质和核酸物质分解代谢旺盛，致尿酸生产过多（内源性）；二为大量食入富于嘌呤的食物如动物的肝、肾、脑，鱼子、沙丁鱼、瘦肉、豆类等引起尿酸增多（外源性）；三为患者肾脏排泄尿酸的能力低于正常。使尿酸聚留血中，从而形成高尿酸血症。血中尿酸绝大部分以尿酸钠离子形式存在。在生理状态下尿酸钠的浓度很低，男性的饱和度约为 0.42 mmol/L，女性约为 0.357 mmol/L。超过此值，将因过饱和而析出结晶。尿酸钠结晶（盐）沉积在关节、滑囊、肌腱、肾脏、皮下和其他组织，即可形成痛风性关节炎、痛风石及痛风肾等。

痛风性关节炎的病理过程，首先是尿酸钠结晶沉积在骨端松质骨关节囊附着处，使局部骨质吸收。以后尿酸盐进一步沉积在软骨，软骨下骨质和关节腔内。随着关节腔内沉积的尿酸钠结晶量增多，刺激滑膜，引起滑膜的急性炎性反应。使滑膜充血、肿胀、关节液增加。而出现关节红肿热痛的急性炎症表现，经过治疗和休息数天后急性炎症消退，但可反复发作。日久则滑膜增生肥厚，软骨面变薄、消失，骨端破坏吸收，边缘骨质增生，形成纤维强直。尿酸盐沉积多的大片骨质吸收，局部皮肤隆起、变薄，甚至破溃。

痛风石由多中心的尿酸钠结晶、结晶间物质、炎性或异物性肉芽肿形成。

痛风肾，尿酸钠结晶多数沉积在肾髓质内，结晶周围可见红细胞炎性反应，肾小盏内可见尿酸盐结石，晚期部分患者可发生肾盂肾炎或肾血管病及高血压。

二、临床表现与诊断

（一）临床表现

原发性痛风，好发于 30～50 岁男性。女性发病较少，且多见于绝经期妇女。10%～60%有家庭遗传特点。50%以上的第 1 跖趾关节为首发关节，依次为足背、足踝、足跟、膝、腕、掌指关节等，罕见于骶髂、脊柱、髋和肩关节。初起发病急骤，大多于夜间突然发病，单一关节红肿、剧痛、灼热。活动受限，可伴有身热、多汗等全身症状。一般持续 3～11 天症状缓解，炎症消退。首次发病后全身和受累关节可完全恢复正常。间隔数天甚至数年，上述症状再次发作，如此反复发病，间隔时间越来越短、受累关节数目增多。引起发病的诱因，常为饮酒、暴食肥甘、着凉、劳累、创伤或精神刺激等，多次发病后主要受累关节可发生僵硬、畸形，功能严重障碍，或形成溃疡，经久不愈合。部分患者在耳轮及尺骨鹰嘴处可发生结节样痛风石，约 1/3 患者可出现痛风性肾病。

1.血尿酸测定

急性发作性关节炎，血尿酸高于同性别正常人平均值 150～380 μmol/L 为可疑，超过 380 μmol/L即可肯定诊断。

2.尿尿酸测定

给予无嘌呤饮食正常男性 24 小时尿尿酸总量不超过 3.54 mmol(600 mg)，如果 24 小时尿尿酸＞4.5 mmol 提示尿酸产生过多。大多数原发性痛风尿尿酸＜3.54 mmol/d，非肾源性继发性痛风尿尿酸＞4.5 mmol/d。临床治疗时，对尿酸排泄少者，可用排尿酸药，尿酸排泄多者须用抑制尿酸生成药而不宜用排尿酸药。

3.关节液和痛风石镜检

取关节液1滴放玻片上镜检可见针状结晶。痛风石吸出物，可加稀硝酸5滴，加热干燥后再加氨溶液，则呈紫色。

X线片早期多无异常或仅见受累关节周围软组织肿胀。病程长者可见局部骨质疏松、腐蚀，或受累关节附近的骨质有穿凿样、虫蚀样、蜂窝状或囊状破坏，边界清楚，周边骨密度正常或增高。痛风石钙化则X线片上可见钙化阴影。

(二)诊断

典型的急性发作性关节炎，并有反复发病史，结合患者年龄、性别、阳性家族史及其诱因；血尿酸增高或关节液有尿酸钠结晶。

本病急性期应与风湿热、急性化脓性关节炎、蜂窝织炎等鉴别；慢性期应与类风湿性关节炎等鉴别。

三、治疗

(一)中医辨证治疗

1.湿热下注证

急性发作性下肢关节痛肿红热(多为单关节)，活动受限或伴全身发热，脉滑数，苔黄腻。治宜除湿清热，消肿止痛。内治以三妙丸加胆南星、生薏苡仁、桂枝、木防己、威灵仙、桃仁、红花、忍冬藤、车前子。外治以骨疽拔毒散(经验方：芒硝20 g，明矾20 g，生南星20 g，冰片3 g，共研细末)蜜调外敷患处。

2.风寒湿证

肢体关节疼痛，屈伸不利，或呈游走性疼痛，阴雨寒凉加重，或痛处固定不移，发作性剧增。涉及多个关节，以上肢居多。脉弦紧或浮弦，舌苔薄白。宜祛风散寒、除湿通络，方用通痹汤(当归、丹参、鸡血藤、海风藤、透骨草、独活、钻地风、香附)加减。风胜者加防风、羌活、威灵仙；寒偏胜者加制川乌、制草乌、桂枝、细辛；湿胜者加薏苡仁、萆薢。

3.痰瘀痹阻证

关节肿大、胀痛不适，发作性加剧，日久不愈反复发作；或病如针刺，固定不移，局部皮肤颜色紫暗，甚至关节强直，屈伸不利，皮下结节舌质胖肿紫或有瘀斑，苔白腻，脉弦涩。宜化痰活血、通络。内治以化瘀通痹汤(延胡索、当归、丹参、乳香、没药、鸡血藤、香附、透骨草)加白芥子、僵蚕。痰瘀久留痛，病如针刺，昼轻夜重加蜈蚣、土鳖虫、炮山甲等。外治以骨疽拔毒散外敷局部。

(二)西药治疗

原发性痛风尚无根治药物，目前所采用的治疗方法都是旨在预防和中止急性发作、排泄尿酸或抑制尿酸合成，晚期结合手术刮除痛风后促进创口愈合，或采用关节重建解决关节功能障碍。

1.预防发病

低嘌呤、低热量饮食。避免高嘌呤食物，如动物的心、肝、肾、脑，沙丁鱼、酵母等的摄入，以及其他引起急性发作的诱因。鼓励多饮水、多食碱性食物(如蔬菜、柑橘、西瓜、冬瓜、牛奶等)。

2.控制急性症状

(1)秋水仙碱：首次0.5～1.0 mg，口服，以后每小时0.5 mg。直到疼痛缓解或出现严重胃肠道反应，而不能耐受时，改为维持量0.5 mg，每天1～2次。有肾功能减退者每天用量不宜超过

3 mg。一般服药 12 小时后开始消肿，1～2 天后病痛完全消失。不能接受口服者，可用秋水仙碱 2 mg 加入生理盐水 20 mL，静脉缓注，不能外漏，必要时 6～8 小时后可重复注射 1 次。总量不超过 4 mg。用药过程中除注意严重胃肠道反应外，还需定期复查血常规和肝功能，以防血白细胞减少或药物性肝损害。

秋水仙碱控制痛风急性症状，疗效迅速明显，但不能抑制尿酸生成，也不能增加尿酸的排泄。

(2)非甾体抗炎药：以吲哚美辛为代表，开始为 25～50 mg，口服，每天 3～4 次，一般 24 小时开始显效，2～3 天症状明显减轻后逐渐减量，可同时配合扶他林乳胶剂，外涂局部。每天数次。

(3)糖皮质激素：对于用秋水仙碱或非甾体抗炎药无效或不能耐受者，可用促肾上腺皮质激素加入葡萄糖液 500 mL 内静脉滴注，或泼尼松 10 mg，每天 3 次，口服。疗程 2～3 天。糖皮质激素能迅速控制痛风急性症状，但停药后往往出现“反跳”，因此不要轻易使用。

上述药物联合应用，并适当给予小剂量降尿酸药(不宜单独使用)，可以减少药物用量减轻不良反应，缩短疼痛缓解时间。

3.降血尿酸

(1)排尿酸药。①丙磺舒(羧苯磺胺)：从 0.25 g 开始，每天 2 次口服。2 周内增至 0.5 g，每天 3 次。最大剂量不超过每天 3 g。有少许患者可发生皮疹、发热、胃肠道反应，偶可引起痛风性发作。本药属磺胺类，对磺胺过敏者禁用。②磺吡酮：从 50 mg 每天 2 次开始，逐渐增至 100 mg，每天 3 次，适用于某些难治的患者，与丙磺舒合用，有协同作用。对胃肠道刺激及骨髓毒性比丙磺舒较高。③痛风宁(苯溴酮)：25～100 mg，每天 1 次。约 90%的患者，高尿酸血症可得到控制，适用于有广泛痛风结节和用丙磺舒或别嘌呤有困难的患者。

使用上述排尿酸药，应同时服用碳酸氢钠，并大量饮水。以碱化尿液、保持尿量充沛。对于肾功能不佳、有尿路结石，年龄＞60 岁、尿酸排泄＞4.1 mmol/d 者，不宜应用。

(2)抑制尿酸合成：别嘌呤醇 100 mg，每天 3 次，口服。必要时可增至 200 mg，每天 3 次。近年来有人认为，每天 1 次用药，与分次用药疗效相同。有明显肾功能不佳者，用量应减半。本药主要适用于尿酸生成过多和不适宜使用排尿酸药者。用药过程中出现尿酸转移性痛风发作，可辅以秋水仙碱治疗。

(雷宁波)

第十六节 神经性关节病

神经性关节病也称神经源性骨关节病，是一种继发于神经感觉和神经营养障碍的骨关节病。应归属中医学的“痿”证范畴。

一、病因、病理

督脉亏虚，肝肾不足，加上慢性积累性外力损伤，是神经性关节病的主要病因。《难经·二十八难》曰：“督脉者，起于下极之俞，并入脊里，上至风府，入属于脑”。手足三阳经与督脉交会。督脉亏虚，经气不能布达，则肢体不仁，不知疼痛和冷热，活动失去调控；肝主筋、肾主骨，肝肾不足不仅筋缓骨弱，关节易受外力伤损，而且伤损之后，肝肾不能荣筋壮骨修复损伤。因肢体活动所产生的外力，日积月累，终致关节破坏严重，丧失正常功能，而形成本病。

西医学认为，多种神经系统疾病，如脊髓痨、脊髓空洞症、脊髓膜膨出、先天性痛觉缺如、糖尿病性神经炎等，导致神经感觉障碍和神经营养障碍。感觉障碍则关节失去正常的防御反应，不能自觉地调整肢体的位置，关节容易受到反复的机械性应力损伤。加之局部软组织和骨关节因神经营养障碍代谢不良，关节囊和韧带松弛关节失稳，以致关节软骨和软骨下骨质损伤日臻严重，而且破损的软骨面、骨端和软组织也因神经营养障碍，不能有效地进行修复。就是由于这两种因素加上外力的共同作用，使关节面破坏，骨端碎裂、吸收，新骨形成杂乱不规则，关节变形、脱位或半脱位，整个关节支离破碎，或完全瓦解，丧失功能。外伤性截瘫、周围神经损伤之后，也可发生本病。

二、临床表现与诊断

本病多见于40～60岁男性。发病隐渐，由一个关节或数个关节开始，常有外伤诱因。受累关节肿胀、不稳。但不痛或仅有轻微胀痛，活动不但不受限制，活动范围还可异常增大，如肘和膝关节的过伸和侧向活动等。有的关节内有积液，穿刺可抽出血水样液体。关节破坏进一步发展时，可发生病理性骨折、病理性脱位或半脱位。此时触摸病变关节，常可触及一袋碎骨块的感觉，但无压痛。本病的临床特点是疼痛、功能障碍与关节破坏程度不成正比。即疼痛和功能障碍很少，而肿胀和关节破坏却非常明显。

(一)关节破坏

关节间隙狭窄、骨端致密或碎裂。发生病理性骨折后，骨折块可大可小，大则包括整个胫骨骨髁、股骨髁或股骨头；小则呈粟粒状，在关节内形成游离碎骨块。在膝、肘等大关节常见半脱位或全脱位。

(二)骨质吸收

常见肱骨头吸收、股骨头吸收、跖骨头或趾骨吸收。跖骨头吸收者，跖骨远端变细呈铅笔尖样的外观。

(三)不规则新骨增生

骨端及邻近骨干呈磨砂玻璃样致密，巨大骨刺和不规则新骨形成。不同的神经系疾病，可使不同的关节受累，临床表现也有差异。

(1)脊髓痨：由先天或后天梅毒所引起。受累关节多为髋、膝、踝和下腰椎，患者膝腱、跟腱反射消失，下肢深感觉障碍，可出现瞳孔改变和运动性共济失调，血清和脑脊液的康华反应常为阳性。

(2)脊髓空洞症：受累关节多见于肩、肘和颈椎。除关节病变外，还能查出一侧或双侧上肢有感觉分离征，即温、痛觉消失或减退，但触觉存在。有时可见上肢肌肉萎缩(从手内在肌开始)。常合并脊柱侧凸。

(3)脊髓膜膨出：关节症状多出现在12岁以后。受累关节常为踝、足部多数小关节，多与足底无痛性溃疡同时存在。患者腰骶部有软组织包块，其周围皮肤凹陷或多毛。X线片可见腰椎脊柱裂。患侧下肢常见肌肉萎缩，感觉减退，腱反射消失，甚至双下肢受累，括约肌功能障碍。

(4)先天性痛觉缺如：受累关节多为踝和趾间。常合并其他神经系统的先天性缺陷。

(5)神经炎：糖尿病患者有足部感觉障碍的人可继发足部多数小关节病变(如跗跖关节、跖趾关节、趾间关节)。患足呈无痛性肿胀，不红不热，以后变小或发生畸形。实验检查尿糖阳性，血糖增高、酮尿、蛋白尿、高比重尿等。

诊断要点：有神经系统疾病病史或体征；病变关节肿胀、畸形、失稳，但无痛、活动范围超常；X 线片特征性改变。一般诊断多无困难。但临床中仍有 20%左右关节损害明显时，尚无原发性神经疾病的症状和体征。因此，还应与骨性关节炎、创伤性关节炎、类风湿性关节炎、骨端缺血坏死等骨关节病进行鉴别。

三、治疗

(一)原发病治疗

查明原因，明确原发病的诊断，进行专科治疗。

(二)骨关节病治疗

关节稳定，减少关节负重，下肢关节受累应少站立、少行走，走路时扶杖架拐；上肢关节受累，应避免用力工作。骨关节破坏稍重或关节明显不稳者，可用支架保护。

1.中医辨证施治

(1)督脉亏虚，经络不畅：肌肤麻木不仁、不知冷热疼痛、肢体萎废不用，脉沉弱，舌淡紫。治宜壮督活血，益气通络。方用补阳还五汤加龟胶、鹿角、海马、山萸肉、枸杞。

(2)肝肾不足：肢体软弱乏力，关节不稳，脉沉细无力，舌淡，苔薄白。宜益肝肾壮筋骨，方用健步壮骨丸加山萸肉。

2.针灸治疗

患处局部取穴为主，循经配穴。可采用体针、温针或电针；也可配合拔火罐。

(三)手术

一些青壮年患者，膝、踝关节破坏严重的可考虑行关节加压融合术。如能融合成功，对患肢功能常有明显改善。但其邻近关节仍有再发生本病的可能。对于某些足部关节破坏严重、溃疡经久不愈的患者，可考虑截肢。

(雷宁波)

第十七节　股骨头坏死

一、西医学病因、病理

(一)西医学的病因学

股骨头坏死是骨坏死中最常见的疾病，其发病原因很多，大体上可分为内因和外因两种情况。

1.内因

在人体的诸多骨骼中，为什么股骨头坏死发生率最高？给人体带来的危害最大？治疗及康复上又最为困难？这就要从其纷纭复杂的因素中逐项加以介绍。国内外学者对股骨头血液循环进行了研究，发现股骨头在解剖上的独特结构，决定了其相对于其他骨骼更容易发生骨缺血性坏死。

(1)解剖因素:股骨头之所以好发坏死,与其解剖特点有直接关系。

1)特殊的形态结构:髋关节是人体的最大的负重关节,股骨头又承受着较大的压力。其解剖特点不同于其他关节:①股骨颈较长,比肱骨外科颈长得多,因此,其骨折发生的概率就高,发生股骨头坏死的概率也就高。②股骨头置于较深的髋臼内,当其发生脱位时,损伤比较严重,而且复位较为困难,即使复位了,也易并发股骨头坏死。③股骨头颈与股骨干形成较大而复杂的角度,即前倾角和颈干角。由于此角度的存在,股骨头颈部与粗隆部发生骨折后就难以复位,即使复位后也容易发生再移位,因此导致股骨头坏死的概率相对增高。④股骨头是全身最大的半球形关节面。股骨头为表面覆盖球形关节面,表面积约占 2/3,其表面完全被关节软骨所覆盖,(股骨)头(股骨)颈内为疏松的松质骨和造血组织,关节软骨腔内任何组织成分增加,均会占据有效的髓腔空间,导致髓腔压力升高,而坏死又多发生在血管通过较少的关节软骨面的下方,这就造成股骨头内髓腔升高,因此股骨头坏死的发生率高于全身其他骨骼,这也是非创伤性缺血性坏死的基础因素。

2)血管因素:股骨头、股骨颈的血液循环主要来自后上支持带血管,即外骺动脉;后下支持带血管,即下干骺端动脉;圆韧带血管,即内骺动脉。其中以后上支持带血管最为重要,股骨颈骨折后由于股骨头血液供应的减少或中断,极易造成股骨头缺血性坏死。因此,血管因素是最重要的因素:①股骨头的血管分布少而弱,因此,当受到血管内外因素的影响之后,造成血管的损伤或堵塞,便可出现缺血或瘀血,而使股骨头呈现缺血状态,并且不易形成侧支循环;②股骨头的供血血管长而远,穿行于髂腰肌、耻骨肌及部分终末支位于闭孔外肌腱和关节囊间,绕经股骨颈,因此当受外伤或髋关节周围软组织挛缩均易导致支持带血管破坏,影响股骨头血液供应而造成股骨头坏死;③股骨头的静脉系统也相对薄弱而狭长,由血管内外因素皆可造成血液回流的障碍,使血流瘀滞,而导致股骨头缺血;④儿童时期股骨头骨骺的血液供应主要来自髂外动脉,在 4～7 岁的儿童阶段,此部位的血流供应最差,因此,在临床上是股骨头坏死的好发年龄段。

3)股骨头的负重区:股骨头的外上侧为主要的负重区,而此处正是缺血性坏死的高发区,考虑此部位在负重过程中骨小梁出现不同程度的变形或损伤,由于受损骨小梁的增厚,骨痂瘢痕形成及相应的局部组织学反应,引起骨腔内容物增加,导致髓腔内压升高,血液运输障碍,进而导致功能性缺氧区乃至骨坏死形成。

4)软组织因素:髋部的软组织,尤其是肌肉组织最为发达。除了髋部的肌群外,大腿部的肌群也参与髋部的活动。因此,髋部的软组织结构较为复杂,髋部的运动除了伸、屈、展、收、旋转之外,尚有回环等复合性运动。因此,髋部骨折或脱位以后,一般移位较大,并且难以复位,或复位以后又不容易保持,从而破坏和影响股骨头部的血液供应。

(2)生物力学因素:在前面所述的解剖学因素当中,骨与关节结构的特异性,是股骨头坏死多发的主要因素之一,因其解剖特点而引出力学特点,这就是生物力学因素。人体的骨骼是由活的骨细胞所构成的人体框架,当人体受到超负荷的各种暴力作用时,骨框架的连续性受到破坏,就发生了骨折。而骨坏死则是骨细胞失去了活性,继而发生坏死。在应力的作用下,发生碎裂、塌陷、变形等。因此,骨细胞的变化,是骨坏死的基础,而框架的变化则是应力作用下的表现。

1)应力作用:在股骨头发生坏死的早期,股骨头还未发生塌陷、变形时,其所受的应力作用仍集中在一点上,即股骨头的直接负重区。如果这种应力继续作用,坏死的骨组织则会发生碎裂、变形,即可出现“月牙状”的死骨分离,出现 1～2 mm 的透明带,此种现象即所谓的“新月征”。

2)内压应力作用:这种学说是 1983 年由学者 Huangerford 根据骨髓内压力的改变而提出

的。实验证明，当骨髓内压力升高，骨内循环血量就减少，骨内循环量减少则可造成骨髓组织缺氧，缺氧则又使骨髓组织肿胀，肿胀又使骨髓内压力继续升高，这种恶性循环现象，便会导致骨缺血性坏死。

3)血流动力作用：目前，很多学者认为股骨头坏死是“髋关节的冠心病”；进而发生“心肌梗死”一样的结局，这便是急性梗死之说。这种学说自从 1948 年 Chandler 首先提出以来，一直延续到今天。这种血流动力学因素可为血管内外原因，或动静脉受阻所致，其最后结局便是供血障碍，而导致骨坏死的一系列病理变化。

(3)生物化学因素：在股骨头坏死的发病因素中，微血管阻塞为最基本的病机之一。这种病机的发生，即为脂肪栓子阻塞了微细血管所致，而脂肪栓子的产生，则因脂肪肝、高脂血症所致，其本质则是体内脂肪代谢异常所致。此外，戈谢病引起的股骨头坏死则因体内脑苷脂糖异常，痛风所致的股骨头坏死则因高尿酸血症的尿酸盐结晶所致，以上均说明了患者体内生物化学代谢异常，也可成为股骨头坏死的因素。

2.外因

股骨头坏死的致病因素和发病原因是多方面的，通常将引起股骨头缺血性坏死的原因分成创伤性与非创伤性两大类。前者是指因股骨颈骨折或髋关节脱位时，使股骨头的血液供应遭到破坏的结果。而后者除少数有明显原因者外，多数患者的确切病因与发病机制至今仍未完全明了。此外，还有一类发生于小儿的股骨头骨骺病变，也属缺血性坏死的病理范畴，但其病理过程和临床表现与成人有较大差异。本节主要就成人非创伤性股骨头坏死做进一步讨论。这些病因的共同特点就是损害了股骨头的血液循环，进而发生股骨头缺血性坏死。

(1)创伤性因素：任何一种有活力的组织，当遭到巨大的或连续不断的创伤后，均可造成血管组织损伤，并损害其供应的组织细胞活力。骨细胞在遭到缺血后 2 小时，即失去合成核糖核酸能力，并开始丧失正常的生理功能。正常股骨头的血液供应主要依靠囊外动脉环发出的(股骨)颈升动脉，而其中最重要的供血支是外侧(股骨)颈升动脉(上干骺动脉和头骺外侧动脉)。血管环吻合支的数量少且薄弱，当一支供血被阻断，而另一支不能及时代偿时，即造成急性或慢性缺血，甚而坏死。多数股骨头缺血性坏死与外伤有关，如股骨头囊内骨折、股骨颈骨折、髋关节脱位、髋臼骨折、股骨头压缩性骨折，这些外伤主要是使股骨头周围的血管受损伤所致。如髋脱位时可引起供给股骨头的血管断裂、扭曲、受压而失血液供应，如关节囊动脉、股骨头韧带动脉断裂；而股骨头颈骨折时，也可造成上述动脉血管的断裂或血管虽未断裂，但血管发生了扭曲或受压，也会阻断了血液运输；或血管受到挤压、捻挫，血管内皮受到损坏而阻塞了血管，也会失去血液供应。髋关节扭挫伤损伤了供给股骨头血液运输的血管时，也会发生上述的结果。此外，外伤引起静脉血管损伤时，血液回流受到阻碍，瘀血不去，新血不行，也会导致股骨头缺血而坏死。这些血管受损伤后，股骨头部分失去血液运输，伤后血液运输阻断 8 小时后即可造成缺血性骨坏死。由此可见，在有移位的股骨颈骨折中，骨坏死很早即可发生。股骨头缺血性坏死占股骨颈移位骨折的 85%和无移位骨折的 15%～25%。髋关节脱位造成股骨头缺血性坏死约有 10%。有时对髋部的直接打击也会造成股骨头缺血性坏死。

(2)髋关节发育不良性因素：髋关节发育不良引起的股骨头坏死，在整个股骨头坏死的患者中，还是占有一定的比例的，也是不可忽视的一部分。常见的髋关节发育不良有先天性髋关节脱位、先天性髋内翻、髋臼发育不良、扁平髋等，致使髋关节内应力分布不均，压力增加，出现慢性损害，营养不良等，最后导致骨缺血性坏死。

1)先天性髋关节脱位:不仅是小儿中较为常见的下肢畸形,同时未经治疗的成人先天性髋脱位合并股骨头缺血性坏死的患者也不少,国内外都有这方面的报道。此病的发病原因尚不明确,可能与胚胎发育不良,胎位不正等有关,还有一定的家族史。先天性髋关节脱位的主要并发症之一,就是股骨头坏死。其主要病理特点是若发生于股骨头骨骺发生以前,则骨骺出现较晚,并有严重畸形;若发生于股骨头骨骺发生之后,则出现股骨头变大,变扁,甚至丧失正常形态或形成重度扁平髋,(股骨)头(髋)臼不对称,持重点变异,影响髋臼的发育,出现半脱位,晚期则发生退行性关节炎。由于骺板损伤,阻碍了股骨头上端发育,干骺端变短,增宽,而大转子骨骺发育正常,结果出现高位大转子及髋内翻,同时直接影响股骨头长度的生长,严重出现肢体不等长,最后发生(股骨)头坏死。

2)先天性髋关节发育不良:主要是指尚未达到髋脱位水平的髋关节发育不良,造成股骨头缺血性坏死。女性多于男性,多在青中年发病,起病缓慢,病程迁延,发病常常是双侧,而股骨头发育多正常。其病理机制:①股骨头包容不佳,导致关节软骨营养障碍,另外使支持带血液运输减少而加重股骨头软骨下骨小梁缺血性坏死;②由于髋臼发育不良,使髋关节的应力分布发生异常,丧失髋臼和股骨头放射状分布应力,股骨头失去了对内体重力的分散能力,使股骨头局部产生应力集中,引起关节压力增高,导致软骨软化,进而使软骨表面发生磨损、变薄,出现水平裂隙,并且失去细胞的营养供给,软骨破裂成小块,由于应力和摩擦,软骨出现全层破坏。应力最小的部位出现骨质疏松,应力最大的部位产生微细骨折和坏死。③由于髋臼不能完全包容股骨头,仅能包容正常位置的2/3,股骨头不能与髋臼形成同心圆,出现受力不均,局部受力过大,即髋臼上缘与股骨头接触为着力点,由于长时间负重摩擦,导致股骨头着力点下方骨小梁反复发生骨折塌陷,软骨下骨骨质密度增加,变硬,骨小梁增粗,呈象牙状改变,引起股骨头局部血液循环障碍、缺血、坏死。

3)扁平髋再发股骨头坏死:扁平髋好发于3~12岁的儿童,多见于男童,以单髋发病多见,偶见双侧。由于在儿童时期股骨头骨骺的血液运输较差,在外伤的作用下,引起血液供应受限,发生缺血性坏死,骨小梁消失,股骨头变扁,股骨头软骨过度增生。血管再生后,死骨被纤维组织以不规则方式所替代,晚期出现骨化带,股骨软骨增宽,股骨头变扁,呈现致密扁平状阴影。随着病变的进展,股骨头因负重而发生分节状骨折或进一步变扁,股骨颈变短、变粗,股骨头干骺部出现局限性骨质疏松区,此时病变得以修复,股骨头坏死骨被吸收,新骨重新形成,股骨头逐渐恢复光滑整齐的外缘,但其已遗留下扁平的蘑菇状变形,髋臼也变扁、变浅,外形不规则,(股骨)头(髋)臼不对称,(股骨)头已不能被包容在髋臼内,过大的股骨头一部分被置于髋臼之外,而呈半脱位状态。这种异常的状态,则会出现异常的运动。增高的关节内压、异常的力学作用及机械损伤,再度破坏了股骨头的供血,继而发生股骨头坏死,反复损伤,股骨头再度出现坏死。

二、西医学的病理学

股骨头坏死及骨坏死是一种自限性疾病,破坏的骨骼经过一个时期有自然恢复的趋势。疾病初期,骨组织发生部分坏死,坏死的骨骼被肉芽组织侵袭,在坏死部分较少时,骨骼尚能承受正常的外力和身体重力,保持其正常的外形。随着病变进展,坏死区骨小梁断裂、骨组织塌陷,使整个骨骼呈碎裂状态,丧失了正常的骨结构。如在此时受到外力及身体重力的压迫,软骨及骨组织发生骨折,使股骨头呈现扁平和不规则的外形。到了恢复阶段,坏死的骨组织被破骨细胞清除,死骨逐渐被新生的骨组织代替,重新组成新的骨小梁,骨的结构逐渐恢复到完全正常。但是已经变形的骨骼外形将不能完全恢复。整个病理过程大约需要两年。

正常的股骨头组织学表现为骨小梁分布规律，按应力骨小梁和张力骨小梁分布，软骨组织排列规则，细胞分布均匀，骨陷窝内细胞均匀分布。当其由于各种原因发生病理改变时，股骨头发生缺血性坏死过程可分为 4 个阶段。

(1) Ⅰ期：临床上无症状，X 线片无异常发现，通过病理活检或骨髓造影才能诊断。

(2) Ⅱ期：患者显示异常不规则骨质密度增高影，主要为死骨区密度相对增高，周围骨质疏松的结果。

(3) Ⅲ期：股骨头塌陷并伴有新骨形成修复所致的患区的骨质密度增高。

(4) Ⅳ期：为晚期变化，股骨头明显变形，X 线片见斑块状骨质疏松区及硬化区变化，并伴有继发性骨关节改变。

各种组织器官缺血性坏死的组织病理改变基本是一致的，但骨组织缺血缺氧耐受程度略强于其他组织，同时引起骨缺血性坏死的病因大多为徐缓渐进性的，因此骨缺血性坏死的进展相对缓慢。

各种原因引起的股骨头缺血性坏死，其病理组织学表现基本是一致的，包括缺血性坏死和坏死后的修复。但坏死和修复不是完然分开的，当缺血性坏死发生到一定阶段时，修复即自行开始，随后坏死和修复交织进行。早期，其表层关节软骨仍属完好。由于其营养来自关节滑液，股骨头软骨面可较长时间保持其厚度和弹性。随着病程进展，关节软骨面可渐失去光泽，表面可出现凹陷，厚薄不匀，股骨头头部失去正常的球形，晚期呈扁平状。

(一) 坏死期

股骨头坏死的程度取决于血液循环阻断范围的大小及时间，以及血液运输阻断的完全与否。早期骨骺血液供应阻断，坏死开始。红骨髓的改变是缺血的最早且最敏感的指征，伤后 2 天之内没有细胞坏死的表现；伤后 4 天细胞死亡，核固缩，核破裂，核消失，呈嗜酸染色。在脂肪骨髓内，5 天后可显示类似的改变，可伴有小血管的坏死。相反，坏死骨小梁的骨细胞可存在较长的时间，一般骨陷窝内骨细胞需 2～4 周后才开始消失。骨坏死在组织学上表现为骨陷窝变空，骨组织和骨髓内细胞坏死，随后细胞、毛细血管和骨髓基质溶解，但骨小梁结构未见改变。此时关节软骨因由滑液滋养而继续成活，可较长时间保持其厚度和弹性，以后呈现灶状坏死、相邻组织充血及炎性反应。

(二) 修复期

此期可见新生血管及新生纤维组织长入坏死区，形成肉芽组织。在坏死骨小梁一侧，出现破骨细胞，骨质出现吸收现象，而另一侧出现成骨细胞及开始新骨形成，构成所谓潜行性代替现象。肉眼见坏死区呈灰白色，质脆软，关节软骨由于可从关节液中取得营养而不发生坏死。镜下见各种坏死组织成分，由于坏死组织崩解而引起周围活骨交界处的炎性反应，并见炎性细胞浸润至坏死区，坏死灶境界清晰。由于坏死灶周围的活骨组织反应性充血伴随出现局部骨组织吸收、周围骨组织疏松，密度低于坏死骨组织，坏死区边缘见有增生的幼稚间胚叶细胞，毛细血管及一些胶原纤维侵入坏死区的髓腔内。骨坏死 2 周后，骨小梁之间的原始间叶细胞和毛细血管增生，骨小梁表面间叶细胞逐渐分化成为骨细胞并合成新骨(极向分化)。新生骨最初以编织骨的形态覆盖整个骨小梁，逐渐增厚，继而表面变为板样骨。未分化间叶细胞和破骨细胞穿入死骨区进行吸收清除，并由新生骨代替，最后变为活骨，后经晚期塑造，变化成熟骨小梁，关节软骨在修复晚期才变化。增生肉芽组织由正常骨组织向坏死骨组织伸展，与破骨细胞一同清除死骨。而这些肉芽组织逐渐转变为胶原纤维，周围部分坏死的骨小梁被不等量、不规则的新生网状骨组织包绕，逐渐吸收坏死骨小梁并取而代之。

上述过程由坏死的边缘与活骨的交界处逐渐向关节面方向发展，大块坏死骨形成了中心死骨，造成在坏死骨的不同部位修复过程也各不相同。如在接近边缘处已进入修复骨小梁塑形时期，其坏死靠近中心部位尚处于初期修复阶段即未分化间质细胞和毛细血管内皮细胞增生期，而中心部位仍是坏死骨块。

当修复组织达到软骨下骨板时，与上述坏死松质骨修复过程相反，是以骨吸收破坏为先导，以后才出现缓慢的“替代爬行”过程。因此软骨下骨板的坚固性在骨修复开始时即已减弱。当股骨头遭受机械性应力时，使股骨头负重区外缘的软骨下骨板先行折裂，且骨折裂隙还可以向深层发展。与此同时，负重区下方尚未修复的坏死松质骨，可进一步遭受压力破坏而压缩，并随软骨下骨板的骨折而塌陷。此时软骨下即出现空隙，在X线片上即可看到半月形透亮区，即“新月征”，进一步塌陷在髋臼缘下形成台阶状。进入修复期后，还出现滑膜细胞增生，形成血管翳样结构，将活的关节软骨表面吸收。另外，负重区塌陷后其表面软骨坏死变软，失去正常光泽，纤维变性，甚至碎裂。在塌陷区边缘的软骨可以断裂，形成一个蒂向内侧的松动的软骨瓣。随着步行，关节液向股骨头的裂隙中灌注，并传递压力，促使关节腔的炎症进一步发展。

如果修复过程顺利，坏死区骨小梁可重建有足够抵抗力的新骨。变形的软骨及软骨下骨板可与其下方的修复组织或骨组织重新连接，其表层碎裂关节软骨也可恢复其连续性，但已形成的不平整股骨头仍可导致关节不同程度的退行性变，且又可在已修复和尚未修复的坏死区间隙中被一些无定形物质(包括老化的肉芽组织等)所填充，使间充质细胞、血管组织停止生长，阻碍了细胞血管组织的生长。骨折间隙也为缺乏修复能力的致密纤维组织所间隔，使骨坏死区长期无法得到修复，这是由于血液供应不足使修复陷于停顿的表现。

上述只是骨缺血性坏死的一般病理发展过程，由于发生坏死的原因、部位、范围大小不同，这些反应改变的速度和程度可有很大差异。如激素性坏死，由于成骨细胞的成骨能力减弱，骨小梁表面只有少量新骨形成，X线片上很少看到坏死区局部骨密度增高。创伤性坏死由于成骨细胞分泌功能正常，故修复较为完整。典型的股骨头缺血性坏死在后期，观察其冠状断面，可见典型的5层改变。①Ⅰ层：关节软骨。股骨头各部位软骨改变不一，有的部分基本正常，有的软骨表面粗糙不平，细胞呈灶状坏死。软骨基质变为嗜酸性。软骨之下附着的一层薄骨质，称为软骨下骨。如软骨下骨很薄，则细胞仍存活，较厚的软骨下骨细胞常无活力。②Ⅱ层：坏死的骨及骨髓。镜下可见这部分骨质已坏死，陷窝中骨细胞消失，髓细胞被一些无细胞结构的坏死碎片所代替，坏死区内常见散在的钙化灶。③Ⅲ层：纤维组织，呈灰蓝色，质软，包绕在坏死骨组织周围，含有丰富的血管组织为再生活跃区，其边缘不规则。镜下可见炎性肉芽组织，有泡沫样细胞及异物巨噬细胞。有些部分可见纤维组织致密，缺少血管；有的部分纤维组织疏松，有血管；靠近坏死骨部分，有大量破骨细胞侵蚀坏死骨表面，并可见新形成的软骨。④Ⅳ层：反应性新生骨，为纤维组织区后的周围骨质硬化带，镜下可见坏死骨的积极修复及重建，在坏死骨小梁的支架上有新骨沉积，大量新生骨形成，骨小梁增粗。⑤Ⅴ层：正常骨小梁，股骨颈上的正常骨组织，这一层的骨小梁与第Ⅳ层相比较细，含有丰富的髓细胞。

总之，骨坏死的基本病理变化是骨小梁表面成排的成骨细胞消失，骨细胞陷窝空虚，但骨结构仍保持着原来的支架。骨坏死的修复通常是从死亡的骨小梁表面开始，并在其周围出现类骨层和大量骨细胞呈不规则分布。

三、中医学病因、病机

(一)中医对股骨头坏死的认识

中医古籍中并无股骨头缺血性坏死的直接记载，但文献中有股骨头缺血性坏死症状的描述。本病大抵属于中医学“骨蚀”“骨痹”“骨极”范畴。如《素问·长刺节论》篇说：“病在骨，骨重不可举，骨髓酸痛，寒气至，名骨痹。”《圣济总录》中的“髋骨痹”，《素问·痿论》篇的“骨痿”等。

(二)股骨头坏死的病因病机

中医认为疾病发生原因分为外因和内因，而且内因和外因相互作用，内因是发病的根本，外因通过内因起作用，使人体阴阳失去平衡，气血运行失调而生疾病。先天不足、后天失养、劳累、外伤、失治误治均可导致本病的发生。

1.外伤所致

跌仆闪挫，或遭遇外来暴力打击，或致筋骨断裂，或为经脉瘀阻，或关节脱位，都可使髋部气血运行失畅而瘀阻，经脉不通，骨失所养而为髀枢痹、骨痿。《诸病源候论》谓：“血气隔绝，不能周荣，是也。”髋部遭受外伤后，气血瘀阻，正气亏虚，易感风寒湿热燥邪，闭髋部筋脉而为痹，正如《正体类要》所说：“肢体损于外，则气血伤于内，气血由之不和，筋脉由之不通”。另外，四肢骨折、脱位均可使髋部损伤漏诊失治，而致筋骨不接，瘀血不去，新骨不生，发为本病。髋部受损后，治疗不当，或复位不良，或固定不妥，进一步加重髋部脉络损伤，瘀血阻滞经脉，或伤五脏气机而发生本病。

2.六淫侵袭

六淫中以风寒湿邪最易侵袭人体。风寒邪侵袭髋部经络，气血不通，出现气滞血瘀，筋骨失于温煦，筋脉挛缩，屈伸不利，久之出现股骨头坏死。在引起髋骨痹的这三种因素中，寒邪最为重要。“风寒湿三气杂至，合而为痹……以冬遇此者为骨痹。”这是由寒邪的性质和致病特点决定的。

寒为阴邪，易伤阳气。阳气即伤，气血失于鼓动而运行无力，终致瘀阻不通；同时，阳气一虚，筋脉也失去温煦而拘挛不舒，阳虚阴无以化生，骨失所养，而渐致骨枯髓减，发为本病。

寒性凝滞而收引，寒邪侵袭人体则筋脉拘挛，筋脉拘挛则气血闭塞不通，不能输布于骨，骨与关节失温养，发于髋，则为髋骨痹。骨失养日久，骨剥不生，则发为骨蚀。《素问·举痛论》说：“寒气入经而稽迟，泣而不行，客于脉外则血少，客于脉中则气不通，故卒然而痛。”《灵枢·刺节直邪篇》说：“……虚邪之入于身也，寒与热相搏，久留而为内著，寒胜其热，则骨痛肉枯；热胜其寒……内伤骨为骨蚀。”即指本病。

3.邪毒外袭

外来邪毒侵袭人体，红肿热痛，破溃不愈，疼痛挛缩，屈伸不利，久之则发生股骨头坏死。如应用大量激素，辐射病，减压病等，经络受阻，气血运行紊乱，不能正常濡养筋骨，则出现骨痿、骨痹。《素问·痿论》篇说：“肾气热，则腰脊不举，骨枯而髓减，发为骨痿……有所远行劳倦，逢大热而渴，渴则阳气内伐，内伐则热舍于肾，肾者水脏也。水不胜火，则骨枯而髓虚，故足不任身，发为骨痿，生于大热也。”

4.正气虚衰

先天之本在于肾，肾藏精、生髓、主骨，肝主筋。先天不足，致肝肾亏虚，髓海空虚，肾不能主骨生髓，骨髓不能充养而致骨惫懈惰；肝血不能荣筋而致松弛乏力，骨痿筋松，关节活动不利。股骨头骨骺发育不良或髋臼发育不良，髓关节先天脱位，均可导致股骨头坏死。后天之本在于脾，脾胃运化失调，水谷精微无以濡养机体，肾精得不到后天之精的不断充养，先后天禀赋不足，互相影响，遇有诱因则易发生骨坏死。

脾胃为后天之本，主运化水谷而为气血化生之源。脾胃运化失职，则水谷精微不能化生气血以充养机体，同时肾精也得不到后天之精的充养，肾阳亏虚，不能温煦推动脾胃运化，二者相互影响，愈加亏虚，遇有各种诱因，则发为骨坏死。先天不足，后天失养是诸因素引起本病的基本条件，正如《黄帝内经》所说："正气存内，邪不可干，邪之所凑，其气必虚。"

5.七情所伤

七情过劳，七情大过，情志郁结，脏腑功能失调，导致气机失降出入失调，人体阴阳失去平衡协调，久之肝肾亏损。肝主筋，肾主骨，筋骨相连，是肝肾之外合。肝血充盈，筋骨得养则关节功能正常；肝肾不足，髓海空虚，久之骨质疏松，易发本病。四肢百骸及关节功能活动有赖于气血的温煦濡养，劳伤过度，气血不足，股骨头得不到充分血液供应，也可造成骨质疏松，如伴有轻微的损伤则易发生本病。

6.饮食所伤

过食肥甘厚味，酿湿化痰生热。湿热内蕴，消灼阴津，致使骨髓失充，发为骨痿、骨蚀。另外，酒乃食中之精，其性大热有毒，如《张氏医通》所称："酒者，大热有毒。"《本经》云：酒味苦、辛、甘，大热有毒。长期过量饮酒之人，湿盛热也盛，湿热相搏，凝聚为痰，痰热相搏，阻于脉络，骨失所养，而为痿。正如《素问·生气通天论》所说："因于湿，首如裹，湿热不攘，大筋緛短，小筋弛长，緛短为拘，弛长为痿。"此种原因所致股骨头坏死，病势发展快，治疗也颇棘手。此类患者如有服用糖皮质激素病史，则治疗更加困难。

7.瘀血阻络

"气为血之帅，血为气之母"。跌倒损伤、手术创伤或慢性损伤后，局部气机不畅，脉络损伤，使瘀血阻滞经络，脉络不通。瘀血形成以后，反过来又成为致病因素，进一步阻滞经脉，使气血不能化生，营气不能环周不休、流行不止，终致"血气隔绝，不能周荣"（《诸病源候论》），筋骨失去气血荣养，遂变生本病。《景岳全书》云："跌仆伤而痛者，此伤在筋骨而血脉凝滞也。"故而，髋部损伤后骨断筋伤，伤处疼痛，气滞血瘀，脉络瘀阻，骨失濡养，发为"骨蚀""骨痹""骨痿"。《诸病源候论》说："血气隔绝，不能周荣"。风寒湿邪乘虚而入，稽留于关节，致气血瘀滞，痹阻不通，筋脉失于温煦，久之则股骨头坏死。

8.痰湿阻络

素体肥胖，气虚湿盛，或过食肥甘厚腻，或长期大量饮酒，致使脾失健运，水湿运化失常，湿困于脾土，久而化热生痰。痰火内蕴，随气而行，无处不至，痰热互搏，黏性愈重，流注关节，阻于髋部，血脉不通，筋骨失却营气充养，骨枯髓空而病。另外，酒乃五谷之精所生，性大热有毒，长期大量饮酒之人，湿盛热亦盛，即使无明显热因，也容易化热，热与痰相互搏结，其黏滞之性愈甚，故临床上所见身体肥胖，或长期大量饮酒之股骨头坏死患者，舌苔黄厚腻，治疗也比较难。另痰湿郁久而化热，或长期服用激素，或内积宿疾而致湿热蕴结，灼津伤阴，内伐肾精，肾阴亏损，阴虚火旺，筋骨失养，软骨枯萎，发为"骨蚀""骨痹""骨痿"。

中医学认为，人体受到各种致病因素的影响而导致脏腑功能紊乱，出现"血不濡内，气不卫外"，最后致病。中医认为，与股骨头坏死病变关系最为密切的为肝、脾、肾三脏。肾为先天之本，主骨生髓，肾健则髓充，髓满则骨坚。反之，则髓枯骨痿，失去应用的再生能力。肝主筋藏血，与肾同源，两脏荣衰与共。若肝脏受累，藏血失司，不能正常调节血量，"心主血，肝藏之，人动则运于诸经，人静则血归于肝脏。”若血液运行不周，营养不济，也是造成缺血性股骨头坏死的重要因素。脾胃为后天之本，万物生化之源，脾健胃和，则水谷腐熟，化气化血，以行营卫。若脾胃失健运，生化气血无源，则筋骨肌肉皆无气以生。张景岳说：“使脾健胃和则水谷腐熟，以化气化血，以行营卫。……若上失健运，生化无源，则筋骨肌肉皆无气以生。”说明脏腑功能不和，气血阻滞，脉络不通，血液循环障碍，肢体失去濡养，而产生缺血性骨坏死。

中医学认为，“坏死”是气滞血瘀所致，血液循环障碍属于“瘀”，血液供给受阻属于“瘀”，局部缺血、瘀血、出血、血栓形成属于“瘀”。瘀，血液凝滞，血瘀不通也，它和西医学血液循环障碍正好相吻合。

四、临床检查

疾病的诊断要靠病史、体格检查、辅助检查来进行综合判断。只有作出准确的判断才能进行合理的治疗。

骨科临床检查时，第一，应树立全身情况与局部情况并重的观念，切忌只见局部，忽略整体；第二，应充分暴露被检查部位，这是做好检查的首要条件；第三，应注意对比，包括左右对比或患侧与健侧对比，以及上下邻近组织之间的对比。骨科各部位检查的顺序，必须遵循一个原则，即不遗漏重要的阳性体征和有意义的阴性体征。

（一）骨科一般检查

1.检查用具

（1）一般用具：同一般体格检查用具，如听诊器、血压计等。

（2）骨科用具。①度量用具：包括金属卷尺（也可用皮尺或无伸缩性布卷带代替）、关节量角器、旋前旋后量角器、骨盆倾斜度测量计、足度量器、枕骨粗隆垂线等。②神经检查用具：包括叩诊锤、棉签、大头针、音叉、冷热水玻璃管、皮肤用铅笔、握力器等。

2.检查注意事项

（1）环境要求：检查时要在温度适宜、光线充足、安静舒适的地方进行。

（2）检查顺序：需系统而全面，一般先进行全身检查，再重点进行局部检查，按顺序进行，避免误诊、漏诊。检查时一般按视诊、触诊、叩诊、听诊、特殊检查、功能活动检查、肢体长度与周径测量、肌力检查、神经系统检查、软组织检查的顺序进行。

（3）显露范围：根据检查需要脱去上衣或裤，充分显露被查部位。检查时要显露健侧作对比（如果双侧均有病变，应设法与正常人作对比），不可忽视邻近关节或其他有关部位的检查，应结合全身检查，要有整体观念。检查女患者时要有家属或护士陪同。

（4）检查体位：通常情况下，上肢和颈部的检查可采用坐位或站位；下肢和腰背部的检查一般采取卧位，有时还可采用下蹲位，特殊检查可采取特殊体位。

（5）检查手法：要求动作规范、轻巧，检查应轻柔，对创伤患者要注意保护，尽量减少由于操作而引起的患者不适。

（6）其他事项：若患者配用矫形支具，如使用拐杖等，应检查是否合适，可能时应取出做全身和局部检查。若患者采用石膏或夹板固定或牵引，应检查肢体位置，血液循环情况，固定部位活动情况，牵引重量，局部皮肤有否破损，石膏、夹板是否完好无损，其松紧度是否合适。

3.一般检查项目

（1）发育与体型：发育状况通常以年龄、智力和体格成长状态（身高、体重及第二性征）之间的关系来判断。一般判断成人正常的指标为:胸围等于身高的一半;两上肢展开的长度等于身高;坐高等于下肢的长度。体型是身体各部发育的外观表现,包括骨骼、肌肉的成长和脂肪的分布状态。临床上把成年人的体型分为无力型(瘦长型)、超力型(矮胖型)和正力型(匀称型)三种。

(2)营养状态:根据皮肤、毛发、皮下脂肪、肌肉的发育状况综合判断,也可通过测量一定时间内体重的变化进行判断。临床上分为营养良好、中等、不良三个等级。

(3)体位和姿势:体位是指患者身体在卧位时所处的状态。临床上常见的有自动体位、被动体位和强迫体位。

(4)步态:即行走时表现的姿态。步态的观察对疾病诊断有重要帮助。骨科常见的典型异常步态有剪刀步态、摇摆步态、跨阈步态、跛行步态、间歇性跛行等。

(二)髋关节基本检查

1.问诊

髋关节病变引起的疼痛,通常位于腹股沟部中点或臀部,有时也位于大腿前面和膝部内侧,其解剖基础是沿闭孔神经前支放射。医师如不了解髋关节疼痛的特点,只检查膝关节,就会漏诊早期髋关节病变。髋关节的活动痛也应该详细询问,仔细分析。

脊椎病变也可引起牵涉性"髋痛",但主要表现在臀部及大腿外、后侧,常被误诊为髋关节疾病。真正的髋痛常因走路增多而加剧,而脊椎病变引起的髋痛,咳嗽、打喷嚏时加重,甚至放射到足或小腿。

2.望诊

(1)站位检查

1)步态:注意异常步态。

代偿性跛行:主要由单侧下肢短缩引起,如果一侧患肢短缩 1～2 cm 时一般无跛行,此时一侧下肢的短缩可由骨盆来代偿。但如果短缩在 2～3 cm 则无法完全代偿,此时骨盆及躯干倾斜,患者常以患侧足尖着地或屈曲对侧膝关节而呈跛行。

疼痛性跛行步态:当单侧髋关节发生病变时,患者行走时为了减轻患侧下肢的负荷,患侧足谨慎落地,在行走中迅速抬起,尽量设法缩短患肢的负重时间,即当用患肢着地时极快地收回正跨步的健肢,健肢跨步动作十分仓促,患者常在对侧借助手杖或拐杖减轻疼痛。双侧髋关节病变时患者多用双拐辅助行走。儿童突然发生者,见于髋关节结核、股骨头骨骺炎等;成年人逐渐发生者,以髋关节骨关节炎为多见。

摇摆步态(鸭行步态):臀中肌为股骨外展肌。如一侧臀中肌无力,行走时该侧肢体支撑时,对侧骨盆下降,躯干为了取得重心平衡,需向支撑肢体倾斜,至健肢支撑时,躯干恢复常态。常见于先天性髋关节脱位、髋内翻或陈旧性股骨颈骨折愈合后等。双侧髋关节脱位时,可见躯干交替向双侧摆动和倾斜。

髋关节强直步态:髋关节强直固定在不同的位置上,各有其特殊的步态。总体说来,当一侧髋关节强直时,身体侧转移动行走,患侧髋部呈整块地向前移动之趋势,即转动腰部及全骨盆,使患侧下肢向前迈步。常见于髋关节结核、化脓性髋关节炎。

偏瘫步态:偏瘫患者步态的特点是站立相及双足负重期延长,步态的异常与马蹄足膝关节屈曲受限、髋关节屈曲增加有关。

2)两侧髂前上棘:观察两侧髂前上棘是否在同一水平面上。如骨盆向左倾斜,同时有代偿性腰椎右侧弯则提示左髋关节有外展畸形,但要鉴别这两者中哪个是原发的。任何原因引起的下肢长度不等，均可继发骨盆倾斜，同时出现下腰椎代偿性侧弯。可以通过测量下肢短缩的准确数值来判断，也可以通过目测的方法来进行粗略的检查。方法是让患者两腿并拢，两足跟着地放平，取立正姿势，医师用双手拇指分别压在患者两侧髂前上棘部，然后目测两下肢的长度相差数值。在髋关节疾病中，引起肢体短缩常见于髋关节结核、股骨头坏死、小儿股骨头骨骺炎、骨骺滑脱等。

3)股骨大粗隆的位置：大粗隆向上移位，表现为髋部增宽，大粗隆明显向外突出，与髂前上棘距离变短，常见于股骨颈骨折和髋关节脱位，如为双侧性，则出现会阴部增宽，或有明显的双侧髋内翻表现。多见于双侧股骨头无菌性坏死和小儿双侧先天性髋关节脱位。

4)髋关节有无畸形：髋关节不能伸直可呈屈曲、内收、外展及旋转畸形。①屈曲畸形：患者髋关节不能伸直呈屈曲状态。站立时多有"点脚"，或腰椎前凸。②内收畸形：患肢超过躯干中线，呈内收位不能外展，同侧骨盆高于对侧。③外展畸形：患肢处于外展位而不能内收，同侧骨盆低于对侧。④旋转畸形：观察足趾或髌骨，向外偏时为外旋畸形，向内偏时为内旋畸形。髋关节前脱位时，患肢呈变长、外展、外旋而微屈髋畸形。当髋关节后脱位时，出现患肢屈髋屈膝、内收、内旋、短缩畸形。股骨颈骨折时，呈现屈髋、屈膝、外展、外旋、短缩畸形，若是关节囊外骨折其旋转角度加大。在股骨大粗隆骨折时，患肢呈内收、外旋、短缩畸形。在髂耻滑囊炎时，患侧下肢往往处于屈曲位。髋关节骨关节炎时，呈现屈曲、外旋、内收畸形。

5)两侧腹股沟：检查时应注意观察皮纹深度和位置是否对称，因腹股沟中点稍下方正是髋关节的前部，关节内有肿胀必然引起腹股沟的改变。必要时需要做双侧对比检查，否则不易发现一些较轻微的异常。如果腹股沟局部凹陷变深，则有股骨头脱位的可能。

6)两侧臀大肌：髋部如有慢性病或长期疼痛，使患肢不能负重，可出现臀大肌失用性肌萎缩，表现为患侧臀部变得平坦。如臀部出现条索状沟凹，并伴有臀肌萎缩，则是由于臀筋膜挛缩或臀大肌纤维条索形成所造成的特有外观形态。如有一侧臀部高突，则常见于髋关节后上脱位。

7)两侧臀横纹：观察两侧横纹是否对称。

8)皮肤改变：观察髋关节周围有无瘢痕及窦道，局部有无红肿。臀部如果出现红肿并伴有疼痛、高热等症状，则提示可能有臀部软组织感染性疾病，如急性蜂窝织炎等。

(2)仰卧位检查：髋关节轻微畸形时，站立位时可因骨盆或腰椎代偿不易被发现，仰卧位时，由于不负重，无代偿，骨盆摆正后，可以显示。正常髋关节的两侧髂后上棘或髂嵴顶点连线应与双下肢轴线垂直，若在骨盆已摆正的情况下，任何一侧下肢轴线不垂直于上述连线，说明该侧髋关节有内翻或外翻畸形。

(3)俯卧位检查：髋关节屈曲挛缩者不能完全俯卧。

3.触诊

(1)仰卧位检查：触诊时首先寻找体表标志，如髂前上棘、大粗隆等进行定位，触摸髋部有无压痛、肿胀，有无肿物、异常隆起、肌紧张、痉挛等。

腹股沟中点压痛多见于髋关节炎症、股骨颈骨折、风湿性关节炎、股骨头无菌性坏死、髋关节结核等，如触之隆起、饱满，说明髋关节肿胀；如触到凹陷，则是股骨头脱出。若在大粗隆触及囊性肿物，其后方生理凹陷消失，伴有压痛，可见于大粗隆滑囊炎。在屈伸髋关节时，可触及一条粗而紧的纤维带在大粗隆上来回滑动，多见于弹响髋。股骨大粗隆上移可见于股骨粗隆间骨折、髋关节后上方脱位、股骨头无菌性坏死时。

(2)俯卧位检查：髋关节后方主要的骨性标志是髂后上棘，于皮下很易摸到。坐骨结节位于臀部，约在臀皱襞的水平，因为该结节有臀大肌和脂肪覆盖，因此关节伸直时不易摸清。骶髂关节因有突出的髂骨和支持关节的韧带，所以骶髂关节触不到。

(3)臀部软组织触诊：主要检查臀大肌、臀中肌、股方肌、梨状肌、骶结节韧带等软组织有无异常改变。大粗隆后上部正是髋关节的后壁，触按其有无压痛，有无肿胀。在臀大肌下方，若触及球形股骨头，则说明髋关节后脱位。

4.叩诊

(1)大粗隆叩击痛：半握拳，从大粗隆外侧向内叩击，使关节发生冲击疼痛。

(2)足跟叩击痛：将髋关节外展30°，下肢伸直位，并抬高30°，用拳叩足跟部，使之发生传导痛。髋部有骨折或炎症时，均可出现叩击痛。

5.听诊

(1)髋关节内弹响：①当股部自主伸直到最后25°时，于髋关节内可听到清晰的一尖锐的响声，常见于运动员。起因不明，可能由髂腰肌肌腱于髋关节前方向外侧滑动所致，也有可能是关节盂缘韧带松弛，股骨头撞击髋臼盂的结果。②由于股骨头在髋臼的后上方边缘轻度自发性移位，造成大腿突然屈曲和内收而发生弹响，日久可变为习惯性。多见于儿童。③由于髂股韧带呈条索状增厚，在髋关节过伸，尤其是外旋时与股骨头摩擦而发生程度不定的弹响。常见于成年人。

(2)髋关节外弹响：当髋关节屈伸及行走时，在大转子上方出现一滑动的条索状物，并同时出现较大的声响，发生的部位有两处。①大转子与髂胫束之间：髋关节屈伸的时候，髂胫束由大转子后方向前方滑动，引起弹响。大转子处有明显的压痛，滑液囊肥厚，见于大转子滑液囊炎。②腹股沟韧带与髂骨之间：见于腰大肌下滑液囊炎。

五、中医治疗

(一)中药内治法

中医学典籍中虽无骨坏死这一病名的直接记载，但根据其症状、体征与发病机制，可归属于中医学的"骨蚀""骨痿""骨痹"等范畴。《灵枢·刺节真邪篇》曰："虚邪入于身也深，寒与热相搏，久则内著，寒胜其热，则骨痛而肉枯，热胜其寒，则烂肉腐肌为脓，内伤骨为骨蚀。"这里将"骨蚀"分为寒热两类，显然属热者符合骨关节化脓性感染引起的骨坏死，而属寒者与西医学骨缺血性坏死较为相似。限于历史条件，后世医家对"骨蚀"缺少专门论述，其辨证论治的主要内容散见于"骨痹""骨痿"等篇章中。"痹"乃闭也，骨痹即骨内气血闭塞而不通。《素问·长刺节论》篇曰："病在骨，骨重不可举，骨髓酸痛，寒气至，名骨痹。"此处所指的临床特点显然与现代骨坏死的认识一致。"痿"即痿软无力。《素问·痿论》曰："肾气热则腰不举，骨枯而髓减，发为骨痿。骨痿者生于大热也，骨痿既发则足不任身，故《黄帝内经》曰："骨痿者，生于大热也"。《脾胃论》曰："脾病则下流于肾……则骨乏无力，是为骨痿，令人骨髓空虚，足不能履也。"本病患者晚期常出现患肢乏力，关节功能障碍，故表现为"骨痿"，病理上骨坏死的部分吸收，骨小梁变细塌陷，也是骨痿无力生长的表现。清代《医宗金鉴》曰："髋骨外向之凹，其形似臼，以纳髀骨之上端如杵者，名曰机，又名髀枢……或因跌打损伤，以致枢机错努，青紫肿痛，不能步履，或行上欹侧艰难。"即与最常见的骨坏死——股骨头坏死之病因及临床表现极其吻合。

1.常用中药

股骨头坏死使用中药治疗，活血化瘀、益气填髓、补肾壮骨，往往能收到良好的效果，尤其对于治疗早期软骨面尚未塌陷的股骨头坏死效果更好。中药治疗股骨头坏死的作用机制包括改善骨的微循环，增加血流量，降低骨内压，抑制血小板聚积，减轻骨坏死程度，促进骨坏死修复等作用，某些中药还具有促进血管生长和保护微循环的作用。

(1)临床常用治疗股骨头坏死的中药。

1)活血化瘀类：赤芍、鸡血藤、桃仁、红花、牛膝、血竭、当归、川芎、丹参、五灵脂、乳香、没药、三棱、莪术、三七、穿山甲。

中医学认为，在本病中，“瘀”贯穿整个病程，气血瘀滞、经脉壅阻是股骨头坏死的基本病机，而活血化瘀通脉则是治疗该病的基本法则。

现代研究表明，股骨头周围静脉瘀滞，动脉栓塞，股骨头内血液循环障碍是其坏死的首发因素和直接原因，并存在于股骨头坏死各发病阶段的始终。活血化瘀中药可以使血液高黏滞状态得到显著改善，降低血清胆固醇和甘油三酯的水平，减轻高脂血症的程度，提高血清钙的含量和钙磷沉积水平。同时，活血化瘀中药明显减轻了骨钙丢失和骨基质合成减少的程度，有保护骨细胞、成骨细胞的作用，能够减轻和改善骨组织缺血状况，有效防治股骨头的坏死。

2)补益肝肾类：熟地黄、续断、狗脊、淫羊藿、菟丝子、桑寄生、杜仲、补骨脂、龟板胶、肉桂、巴戟天、首乌、阿胶、山萸肉、鹿角胶。

中医学认为，“肝主筋，肾主骨”，肾主骨生髓，肾气实则骨有生气，肾气亏虚则骨枯而髓虚发为骨痿。因此，肾气不足、骨不生髓是股骨头缺血性坏死的重要病机，而补肾壮骨则是治疗该病的主要法则。补肾生精填髓中药的治本固本效应，使股骨头得之气血精髓的濡养而病愈。

现代研究表明激素诱发的股骨头坏死动物模型中下丘脑-垂体-肾上腺轴有功能和形态上的变化，血中性激素水平下降，而补益肝肾类的中药可以提高机体内分泌功能，增加体内性激素水平，抑制骨吸收，促进骨形成。补益肝肾类中药对于其他类型的股骨头坏死的作用还有待研究。

3)补益气血类：黄芪、党参、西洋参、人参、炙甘草、白术。

中医学认为气血不足则“血不濡内，气不卫外”，导致筋骨失养，腠理空虚，风寒湿之邪乘虚侵袭痹阻经络；或饮食失宜，宿嗜酒饮，致痰浊内存瘀塞于脉络。因此气血亏虚，邪侵脉痹是引起股骨头缺血性坏死的另一重要原因，而益气养血，祛邪通络在治疗该病时亦应受到重视。

现代研究表明，炎症与股骨头坏死密切相关，人参等补气类药物可以通过提高机体超氧化物歧化酶的含量来清除氧离子达到抗炎作用。而大多数补虚药都具有增强免疫功能的作用，这对于治疗激素诱发的股骨头坏死有着重要意义。

(2)其他可配伍中药。

1)祛风湿止痛类：姜黄、虎杖、桂枝、透骨草、桑枝、独活、秦艽、苍术、牛膝、天麻、钩藤、五加皮、木瓜、伸筋草、川乌、草乌、威灵仙、细辛、防风、葛根、制天南星、青风藤、干姜、白芷、防己、苏木、艾叶、川椒、泽泻。

常用于本病的历节阳虚型，本型患者常伴有类风湿疾病。

2)理气类：陈皮、青皮、沉香、白芥子、香附、紫苏梗、厚朴、枳壳、郁金、延胡索。常配合活血化瘀类药物使用，气行则血行，气为血之帅。

3)虫类：土鳖虫、白花蛇、地龙、全蝎、蜈蚣、水蛭、乌梢蛇。

病程较长、顽固难愈者常加虫类药物通络。

4)其他类：灵芝、田七、血琥珀、无名异、接骨木、泽漆、自然铜、通草、珍珠、甲珠、急性子、白花蛇舌草、冰片、地骨皮、丹皮、牡蛎。

2.辨证治疗

中医药治疗股骨头坏死的主旨是扶正祛邪，即所谓“补其不足，泻其有余”。根据中医理论，股骨头坏死多归咎于“瘀血”与“肾虚”，此外，寒湿痹阻、气血亏虚也是常见病机。因此补肾填精、益气养血以壮骨，为扶正大法；活血化瘀、祛寒除湿以通络，为祛邪之举，这是股骨头坏死的主要治法。结合辨病而言，一般股骨头坏死的早期多以祛邪为主；中期则补泻并举；晚期以补益为主。年老体弱者侧重补益，身强力壮者侧重祛邪。近年来对“活血”“补肾”治疗股骨头坏死的研究较多，活血与补肾也成为股骨头坏死治疗中补与泻的两大治法。

股骨头缺血性坏死由于致病因素、体质、年龄和病的新旧不同，临床出现不同的证候，故中医内治法强调辨证施治。要以临床证候为依据，采取辨证分型治疗。属于虚证的肾阳虚型、气血两虚型、肝肾不足型；属于实证的气滞血瘀型、湿热型；属于虚实相兼的气虚血瘀型、寒湿阳虚型。

(1)气滞血瘀型。

1)主证：髋部胀痛或刺痛，痛处固定不移，久坐久卧后疼痛加重，适当活动后疼痛减轻，但髋关节任何方向较大幅度的被动或主动活动均能引起疼痛。舌质紫暗或有瘀斑，脉沉涩。

2)证候分析：常见于青壮年创伤性股骨颈骨折后引起的股骨头缺血性坏死，骨折造成后的3个月至半年之内，由于青壮年自身的正气较盛，脏腑功能尚能维持平衡，正气未虚，但气滞血瘀不通，则临床以疼痛为主。久坐久卧后气血运行不畅，故疼痛加重，伤处离经之血未消，故痛处固定不移，刺痛为血瘀，胀痛则为气滞。经适当活动后，有利于气血运行，故疼痛减轻。由于疼痛而产生功能障碍，较大的活动时可引起疼痛。舌暗、脉沉涩均属于气滞血瘀征候。任何原因引起的股骨头坏死，在早期均可出现气滞血瘀的证候；在一些特殊情况下，虽然病情发展到了中晚期，若患者体质较好，正气不虚，临床以疼痛为主者，也属于气滞血瘀证候。

3)治则：行气活血，破积化瘀。

4)方药：桃红四物汤(《医宗金鉴》)加减。桃仁10 g，红花9 g，生地黄15 g，赤芍12 g，川芎12 g，当归15 g，乳香10 g，没药10 g，五灵脂9 g，香附10 g，牛膝15 g，甘草3 g。

5)方解：股骨头坏死，气滞血瘀，治当理气活血，化瘀通络。方用桃红四物汤(《医宗金鉴》：桃仁、红花、当归、赤芍、川芎、生地黄)活血祛瘀；用乳香、没药、五灵脂、香附活血化瘀，理气止痛，牛膝引瘀血下行以通血脉，上药共奏疏肝理气、活血逐瘀，行气止痛之功效。

6)加减：若以胀痛为主，加用苏梗、厚朴、枳壳、三棱、莪术、木香。若以刺痛为主，加用归尾、穿山甲、地龙等。若胃肠有热，加用黄连、大黄、栀子等，以泻热通便，促使气血运行。

7)制法与用法：水煎服。

(2)气虚血瘀型。

1)主证：髋关节胀痛、刺痛不剧烈，或只感觉轻微疼痛。主要为功能障碍，严重者任何方向活动都不自如，甚至卧床或扶拐行走，伴有轻度肌肉萎缩，面色无华，少气懒言，舌质暗红，苔薄白，脉沉无力。

2)证候分析：常见于老年创伤性股骨颈骨折后引起的股骨头坏死。因老人肝肾不足，骨质常有疏松，气血不足，痛感较青壮年较轻，所以疼痛感觉不明显，多以功能障碍为主。骨折后大多数患者又长期卧床，失于正常的功能锻炼，即使扶拐，活动也很少，故气血运行不畅，肌肉失养而萎缩。气虚则少气懒言，血虚则舌质暗，脉沉无力乃虚象。

3)治则：益气养阴，活血通络。

4)方药：生脉散(《医学启源》)合用血府逐瘀汤(《医林改错》)加减。党参15 g，黄芪12 g，白术 12 g,麦冬 15 g,熟地黄 12 g,当归 12 g,赤芍 15 g,丹参 15 g,川芎 12 g,柴胡 9 g,甘草 6 g。

5)方解:血府逐瘀汤(《医林改错》桃仁、红花、当归、生地黄、川芎、赤芍、牛膝、桔梗、柴胡、枳壳、甘草)方中用桃红四物汤(《医宗金鉴》:桃仁、红花、当归、赤芍、川芎、生地黄)活血祛瘀;用四逆散(《伤寒论》:柴胡、枳壳、赤芍、甘草)疏肝理气;上药共奏疏肝理气、活血逐瘀、行气止痛之功。然本证呈少气懒言,面色无华,脉沉无力等一派气虚之征象。血属阴而主静,血的运行有赖于气的推动,气行则血行,气虚则推动无力,则血行不畅,难以祛除离经之瘀血,故用生脉饮(《医学启源》:人参、麦冬、五味子、黄芪等),以增加益气活血之功效。

6)制法与用法:水煎服。

(3)气血两虚型。

1)主证:跛行或行动困难,甚则大部分时间卧床,髋部钝痛,有时疼痛沿大腿内侧向膝部放射,休息时疼痛不明显,活动加重。病侧肌肉萎缩,面苍白,唇甲淡白无华,气短乏力,舌淡苔薄白,脉细弱。

2)证候分析:老年人发生股骨头缺血性坏死,经过数月或数年的病程演变至Ⅲ期坏死,由于久病多虚,长期功能障碍,失去了正常的功能活动,致使气血运行不畅,肌肉筋骨失于濡养,出现肌肉萎缩,活动后血液供应不足而疼痛加重。血虚则面色苍白,唇甲淡白无华,气虚则气短乏力。脉细弱、舌淡苔薄白均属气血不足之征象。

3)治则:补气养血。

4)方药:归脾汤(《济生方》)加减。党参 15 g,黄芪 12 g,白术 15 g,当归 12 g,木香 12 g,茯苓 12 g,熟地黄 12 g,阿胶 12 g,生姜 9 g,大枣 20 g,甘草 6 g。

5)方解:股骨头坏死久病致脾失健运,气血不足,心神失养,故致上证。归脾汤(《济生方》:白术、茯神、黄芪、龙眼肉、酸枣仁、人参、木香、甘草、当归、远志)方用人参(党参)、黄芪、白术、甘草、生姜、大枣,甘温补脾益气;当归养肝生血而养心,茯神、枣仁、龙眼肉、远志养心安神、定志宁心;木香理气醒脾,防止补益之品滋腻碍脾之弊。上药共用而成补益气血、健脾养心之功效。

6)制法与用法:水煎服。

(4)肝肾两虚型。

1)主证:髋部疼痛较轻,活动时加重,休息后减轻,患肢肌肉萎缩,自汗或盗汗,健忘失眠,五心烦热,舌红少苔,脉细数。

2)证候分析:此型常见于股骨头坏死的中期。由于患者久病体虚,伤及肝肾之阴,肝肾阴液相互滋生,肝阴充足则下藏于肾,肾阴旺盛则上滋肝木,因此肝肾两虚、水不涵木则健忘。虚热内扰、心神不宁则失眠。肝阴不足、肝脉失养则肌肉萎缩,疼痛较轻。阴虚内热、热蒸于里故五心烦热。舌红少苔、脉细数均属阴虚内热之征象。

3)治则:滋补肝肾,强筋壮骨。

4)方药:六味地黄丸(《小儿药证直诀》)加减。熟地黄 24 g,山药 15 g,茯苓 15 g,当归 12 g,龟胶 10 g,牛膝 12 g,丹皮 12 g,泽泻 12 g,丹参 10 g,甘草 6 g。

5)方解:股骨头坏死后,肝肾不足,精血内亏,筋骨失养,故致此证。方中六味地黄丸(《小儿药证直诀》:熟地黄、山茱萸、山药、泽泻、丹皮、茯苓)及龟胶、俱为滋阴补肾,强筋壮骨之剂;当归,养血补肝。丹参、牛膝活血祛瘀。上方共奏益阴补阳,和血通络,强筋壮骨之功效。

6)加减:若盗汗、自汗加五味子、浮小麦,滋阴止汗。若五心烦热,酌加地骨皮、青蒿,益阴退虚热。

7)制法与用法:水煎服。

(5)肾阳虚型。

1)主证:髋部钝痛,活动后加重,遇热减轻遇冷加重,畏寒肢冷,腰膝酸软无力,跛行,精神萎靡,面色㿠白或黧黑,或有阳痿,泻下完谷,水肿,腰以下为甚,舌淡胖苔薄白,脉沉弱。

2)证候分析:此型常见于本病的晚期。长期的病程发展最终影响到肾的功能,肾主骨,肾阳虚衰,不能温煦脏腑及骨骼,则腰膝酸软疼痛;不能温煦肌肤,故畏寒肢冷;阳气不足,心神无力振奋,故精神萎靡不振;气血运行无力,不能上荣于面,故面色㿠白或黧黑。肾主生殖,肾阳不足,生殖功能减退,男子则阳痿,女子痛经或闭经。命门火衰,火不生土,则脾失健运而泄泻。肾阳不足,膀胱气化功能障碍,水液内停,溢于肌肤而为水肿。舌质胖苔白,脉沉弱,均为肾阳虚衰,气血运行无力之征象。

3)治则:温补肾阳。

4)方药:右归饮(《景岳全书》)加减。熟地黄 24 g,山药 12 g,枸杞 12 g,菟丝子 12 g,杜仲 12 g,鹿角胶 12 g,当归 15 g,熟附子 6 g,肉桂 12 g。

5)方解:股骨头坏死后,命门火衰,元阳不足,精血亏损而致上证。右归丸(《景岳全书》:熟地黄、山药、枸杞子、山茱萸、甘草、肉桂、杜仲、制附子)方中附子、肉桂、鹿角胶温补命门之火;熟地黄、山茱萸、山药、菟丝子、枸杞子、杜仲俱为滋阴补肾、强筋骨之剂,有阴中求阳之义;当归养血补肝。诸药合用,而成温阳补肾、填精补血之功效。

6)加减:如下肢水肿加用桂枝、泽泻、牛膝等,加强温阳行水之功效。如泄泻完谷或五更泄,加用肉豆蔻、吴茱萸、炒白术,加强温肾健脾之功效。

7)制法与用法:水煎服。

(6)寒湿阳虚型。

1)主证:股骨头坏死多不塌陷,合并髋臼坏死,关节间隙变窄,功能障碍明显,疼痛时轻时重,可累及其他关节肿胀变形,以致僵硬不得屈伸,因其疼痛遍身百节,故又名历节病。大部分患者属于稳定期,面色淡白,头昏耳鸣,畏寒,汗出,腰腿酸软,小便清长,夜尿多,小便余利不尽,脉沉细弱,舌质淡,苔薄白。

2)证候分析:素体虚弱,或寒湿又羁,或病久阴损及阳,有相当数量的患者,有长期大量使用激素的病史。本病以阳虚为主,阳虚卫外失职,形寒,畏风,多汗;阴虚固摄失职则尿多;阳气不足,升举无力故头昏、面白。腰为肾之府,肾气不足,无以濡养,故髋关节疼痛。寒湿痹阻关节,关节变形,活动受限。舌淡,苔薄白均属阳虚之征象。

3)治则:温阳养气,散寒祛湿。

4)方药:参附汤(《正体类要》)加减。人参 10 g,熟附子 6 g,熟地黄 12 g,白芥子 10 g,炮姜 15 g,麻黄 6 g,肉桂 12 g,鹿角胶 12 g,生姜 12 g,大枣 12 g,甘草 6 g。

5)方解:股骨头坏死后,或因体虚弱,或寒湿又羁,或病久阴损及阳,故致此证。本方由参附汤(《正体类要》:人参、附子)和阳和汤(《外科证治全生集》:熟地黄、肉桂、麻黄、鹿角胶、白芥子、生姜、甘草)两方组成,参附汤益气温阳,大补元气;阳和汤温阳散寒,通脉化痰,两方共奏温阳益气、散寒祛湿之功效。

6)加减:若发作期,证见发热,恶寒,无汗或汗出而热不退,关节疼痛剧烈,髋关节疼痛功能障碍突然加重,其他关节疼痛此起彼伏,屈伸不利,可采用温阳祛寒止痛法,药用乌头、黄芪、芍药、红花、桃仁。

7)制法与用法:水煎服。

(7)湿热型。

1)主证:身体多偏肥胖,髋关节疼痛,采用中药熏蒸药浴后感觉不适,或烦躁,下肢沉重,舌质红,苔黄厚,脉弦滑数。

2)证候分析:长期饮酒,阳气偏盛,所以热浴的方法感觉不适。外感风寒湿邪,热为外邪所郁,经络关节气血不畅,因而疼痛加重。脾虚胃热湿阻于中故烦躁,湿阻经络则下肢沉重。

3)治则:清热利湿,活血通络。

4)方药:桃红四物汤(《医宗金鉴》)合四妙丸(《疡科心得集》)加减。当归 15 g,薏苡仁 20 g,生地黄 15 g,桃仁 10 g,红花 9 g,苍术 6 g,茯苓 15 g,黄柏 12 g,木瓜 15 g,白莲芯 10 g。

5)方解:股骨头坏死后,或寒湿久羁化热,或病久气血久郁,致湿热内蕴,故致此证。本方由桃红四物汤(《医宗金鉴》:桃仁、红花、当归、赤芍、川芎、生地黄)和四妙丸(《疡科心得集》:黄柏、当归、生地黄、苍术)两方组成,桃红四物汤活血化瘀;四妙丸清热利湿,养血通络,消肿止痛。两方共奏清热利湿,活血通络之功效。

6)加减:疼痛不减者加地龙;下肢沉重、功能障碍严重者加牛膝。

7)制法与用法:水煎服。

(二)中药外治法

中医外治法是运用中药通过人体皮肤、孔窍、腧穴及病变局部对各种疾病进行治疗的一种方法。中草药外用治疗股骨头坏死,主要是使用一些活血化瘀、行气止痛的药物,通透腠理,舒展关节筋络,改善病髋关节周围及患肢的血液循环,消除局部炎症反应,缓解软组织的紧张、痉挛,以消除或减轻疼痛。有的医家认为,外用药可以改善血液流变性、降低血液黏稠度、加速血液循环,使股骨头瘀滞的血液流通加快,起到缓解股骨头内高压的作用。中药外治法的治疗原理概括起来有四个方面。①局部的刺激作用:即利用具有一定刺激作用的因子对髋部直接作用,可使局部血管扩张,促进股骨头的血液循环,改善周围组织的血液运输和营养,并能起到消肿的作用。②药物的直接渗透作用:通过药物外用的方法能直接透过皮肤,直接切近髋部病变的地方,增加局部药物的强度,起到活血化瘀、运行气血、清营凉血、消肿止痛,促进髋部血管新生、吸收死骨、形成新骨等功效。③经络的调节及脏腑的输布作用:在体表给药,通过经络血脉或信息传递,将不同的药物之性味作用,由经脉传输到髋部,并可通过协调全身的阴阳来帮助治疗。④皮肤的吸收作用:皮肤是人体最大的外围屏障,面积大,毛孔多,且有直接吸收的作用,外用药物可通过作用于髋部的皮肤而直达患处。

药物外治法具有以下几项优点:①股骨头坏死病程长,痛苦大,药物外治法可直接贴于皮肤达到防治疾病的目的,减少患者的痛苦。②股骨头坏死的内治法很多,而外治法又为治疗疾病多一条给药途径,弥补了内治的不足。③对于一些有消化道疾病的股骨头坏死患者,外治法可避免内治法可能带来的一些胃肠道。④对于年龄较大的股骨头坏死患者,体外用药无疑更灵活,更安全可靠。

1.搽擦药

搽擦药是将药物制成药液、药汁或药膏涂搽于病变部位,加速局部血液循环,促进药物吸收,充分发挥药力。临床上治疗股骨头坏死的时候可以单独涂抹于髋部,也可以与推拿联合应用,先将搽擦药涂抹于皮肤体表,然后推拿。

(1)舒筋止痛水:三七粉 18 g,三棱 18 g,红花 20 g,生草乌 12 g,生川乌 12 g,归尾 15 g,70%

酒精 1 500 mL。将药物浸泡于酒精中,密封,一个月后使用。将药水涂抹于患处,每天 2～3 次。祛风止痛、舒筋活血。可用于气滞血瘀型及寒湿阳虚型股骨头坏死。

(2)红花酒精:红花 15 g,当归 12 g,赤芍 12 g,紫草 10 g,60%酒精 500 mL。将上药物浸泡酒精中 4～5 天即可,按摩时涂抹于皮肤上。具有通经活络的作用,可用于气滞血瘀型股骨头坏死。

(3)伤油膏:血竭 10 g,红花 9 g,乳香 10 g,没药 10 g,琥珀 3 g,冰片 6 g,香油 1 500 g。黄蜡适量炮制及用法:上述药物除香油、冰片、黄蜡外,共研细末,后入冰片再研,将药末溶化于炼过的油中,再入黄蜡收膏。本药多用于在推拿时涂搽在患处,起到润滑作用。活血止痛,可用于各类股骨头坏死。

2.中药熏蒸湿敷

熏蒸湿敷法是将药物置于锅或盆中加水煮沸后,趁热先用热气熏蒸、浸洗患处的一种治疗方法,在中医外治法中占有重要的地位。使用熏洗法治疗股骨头坏死可直接将药物作用于髋部,借助热力将药物的作用发挥得更好,对于气滞血瘀型及寒湿阳虚型股骨头坏死疗效较好。

(1)活血止痛方:透骨草 50 g,川楝子 15 g,当归 20 g,海桐皮 20 g,威灵仙 20g,白芷 15 g,苏木 12 g,五加皮 25 g,红花 9 g,乳香 15 g,土茯苓 50 g,黄柏 15g,川乌 10 g,川牛膝 15 g。煎汤趁热熏洗,水温后可外洗。具有舒筋活血、消肿止痛作用,可用于治疗早期以气滞血瘀型为主的股骨头坏死。

(2)活血通络方:苏木 30 g,牛蒡草 30 g,卷柏 9 g,艾叶 30 g,羌活 9 g,牛膝 9g,伸筋草 30 g,鸡血藤 30 g。水煎熏洗患处。具有活血止痛、舒筋活络作用,治疗股骨头坏死后期导致关节僵硬、气血停滞者。

(3)祛瘀通络方:伸筋草 15 g,透骨草 15 g,海桐皮 15 g,乳香 8 g,没药 8 g,红花 10 g,五加皮 15 g,牛膝 15 g,桂枝 10 g,花椒 6 g,艾叶 10 g。将方药置于锅或盆中加水煮沸后,先用热气熏蒸患处,待水温稍减后用药水浸洗,每天 2 次,每次 15～30 分钟。祛瘀通络止痛,可治疗气滞血瘀型股骨头坏死,证见髋关节胀痛或刺痛,活动受限者。

3.中药热熨

热熨法是一种热疗的方法,是选用温经散寒、行气活血止痛的药物,加热后用布包裹,热熨患处,借助其热力作用于局部。其治疗股骨头坏死的机制与中药熏蒸湿敷类似,但可以更加方便地作用于髋部。热熨法可分为坎离砂、熨药和其他。

(1)温经活血:防风 240 g,川芎 240 g,透骨草 240 g,当归 180 g。捣碎混匀,加 2%～3%冰醋酸 1 600 g 和清水 1 800 g,煮沸 30 分钟过滤,然后倒入用强火煅烧 1～2 小时的净铁末 3 000 g 内搅匀,盖好冷却干燥后备用。用时将坎离砂倒入盆内,加醋 200 mL 拌匀,使其潮湿即可,否则影响发热效果。拌匀后按治疗需要分别装入布袋内,用浴巾、毛毡包好,待其发热。当坎离砂发热至 40 ℃以上时,即将坎离砂布袋置于髋关节部位,必要时加放棉垫并用毛巾或毛毡包好。每天或隔天 1 次,每次 40～60 分钟,1 个疗程不超过 15 次。应用于股骨头坏死中期患处疼痛,有血瘀、寒证者。

(2)活血舒筋方:荆芥 6 g,防风 6 g,桂枝 9 g,透骨草 9 g,羌活 6 g,独活 6 g,海桐皮 9 g,川椒 9 g,桑枝 9 g,防己 9 g。上药为末,装在布袋内,扣紧袋口,煎滚,烫熨局部。活血舒筋。应用于股骨头坏死后期患处疼痛、筋肉拘挛、活动受限者。

(3)温阳通络方:淫羊藿、伸筋草、三棱、莪术、木瓜、当归、透骨草、急性子、川乌、益母草。将

400 g 中药放入布袋内缝好，再放入清水内浸透，置蒸锅内，开锅后蒸 30 分钟取出。患者仰卧于床，将药袋放在患髋处，先熏，后放在患处皮肤上，用塑料布包好，一天 1 次，每次 40～60 分钟。适用于股骨头坏死晚期肌肉痉挛疼痛、有畏寒症状者。

（三）推拿方法

1.经脉穴位推拿方法

一是增强患者的心肺功能。股骨头坏死固然与局部的血液循环有关，但心肺功能减弱也是主要原因。为增强心肺功能，应推拿肘部肺经的尺泽穴、心包经的曲泽穴和心经的少海穴（还可推拿上肢的青灵穴、内关穴，手部的鱼际穴）及背部督脉上的至阳穴；二是股骨出现的病灶与脾脏关系极大。《黄帝内经》讲："脾有邪，其气留于两髀"，这里讲的"邪气"就是指病气，"髀"即为股骨，通过推拿可加强脾的功能，主要取脾经在足部的公孙穴、下肢的三阴交穴、地机穴、血海穴，小腹的冲门穴，胸部的大包穴，以使髀骨的邪气逐步排出，病情得以好转。

2.平衡推拿方法

人有疾病就出现不平衡，采用上病下治、左病右治、前病后治的推拿方法使机体达到平衡，使经络、气血平衡，使病灶处的细菌、病毒得以消除。由于主要是查找阿是穴，即反应敏感的部位，无须懂得穴位的位置，一般患者都可用此法治疗。推拿患肢对侧的相对应位置（即左侧有病治右侧、右侧有病治左侧）。如果两侧股骨头都有坏死的问题，则按揉耻骨、小腹和尾骨上的阿是穴（压痛点），即两边有病治中间，推拿腹股沟的压痛点（阿是穴），即后面有病治前面。

在每个压痛点推拿是以隐性（阴性）痛点（不按揉不痛）治疗显性（阳性）病灶的方法，一般不在病灶处施术，而是从四面八方施术，使刺激通过"反射"，对患病部位进行调节，使之恢复平衡，不但使局部，而且使整体得到平衡。

3.人体生物全息推拿方法

人体每一个局部的肢节、脏腑、器官都可视为一个全息元，因为它们都带有整体的信息，这就是全息的概念。推拿人体肢节的穴位比推拿人体的脏腑、器官（鼻、耳、眼等）容易掌握，简单、适用，而且效果显著。如上臂、小臂、掌骨和下肢的大腿、小腿，均有与股骨头相对应的穴位或反射区。

4.对应推拿方法

股骨头和上臂的肩后相对应，因此推拿上臂后面的压痛点（阿是穴）能起到对股骨头的平衡治疗作用；反之，上臂后面出现病患，也可以通过推拿股骨头来治疗。推拿足部的股骨头对应点也会起到一定作用。

（四）针灸治疗

针灸治疗股骨头坏死临床报道较少，但针灸不失为一种能有效地阻止股骨头坏死的发展，促使血液循环的恢复，使其病变尽快修复，保持髋关节功能恢复的方法，故临床值得加以推广与使用。目前针灸治疗股骨头坏死的方法还在进一步的研究中，近年来报道的一些疗效较好的方法如下。

1.杜炯、蒋培忠方法

（1）选穴：大椎、肾俞、环跳、环中、冲门、气冲、急脉、阳陵泉、三阴交。

（2）针法：交替针刺，用补法得气后，留针 30 分钟，每天或隔天治疗一次，7 次为 1 个疗程。

（3）适应证及疗效：用于早期股骨头坏死治疗效果较好，晚期可缓解症状。根据 VRS-5 评分法，优良率 65%，总有效率 90%。

2.乔美莲方法

（1）选穴：双侧股骨头局部围刺，配居髎穴、绝谷穴。

(2)针法:股骨头局部围刺每次5～6针,1～1.5寸深,平补平泻,留针25～30分钟。

(3)适应证及疗效:用于本病的湿热体虚类型效果较好,常用于治疗激素性股骨头坏死。疗效较好。

3.李跃平方法

(1)选穴:在左髋关节前方及大粗隆与坐骨节之间选一明显压痛点为阿是穴,配合肝俞、肾俞、环跳、秩边、血海、阳陵泉、三阴交等穴。

(2)针法:先选2.5寸毫针在阿是穴周围行扬刺法,手法以捻转为主,少用提插,并加强针感令整个髋关节前方及侧方均有明显酸胀感,局部采用温针灸。肝俞、肾俞、血海、阳陵泉、三阴交等穴以补法为主,留针30～40分钟,隔天1次,20次为1个疗程。

(3)适应证及疗效:报道1例,为晚期股骨头坏死。治疗1年后无疼痛等不适感,X线片复查显示:死骨裂解吸收缩小,头未进一步塌陷。

4.张国胜、李玉清方法

(1)选穴:以股骨大转子为中心,上下左右各旁开3寸处为局部取穴,配以阳陵泉、丘墟、肾俞、太溪、三阴交、合谷、百会、大椎、支沟等。

(2)针法:局部取穴,取5寸毫针直刺,使深达髋关节周围。行提插捻转强刺激泻法。配以以上穴位,针入得气后,予中等刺激强度。留针40分钟,每10分钟行针1次。同时用微波治疗仪局部照射10分钟。每天1次,10次为1个疗程,疗程间隔3天。局部穴位每次都用,配穴分为两组,轮流使用。

(3)适应证及疗效:报道1例,为早期股骨头坏死。治疗15个月后病髋外展、外旋自如,能从事一般体力劳动。摄X线片见:股骨头密度较前降低,髋关节结构大致正常。

5.焦洪波方法

(1)选穴:大杼、肾俞、环跳、冲门、气冲、承扶、委中等。

(2)针法:两侧穴位交替针刺治疗。针刺用补法,针刺得气后,留针30分钟,每隔5分钟行针一次,以增强针感,提高针刺疗效。每天或隔天针刺治疗一次,七次为1个疗程。

(3)适应证及疗效:报道2例,均为中期股骨头坏死。治疗后1例痊愈,1例显效。

6.使用耳针及皮内针

选取相应的穴位配合治疗可以大大提高股骨头坏死的治疗效果,目前这方面的研究还在进一步的深入中。

六、西医治疗

(一)股骨头坏死的非手术治疗

非手术治疗的目的是希望缺血性坏死骨能够自行修复,防止骨坏死进一步加重,塌陷。

1.牵引及石膏固定

对于股骨头坏死患者采用患肢牵引可减轻肌肉所产生的压力,对预防股骨头塌陷,具有明显疗效。对于儿童股骨头缺血性坏死一般牵引3～4周,可明显的缓解疼痛和增加髋关节的活动范围,特别是对疑为本病而不能立即确诊的患者尤为重要。既要观察又要治疗,对患儿有益无害,还可采用矫形支具,如Newington外展行支具、Toronto支架等。在股骨头骨骺缺血性坏死的早期,将股骨头完全放置在没有病变的髋臼内,既能缓解疼痛,解除组织的痉挛,使髋关节获得正常范围的活动,又可起到塑造和抑制作用,防止坏死股骨头的变形和塌陷。对于儿童股骨头缺血性坏死也可采用石膏固定。其治疗的目的在于避免股骨头的机械压力,保持股骨头外形,并与髋臼形态相一致,使股骨头能深置髋臼内,以利股骨头的生物塑形,保持髋关节内和骨内压力,避免或减轻后期发生的骨关节病,使患儿日后的关节不痛,能够负重行走。

2.药物治疗

目前认为使用激素可导致脂质代谢紊乱,最终造成骨细胞损害而导致骨坏死。氯贝丁酯能活化脂蛋白分解酶,促进含丰富甘油三酯的脂蛋白的分解代谢,并减少肝脏分泌低密度脂蛋白,使血浆中的低密度脂蛋白和甘油三酯的浓度降低,氯贝丁酯还能抑制胆固醇和甘油三酯的合成,增加固醇类的排泄,从而有效地预防了骨坏死的发生。Hydergine 能对毛细血管前动脉起作用,减少骨髓压力,对产生骨危象疼痛有明显作用。甲基磺酚妥拉明能扩张血管使血流量增加,对缺血的改善作用较强。另外,镇痛药物应采用非甾体药物。但也有长期应用吲哚美辛或其他止痛药物诱发股骨头坏死的报道。这些药物一方面可使关节疼痛减轻,以致使患者更多的使用患病关节;另一方面这些药物能抑制前列腺素产生,妨碍骨质修复。

3.电刺激治疗

有人用电刺激治疗股骨头坏死取得一定疗效,这种疗法是将金属电极直接接触骨组织,故有电解反应,但关于负极低强度直流电能促进骨生长的机制还不十分清楚,可能负极下电解反应的结果是组织酸碱度偏碱,另外是无氧产生;又由于静电力的关系,带正电的钙离子吸向负极及其周围,而带负电的氧离子被排斥到离负极较远的组织;其结果是局部可能出现氧浓度低,pH 上升和钙离子浓度升高的局面。1960 年国外学者发现骨代谢主要为无氧代谢,20 世纪 70 年代国外一些学者也发现干骺端生长旺盛区的张力仅为 2.7 kPa(20 mmHg),但骨干部位的则高达 14.7 kPa(110 mmHg)。在体外培养骨组织,低氧环境也适于骨生长。有人报道低氧张力可以刺激静止的多能细胞分化成骨母细胞和软骨母细胞,并且也有利于钙盐从软骨细胞线粒体内释放而钙化。另一些学者则发现骺板等骨生长旺盛区,肥大细胞层 pH 也相对高,因此可以推测,直流电阴极引起的低氧,高碱性、高钙离子浓度环境、增加膜通透和物质交换,以及扩张局部血管改善局部血液循环的作用可能是促进骨生长的重要原因。

4.脉冲电磁场

20 世纪 80 年代初,许多学者开始研究使用脉冲电磁场疗法治疗股骨头坏死,并取得明显疗效。Rock 等将带有电磁场的装置放于大转子处,每天 8 小时,共 2～18 个月,证明电磁场在 2～3 年能减轻股骨头坏死的临床症状,改善 X 线表现,其治疗效果优于髓芯减压,尤其对于 FicatⅡ期患者,有效率达 87%,对于 FicatⅢ期患者电磁场治疗也优于髓芯减压。Aron 等采用脉冲电磁场与髓芯减压分别治疗 FicatⅡ期和 FicatⅢ期股骨头缺血性坏死患者,并随访 24～36 个月,证明两种方法对股骨头缺血性坏死均有效,但前者效果明显优于后者。实验证明 72 Hz 单脉冲电磁场可增加新骨形成速度,减少骨吸收速度,并可延缓股骨头塌陷进程,不失为一种手术前治疗的选择。Marvin 等证明:髓芯减压和骨移植后股骨头内植入刺激液电极能缓解病变的发展,经过平均 21 个月随访,92%的患者 X 线片显示病变有改善,更有效的改善治疗效果,临床评价满意。

晚近有人报道 633 例患者应用脉冲电场治疗并随访 36 个月。这些患者与髓芯减压治疗的髋关节及那些保护性负重的患者进行比较,在 FicatⅠ期和Ⅱ期的髋关节,脉冲电磁场治疗的结果与髓芯减压基本相同,而且两者均优于保护性负重者。Ficat Ⅲ期患者应用脉冲电磁场治疗明显好于髓芯减压及保护性负重者。股骨头保存率 3 组患者分别为 53%、27%和 10%。另外有人证明磁场对血液流变学的影响,磁场可降低血液黏度和血浆黏度,全血黏度降低非常明显,血沉和红细胞比积等指标均有降低。

5.分米泥

有人证明分米泥能有效的治疗股骨头缺血性坏死,认为分米泥具有波长大,穿透力强,能穿透皮肤达 7～9 cm,其热效应和非热效应已被证实。在热效应作用下,股骨头微血管普遍扩张,血流速度加快,炎症介质减少。此外,热效应可促进渗出液的吸收,导致骨内压下降,从而阻断恶性循环,股骨头的血液循环得以改善。总之,分米泥可以减轻股骨头缺血性坏死的临床症状获得 X 线进展,并能延缓 Ficat Ⅱ、Ⅲ期股骨头塌陷的发生。

6.高压氧治疗

高压氧可迅速提高血氧张力,增加弥散量和弥散距离,从而增加病变区血流,使有氧代谢增加,无氧代谢降低,病变部位乳酸积累减少,从而产生较高能量,为病变组织的再生及恢复功能提供物质基础。另外高压氧治疗能加速微细血管侧支循环的建立,能促使部分可逆细胞向好的方向发展,因此对于新生血管的形成和成骨细胞的生长有促进作用。高压氧也可促进成骨作用,预防股骨头进一步塌陷,有的气压病骨坏死患者的严重疼痛,在接受高压氧舱治疗时可立即缓解。其方法是,先在加压舱内待 90～120 分钟后缓慢吸氧减压 30～44 小时,再行 1～2 个疗程的高压氧治疗,也可单纯用高压氧舱治疗,在压力下交替吸氧 30～45 分钟,吸空气 10 分钟,持续 2～3 小时,10 次为疗程。

7.保守治疗方案

(1)患肢避免负重,卧床,患肢皮牵引 1 个月,牵引重量 4～8 kg,之后扶双拐下地,3～6 个月患肢不能负重。

(2)抗凝祛聚药物:静脉滴注右旋糖酐-40 注射液 500 mL,复方丹参注射液 16 mL,有条件的患者可使用凯时注射液 10～20 μg,加入 250 mL 生理盐水或 5%葡萄糖溶液中静脉滴注,上述药物连续应用 2 周。双嘧达莫片 25 mg,每天 3 次,口服,肠溶阿司匹林 40 mg,每天 2 次,口服,时间 3～6 个月。

(3)高压氧治疗:10 天为 1 个疗程,可连续 2～3 个疗程。治疗期间应注意氧中毒等并发症,一旦发现则立即停止。

(4)治疗期间每月复查一次 X 线片,有条件的患者可复查 CT,一旦发现坏死加重,应立即放弃保守治疗,尽快手术以防股骨头塌陷。

上述治疗方案对 Ficat Ⅰ期患者,效果理想,Ficat Ⅲ期患者保守治疗效果普遍较差,应尽早手术治疗。

(二)手术治疗

1.髓芯减压术

(1)髓芯减压及自体骨髓移植术:①连续硬膜外麻醉,仰卧位,患侧垫高 45°。②髓芯减压:剥离大转子下方的股骨外侧骨膜约 2.0 cm,在大转子下 1.0 cm 处用电钻在皮质上钻孔。穿透皮质后,用直径 8 mm 的空心钻从皮质孔钻入,方向对准股骨头的中心,进达软骨面下 4～5 mm,取活检标本送病理检查。用直径 4 mm 的空心钻经同一钻孔向另一方向钻入股骨头,使之成为另一减压道。③自体骨髓细胞移植:于髂前上棘处进行骨髓穿刺,抽取自体骨髓 3 mL,并于大转子处取少量骨松质,将两者混合,于 C 形臂 X 线机监视下,将关节镜套芯,顺切口刺入髋关节囊,于股骨头颈交界处刺入股骨头,达软骨面下,顺此孔道,用注射器将自体骨髓注入股骨头内。

④术后处理:术后患肢外展 30°中立位,皮牵引 1 个月,之后扶双拐下地,术后 3 个月内患肢不负重。

(2)髓芯减压及血管束植入术:①切口在大转子和髌骨外缘连线上,“S”形切口,上方弧度偏向大转子,下方弧度偏向大腿内侧。②髓芯减压方法同上。③切取旋股外血管降支骨膜支,向下延长切口后解剖出降支,距起始点下 3～6 cm 处找到骨膜支,将降支骨膜支血管直接转移到大转子骨道口,顺骨道送入股骨头内。④术后处理患肢皮牵引 3 周,之后扶拐下地,每月复查 X 线片,3 个月内不负重。

(3)髓芯减压加脱钙基质植入术:方法同髓芯减压术,只是在减压后,顺大转子隧道向股骨头内注入脱钙骨基质,脱钙骨基质可刺激新生血管形成和骨诱导。

2.截骨术

(1)髋骨切骨术:又称骨盆切骨术,是用于治疗儿童股骨头缺血性坏死的髋骨切骨术。

1)Salter 法髋骨切骨术:据 Salter 的研究,正常人髋关节在功能位下直立时,股骨头的前外侧部未被髋臼覆盖;当髋关节外展时,股骨头的外侧部能被髋臼较好地覆盖。髋骨切骨术后,髋臼的方向改变,在功能位下直立时,股骨头前部及外侧部均被髋臼良好的覆盖。

适应证:6 岁以上骨骺的骨软骨病患儿伴有中度或重度股骨头受累及包容丧失者。其股骨头骨骺并无畸形或仅有极轻度畸形,无髋关节活动受限和髋关节刺激症状者。此手术的基本目的是预防股骨头发生畸形。

禁忌证:年龄<6 岁的儿童;股骨头骺受累范围极小的任何年龄儿童;髋关节活动已永久性受限者;股骨头骺已有明显畸形者,施行此手术并无益处。

手术方法。①切口:自髂嵴中点稍下方开始,向前经髂前上棘稍下方,切至腹股沟韧带中点。②显露切骨部:用刀向前将髂嵴骨骺软骨一直劈开到髂前上棘。用骨膜剥离器将劈开的髂嵴骨骺外侧一半,连同骨膜整块地从髂骨翼外面向远侧剥离到髋臼上缘,后方剥离到坐骨切迹。③锯断髋臼:用线锯将髋骨自坐骨切迹至髂前下棘作直线锯断。④植骨:从髂嵴前部取一全厚骨块,并将其修削成楔形,其基底的宽度相当于髂前上棘到髂前下棘的距离。用巾钳使切骨处形成向前外侧的开口。使骶髂关节脱位。然后将植骨片嵌入切骨处,穿过植骨片,进入远折片。

术后处理:包单侧髋人字石膏型固定。6～12 周后拆除石膏,全身麻醉或局部麻醉下小切口取除皮下的克氏针。定期摄片复查,以随诊切骨处位置、髋关节的生长发育及 Perthes 病的情况。

2)Canale 法髋骨切骨术。

适应证、禁忌证:同 Salter 法。

麻醉和体位:全身麻醉。仰卧位,患髋后垫沙袋。

手术方法。①手术入路:经由髋关节前外侧切口(Smith-Peterson 切口)进入。显露髂前上棘。切断髂腰肌腱附着点。沿髂嵴前半切开髂嵴骨骺软骨,向后剥离到坐骨切迹。②切骨:尽可能靠近髋臼的关节囊附着处从后向前锯断髋骨,锯断线应正好在骨盆的水平线上。③植骨:屈曲和外展髋关节。由髂嵴及髂翼凿取大约 2 cm×3 cm 的全厚四边形髂骨移植骨块。所取植骨块的大小根据切骨处张开所产生的间隙大小而定。将此植骨块嵌入切骨处,用 2 根或 3 根粗克氏针将其固定。

术后处理:10～12 周拆除石膏型,拔除内固定的克氏针。如植骨片愈合良好,则开始活动及完全承重行走。

3)Chiari 骨盆切骨术。

在髋臼的上缘处施行切骨术，将切骨处以下的骨盆连同股骨推向内侧。

适应证：年龄较大的 Perthes 病或先天性髋脱位矫形治疗后并发股骨头缺血性坏死，其股骨头大而扁平(膨大髋)、股骨头有半脱位及疼痛症状者。

全身麻醉。健侧斜卧位，患侧在上。

手术方法。①切口及手术入路：切口起自髂前上棘的稍后下方，直达坐骨切迹，构成一弓形切口(Ollier 切口)。用凿凿下股骨大转子，将其向上翻起。显露准备切骨的髋骨切骨线，即由髂前下棘到坐骨切迹之处。②切骨：切骨线可设计成平顶山形，先用骨刀沿切骨线的前、后1/3 部凿一刻痕，然后用线锯沿骨盆内面放入，将髋骨沿切骨线锯断。③上折片的推移：将髋关节外展，使有股骨头的下半部推进骨盆腔。在(髋)臼顶边缘钻一小孔，将(髋)臼顶与关节囊外缘缝台，再将股骨大转子复回原处，缝合固定之。

术后处理：自骨盆至小腿中 1/3 短髋人字石膏型，髋关节固定在 30°外展和轻度内旋位下 6 周，以后可起立步行。至切骨处坚固愈合后，拆除石膏型。

(2)经转子切骨术。

1)手术适应证：此手术的原理是将坏死的股骨头前上部位置转到不承重的部位。使重力传导到股骨头原来的关节面后部，即尚未受到缺血过程侵犯的部位。

Sugioka 强调施行此手术前，需要在患者仰卧、髋屈曲 90°、外展 45°和旋转中立位下摄股骨头侧位 X 线片。在这张侧位片上，股骨头后部完好的关节面应该大于股骨头整个关节面的 1/3。

2)麻醉和体位：全身麻醉。健侧斜卧位，患侧在上。

3)操作步骤。①切口及手术入路：做改良的 Ollier 切口，经外侧入路显露髋关节囊。靠近髋臼缘环形切开关节囊，准备切骨。切骨定位线见。②切骨：从外侧向内侧将两根斯氏钉钉入股骨大转子，钉的钉入方向应在与股骨颈呈直角的平面上。用电锯在转子间嵴远侧 10 mm 处，锯一与股骨颈纵轴呈 90。相交的经转子切骨线。然后在小转子上缘做与第 1 条切骨线呈直角方向的第 2 条切骨线，使小转子留在远折片上。有广泛病变的患者，在将近端旋转以外，还需有意地增加内翻位时，可将切骨面做得斜一些。③旋转股骨头及固定：在做完第 2 条切骨线后，利用近侧的粗钉将股骨头向前旋转 45°～90°。将切骨处用长螺钉加垫圈做内固定。

4)术后处理：患肢用 2 kg 重量做持续皮肤牵引 2 周，然后再于夜间牵引 2 周。第 10～14 天开始髋关节主动运动锻炼。第 5～6 周可在水池中练习行走。第 8 周开始可用拐杖部分承重，拐杖一直用到手术后 6 个月。如股骨头坏死区域广泛或是双侧股骨头坏死患者，手术后拐杖使用至 1 年。

(3)转子下切骨术

1)适应证：Perthes 病患儿具有以下指征："临危征"(髋关节活动范围减少；髋关节有内收挛缩，超重儿童；Gage 征；股骨头向外侧半脱位；或骺板呈水平位)的所有患者；年龄＞7 岁的 Catterall 2 级及 3 级患者；Perthes 病 Catterall 4 级而股骨头无严重扁平的患者；因为精神因素或其他原因，不能用支架或矫正器来获得股骨头的"包容"者；无下肢长度不均者；关节造影片上见到股骨头大部分未被髋臼覆盖，平片中测出 CE 角减小者；X 线片证明股骨头有相当量的前倾者。

2)禁忌证：所有的 Catterall 级 Perthes 病患儿；年龄＜5 岁的 Perthes 病 Catterall 分级 2 级及 3 级患儿，并且无临危征者；年龄＞5 岁的 Perthes 病 Catterall 分级 2 级及 3 级患儿，并且无临危征者；确定是已愈合的 Perthes 病患者；Perthes 病患儿做关节造影证明其股骨头已严重扁平变形者。

3)全身麻醉：患者仰卧于手术台上，将患肢放在铺巾之外，以便操作。

4)手术方法：起自大转子中部平面，向远侧继续切开 10～13 cm。测量切骨处股骨宽度，，读出需打开的楔形基底的宽度。然后做切骨术。

切骨方法有两种技术，即开口楔形切骨技术和反向闭口楔形切骨术。

5)术后处理：包双侧髋人字膏型固定。6～8 周后，当 X 线片上见到愈合已坚固时，可拆除石膏型。鼓励患儿行走。第一年内每 3 个月随访一次。第二年起定期摄 X 线片，观察 Perthes 的进程。

3.髋关节融合术

(1)髋关节内外融合术。

1)连续硬膜外麻醉，仰卧位，患髋垫高 30°，取髋前外侧 Smith-Peterson 切口。

2)关节内融合术：于股直肌与阔筋膜间隙进入，结扎，切断髋关节囊前方血管，切开髋关节囊内收外旋脱出股骨头，清除股骨头内的死骨，直至正常骨松质，修整股骨头，使之能与髋臼对合于功能位，切取髂骨颗粒填塞髋关节间隙内。于大转子下方 3 cm 处向股骨头方向拧入骨松质螺丝钉，使之穿过关节间隙进入髋臼内，固定髋关节于外展 15°、屈曲 15°～20°位。

3)关节外植骨固定：于髂前下棘、髋臼上臼及股骨转子窝凿骨槽，长 4.0 cm，宽 2.0 cm，依骨槽大小于髂嵴前部切取长方形骨瓣，将其嵌入骨槽内，用一枚骨松质螺钉固定。

4)术后处理：术后髋人字石膏固定 3 个月，若 X 线片显示髋关节已融合，可去除石膏，若骨融合欠佳，应延长石膏固定期。

(2)带肌蒂骨瓣髋关节融合术

1)麻醉、体位、切口同上。

2)切取带肌蒂骨瓣：于髂前上棘切断缝匠肌，显露髂嵴前部，于髂骨翼内侧骨膜下剥离腹肌及髂腰肌，用骨刀切取带阔筋膜张肌和臀中肌的骨瓣，大小为 4.0 cm×2.5 cm。

3)关节融合术：关节内融合术 Handson 法，关节外融合即将带阔筋膜张肌及臀中肌蒂的骨瓣，嵌入股骨头颈、髋臼上缘及髂前下棘处凿出的骨槽内，用螺丝钉固定。

4.人工关节置换术

(1)全髋置换术。

1)适应证：多数 FicatⅢ期、Ⅳ期或 MarcurⅣ期、Ⅴ期股骨头缺血性坏死患者。

2)禁忌证：FicatⅠ期、Ⅱ期或 MarcurⅠ期、Ⅱ期、Ⅲ期股骨头缺血性坏死者；股骨头缺血性坏死病因尚未控制，正处在激素治疗阶段者；患者全身情况较差，不能耐受手术者。

3)连续硬膜外麻醉或全身麻醉：体位视手术途径而定，采用髋后外侧切口者，应全侧卧位，患侧在上。采用髋前切口或外侧切口者，为仰卧位，患侧臀部垫高 30°。

4)手术方法。①切口：髋后外侧切口应从髂后上棘到大粗隆连线的外 2/3 处开始，然后再沿大粗隆后缘向股骨纵轴延伸 5～10 cm。②劈开臀大肌：在大粗隆处依臀大肌纤维方向切开臀大肌腱膜，为显露术野，便于股骨头脱位，应沿大粗隆后缘切断部分臀大肌的附着点。③切断外旋肌群显露关节囊：用电凝刀将外旋肌群近附着处切断，然后用骨刀将外旋肌群由关节囊上推开，显露关节囊。④关节囊的处理：切开并切除后关节囊，将髋关节屈曲、内旋、内收，使股骨头向后脱位。⑤切除股骨头(股骨)颈：截骨线应由股骨颈基底部的上缘(即由股骨颈上缘与粗隆交界处)到股骨颈下缘中点的连线或距小粗隆上方 1.5 cm 左右。垂直切断股骨颈。⑥髋臼的处理原则是：清除髋臼内所有的软组织，如脂肪、圆韧带、髋臼软骨、髋臼切迹处的横韧带，以及髋臼盂唇等;加深髋臼,使人工髋臼帽能完全纳入髋臼内;在髋臼内靠近边缘处向髋骨、坐骨和耻骨方向,相当于弓状线、耻骨支、坐骨支处,打3个0.8～1 cm直径、1 cm深的骨孔,其周围凿出浅窝,以利于骨黏固剂附着。⑦安放髋臼帽:调合骨黏固剂至成团期,并将其塑成饼状后置入髋臼内,并用手指将骨黏固剂捺入髋臼骨孔内,将备用的3小块松质骨片,呈等边三角图形置于骨内,然后将髋臼帽按外展40°、前倾10°方向置入髋臼内,用挤压器紧压髋臼帽,一方面使骨黏固剂挤入到髋臼的3个骨孔内,另一方面靠植入的3个小骨块保持髋臼底的骨黏固剂厚度。⑧修整股骨安放人工股骨头:将紧贴大粗隆的股骨颈皮质切除少许,并用圆凿沿股骨颈截断面的将成团期的骨黏固剂置入髋臼内,用手指将骨黏固剂捺入髋臼骨孔内骨黏固剂均匀填入髋臼内后,将备用的3小块松质片,呈等边三角形排列置入骨黏固剂中纵轴,将其松质骨挖一骨槽,然后将髓腔锉依股骨颈截断面纵轴方向插入髓腔内。⑨骨黏固剂固定人工股骨柄:使用骨黏固剂注射器或用双拇指挤压法将成团期的骨黏固剂挤入髓腔内,然后将人工股骨头紧贴大粗隆插入髓腔内,插入过程中人工股骨头应保持正常的前倾角(10°～15°)和外翻位。⑩关节复位:助手将患肢向下牵引,并外旋股骨干,术者用一滑槽板插在人工股骨头与髋臼之间,做成滑动斜坡,同时用另一手指沿滑动斜坡向髋臼方向推挤人工股骨头,使之还纳于髋臼。

5)术后处理:患者取仰卧位,患肢保持外展中立位,避免屈髋内旋动作;负压引流应保持无菌、通畅,当引流量24小时少于50 mL时,可拔除引流管;术后静脉应用抗生素预防感染;术后6周可扶拐不负重下地。术后6个月视情况扶单拐逐渐负重。

(2)人工股骨头置换术。

(1)适应证:MarcurⅠ期、Ⅱ期或FicatⅠ、Ⅱ期可选用髓内钻孔术;即使是MarcurⅡ期、Ⅲ期或FicatⅡ期、Ⅲ期,也可选用股骨颈钻孔术或其他方法治疗。

2)禁忌证:同人工全髋置换术。

3)麻醉与体位:同人工全髋置换术。

4)手术步骤:若以髋后外侧切口为例。其切口、劈开臀大肌、切断外旋肌群显露关节囊,均与全髋置换术相同,不同者在以下步骤。①关节囊处理:关节囊不切除,只是沿髋臼边缘行"T"字形切开,保留髋臼盂唇不受损伤:屈曲、内旋、内收髋关节,使股骨头向后脱位。②人工股骨头复位:其复位方法同全髋置换术,不同之处是要先将切开的

(雷宁波)

第八章

骨与关节化脓性感染

第一节 化脓性骨髓炎

凡由于化脓菌所引起的骨、骨髓腔、骨膜产生化脓性炎症，称之为化脓性骨髓炎。中医古称“疽”“骨疽”“附骨疽”等，现代一般谓之为骨痈疽。其发病年龄多为小儿，男性儿童多于女性。

化脓性骨髓炎临床分为急性和慢性两种。急性骨髓炎多由血行播散而来，故称为急性血源性骨髓炎；慢性化脓性骨髓炎，多由于急性血源性骨髓炎治疗不当或延误诊断、治疗发展而来。另外，近年来，临床上出现了许多不典型的患者，它们与急性血源性骨髓炎及由其演变而来的慢性化脓性骨髓炎不同，这种类型的特点一开始就表现为慢性感染，其发病隐袭，进展缓慢，全身症状不明显，它既没有急性血源性骨髓炎的症状、体征及X线的表现，而且，发病后也没有用抗生素或清热解毒等中药治疗，当患者作影像学检查时，病灶已局限，故有的学者称其病为非典型性慢性骨髓炎、原发性慢性骨髓炎、原发性亚急性化脓性骨髓炎或特殊类型化脓性骨髓炎等。这一类骨髓炎包括有Brodie骨脓肿、硬化性骨髓炎、浆细胞性骨髓炎、骨干型非典型慢性化脓性骨髓炎、干骺端并骨骺型非典型性骨髓炎、不规则骨非典型慢性化脓性骨髓炎等。

本节内仅叙述急性血源性骨髓炎、慢性骨髓炎、局限性骨髓炎及硬化性骨髓炎。急性血源性骨髓炎如能早期及时诊断和有效治疗，预后尚好；但若稍有疏忽或诊治失当，尤其对婴幼儿，将会引起肢体畸形或转为慢性。慢性骨髓炎和硬化性骨髓炎预后多数较差；局限性骨髓炎预后良好。

一、急性血源性骨髓炎

急性血源性骨髓炎是指骨的各组成部分受到细菌感染而引起的急性化脓性炎症。细菌多从体内其他部位的感染病灶经血液或淋巴液到达骨组织。因干骺端的血管迂曲回旋，细菌可由于局部解剖生理特点，而多好发于长管状骨的干骺端。可能是因为下肢负重的关系，所以下肢的发病显著多于上肢，其中胫骨、股骨更常见，10岁以下的儿童占发病总数的75%以上，男童多于女童。新生儿的急性化脓性骨髓炎多为突然发病，除患处局部有红肿热痛外，多伴有高热、脉搏急速等全身中毒症状，白细胞总数和中性粒细胞明显增多，血沉增快。自1944年抗生素被成功应用于临床以来，此病死亡率已由20%～30%迅速降至1%～2%，甚至无死亡患者。但随着抗生素的滥用及其产生的耐药性，或延误诊断，或治疗不当，有相当一部分患者出现复发，或转为慢性化脓性骨髓炎，由此而引起的病理性骨折、长期不愈的窦道、关节僵直、肢体畸形并不少见，有的肢体功能不能完全恢复。因此，早期诊断，早期恰当有效地治疗是减少各种并发症和后遗症的关键。

（一）病因、病理

西医学认为，急性血源性骨髓炎是化脓菌由身体其他部位的感染病灶，如疖、痈、毛囊炎、脐炎等，或中耳炎、咽喉炎、呼吸泌尿道感染等，进入血流传播至骨组织，引起的急性骨组织的感染。其致病菌，最多见的是金黄色葡萄球菌，占 80%以上；链状排列的革兰氏阳性球菌即链球菌次之；其他如表皮葡萄球菌、大肠埃希菌、肺炎链球菌、变形杆菌、铜绿假单胞菌等，乃至真菌、螺旋体、立克次体等也成为急性血源性骨髓炎的致病菌。也有人报道，在婴幼儿致病菌则以溶血性链球菌略占多数，其次为金黄色葡萄球菌、大肠埃希菌、流感嗜血杆菌等。细菌进入骨组织后，在受感染者抵抗力低下时，或致病菌毒力强大，或治疗不当，三者部分存在或同时存在时，将会急性发病。

急性血源性骨髓炎的病理机制，西医学仍广泛沿用的是血管栓塞理论。由于其发病多在长管状骨的干骺端，其处有丰富的血管网，又是终末动脉，血流缓慢，细菌栓子容易停留、沉积。细菌的繁殖和局部骨组织的变态反应引起一系列炎性病变，结果致骨组织坏死，形成一个小的骨脓肿。如果人体抵抗力强，或细菌毒力小，则骨脓肿可局限化，形成局限骨脓肿。相反，则病灶继续扩大，侵及更多的骨组织，甚至波及整个骨干。急性血源性骨骺炎的病程进展、脓肿形成，是由局限骨脓肿突破干骺端的密质骨达骨膜下，形成压力高的骨膜下脓肿；脓肿亦可直接进入髓腔，使髓腔内压力增高，尔后再穿破皮质骨达骨膜下。当髓腔内压力大，穿破密质骨直达骨膜下，形成骨膜下脓肿（图 8-1），此时，被脓液侵蚀包绕的一段骨质，由于其内外滋养动脉被侵及，血栓形成而失去动脉滋养，发生坏死，其继续发展，炎症坏死的骨段与周围组织游离，即为死骨形成。若病灶进一步发展，在脓肿和坏死骨形成的同时，病灶周围的骨膜因炎性充血和渗出液的刺激而产生新骨，包围于原骨干之外，形成骨壳，即称为"骨包壳"。由于感染继续存在，骨包壳本身亦遭破坏，故骨包壳不规则，其上有许多穿孔，与皮肤窦道相通，称为"骨瘘孔"。如炎症不能控制，脓液死骨不能排出或吸收，将变成慢性化脓性骨髓炎（图 8-2）。

中医认为正气虚弱是急性血源性骨髓炎的发病基础，热毒为主要致病因素，损伤是发病的诱因，其包括以下几方面。①热毒注骨：疔毒、疮疖、痈疽或咽喉部化脓性感染，以及麻疹、伤寒、猩红热等疾病后，余毒未尽，藏匿体内；或六淫邪毒入侵，如久居湿热淫地，久而化热成毒；或因饮食劳伤，七情郁乱，火毒内生等，均可使余邪热毒循经脉流注入骨，以致络脉阻塞、气血壅结，蕴酿化热，火毒内盛，腐骨烂筋，遂成本病。②损伤感染：筋骨皮肉开放性损伤，邪毒从创口入侵，深达入骨，阻滞经络，气血瘀滞，久而化热，热腐成脓，烂筋蚀骨。局部闭合损伤，如跌仆闪挫引起气血凝滞，也可导致经络瘀阻，瘀久化热，热毒流注筋骨而发病。③正气虚弱：《素问・评热病论》云："邪之所凑，其气必虚"。正气可御外，正虚则外邪易入侵，邪毒蕴结于内，正虚邪不能外达，反深窜入骨，筋骨有虚或弱，则邪毒留聚，繁衍为害，遇时发病。

在急性血源性骨髓炎的整个病理演变过程中，正邪相搏始终存在。当正盛邪弱时，热毒消散，炎症吸收而痊愈；当正盛邪实时，则形成局限脓肿；如正虚邪盛，则热毒扩散，不仅引起全身中毒，而且局部亦会引起骨膜下脓肿、包壳骨、死骨等病理改变。按中医辨证治疗分为：初期：炎症初起，发病 3～4 天内，局部红肿疼痛，患肢不能活动；全身恶寒发热或寒战高热。化验白细胞增高，$(20\sim30)\times10^9/L$，血沉明显增快，但穿刺多无脓液，X 线片多为阴性。正邪相搏是此期的主要病机。此期中医可分为以湿热蕴阻、风寒湿毒和气血瘀滞为主的3种证型。成脓期：发病3～4天后至2～3周。由于误诊或失治使症状加重，全身虚弱，壮热不退，甚至烦躁不安，神昏谵语；患肢局部弥漫性红肿，皮肤温度增高。X线可见骨膜反应或皮质破坏。局部可穿刺抽出脓液。此时，为正盛邪实，中医可分为痰浊化热和热毒内陷两型。溃后期：疾病发展，脓成溃破或手术引流，全身及局部症状明显减缓，但伤口未愈或流脓，甚至形成窦道，此期包含有正邪两虚或气血亏虚两型。

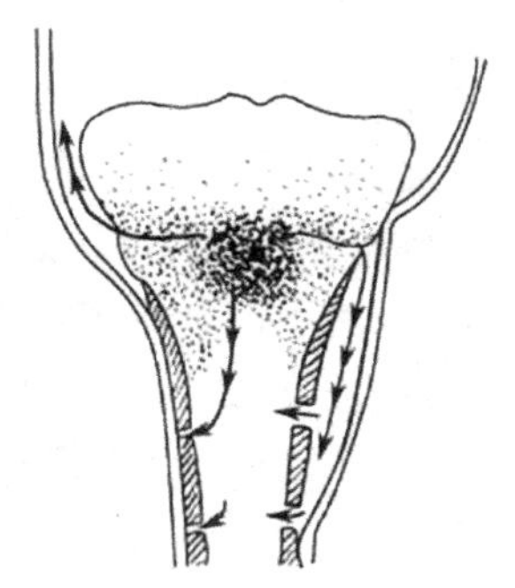

图8-1 急性骨髓炎扩展途径示意图

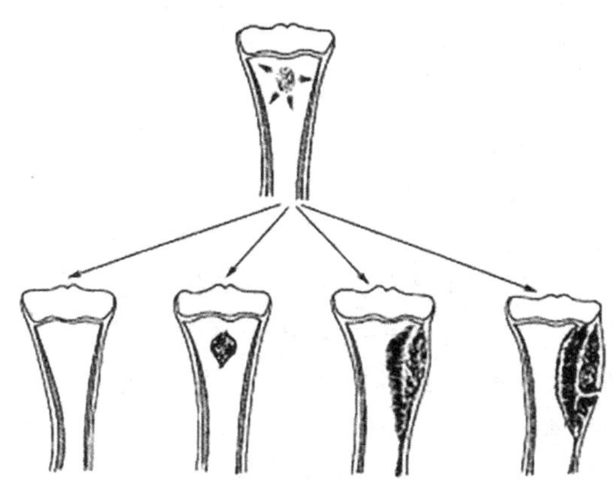

图8-2 化脓性骨髓炎的演变

（二）临床表现与诊断

1.全身表现

病起突然，始为恶寒发热，继而壮热增寒。热毒炽盛酿脓时，高热稽留，脉搏急速，并可出现烦躁不安、呕吐等全身中毒症状，甚至惊厥；严重者可有昏迷及感染性休克。

2.局部表现

(1)疼痛：始为患肢疼痛、压痛，呈进行性加重，发展迅速。热毒酿脓时，局部阵发性跳痛，继则胀痛彻骨。当脓肿突破骨膜进入周围软组织时，疼痛暂时减轻。

(2)肿胀：肢体病变处多呈环形肿，表面灼热。初起皮肤颜色不变，将溃时肿胀中心表皮透红，或中心皮肤颜色苍白，其周围潮红。

(3)功能障碍：发病后患肢不能主动活动，也拒动。后期可残留功能障碍。

其临床诊断当为:①近期曾有过外伤、皮肤或上呼吸道感染病史。②具有上述临床表现。③化验白细胞总数及中性粒细胞数明显增多,血沉增快明显;血培养可查到致病菌。④早期局部分层穿刺可吸出骨膜下脓液或软组织内脓液,其涂片或培养可找到脓细胞或致病菌。⑤CT 及 X 线片可出现骨膜下脓肿、骨膜反应及骨质破坏,但单纯 X 线片(CR 片)往往在 10 天左右才有变化。放射性核素扫描可较早发现病变部位,一般于发病 48 小时即可有阳性结果。磁共振早期也可出现骨髓内的亮度改变。

(三)治疗

急性血源性骨髓炎发病突然,病情变化快速,早期即有中毒症状,若不及时治疗,严重者可危及生命,或者转变为慢性骨髓炎,遗有窦道,经久不愈。因此,及时有效的治疗,是取得良好预后的保证。有人报道,对婴幼儿急性血源性骨髓炎的早期诊断是个关键,若能在 3 天内作出诊断,并予以正确治疗,可以控制化脓性骨髓炎的发展,骨膜不会被破坏,减少血管栓塞的机会,90%以上结果满意。若发病已 3～7 天,就很难防止骨膜破坏,大约治愈率仅达半数。如果超过 7 天才开始治疗,则大部分将转化成慢性骨髓炎。故对此应当高度重视,特别是婴幼儿,有的发病后尚不能自己诉说病灶所在部位,医师作诊断时更应该高度警惕!

其具体治疗方法,应辨证用药,中西医结合治疗,采用内服外敷;但对中毒症状严重者,应采用有效抗生素控制病情发展;对局部脓已成、骨质有破坏者,应在有效足量抗生素使用的同时,局部骨段开窗引流;如用创面内持续闭合冲洗引流术,不仅可使引流通畅,控制病情发展,使之趋于愈合,又可保住切口一起愈合,疗效肯定。

1.早期治疗

急性血源性骨髓炎初期发病在 3 天以内者,可根据年龄及患者能否内服中药,行非手术治疗。

(1)婴幼儿:当出现高热,患肢弥漫性肿胀,活动大大减少,甚至出现假性瘫痪、患肢压痛、拒动时,其如果不易内服中药,应立即给予大剂量高敏感的抗生素应用。如首先用头孢菌素Ⅴ或头孢曲松加庆大霉素等联合静脉应用。患肢用石膏托等制动。或外用中草药外敷患肢:取蒲公英、紫花地丁、四季青、马齿苋、芙蓉花叶、野菊花、七叶一枝花、乌蔹莓等新鲜草药,洗净后加食盐少许,捣烂敷患处,每天或半日更换 1 次。

(2)儿童:可自述病处,及早诊断比较容易。此 3 天内,虽有全身感染,患肢弥漫肿胀,但骨膜下尚未成脓,髓腔也仅有炎性充血或少量脓液,部分患儿尚可内服中药,此时治疗,可辨证用仙方活命饮或黄连解毒汤、或五味消毒饮,或清热地黄汤等内服。另外,尚可外敷上述中草药,或金黄散、双柏散、骨疽拔毒散、骨炎灵散等水调外敷。为确保炎症得以控制而不至于穿破骨骺板破坏骨骺,应同时给予支持疗法,并加用头孢霉素类和氨基糖苷类药物静脉滴注。一直沿用到一般症状消失,其他用至正常后 4 周。

(3)成人:对成人急性血源性骨髓炎早期的治疗,可中医辨证以"消法"内消之。也即根据湿热蕴阻、风寒湿毒、气血瘀滞等导致的不同证型用药。①初起证见恶寒发热,局部肢痛,脉浮数,苔薄白者,应以清热解毒为治则,方用仙方活命饮加黄连解毒汤或五味消毒饮加减内服。②证见寒战高热,局部肢体剧痛,脉滑数,舌质红,苔黄腻者,应以清营退热为治则,方用黄连解毒汤合五味消毒饮,加乳香、没药;如便秘尿赤加大黄、车前子内服。③证见高热神昏,肢体肿胀,局部剧痛难忍,身现有出血点,烦躁不安,脉洪大或细数者,应以凉血、清热、开窍为治则,方用清热地黄汤合黄连解毒汤,必要时加服安宫牛黄丸、紫雪丹等,或按感染性休克积极进行中西医结合抢救治疗。

初期肿痛尚局限，局部仍需用上述中药鲜草捣烂外敷局部，亦可选用消疽散、骨炎灵散、骨疽拔毒散、金黄膏、双柏散、玉露膏等外敷，以加强其消炎、消肿、止痛、拔毒之功。

如用上述方法中药内服、外敷积极治疗中，中毒等症状不能很快控制，局部肿痛难以在2～3天内明显见效，除可加大药物剂量如再每天加服1剂中药外，务必另加用头孢霉素类和氨基糖苷类抗生素静脉滴注，以确保炎症得以控制。

2.成脓期治疗

对于急性血源性骨髓炎成脓期（即发病3～4天到2～3周）的治疗，因此期炎症扩散，脓液已达骨膜下，邪气正旺，身体已有虚时，当以扶正祛邪，托透为治。常用内服方药为神功内托散、托里消毒饮加味，外敷清热解毒中草药。可根据患者体质，适当多次少量的新鲜血液、血浆、人体清蛋白等，给予支持疗法。此期治疗关系到患肢是否会留有残疾或转为慢性骨髓炎，故中西医结合治疗十分必要。下面介绍几种手术治疗方法：

（1）皮质骨钻孔引流术：抗生素、中药应用2～3天，仍不见显著效果者，应立即手术治疗。如骨膜下尚无脓液穿出，给予皮质骨钻孔以引流。手术切口应选择在肢体肿胀最明显的局部，作与患肢纵轴一致的方向，切开直达骨膜，但应注意避免进入关节或损伤骺板。妥善保护皮缘后，沿皮肤切口方向切开骨膜，吸出脓液，并同时作细菌培养，药敏及细菌涂片染色。吸净骨膜下和软组织内脓液后，然后用4 mm直径钻头在骨皮质粗糙处，即病灶部位作左右两排钻孔达骨髓腔，每排可作2～4个孔，每孔间距1 cm左右。如钻孔时，从孔中流出脓液很少，髓腔内压力不大，就此冲洗创面，局部可置头孢菌素Ⅴ 1 g或妥布霉素16万U，一次缝合创面。

（2）局部开窗引流术：在行钻孔引流的时，如发现脓液从钻孔处涌出，说明髓腔内脓液多、压力大，髓腔破坏明显，单纯钻孔引流难以达到引流效果，应行皮质骨开窗引流。手术开始步骤同钻孔引流术。当切开处触之皮质骨粗糙、见颜色暗红、骨质有疏松显现，自钻孔流出脓液较多时，则将骨膜向两侧剥离1～2 cm，用骨凿呈斜坡状沿左、右及上、下钻孔凿除部分骨皮质即“开窗”。吸出骨髓腔内的脓液和坏死组织，再用清水或生理盐水冲洗干净。此时不可用刮匙伸入髓腔内搔刮。创面可置抗生素，如头孢菌素Ⅴ 1 g等，尔后用凡士林纱条或双氧水纱条松松填塞局部，以作骨髓腔引流、止血，创口两端缝合，中间段引流条留置切口外，外盖消毒棉垫。

术后处理：患肢石膏托保护，密切观察引流是否通畅，术后3～5天更换创口内敷料，换药。继续用有效抗生素及辨证使用中药内服治疗。

（3）持续闭合冲洗引流术：此种手术的适应证同急性血源性骨髓炎的骨开窗引流术，手术开始步骤也同开窗引流术。在术中清除病灶内脓液后，生理盐水反复冲洗。取一输血用硅胶管，从切口旁上端5 cm左右戳洞穿入达骨髓腔开窗内，上接输液瓶。再取一内径1 cm的硅胶管，一端剪成斜面，将这段与病灶开窗底部同等长度的一段管子上剪3～5个侧孔，置于脓腔底部以利引流，另一端从切口下旁（卧位较创面低处）5 cm戳洞引出，下接水封瓶或负压吸引器。切口一期缝合，缝合针距要适当密，切口和进出冲洗、引流管处皮肤不得漏水，两管入、出皮肤处固定可靠。尔后将冲洗管上接盛冲洗液的吊瓶，并调整冲洗液滴入速度；将引流管一端下接水封瓶或负压吸引器，作持续灌注冲洗引流。冲洗液滴注的速度可根据引流管中引流出的液体颜色和透明度而定。如手术结束1～2天内，其引流出的液体呈血性，或呈浑浊脓性时，冲洗当加快，24小时内可冲洗3 000～5 000 mL生理盐水，内置32万～48万U庆大霉素或其他高敏感的抗生素，冲洗2～3天。一般在2～3天后，血性引流液变清澈时，可调节冲洗速度，每分钟50～60滴，每天冲洗量多在 1 500～2 500 mL，内加 16 万～24 万 U 庆大霉素。冲洗过程中，应该时时注意冲洗管和引流管是否通畅，如引流管不通畅，或为凝血块或脓栓、坏死组织堵塞，必须立即予以疏通，可加压冲洗，取一副 30～50 mL 注射器抽取生理盐水，从引流管堵塞近端用 9 号针头插入，夹紧插入针头的上端，防止引流液返流入体内，尔后加压将堵塞物冲洗至引流瓶器中。如冲洗液管侧孔被堵塞，亦可上端加压冲洗，因引流管内径大于冲洗管，故堵塞物多可从引流管中引流出。

当患者全身中毒症状明显好转，局部肿胀消退，疼痛减轻时，即可停止冲洗。一般停止冲洗时，患者体温应当正常，切口局部干燥、无红肿炎症现象，引流管流出的液体清澈透明。先停止冲洗液注入，拔除冲洗管。引流管仍需加压吸引 2～3 天，以吸净创口内残存的冲洗液，尔后再拔管。一般冲洗需 5～7 天或 2 周为最好。

急性血源性骨髓炎成脓期临床多见，早期多因误诊或治疗不当而致。此期的治疗是关键，稍有疏忽或失治，将会演变成慢性骨髓炎或并发化脓性关节炎，或病情恶化，使炎症扩散至整个骨干，或切口难以保住而终成窦道。中西结合治疗疗效较好，尤其持续数天的灌注冲洗引流，能达 2 周，效果更好。此种办法，病灶区不仅可持续维持在高浓度、有效的抗生素使用中，而且细菌脓液及坏死组织也可被冲洗引流出，菌栓不可能在局部停留而繁殖，炎症不致被扩散而反易消除。此种方法切口容易保住，一般多可一期愈合拆线，是一个基本成熟的治疗方法。

3.溃后期治疗

急性血源性骨髓炎由于失治、误治或治疗失当，及至骨段脓成破溃或术后久不收口，终致正气亏虚，邪毒仍在。X 线片可见骨膜反应，甚至弥漫性新骨生成，严重者整个骨段可见皮质密度不均匀而破坏。此期仍应抓紧时间中西医结合治疗。

中医辨证根据体质情况，以扶正为主，兼以祛邪排脓。扶正可使体内气血充足，脾胃健运，正气恢复。正气充足，则可使脓液尽快排出，疮口尽早闭合，骨质早日愈合。

(1)内治法：初溃：脓多稠厚，略带腥味，为气血尚充实。宜行托里排脓为治，方用托里消毒饮加减。溃后：脓液清稀，量多稀薄，为气血亏虚。宜行八珍汤为主加减治疗。如偏阳虚畏寒者，方用十全大补汤；如脾胃虚弱，纳谷不香者，宜用四君子汤加陈皮、谷麦芽、山楂、建神曲等；如气血双亏，口干纳差，舌光无苔，方用生脉散加山楂、谷麦芽、建神曲等。

(2)外治法：①疮口可用冰黄液冲洗，并根据有无脓腐情况，分别选用九一丹、八二丹、生肌散等药捻或黄连液纱条插入疮口中，每天换药 1 次。外敷玉露膏或生肌玉红膏。②溃后身热不退，局部肿痛仍在，脓泄不畅者，常需扩大创口而行手术治疗，以利脓毒引出。③疮口腐肉已脱，局部肿胀大部分消除，脓水将尽时，可选用生肌散、八宝丹换药，促其生肌收口。

如若不能内服中药，可在有效抗生素应用的同时，给予支持疗法。予以少量多次输新鲜血液、血浆、人体清蛋白等，局部中药外敷，或西医创面换药。

西医的创面换药，脓液多时，可用尤锁尔纱布或纱条湿敷；或用针对脓液培养敏感的抗生素纱布条以作引流。无论西医、中医局部换药，引流条或药捻一定要达到疮口最深部，只有保证引流通畅，才能更好地起到排脓生肌的作用。

如为急性血源性骨髓炎中后期，脓液刚溃破，皮质骨破坏局限，尚无明显包壳形成，仍应切开引流，用持续灌注冲洗引流手术方法治疗。

中西医结合治疗急性血源性骨髓炎，效果良好。中医的参与治疗，不仅可缩短疗程，且疗效较巩固，复发的机会相对单纯西医治疗少。

二、慢性骨髓炎

慢性化脓性骨髓炎是骨组织的慢性化脓性疾病。大多数的慢性化脓性骨髓炎是由于急性血源性骨髓炎延误诊断、治疗或治疗失当演变而来，也有少数是因为开放性骨折或骨折手术后继发感染所致。本病常见于儿童，成人也不少见。该病的特点为病程长，反复发作，迁延日久，难以根治，又易造成病残。病变局部为感染的骨组织增生、硬化、坏死、包壳、无效腔、窦道、瘘孔、脓肿并存，病程少则数月、数年，多者甚至数十年而不愈。西医、中医治疗本病方法虽多，但疗效多不确切，难以根治，而其预后多不满意，少数患者可残留关节强直、畸形、病理性骨折、甚至癌变等后遗症和并发症。慢性化脓性骨髓炎中医称之为“附骨疽”。

另有少数慢性化脓性骨髓炎一开始即为亚急性或慢性病变，有人称此类型为原发性化脓性骨髓炎、亚急性骨髓炎、或称非典型性化脓性骨髓炎，这种类型的骨髓炎无论在临床、病理，还是在X线表现上均具有特殊性，本篇不予论述。

（一）病因、病理

从致病原因看，大多数的慢性化脓性骨髓炎是由急性化脓性骨髓炎发展而来，为典型的慢性骨髓炎，少数为开放性骨折合并感染，或处理治疗不当而引起。其致病菌和急性化脓性骨髓炎一样，金黄色葡萄球菌是最常见的致病菌，约占80%。其他常见的致病菌包括溶血性链球菌、表皮葡萄球菌、绿脓杆菌等，近年来阴性杆菌的检出率也有明显增加，如细菌L型感染所致。如伴有窦道的慢性化脓性骨髓炎，常为多种细菌混合感染。

从急性化脓性骨髓炎到慢性化脓性骨髓炎是一个逐渐发展变化的过程，一般认为在发病4周后为慢性骨髓炎，但也不必机械地按时间划分。在急性骨髓炎炎症消退后，如病变处残留有死骨、窦道、无效腔存在者，即为慢性骨髓炎。这在病理上是一个连续的过程，即由显著的骨破坏为特征的急性期逐渐发展为以修复增生为主的慢性骨髓炎过程。此时，虽然急性炎症消退，但死骨未能排出，周围包壳形成，包壳内成一无效腔，无效腔内含有肉芽组织、瘢痕组成和脓液。数月后，骨坏死的部分与活骨分离，成为游离的死骨块。死骨的形成是由于脓液浸入骨髓腔和Haverssian、Volkman管，细菌炎症栓子栓塞了骨的滋养血管及其分支；另因脓液侵入骨膜下将骨膜掀起，使骨皮质与骨膜分离，如此，骨的滋养血供被破坏，从而使受累骨断缺血坏死。在缺血坏死骨周围形成的肉芽组织，逐渐吸收死骨的边缘部分，使其和主干分离，方成为游离死骨。这种游离较大的死骨位于充满炎性肉芽组织的髓腔内，因脱离血液循环而难以被吸收，最终成为病灶留存在病灶内成为反复急性发作，不能根治的原因之一。小的死骨可从窦道流出，有的通过爬行替代恢复血液循环成活骨而复活。死骨形成之前，局部在炎症的刺激下，缺血骨段周围被掀起骨膜内层，通过膜内化骨形成新骨，将该骨段包起，呈不规则层状或典型的多层之葱皮样改变。而此种新骨外的炎症又可能被更新的成骨新骨所代替包裹，原新骨被吸收或又变成死骨，这样长期反复的多次慢性感染，形成新的死骨和无效腔，如此“修复”，皮质骨将增厚、不规则、硬化、外形增粗，如死骨未被吸收或摘除，其周围所包裹的新骨将其包围在其中，其周围的新生骨如同“骨包壳”“骨柩”。包壳内的死骨其周围为一无效腔，腔内不仅有死骨，尚有感染性肉芽组织、细菌脓液、坏死组织，此处由于缺乏血供，抗生素难以到达，脓液得不到彻底引流，当患者抵抗力低下时，局部炎症又将急性发作，骨包壳的某些部位由于炎症的侵蚀形成瘘孔，无效腔内的脓液、坏死组织由于难排除达皮下，到一定程度，穿凿骨质、皮下，穿破皮肤而形成窦道。在慢性化脓性骨髓炎漫长的病程中，窦道的愈合和再破溃排脓或临近处的再成窦道反复发生，会发展为多个或复杂的窦道，这些窦道可源于一个无效腔，也可分别来源于几个无效腔，来引流其脓液。简单的窦道多直接和无效腔相通，位置较浅表；复杂的窦道多曲折迂回，常远离无效腔，位于病骨深在部位，这主要是由于骨包壳内外的脓毒，将骨包壳反复窜穿破坏，形成多个骨瘘孔，再反复急性发作，溃破皮肤成了多个窦道且复杂的原因。慢性窦道的壁由于反复炎性刺激，而成炎性的纤维结缔组织，无效腔和窦道中充满炎性肉芽组织和脓液，在引流较通畅时，脓液多量排出后，窦道口暂时闭合；当脓液在无效腔聚多时，可再次穿破原窦道口而复发，也可穿凿成新的骨瘘孔另辟窦道。窦道口周围皮肤由于长期在炎性渗出物刺激下，色素沉着，变为褐色、黑色，布满湿疹，甚至出现高低不平的新生物，恶变成鳞状上皮癌，碰之易出血，局部皮肉坏死，有腐肉臭气味，难以愈合。

骨包壳的形成是慢性化脓性骨髓炎的主要病理特征之一。其包壳围成了骨无效腔，壳内血供减少，同时妨碍无效腔的引流，是慢性骨髓炎难治的主要原因之一。但也应看到，骨包壳是骨遭到破坏后代偿的改变，起到支撑作用，治疗时，有时尚需根据骨包壳是否完整作为能否行病灶死骨清除术的依据之一。同样，窦道的形成，也是局部的一个防御、代偿机制，它可将脓液和小的死骨从窦道排出，所以虽然病程很长，却不至于引起全身性的感染。

慢性化脓性骨髓炎中医病理机制总起来说为正虚邪盛，始终存在着正邪抗争。相对来说，在正邪搏击过程中，机体的正气对脓毒的抑制和病理损害的修复有着重要的作用，在骨质破坏的同时，又出现新的骨质增生以代偿，随着正气的增强，增生明显，骨干增粗，无效腔变小，甚或死骨吸收、病灶消失而病愈；一旦机体抵抗力下降，脓毒又盛，炎症又起，新的窦道形成；正邪交替消长，炎症随之反复。

（二）临床表现与诊断

1.临床表现

大多数慢性化脓性骨髓炎由急性化脓性骨炎误治或失治转化而来，开始都有一个急性发病过程，全身出现寒战、高热，局部出现红肿热痛，疼痛彻骨，1～2 周后手术切开引流，切口不愈，或 3～4 周后脓液穿破皮肤自行破溃，脓出以后，体温下降，局部红肿疼痛有所缓解，但切口或破溃久治不收口，X 线见骨皮质破坏，血沉仍快，此已进入慢性骨髓炎阶段。此后，局部红肿疼痛时有反复发作，已愈合的窦道上再次流脓，或几个窦道口交替流脓，或他处又起一新破溃口。如此反复发作，炎症肢体肌肉萎缩，邻近关节可出现僵硬、患肢变形，表面色素沉着，皮肤颜色变黑，多个瘢痕，瘢痕处凹陷、不规则，炎症波及骨骺。患肢较健肢稍长或短缩。急性发作时，局部红肿热痛，全身会有发热，但一般远没有急性血源性骨髓炎发病症状体征重，其因是病灶脓液通过窦道很快可引流排出。由于该病迁延日久，患者思想负担较重，慢性消耗，患者多消瘦、贫血、精神抑郁。

2.诊断

（1）有急性化脓性骨髓炎或开放性骨折合并感染的病史，年龄多在 20～40 岁。

（2）相当一部分患者有消瘦、贫血等慢性消耗体质征象，有精神抑郁、消沉等心理损害表现。

（3）患肢肌肉萎缩，邻近关节僵硬活动不灵，肢体局部增粗，甚至变形、不规则，可有过短、过长、弯曲等畸形。诉患肢长期隐痛或酸痛，局部可有压痛、叩击痛。皮肤上有长期不愈或反复发作的窦道口一至数个，窦道口周围皮肤色素沉着，皮肤黑褐，或有“贴骨瘢痕”。窦道口常有肉芽组织增生而高出周围皮肤，表皮向内凹陷。经窦道口常可探及死骨的粗糙面以及骨瘘孔。为炎症急性发作时，可有畏寒、发热等全身不适，局部红肿、疼痛，原有窦道瘢痕出现高出皮肤表面的浑浊水疱，或在其附近出现波动的肿块。水疱或肿块破溃后，脓液流出，有时伴有小的死骨。之后，全身症状消失，局部炎症消除。流脓窦道可暂时自行闭合或长期不愈。

(4)炎症静止期血常规、血沉正常。反复发作、病程迁延日久者，可有红细胞减少、血色素偏低等贫血改变。炎症发作期，白细胞计数及中性粒细胞增多，血沉增快表现。

(5)X线片显示骨干不规则增厚、密度增高、不均匀，周围有新骨的包壳，骨髓腔变得不规则、形状宽窄不等，有的局部变窄、甚至消失。在密度增高的影像中，可见单个或多个散在骨破坏区或骨空洞影，其中有密度更高的、长短大小不等的死骨影。有的影像可见死骨周围密度减低，有的死骨部分和正常骨密度的骨相连，此即应注意死骨是否游离，骨包壳是否形成，坚固否。骨质的严重破坏可发生病理性骨折、骨缺损及假关节。一般来说，窦道造影更可了解窦道与死骨的关系。

(三)治疗

慢性化脓性骨髓炎其病理特点为骨包壳、死骨、无效腔、窦道，其骨包壳包裹着死骨和无效腔，其病灶无效腔内充满脓液和坏死组织，而无效腔内的血液循环很差，这就是说，靠血液循环把药物送入病灶将很困难；而要想将骨髓炎治愈，有效的药物必须进入其内，或者将坏死组织清除，并彻底引流，这就是现代慢性骨髓炎治疗，必须解决3个问题：一是病灶的彻底清除；二是通畅的引流；三是有效地提高局部病灶处的药物浓度以杀灭细菌。通过如此的治疗，加以用药提高机体的免疫力，即可使慢性骨髓炎早日愈合，复发的机会减少，尽可能多的保存肢体的功能。具体的治疗方法中，对较小的病灶死骨彻底清除病灶后，行肌瓣等填塞；而对较大病灶，死骨等清除后的无效腔，用含有庆大霉素链珠填塞，使局部既消灭了无效腔，又能持续释放抗生素，为一较好的办法。但此方法对感染重、伴骨缺损或病理骨折、局部皮肤、肌肉条件不好者不适合。而带血管骨肌皮瓣移植术，给治疗带来新生。目前来说，显微外科的应用，是一种很好的方法。

现代研究有的学者认为，慢性骨髓炎反复发作，迁延不愈，与细菌L型有关。该细菌对作用于细胞壁的抗生素如青霉素、氨苄西林等可产生耐药性。有的学者观察到骨髓炎的致病菌能产生多糖蛋白复合物，易使细菌贴附于死骨上，并形成生物膜，使细胞潜伏在死骨内。有的学者实验观察：要杀菌在生物膜内的细菌，局部抗生素必须高于致病菌最低抑菌浓度数倍。

1.提高机体的抵抗力

慢性化脓性骨髓炎由于病变经年累月、长期迁延，反复发作而难愈，使机体产生慢性消耗性损害，导致全身正气虚弱，患者往往有贫血和低蛋白血症。由于正气的虚损，进一步降低了全身及局部的抵抗力，使慢性化脓性骨髓炎更不易治愈，从而形成恶性循环。

(1)加强营养和西药等扶正：对此类病重者，应加强高蛋白饮食的摄入，必要时给予少量多次输血，静脉输入人体清蛋白、氨基酸及B族维生素等，可提高机体的免疫功能，增强其抵抗力。

(2)中医辨证扶正：慢性骨髓炎中医辨证多伴气血、肝肾亏虚夹杂寒湿、瘀滞等，辨证使用中药可补其虚，提高机体免疫力，增强抵抗力，减少其复发。

1)气虚血瘀证：此证型为慢性化脓性骨髓炎的非急性发作期。全身症状以气虚为主，局部以肿硬不痛，窦道脓血不断为特点。治宜补气活血，消肿止痛。方用神功内托散加减。瘀血明显者，加丹参、红花、鸡血藤；疼痛者，加乳香、没药等。

2)阴寒内盛证：此证型的主要病机为阳气不足，阴寒内盛。全身表现为阳虚之证，局部以漫肿疼痛，脓稀色白为特点。治宜温阳补血，散寒通滞。方用阳和汤加减。兼气虚者，加党参、黄芪；阴寒甚者，加附子、细辛；局部肿甚者，加黄芩、黄柏、赤芍、当归。

3)气血两虚证：此型的辨证要点为局部创面平塌难溃或脓水清稀，淋漓不断。治宜补气养血。方用十全大补汤加减。低热不退者，加黄芩、地骨皮；胃纳不佳者，加砂仁、陈皮、麦芽；疮口流脓不畅者，加桔梗、香白芷、皂角刺。

4)脾胃虚弱证：此型以胃脘痞满，食少便溏，下肢水肿，疮口经久不愈为辨证要点。治宜健脾和胃。方用香砂六君子汤加减。

5)肝肾亏虚证：本型以腰腿酸软，咽干，口苦，时有潮热虚汗，舌红少津，脉细数为辨证要点。治宜滋补肝肾。方用左归饮加减。如潮热盗汗较重，加龟甲、生牡蛎、地骨皮、银柴胡、丹皮；气虚疮口不收者，加黄芪、人参等。

6)辨证使用中成药：如虚寒型，有散结灵，口服，成人每服 2～4 片，每天 2～3 次，可起到温阳通络、活血软坚之功。如伴瘘管、窦道经久不愈者，用小金丹，口服，成人每次 0.6 g，病重者可服 1.2 g，日服 2 次，捣烂后温开水送服。起到活血、止痛、解毒、消肿之作用。

2.全身抗生素的应用

慢性化脓性骨髓炎的全身应用抗生素，仅在急性发作期及手术前和手术后应用，其应用的目的主要是预防和治疗炎症的扩散及血行全身感染。根据脓液培养和药敏，选择最敏感的抗生素联合应用，如头孢类加氨基糖苷类联合应用，其协同作用较好。

3.高压氧治疗慢性化脓性骨髓炎

1968 年 Slack 报道了用高压氧治疗慢性化脓性骨髓炎，后国际上应用颇多，我国也有用此方法治疗本病的。此可单独进行高压氧的，也有于术前术后配合手术应用的，一般用 28 个绝对大气压，每 60 分钟 1 次，每天 1 次，连续 30 次为 1 个疗程，休息 1 周后再治疗 1 个疗程。动物实验证明高压氧吸入可以改善骨病灶局部的低氧分压状态，促进机体对感染的抵抗力。因此，应用此方法术后更为适合。

4.手术治疗

相当一部分慢性骨髓炎，尤其伴有大块死骨游离、无效腔及多个窦道者，宜手术行病灶清除，包括彻底切除窦道、摘除死骨、搔刮病灶无效腔中的坏死组织、脓液、炎性肉芽组织等手术。手术配合有效抗生素及中药的应用，才能取得更好的疗效。

(1)碟形手术：是一个经典的慢性化脓性骨髓炎手术。此手术适用于大部分骨病灶已愈合，只有小块死骨，无效腔不大者。其原理是清除病灶后，残腔用凡士林纱布填塞，通过慢性引流，使残腔、肉芽组织增生并瘢痕化填塞其腔而愈合。当窦道周围软组织丰富时，也可直接缝合。此手术更适用于窦道不多，病程不太长，病灶不太大，周围软组织丰厚，皮肤条件较好者。

(2)病灶清除、肌瓣、大网膜或自体松质骨填塞术：在慢性骨髓炎或亚急性发作后，全身情况较好时，可选用病灶清除，包括彻底切除窦道，摘除死骨，搔刮病灶中的脓性、炎性肉芽组织、坏死组织及无效腔壁，并适当扩大骨髓腔，尔后撒入抗生素并用肌瓣、大网膜或自体松质骨填充。此种手术方法与碟形手术的适应证和优点大体相同。

(3)病灶清除术加药物链置入术：将病灶清除后，用庆大霉素或头孢菌素类放入聚甲基丙烯酸甲酯制成的直径在 6～8 mm 的小球，用细小而不生锈的钢丝串连起来，每串 30 个左右，变成庆大霉素链或头孢菌素链珠，将其置入清除了的病灶腔内端，以填充之，链珠的 1、2 株留置缝合的切口外，每天拉出一颗，肉芽组织即会逐渐随之填补无效腔。这种用庆大霉素制成的链珠进口于德国，链珠用于局部，其局部的药物浓度是全身用药的 200 倍，故杀菌能力强，疗效好。

(4)病灶清除加持续闭合冲洗引流术：对于窦道不太多的慢性化脓性骨髓炎，应将窦道完全切除。但对复杂性慢性化脓性骨髓炎，如胫骨骨髓炎、髓腔全段已被侵犯，死骨多个、大小不一，窦道内外、前后、上下皆有，时间较久，皮肤部分条件不太好者，应靠一侧尽量将窦道切除，胫骨劈开(保留近关节部分)，死骨、肉芽组织、坏死组织、脓液等彻底清除；对慢性骨髓炎死骨较大者，病灶彻底清除术后，上两种情况仅靠肌瓣、大网膜、自体松质骨、抗生素血凝块等填塞消灭无效腔，虽给予有效抗生素的治疗配合，而经一期缝合，复发率仍很高，有的切口亦难保住，故应行闭合持续冲洗引流，疗效才比较可靠。其方法是：病灶彻底清除等后，敞开无效腔，内置持续冲洗管，位置低的位置置引流管，两者皆根据病灶范围旁开相应侧孔，以利于冲洗引流，冲洗管内持续放入足够浓度、有效抗生素灌注冲洗，负压引流，尽量保留 2 周左右，既可保住切口，又可使病灶愈合。

(5)带血管蒂骨肌皮瓣移植术：对于有些慢性骨髓炎，窦道、死骨形成，甚至皮肤缺损，或已伴有病理性骨折、炎症难以控制者，可行带血管蒂骨肌皮瓣游离或交叉皮瓣或吻合血管移植术。可根据具体情况，选取相应的组织作移植。

1)带血管蒂的皮瓣、肌皮瓣移植术：此手术适应于慢性化脓性骨髓炎病灶清除术后，局部有较大的软组织缺损者，可选择病灶邻近的带有知名血管的皮瓣，既可修复缺损的皮肤，又可根据需要用肌皮瓣填充病灶清除术较大的骨腔。如小腿的中上段可选用腓肠肌内侧来作肌皮瓣移植。小腿下 1/3 段足、踝部慢性骨髓炎合并慢性溃疡，常分别选择小腿内、外侧岛状逆行皮瓣，带血管蒂的足底内侧皮瓣、足背皮瓣等移植修复创面等。

2)吻合血管的皮瓣、肌皮瓣移植术：慢性化脓性骨髓炎，病灶清除术后遗有较大的软组织缺损，或局部内慢性溃疡、窦道周围皮肤条件很差，可选用此手术，寻找设计可吻合的动静脉，切除血液循环差的窦道周围组织，游离出相应的动静脉，与皮瓣或肌瓣血管蒂的动静脉吻合。临床常可选用的为背阔肌皮瓣、肩胛皮瓣、股前外侧皮瓣、小腿内侧皮瓣、小腿外侧皮瓣、足背皮瓣等。

3)带血管带骨肌皮瓣移植术：慢性化脓性骨髓炎病灶清除后，有骨缺损或慢性骨髓炎合并有骨不连者，可选用此手术方法。如邻近有可供选择的带血管蒂肌骨瓣、病灶局部条件尚可接受此种手术治疗为最好。如胫骨慢性骨髓炎病灶清除术后，皮肤及软组织缺损，或慢性化脓性骨髓炎虽经治疗，仍合并有感染及不连接、皮肤条件较差，可选用同侧带有血管蒂的小腿外侧腓骨骨肌皮瓣转移术。如若局部的皮肤血管条件差，限制不宜做同侧或邻近的皮瓣转移，可选用带血管蒂的皮瓣、肌骨皮瓣交叉移植术，效果亦良好。如胫骨慢性骨髓炎，患腿骨不连伴感染，且患肢软组织条件亦很差，可选用对侧带腓动脉血管蒂皮瓣或肌骨皮瓣，或带胫后动脉血管蒂的皮瓣或胫骨肌骨皮瓣交叉于对侧患肢移植术，病灶清除彻底后，骨瓣上、下可用螺丝钉固定，此种方法因对侧骨皮瓣血液循环良好，疗效当更好。

4)吻合血管的骨或骨皮瓣移植术：慢性化脓性骨髓炎合并骨缺损或骨不连，或合并有皮肤缺损者，或临近没有可供选择的带血管蒂皮瓣或骨皮瓣，可选择此种手术。临床上常选用的骨或骨皮瓣的供应有：髂骨或髂骨皮瓣移植(包括旋髂浅血管、旋髂深血管及吻合第 4 腰椎髂骨或髂骨皮瓣移植)；吻合血管的腓骨或腓骨皮瓣移植；吻合血管的肩胛骨或肩胛骨皮瓣移植；吻合血管的胫骨或胫骨皮瓣移植术。

5)吻合血管的带蒂大网膜移植术：对于慢性化脓性骨髓炎病程长久、病变范围大、病变部位局部骨质硬化，皮肤大面积溃疡，局部血液循环很差者；或病灶清除术后遗留较大面积的软组织缺损而不适用于无条件行肌瓣或它物质充填者；或远端肢体肿胀为静脉或淋巴回流障碍者，以上几种情况皆可行吻合血管或带蒂大网膜移植术。大网膜移植后，通过与移植部位的软组织、骨膜建立血管吻合，即可改善局部的血液供应，使有效的抗生素可进入局部并达到相应的浓度，起到杀菌作用。同时，也增强了局部骨及软组织的抗感染力。

手术时,可根据不同的病变部位及其局部条件,相应地选择吻合血管的大网膜移植于病变部位,一般疗效都比较肯定。因大网膜具有丰富的血液循环,其移植后极易迅速与受区建立侧支循环,具有很强的修复能力与抗感染力;而且因大网膜上有丰富的淋巴管,吸收渗出液体的能力也很强,这样,移植后的局部组织将很快建立新的血液循环。

慢性化脓性骨髓炎所以治疗后会反复发作,相继出现多个窦道或死骨而难以根治,其主要原因之一是局部缺乏良好的血液供应、抵抗力差、抗生素很难在局部病灶达到有效的浓度。而显微外科作血管吻合,或带血管蒂的肌皮瓣、肌骨皮瓣,或带蒂大网膜移植不仅给局部带来了良好的血液供应,移植更替了血液循环差、不健康的肌骨皮肤组织,也填充了原病灶的无效腔等,这就等于改造了病灶肢体局部血液循环或带来了鲜活的健康组织,此时再给以抗生素的应用,效果就会更好。临床上即使局部坏死组织仍在,分泌物仍较多的慢性化脓性骨髓炎,用此法一次性手术,效果亦良好。

(四)合并症、并发症

1.全身并发症

慢性化脓性骨髓炎影响全身的并发症主要是指贫血和低蛋白血症。因该病迁延日久,且长期反复急性发作,全身发热和局部窦道相继出现或反复脓性分泌物流出,使患者心绪不宁,且会对身体产生慢性消耗,身心俱损,久之,出现贫血和低蛋白血症,抵抗力降低。故对此并发症患者,给予鼓励,使其具有战胜疾病的信心,同时少量多次输血或人体清蛋白,增强自体免疫力。

2.病理性骨折

慢性化脓性骨髓炎当病变广泛,死骨较大而未完全游离,骨包壳尚未形成或骨包壳不坚固时,轻微的外力,如不当肢体扭转、撞击、折顶即可造成患处骨折,而成病理性骨折。故在此期间,应给予制动,如石膏、夹板、肢体固定套或牵引以固定,以预防病理骨折的发生,待骨包壳完全形成,方可解除固定。有条件的可用积极的办法治疗,如带血管蒂肌骨瓣或游离血管蒂肌骨瓣移植,尔后石膏固定 3 个月左右,此方法更好。

3.化脓性关节炎

干骺端的化脓性骨髓炎,其脓肿可通过骨骺端的血管交通支穿破关节软骨直接进入关节腔;也可因干骺端位于关节囊内(如股骨颈),股骨干骺端骨髓炎,脓肿穿破干骺端骨皮质即进入关节囊内,关节内脓液破了关节软骨及软骨下骨质、关节囊,即使经治疗化脓性关节炎治愈,也将因脓液穿破了上述组织而使关节囊挛缩、关节内粘连、瘢痕、增生破坏而关节强直,如强直在非功能位,会严重影响关节的功能,尚需手术予以矫形治疗。其预防方法,除了有效的中西医结合治疗外,肢体制动在功能位十分重要。

4.肢体短缩畸形

发育期患慢性化脓性骨髓炎患者,病变侵犯骨骺和骺板线,就可影响患者的正常发育,随着年龄的增长,患肢会出现短缩畸形,病骨的成角畸形或一侧骨骺板破坏早闭,也可导致关节的内翻或外翻或弓形畸形,如骺板中心破坏严重,其周围尚好,骺板的周围可继续增长,中心部分停止生长,形成杵样短缩畸形。也有少数骨骺板受炎症刺激后,局部血液循环丰富,过度生长,反而使患侧肢体长于健侧者。对于畸形,待肢体停止生长发育,病情稳定相当一段时间后,行矫形(如肢体延长、截骨矫形术)术。

5.骨不连接

造成慢性骨髓炎所致骨不连的情况可有:一是骨包壳尚未形成之前,摘除了大块死骨,形成骨缺损;二为病理性骨折发生后,未进行有效的制动和其他治疗。由于局部的血液循环差,炎症所在,断骨的生长十分困难,最后瘢痕连接局部,假关节形成。此种情况形成后,可行病灶清除、带血管蒂肌骨瓣或骨皮瓣移植术。

6.恶变

慢性化脓性骨髓炎病程在10年以上者,尤其中老年患者,有的窦道周围长期受到分泌物、炎性刺激后,皮肤角化,最后恶变成鳞状上皮癌。窦道内壁的类上皮细胞亦有发生恶变的,极少有演变为肉瘤的。一旦恶变,局部疼痛加剧,窦道扩大,轻轻触碰即出血,分泌物增多且恶臭。患处肉芽组织增生、呈菜花状外翻。除此以外,也有少数骨质发生恶变的,其X线上显示,在原慢性骨髓炎影像的基础上,而发生广泛的溶骨性破坏,在窦道深部的骨质呈现边缘性宽基底的溶骨性破坏,骨膜反应少,有时可见病理性骨折,如有此种情况,当怀疑慢性骨髓炎发生了恶变的可能。针对这种情况,必须认真对待,应作病理检查,如已确诊,应作病变广泛切除或截肢手术,以挽救、延长生命。

三、局限性骨髓炎

局限性骨髓炎,又称慢性骨脓肿,其属于特殊类型的慢性骨髓炎。是指一种侵犯长骨端松质骨的孤立性骨髓炎,由英国外科医师Brodie于1830年首先报道,其于1850年首先在其著作中论述了此症的临床特征,故此得名Brodie骨脓肿。好发于儿童及青年,以胫骨下端为最多见,其他部位如胫骨上端、桡骨下端等也可发生。一般认为是由于毒性较低的化脓性细菌所引起的感染,但有一部分患者,脓液培养并无细菌发现。局限性骨髓炎当属中医的“骨痈疽”范畴。

(一)病因病理

病因不明。一般认为化脓性细菌侵入干骺端,干骺端血管迂回、血流缓慢,细菌随血流至此;或局部外伤,细菌侵入。细菌流至此处后,因其毒性较低,或躯体抵抗力较强,细菌生长发育受限,仅留局部小的脓巢。随着年龄的增长,局部的劳损,遇及抵抗力低下时,即可能局部细菌生长活跃或局部脓液刺激周围组织,而引起发病。

中医认为,损伤之躯,又如湿邪侵袭,伤及经络,络脉不通,必有瘀血气滞,湿邪(痰)与瘀血相搏,蕴久化热,腐骨损筋,液化为脓。正气旺盛,痰瘀虽结,邪正消长,脓毒仅局部隐存,遇时而发。不发如常人,发时即局部红肿热痛。

(二)临床表现与诊断

1.临床表现

本病病程较长,起病时多无明显急性症状,全身可无症状或症状轻微。可能于数月或甚至数年后第1次急性发作时,局部才能出现红、肿、热、痛现象,但疼痛和肿胀并不剧烈,全身亦无明显中毒症状。局部症状可反复发作,但多可有缓解间歇期,每当抵抗力低下或过度疲劳时,容易复发。常见发病部位在胫骨的远近干骺端,亦可发生于桡骨下端、股骨颈部。此病虽是化脓性骨髓炎,但不穿破皮质骨、皮肤,不会形成窦道。病灶清除,标本送检及培养,约半数无细菌生长。实验室检查,白细胞计数、血沉大多正常。经治疗和休息后,症状多可好转,但易复发。

2.诊断

起病时多无明显症状;常反复发作。急性发作时,局部可出现红、肿、热、痛,但多无全身症状;实验室检查:白细胞计数及中性粒细胞多正常或稍高,血沉大多正常;用抗生素或中药外用或休息后多可好转;X线片示:于长骨干骺端可见及1～2 cm大小的圆形或椭圆形透光区,其周围可见到界限明显、密度增高的硬化骨影。

3.鉴别诊断

(1)骨结核:长骨干骺端骨结核与 Brodie 骨脓肿有的鉴别有一定困难。一般结核发生在干骺端其破坏范围较广,破坏区 X 线显示透光,其周缘多不整齐,且骨密度多不增加,其骨破坏区内可有死骨影缘,骨干侧可有骨膜增生。此外骨结核易扩散进入关节腔,并发关节结核。未扩散和其他细菌未交叉感染者,局部无红肿等临床征象。

(2)骨囊肿:病变多发于 7～15 岁,但任何年龄皆可发病,可始发于长骨干骺端。但随着年龄的增长,囊肿位置可逐渐被移向骨干的中部,多呈不规则的椭圆形。常见于肱骨干骺端,其次为股骨。典型的活动性骨囊肿其 X 线征象为:①囊肿为邻近骨骺板的干骺部中心性病变,但不能超越骨骺板,股骨上端病变可邻近大粗隆骨骺;②其长轴与骨干方向一致,显示为基底部在骨骺板侧的截头圆锥体;③其横径往往不能大于骺板;④其透光区为不规则的椭圆形,边缘清晰;⑤骨质囊壁呈波动性扩张状态,很少有新骨增生和骨质致密现象;⑥少数囊肿骨壁因有骨嵴,可能显示假性多房性囊肿阴影。此病患者平时无疼痛,局部无红、肿、热、痛现象。

(3)骨样骨瘤:多见于青少年和成年人。发展极慢,为单发性。最常见于胫骨或股骨的骨干皮质下、皮质内、骨膜下、有时也出现在海绵骨内。疼痛由间歇慢慢变成持续性,但休息时,夜间疼痛加重。早期,只能看到皮质较小范围的圆形,或卵圆形,直径 0.5～2.0 cm 透亮区,为偏心性,内含致密块即所谓的瘤巢为特征。以后,随着病变的发展,可显出皮质增厚及硬化,硬化范围可累及骨的相应部分,甚至可以扩展到海绵骨。出现在干骺端时,其直径可达 4～5 cm,其溶骨变化与骨巨细胞瘤相似,但其扩张倾向不很显著。穿刺或针吸活检多可明确诊断。

(4)骨嗜伊红细胞肉芽肿:多见于 10 岁以下儿童,长骨发病多在股、肱、尺骨或其干骺端,少有侵犯骨骺。发病多无全身症状,局部主要表现为红、肿、热、痛和压痛。化验检查,白细胞和嗜酸性粒细胞增高,血沉加快。X 线表现为单房或多房囊状破坏区,囊肿周围有骨质增生硬化或骨膜反应,当出现病理性骨折后,骨膜反应更明显。

(三)治疗

1.中药治疗

局限性慢性骨髓炎的治疗,中医根据辨证施治,用清热解毒、活血破瘀、破积攻坚中药外敷、内服。发作期治宜解毒散瘀、活血通络,方用仙方活命饮合醒消丸。局部红肿热痛者,可用鲜草药外敷,或用骨疽拔毒散、骨炎灵散外敷。中药内服外敷或用抗生素治疗虽可控制症状,但病灶难以根除,容易复发。

2.手术治疗

局限性骨髓炎多主张手术治疗。术前术后可适当应用抗生素预防感染,病灶定位后,术中局部切开皮肤凿开病灶,彻底刮除病灶内的肉芽组织及黏液样脓液,凿除脓肿壁及硬化骨,送病理及培养,冲洗病灶腔后,放入链霉素 0.5 g 或庆大霉素 1 支,再取自体髂骨块,填塞空腔。此种手术一般较彻底,效果满意,预后良好。

四、硬化性骨髓炎

硬化性骨髓炎是骨组织的一种低毒性感染。可能因为其感染的毒力较弱,而不形成脓肿和骨中不死,亦无死骨形成。由于强烈的成骨反应,表现为一段骨干的皮质增厚、增生、硬化、骨段变形,故有人称之为特发性皮质硬化。

本病的病程长，发展缓慢，临床并不少见。本病与负重行走较多或劳累有关，局部多有钝痛，发作时区间加重，一般全身症状较轻微。多发生于长管状骨骨干，如股骨、胫骨、腓骨、尺骨及跖骨等。

(一)病因、病理

硬化性骨髓炎发病真正原因尚不明确，但总以体虚受损为主，或因外感风寒湿毒，或因病后余邪未清，或因七情不和，筋骨损伤，邪毒与气血相搏，凝滞交结于骨，使其营卫不通，筋骨失养。但因其侵袭缓慢而不甚，一般不易腐骨化脓，故症见患处坚硬，隐痛不适，缠绵难愈。凝结日久，亦有化火可能，故后期可有骨质破坏，甚或穿溃皮肉。

西医学认为，低毒性感染，隐渐而缓慢，毒素产生炎症刺激于皮质外，骨膜内层受炎症刺激，成骨细胞增生活跃，缓慢沉积于皮质外层，如同骨折的二期愈合过程，日久皮质骨有如梭形，因是炎症所为，故密度增高。遇及抵抗力降低，或局部疲劳，或受寒凉，炎症反复，症状加重，刺激骨膜，出现疼痛、胀痛。

(二)临床表现与诊断

1.临床表现

无明显诱因，多为下肢大腿或小腿疼痛，呈酸痛或胀痛，常为劳累或受凉后产生。反复发作，时轻时重，病程持久，日后患肢慢慢出现水肿，压之质硬，全身多无明显不适。

2.诊断

患处酸胀疼痛，时轻时重，夜间加剧；局部漫肿坚硬、压痛，多无明显红热；劳累或久站或行走稍多，疼痛加重。上述症状，长期存在，可反复发作而加重，极少有皮肤破溃，时流稀水。全身一般无菌血症状，发热者甚少。血培养一般为阴性。X 线片显示发作一段时间后，可见到长骨一段骨皮质增厚、硬化，但无破坏或死骨。病久，整个病骨骨密度增高，严重时，增厚的长骨骨皮质呈梭形，体积增大，甚至严重者髓腔狭窄乃至消失，大多皮质表面仍较光滑，有些略不规则，在硬化区偶有小而不规则的骨质破坏，但周围软组织无肿胀阴影。

3.鉴别诊断

(1)恶性骨肿瘤：如尤文肉瘤，该肿瘤进展快，疼痛剧烈，骨髓腔破坏和膨大，有洋葱皮样骨膜反应。硬化性骨肉瘤有放射状骨膜增生和肿瘤骨，病变可穿入软组织引起肿块。

(2)骨梅毒：梅毒近年来有反复，骨梅毒亦有上升趋势。其亦多发于长骨干，皮质骨增厚，发生于胫骨者可有“军刀腿”样 X 线，亦具夜间痛之特点，但其骨膜反应明显。血清梅毒反应可资鉴别。

(3)畸形性骨炎：系骨组织代谢紊乱性疾病，一般多骨同时发生。本病国内较少见，X 线片示，长骨干皮质增厚弯曲，骨内结构完全改变，皮层与髓腔界限不清，致密影和透光影相混杂，呈不规则的蜂窝状。

(4)骨样骨瘤：主要症状为疼痛，由间歇性变为持续性，尤以夜间或休息时痛重是本病的特点。X 线上典型表现为，位于骨干皮质部位的圆形或卵圆形透亮区，直径一般不超过 2 cm，在其外围，可看到致密增厚的皮质影像，其病变范围一般不及硬化性骨髓炎广泛。

(三)治疗

1.全身用药

西医学可予以静脉滴注抗生素及对症予以消炎止痛类药物内服。中医学辨证辨病相结合内服中药，方用仙方活命饮合醒消丸，以解毒散瘀、活血通络，适用于局部皮质骨硬化增厚、压痛者。

如若病程长，X 线见皮质硬化区内有小而不规则的骨质破坏，局部疼痛，压痛，并有局部皮肤颜色微红或身热者，可用五味消毒饮合透脓散，配服醒消丸，以清解热毒、活血破瘀、扶正托毒。

2.局部治疗

(1)中药外治：阳和解凝膏掺蟾酥丸末外贴，可温化寒痰，散瘀解毒，以消肿止痛。破溃者，局部搔刮后换药，以促其愈合。发作期疼痛剧烈者，局部制动，可逐渐缓解疼痛。

(2)手术治疗：对病变范围广，周围皮质骨皆增厚，髓腔狭窄甚或消失时，可行手术切除一侧骨皮质或开窗引流髓腔内的渗液，使骨内压力降低，改善局部血液循环，缓解疼痛。也有学者主张在增厚的皮质骨处钻孔引流改善循环，但效果较差。也有的学者指出，在凿除增厚的皮质骨时，针对 X 线上的透光部位，寻及小的病灶，将其肉芽组织或脓液刮除，疼痛即可得以逐渐缓解，骨皮质增厚即可停止。

中医药内服外用虽可使疼痛或症状暂时缓解，但要使硬化增厚的皮质骨得以恢复正常的血液循环，骨纹理出现，疼痛消失，往往需要半年甚至更长时间，且不是所有的患者都可达到此种效果。对严重的病变广泛者，手术效果可能更好。

(毕军伟)

第二节　化脓性关节炎

一、概述

关节的化脓性感染称之为化脓性关节炎。其感染可发生于任何年龄，多见于小儿和青少年，男多于女。髋、膝关节最多见，其次是肩、肘、踝和骶髂关节。化脓性关节炎的发病多呈急性过程。化脓性关节炎属中医关节流注和骨痈疽范畴。

关节是连接骨骼的枢纽，每个关节都包括关节面、关节囊和关节腔 3 种基本结构。构成关节的骨端为表面光滑的软骨组织所覆盖。关节囊的内层是滑膜，能分泌滑液，减少关节运动时的摩擦，并营养关节面；外层由坚韧而富于弹性的纤维层构成，既起连接作用，又可稳定骨端，有利于关节的正常运动。关节腔是关节囊内两骨端的间隙。关节囊内有丰富的神经末梢分布，当受到炎症和压力刺激时，将作出各种疼痛反应。长管状骨的近关节端为干骺端，主要由松质骨构成，其血液循环丰富，但血管弯曲迂回，血流缓慢，细菌容易在此沉积、滞留。在儿童以前，骨骺板未闭合，干骺端血液循环不穿过骺板进入关节腔，故此为一道防线，一旦这道防线被炎症穿破，脓液将会进入关节腔。当干骺端位于关节囊内(如股骨颈)时，干骺端的炎症即会引发关节的感染。

(一)病因、病理

从病因看，化脓性关节炎的感染途径可由身体其他部位的感染病灶，如疖、痈、疔、疮或其他人体破损处，细菌经血液循环流注感染至关节腔，即血源性播散，但亦有找不到原发病灶者。也可因关节附近原发于干骺端的骨髓炎，炎性细胞直接蔓延而至。也可由关节破损，细菌直接由创口而入者。最常见的致病菌为金黄色葡萄球菌，占 50%～85%甚或以上，其次为链球菌、大肠埃希菌、脑膜炎双球菌、肺炎双球菌等。

细菌进入关节腔，发生关节感染后，将会出现一系列的病理变化。首先引起关节滑膜的充血、水肿、白细胞浸润，产生清澈的浆液性渗出液，内含大量的白细胞；病情发展，炎症加剧，渗出液增多且变得黏稠浑浊，内有脓细胞，纤维蛋白沉积黏糊着软骨面，不仅妨碍了软骨营养物质的摄取，阻碍了其代谢物质的排出，同时又会因其产生的大量溶酶物质，破坏了软骨的基质，使胶原纤维失去支持，在负重和活动时使其断裂、破坏；当病情失控，关节腔内脓液形成，其释放出的蛋白分解酶溶解和破坏关节软骨，炎症侵及软骨下骨质和关节囊周围，甚至软组织内形成脓肿，穿破皮肤形成窦道。此种病情的发展即为浆液渗出期、纤维蛋白渗出期和成脓期 3 个阶段，此 3 个阶段逐渐发展演变，并无明确界线，但有时某个阶段又可单独存在。

中医认为，由于人体正气不足，感受暑湿邪毒，或热毒余邪流注关节，或伤损瘀滞，积久热腐为毒，或关节创伤、穿刺染毒，上述诸因，毒蓄关节，经络阻滞，气血瘀涩，水湿内生，蕴热化脓，腐筋蚀骨，成为本病。在其发生、发展演变中，始终存在着“正邪相搏”的抗争和“邪正消长”的过程。亦即正盛邪弱之时，病情逐步趋向痊愈；正虚邪盛之期，病期恶化，治疗不当，终成关节纤维性僵直或骨性强直。其中医分期辨证，即早期为湿热期、中期谓酿脓期、后期称脓溃期、残留症状为恢复期。

（二）临床表现与诊断

1.临床表现

化脓性关节炎临床表现多是急性发病，其起病前可能有身体其他部位的感染病灶，或有外伤史。

（1）初期：亦即浆液渗出期，中医谓湿热期。全身症状：初为全身不适，很快出现恶寒发热，随之寒战高热，体温高达 39～40 ℃，汗出。舌苔薄白，脉紧数。局部症状为关节疼痛、肿胀、压痛，皮肤温度增高。

（2）中期：即纤维蛋白渗出期，中医称湿热酿脓期。上述症状进一步加重，全身中毒症状明显，患者寒战高热，大汗出，小儿往往会出现惊厥，痛使患儿日夜喊叫，彻夜难眠，体温高达 40 ℃以上，脉数或洪数，苔黄腻。关节局部红热肿胀，跳痛、剧痛，拒按，关节穿刺为浑浊黄色液体。因炎症刺激，肌肉痉挛，患者不敢活动关节，而关节处在屈曲畸形位置。

（3）后期：即脓性渗出期，中医谓其脓溃期。上述全身发热中毒症状不减。如若脓液穿破关节囊，则局部皮肤可出现潮红，水肿，疼痛减轻；如若脓液穿破皮肤外溃，窦道形成，全身症状很快减退，而虚弱体征显现突出，神情疲惫，面色无华，舌淡苔少，脉细数等，此时关节破坏，筋骨受损，关节畸形。穿刺或窦道口内流出脓性液体。

（4）康复期：经过治疗，肿痛大体消失，炎症消除，病灶愈合，全身情况恢复尚好，唯关节僵直或畸形，活动障碍，有为关节囊挛缩粘连者，有为关节软骨破坏、关节部分骨性连接者，遂成为残留遗症。

2.诊断

（1）起病前：身体其他部位有感染病灶，或外伤，或有全身感染病史。

（2）全身症状：发病多急骤，迅速出现脓毒血症、败血症之征象。

（3）局部表现：发病关节剧痛，局部皮肤红热，关节肿胀失去解剖标志，拒按压，区域性淋巴结肿大或压痛，关节周围肌肉痉挛，关节常处在半屈曲位而不敢移动，关节功能障碍。

（4）实验室检查。①血液检查：白细胞总数及中性多核白细胞明显增多。早期血培养可能为阴性，但以后多次培养有助于诊断和治疗。②关节穿刺和关节穿刺液检查：此种检查在诊断和治疗上意义重大，尤其对早期诊断更有价值。穿刺务必在无菌操作下进行。穿刺液除作肉眼观察外，应作细胞计数、分类计数、黏蛋白凝块试验、涂片革兰氏染色检查、细菌培养和药敏试验等。肉眼检查早期可能为淡黄色澄清液体，继而成黄色浑浊现象，晚期为脓性液体。镜检早期有红细胞、多量白细胞，但无病菌；中期除可见上述现象外，还出现多量的纤维蛋白。晚期可见到脓细胞、细菌和坏死组织。

(5)X线检查：早期骨及软骨无变化，仅见关节间隙增宽，关节腔内积液，关节周围软组织肿胀，关节囊边界稍模糊。继之关节腔膨胀更明显，关节周围软组织肿胀更显著，甚或关节有脱臼征象，关节附近骨质脱钙，骨端骨质疏松。晚期关节间隙狭窄，关节面破坏。如病变轻微，治愈后仅发生增生性关节病；严重者，可见关节脱位，关节间隙狭窄模糊且畸形(纤维强直)，甚至关节面破坏，间隙部分或全部消失，代之以骨小梁通过而成骨性强直。

3.鉴别诊断

(1)关节结核：如关节结核发病较急，而化脓性关节炎如发病较缓慢者，局部症状体征相似，不易鉴别，但关节液的化验检查多可予以鉴别。

(2)急性血源性骨髓炎：此病的临床表现与急性化脓性关节炎相似，但病变的局部压痛、红肿以干骺端为主，而关节的活动受影响多不大。当然，这两个病的演变过程中，可以互相影响、相互侵及，并可同时并存。

(3)风湿性关节炎：此病常为多个关节呈游走性疼痛或肿胀，可作为主要鉴别点。另外，关节液的检查，无脓细胞及细菌生长，血清抗链球菌溶血素"O"试验常为阳性。

(三)治疗

根据病理变化，急性化脓性关节炎应在早期即浆液性渗出期作出诊断，及时有效的治疗，是确保肢体功能恢复正常、不致残留后遗症的关键。但在临床上，常可见到因各种原因，病情已发展到中期即纤维蛋白性渗出期方才入院就诊者，此时，如能把握时机，进行中西医结合治疗，仍可收到明显的效果，使肢体的残留后遗症的可能性降低到最低。对关节功能部分僵直者，中医辨证内外用药，仍可恢复或部分恢复关节功能。

具体治疗方法：早期，中药内服、外敷效果良好；但若细菌毒力强，或患者体质较弱，可配合以足量有效的抗生素静脉给予更为恰当。中期，在局部穿刺、冲洗引流或持续灌注冲洗引流的基础上，加上全身有效抗生素的注入，或以中药内服，疗效较可靠。晚期，应在病灶清除的基础上，给予全身支持疗法或中药扶正驱邪为妥。中医药应用于恢复期，对关节功能的恢复十分必要，但对有些骨关节僵直或畸形者，手术的松解和矫形仍十分需要。

1.早期

(1)内服药物。

1)暑湿热毒证：化脓性关节炎初期多属此型，关节局部红肿热痛，可用泻火解毒、清热利湿方加味。可用黄连解毒汤加牛蒡子、薄荷、连翘、玄参、甘草等。以泻火解毒，疏风祛邪。或用五神汤加减。因感受暑湿邪毒发病者，加佩兰、藿香、薏苡仁、泽兰、六一散等；因热毒余邪发病者，加生地黄、丹皮、野菊花、天葵子等；因蓄瘀化热发病者，加桃仁、丹参、当归尾、土鳖虫、三七等。

2)风寒外束证：化脓性关节炎早期，恶寒发热，关节肿痛，可用荆防败毒散加连翘、山栀、牛膝、木瓜等。以清热解表，消肿止痛。

(2)中药外用。

1)清热解毒，消肿止痛：可选用蒲公英、紫花地丁、四季青、马齿苋、乌蔹莓、芙蓉花叶、野菊花、七叶一枝花等新鲜草药，洗净后加少许食盐，捣烂敷患处，每天或半日更换1次。

2)清热解毒,散瘀消肿:方用金黄(散)膏,调膏外用。

3)消肿止痛,清热解毒:方用拔毒消疽散合骨疽灵散加味,有消肿、止痛、清热解毒作用,临床应用效果良好。以冷开水调制成稠糊状,直接敷于患处关节,药厚1 cm,一天2次。

(3)其他疗法。

1)全身治疗:早期控制症状、消除局部炎症是防止关节残留后遗症的关键,一般来说,用上述中药内服、外敷辨证施治,多可治愈。但因该病多发于少年儿童,有相当一部分患者及家属不愿内服中药,或者病菌毒素太强,单纯内服中药病情不易控制。此时,应当用中西结合治疗,以西药的杀菌、抑菌,中医的辨病辨证内外用药,二者相互协同,取长补短,以确保早期治愈。加强全身支持疗法,纠正水电解质紊乱,给予高蛋白饮食,提高全身的抵抗力,早期给予足量、有效的广谱抗生素联合静脉滴注等。

2)局部治疗。①患肢制动:解除肌肉痉挛,减轻疼痛,防止肢体畸形发生。其方法,可用石膏托、夹板或皮肤牵引,将患肢固定于功能位。②关节穿刺抽液冲洗并注入药物:早期及早抽出关节内渗出液,尔后注入生理盐水,反复冲洗,抽净冲洗液,再注入冰黄液或黄连液,或有效抗生素,每天或隔天1次。关节渗出液抽出,再予以生理盐水冲洗抽净后,关节腔内压力得以减低,可减轻关节胀痛,同时又可减少蛋白分解酶对关节软骨的破坏。关节腔内用药,较全身用药可靠,病灶处药物浓度高,完全可达到有效杀菌、抗菌浓度,效果良好。但有报道,仅用青霉素G钾盐注入关节腔,短期疗效良好,却易复发。

中西医结合治疗,不仅疗效确切,且由于中药的参与,病变的复发率明显降低,这可能与中药提高机体免疫力的作用有关。

2.中期

(1)内服药物。

1)热毒成脓:用托透法,方用透脓散加用黄连、金银花、紫花地丁、连翘、丹皮、知母等。

2)毒盛正虚:用补托法,方用托里消毒散加减,其既有清热解毒之功,又有补虚托透之力。

(2)外用药物:浆液纤维蛋白渗出,如肉眼所见穿刺未见脓性改变,仍可用上述早期外用中药敷之。

(3)其他疗法。

1)全身治疗:病情发展至此期,必须综合治疗,积极抢救关节,以期尽可能使关节后遗症降到最小的程度。此期应给予大量支持疗法,如少量多次输新鲜血液或血浆、人体白蛋等。此时,脓液培养多可找出细菌,应以此为依据,采用大剂量有效的广谱抗生素联合应用,争取在最短的时间内最快地控制症状。

2)局部治疗。①套管针穿刺冲洗或持续灌注冲洗术:采用胸腔或腹腔导管针在病变关节部位两个不同的穿刺点进行穿刺,成功后各置于一根硅橡胶管,一根作为冲洗管,另一根作为负压吸引管。此方法可避免反复多次穿刺,减少继发感染的机会。关节内的渗液得到持续性的吸引,可减少关节内的压力,同时,由于冲洗液内含有高浓度有效的抗生素,能有效地杀灭致病菌。由于冲洗并引流(负压吸引),关节液被持续置换,可较长时间减少关节内的细菌及毒素的浓度,直至消除,这样就可减少关节软骨被溶解、侵蚀和破坏。本方法疗效可靠,在防止或减少关节内粘连、恢复关节功能方面有很大作用。此种疗法因所置入的硅胶管较细,适用于化脓性关节炎浆液渗出期或纤维蛋白渗出期的较早期,如果病程已到晚期,关节腔内有黏稠的脓液和坏死组织,此种方法则不适宜,因其管腔易被堵塞。对关节位置较深者,如髋关节,周围组织丰厚,此种方法一是穿刺困难，二是肌肉收缩易使硅胶管滑出，故也不适宜用。②关节切开排脓、抗生素置入：急性化脓性关节炎如穿刺抽吸液较黏稠，但尚未完全成脓而有成脓之势时，此时应切开排脓，敞开关节腔，用冲洗器加压冲洗，彻底清除关节腔内渗出液及坏死组织或脓苔、关节软骨表面的纤维蛋白沉着物等，再用生理盐水反复冲洗干净后，置入敏感的抗生素，作一期缝合。此种疗法之优点是敞开关节腔，在直视下清除病灶病变物质及渗液，并能将有效的抗生素直接用于细菌生长繁殖处，给予杀死。③关节切开排脓、持续灌注引流术：此种手术方法同上述关节切开排脓术，当病灶内脓液、坏死组织、脓苔、关节软骨表面的纤维蛋白附着物彻底清除干净后，再在切口的上下左右旁开约 5 cm 处分别戳洞，各置入一根硅胶管通达关节腔内，注入液体管可稍细于引流管，引流管关节腔内部分旁开 2～4 小侧孔，便于引流物进入，两管入皮肤处缝合固定牢靠，一管处接盛有庆大霉素或确切有效抗生素的冲洗瓶，另一管下接负压引流瓶，尔后分层关闭切口。手术结束当天大量生理盐水冲洗，尔后用含有有效药物的冲洗液持续冲洗。此种手术应注意两管必须固定可靠，尤其引流管，如若引流管有部分滑出，引流液将从侧孔进入关节囊外，引发关节外感染；再者，引流管内端应置入关节腔最低处，以保证关节内渗液可全部引流出，否则引流液残存于关节腔内，使细菌残留而治疗不彻底，效果不佳。冲洗引流时间可持续 7～14 天，尔后先拔除冲洗管，停止冲洗液冲洗，2 天后再拔引流管。此种治疗方法的优点，一是病灶内的坏死组织等清除较彻底；二是手术结束后用大剂量生理盐水快速冲洗，可将残留血块、脓液及坏死组织冲刷引流出来，使细菌在流动液中降低浓度，不易繁殖；三是由于持续灌注含有抗生素的冲洗液，关节内因不断引流可降低关节内张力，能持续杀菌，同时又使关节腔内减少残存细菌浓度，如此治疗，疗效良好，切口可达一期愈合。④关节制动：病变肢体用皮肤或皮套牵引，也可用石膏托固定，以使局部休息，解除肌肉痉挛，减轻疼痛，防止畸形发生。此期，全身仍应配合大量抗生素或辨证用托透中药内服之，直至患者体温、血常规、血沉正常，患病关节症状消失为止。

3.后期

有的学者认为此期范围较广，它包括有急性期的脓性渗出期，也因脓液溃破后，急性炎症消退，病变坏死组织为肉芽组织所替代，残存的关节软骨周围由肉芽组织形成血管翳，进一步破坏软骨，此段当为慢性炎症期。

(1)内服药物。

1)正虚邪存：化脓性关节炎脓成将溃而未溃，或手术后，脓仍有而泄不畅，寒战高热虽无，但低热或日晡发热仍存，即毒邪将去或已祛但未尽，正气已伤难支撑，当以扶正透邪。方用托里消毒散加减，以扶正排脓；如热毒重者，可加紫花地丁、黄连、薏苡仁、蒲公英等加大清解热毒之力。或用托里金银地丁散加减，达清热解毒、补气散瘀之功。

2)正气亏虚：正气亏虚者以八珍汤加减，以补养气血。

(2)外用药物：①局部可外用五加皮、白芷等水煎加玄明粉湿敷局部，以促其局限及早穿溃。②局部红肿已消，但创口尚未愈合者，可选用橡皮膏、生肌玉红膏、红油膏等外用，以使其生肌、拔毒、长肉。③窦道形成，难以愈合者，可用五五丹药捻换药，腐其道壁，促肉芽生长；如脓水稀少，创面难长者，可用生肌八宝丹加五五丹类掺合祛腐以生肌。

(3)其他疗法：①患肢牵引制动，患肢关节因炎症而屈曲畸形，应予以牵引；有病理性脱位者，当给予持续牵引使其复位；如关节软骨和关节面有破坏，预后关节僵直不可避免者，须将关节制动在功能位。②切开排脓、灌注冲洗，方法同中期，以抢救关节，尽量保留关节部分功能。③全身仍可给予相应的支持疗法，如给予人体白蛋白或少量多次新鲜血液等输入。

4.康复期

经过治疗，病灶炎症消失，全身情况恢复良好，唯局部可能残留关节粘连、周围软组织挛缩，或关节僵直在非功能位，或已造成关节脱位、半脱位，或关节面破坏、关节部分融合，局部活动疼痛者，仍需进行康复期的中药外用、理疗按摩及必要的手术治疗。此期的用药中医主要以局部外用为主。

(1)中药外用：可用海桐皮汤、五加皮汤煎水熏洗，先熏后洗患处关节。每天2次，熏洗中即活动关节，以舒筋活络，松解粘连。

(2)其他治疗：①对关节周围因炎症所致瘢痕并伴有周围软组织的挛缩者，虽经中药熏洗、理疗等治疗，效果不明显，影响关节功能者，炎症消退后1年宜行手术松解。②对有关节病理性脱位或关节面破坏关节骨性僵直于非功能位或伴关节疼痛者，在局部炎症消退1年后，可根据需要行关节融合、关节切除、关节成形、人工关节置换等手术。③在关节功能恢复期，可适当配合推拿、按摩、理疗等治疗。

化脓性关节炎的诊断治疗方法虽然大体同上，但由于各个关节的生理解剖及部位不同，其诊断和治疗方法亦各有其特点。

二、化脓性髋关节炎

化脓性髋关节炎一般多发于少年儿童和婴幼儿，其发病率可高达全身化脓性关节炎的50%以上，是一种严重的关节感染。由于髋关节的部位深在，周围肌肉相当丰厚，患儿对检查又多不十分合作，以致延误诊断，影响治疗，导致关节僵直，患肢短缩，功能丧失，终身残废。中医谓其为环跳疽。

(一)病因、病理

化脓性髋关节炎常见的致病菌也为金黄色葡萄球菌，占75%以上，其感染途径。

1.血源性感染

患者本身就有败血症或毒血症，身体内有多处病灶，引起化脓性髋关节炎最为常见。身体其他部位有化脓性病灶，如疖痈等，当身体抵抗力低下时，细菌经血液循环入于髋关节滞留而发病。

2.直接蔓延

股骨上段及髂骨化脓性骨髓炎，直接蔓延至髋关节。腰椎化脓性感染所形成的腰大肌脓肿，经髂腰肌滑囊流向髋关节而发病。髋关节开放性损伤，细菌由伤口直接侵入髋关节而发病。髋关节手术后，由各种原因所引起的髋关节感染。

化脓性关节炎的病理根据关节渗出液的不同，亦分为3个阶段，代表着其化脓感染的发展过程，其病理如前所述，3个时期并无明显界线，或长或短，炎症可停留在某一个阶段。此病发生于儿童最多，患儿股骨上段或髂骨急性化脓性骨髓炎，脓液一旦穿破其干骺端骨皮质进入髋关节，就合并形成化脓性髋关节炎，一开始关节腔就充满脓液、坏死组织，甚至有小的死骨块，关节软骨浸泡在脓液之中，溶解破坏关节软骨面，这种继发的化脓性关节炎病理过程，就无浆液渗出期、纤维蛋白渗出期，其治疗较血源性骨髓炎更为困难，预后差，往往会造成患肢的屈曲畸形。

(二)临床表现与诊断

1.临床表现

(1)病史：发病前可有全身或其他部位的感染或外伤史。

(2)全身症状：起病急，全身不适，疲倦，食欲减退，健忘寒战，高热，出现急性感染中毒症状，甚至出现败血症临床表现,如烦躁、谵语、呼吸急迫、皮下出血点等。

(3)局部表现:患髋疼痛不能站立、行走,活动时疼痛剧烈,患肢常处于屈曲、外展、外旋的被动体位,此种体位可使髋关节囊松弛,减少髋关节内的压力,减轻疼痛。由于炎症刺激闭孔神经的后支,患者尤其儿童会诉说该神经分布的同侧膝关节痛。体检时可发现,腹股沟下方饱满,触之皮肤温度增高,压痛明显。被动活动患髋时,患者会因痛加剧而叫喊,各方向活动均受限,轴向叩击试验阳性,托马征阳性。

(4)化验室检查:血常规中白细胞和中性分类皆增高,血沉明显加快。髋关节腔穿刺抽吸出血性浆液性渗出液或脓性浑浊液体。常规镜检可见大量白细胞、脓细胞;渗出液培养可发现致病菌生长及敏感的抗生素。

(5)X线检查:髋关节平片正常时,闭孔外肌与坐骨支重叠而不显影,当髋关节化脓性感染时,闭孔外肌明显肿胀,在坐骨支下缘出现一弧形影,即闭孔外肌征;正常情况下,小儿髋臼内侧闭孔内肌影为0.2～0.8 cm,两侧基本相等,当髋关节化脓感染时,闭孔内肌影宽超过0.8 cm,同时,还可以看到关节囊外脂肪层影向两侧膨隆,髂腰肌肿胀,90%以上的患者在3天至1周内出现上述X线表现。早期的关节软组织肿胀,不单纯是炎症水肿反应,多数是化脓性病变对关节囊、韧带、附近肌腱等软组织产生的严重破坏,脓液蔓延,在软组织内形成脓肿。脓肿穿破关节囊、关节软骨被破坏后,早期可出现关节间隙狭窄,继而出现关节面的骨质糜烂破坏,破坏最严重区为股骨头软骨的负重区。严重的关节感染,关节面以外的骨边缘被侵蚀、破坏,这是由于关节囊韧带被侵及,炎症波及其周围骨骼,X线可见及密度不均匀,或关节脱位,在干骺端可形成脓肿,甚至出现游离死骨块影,股骨头塌陷,关节头面毛糙不光滑,密度改变,软骨面严重破坏,关节间隙狭窄或消失,最后发生骨性融合,关节出现屈曲畸形。

2.诊断

有高热等全身感染病史。患侧髋部剧烈疼痛难忍,局部肿胀、压痛,活动时疼痛加剧,髋关节活动受限。托马征阳性,患肢轴向叩击试验阳性。关节穿刺抽吸关节液检查,可见白细胞及分类中性粒细胞增高,脓细胞等,穿刺液培养可发现相关细菌。X线检查,早期关节间隙增宽,关节囊软组织肿胀影,而后关节间隙变窄,密度不均,股骨头面不光整、头颈部坏死骨块,关节脱位等。

3.鉴别诊断

(1)髋关节结核:大多患者有结核接触史或肺部结核病史。本病也多发于儿童和青少年,身体多消瘦,易哭,食欲差,盗汗,低热等,血沉多增快。发病多缓慢、隐渐,极少有急剧发病,早期诉髋关节或同侧膝关节痛,休息时轻,活动后多加重;晚期跛行,局部窦道形成,患肢短缩,但髋关节仍有活动度。X线片、CT有助于明确诊断。

(2)暂时性滑膜炎:本病又称一过性滑膜炎。多见于8岁以下儿童,发病前可能有轻微外伤史如过度跑跳等,或感冒病史。患儿可有低热,诉髋或膝痛,跛行,不敢走路。体检患侧腹股沟韧带下压痛,髋关节活动受限,X线多无异常表现。

(三)治疗

化脓性髋关节炎的早期诊断,尤其是婴幼儿较为困难,所以当疑有本病者,应早期边按化脓性髋关节炎治疗,边积极进行检查。

1.全身治疗

在培养结果未明确前,应先选用足量的1～2种广谱抗生素静脉滴注,待血液和关节液培养及药物敏感试验有结果后,再相应的给予大剂量的抗生素联合应用。同时给予全身支持疗法,如高蛋白、高维生素饮食，必要时给予输血等。如若患者能够服用中药，可辨证施治给予相应的中草药或中成药。

2.局部治疗

(1)早期行髋关节穿刺抽液抗生素注入：在化脓性关节炎的早期，即浆液渗出期和纤维蛋白渗出期的早期，可行本方法治疗，关节腔内注入有效抗生素以杀灭细菌。但此方法不宜反复进行，因髋关节位置深在，周围肌肉丰厚，反复穿刺易损伤周围组织、或使炎症扩散。穿刺部位。①前侧途径：在腹股沟韧带中点下方 2 cm，再向外 2 cm 处，股动脉搏动的外侧，与皮肤垂直穿刺进针。②外侧途径：在股骨大转子下缘的前侧进针，其角度与下肢纵轴成 45°角、针头紧贴股骨颈前侧面进入，刺入 5 cm 后边进边抽吸，如抽吸出关节液即可作吸引，冲洗及抗生素注入。此种方法不宜反复应用。

(2)切开排脓，病灶清除术：根据脓肿的位置，可分别选用后侧入路或前外侧入路。前侧暴露关节囊范围较大，故选用前外侧切口即 Smith-Petersen 切口较好。打开关节囊后，吸除关节腔内脓液，内外旋转屈伸髋关节，清除坏死组织纤维蛋白凝块、脓苔、不健康滑膜等，反复加压冲洗关节腔，干纱布吸干液体并彻底止血后，将大剂量敏感抗生素置入关节腔，逐层缝合，术后患肢持续皮牵引。

此种方法较适用于化脓性髋关节炎中期，即纤维蛋白渗出期，晚期不易成功，故不宜用。

(3)中药草外敷：用鲜草药或清热拔毒、消肿止痛中成药敷于腹股沟韧带下方，每天 1～2 次，早期最适用。

(4)病灶清除加闭合持续灌注引流术：急性化脓性髋关节炎，关节腔穿刺为黏稠脓液时，或关节软骨已破坏，或股骨上移、髂骨骨髓炎延及髋关节化脓者，皆适宜用此手术治疗。多采取后侧入路手术，切开关节囊后，吸除脓液，旋转屈伸髋关节，尽量清除病灶及滑膜，用生理盐水反复加压冲洗关节腔。选用 0.5 cm 和 1.0 cm 直径的硅胶管各 1 根，每根管一端剪 2～3 个侧孔，0.5 cm 直径管置关节腔内前方，另一 1.0 cm 管置关节腔内后方，两管的侧孔必须在关节腔内，否则疗效不好或使炎症扩散。两根管分别在切口上下端旁从皮肤引出，并作缝合固定，以防滑出。然后逐层缝合切口。手术结束后，上管接灌注生理盐水，持续快速冲洗，下管接负压吸引器，2 天后引流液体变稍清，改用有效抗生素持续滴入。冲洗坚持 2 周最好，先将冲洗管拔除，2 天后再拔引流管。灌注冲洗期，冲洗液可作培养，一般 2～3 次为阴性，亦是拔管的指征。此种方法疗效较可靠，为达成脓期患者临床首选。

化脓性髋关节炎因致髋关节屈曲，甚至产生病理性脱位，故在各期手术前后都应配合持续皮牵引治疗。

(5)中西医结合治疗：对化脓性髋关节恢复期的处理，可行中西医结合治疗。对严重后遗症，如髋关节屈曲内收位强直的患者，可行 Whitmann 手术或杵臼截骨术，对从事非体力劳动要求活动的关节者，可采用改良 Batchelor 手术，对股骨头和髋臼破坏严重者，可行髋关节融合术等。

三、化脓性膝关节炎

化脓性膝关节炎好发于儿童，尤其婴幼儿多见，其发病占全身大关节化脓性关节炎的第 2 位，仅次于髋关节，亦是急性发病过程。中医学将本病归在“关节流注”范畴。有的文献称其为“疵疽”。

(一)病因病理

本病的致病菌同化脓性关节炎。其发病因素除如前所述外,尚有医源性者,如膝关节镜检查或膝关节穿刺后,膝关节局部封闭后均可引起膝关节的化脓性感染。但临床上,血源性感染最多见,其次是与膝关节邻近的股骨或胫骨干骺端骨髓炎蔓延而至者。

因膝关节滑膜丰富,易被致病菌所感染,一旦感染,关节渗液即较多,病理过程如其他大关节化脓性感染,可分三期,但其位置浅表,如有失治或误治,脓液更易穿破皮肤形成窦道。患儿股骨下段或胫骨上段急性化脓性骨髓炎,感染灶可直接通过干骺端与骨骺血管交通支感染骨骺,脓液穿破骨膜即形成化脓性关节炎。这种继发于骨髓炎的化脓性关节炎,一开始关节腔内即为脓液,不存在病理过程的前两个阶段。由于这种化脓性感染破坏了软骨下骨质,可使关节软骨坏死脱落而游离在关节腔内,脓液也可穿破关节囊、皮肤而形成慢性窦道。这类化脓性关节炎治疗甚为困难,往往会造成关节的功能障碍,畸形。

(二)临床表现与诊断

1.临床表现

化脓性膝关节炎的临床表现亦同于其他关节化脓性感染的怕冷发热,由于关节囊的肿胀,炎症刺激了滑膜的末梢神经,引起剧痛,不敢站立行走,亦不能活动膝关节。膝关节红肿,甚至皮肤水肿潮红,关节周围亦有肿胀、压痛,膝部有明显的波动,浮髌试验阳性。X线片可见关节囊和周围软组织肿胀,边界不清,关节间隙增宽。正位像显示股骨下端两侧软组织内弧形透亮区。侧位像示髌上囊肿胀,髌骨前移,髌下脂肪影消失,膝关节囊向后膨隆。当病变进一步发展,关节囊及关节软骨破坏,关节间隙变窄,甚或关节纤维僵直或骨性融合。

2.诊断

(1)患者有身体其他部位的感染病史,或糖尿病患者,或长期应用激素者,抵抗力低下;局部有开放性损伤或医源性引起的术后感染者。

(2)膝部剧痛,关节红肿,甚至皮肤潮红,浮髌试验阳性。

(3)化验检查:白细胞总数升高,中性粒细胞比例增大,血沉增快。关节液检查有助于明确诊断,并多可找到致病菌。关节穿刺液白细胞计数可高达(8～20)$\times 10^9$/L,中性粒细胞占90%以上,并可见及脓细胞。而正常人的关节液中白细胞计数少,0.2$\times 10^9$/L,中性粒细胞少于25%,渗出液的糖含量亦下降。

(4)影像学检查:关节液增多时,关节囊及其周围软组织肿胀,关节间隙增宽,侧位像显示髌上囊肿胀,髌下脂肪垫影缩小或消失。CT或磁共振成像更可显示关节骨端炎症及破坏情况、关节腔积液改变等。

3.鉴别诊断

(1)类风湿性关节炎:早期仅侵犯一侧膝关节时,鉴别较困难。但类风湿性关节炎常为多关节受侵,且以手足小关节为主,血清类风湿因子检查可协助鉴别。

(2)膝关节结核:常有肺及其他关节结核病史,临床起病隐渐,可有低热、盗汗、贫血等症状。患儿夜间常啼哭。膝关节虽有肿胀、压痛,非混合感染时,皮肤颜色多不发红。由于病程较长,显示关节肿大而股四头肌等萎缩。关节液检查白细胞总数及中性分类不高,而淋巴细胞却相对升高。

(3)慢性滑膜炎:为反复发作的关节肿胀疼痛,非急性发病过程可资鉴别。X线片虽可显示关节积液,但关节无破坏。局部皮肤无发红,发病时久,由于反复发作,可导致滑膜肥厚,膝关节弥漫性肿大，扪之似揉面团样感觉。

(4)色素绒毛结节性滑膜炎：本病多发于膝关节，病程一般较长，患膝虽有肿胀，但功能障碍却不明显，血沉亦不快。穿刺可见咖啡色或血性液体。如为结节性者，膝部可扪及大小不等的结节。活检送病理可明确诊断。

(5)风湿性膝关节炎：风湿热所引起的膝关节炎可出现红肿热痛，但常为多关节、呈游走性发病，易于鉴别。

(三)治疗

1.全身治疗

化脓性膝关节炎的治疗，在全身治疗方面同化脓性髋关节炎。

2.局部治疗

因关节浅表，症状体征显现较早，并且明显，可辨证施治予以中药内服外敷。为抢救关节，仍应中西结合局部治疗。

(1)穿刺冲洗、抗生素注入：利用膝关节位置浅表、操作方便易于穿刺成功的特点，可作为首选方法治疗。如在浆液性渗出期阶段，采用本方法更为适合。在严密无菌操作下，可在膝关节半屈位时，此体位关节间隙最大，从髌韧带的内侧或外侧斜向后上方或后内上方穿入关节腔，抽出关节渗液，用生理盐水冲洗，再抽出冲洗液，反复多次进行，待抽净关节渗液后，从针头注入大剂量有效抗生素，立即拔出针头。如此隔天 1 次，可进行 2～3 次。此方法的优点是简单、方便易行，但关节反复穿刺，易引发关节腔感染。

(2)导管针穿刺冲洗-吸引疗法：在髌骨的内(外)上方和外(内)下方 2～4 cm 处选择好冲洗管针和引流管的关节腔入口，作套管针穿刺部位。准备好 2 套套管穿刺和 2 根直径 3 mm 硅胶管，每根长 50 cm 左右，每根的一端剪 2～3 个侧孔。在局部麻醉下，在进针处皮肤戳一小口，将套管针自皮肤切口处，刺入并从髌骨下面进入关节腔。一手稳住套管针的位置，另一手拔出导管针芯，此时可见脓液流出。可取脓液做细胞培养和药敏试验。再将准备好的带侧孔的硅胶管一端从导管针内插入关节腔，调整深度，即可见脓液流出，尔后拔除导管，保留硅胶管于关节腔内，并将硅胶管缝合固定于皮肤上。从位置高的进入作冲洗管，位置低的作引吸管。分别上接含有效抗生素的冲洗瓶和下连负压引流器，作持续不断的冲洗、引流。此方法的优点是操作简便，不需手术敞开关节腔。缺点是仅可对早期浆液渗出液或纤维蛋白渗出期之初即稀薄脓液引流，因引流管腔只有 3 mm，太细，脓液稍黏稠或伴有坏死组织者，即会堵塞引流管，使其失去引流作用导致手术失败。

(3)关节镜下病灶清理术：对化脓性全关节炎，可在关节镜下作清除关节内滑膜炎性坏死组织，行滑膜切除术，手术使全部患者炎症得以控制。用此手术可使引流通畅，降低腔内炎性物质的浓度，手术结束时，可将有效抗生素注入，手术伤口小，愈合快。清除，抗生素置入术等治疗方法失败，关节腔穿刺为较黏稠脓液时，可采用此法。手术可取膝前正中或内侧入路，切口绕过髌骨达胫骨上端，向外翻开髌骨暴露关节腔，在直视下清除脓液、脓苔、坏死组织，用刮匙彻底搔刮髌上囊、腘绳肌腱滑液囊、腓肠肌内侧头滑液囊及髌缘、隐窝内的病变组织，尔后用生理盐水反复冲洗关节腔，再植入大剂量敏感的抗生素，一期缝合切口。

此手术的优点是一次手术结束，干脆、利落。其缺点也就是使人不放心处在于：膝关节结构复杂，后关节腔或某一小隐窝病灶清除不彻底，手术可能达不到一期愈合，将会造成严重后果。

(4)病灶清除加持续灌注冲洗引流术：此手术的适应证如同化脓性髋关节炎，手术的入路可采用病灶清除、抗生素置入术的入路，手术步骤亦是按其作病灶彻底清除术，只不过，此时关节破坏严重，半月板、关节软骨可能已被细菌脓液破坏，必须将病变组织一并切除。冲洗管可从髌上囊引入，负压引流管端可置交叉韧带后方、膝关节腔较低的位置上。此冲洗管 0.5 cm 直径即可，负压引流置入关节段最好用 0.8～1.0 cm 直径。

此手术的优点是病灶可在直视下或刮匙所到处下清除之，清除较彻底；最主要的还有高效敏感的抗生素作持续灌注到关节腔内，使关节内始终保持足量可杀死细菌的抗生素；灌注液又起到关节腔清洗作用，同时又有置入关节腔较低位的负压引流管，可不断的使关节内液体引流出，减少了关节内压力，带走了细菌及其产物，便于关节内炎症的消除。

(5)皮肤牵引制动：化脓性膝关节炎的皮肤牵引制动同髋关节一样，术前、术后都应该进行，这不仅可减少关节的活动，使患病关节得以充分休息，有利于炎症的消散，缓解关节周围肌肉痉挛，减轻局部疼痛，同时又可预防关节屈曲畸形及关节脱位，故十分重要。如患者不愿意作皮肤牵引，也可行石膏托固定。

(6)康复期手术：化脓性膝关节炎炎症消除至少半年后，如膝关节屈曲畸形，或关节破坏，膝部僵直在非功能位，行走仍然疼痛，或关节骨性连接在非功能位者，可行肌肉关节松解术、截骨矫形术、膝关节融合术、人工关节置换术等手术，以恢复膝关节的部分或大部分的功能。

（毕军伟）

第九章

骨与关节结核

第一节　概　　述

骨与关节结核是由于结核分枝杆菌(简称结核杆菌)侵入骨或关节引起的局部化脓、破坏的病变。该病是一种常见的慢性炎症性疾病,95%以上继发于肺结核,是常见病、多发病。其发病部位的比例多少顺序为:脊柱、髋、膝、踝、肘、腕、肩及手足的短骨、跟骨、四肢长骨干。

中医称其为"骨痨",因其病发于骨,消耗气血津液,导致形体虚羸,缠绵难愈,故得名之。又因其成脓之后,其脓腐状若败絮黏痰,且可流窜他处,形成寒性脓肿,故又名"流痰"。

一、病因、病理与分类

(一)病因

致病主要为人型结核杆菌,极少数(约3.8%)为牛型杆菌侵入发病。结核杆菌由呼吸道(95%)的初次感染形成的病灶,而极少由消化道(1.1%)形成病灶,在抗体特异性防御尚未形成,感染5～6周后,可经淋巴、血行或脓肿流注播散到全身各个脏器,当然也包括骨组织。结核杆菌虽然侵入了人体,但大多数被体内吞噬细胞所消灭,仅有10%左右在毛细血管、血液多的脏器组织形成原发病灶,但这些原发病灶并不引起发病,也不产生症状、体征,仅形成菌栓在组织中潜伏下来。经过数载,当自身免疫力低下,如劳累、营养不良或某些疾病所致,像慢性肾衰竭、糖尿病,或使用免疫抑制剂后,或妇女产后,或骨关节损伤后等,最初播散潜伏在骨骼中原发病灶的结核杆菌开始活跃、繁殖起来,小的病灶迅速扩大,形成一个既有局部症状体征,又能全身反应的病灶,从而发病。此外,在成人中,患全身粟粒型结核、血行播散型结核和结核胸膜炎,或结核性脓肿等患者,亦易传播至骨关节,而形成骨关节结核(图9-1)。骨与关节结核病灶能否形成,形成时间的早晚,形成病灶的大小和多少,病灶的好发部位等,都与结核杆菌的数量和毒力、患者的体质和免疫力、局部的生理解剖特性有着密切的关系,一般情况下,病灶好发于血液循环差、劳损多和生长活跃的松质骨。

(二)病理

骨与关节结核的基本病理变化是一种慢性炎症,具有增殖、渗出和变质3种病理改变。这3种病理改变可同时或先后交叉出现在同一病灶中,这主要是由于局部病灶中结核杆菌的数量、毒性及患者自身抵抗力的不同决定的。但是在某一时间的病程中,患者可以以某一种病理改变为主在临床上表现。绝大多数的骨结核都开始于松质骨,而初发于致密骨者极少。有的文献分析,骨结核易发于儿童长骨的干骺端或骨骺部,可能因此部位有丰富的毛细血管网,而适于感染栓子停留之故,也可能因发育过程中的干骺端、骨骺部及附近组织易损伤,或是负重多的部位,对结核杆菌的抵抗力较弱。侵入骨的途径可由血行播散达骨内,亦可因关节滑膜结核患者,结核杆菌经其局部血管、淋巴管到达骨内,首先表现为结核性骨髓炎,相继的骨皮质和骨膜随之受累。但总体上,骨结核病灶的破坏多于骨形成。

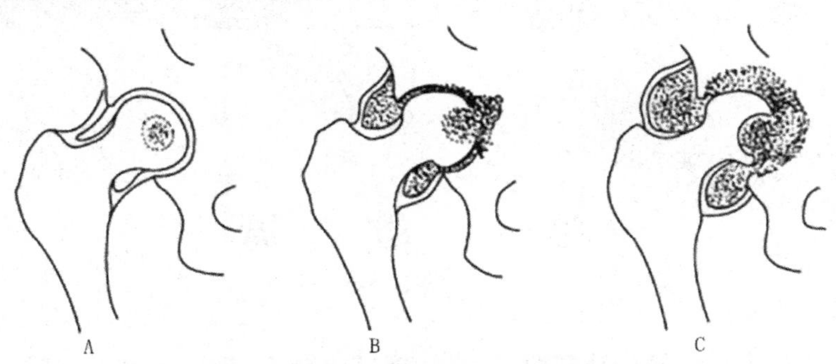

图 9-1 骨与关节结核病理发展过程

A.单纯骨与滑膜结核;B.早期全关节结核;C.晚期全关节结核

(三)分类

根据病变的初期所在骨骼部位的不同,临床上又将其分为 3 种类型,即单纯骨结核(包括松质骨、骨干、干骺端结核)、单纯滑膜结核和关节结核。

1.单纯骨结核

可分为松质骨结核、骨干结核和干骺端结核。根据结核病灶所处的位置,松质骨结核又分为中心型和边缘型。中心型病灶位于松质骨的中心,侧支循环相对较少,血液循环稍差,病变以坏死为主,坏死组织与周围分离后,形成游离死骨,死骨呈圆形、椭圆形或不规则形,死骨可吸收,遗留有空洞,局部脓液增多,压力增大,并向周围扩大,或穿破骨膜后进入软组织,经肌间隙流注他处形成脓肿;或穿破脏器、皮肤,形成内瘘或窦道,窦道流出物所见为灰白色豆腐渣样或稀薄脓液夹杂细小碎骨。边缘型,靠近软组织,血液循环较好,骨破坏被吸收,残留骨端缺损,病灶渗出脓液多可吸收。但也有少数因自身抵抗力差或毒性太强,脓液穿破进入关节内、流注他处。骨干结核:细菌多随血液先侵入髓腔,以破坏为主。由于骨干骨质致密,血液循环较好,死骨多难以形成,当病灶积脓甚多、压力较大时,脓液可沿 Volkman 管汇集至骨膜下,将骨膜掀起,并刺激骨膜,使成骨细胞活跃,生成新生骨层。如若过一段时间,脓液再次进入骨膜下,又在原新生骨层处又加一层新生骨,如此反复多次,骨膜新生骨则呈葱皮样增殖改变。此种病理改变,多发生在儿童,因其骨膜再生能力较成人强,而成人骨干多次被溶骨破坏,严重者可出现病理性骨折。干骺端骨结核兼有松质骨和骨干结核二者的病理变化。

2.单纯滑膜结核

一是细菌由血液循环直接侵入关节腔,而后细胞繁殖生长,产生的毒素和代谢产物刺激滑膜,产生炎症水肿,继而破坏之;二是结核菌通过血液循环先进入滑膜层,在滑膜层内生长、繁殖,致使滑膜炎症、水肿、破坏、渗出,而后进入关节腔,二者皆由于滑膜的炎症刺激、渗出、破坏、成脓，使关节肿胀、疼痛。由于关节滑膜的充血、炎症、水肿，此为慢性的发作，滑膜受到反复的炎性刺激，使滑膜细胞增生，滑膜表面粗糙，其表层见结核结节和干酪坏死。渗液久滞，变为淡黄色、浑浊，渗液中的纤维蛋白也凝结成块，这些凝块长时间地经关节软骨和肌腱等的滑动，将其塑形为白色光滑如瓜子仁样的游离体，留存于关节囊或腱鞘内。

3.全关节结核

是由单纯骨结核和单纯滑膜结核演变而来。骨端的结核，病灶破坏了关节软骨下骨，进一步破坏了软骨，而后进入关节腔；单纯滑膜结核，进一步破坏了关节软骨、关节囊而进入关节，二者皆是由结核杆菌破坏了关节囊、关节软骨而形成的全关节结核。根据病理变化，临床上又将其分为早期全关节结核和晚期全关节结核。全关节结核有早、晚之分，乃是考虑到其病理变化程度范围、时间的长短，对以后关节功能的恢复而言。所谓早期全关节结核，主要考虑其软骨的破坏程度和范围，如软骨的破坏在1/3以下，软骨下骨尚好，而此时得以正确的治疗，病变不再进一步发展，就有可能通过消灭病灶后软骨依然可再生，通过模造关节软骨仍可平整或基本平整，如此，关节功能将可大部或完全恢复。而晚期全关节结核，关节囊、关节软骨及软骨下基质皆遭到破坏，即使病灶清除后，关节功能亦难以恢复或难以大部分恢复。此时，由于病程日久，关节软骨的破坏、关节囊的破坏挛缩，脓液可穿破皮肤形成窦道，关节间隙狭窄，可形成关节脱位、半脱位，关节纤维强直或骨性强直在非功能的畸形位置上。

中医认为，由于正气虚弱，抗病能力不强，结核杆菌乘虚而入，感染之后，正难胜邪，结核杆菌随之滋生繁殖，经血行播散，留着于骨与关节。正如儿童稚阴稚阳之体，气血未盛，肝肾之气尚未充实，或因先天禀赋不足，肝肾亏虚，本来髓弱骨嫩，或成人劳伤，或房劳过度或遗精带下，招致肝虚肾亏，正气不足，邪气乘虚内侵，局部筋骨损伤。伤后必致气滞血瘀，局部抵抗力下降，蓄积于体内的结核杆菌随血行播散于此留着。留着于骨与关节的结核杆菌，与气血相搏，津液不得输布，痰浊内生，损筋腐骨。初起病灶仅限于骨或关节滑膜，称为单纯骨或滑膜结核，如若未能及时恰当治疗，病变将进一步发展破坏软骨、骨端，形成全关节结核。病久，痰血相搏，郁积化热，腐骨烂筋，积聚成脓，内溃外破，穿破空腔脏器或皮肤，而成内瘘或外窦道，继发混合感染。较大的骨与关节结核病灶多继发于全身结核杆菌感染之后。整个发病病机多寒热、虚实交杂，但从整体看，以正虚、阴虚为主。病始为寒，久而化热；既有全身的先后天不足，气血不和肾亏髓空之虚，又有局部的痰浊凝聚，筋骨腐烂之实，成脓之时，不仅寒转为热，阴转为阳，而随着病变的进展，肾阴更为不足，阴愈亏，则火愈旺，所以病变后期，往往出现阴虚火旺之证。或局部溃破而成窦道，脓水清稀，时夹豆腐花样块物或小的死骨流出，脓为气血所化，故致气血两亏，形成羸瘦，日渐正气衰败。中医根据其临床表现，遵循证候学进行分类，主要分为阳虚痰凝和阴虚内热两型。

二、临床表现与诊断

（一）临床表现

1.全身表现

初期多无明显全身症状。随着病情的发展，渐觉全身不适，时有倦怠乏力，食欲减退，随之，午后低热，夜间盗汗，心烦失眠，咽干口燥，形体日渐消瘦，两颧发赤，日晡最显，舌红苔少，脉沉细而数，为一派阴虚火旺之征象。后期气血亏虚，可见面色无华，动则气喘汗出，头晕目眩，心悸怔忡，舌淡唇白无血色等一派虚损之象。如有高热恶寒，全身热毒症状明显者，应考虑合并其他细菌混合感染可能。

2.局部表现

(1)疼痛:初期仅感局部隐隐作痛,压痛轻微,可有叩击痛,活动痛增,呈渐进性加重,如病变侵及关节形成关节结核,疼痛会日渐加重,夜间多有加剧。其因睡熟后,患肢肌肉松弛,病变关节失去控制,睡梦中活动关节可引起剧痛,成年人会痛醒,儿童则会突然惊叫或哭闹而醒。由于儿童神经反射不全,髋关节结核,会诉膝关节痛。

(2)肿胀:病变关节可不红不热,但肿胀日渐明显,这是由于关节滑膜的炎症水肿,关节积液、积脓,滑膜增厚。日久,影响关节的活动,关节活动的减少,势必波及关节上下的肌肉失用性萎缩,如此,更突显关节的肿胀,如同梭形。

(3)功能障碍:初期因关节疼痛和肌肉痉挛,因怕痛而使关节活动减少,或呈现强迫体位;晚期由于关节的破坏,关节囊的挛缩,致使关节功能障碍或部分或全部功能丧失。

(4)畸形:多为关节破坏、关节囊挛缩、关节脱位或半脱位所引起,多呈现屈曲畸形,如髋、膝关节、脊柱,如胸椎其后棘突可有凸峰,整个椎体多呈前屈或伴侧弯畸形。

(5)寒性脓肿:病变骨、关节的破坏形成脓肿,病变及其周围隆起肿胀,按之柔软,触之波动,局部皮肤颜色无红热,称之为寒性脓肿,即冷脓肿。脊柱结核的冷脓肿可沿肌肉组织间隙向远处流注他处,形如半球,触之饱满有囊性感,压之不痛,日渐增大,不易破溃。

(6)窦道、瘘管形成:寒性脓肿穿破皮肤,即形成窦道。结核性窦道,难以自闭,日久不愈,疮口凹陷、苍白,周围皮肤长久分泌物浸淫,皮肤颜色暗紫,开始可流出大量稀薄灰白色脓液或干酪样坏死组织,病久,脓水中可夹杂小的死骨流出。寒性脓肿内溃,穿破内脏组织如穿破肠管或肺脏等,形成内瘘,亦会经久不愈。内瘘和外窦,皆可引起混合感染,引起全身和局部相应症状体征。

(二)诊断

(1)有结核病接触史,或身体他处曾患过结核病,且发病隐渐,进行性加重的病变过程。

(2)出现上述临床表现的全身和局部症状、体征。

常见病变关节的特征如下。①颈椎:头前倾或侧屈发僵,头颈不敢前屈、后伸、侧屈、旋转等活动,坐或行走,双手或单手支撑头部,脓肿可刺激、压迫邻近的气管或食管,引起相应的症状。②胸椎:病椎棘突后凸,形成凸峰,行走时常以两手支撑腰胁,脓肿多出现于肾俞穴附近。③腰椎:病椎棘突突出,腰部强直,俯仰不利,拾物试验阳性。④髋关节:关节肿胀,活动受限。患肢先长后短,可有反射性膝痛,肌肉萎缩,跛行,脓肿多出现在关节附近。⑤膝关节:关节肿胀,活动受限,大、小腿肌肉萎缩,形如鹤膝,肿脓多出现在关节附近。

(3)X线表现:X线平片对骨与关节结核的诊断和治疗有着重要的参考价值,是必不可少的。但是,病变初期,X线片对骨关节结核不能显示出来,按 Schinz 的意见,X线表现约在发病3个月左右才能显示,而随着病灶的变化X线亦可显示清楚。

单纯骨结核的X线征象,主要呈不规则的破坏区,其边缘无密度增高硬化现象,破坏区内,有的可见较小的密度增高影(死骨)。寒性脓肿形成时,在病灶附近出现软组织肿大阴影,如合并混合感染,在破坏区周围,可出现密度增高的骨膜反应。

骨结核分为松质骨、骨干和干骺端结核,其X线表现各有其特征。

1)松质骨结核:又分为中心型和边缘型,中心型结核早期病变以溶骨破坏为主,骨增生硬化不明显,X线出现磨砂玻璃样改变和骨小梁模糊,继而出现死骨,死骨吸收后,出现低密度的透光影。松质骨边缘型结核,早期病变区骨质疏松,继而是溶骨性破坏,边缘缺损。

2)骨干结核:可见到不同程度的髓腔内溶骨性破坏和骨膜新生骨形成。

3)干骺端结核:兼有松质骨和骨干结核的特点,即局部既有死骨形成,又有骨膜反应。

单纯滑膜结核的X线表现,关节周围软组织肿胀,附近骨骼骨质疏松,关节腔内间隙透光影消失,代之呈云雾状模糊不清。如关节积液多时,则见关节间隙增宽。在儿童和青少年患者中,发展缓慢的滑膜结核,由于慢性炎症刺激骨骺而慢性充血,骨化增速,两侧对比,可见患侧的骨骺增大,构成关节的两端骨质疏松。

全关节结核X线主要表现为关节边缘局限性破坏而凹陷,或边缘不规则,随后关节面破坏,关节间隙狭窄或消失,或发生关节脱位,关节骨骺萎缩、滑脱,但无明显增生现象。寒性脓肿形成时,病灶附近有软组织肿胀阴影。

(4)CT、MRT检查:CT显示的骨破坏,尤以横截面较平片更清晰,对死骨、寒性脓肿显示也较清楚。磁共振成像对骨膜下型结核寒性脓肿显示更敏感。

(5)实验室检查。①血常规:病久患者红细胞和血色素有可能偏低,长久混合感染或严重的多发结核患者,贫血更明显,白细胞计数偏高或正常。②血沉:骨与关节结核活动期的患者,红细胞沉降率明显加快,一般高出3～4倍,甚至高出7～8倍,血沉的变化比X线片反应的还要早。③病理检查:切除病变组织或肿大之淋巴结作病理检查,其阳性率一般在70%～80%,若同时作抗酸染色,其特异性会更高。病理检查和结核杆菌培养,两者同时进行,其准确率将更高。

(三)鉴别诊断

1.类风湿性关节炎

常累及手足小关节,多呈双侧对称性发作。无寒性脓肿或窦道,70%左右的患者血清类风湿因子常呈阳性,随着病情的发展,可累及其他关节。但有些小关节(如腕关节)单纯性滑膜结核常不易与早期单关节的类风湿性关节炎相鉴别,往往要借助于病理及实验室检查方可确诊。

2.强直性脊柱炎

病变多由骶髂、髋关节开始,逐渐沿脊柱上行发展。此病多发于16～30岁的男青年,男女之比约为10∶1。如病始于一侧的髋关节、骶髂关节,此与骶髂关节、髋关节结核鉴别确有困难,如能仔细询问病史和检查患者有无腰背痛、晨僵,再结合X线片定期复查,尚可明确诊断。另外,强直性脊柱炎从骶髂关节上延至脊柱椎体,可使脊椎韧带钙化、骨化、骨桥形成;而脊柱结核侵犯多个椎体者可见以椎间隙破坏为主,可资鉴别。

3.化脓性关节炎

急性化脓性关节炎多易与结核性关节炎鉴别,但如亚急性发作或慢性发作的化脓性关节炎与急性发作的结核性关节炎却不易鉴别,从病史及关节穿刺作细菌学检查,将有助于明确诊断。

4.骨肿瘤

椎体和骨盆结核应与网织细胞肉瘤和转移癌相鉴别;骨干结核应与尤文瘤相鉴别;掌指骨结核应与掌指骨内生软骨瘤相鉴别。鉴别要点:除根据患者年龄、临床表现和X线、CT表现外,有时需作病理学检查。

5.色素绒毛结节性滑膜炎

主要症状为关节肿胀、疼痛、积液,穿刺液为咖啡色。此病多发于膝踝关节,关节病变为弥漫性绒毛型,而手足腱鞘多为结节型。病程较长,但不破溃,关节功能多不受限,血沉亦正常,早期X线片仅见软组织肿胀,晚期可见关节附近骨质破坏。一般关节液作细菌学检查多可鉴别,必要时作病理检查。

三、治疗

骨与关节结核是全身性感染和局部损害并存的慢性消耗性疾病，整体与局部二者互为因果，正气的强弱对病邪的消长和病灶的好转与变化有着直接的影响，因此，其治疗必须贯彻整体与局部并重，祛邪与扶正兼顾，内治与外治相结合的原则。而中西医结合，更可加速病情的痊愈或好转，加快肢体功能的恢复。具体地说，单纯中医治疗，对骨关节结核的早期，病变不太严重者适合，后期或手术后的患者以扶正，增强机体的抵抗力，早期恢复体力或肢体功能，确切有效。对结核菌有特效的化学药物，用药应贯彻始终；对严重的骨关节结核，应在短程化学治疗的基础上，中西医结合治疗；对较大死骨、冷脓肿等，手术病灶清除是必要的手段，如此综合治疗，疗效良好。

（一）全身治疗

1.中医辨证内服中药

（1）阳虚痰凝证：初起外形既不红热，又不肿胀，仅感病变关节隐隐酸痛，继则关节活动障碍，动则痛甚，全身情况无变化，舌淡、苔薄、脉濡细。本型初起之时，由于外伤或劳力过度，局部气血瘀阻，痰湿滞留，痰血相搏，筋聚于筋骨、肌肉、关节间，寒尚未完全化热，致病处酸痛隐隐，阴寒痰血浸淫肌肉、关节，故有夜间疼痛，阵阵突然发作，致小儿夜间啼哭。此痛虽在夜间，然非骨岩夜间剧痛之症。治宜温补和阳，散寒化痰。方用阳和汤加减。

（2）阴虚内热证：起病数月后，在原发或继发部位渐渐漫肿，皮肤颜色不变或微红，脓肿形成，久不溃破。伴有午后潮热，颧红，夜间盗汗，口燥咽干，食欲减退，或咳吐痰血，舌红，苔少，脉细数。病始为寒，时久化热，局部痰浊凝聚，腐骨烂筋，肝肾亏损，骨髓空虚，以致寒转热，阴转阳。日久肾阴亏虚，阴血大耗，阴不涵阳，无根虚火外现，出现骨蒸劳热，阴虚内热之象。此期病变相当于骨或关节结核病灶破坏严重，有死骨形成，干酪坏死组织所生脓肿顺肌间隙流注他处，或穿破皮肤形成窦道。治宜养阴清热。方用清骨散加丹皮、桔梗、黄精、蜈蚣、壁虎（焙）、生地黄、天花粉等，伴痰血者，加百部、桑白皮、白及等。

（3）肝肾气血亏虚证：脓肿溃后，从疮口排出稀薄脓液，或夹有败絮状物，形成窦道。如病在四肢关节，患肢肌肉则萎缩、畸形。病在颈胸、腰椎者，则强直不遂，甚则下肢瘫痪不用，二便潴留或失禁。形体消瘦，面色㿠白，畏寒心悸，失眠，盗汗或自汗，舌质淡，边光红，苔白，脉细数或虚数。此型为病程日久，阴损及阳，阴阳俱虚，气血大伤，筋骨破坏，肝肾亏虚，一派阴阳气血俱损之象。故脓水稀薄，窦道久不收口，脊柱肢节明显畸形，四肢不用，此期为骨关节结核之晚期，患肢畸形或脊柱畸形或伴截瘫形成。治宜补益气血肝肾。方用人参养荣汤合六味地黄汤加减。如伴窦道或瘘管，脓尚未尽者，上方去炙黄芪、山萸肉，加生黄芪、香白芷、山甲、皂角刺等。久病体虚、阴虚内热之骨痨、骨痈疽晚期患者，可用抗痨丸（经验方：黄芪 100 g，骨碎补 100 g，制乳没 100 g，黄连 80 g，三七 30 g，泽漆 120 g，牡蛎 100 g，蜈蚣 60 条，全蝎 40 g，炮山甲 50 g，子午虫 40 g，鳖甲 80 g，龟甲 80 g。共研细末，炼蜜为丸）治疗。日服 2 次，每次 1.5～10 g。本方药治疗骨结核疗效肯定，有驱邪抗结核之功，可长期服用，直至骨痨痊愈为止，适用于各期。

2.中成药

（1）小金丹：制草乌、木鳖子（去油）、五灵脂、白胶香、地龙、制乳香、制没药、当归（炒）、麝香、香墨。活血止痛，解毒消肿。用于流痰、流注，结核早期寒痰瘀阻者尤为适宜。口服。成人每次 0.6 g；病重者每次 1.2 g，每天 2 次，捣碎，温黄酒或温开水送服，醉盖取汗。如流注破溃及久溃者，以 6 g 分 5 天服完，7 岁以上儿童 0.3 g，7 岁以下小儿每服 0.15～0.2 g，余法同前。

(2)阳和丸：熟地黄、鹿角胶、肉桂、麻黄、炮姜、白芥子、甘草。温阳补血，散寒行滞，消瘀通络。用于骨与关节结核，伴寒性脓肿者。口服，每次 2 丸，每天 2～3 次。

(3)复方金荞片：金荞麦、干蟾、穿心莲、百部、鱼腥草。清热解毒，杀虫抗结核。用于骨关节结核，有热毒蕴热之表现者。口服，每次 4～6 片，日服 4 次。

(4)抗痨丸：木鳖子、黄连、泽漆、蜈蚣、生牡蛎。清热解毒，消肿散结止痛。主治骨关节结核各期。水煎取汁，浓缩干燥压片，日服 3 次，每次 6～8 片(含生药 3 g)。3 个月为 1 个疗程，可连服 2～4 个疗程。

3.化学药物

抗结核药物疗效比较肯定，目前国际上公认的抗结核药物有 12 种之多。疗效较好，临床经常使用的抗结核药物有异烟肼、利福平、链霉素、对氨水杨酸、乙胺丁醇、卡那霉素。较少使用的有吡嗪酸胺、乙硫异烟胺、氨硫脲、紫霉素、环丝氨酸、卷曲霉素等。有的学者研究认为，吡嗪酸胺对细胞内结核杆菌有效，其可与其他抗结核药物联合使用，如果每天将剂量控制在 1.5～2.5 g 以内，对肝脏的影响并不大。有的文献报道氨硫脲是一种新药，有一定的疗效，其可口服，用量比对氨基水杨酸服用量小，且价格便宜。

目前临床上，多主张 2～4 种抗结核药同时联合应用，这既避免了某一药所产生的抗药性，又有协同作用，增加了药物浓度，增强了杀菌抗结核的能力，提高了疗效。对于选择性用药，有的学者主张根据不同菌群，选用不同药物组合：①对快速繁殖、代谢活跃的菌群，可用链霉素 1 g 肌内注射，每天 1 次或隔天 1 次，加异胭肼 300 mg，利福平 450 mg 每天 1 次顿服，亦可单用异胭肼将其杀灭。②对生长缓慢、代谢低下的菌群，多存在于巨噬细胞内，一般药物不能迅速消灭，故需一定的疗程，吡嗪酰胺最有效。③完全处于静止休眠的菌群，其数量少，利福平最有效。

对于化学药物的疗程，因考虑到骨关节结核病变的特殊性，用药时间相对应较长。对于髋、骶髂、脊柱及大关节结核，则需用药 2 年左右；而对于膝、肘、腕、踝、手、足等中小关节，用药当 1 年左右。近些年来，国际国内普遍采用了短程化学治疗，短程抗结核的治疗可谓是结核病治疗新的里程碑，强化治疗阶段可使用两种全效杀菌药，延续巩固治疗阶段至少用一种全效杀菌药，快速杀灭病灶中各种菌群，全疗程为 6～9 个月。

化学治疗期间，应遵循早期用药、联合用药、持续全疗程用药，3 个月后适当调整用药剂量是治疗骨关节结核的原则。否则，不规则用药，或化学治疗时间短及对药物不良反应处理不当，皆会导致治疗的失败。

(二)局部治疗

1.中药外敷

(1)阳和解凝膏：鲜牛蒡、鲜白凤仙花、当归、川附子、地龙、赤芍、白及、荆芥、香橼、川芎、桂枝、官桂、生草乌、白芷、续断、肉桂、陈皮、灵脂、大黄、生川乌、生僵蚕、防风、白蔹、木香、芝麻油。温经通络，解毒散结，化腐生肌。主治骨与关节结核伴脓肿者。除芝麻油外，全方共调制成药膏，或炼制成膏药外用。用时文火化软，贴敷患处。

(2)阳和痰核膏：白僵蚕、甘遂、芒硝、大戟、新鲜泽漆、白芥子、藤黄、生麻黄、生南星、生半夏。消瘀，破积聚，化痰核，除肿痛。主治瘀血或痰浊凝聚形成的流痰、流注，肿胀结核及一切痰核之症。上药除新鲜泽漆、藤黄、芒硝外，余药用菜油浸泡 1 周捞起，菜油内入泽漆煎熬至枯，去渣；再入前捞起之药煎熬，至枯去渣，再熬至滴水成珠，加入藤黄、芒硝、溶化后，滤清。入黄铅粉，搅和收膏，贮存备用。将膏药烊化后摊于韧性纸张或布上候用。临用先将膏药烘热，使之变软稍有烊化，加少许掺药，一般多加黑虎丹，贴患处。

(3)黑虎丹：穿山甲、乳香、五倍子、炉甘石、没药、儿茶、轻粉、蜈蚣、梅片、蜘蛛、腰黄、全蝎、麝香。祛瘀消肿，软坚散结，化痰解毒。主治骨关节及淋巴结核肿胀疼痛者。经炮制后各研细末和匀收贮、密封。撒于膏药(如阳和痰核膏)表面或掺敷药(如三色敷药)上，随症使用。

(4)骨疽拔毒散：芒硝、白矾、冰片等。利水消肿，清热止痛。主治骨痈疽、骨岩局部肿胀疼痛明显者。冷开水加少许蜂蜜调成稠糊状外敷。

2.脓肿穿刺抽吸

脓肿穿刺可以协助明确诊断，又可作为治疗的方法之一。大的脓肿对其他组织有明显的压迫症状，而又不宜马上进行病灶清除者，可穿刺抽吸以减压，减轻压迫症状。结核性冷脓肿与一般细菌感染所致脓肿穿刺方法不同，首先进针点不是在波动最明显、皮肤潮红、脓壁最薄弱处，而应在脓肿边缘正常皮肤和软组织处进针；其次不像一般感染垂直刺入脓腔进针，而是进入正常皮肤软组织处再拐向脓腔，此乃为防止穿刺处长期流脓不愈形成窦道混合感染；再者是穿刺针头必须要粗，一般用 14 号活检针头，如此可减少干酪样坏死组织堵塞针孔。

3.局部注射抗结核药物

局部注射抗结核药物具有病灶处药物浓度高，并且减少了全身给药引起的药物反应的优点。临床常用于单纯关节滑膜结核的早期。笔者临床多用链霉素，有时与异烟肼合用，链霉素对局部的刺激较大，可每周局部注射 1～2 次；异烟肼每次用 100～200 mg，两者合用，3 个月为 1 个疗程。局部注射抗结核药物应注意，局部有大量干酪坏死组织或有死骨者不宜用此办法；如关节内或局部有脓液，必须按结核性脓肿穿刺办法抽吸脓液后，再行药物注射，方能奏效。

4.局部制动休息

局部制动休息，即以恰当的姿势、体位制动，可减少局部或患肢、躯干的活动，减轻局部的负重。如此，既可减轻患处关节肌肉因刺激引起的肌肉痉挛、疼痛，又能减少或防止病变的扩散，并且有利于组织的修复。临床上多用于病变较严重、发展较快、疼痛和肌肉痉挛明显或手术的患者。制动方法有石膏、牵引、夹板等方法，可根据病情程度和部位分别采用适当的方法。

5.手术治疗

手术治疗的目的是清除病灶，使其早日愈合，预防复发，恢复其功能，至少可缩短疗程。目前常用的手术方法有：病灶清除，病灶清除加同期、或延期植骨融合术，关节病灶清除加关节加压融合术，病灶清除加椎管侧前方、前方减压术，后期行截骨矫形或关节融合、关节成形术。

对于骨关节结核来讲，手术除了病灶清除术为基本方法外，更应该根据不同部位、不同阶段采用不同手段处理，并非一律用病灶清除术来处理。通过近年来的深入临床研究，对关节结核的病理发展过程有了进一步的认识，在此基础上，依据不同的病变阶段，及时选用切合实际治疗方法。如此不仅缩短了疗程，提高了治愈率，还最大限度地保存了关节功能，有利于患肢的正常发育生长或活动。

(1)单纯滑膜结核的治疗原则：在早期，由于受累滑膜充血、水肿，为炎性浸润阶段，一般应采用全身和局部中西药为主的非手术治疗，加强营养，必要时制动。成人大关节滑膜结核，可行关节腔内注入链霉素 1 g、异烟肼 200 mg。儿童和小关节适当减量，每周 1～2 次，3 个月为 1 个疗程。注射后 1～2 天内减少关节活动。一般 1～2 个疗程后，70%～80%的滑膜结核可逐渐愈合。

如关节腔注射期间 1 个疗程仍不好转，反而病变发展，应行滑膜切除术。对较晚就诊的关节滑膜结核，检见滑膜亦增厚者，亦应采取滑膜切除术。

(2)单纯骨结核的治疗原则：如骨结核较远离关节，一时又不会波及关节之危险，局部又无死骨，也可用病灶内注射疗法(如上)。如有明显脓肿，也可定期吸脓，每周 1 次注射抗结核药物于病灶内，一般 2～3 个疗程亦可治愈。

如局部有明显死骨或伴窦道经久不愈者，或病灶于干骺端临近关节并随时有破入关节的危险，经上述治疗 1 个疗程未见好转，反而有发展趋向，应采用病灶清除术。若病灶清除后，虽骨空腔较大，但无混合感染者，可取髂骨松质骨碎块充填空腔内，术后石膏固定 1～2 个月，以防骨块滑出。

(3)早期全关节结核的治疗原则：早期全关节结核是尚能保留关节功能的最后一个病理阶段，也是能否挽救关节功能的关键时刻，因此，对病变仍在迅速发展的早期全关节结核，应尽早行病灶清除术，以及时控制病变的发展，尽最大限度保留关节功能。

病灶清除术成功的关键在于：首先病灶清除必须彻底、干净，不可遗漏隐匿的病灶或脓肿；其次，应注意尽可能不破坏关节的稳定性，以便早期开始关节的功能锻炼。根据郭巨灵多年的实践经验证明，这一方法治愈率高，关节功能恢复令人满意，病变复发率低。

(4)晚期全关节结核的治疗原则：根据关节以后功能需要，可采用下述方法：

首先局部仍有活动性结核病变，如死骨、窦道、脓肿，而又难以治愈者，在中西医结合用药抗结核治疗的同时，采用病灶清除术。可根据患者的年龄、部位、职业和意愿，作关节融合术，或截骨术，或成形术。

其次，关节病变已静止，但关节仍有疼痛，且有明显强直或畸形者，也应根据患者年龄、部位、职业、意愿等行关节融合术、截骨术或成形术。

病灶清除术是治疗骨关节结核最基本、最常用的术式。因为骨与关节结核是以破坏为主的病变，各型结核虽然病变有轻有重，其病变范围亦大小不一，但有其共同点，即是由于病灶外均有不同厚度的纤维包膜或瘢痕，病灶内有干酪样坏死组织、冷脓肿和死骨，结核杆菌可长期留存于内，而血供难以进入，全身抗结核药物的应用难以在病灶中产生有效的浓度去控制或消灭结核杆菌，故其单纯应用抗结核药物治疗，其治疗特别是有较大死骨和冷脓肿者，难以达到预期的效果。因此，骨与关节结核的治疗原则是全身疗法和局部疗法并行，即全身治疗包括中西药治疗、制动休息、加强营养，较严重者再加局部病灶清除，疗效将会大大提高，疗程亦会缩短，有的尚能挽救关节功能。

病灶清除术的目的，是清除冷脓肿、死骨、结核性肉芽、增生肥厚的滑膜、坏死的软骨、干酪坏死、瘢痕及一切坏死的组织；通过病灶清除，改善病灶区的由血液循环，提高病灶区内抗结核药物的浓度，发挥药物的有效作用，防止病灶内结核毒素的吸收而加速治愈；早期对单纯关节滑膜结核或骨结核施行病灶清除，可使病变停止发展，保全关节的活动功能；对久治不愈后行病灶清除，可使其早愈，从而避免持续、反复的继发感染及对全身的影响；对脊柱结核施行病灶清除术，既可终止病变恶化，配合椎管减压又可使已截瘫者脊髓功能恢复，未截瘫者予以预防之；对骨与关节结核破坏严重或并发畸形者，在病灶清除的同时，施行关节融合、关节成形、人工关节置换等手术，一并予以矫正。

病灶清除术因其手术相对较大、出血较多、手术时间较长的特点，故对老年和婴幼儿必须慎重考虑，应在非手术治疗无效、全身疗法和抗结核药物治疗的基础上，全身情况好转，病情较好稳定的情况下，如有下列症状体征，即适应证，方可行病灶清除术：①单纯滑膜结核经非手术治疗无效者，或早期全关节结核，或近骨端单纯骨结核有破入关节而形成全关节结核者。②病灶内有较大或较多的死骨，不易自行吸收者。③病灶或其周围有较大的冷脓肿，不易自行吸收者。④窦道经久不愈、时有干酪坏死组织或小的死骨流出者。⑤脊柱结核已有脊髓压迫症状，需作病灶清除同时加椎管减压术者。

而对于全身其他部位有活动性结核病灶，如结核性脑膜炎、浸润性肺结核等，应列为病灶清除术的禁忌证，必须经抗结核及全身治疗，病情稳定后，方才可考虑行此手术。而经系统抗结核等药物治疗，全身中毒症状毫无改善者，特别是老年、婴幼儿患者，暂时不宜作此手术。

关节结核病灶清除后，多数学者习惯不做引流。但赵矩才、张铁良等认为，鉴于负压吸流器械和技术的改进，将引流管残端放脓腔最低位，对较大的冷脓肿，亦可采用负压吸引引流，对混合感染者，应作引流。黄省利等对脊柱结核合并巨大脓肿病灶清除术后，采用此方法，效果良好。笔者认为，结核病所致大的冷脓肿，最好用外加压包扎或体内缝合或二者兼用，消灭无效腔，而不用外引流，因其使用负压不当或引流管放置不妥或堵塞，皆有形成残留脓肿致结核复发窦道、不易愈合之虞。

对于术后的处理，注意以下几点：①继续使用抗结核药物 2～3 种联合应用 3～4 周，3～4 周后，可用异烟肼加利福平口服 1～2 年，或取其二者之一加链霉素，每天或隔天肌肉注射 1 次，用药期间定期复查肝功能，对肌肉注射链霉素者，应经常询问患者有否耳鸣、听力下降及口角异常，有则立即停药，以防链霉素中毒造成不可逆的听力障碍。对混合感染的患者应给予敏感的抗生素 2～3 周应用。②胸椎或胸腰椎脊柱结核病灶清除术中，如有胸膜损伤，术后应注意两侧呼吸音情况，如发现术侧呼吸音低，叩之鼓音，或伴有患者呼吸困难，应立即作胸腔穿刺抽气，一般需 2～3 次方可把气抽完，如不见胸腔气体减少，可行闭式引流。③术后牵引制动或石膏固定，应根据患者年龄大小部位所在、病情轻重和手术情况的不同，予以相应处理，制动的时间亦各有异。④定期复查 X 线片和血沉，每 3 个月可随访 1 次，以便了解局部病灶变化情况。⑤术后对截瘫和全身麻醉后的患者，每天要检查肺部 2 次，鼓励咳嗽，以防肺部感染；定时翻身，加强护理，以防褥疮发生。⑥对于肢体牵引制动和石膏固定肢体，在允许的情况下，应指导和鼓励患者多做肌肉有节律的收舒锻炼，一可防止肌肉萎缩，二在解除制动后局部的功能恢复快。⑦结核病变，是高消耗性疾病，特别是较大骨与关节结核病灶清除术后，更是身体虚弱，除必需的治疗外，要给予高热量、高蛋白、高纤维素膳食，鼓励患者多进食，以增加营养，以提高抗病能力，加快康复。如选用牛奶、豆浆、鸡蛋、鱼、瘦肉、豆腐及新鲜蔬菜、水果。

（毕军伟）

第二节 脊柱结核

脊柱结核是骨关节结核中最常见的一种，其发病率占全身骨关节结核的 39.9%～75.82%，为其首位。20 世纪 70 年代文献报道多见于儿童，近年来资料统计青壮年发病最多，女性多于男性。在整个脊柱结核中，以椎体结核为绝大多数(占 99%)。椎体结核中，以身体负重较大的胸椎多见(40.3%)，其次为腰椎(35.97%)，后依次为胸腰椎(12.77%)，腰骶椎(7.36%)，而颈椎、颈胸段，骶尾椎最少。椎体结核的所以发病率高，与脊柱的生理解剖有关，即椎体负重大，易劳损；

椎体内松质骨成分为主，血流缓慢；椎体上肌肉附着少；椎体的营养动脉为终末动脉，结核杆菌栓子易滞留。中医学称其为脊柱痨，又曾以“龟背痰”“肾俞虚痰”称谓。

一、病因、病理

脊柱结核是在血源播散的基础上发生的继发性疾病，致病因子是结核杆菌。而结核杆菌之所以能从原发病灶以血液循环进入脊柱，破坏骨质，是因为具备了一定的发病基础，即正气内虚和椎骨伤损。

结核杆菌一旦侵入脊柱，侵蚀椎体，其初发病灶 99%在椎体，称为椎体结核，1%左右在椎弓，称为椎弓结核。

椎体结核依据其病理侵犯部位不同，一般临床上将其分为中心型、边缘型。但北京吴启秋根据病变初起所在的部位不同，将脊柱结核分为：①中心型，②骨骺型，③骨膜下型，④附件型 4 个类型。不管如何分型，其侵犯破坏后的局部病理变化有渗出型，即以炎性反应和脓肿形成为主的改变，及干酪型——以干酪坏死为重要病灶，渗出少、脓肿小的改变。

中医认为，小儿先天禀赋不足，肾气未充而骨骼柔嫩，若强令其早坐，或使其闪挫跌扭，则脊柱无力支撑和承受，易致伤损。后天脾肾不足，督脉空虚，亦是造成发病的主要原因。脾主运化，脾虚则运化失司，不能输布水谷之精微，濡养五脏六腑，四肢百骸；肾主骨生髓，其经贯肾络脊，虚则骨失所主，腰脊软弱，督脉为身之阳经，具有运行气血，濡养全身的功能。《难经》云：“督脉起于下极之俞，并于脊里，上至风府，入属于脑”。可见督脉之经贯穿在椎管之内，对濡养脊柱、抗御外邪更具有直接作用。不言而喻，督脉空虚，则椎骨软弱。此外，脊柱本身承重大，容易积劳成损；或复加外力，局部有所损伤，必致气血瘀滞。此处多为松质骨，营养血管多为终末动脉，细菌易于滞留，上述诸多条件，导致脊柱病发结核。结核杆菌一旦侵入脊柱，破坏骨质。儿童的椎体因生理解剖关系易发中心病变，以胸椎为多。病灶在椎体中央，以骨质破坏为主，发展较快，常形成游离死骨，死骨吸收后，形成空洞、干酪坏死、肉芽组织，椎体塌陷。病变位于椎体下缘，破坏软骨、间盘组织，波及下椎体，可使二椎体前柱或前中柱嵌合，致脊柱后突畸形。病灶位于椎体前纵韧带下、骨膜下，可沿及下行，破坏多个椎体，或形成跳跃性病变，形成椎旁脓肿或脓液穿入肌间或顺其间隙下注，形成远处冷脓肿，如腰大肌、大转子脓肿，典型的后突畸形，形成凸峰，多见于胸椎；而在颈腰椎多呈颈短缩、僵直、生理前突消失或反弓畸形。颈椎结核，亦可形成咽后壁脓肿而引发吞咽困难等。病灶亦可继发侵犯内脏而形成他脏结核，如穿破空腔脏器，如骶尾骨结核，穿入肠腔而形成内瘘。

二、临床表现与诊断

(一)临床表现

本病多见于儿童和中青年，40 岁以上相对少见。临床上发病因时表现有异。初期症状不明显，患处仅有隐隐酸痛而不重视。继而常常少气乏力，全身倦怠，患处夜间疼痛明显，脊柱活动障碍，动则疼痛加剧，舌淡红，苔薄白，脉沉细。中期受累脊椎疼痛明显，活动更是受限，弯腰困难，出现潮热或寒热交作，盗汗，胃纳差，质红，少苔或无苔，脉沉而细数。及至后期，椎体破坏明显，胸椎凸峰呈现；颈椎难以支撑头颅，常以手协助支撑；腰椎破坏，腰部僵直，弯腰拾物不能，活动受限。或因冷脓肿引起吞咽困难，或由于脓液下注于腰大肌等处而成脓肿。或穿破皮肤有窦道形成，时流稀薄脓液，或夹有豆腐花干酪样物质自窦道口流出，久不收口。全身疲惫，日渐消瘦，精神萎靡，面色无华，心悸失眠，盗汗日重，舌质淡红，苔少，脉细弱或虚大。

（二）诊断

1.症状与体征

（1）全身症状：病起隐渐，发病日期不明确。患者倦怠无力，食欲减退，午后低热，盗汗和消瘦等全身中毒症状。偶见少数病情恶化急性发作体温 39 ℃左右，易误诊为重感冒或其他急性感染。相反，有些患者无上述低热等全身症状，仅感患部疼痛或放射痛，也易误诊为其他疾病。

（2）局部症状：疼痛，患处疼痛与低热等全身症状多同时出现，在活动，坐车震动，咳嗽、打喷嚏时加重，卧床休息后疼痛减轻，疼痛可沿脊神经放射，上颈椎可放射至后枕部，下颈椎放射于肩或臂，胸椎沿肋间神经放射至上、下腹部，常误诊为胆囊炎、胰腺炎、阑尾炎等。下段 T_{11}～T_{12} 可沿臀下神经放射到下腰或臀部，腰椎病变沿腰神经丛多放射到大腿的前方，偶牵涉腿后侧。

（3）姿势异常：是由于疼痛致使椎旁肌肉痉挛而引起。颈椎结核患者可常有斜颈、头前倾、以手托下颌表现。挺胸凸腹的姿势常见于胸腰椎或腰骶椎结核的患者。正常人可弯腰拾物，因病不能弯腰而屈髋屈膝，一手扶膝另手去拾地上的东西，称此为拾物试验阳性。幼儿俯卧，检查者用手提起双足，正常脊柱是弧形自然后伸，而患儿病椎间固定或脊旁肌肉痉挛，腰呈板状，不能后伸。

（4）脊柱畸形：颈椎和腰椎注意有无生理前突消失，胸椎有无生理后突增加，自上而下触扪每个棘突有无异常突出，特别是局限性成角后突，此多见于脊柱结核。

（5）寒性脓肿：就诊时 70％～80％的脊椎结核并发寒性脓肿。位于脊椎椎旁脓肿，可借 X 线片、CT 或磁共振成像显示出，脓肿可沿肌肉筋膜间隙或神经血管束流注体表，寰枢椎病变可有咽后壁脓肿引起吞咽困难或呼吸障碍；中下颈椎脓肿出现在颈前或颈后三角；胸椎结核椎体侧方呈现梭形或柱状脓肿，可沿神经血管束流注到胸背部，偶可穿入肺脏，胸腔，罕见的穿破食管和胸主动脉；胸腰椎、腰椎的脓肿可沿一侧或两侧髂腰肌筋膜或其实质间向下流注于腹膜后，偶有穿入结肠等固定的脏器，向下直至髂窝、腹股沟、臀部或腿部；骶椎脓液常汇集到骶前或梨状肌坐骨大孔到股骨大转子附近。

（6）窦道：寒性脓肿可扩散至体表，经治疗可自行吸收，或自行破溃形成窦道，窦道继发感染时，病情将加重。

（7）脊髓压迫征：脊髓受到压迫后，将出现不同程度的瘫痪，一些学者将瘫痪患者运动功能障碍分为四级，便于观察治疗中瘫痪的发展和治疗后的效果。①Ⅰ级：患者步态正常，自觉下肢有力，检查有或无踝阵挛，病理反射呈阳性。②Ⅱ级：患者行走时肌肉紧张痉挛，无力，动作不协调，需要或不需要扶拐行走，检查肢体有痉挛性瘫痪。③Ⅲ级：下肢无力，不能行走，患者被迫卧床，检查肢体呈伸直痉挛性瘫痪，约 50％的患者知觉障碍。④Ⅳ级：患者出现屈曲型痉挛性瘫痪，50％以上患者知觉障碍，常有褥疮，甚或有括约肌功能障碍，此将软瘫也包括在内。

2.影像学检查

（1）X 线片：在病早期多为阴性。X 线片早期表现在大多数患者先有椎旁阴影扩大，随着椎体前下缘受累，和有椎间隙变窄、椎体骨质疏松，继则椎旁阴影扩大和死骨形成等。椎体骨质破坏区直径＜15 mm 者，侧位摄片多不能显示出，而体层摄片破坏区在 8 mm 直径左右就能显现出，且椎体松质骨或脓肿中，时可见到大小死骨。

（2）脊髓造影：显示存在硬膜外压迫征象，主要特征是正位片在梗阻部断面可呈毛刷状或凸凹不规则，但无斑片状充盈缺损。侧位见受压处造影剂移位和骨性椎管距离增加或充盈缺损。

(3)CT检查:能早期发现细微的骨骼改变以及脓肿的范围,对常规X线片不易获得影像的部位更有价值。

(4)磁共振成像检查:临床症状出现3～6个月,疑为脊柱结核患者,X线摄片无异常,磁共振成像可显示受累椎体及椎旁软组织(脓肿),T_1加权像为低信号,T_2加权像为高信号,早期脊柱结核可分为3型,即椎体炎症型、椎体炎症合并脓肿型、椎体炎症合并椎间盘类型。

三、治疗

脊柱结核和其他骨关节结核一样,都是继发性病变,都是全身发生结核性菌血症后,局部的表现,在整个脊柱结核发病中,以胸椎、胸腰段、腰椎发病为多,脊柱结核发病病灶在一处者为多,可在椎体或偏于一椎及间隙。脊椎结核的病变为浸润破坏性的,早期即会出现脓肿和骨坏死,影响血液循环而致血管闭塞,而产生死骨和干酪样坏死组织,如无正确的治疗,病灶逐渐扩大,破坏会日益加重,最终导致脊柱畸形,甚至并发截瘫等。

脊柱结核的治疗应贯彻整体和局部相结合的原则,并发挥中西医结合治疗的优势,辨证施治,内外并行,可获得良好的效果。中医的治疗,针对其发病早期,或脓形成少、死骨形成不多的患者用之较适合,可有效地控制病情发展,抑制杀灭结核杆菌,使病灶吸收、愈合;对中后期脓肿大、死骨形成明显者,甚或并发有截瘫者,用中西医结合治疗更为适宜,用化学药物联用的抗结核、手术的病灶清除、辅助中医药的应用疗效会更好。

(一)非手术治疗

1.中药治疗

根据脊柱结核的早、中、晚期,给予相应地辨证施治内服药物。

(1)祛邪抗结核:内服抗痨丸,每天2次,每次3～10 g,可不分期型,连续服用。亦可服用抗骨痨散(乌梢蛇、白果仁、银花、当归、蜈蚣、浙贝母、白芷、黄芪、半夏,共研细末或为丸),每次3～5 g,日服2次,主治腰椎结核,具有益气养血,清热散结、通络的作用。

(2)辨证施治

早期:由于寒凝瘀滞,痰瘀相搏,宜养肝肾,补气血,温经通络,散寒化痰,用阳和汤和大防风汤等。

中期:由于病变进展,正气愈损,骨质破坏,蕴积化脓,出现低热、疼痛及寒性脓肿形成等不同的虚实夹杂表现,故宜扶正托毒,补气益血,化瘀消肿,拟用托里散或托里透脓汤等随证加减。

后期:久病之后,气血两亏,或病灶清除术后,宜培补肝肾,补气养血,用人参养荣汤或十全大补汤及先天大造丸服之;若阴虚火旺,骨蒸劳热,宜养阴清热,拟用大补阴丸合清骨散;若有盗汗不止,宜潜阳敛汗,可加沙参、川贝母、麦冬、牡蛎、丹皮等。

2.西药化学治疗

抗结核化学疗法,是20世纪结核病领域中极为重要的发展和成绩,脊柱结核手术前后合理化学治疗,是取得良好疗效和避免复发的重要条件,否则易复发。

强调化学治疗应有规律、不间断、有足够的时日。小儿脊柱结核,凿除范围过大,又影响了脊柱的稳定性,鉴于此,近年来在传统的椎间与椎板植骨融合以外,加用了棘突或椎弓根各类钉板内固定。对脊柱TB病灶清除术后的用药,药物以INH、SM、RFP为主,时间为1年以上,化学治疗方案分3个阶段。①强化阶段:INH、SM、RFP、EMB等3～4种为主。②巩固阶段:INH、RFP为主。③维持阶段:INH为主,每个阶段4～6个月。

脊柱稳定性维护与重建是远期疗效优劣的关键，李井全收治脊柱结核 5 714 例，5 404 例均做了椎间或椎板植骨，植骨起到了强有力的支撑作用，达到了保障脊柱稳定性的目的。

但如为多节段或缺损较大，采取植骨方法不易解决时，可行人工椎体置换术，作者报道 10 例，随访 2 年以上，获得满意效果。但该手术要求条件高，要严格掌握适应证，破坏严重的和全身情况欠佳者，不宜采用。

脊柱后突畸形的矫形：近年来多数学者设计改行双路并行矫正术，即前路椎间大块植骨或椎体钉、人工椎体置换、后路行减压、卢氏压棒或椎弓根钉固定术。

3.其他疗法

(1)局部制动：根据病变部位，病变虽基本静止，但脊柱尚不够稳定者，宜分别选用石膏围领、颈托、钢丝或石膏背心、石膏床或支架保护，以制动休息，促进病变部位稳定、早日愈合。

(2)营养和支持疗法：脊柱结核除用中西药抗结核治疗外，因其为消耗性疾病，故应加强饮食调养，并给予适当的 B 族维生素、维生素 C 和鱼肝油服用。对贫血者。可给予铁剂、叶酸、维生素 B_{12} 等；对贫血严重者，可给予少量多次输血。肝功能不正常者，可进行保肝治疗。对有混合感染者，可给予广谱抗生素用之。而对伴有截瘫患者，要按截瘫患者护理常规处理，并给予高蛋白饮食食用。

(二)手术治疗

脊柱结核在有效的中西抗结核治疗之下，病变可部分控制或得以良好的效果，但有相当一部分患者，由于各种原因的延治或误治，病灶进展，难以控制，或并发瘫痪、大的脓肿，产生脊柱不稳等，必须手术治疗方可解决问题。如此，在有效药物的治疗下，能得以及时、彻底的清除病灶，不但绝大多数患者疗程缩短，在短时间内可以治愈，而且可以减低并发症，恢复功能，防止畸形，减少残废，降低复发率。通过病灶清除，清除结核性脓肿、死骨、干酪病变组织，坏死的椎间盘等，亦解除了脊髓的压迫，恢复了神经的功能。

1.手术的适应证

(1)有较大的寒性脓肿，非手术难以去除。

(2)有经久不愈的窦道。

(3)有明显的死骨或空洞存在。

(4)有脊髓受压或马尾神经受压现象。

上述四点为病灶清除术的手术指征，但如有下列情况者，则宜暂缓或采用非手术治疗：①有浸润性活动性肺结核，或伴有其他脏器活动性结核者，如脑膜结核、肾、膀胱结核等，待上述病灶稳定后，再作病灶清除术。②2 岁以下的幼儿和 70 岁以上的老年人，尽量行非手术治疗。③有严重的高血压或其他心、肝、肺、肾功能损害或功能不全者，应尽量采用非手术治疗。

2.手术入路的定位

脊柱是多个椎体连接而成，病灶深在，病灶定位尤其在体表定位不明显的情况下，要特别小心，不可上下定错位置，否则手术必定失败，术前定位可根据：①体表定位标志：下颌角相当于枢椎下缘；甲状软骨相当于第 5 颈椎；肩胛骨下角相当于第 7 胸椎；髂嵴最高点连接相当于 L_4～L_5 椎间隙；或顺其十二肋骨向后上触摸到 T_{12} 椎棘突等，如有棘突后凸畸形明显，显现出凸峰的，是椎体破坏最多的一个，以此触摸，作为定位参考。②术前固定一枚回形针，横置于体表棘突上皮肤，并做好标记横线，摄片。手术皮肤消毒时，标记线避免被擦掉，手术时可参考定位。③术中定位：术中可根据术野或其周围的肋骨、骶骨岬定位；穿刺可疑病灶腰大肌 9 号针头穿刺，抽出脓液打开之,顺其脓腔寻找病变椎体。④术前通过仔细阅读影像学片子,从脓肿较大的一侧或死骨较多,并有空洞的一侧入路,这样易于寻及病灶。⑤腰椎结核双侧皆有脓肿,一侧已形成窦道,应从另一侧先进入病灶,因有窦道一侧有炎症、粘连,不易进入,另外一侧便于进入。⑥腰骶椎结核病灶清除从大血管分叉下进入病椎时,应尽量从右侧进入,因椎体右侧被大血管覆盖较少,且可摸到右髂总动脉搏动,容易避开,不易损伤,相对比较安全。⑦对胸椎结核,术前仔细观看X线CR片或CT片,如有一侧肋骨头破坏明显,如胸膜外入路,应从此侧侧前方手术入路。⑧低位颈椎结核病灶清除术,为避免损伤胸导管,应尽量由右侧入路。

3.病灶清除术后植骨融合:

对脊柱结核椎体破坏太多,病灶清除术后残留脊柱不稳之趋势者,宜在病灶清除干净后行植骨、椎体融合术。植骨分前路植骨和后路植骨,前路植骨优点较多,首先前路植骨手术可在病灶清除的同时,不需另外切口(取髂骨例外),如有脊柱后突明显,大块植骨尚可矫正畸形,钢板镙钉内固定,手术可一次完成,不像后路植骨尚需变换体位,另作切口才能完成植骨融合;其次,从理论上分析,前路植骨切取髂骨块或肋骨条填充作骨融合,脊柱的前柱受到生理应力是压力,适当的压力可促进骨折的愈合,如为后路植骨,脊柱的受力当为张力,而张力对骨折愈合不利,故前路植骨优于后路。但如前路植骨失败后,或前路不宜植骨者,仍可后路植骨。施增华等报道,脊柱结核前路病灶清除,18例均采用髂骨作椎间植骨,并一期内固定手术,有效地达到矫正后凸畸形,重建脊柱稳定性和促进椎间植骨融合的目的。手术切口全部一期愈合,笔者认为是一种安全有效的治疗方法。术后一般卧床3～6个月,摄X线片,根据植骨愈合情况,再定下床与否。

4.具体手术切口的选择

(1)第1、2颈椎结核病灶清除疗法:寰枢椎结核病灶清除术,在口腔咽的后壁脓肿隆起处纵向切口,长约3 cm,术前必须气管切开,术中用湿纱布条将气管和食管入口填塞,以防脓液流入气管、食管,吸净脓液后,再清除椎体病灶。

(2)第3～7颈椎结核病灶清除术:一般采用沿胸锁乳突肌前侧切口,可选用脓肿大或有神经压迫症状的一侧。有时也可选用锁骨上横切口。术中注意颈内外动脉、迷走神经和喉返神经,防止损伤。依次进入,直达病灶,清除病灶。

(3)胸椎结核病灶清除术:侧卧位,以病椎为中心,在距棘突中线5～6 cm处作纵切口,或向术侧凸出的弧形切口,切口的上下端应包括健康的椎体各1～2个。依次从胸膜外进入,侧方进入椎体,如脓液、死骨进入椎管,则进达病灶后,从侧前方进入椎管,作病灶清除术。

(4)胸腰段结核病灶清除术:此段即T_{11}～L_3椎体结核病灶清除术。此手术入路为胸腰段联合切口,又谓“肾切口”,此入路对胸腰段椎体显露充分,故病灶在直视下清除可彻底干净。

(5)腰段椎体结核病灶清除术:适用于L_3～L_5椎体结核病灶清除术,患者仰卧屈膝屈髋,取腹部倒“八”字切口手术,根据情况,选脓肿大或椎体破坏严重的一侧进入,极少数两侧脓肿皆大死骨破坏游离,亦可两侧入路,即倒“八”字进入,此入路于腹膜外进入病灶。

(6)腰骶椎结核病灶清除术:L_5～S_1椎体结核,可选用倒“八字”切口的下端位,经腹膜外入路,需要注意的是一般应从大血管分叉处的三角地带进入病灶,其处因L_5椎体上部和两侧及S_1椎体的两侧皆有大血管通过,三角地带仅有骶正中动脉,且较小,腹膜外入路稍安全,但骶正中动脉亦不可大意误伤断,亦会出血较多。如因长期混合感染,术前估计腹膜与后腹壁粘连较甚者,亦可以腹腔入路。

四、合并症、并发症

脊柱结核的并发症和合并症有他结核，截瘫，冷脓肿穿入胸腔、肺脏，穿入空腔脏器形成内瘘，冷脓肿穿破皮肤形成窦道，脊柱结核手术也可产生一些严重的并发症，现简述之。

(一)并发他脏结核

脊柱结核可合并发肺结核、肝脏结核、肠结核等，其病因为正气亏损，结核杆菌侵入，随由血液循环、淋巴运行周身，在其易滞留处，或其处受损，气滞血瘀，结核杆菌在此繁殖、生长，而出现相应的症状体征。中医辨证，根据早、中、晚期，寒热虚实，给予相应的治疗。此时应给西药抗结核药物三联冲击治疗，待病情好转后，再给予脊柱结核病灶清除术。

(二)脊柱结核并发截瘫

脊柱结核并截瘫可分为早发截瘫和晚发截瘫。早发截瘫是由于干酪坏死物质、脓液、肉芽组织侵入椎管，或是死骨、坏死的椎间盘等组织侵入椎管，压迫、刺激硬膜囊等，引起神经传导障碍而发截瘫。少数为结核杆菌侵犯脊髓引发脊髓炎，或结核杆菌侵犯致脊髓血管栓塞，后两种情况亦可引发截瘫症状，远不如上述结核病变组织压迫脊髓致截瘫的治疗效果。晚发截瘫，是由于除了椎管内的肉芽组织纤维化瘢痕包绕、压迫脊髓外，尚有破坏了的椎体缺损，致使相邻椎体脱位或半脱位畸形，椎管形状和容积改变而致截瘫，此种截瘫，预后欠佳。

一旦发生截瘫，患者将出现截瘫面以下感觉、运动、括约肌的功能障碍，临床上有的学者为了观察治疗后功能恢复情况，将截瘫分为四级。①Ⅰ级：患者步行正常，自觉下肢无力，检查有或无踝阵挛。②Ⅱ级：患者行走时肌肉紧张痉挛、无力、动作不协调。需要或不需要扶拐而行，检查肢体有痉挛性瘫痪。③Ⅲ级：下肢无力不能行走，检查呈伸直性痉挛性瘫痪，约50%的患者知觉障碍。④Ⅳ级：患者出现屈曲型痉挛瘫痪，50%以上患者知觉障碍，常有褥疮，或有括约肌功能障碍。

而天津学者按截瘫指数进行临床观察，即按脊髓的3种功能——感觉、运动、括约肌的丧失程度来划分，以0、1、2三个指数表示：0代表功能正常或基本正常；1代表功能部分丧失；2代表功能完全丧失或几近完全丧失。测试的3个功能的指数相加，指数越高，截瘫越重。

对于截瘫患者，尤其是早期截瘫，应在中西医结合抗结核的基础上，予以及早病灶清除＋椎管减压术。如椎体破损缺损严重，为防止晚发截瘫的发生，应作椎体间植骨术。对晚发截瘫，尽管疗效可能不佳，但也应作椎管减压或成形术，有临床报道，部分患者术后疗效、肢体功能的恢复尚好。

(三)胸椎结核并发结核脓肿

胸椎结核所形成的冷脓肿可以穿破胸膜进入胸腔，亦有少数手术脓液、死骨误漏入胸腔者。或局部因炎症，胸膜粘连，冷脓肿直接穿入肺脏。患者可突然发热，胸痛，呛咳，穿入肺脏者，可经气管咳出白色泡沫状痰，甚至干酪块，偶见小的死骨，合并支气管瘘。开始可能误诊为渗出性胸膜炎、肺癌等，但在X片、结合断层及CT等检查，分析其病灶来源，多可明确诊断。该合并症的治疗，考虑到患者消耗太大，应予以支持疗法，中药扶正祛邪，如穿入胸腔时间短如1周左右，可经胸椎结核病灶清除术一次解决问题。如时间较长，局部脓肿包裹，可予以脓胸剥脱术。根据浸润程度，分别给予病灶切除、肺楔形切除、肺叶切除术等。

(四)脊柱结核冷脓肿穿入空腔脏器

脓肿除会穿入肺脏形成支气管瘘外，尚有穿破食管、直肠者，会产生内瘘，内瘘产生后，除咳吐、便出干酪样物外，白色泡沫等，有的为粪臭味。X线造影、钡剂灌肠等可以明确诊断。并发内瘘的患者，多体质虚弱，气血亏虚。应用中医补气血扶正抗结核治疗，西医抗结核化学治疗杀菌，如为新鲜的内瘘，有可能如此治疗而愈合，如经久不愈者，应行外科手术治疗，即在脊柱结核病灶清除的同时，将侵入他脏的瘘管切除，修补脏器。

（五）脊柱结核手术并发症

脊柱结核病灶清除术中，由于术野的炎症、组织的粘连、血管的变异，稍有不慎有时会出现：胸椎、胸腰段病灶清除误伤胸膜，胸膜撕裂，发现应及时修补或予以闭式引流；出现脊椎两旁血管如主动脉、腔静脉、肋间血管、腰动脉、骶正中动脉的损伤，此种损伤出血量较大，必须沉着、细心予以修补、结扎；但 $T_4 \sim T_5$、$T_9 \sim T_{10}$、$T_{11} \sim T_{12}$ 等处的肋间动脉结扎，偶可引起脊髓血供障碍，引发脊髓损害而功能障碍；再者，由于结核病灶致椎体的破坏畸形，术中在作病灶清除术时误入椎管致脊髓损伤，或截瘫行椎管减压中，加重脊髓的损伤，致截瘫或截瘫加重，都必须警惕，术前充分考虑，术中沉着细心。

（毕军伟）

第三节　四肢骨关节结核

在四肢的骨关节结核中下肢的骨关节结核发病明显高于上肢，下肢又以髋关节结核首发，其次为膝关节结核，上肢关节结核以肘关节结核多见，其次为腕关节结核。

一、肘关节结核

肘关节结核在上肢骨关节结核中占首位。成人和儿童均可发病，其中以20～30岁青年发病最高，男女患者和左右侧大致相等。初发病灶，成人多在骨端，如尺骨鹰嘴或喙突，肱骨外髁或内髁。

（一）病因、病理

肘关节结核患者一般多合并有其他脏器结核，结核杆菌传染经血行播散至关节组织，形成单纯骨或滑膜结核，由于失治或误治，导致全关节结核。

肘关节结核的滑膜型多见于小儿，其病理以渗出性病变为主，即关节囊滑膜水肿、炎症明显，通透性增加，致关节积液。若未得以及时正确的治疗，结核杆菌破坏关节及相关组织使关节间隙变窄，可发生肘关节纤维强直。

骨性结核多发生在尺骨鹰嘴及肱骨内外髁，此处为典型的松质骨结构，以中心型结核多见，故常有死骨形成，死骨吸收后形成空洞，常同时伴有反应性骨膜改变，边缘型溶骨破坏为主，死骨少见，形成边缘性骨缺损。

结核病变破坏肘部各骨端严重者，少数可发生病理性脱位，其脱位可向后或尺、桡侧。当病变趋向治愈时，肘关节亦将发生纤维性强直，少数为骨性强直，而强直又多在非功能位。

中医认为，肘关节为上肢的中心部位，旋转屈伸各种持重或灵活轻巧活动皆与之有关，易发生病变的部位，都是肌肉、肌腱附着点，容易损伤，伤后必瘀血阻滞，经络受损，其他结核杆菌流经此处而繁衍，发为本病。

（二）临床表现与诊断

1.临床表现

（1）初期：主要为患肘隐隐酸痛，活动不利，劳累后症状加重，休息后减轻，滑膜结核者，关节周围有轻度肿胀。单纯骨结核，仅为病变部位压痛，关节功能障碍不明显，病灶处皮肤轻度肿胀。

（2）中期：由于失治或误治，病情进一步发展可能波及到全关节，上述症状进一步加重，患肢软弱无力，患肘呈半屈曲位，伸屈旋转受限，疼痛明显。由于患肢因疼痛无力而负重及活动减少，上臂和前臂肌肉萎缩，肘关节呈梭形肿胀，渐至寒性脓肿形成，附近及周围淋巴结偶见肿大，甚或出现全身虚弱或阴虚火旺之证。

（3）后期：由于肘关节周围肌肉较少，寒性脓肿容易穿破皮肤而外溃，形成一个或数个窦道，经久不愈合而合并混合感染。渐渐肘关节将发生纤维性或骨性强直，因一般多强直在非功能位，使患肢伸屈旋转皆受限，乃至影响患者的生活和工作。

2.诊断

（1）具有上述各阶段的临床症状、体征。

（2）X线或CR检查：早期，单纯骨结核可见病变骨端轻度破坏；单纯滑膜结核见及骨端骨质疏松，软组织肿胀关节间隙模糊。中晚期，关节间隙变窄，各关节面模糊不清，或骨边缘缺损等。

（3）结合实验室检查，血沉明显高出正常数倍，细菌学检测及结核杆菌多可明确诊断，必要时作周围淋巴结或病变组织活检即可。

（三）治疗

1.非手术治疗

（1）中药：内服、外用，详见肩关节结核治疗。

（2）化学药物：亦可选2～3种联合应用，亦可作关节内注射，即链霉素0.5～1 g，或加异烟肼0.2 g作病灶内或关节内注射，每周1次，3个月为1个疗程。

2.手术治疗

由于肘关节周围肌肉较少，位置浅表，显露容易，故病灶容易清除干净，加之，新的有效抗结核药物及其联合应用，手术一般都能治愈，且收效良好。

（1）滑膜切除术：适用于单纯滑膜结核者。取肘后正中直切口或“S”形切口，将肱三头肌腱于肱骨下段切成舌状瓣向下翻转，充分暴露肘关节，将肘关节后方和前方的滑膜组织彻底切除刮除，亦尽量将环状韧带及上尺桡关节的滑膜组织剪除、刮净，生理盐水冲洗干净，而后置入关节腔内链霉素1 g或加异烟肼0.2 g，依次缝合关闭切口。术后用石膏托将肘关节固定在屈肘90°位置上，术后2周拆线，3周行肘部功能锻炼。

（2）单纯骨结核病灶清除术：经非手术治疗，结核病灶未能控制，反有扩大之趋势者，宜行局部病灶清除术。如为鹰嘴部的结核，易向关节内扩散，拟取鹰嘴后侧正中切口，切开剥离肱三头肌和骨膜后，根据X线片定位，用骨圆凿凿一骨窗，将病灶内的干酪坏死、肉芽组织及死骨刮除干净，冲洗后，抗结核药物置入即可。无论是肱骨内髁或外髁，发现病灶，治疗无效者，皆以其部为中心，凿骨开窗，如法炮制即可，只是内髁病灶应注意保护尺神经，外髁手术注意桡神经，以防误伤之。

（3）全肘关节结核病灶清除术：抗结核药物2～3种联合应用2～3周后，即应及早作关节病灶清除术，以便最大程度的抢救肘关节的功能。其术式同肘关节滑膜切除术。肘关节彻底暴露后，为使关节内病灶组织彻底清除，可将肘关节脱位，之后吸除脓液，搔刮、切、剪除关节内的干酪坏死组织、肥厚滑膜及结核性肉芽组织。手术时应注意，浮动的软骨及软骨下潜在的小结核灶巢，亦必须彻底清除。并将附着在关节各软骨面上的血管翳一并刮除、切除。手术结束，生理盐水冲洗干净后，再植入链霉素 1 g、异烟肼 0.2 g 于关节内，关节复位，依次缝合关闭切口，石膏托固定肘关节屈曲 90°前臂中立位 3 周，尔后再去除石膏作肘关节的功能锻炼。

(4)晚期肘关节结核病灶清除加关节切除术：对肘关节结核病变破坏关节严重者，应行病灶清除术。其手术病灶清除术式同早期全肘关节结核病灶清除术。因关节破坏严重，仅作此手术，肘关节功能障碍或丧失，故可作关节切除术。即将肱骨下端和尺骨上端切除 2～4 cm，肱骨下端可行弧形切除，保留前臂伸、屈肌腱起点，桡骨头全部切除至肱二头肌腱附着点的桡骨粗隆上方，尺骨上端保留喙突和部分鹰嘴，作为肱前肌和肱三头肌的附着点。骨端切除后再将软组织病变彻底清除，冲洗干净后，压迫止血，再将两骨圆针自残留的鹰嘴外向肱骨下端打入固定肱尺关节，使其间隙保留在 1～1.5 cm，针尾留置皮外，关节腔置抗结核药物，依次缝合关闭切口，石膏托固定患肘在 100°位置上 3 周，尔后行患肘功能锻炼。

(四)合并症、并发症

晚期肘关节结核关节僵直在非功能位置上，或结核病灶虽已愈，但关节残留畸形，影响生活和工作，可做以下处理。

1.肘关节成形术

此成形术和上述肘关节骨端切除术相似。骨端的切除方式和范围亦可同上。如在伸直位强直者，骨质可多切一些，以适应短缩的肱三头肌腱与骨端间隙在屈肘时不受影响。为防切除的骨端断面直接接触发生骨性连接，可在骨端间垫一层阔筋膜隔开之。近年来采用显微外科技术，将带血管蒂的筋膜垫覆盖于骨端，其光滑面朝向关节，周围固定于肱骨下端的骨膜上，远期效果更好。

此种关节成形术，不仅将病灶清除，又将强直的关节恢复活动功能，故患者希望，尤以青壮年，只要坚持锻炼，肱二头肌、三头肌锻炼有力，关节功能大多恢复良好。

2.关节融合术

12 岁以上，肘关节晚期全关节结核或非功能位的肘关节强直者，特别是对某些必须参加体力劳动的成年人，在结核病灶痊愈后，为了恢复肘关节的稳定和力量，可作关节融合术。即作关节软骨清除后，取髂骨植骨放于粗糙骨质骨端间，石膏固定功能位直至骨性愈合。或在清除肱尺、肱骨小头软骨面后，将桡骨小头切除 2 cm 屈肘 90°时，使肱骨滑车和尺骨鹰嘴骨质紧密接触。再在肱骨下段至鹰嘴凿成一长 7～9 cm，宽 1.5～2 cm 的骨槽，取一相应大小的髂骨块修整后，下端插入鹰嘴，上段嵌入肱骨沟槽内，使其紧密嵌合，再用 2 枚可吸收螺钉分别从植骨条的上端和下端鹰嘴部固定之，尔后石膏固定屈肘 90°左右，前臂中立位 3～4 个月，直至骨性愈合

二、腕关节结核

腕关节结核在上肢骨关节结核中居第 2 位，多发于青壮年成人，10 岁以下儿童少见，男性患者多于女性。

(一)病因、病理

腕关节结构复杂，腕骨由近排和远排腕骨构成，近端连接桡骨和尺侧三角软骨盘，远端连接掌骨基底，腕关节滑膜较少，各腕骨基底皆很小，所以结核杆菌如若侵犯，单纯滑膜结核或单纯骨结核较少，多侵及全关节，形成全关节结核。仅桡尺骨远端相对因体积较大，可见及单纯骨结核，

且可具有中心型和边缘型病变。腕关节结核其感染途径多为其他脏器病变经血液循环传播而来，少数可有邻近病灶直接扩展蔓延而至。由于腕部软组织较少，各骨滋养血管仅靠掌背侧韧带间小微血管进入，血供应差，缺少肌肉保护，一旦结核杆菌侵犯，一是各骨块易发生坏死；二是关节内炎症渗出或脓液很容易破溃形成窦道。如若治疗不及时，由于各关节软骨的破坏，三角软骨等的损伤，可逐渐发生前臂旋前、腕下垂及患手尺偏畸形，而后出现纤维性或骨性强直。

（二）临床表现与诊断

1.临床表现

（1）初期：患腕微微酸痛，轻度肿胀，关节活动不灵僵硬感，酸胀疼痛活动后加重，休息后减轻，病变呈缓慢渐进加重。

（2）中期：局部疼痛加重，压痛显著，肿胀明显，活动功能受限，发病日久腕背侧出现寒性脓肿。

（3）后期：关节活动明显障碍，可见寒性脓肿穿破皮肤形成窦道。由于关节严重破坏，殃及下尺桡关节，致使前臂不能旋转，腕部下垂、尺偏畸形，关节僵直等。

2.诊断

（1）具有上述某一些阶段的临床症状体征。

（2）X线检查：早期滑膜结核，仅见骨质疏松和软组织肿胀影响；单纯骨结核可见到尺或桡骨远端中心或边缘破坏，其他各腕骨受侵犯者破坏明显，边缘模糊或为不规则破坏缺损，间隙宽窄不一，或狭窄、消失，或诸骨轮廓不清、密度不均，排列紊乱或融合在一起，有的偶见死骨。

（3）实验室检查：白细胞总数不高，中性不高，淋巴偏高，血沉明显增快。

（三）治疗

1.非手术疗法

中西医结合药物内服外敷同肩肘关节结核的治疗。治疗期间局部制动患手于休息或功能位。腕关节行局部抗结核药物注射时，应从腕背侧进针。

2.手术疗法

（1）腕关节结核病灶清除术。

适应证：对保守治疗无效的早期全关节结核、单纯滑膜结核、桡尺骨远端结核及患儿晚期全关节结核皆是病灶清除术的适应证。

手术方法：患者仰卧，患肢外展于手术台旁的小桌上。前臂旋前位以腕关节背伸为中心取“S”形切口，显露腕背侧韧带并纵向切开，分别将桡侧伸肌腱拉向桡侧，伸直总腱拉向尺侧，横行切开关节囊，显露腕关节病灶，将病灶内的干酪坏死组织、肉芽组织、滑膜组织等予以切除、刮除。如为桡尺骨远端的结核病灶，则不必取其切口，在桡或尺骨远端背侧取一纵切口，切开骨膜，直接切除或搔刮除病灶内的脓液、干酪坏死组织、肉芽组织即可。而对全腕关节结核，不仅要切除、刮除干酪坏死组织，还要切除破坏了的软骨及刮除软骨下的结核巢病灶，肉芽组织。因腕关节结核复杂，一定要仔细检查，以免遗漏小的软骨下结核巢病灶。尔后生理盐水反复冲洗干净，链霉素1 g或加异烟肼0.2 g置于关节内，依次缝合关闭切口，石膏托固定于腕关节功能位3周，拆除石膏后再作功能锻炼。

（2）晚期腕关节结核病灶清除和腕关节融合术：腕关节晚期结核病灶清除术，切口和显露病灶同上手术方法，只是在病灶清除中，将桡骨远端的关节面一并切除，自关节囊横切口两端向手指方向纵行切开，充分显露腕骨及第3掌骨基底部，用生理盐水反复冲洗干净后，止血再行腕关节融合术。由于腕关节晚期结核病变所致腕关节的畸形、功能障碍，故应行腕关节融合术，这也是治疗其并发症、恢复腕部分功能的有效方法。在病灶清除术后，再自桡骨远端背侧距桡腕关节 4 cm 处，向远侧经月骨、头状骨到第 3 掌骨基底部，凿一长 7 cm、宽 1.2 cm、厚 0.5 cm 的长方形骨槽，将舟骨、月骨、头状骨及第 3 掌骨近端的软骨面切除，再用一小圆凿凿入第 3 掌骨基底，挖凿一小凹洞，将植骨块插入小凹洞内，另一端嵌入桡骨远端的骨槽内，用 2 枚可吸收螺钉将骨块固定于桡骨上。冲洗创面、止血，创面内置入链霉素 1 g 或加异烟肼 0.2 g，依次关闭切口，尔后用长臂石膏固定于患肢屈肘 90°、腕关节功能位，前臂中立，拇指对掌位 2～3 个月，直到骨性愈合。

三、髋关节结核

髋关节结核，其发病率为四肢骨关节结核的第 1 位，占全身骨关节结核的第 2 位，仅次于脊柱结核。患者多为 10 岁以下的儿童，男多于女，有的文献资料统计，男女之比约为 2.5∶1，一般为单侧，罕有双侧同时发病者。中医谓其为环跳疽。

（一）病因病理

髋关节位居人体中部，是负重和运动的枢纽，易于损伤。先天禀赋不足，后天营养不良，以致正气虚弱，是易感染结核菌的内在基础。儿童骨骼柔嫩，关节正值生长发育之际，筋骨尚未坚强。儿童生性活泼好动，易形成积累性损伤，使局部抗病能力降低；或因跌打闪挫，关节气血凝滞；或因风寒客于关节，经络不畅，气血不舒，上述这些皆为结核杆菌留聚繁衍提供了有利的条件。若机体在正邪抗争中，正不胜邪，则邪毒日盛而腐蚀筋骨，破坏关节。初发病灶，可始于滑膜（单纯滑膜结核），渐及骨质；也可始于髋臼内，终致软骨、滑膜、骨质及其周围软组织均遭破坏，形成全关节结核。

髋关节的单纯滑膜结核，其病理变化主要是滑膜充血增厚、肉芽组织增生，形成脓肿的较少。单纯骨结核和全髋关节结核，则形成脓肿的机会较多。其中髋臼所产生的脓液，向前可穿至关节内，向内可穿破骨盆内侧壁，向后可流注到臀大肌深层，形成寒性脓肿；股骨头颈结核的脓液有两个去向，一是一般早期即穿破骨膜进入关节内，二是流注到大粗隆或大腿外侧。全关节结核，有时髋关节内的脓液可穿破关节囊的前、内侧薄弱处，或通过髂腰肌滑囊而在股前内侧形成脓肿，关节破坏严重的，可产生病理性股骨头半脱位或全脱位。

（二）临床表现与诊断

1.临床表现

（1）初期：患髋酸痛不适，或诉膝关节痛，活动或跑跳过多后髋部疼痛加重，或出现跛行，夜间熟睡时常因肢体扭动致痛惊醒，儿童则出现夜啼，休息后疼痛减轻。体检时患髋不能过伸（正常儿童可过伸 10°～20°），内外旋转亦受限，有的可见下肢略长。全身表现早期多无明显症状，或有轻度不规则低热，食欲缺乏，体重日渐减轻。

（2）中期：患肢屈曲，患髋不能伸直，内收、外展、旋转皆有一定程度受限。有的诉说膝痛，但体检时却发现病痛在髋关节，托马征阳性，即平卧时患髋被动屈曲位，强行伸直髋关节，则腰部抬高悬空，患肢肌肉萎缩，有的在臀部或大粗隆部，或大腿外侧，或股三角处，可发现饱满、压痛及寒性脓肿。由于病程较久，患者精神委顿，形体日渐消瘦，午后低热，眠差盗汗，纳谷不香，脉象细数，舌红少苔，血沉增块，血红蛋白偏低，有阴虚内热之象。

（3）后期：全身虚弱和局部症状进一步明显。患髋屈曲内收挛缩，功能活动障碍，臀部肌肉可出现萎陷，伴有髋关节脱位时，则患肢短缩伴脱位畸形，寒性脓肿破溃，窦道形成，干酪样组织或死骨从窦道流出。

2.诊断

(1)符合上述某一病情发展阶段的症状体征。

(2)X线或CT检查:X线检查,双侧髋关节对比,有可能发现微小的变化,如双侧闭孔不对称,患侧关节囊的轻微肿胀,髂骨、股骨上端骨小梁变细有骨质疏松,骨皮质变薄。如不明显,怀疑者可行CT检查,CT有可能发现关节囊肿胀,关节内积液,关节间隙增宽,甚或发现股骨头很小的骨破坏缺损。单纯滑膜结核时,X线片特别是CR片或CT的上述表现明显;单纯骨结核时,借助CT检查,可发现其早期病变;全关节结核主要依据关节软骨的破坏程度区别早期还是晚期,早期股骨头光整,关节软骨下骨板清晰,而晚期股骨头不光整,软骨下骨板模糊,甚至关节间隙变窄、模糊不清,产生病理性脱位,关节僵直等。

(3)实验室检查:关节穿刺液进行涂片染色检查及细菌培养可协助明确诊断。

(三)治疗

1.非手术治疗

(1)中医药内服外用:根据三期辨证内服药物,各期均可服抗痨丸,一天2次,每次1.5～3 g。

1)初期:可用阳和汤加减服用,连服4～5周。局部外敷回阳玉龙膏掺桂麝散或阳和解凝膏。

2)中期:服用清骨散合六味地黄汤加减,如有正虚表现,可加参芪等扶正托毒之品。外治仍可用阳和解凝膏,或用骨疽拔毒散冷开水调敷,每天2～3次,对消肿止痛疗效良好。

3)后期:以补虚扶正为治,详见概论。

(2)化学药物治疗:一旦诊断明确,即应以2～3种抗结核药物联合应用,首选异烟肼、链霉素和利福平3种。在口服、静脉、肌肉给药的同时,对早期单纯滑膜结核的成人或年龄较大、能积极配合治疗的儿童,可行局部关节腔穿刺,注入链霉素0.5～1 g,异烟肼0.1～0.2 g,每周1～2次。治疗期间,应经常观察患者,尤其儿童的听力情况,以防链霉素中毒致听力障碍。

2.手术治疗

(1)单纯滑膜切除术:单纯滑膜结核或滑膜结核有可能转变成全关节结核,经中西医结合非手术治疗效果不佳者,宜行手术滑膜切除术。可采用髋关节前方入路,取Sminth-Petersen切口,从前侧十字型打开髋关节囊,吸出脓液,剪除、切除关节囊纤维层和滑膜组织,用组织剪剪断股骨头圆韧带,在稍作牵引的情况下,屈曲、内收、外旋髋关节,即会将股骨头脱出。股骨头脱位后,再仔细检查股骨头和髋臼是否有破坏,软骨下有病灶否,如局部软骨面光泽消失、变软变薄而且压缩,其下方可能有结核灶,应一并刮除。外旋患肢,切除露出关节后部的滑膜,搔刮股骨颈周围的滑膜组织。生理盐水反复冲洗创面,烧灼止血,关节腔内置入链霉素1 g、异烟肼0.2 g,儿童减半,复位股骨头,依次缝合关闭切口。术后皮牵引4～6周,6～8周拄双拐下地,术后3～4个月摄片,如病变稳定,股骨头无缺血、坏死征象,X线骨密度不均,才能弃拐负重行走。

(2)单纯骨结核病灶清除术:根据病变所处的位置确定手术方式。如位于转子间线或髋臼顶部者,为关节囊外,手术应尽量不切开关节囊,于关节囊外病灶清除,抗结核药物置入后,局部骨质缺损大者,可就近取其髂骨填充之。如病灶位于股骨头及头颈中部必须切开关节囊方可显露病灶,手术入路为髋关节前外方,切开关节囊后,寻及病灶并凿开之,予以刮除,反复冲洗后置入链霉素和异烟肼,如骨缺损大者,亦可就近取松质骨植入。术后皮肤牵引6～8周,待病变稳定后可扶双拐下地,待X线片复查植骨融合后,方可弃拐行走。

(3)早期全关节结核病灶清除术:为了抢救关节功能,在积极中西药抗结核的基础上,及时手术治疗。手术切口可选择单纯滑膜切除术术式，依次进入，切开关节囊，切除滑囊及其肌层，剪断圆韧带，刮除股骨颈及髋臼周围滑膜组织，寻及关节软骨及其下的结核病灶，刮除干净，用生理盐水反复冲洗创面后，将股骨头复位，创面内置抗结核药物，依次关闭切口。儿童予以髋人字石膏固定 3 个月，成人用皮肤牵引 8～10 周，术后 3 个月摄片复查，如若病变稳定，且无股骨头密度改变、无菌坏死者，可弃拐下地行走。

(4)晚期全关节结核治疗：如关节破坏严重，窦道经久不愈，仍有死骨者，应行病灶清除术，手术方式同早期全髋关节结核病灶清除术。

(四)合并症、并发症

髋关节结核晚期，病灶清除术后，考虑到术后关节不稳疼痛，功能障碍者，或出现关节强直在非功能位，拟行髋关节融合术。对有的结核病变已痊愈，关节畸形，影响功能者，亦应作髋关节融合或关节成形术。

1.关节融合术

适应于髋关节脱位、畸形或股骨头缺如者，对晚期全关节结核病灶清除术后亦适合。年龄在 15～60 岁间为宜，年龄太小，尚在生长发育期，会相对加重畸形的发展。切口可选用改良的 Sminth-Petersen 切口，即自髂嵴中点，沿髂嵴向前至髂前上棘，再转向大转子前，弯向大转子基底部，依次进入髋关节，暴露转子部。如为晚期髋关节结核，在病灶清除干净后，反复冲洗创面，创面置入抗结核药物后，和其他病变同样采用髋关节内外植骨法植骨。用骨刀沿髋臼外上缘髋臼体部分跨过关节，抵股骨转子间线凿一骨槽，从髂骨取一相应大小的骨块，镶钳槽中，必要时用可吸收螺钉固定骨条，关节内再植小块松质骨。手术完毕，维持体位，双髋人字石膏固定患肢在外展 10°～15°、屈曲 20°～30°、中立位或稍外旋位 4～6 个月，但术后 2 个月后可拆除膝关节及其以下的石膏，使其在侧俯卧位时，可锻炼膝关节。术后 4～6 个月拆除石膏后，如已达骨性愈合，方可下床活动。

2.Abbof 手术

此手术适用于 15 岁以上，股骨头颈破坏严重致头颈消失，患髋并伴有严重的内收、屈曲畸形者。手术入路基本同髋关节融合术，切口的下端向后外方延伸，便于剥离附着于大转子上的臀中、小肌，切断髋关节前、内侧挛缩的韧带、肌腱，将髋臼和股骨头病灶清除，削去股骨颈和大转子的皮质骨，将大转子纳入髋臼内以松质骨充填，患肢置外展、内旋 10°的位置，应以大转子不脱出髋臼为度，常规处理创面后，尔后行双髋人字石膏固定，术后 4 周拆除健腿石膏，仍保留单髋人字石膏固定 4～6 个月，待骨性愈合后，再行下床活动。

3.金属环成形术

适用于髋关节结核愈合后合并髋关节畸形者，本方法据文献记载为 Sminth-Petersen 所创用，即用于钴铬合金做成一个杯子套在股骨头和髋臼之间，可获得活动的关节。这种成形术相对比较稳定，患髋有一定的活动度。

4.全髋关节置换术

对于晚期结核痊愈后是否可行全髋关节置换术，目前尚有一定的争议，有的认为在有效抗结核药物的预防下可作此手术，但有的学者考虑到骨与关节内的感染，虽然临床上已愈合，但仍然有一定的再发可能，异物植入是否适合，当慎重。如若置换，在行关节置换术中，应加用有效的抗生素、抗结核药物预防之。手术从髋关节前侧入路或后侧入路皆可，应注意术前应作骨牵引，术后抗生素预防感染，一般 2～6 周可扶拐下床活动，但此手术 60 岁以下者，一般不宜做。

四、膝关节结核

膝关节在全身大关节中滑囊最多，是滑膜面积最大的关节，也是负重大、活动多，最易扭伤，骨端松质骨丰富的关节，故其发病率较高，在全身关节结核中仅次于脊柱结核、髋关节结核而居第3位，约占骨关节结核的6%～15%。发病年龄多在5～15岁的儿童、少年，有文献报道多发于青壮年，男性多于女性。因膝关节的滑膜组织最为丰富，故单纯滑膜结核发病率高。中医学称膝关节结核为“鹤膝痰”。

(一)病因、病理

由于膝关节承重大、劳损多，加之其前方、侧方又无丰厚肌肉保护，阴寒湿邪易于侵袭，寒凝气滞，瘀血阻络，局部抗病力减弱，寒湿瘀阻相搏，结聚为痰，发于膝中。结核杆菌经血液流注于此，繁衍聚毒为患。广泛而丰厚的滑膜易于受侵犯，故初发病灶在滑膜居多(单纯滑膜结核)，其次在股骨下端和胫骨上端(单纯骨结核)，单纯髌骨、腓骨头、胫骨结节骨结核少见。

单纯滑膜结核的感染，一是由血液循环所携结核杆菌直接侵入而发病；另一种是结核杆菌首先侵入了滑膜下组织，在滑膜下生长繁殖产生大量的代谢产物，其代谢分泌物、脓液聚积到一定程度冲破滑膜入关节腔而引发所有的滑膜病变。滑膜组织受结核杆菌的侵犯后，将会充血、水肿，通透性增加，渗出液增多，滑膜本身的颜色由浅红色变为暗红色，表面因受炎症增生，产生无数个细小的乳头状增生，表面粗糙起来，关节液也失去原有的无色、透明、黏性和润滑的特点而变为浅黄色、浑浊、无黏性的液体。随着病变的进展，滑膜逐渐失去原来的功用而增厚并慢慢变得失去弹性。滑膜结核病程可持续数月或更长时间，随后滑膜结核性肉芽的血管翳侵入关节软骨及软骨下松质骨，日渐扩散成全关节结核。

膝关节单纯骨结核多发生在股骨下端骨骺或干骺端，胫骨上端常发生在内外两髁，分边缘型和中心型两种。边缘型多发生在干骺端，以骨破坏缺损为主，中心型常可见到死骨形成，死骨吸收后残留空洞。单纯骨结核治疗不当或不及时，将可穿破关节软骨、滑膜囊进入关节腔，而形成全关节结核。

单纯滑膜结核或单纯骨结核未能及时控制，皆可发展成全关节结核。全关节结核不仅破坏了滑膜、关节囊，包括髌上囊、关节腔的两侧腘窝多个滑囊，也破坏了关节软骨面、半月板软骨、十字韧带、上下两骨骺或干骺端，形成晚期全关节结核，致关节不稳、旋转、伸屈及收展障碍，脱位等或僵直畸形。下肢的生长67%靠股骨下端和胫骨上端骨骺板生长，一旦骺板被破坏，如为少年儿童，必然导致患肢的短缩畸形。

(二)临床表现与诊断

1.临床表现

(1)初期：单纯滑膜结核，表现为关节肿胀，不红不热，伸屈不利，微痛不适。活动后加重，休息后痛减；单纯骨结核，因病灶位于骨质深部，症状体征多不明显，患者仅诉局部酸痛，局部压痛或微肿。

(2)中期：单纯滑膜结核，患膝弥漫性肿胀，活动后更甚，浮髌试验阳性，穿刺可得黄色浑浊的液体。跛行，伸屈轻度受限。由于活动减少，关节肿胀，股四头肌萎缩，膝部呈梭形肿胀，状如“鹤膝”。单纯骨结核，局限性肿胀、压痛，疼痛随病情发展日渐明显，但关节伸屈受限不大。当病变进一步发展，上述症状体征会更为显著，关节呈屈曲状而不能伸直，关节功能受限，有进一步演变为全关节结核之势。

(3)后期:患膝呈梭形,肿胀,屈曲挛缩畸形,伸屈功能丧失,膝关节周围有一个或多个窦道形成,易并发混合感染。此时因病程日久,消耗很大,患者必体虚瘦弱,面色萎黄或㿠白,少苔质红,多有气阴亏损之象。

2.诊断

(1)具有上述临床表现中的一种。

(2)X线检查:早期可见软组织肿胀及骨质疏松,如为儿童,则见患侧骨骺出现早且较健侧增大,髌下脂肪垫变小或消失,髌骨前移。积液增多时,不仅可见到关节腔增宽,而且可见及髌上囊呈烧瓶状改变,病久则滑膜增厚。单纯骨结核X线片常见于股骨下端,次见胫骨上端,边缘型病变,可见及溶骨性破坏、边缘骨缺损,中心型病变早期呈磨砂玻璃样改变,此后可有死骨出现,待死骨吸收即为空洞。全关节结核X线,具有滑膜结核的表现,亦有单纯骨结核的X线所见,早期软骨下骨板大多尚保持完整,关节间隙多增宽。及至晚期,病变进一步发展,关节软骨及软骨下骨质破坏,关节间隙变窄甚至消失,关节畸形,脱位。

(3)实验室检查:血沉高于正常数倍,后期红细胞计数、血色素降低等。早期关节穿刺液镜检或滑膜活检可协助诊断。

(三)治疗

1.非手术治疗

(1)中西药全身治疗。

1)中药:内服,按照三期辨证施治内服中药,治疗方药同髋关节结核。

2)化学药物:可选用三药联合应用的短程化学治疗,一般选用异烟肼、利福平各3片晨起顿服,链霉素0.75 g肌内注射,儿童酌减,3个月为1个疗程,注意观察询问患者听力情况,尤其患儿应特别慎重,待病情好转后,再根据情况减量或减少给药次数。

(2)局部治疗:①在局部用药的同时,应嘱患者卧床休息,尽量不下地或少下地行走,如有屈曲畸形,可用皮肤牵引或石膏托固定以制动休息。②在单纯滑膜结核早期阶段,关节腔内可注入链霉素0.5~1 g,异烟肼0.1~0.2 g,1周1~2次,3个月为1个疗程。③因膝关节局部周围肌肉不太丰厚,故局部中药外敷,或配合关节腔内药物注射疗效好。

对早期的全关节结核采用全身及局部使用中西医结合治疗后,70%~80%患者可获得永久性治愈。

初期:局部外敷回阳玉龙膏掺桂麝散或阳和解凝膏;膝关节伸直位托板固定或用石膏托固定。

中期:关节内积液不多的,亦可局部外敷初期的药物并制动,此期应行中西结合治疗,关节内注射抗结核药物。

后期:除具备有手术指征的按手术治疗外,有窦道者,应按概论中药外用换药处理。

2.手术治疗

(1)膝关节滑膜切除术:对于采用了全身及局部非手术治疗3~6个月后效果不明显的全关节结核,及膝关节滑膜增厚者,应行滑膜切除术。

膝关节的滑膜比较复杂,半月板将滑膜囊分为上、下两部和前方形成5个隐窝,在后方有后上内侧、后上外侧、后下内侧和后下外侧等隐窝。前上隐窝和髌上囊相通。全关节结核有的累及所有的滑囊,包括交叉韧带上的滑膜,都必须彻底清除。

手术采用膝关节前内侧切口,自髌上囊6 cm处沿股四头肌内侧缘绕髌骨下行至胫骨结节内侧，依次切开，在股直肌腱与股内侧肌连接处，将腱性部分纵行切开，向下沿髌骨内缘切开髌内侧支持带及关节纤维囊，切开滑膜，将髌骨翻向外侧，显露关节腔。根据关节腔暴露需要，或伸或屈膝关节，依次剪除、切除、刮除滑膜或滑膜下肌层，将关节腔内及各滑囊韧带及半月板上的干酪坏死组织皆予以全部清除，并切除髌下脂肪垫，刮除软骨面上的血管翳或肉芽组织，彻底止血后，生理盐水反复冲洗创面，创面再置放链霉素 1 g，或异烟肼 300 mg，尔后逐层关闭切口，加压包扎膝部。

术后抬高患肢，一周后作股四头肌锻炼，逐渐活动膝关节。

(2)膝关节结核病灶清除术：对于膝关节单纯骨结核、早期全关节结核及儿童时期全关节结核皆适于作此手术。

手术切口依关节腔显露膝关节单纯滑膜切除术。此手术除对病变的滑膜、干酪坏死组织一并切除外，对关节的各个软骨面、包括髌骨软骨面及其周围边缘有侵蚀破坏者，皆应剪切清除，软骨下骨质的病灶，亦应刮除。有的关节面尚完整，但已失去光泽、变薄处，压之有弹性感时，则为软骨下有结核病灶，应切开软骨、刮除病灶；如半月板已被侵犯变性破坏，亦可以切除之。病灶清除彻底后，生理盐水反复冲洗，电灼止血，创面内置链霉素 1 g，或异烟肼 300 mg。依次关闭切口，加压包扎。术后抬高患肢，制动 2 周后，可活动膝关节。

(3)膝关节病灶清除加压融合术：根据骨病灶和滑膜病变的范围，确定切口的长度，选择膝前正中切口，如需保留髌骨，切口可绕髌骨而行。暴露的方法如同全关节结核病灶清除术，切除增厚的滑膜和病变骨组织、切除窦道，生理盐水反复冲洗干净，参照 X 线片与骨端破坏范围决定截骨范围，决定截骨平面。在预定截骨的平面上，用锐骨膜剥离器环形剥去其软组织，保护腘窝软组织，距胫骨平台下方 1～2 cm 和股骨髁上方 2～3 cm 截骨，并将股骨和胫骨截骨面上残余的骨病灶予以清除干净。尔后选择两枚 0.6 cm 直径骨圆针，一根于胫骨上端腓骨头下方一横指上由外向内垂直穿入，另一根在股骨髁上内收肌结节上方从内向外垂直于股骨穿入，两针垂直，加压使断面吻合。融合后保持膝外翻 5°～10°，屈曲 5°～10°位，四周后可拔除加压针，改为管型石膏固定 2～3 个月。

(四)合并症、并发症

晚期膝关节结核，由于失治或误治，导致膝关节破坏严重，功能严重障碍甚至丧失，有的虽病愈，但残留有脱位或功能僵直在非功能位，而非手术又无解决的好办法，故应行手术治疗。手术多用膝关节融合术，膝关节加压融合后解决了膝关节的疼痛和恢复肢体承重。

1.膝关节融合术

膝关节融合的股、胫两截骨面积大，单纯作关节内融合即可得到良好愈合，故不必再作关节外融合，但为了促进愈合，以前不少学者采用各种不同的内固定，有做自体胫骨块关节旁植骨、胫骨骨条作轴心式或交叉式内固定，或钢板螺丝钉内固定，现在多采用加压内固定，陆裕补用两枚骨圆针作交叉内固定，加以石膏外固定，方法简单。用加压器行膝关节加压融合术，其愈合率很高，是比较简单有效的方法。

2.病灶清除加膝关节加压融合术

由于局部原有混合感染、软组织和骨的破坏，术中的解剖不清，可能会出现一些手术并发症，如血管的损伤等。反复穿刺导致的混合感染，严格灭菌操作可预防发生。由于膝关节的僵直招致的腓总神经损伤，在作关节融合术后可缓解。在作病灶清除和膝关节加压融合术时，应注意保护腘窝部的血管，操作应小心谨慎，并注意腓总神经的保护。

3.骨延长术

由于青少年膝关节结核破坏了生长发育中的骨骺板，病愈后将严重影响患肢的生长而短缩畸形，为此，应根据是股骨或是胫骨有短缩畸形，而行股骨或胫骨延长术。胫骨延长术操作较容易，且并发症少，故临床多采用。

胫骨延长术适应于两侧肢体长度超过 3 cm 者，而大部分为胫骨短缩者，且患侧髋、膝关节功能良好、除短缩外无其他畸形者，年龄超过 10 岁，在 10～22 岁，以 10～18 岁间年龄最为适宜。

手术在麻醉生效后，先行在小腿中下 1/3 段外侧取一小切口，截断腓骨。再安置骨延长器，分别从延长器的外侧孔依次将骨圆针垂直打入胫骨，上端自胫骨结节及其下 3～4 cm 处进入，下端针自胫骨下 1/3 近端及其下方 3～4 cm 处打入，四针必须平行，并插入骨延长器的对侧孔中。尔后于胫骨前内侧作弧形皮肤切口，在胫骨中下 1/3 段将胫骨骨膜与周围软组织环形剥离少许并切断之。自此，向外横行切断胫腓间骨间膜。再纵行切开胫骨骨膜，“Z”形电锯锯开胫骨，使胫骨至锯开处完全分离，冲洗创面，试行延长胫骨可达 0.5～1 cm，尔后缝合切口。术后抬高患肢，注意患肢血液循环，术后第 3 天开始延长，每天延长 1～2.5 mm 即可，在达到预定延长长度后，即可停止。再用管型石膏固定，待石膏干后可去除延长器而保留 4 根骨圆针，其依然起到延长固定作用。

术后 3 个月摄片复查，若骨痂较丰富，才可拔除长圆针，改用短腿石膏或宽大的小腿夹板固定 2～3 个月，摄片复查，达到临床愈合后，即可去除外固定，行关节功能锻炼，慢慢在夹板和双拐保护下下地逐渐练习负重行走。

（毕军伟）

第十章

代谢性骨病

第一节　骨质疏松症

骨质疏松症是1885年由Pommer首先提出，早年一般认为全身骨质减少即为骨质疏松，或认为老年骨折为骨质疏松。直到1990年在丹麦举行的第3届国际骨质疏松研讨会，以及1993年在我国香港举行的第4届国际骨质疏松研讨会上，骨质疏松确认为：原发性骨质疏松是以骨量减少、骨的微观结构退化为特征，致使骨的脆性增加以及易于发生骨折的一种全身性骨骼疾病。根据其临床症状及体征，本病属中医学“骨痿”“骨痹”的范畴，总的来说定位较准确应是“骨痿”。

一、分类

骨质疏松症可分为三大类，即原发性骨质疏松症、继发性骨质疏松症和特发性骨质疏松症。原发性骨质疏松症是随着年龄的增长而发生的一种退行性变，它分为两型：Ⅰ型为绝经后骨质疏松症，发生于绝经期妇女，属高转换型骨质疏松症；Ⅱ型为老年性骨质疏松症，与绝经后骨质疏松症相比，男性患者比例增多，属低转换型骨质疏松症。继发性骨质疏松症是由某些疾病或药物等因素所诱发的骨质疏松症。特发性骨质疏松症多见于8～14岁的青少年或成人，多有家族遗传史，女性多于男性。妇女妊娠及哺乳期所发生的骨质疏松也可列入特发性骨质疏松。目前国内外研究的重点和热点为原发性骨质疏松症。

二、病因、病理

医学界普遍认为骨质疏松症的发生主要与遗传、闭经、各种激素代谢异常、营养及生活方式等诸多因素有关。

（一）激素调控

研究表明有多种激素与骨质疏松症的发生有关，但最为重要的有雌激素、甲状旁腺激素、降钙素、活性维生素D($1\alpha,25(OH)_2D_3$)及细胞因子等。

1.雌激素

雌激素是由卵巢分泌的、对维持女性的正常生理特征起重要作用的激素之一。它能增加降钙素分泌，抑制甲状旁腺激素活动，从而抑制骨钙融出，且可增强骨细胞活动。此外，雌激素能帮助活性维生素 D 在肾内的合成，有利于钙在肠内的吸收。妇女在绝经后卵巢功能逐渐减退，雌激素的产生减少，直接降低了成骨细胞的活性，骨基质形成减少，同时还可使骨骼对甲状旁腺激素的敏感性增加，使骨吸收加快而升高血钙水平，使肠钙吸收及肾小管重吸收降低，尿钙排出增加。雌激素缺乏，使降钙素分泌进一步降低，破骨细胞活性增强，骨钙大量释放入血，骨的形成减少，骨的吸收增加，每个骨再建单位骨吸收量和骨形成量之间平衡失调，致使骨骼脱钙，骨质变薄，骨量减少，骨质变稀疏，骨密度、骨强度、骨钙含量均下降，使骨组织的正常荷载功能发生变化。

2.降钙素

降钙素是甲状腺 C 细胞分泌的，由 32 个氨基酸组成的多肽激素。由于破骨细胞上存在降钙素受体，降钙素与破骨细胞上的降钙素受体结合，使骨吸收受抑；同时，降钙素又能抑制甲状旁腺激素和活性维生素 D 的活性，降低血钙浓度，促进钙的重吸收。当妇女绝经或卵巢切除后，雌激素分泌明显低下，从而对外源性 CT 的反应性降低，加速骨质疏松的进程，如接受雌激素替代疗法，可提高机体对外源性 CT 的敏感性，对防治骨质疏松有利。研究发现任何年龄组的男性 CT 水平均高于女性，加之高龄妇女 CT 分泌的贮备能力甚小，这是女性骨质疏松患者较男性多见的原因之一。

3.甲状旁腺激素

各种原因引起的甲状旁腺激素分泌过多均可导致骨质疏松。其主要生理作用是：增强破骨细胞的活性，促进骨吸收，使骨钙释放入血，伴随着破骨细胞活性增强，成骨细胞活性也相应增强；它减少近端肾小管对磷的重吸收，而增加钙的重吸收；促进肾的活性维生素 D 的转化，间接促进肠钙吸收。甲状旁腺激素具有调节体内钙离子浓度，维持胰岛 β-细胞和全身神经肌肉等各种细胞活性的功能。而甲状旁腺激素合成和分泌又受钙水平的调节，血钙降低能刺激甲状旁腺激素的合成与分泌。甲状旁腺激素的分泌与血钙离子浓度呈负反馈机制，即钙离子浓度降低，甲状旁腺激素分泌增多；反之，甲状旁腺激素分泌减少。

4.活性维生素 D

正常的活性维生素 D 的分泌可以刺激成骨细胞活性和骨基质形成，有效地防止骨质疏松。若分泌不足，则保护骨的能力下降；分泌过多，又会使骨破坏增加，导致骨量丢失。活性维生素 D 的作用除了能充分利用食物中的钙之外，它还可以制造与钙结合的蛋白质，将细胞内的钙与蛋白质结合，使细胞内钙离子浓度下降，从而降低血钙浓度和细胞内钙离子浓度，避免由于血钙浓度及细胞内钙离子浓度升高而导致一系列病症。因此，活性维生素 D 与骨质疏松症的关系可总结为以下几方面：①抑制甲状旁腺激素的分泌，防止骨钙融出；②增加肠钙吸收，维持钙平衡；③激活骨代谢，有利骨转换；④促进肾小管的钙、磷重吸收，有利骨形成；⑤刺激骨细胞分化、增殖，有利骨形成；⑥调节免疫的应答反应。

5.细胞因子

细胞因子是通过自分泌与旁分泌和细胞黏附作用，在骨代谢过程中发挥重要作用。其中白细胞介素-1、白细胞介素-6、肿瘤坏死因子、白细胞抑制因子、白细胞介素-11、单核细胞克隆刺激因子、粒单细胞克隆刺激因子等促进破骨细胞生成，具有促进骨吸收作用；而白细胞介素-4、干扰素 γ 有抑制骨吸收的作用；白细胞介素-3 与粒单细胞克隆刺激因子有协同作用；活化的吞噬细胞间接与骨吸收有关。

(二)营养状态

构成骨骼的主要成分包括钙、磷、镁、蛋白质、维生素以及部分微量元素,它们是影响骨代谢的物质基础。因此,这些物质的缺乏或比例失调是导致营养性骨质疏松症的主要原因之一。

1.钙缺乏

钙是人类的重要元素之一,是构成骨矿物质的主要成分,也是人体含量最多的矿物质成分,其绝大部分都储存在骨组织中。钙不仅是骨矿物质的重要组成成分,而且对机体的细胞有重大作用和影响。钙能调节多种酶活性,钙与环磷酸腺苷可相互影响,为维持细胞膜结构的稳定,细胞内钙浓度仅为细胞外钙浓度的万分之一。只有这样才能阻止细胞内的酶活动,才能有效地发挥细胞的正常功能。当细胞受到外界刺激,细胞内外出现钙离子浓度差,才能使信息得以传递。

钙离子进入细胞膜要靠激素调控,而调节钙的激素主要是甲状旁腺激素、降钙素、1α,$25(OH)_2D_3$。甲状旁腺激素促进钙离子穿膜转运,降钙素可抑制钙离子穿膜转运。维生素 D 及活性维生素 D 能促进肠钙结合蛋白合成,加速钙内流和进入肠黏膜的吸收,即加速钙离子转运。血钙水平下降,使甲状旁腺激素分泌增多,它作用于环磷酸腺苷使其升高,造成破骨细胞活性增强,骨吸收加速,骨钙融出,骨吸收超过骨形成,而发生骨质疏松。而血钙的降低是由于低钙饮食、低维生素 D 或低活性维生素 D、日照不足和长期卧床、高磷饮食的摄入等造成的钙吸收低下。因此,钙的缺乏是引起骨质疏松的一个主要因素。

导致钙缺乏的原因主要有两个方面。其一,是饮食摄入钙量的不足,究其原因主要是食物单调和结构不合理所致。其二,是摄入钙的吸收不良。另外,若长期服用氢氧化铝或过多摄入植酸盐、草酸盐、碱性磷酸盐等,亦可降低钙的吸收。

2.磷代谢异常

磷是骨质无机成分中仅次于钙的第二大元素,其代谢调节和钙一样,在肾、肠道、骨内进行,近 90%的无机磷在肾内进行着代谢调节。磷与钙一样参与骨的代谢,骨矿的形成需要磷,每存留 2 g 的钙就需要 1 g 的磷,在血中磷与钙保持一个恒定的比值。磷酸盐的缺乏可对骨吸收产生刺激作用,使骨吸收增强,骨不能矿化而引发骨质疏松。但磷的摄入应适量为好,过多不仅影响钙的吸收,同时也阻碍磷酸盐的吸收。研究表明,高浓度的磷可使血清中的钙下降,导致甲状旁腺激素分泌增加造成骨溶解升高,骨矿减少。

3.蛋白质缺乏

蛋白质和氨基酸是提供骨基质合成的重要原料,低蛋白摄入影响到骨质合成材料氨基酸的供给,使骨基质减少。但是过度摄取又将影响钙的代谢,造成负钙平衡。究其原因,是蛋白质分解生成的硫酸盐含硫氨基酸,可抑制肾小管中钙的重吸收,造成尿钙排泄增加而刺激甲状旁腺激素分泌亢进,骨吸收增强,骨矿物质减少导致骨质疏松,说明膳食蛋白水平对钙存留与钙吸收有显著的影响。纠正这种高蛋白饮食所致的负钙平衡,必须增加钙的摄取,一般而言,蛋白质摄取量与钙的摄取量呈正比关系。

4.维生素 D 缺乏

维生素 D 对骨矿物质代谢的影响是双向的,既可促进新骨钙化,又可促进钙由骨中游离出来,使骨盐不断更新,维持钙的平衡,同时,对骨胶原也有调节作用。无论是内源性还是外源性的维生素 D_3 都必须在肝脏与肾脏中活化为 1α,$25(OH)_2D_3$ 的形式才具有活性,其可促进钙磷在肠中的吸收,促进骨胶原合成与成骨。在正常健康情况下,人自身合成的维生素 D_3 就可满足需要。若由于日照量不足或随增龄皮肤厚度直线下降而致维生素 D_3 合成能力降低,达不到需要量时,就必须由食物中摄取，若摄取仍不能满足需要时，就会影响到血中钙磷浓度，使成骨过程减少，破骨过程增加，导致骨质疏松。

其他如镁、氟缺乏也对骨质疏松症的发生产生影响。镁对骨的生长是必需的，其可直接影响骨的代谢。氟作为钙磷沉着基质，起着骨胶原的作用。适量摄入氟有利于钙磷的利用。但摄入过多的氟，干扰体内的钙磷代谢，影响骨中氟、钙、磷的正常比例。

(三)免疫功能

主要是指免疫细胞(包括巨噬细胞和破骨细胞)和骨髓的关系。骨髓位于骨的中心部分，其骨髓中的系列细胞按比例增生的情况和细胞形态、功能是否正常直接影响骨骼的坚实程度。70～80岁的老年人，其骨髓增生普遍减低，骨髓内脂肪组织增加，骨髓中的造血细胞减少，这也是老年骨质疏松的原因之一。另外，骨髓中免疫细胞的活跃程度也与骨形成有关。骨细胞中包括促进骨形成的成骨细胞和主管骨吸收的破骨细胞。骨细胞和免疫细胞通过各自新释放的细胞因子和体液因子，共同发挥着骨髓与骨之间彼此关联的功能，保障骨钙平衡，支持骨形成和骨重建，一旦平衡破坏，骨吸收明显大于骨形成时，骨量减少，将发生骨质疏松。免疫功能老化，导致机体结合组织如构成骨、软骨、皮肤、肌肉血管壁等全身器官的支架和包膜的胶原纤维、弹性蛋白、蛋白多糖等老化而致骨质疏松。

(四)物理因素

包括是否经常运动、日光照射情况、重力负荷等因素，它们与骨质疏松的发生有关。经常从事室外体力劳动者其骨矿含量相应较多。由于运动可从各个方面对骨骼产生作用，使骨产生应力，有利于骨形成。经常伏案工作，活动甚少的知识分子易发生骨质疏松；而长期卧床、老年偏瘫患者由于肢体长期失用，正常骨代谢失调，形成负钙平衡，破骨细胞相对活跃，骨吸收增强，骨钙融出，常合并发生骨质疏松和骨折。日光中的紫外线照射皮肤，有利于合成活性维生素D，调节钙、磷代谢，促进肠钙吸收，并使之在骨中沉积。体重重的人较体重轻的人，骨质疏松发生相应少和轻，就是重力负荷可增加骨矿含量的例证。早在20世纪60年代就有报道，宇航员在宇宙飞行之后较宇宙飞行之前，其骨密度下降、骨量减少，发生了骨质疏松，这说明重量负荷和机械应力对骨量颇有影响。

(五)遗传基因

临床流行病学研究显示：白种人、黄种人比黑种人发生骨质疏松的机会较多，且症状较重；身材矮小的人较身材高大的人易发生骨质疏松，即使生活条件、身体状况、环境因素相近，性别相同、年龄相近的两个人，其骨质疏松的发生和程度也有差别，这些事实都揭示骨质疏松与遗传因素有关。有研究证实，活性维生素D为骨特异蛋白，是成骨细胞产生的非胶原蛋白，这种特异蛋白基因是一种强有力的刺激因子，维生素D受体基因是决定骨质疏松的重要因素之一。另外，具有BB型相对遗传基因的人，比EB型或bb型遗传基因的人骨密度明显低下。

骨质疏松症的主要病理变化是骨基质和骨矿物质含量减少。对骨质疏松症的长骨组织的横截面和纵切面，以及对椎体、骨盆骨等切面的观察，均表现为骨皮质变薄，这主要是由于骨皮质的内面被破骨细胞渐进性吸收所引起的。一般情况下骨骼中的成骨细胞激活尚正常，但破骨细胞的转化异常，破骨细胞的数量增多，骨的吸收增加，以致松质骨骨小梁的体积变小、变细，骨小梁的数量减少，骨小梁断裂等。由于骨皮质的变薄和骨小梁的体积变小和减少，使骨髓腔明显扩大，并常常被脂肪组织和造血组织所填充。

通过组织形态学观察，可以直接和准确地分析骨质疏松症骨静止的和动态的细胞学和组织学的异常变化，特别是骨的有机基质、成骨细胞、破骨细胞、骨单位和骨小梁的基本结构变化和所占比例的改变。随着骨质疏松的进展，骨细胞逐渐减少，部分骨细胞核固缩，空骨陷窝数量逐渐增加，哈佛系统以外的空骨陷窝可以达到75%之多，其周围的鞘增厚，骨小梁变短且数量减少。由于骨质量下降，钙化过程基本正常，使骨变脆而易于发生骨折，常发生于长骨（股骨颈骨折和桡骨远端骨折最常见）和骨盆等处。严重的骨质疏松症时，椎体可以形成雪鱼椎骨，在许多情况下可因此发生椎体的压缩性骨折。

中医学认为骨质疏松症病因病机当首责于肾虚。各种原因导致肾（气、阴、阳）的不足，影响骨髓和血之化源，精不生髓，骨失髓血充养，发生骨骼脆弱无力之证。由于年龄增长、生理退化，"女子……七七，经脉虚，太冲脉衰少，天癸竭，地道不通"，"丈夫……八八天癸绝，精少，肾脏衰，形体皆极"，表现为肾精不足，精不充髓，髓失所养，导致骨软不坚，出现"骨痿"。其次，脾主运化水谷精微，为气血生化之源、"后天之本"。脾虚不健，必然影响肾藏之精。《黄帝内经》曰"夫精者身之本也"，先天之精与后天之精是相互依存、相互促进的。若脾虚，则腐蚀无能，运化不足，津液亏损，脾肾生化无源，可导致肾精亏乏，骨质失养，变生此病。另外，骨质疏松症患者多年老体弱，元气不足，正如清代医家王清任所说："元气既虚，必不能布于血管，血管无气，必停留而瘀"。瘀血一旦形成，不但在局部产生疼痛症状，而且使骨骼失养，脆性增加，发生骨质疏松症，容易骨折。

总结历代医家所论，骨质疏松症与肾、脾两虚及血瘀有密切的关系，其病因病机关键是肾虚，脾虚会加重肾虚，脾肾两虚又导致血瘀；相反，血瘀形成后又会阻碍气血的运行，加重肾虚与脾虚。因此，其病性属本虚标实，病位主要在肾，与脾胃、经络有关。骨质疏松症的发生主要与肾虚、脾虚、血瘀三个因素有关，其中肾虚是本病的主要病因。"多虚多瘀"是骨质疏松症的病理特点。

三、临床表现

骨质疏松症的临床表现以疼痛为主，其主要体征和并发症有身材缩短、驼背以及骨折等。疼痛是骨质疏松症最主要的和最重要的主诉特征，疼痛的部位以腰背部为主，后期表现为持续性疼痛。也可以是全身骨骼疼痛，或者髋、膝、腕关节疼痛。这种疼痛发生的原因是由于骨转换加快，骨量丢失加速，骨小梁破坏增加，骨支撑结构难以承载相应的应力（如重力、肌肉的牵拉力等）所致。这时轻微的力量就可以导致骨折的发生，当出现椎体压缩性骨折波及神经时，可以出现肢体麻木、疼痛，或肋间神经痛等症状。因而疼痛可以作为骨折阈值的临床指征。身材缩短、驼背是骨质疏松症发生期间，脊椎椎体发生慢性累积性压缩性骨折的结果。骨质疏松发生时，椎体内骨小梁破坏，数量减少，椎体支撑能力下降，容易受压变形（呈现楔形或双凹状），椎体高度下降。病变可累及多个椎体，经过数年逐渐出现身高缩短。活动度和负重量较大的椎体（第11、12胸椎和第3腰椎）变形显著或者出现压缩性骨折，可使脊柱前倾、背屈加重，形成驼背。驼背的程度越重，腰背疼痛越明显。骨折是骨质疏松症最重要的并发症，因骨的显微结构破坏而引起，即使没有较大的外力作用也易引起。它好发于松质骨较多的部位（如椎体或跟骨）或者应力较集中处（如桡骨远端、股骨上端、踝关节等）。骨折给老年患者造成的痛苦最大，并严重限制患者的活动，其导致的并发症往往危及患者的生命。

（一）X线片检查

作为初步诊断骨质疏松的基本手段，主要观察骨骼的密度，皮质的形态，骨小梁的数量、形态、分布等。X线可用于同其他表现为骨密度低的非骨质疏松症疾病的鉴别诊断，以及定性、定位诊断骨质疏松引起的各种骨折。必须指出，骨质疏松 X 线征出现较晚，骨内钙盐须丧失30%～50%始能显阳性 X 线征。但 X 线摄影费时少，费用低，仍是诊断骨病的常用手段。骨质疏松的 X 射线主要表现为椎体骨小梁数目稀少，变细和萎缩，结构模糊不清，细而小的骨小梁呈稀疏网格状。椎体可见因椎间盘膨胀和压力增高而造成的双凹变形。管状骨内膜骨质吸收，皮质变薄，髓腔增大。干骺端的纵行骨小梁细且稀，骨小梁间隔变宽，椎骨、腕附骨、扁平骨可见区域性骨小梁减少，骨关节面变薄。

（二）骨密度测定法

骨密度测定法是指每单位骨组织的骨矿含量，目前，用于测量骨矿含量的方法很多，包括定性、半定量和定量等多种类型。但定性和半定量检查法都不能作为早期诊断骨质疏松症及动态观察骨密度测定法变化的灵敏指标，因此，检测骨密度测定法的方法研究皆以定量检查为重点。

1.单光子及单能量 X 线吸收法

单光子是利用^{125}I 发射出的低能平行光子束来测定骨密度测定法。以 X 线管代替单光子的放射活性源便产生了单能量 X 线。单光子测量结果以每平方厘米骨所含骨量的克数表示，其主要应用于末梢骨的骨皮质，如桡骨、跟骨，因这两个部位周围软组织的厚度薄且能够控制。但单光子对桡骨和跟骨的骨密度测定法测定值与脊柱和髋部等临床最有价值部位的骨密度测定法的相关性差，因而不能直接反映全身骨密度测定法情况。但单光子相对价廉、方便且放射线暴露少。

2.双光子吸收测定和双能 X 线吸收测定

双光子吸收测定是通过^{153}Gd 测量发射两种不同能量的光子的吸收情况，计算骨组织等量吸收的部分，其准确性和精确性明显优于单光子，成为一种较好的研究骨质疏松的工具。双能X 线吸收测定技术的主要改进点是用 X 线管代替同位素^{153}Gd 而产生两种能量更强的光子流。双能 X 线源具有稳定性大、散射线少且较放射性核素素源的射线强度大等特点，故可减少辐射量，提高空间分辨率和精确性，缩短扫描成像速度。在体模、标本和人体等研究表明其精度为双光子吸收测定的 2 倍，图像空间分辨率为 1.5 mm，而双光子吸收测定为 2～10 mm。双能X 线吸收测定还减少了因体厚所致线束硬化效应的影响。双能 X 线吸收测定是目前骨量测量的“金标准”，反映的是二维骨密度测定法，可测量全身任一部位，但标准部位是腰椎、近端股骨和远端前臂。

3.定量 CT 测定

由于计算机体层摄影能提供客观的定量信息并具有良好的密度分辨率，逐渐引入用于评估骨钙含量。定量 CT 测定可正确地单独选择脊柱或其他骨骼（如桡骨、跟骨）的兴趣区，测出该部位骨密度测定法。定量 CT 由于其价格昂贵及不易获得而限制了其应用，然而定量 CT 测定是唯一的一个提供三维骨密度测定法测量的方法，定量 CT 测定可分别测量腰椎椎体的松质骨和密质骨的骨密度测定法，且不受软组织重叠的影响。

4.定量超声测定

超声检查由于它的无损伤性，可反映骨量、骨质变化以及它的高精确性，并且日益受到重视。定量超声测定是以与双能 X 线吸收测骨密度测定法不同的形式来表示骨骼强度的方法，主要应用于跟骨、桡骨及髌骨的骨密度测定法测定，亦可预测髋部骨折，包括超声波速和宽波段超声衰减等参数，是较便宜的易于携带且不用射线的测量骨密度测定法，该方法亦可评价骨质量的变化。

（三）生化检查

骨形成、骨吸收和骨静止三个阶段构成骨再建的全过程，骨代谢的过程能反映破骨细胞和成骨细胞的活动及骨基质、骨矿物质的变化，评价骨质疏松的生化指标有骨吸收指标、骨形成指标、激素及骨矿物质指标。

1.衡量骨吸收的生化指标

（1）空腹尿钙：临床常用的尿钙测定法有 24 小时尿钙、空腹 2 小时尿钙、空腹尿钙。24 小时尿钙容易受饮食的影响，需要钙的定量饮食。空腹尿钙是指同时测定早晨首次尿钙和肌酐，以钙/肌酐的比值表示。空腹 2 小时尿钙是晨起后排尿弃去并记时，饮水 500 mL，2 小时后留尿记尿量，测钙和肌酐，此法兼具 24 小时尿钙和空腹尿钙的优点。正常空腹 2 小时尿钙/肌酐比值为 0.4，若有增高提示有负钙平衡，骨质疏松症患者骨吸收增加或骨形成减少均可出现空腹尿钙增加。

（2）血抗酒石酸盐酸性磷酸酶：常可用酶动力学及电泳法测定，人血浆酒石酸盐酸性磷酸酶值为 3.1～5.4 U/L。最近发展的放射免疫和酶联免疫方法，酒石酸盐酸性磷酸酶被认为是一种敏感的特异性骨吸收指标，在生理性骨增长或病理性破骨细胞活性增加状态，血清酒石酸盐酸性磷酸酶升高。

（3）羟脯氨酸：尿羟脯氨酸在很大程度上能反映机体的骨代谢状况。成人每天尿羟脯氨酸排出量为 15～43 mg（114～330 μmol），儿童尿羟脯氨酸明显高于成人，为 20～180 mg（150～1 370 μmol），羟脯氨酸受每天的饮食影响较大，一般我们采用清晨第 2 次空腹尿，受饮食的影响较小、取样方便。

2.衡量骨形成的生化指标

（1）骨钙素：常采用双位点免疫放射法和放射免疫法分别测定健康成人血清骨钙素的正常参考值，分别为（23.3±10.5）μg/mL 和（7.5±3.4）μg/mL。

（2）血清碱性磷酸酶和骨碱性磷酸酶：血清碱性磷酸酶和骨碱性磷酸酶是评价骨形成和骨转换的常用指标。骨血清碱性磷酸酶由成骨细胞产生，其含量反映成骨细胞活性。以对硝基磷酸盐作底物血清总碱性磷酸酶的参考值，婴幼儿为 50～165 U/L，儿童为 20～150 U/L，成人为 20～75 U/L。采用聚丙烯酸胺凝胶电泳和热失活法可测定骨碱性磷酸酶。采用单克隆抗体来识别骨血清碱性磷酸酶有更高的灵敏性和特异性。

3.激素的检查

（1）甲状旁腺激素：常采用电泳分离结合和游离的碘标记配体，或使用包被的活性炭吸附游离的激素，或放射免疫法。标本采集可用血清和乙二胺四乙酸血浆，而肝素抗凝血因其产生任意性低值而不采用。

（2）降钙素：临床上最常用的测定方法是放射免疫测定法，可直接测定血中、体液中或经过提取的组织中降钙素含量，灵敏度高，其正常含量范围在 100 pg/mL 以下。

（3）雌激素：主要采用放射免疫测定法，且主要是测定血浆中雌二醇的含量，其正常参考值如下：男性成人 8～36 pg/mL，女性卵泡期 10～90 pg/mL，排卵峰值期 100～500 pg/mL，黄体期 50～240 pg/mL，绝经后 10～30 pg/mL。

4.与骨矿化有关的生化检查

由于骨细胞的活动，新骨不断形成，矿物质的沉积和释放亦在持续进行，通过测定血液中钙、磷的含量可间接了解骨代谢的状况。

(1)血钙:临床上常用的方法有乙二胺四乙酸滴定法和比色法,如邻甲酚酞络合酮法,可采用自动生化分析仪或分光光度仪进行测定,成人血清总钙的参考值范围为2.1～2.55 mmol/L,儿童为2.2～2.7 mmol/L。

(2)血磷:临床上常用的方法有硫酸亚铁磷钼蓝比色法和紫外光度法,可采用自动生化分析仪或分光光度仪进行测定,成人血清无机磷的参考值范围为0.96～1.62 mmol/L(3～5 mg/dL),儿童为1.45～2.10 mmol/L(4.5～6.5 mg/dL)。

(四)骨组织形态计量学

骨组织形态计量学又称骨活检,此法一般常用于动物实验的衡量,对于人来说,因为是创伤性的检查,较少应用。其方法是在脱钙和不脱钙骨组织切片上观察并量化成骨细胞和破骨细胞、骨皮质和骨松质及骨小梁的结构或连接性。脱钙切片的缺点是不能观察和量化骨样组织及其钙化的动态过程;不脱钙切片的制作虽然复杂,但可克服脱钙切片的不足。在活检取材前应对矿化前沿进行标记,常用的标志物为盐酸四环素和脱甲金霉素,常用计量为盐酸四环素7 mg/kg体重,每天3次;脱甲金霉素4 mg/kg体重,每天3次。用药日程通常是连服2天,停药10天,再连服2天,再停药5天,然后取材。取材的操作过程要细心,定位要精确。标本取出后应立即固定、脱水、包埋、切片、磨片、染色等处理后,运用计算机全自动图像数字化分析仪测量骨组织形态计量动态参数,包括骨小梁面积、骨小梁宽度和骨小梁数目、骨小梁间隙、骨小梁表面破骨细胞数、骨小梁末端数等以及骨组织形态计量静态参数,包括骨小梁面积百分率、骨小梁表面百分比、骨小梁形成表面百分比、骨小梁吸收表面百分比、骨小梁体积百分比、皮质骨面积百分比、纵向骨生长率、活性生成面百分比、骨小梁矿化沉积率、骨小梁骨生成速率、标记周长百分数等。

四、诊断

骨质疏松症诊断以骨密度减少为基本依据,并结合病史和有无骨折进行综合考虑。在鉴别原发性和继发性骨质疏松时,需进行相关的血液生化检查。世界卫生组织推荐的标准是以峰值骨量减少2.5S为依据,但对不同的人种和在不同地区,这个标准不一定完全适用。我国刘忠厚等学者根据大量人群的调查分析,确立了女性以峰值骨量减少2.0S作为我国骨质疏松症的诊断标准。但在临床上单纯以峰值骨量减少来判断骨质疏松的发生尚有一定的困难,因而多种方法的应用显得更为实际。

(一)骨质疏松症的诊断标准

(1)全身无力,多以腰背部疼痛为明显,逐渐加重,轻微外伤可致骨折。

(2)脊椎常有后突畸形。

(3)X线表现为骨质普遍稀疏,以脊椎、骨盆、股骨上端明显。脊柱改变最为特殊,椎体可出现鱼尾样双凹形,椎间隙增宽,有Schmorl结节,胸椎呈楔形变,受累椎体多发、散在。

(4)骨密度检测出现阳性征象,如双能X线、双光子、单光子吸收法、超声检测等。

(二)中国人骨质疏松症建议诊断标准

骨矿含量诊断标准和峰值骨密度丢失百分率及分级标准(主要用于女性成人、男性参照执行)。本标准目前主要以双能X线(双能X线吸收法)为手段制定,不排除多种方法应用。

1.参考世界卫生组织的标准:

结合我国国情,制订本标准,以汉族妇女双能X线吸收测量峰值骨量(M±SD)为参考值,在目前尚无细分标准的情况下,不同民族、地区和性别可参照执行该标准。①＞M－1SD:正常。

②≤M－1～2SD：骨量减少。③<M－2SD以上：骨质疏松症。④<M－2SD以上：伴有一处或多处骨折，为严重骨质疏松症。⑤<M－3SD以上：无骨折，也可诊断为严重骨质疏松症。

2.参考日本1996年修订版的标准

自己尚未做峰值骨密度调查，亦或自己做了一些调查，但SD不便应用时，可用腰椎骨量丢失百分率(%)诊断法。①>M－12%：正常。②≤M－13%～24%：骨量减少。③<M－25%：骨质疏松症。④<M－25%：伴有一处或多处骨折，为严重骨质疏松症。⑤<M－37%：无骨折，也可诊断为严重骨质疏松症。

五、治疗概述

(一)治疗原则

随着世界人口老龄化趋势的增强，作为老年性疾病之一的骨质疏松症的治疗越来越引起人们的重视，骨质疏松症的药物治疗有了快速的发展。目前国际上已将防治骨质疏松症、预防骨折与防治高血压、预防脑卒中以及防治高脂血症、预防冠心病放在同等重要的地位。骨质疏松症的发生是一个渐进的过程，无论是原发性骨质疏松症、特发性骨质疏松症或是继发性骨质疏松症，虽然它们的患病原因不同，但是他们在骨骼上的病理改变是一致的，所以治疗原则也一样。

1.防治结合，预防为主

对于骨质疏松症，目前尚无有效的方法能使骨量已经严重丢失的患者恢复正常水平，同其他老年性疾病一样，骨质疏松症应注重早期预防，一旦发生骨质疏松症，应积极进行早期治疗，有效地干预骨质疏松的病理进程，防止骨折等严重后果的发生。

2.改善骨质疏松状况

骨质疏松症的治疗主要为两个方面，一方面在于延缓骨量丢失，另一方面在于恢复已丢失的骨量。因为人类的骨量随着年龄的增长而处于不断的变化之中，从出生到30岁之前，骨量在不断增长，而30～40岁之间则为骨量峰值相对稳定期，40岁之后则进入骨量丢失期。所以骨质疏松症的防治应在骨量增长阶段尽量使峰值骨量增大，并使峰值骨量维持较长时间，以预防骨质疏松症的发生。在骨量丢失阶段应采取相应的治疗手段延缓骨量的丢失，以及恢复已经丢失的骨量，从而达到改善骨质疏松状态，改善骨骼的生物力学性能，有效预防骨折发生和改善骨质疏松症疼痛等症状。

3.病因治疗

骨质疏松症可分为原发性骨质疏松症、继发性骨质疏松症和特发性骨质疏松症三大类，虽然它们在骨骼上的病理改变是一致的，但其形成原因各不相同，所以在治疗骨质疏松症的同时，一定要注意针对骨质疏松形成的原发病因以及每一种类型的不同特点进行治疗，只有这样，才能收到较好的治疗效果。

4.对症治疗

骨质疏松症的临床表现为疼痛、身高缩短、驼背、骨折等，在治疗骨质疏松症的同时，应针对不同的临床症状进行处理。比如，疼痛是由于骨吸收以及微小骨折或骨骼周围软组织牵拉所致，可采用药物内服外用、物理疗法等。骨折则是由于骨骼的生物力学性能下降，轻微外力作用下造成的病理性骨折，可根据不同部位、不同类型的骨折，采取相应的治疗方法。

5.预防骨折的发生

骨折是骨质疏松症最严重的后果，所以预防骨折的发生是骨质疏松症防治中的最重要的一个环节。骨量减少、骨骼的脆性增加是发生骨折最重要的危险因素，所以，延缓骨量丢失和增加骨量，增加骨骼的生物力学性能，是预防骨折的最重要步骤。同时，摔倒也是发生骨折的又一个重要因素，保护视力，改善工作生活环境，增强体质等对于减少摔倒，减少骨折的发生，起着重要的作用。

（二）治疗目标

骨质疏松症的治疗应首先明确诊断及其分型，判断骨质疏松的程度，根据骨代谢及患者的全身情况等综合分析，来确定不同的治疗方案。其当前的治疗目标为：①缓解骨质疏松造成的疼痛症状；②预防脆性骨折的发生；③抑制过快的骨吸收；④促进生理性的骨形成。

当初步的治疗目标已达到之后，其进一步的治疗目标为：①纠正异常的骨重建；②增加骨的修复能力（慢性损伤、微小骨折的修复和骨的重建），改善骨的质量。

（三）疗效评价标准

对骨质疏松症治疗效果的评价可以从以下几个方面来考虑。

1.骨质的评价

对骨质的评价可应用单光子吸收仪、双能X线吸收仪、放射照相术（即X线照相术）、活体中子激活分析、骨活检、钙平衡测定等。宜采用多种评价方法，若选用单一评价方法，单光子吸收仪、双能X线吸收仪、定量CT可作为疗效评估的公认指标。

2.骨折发生率的评估

骨质疏松症最重要的临床表现是骨折，因此必须了解药物或其他治疗措施对骨质疏松引起骨折发生率的影响。

3.对疼痛及丧失劳动能力的评估

一种药物在治疗骨质疏松症中证明有良好的作用，除了增加骨密度和骨强度，减少骨折发生率外，亦期待减轻伴随此病的疼痛和活动障碍。如可按疼痛的程度、部位和类型及活动受限的部位和程度等进行评价。

4.安全性评价

安全性检查一般包括肝功能（转氨酶、碱性磷酸酶等）、肾功能（尿常规、血肌酐或尿素氮）、血常规（血红蛋白或红细胞总数、白细胞总数及分类、血小板计数等）。部分患者还应进行血清电解质（钾、钠、氯、二氧化碳结合力）、血糖、尿酸、血清蛋白、凝血酶原时间及心电图检查。此外，还应做与钙磷代谢关系密切的检查如血钙、磷，尿钙、磷，肌酐。有些患者还应照X线片，检查软组织钙化情况。

5.药效学评价

在研究药物的生物学作用和机制时还需做一些与药效学有关的检查，也可广义地作为安全性检查。包括：①血清甲状旁腺激素水平。②血清1,25$(OH)_2D_3$水平。③血清骨钙素与碱性磷酸酶（骨形成）。④尿羟脯氨酸或胶原吡啶交联（骨吸收）。⑤肠钙吸收试验。⑥骨中矿物质更新的钙稳定动力学试验。

（四）治疗药物分类

骨不断地进行着旧骨的吸收和新骨的形成变化，骨吸收和骨形成相互偶联，处于动态的平衡。如果骨吸收大于骨形成，则发生骨质疏松症。骨质疏松症的治疗药物主要作用于骨吸收和骨形成的动态平衡过程中。根据其作用机制，治疗骨质疏松症药物可分为骨吸收抑制剂和骨形成促进剂两大类，但有些药物具有双向调节作用。骨质疏松症的药物治疗原则是：当骨密度高于骨折阈值时，选择抗骨吸收类药物，以防止骨量的进一步丢失；当骨密度低于骨折阈值时，选择促进骨形成的药物，以提高骨量，降低骨折的发生率。目前抗骨吸收的药物临床应用较多，而促骨形成的药物仅有氟化物被推荐应用于骨质疏松症的临床治疗。

1.抗骨吸收药物

此类药物能抑制骨吸收过程，可增加由于正常骨偶联机制被解离而丢失的骨量。其中雌激素防治绝经后骨质疏松症主要通过 3 条途径：第一条途径为通过下丘脑-垂体-性腺轴系统，调节雌激素及受体的合成；第二条途径是通过钙代谢调节系统，影响 3 种钙代谢激素的分泌；第三条途径是通过成骨细胞-破骨细胞信号传导系统，调控 3 种关键生长因子的表达。降钙素主要抑制骨吸收而减少骨量丢失，同时有短暂的骨量增加。二磷酸盐则通过减少破骨细胞的数量、改变破骨细胞的形态和降低破骨细胞的活性来达到抑制骨吸收的作用。

2.促进骨形成药物

对骨质疏松症的理想药物应该是促进新骨的形成，增加骨骼的骨量并减少骨折发生率。其中氟化物可直接刺激成骨细胞，促进细胞增殖和碱性磷酸酶的合成，以增加松质骨的骨量。合成类固醇药物能刺激骨形成和增加肌肉组织，主要应用于老年人骨质疏松症。低剂量的甲状旁腺激素也有促进成骨细胞合成，刺激骨形成作用。

3.钙剂与维生素 D 活性代谢物

适当的钙摄入对与年龄有关的骨质疏松症可防止过多的骨量丢失，其对骨量的维持表现在 3 个方面：①平素习惯食用高钙食物（如牛奶）的人群一般有更多骨组织，其髋部骨折发生率较低钙摄入者为低，青少年时期适当的钙摄入更为重要，它不仅可以提高峰值骨量，而且可维持一个较长时期。②对绝经后骨质疏松症，虽然高钙摄入不能替代雌激素治疗，但可以减少雌激素的用量。③高钙摄入可提高皮质骨量。活性维生素 D 代谢物可降低因甲状旁腺激素和细胞因子导致的骨吸收，调节骨重建，从而改善骨强度；另一方面，可减少皮质骨穿孔，增加骨细胞数量、骨生长因子和骨基质蛋白，降低骨折的发生率及提高骨折修复能力；维生素 D 是促使进钙吸收的唯一激素，在维持机体钙、磷代谢平衡方面起着重要的作用。

4.中医中药

在中医学中骨质疏松症属于“骨痿”的范畴。中医学认为，肾为先天之本，主骨生髓，骨的生长发育、强劲衰弱与肾精盛衰关系密切，肾精充足则骨髓生化有源，骨骼得以滋养而强健有力；肾精亏虚则骨髓生化乏源，骨骼失养，骨矿含量下降，骨密度降低而发生骨质疏松症。脾为后天之本，主百骸，先天之精依靠脾胃运化水谷精微的不断充养，如脾胃虚弱，运化乏力，先天之精无以充养，势必精亏髓空而百骸萎废。也就是说，肾亏脾虚是该病发生的基本病理因素。然而，由于脾肾亏虚，不能运行血脉，致使血瘀经脉，造成本虚标实之证。肾虚为本病的根本，肾虚又有阴虚和阳虚之分。补肾重在温补肾阳，填补肾精。临床治疗的过程中还应当根据有无脾虚、血瘀等表现不同，给于健脾益气、活血化瘀等药物进行辨证论治。

中医理论认为肾虚、脾虚、血瘀为骨质疏松症发生的三个重要因素，其中肾虚是本病的主要病因。因此骨质疏松症的中药治疗以补肾填精药为主，兼以补胃健脾、活血化瘀药。基础实验研究显示，多种补肾方药及补肾健脾活血药合用的方药可使骨质疏松模型大鼠的骨量、骨密度、骨组织形态计量学、骨生物力学、矿物质与微量元素、软骨和骨胶原生长代谢等方面发生变化，与模型组比较明显提高，治疗后各项生化指标与激素和某些与骨生长有关因子的数值亦有明显改变。而大量临床报道显示，采用中药治疗骨质疏松症疗效明显，与西药组（强阳性对照）相比，疗效接近甚至更优。目前认为中药防治骨质疏松症的机制，与临床上常用的抗骨吸收或促骨形成的西药不同，中药标本同治，通过对机体全身性的调节，达到纠正激素失衡和钙平衡作用的功效。既抑制骨吸收，又促进骨生成。其作用可能通过：①类激素样作用和类促性腺激素样作用。②调节体内 1,25$(OH)_2D_3$水平。③调节体内钙磷代谢，升高血钙浓度。④调节体内内环境微量元素的平衡，促进骨生成。⑤对下丘脑-垂体-肾上腺轴的调节保护作用，抑制以白细胞介素-1、白细胞介素-6 等为主的骨吸收激动因子的活性而抑制骨质疏松症的发生和发展等方面而得以实现。

骨质疏松症与老年性痴呆症、糖尿病并列为老年病中最重要的三大疾病，骨质疏松症已被世界卫生组织认为达到流行程度。西药在防治骨质疏松症方面，存在着不良反应大，治标不治本，费用高的缺点，相比之下，中药标本兼治，不良反应较少，价格低廉且疗效显著而逐步受到了关注。自 10 年前，第一个防治骨质疏松症的中药制剂骨疏康颗粒问世以来，已经有多种中药复方制剂在临床应用。例如骨松宝颗粒、仙灵骨葆胶囊、健骨圣丸、益肾健骨片等。随着一些实力雄厚的工厂企业参与到防治骨质疏松症的中药新药的开发研究，更是加速了中药向骨质疏松症领域进军的步伐。例如由国家科研拨款六十万元人民币，企业投资七千余万元的国家重点科技攻关项目“中药强骨胶囊防治原发性骨质疏松症研究”取得重大科技成果，填补了我国治疗骨质疏松症中药二类的空白。该项目由北京岐黄药品临床研究中心负责研究，来自中国中医研究院西苑医院、四川省中药研究所、中日友好医院、福建省中医研究院、北京东直门医院、武汉同济医科大学、清华大学、中国科学院等单位 100 多个科研人员参与开发。强骨胶囊首次从单一植物中提取有效部位治疗原发性骨质疏松症，运用了外骨细胞培养、基因技术等中药物质基础研究手段，且首次成功地采用了具有国家专利的大孔吸附树脂提取工艺进行精制。临床观察证明，该药能迅速缓解关节骨痛，显著提高骨密度，在调整患者整体功能状态的情况下，对腰背等四肢酸痛、畏寒肢冷、抽筋、下肢无力等骨质疏松症症状具有确切疗效，达到国内领先水平。“中药强骨胶囊治疗原发性骨质疏松的研究”已于 2002 年获国家药品监督管理局颁发的中药二类新药证书和生产批文。“强骨胶囊高技术产业化示范工程”，又被列入 2002 年国家计委高技术现代中药专项项目。展望未来，更多的中药制剂将会被成功地开发，在防治骨质疏松症方面中药将会取得更大的成就。

但是，在新药开发的过程中仍然存在不足。具体表现在：①合理的组方，优化的制剂工艺，可控的质量标准等药学资料不完备。②一般药理研究中实验动物的雌雄、年龄、重量，实验仪器的类型，测试指标等不统一，欠缺可比性与重复性。③对药物急性毒性试验、长期毒性试验、依赖性试验、致突变试验、生殖毒性试验、致癌试验不够重视，药物的安全性评价过不了关。④临床研究缺乏 DME(Design, Measurement and Evaluation in Clinical Research，即临床科研设计、衡量、评价)机制。例如缺少统一纳入标准、排除标准、观察指标，足够的随访时间、样本量，随机双盲的实验设计等。

(五)新药开发研究

1.化学药物

1992 年世界骨质疏松症药物市场，主导产品为结合雌激素、雌二醇经皮吸收贴剂、鲑鱼降钙素。到了 1995 年，主导产品增加了利维爱、阿伦磷酸钠，形成雌激素、降钙素、双磷酸盐三大类药物。到了 2000 年，主导产品为结合雌激素、鲑鱼降钙素、阿伦磷酸钠。国际上一些知名的医药科研院所和大型制药企业，已根据市场导向，加大骨质疏松症药物研制资金的投入，预计在 21 世纪将有一批新的化学药物问世。

2.生物药物

生物药物是以基因工程、细胞工程、酶工程以及发酵工程为基础的高新技术产品。据统计全世界大约有生物技术公司 2 000 余个，其中从事医药生物高新技术开发研究的有 20 余个，已获得新产品 20 余种。目前正在研究的此类产品主要有：酸性和碱性成纤维细胞生长因子（aFGF 或 bFGF）、类胰岛素生长因子Ⅰ和Ⅱ、甲状旁腺素及甲状腺素（ALXI-Ⅱ）等。我国珠海东大生物制药有限公司等研究开发，并被列入国家“八五”科技攻关计划的一类新药，碱性成纤维生长因子（贝复济）获国家卫生部批准，使我国成为世界上第一个完成碱性成纤维细胞生长因子产业化的国家。

3.中医中药

我国根据中医理论研究开发的骨质疏松症治疗药物虽有数十种之多，但绝大多数仍处于临床前或临床研究阶段。中药在防治骨质疏松症方面面临新的发展机遇，已受到国内外学者的关注，中医中药正在走向世界。据不完全统计，全世界有 64 个国家及 2 000 余个研究机构在研究开发中药，其中亚洲有 16 个国家及 1 600 个研究机构。中药开发研究目前需要解决的问题主要是：①中药化学成分非常复杂，需要找到分离、提取中药有效成分的理想方法。②建立筛选中药有效成分的试验模型。③统一中药研究开发技术标准及中药质量管理标准。④加强中西药结合，建立中国统一的新药学。

4.我国新药研究现状

我国骨质疏松症治疗药物研究起步较晚，创新能力较弱，资金投入不足，尚不能适应我国人口老龄化趋势发展的需要。我国骨质疏松症治疗药物研究进展主要有：①研制成功新型雌激素类药物尼尔雌醇，已作为国家基本药物广泛应用于临床。②仿制国外骨质疏松症治疗新药，如钙尔奇 D、雌二醇经皮吸收贴剂、羟乙磷酸钠、阿伦磷酸钠、阿尔法骨化醇、依普黄酮等。③研制成功中药骨疏康颗粒剂等。④研制成功碱性成纤维细胞生长因子等。

六、治疗方法

（一）西医治疗药物

1.钙剂

（1）钙的生理功能：钙是构成骨矿物质的重要成分，也是人体含量最多的矿物质成分。人体内的绝大多数钙都储存在骨组织中，骨钙的总量约占人体钙总量的 99%，其余 1%左右分布在软组织和细胞外液。骨骼形成后，骨组织中的钙并不是固定不变的，骨钙中约有 99%是相对稳定的，称为稳定性钙。约有 1%是不稳定的，这部分钙可以自由地与细胞外液交换，称为可溶性钙。软组织钙、细胞外液钙和可溶性钙称为不稳定性钙。稳定性钙和不稳定性钙通过可溶性钙不断地进行着钙的交换，旧骨中不稳定性钙不断进入血液循环和细胞外液，肠道吸收的钙又不断通过血液循环沉积在骨中。如此循环，周而复始，旧骨不断破坏，新骨不断形成。

在骨组织中，钙和磷构成羟磷灰石结晶沉着于胶原组成的基质上，维持着骨的坚固性。当机体缺钙时，一方面因缺少构成骨的原材料而导致骨代谢的骨形成 - 骨溶解平衡向负方向移动，另一方面血钙浓度下降到一定程度将导致甲状旁腺素分泌亢进，增加整体水平上的骨吸收，使钙由骨组织中游离出来进入血液。两方面均可导致单位体积的骨量减少，所以，缺钙是骨质疏松症的重要原因之一。另外，血钙在神经、肌肉应激，血液凝固，细胞黏着，神经冲动的传递，心动节律的维持，毛细血管的通透性，体内酸碱平衡，抗炎和增加免疫功能等生理、生化过程中起着重大的作用。

(2)补钙对骨量的影响:低钙摄取是骨质疏松症发生的一个重要危险因素。近几年来,随着骨量测定技术的进展,研究者发现,食物钙每天摄入量<400 mg 的绝经后妇女,腰椎骨量的丢失率较高钙摄入量明显加快。摄入足够的钙剂能够有效地抑制绝经前和绝经后妇女的骨量丢失。在男子骨量的维持方面也有同样重要的作用。

(3)钙的生物利用度与剂型:生物利用度是指药物进入人体循环的相对量和进入人体循环的速度。钙剂的常见剂型有散剂、胶囊、片剂,少有溶液剂,现针对它们的生物利用度分别进行讨论。

1)散剂:如活性钙冲剂、钙天力冲剂。散剂颗粒越小,其总表面积越大,越有利于药物从敷料中释放出来,加快溶出速度,从而提高药物的生物利用度。减小颗粒增加药物吸收,一般只针对胃肠吸收受溶解速率限制的药物(如难溶药物或酸性药物),对水溶性药物或弱碱性药物来说,减小颗粒的意义不大。活性钙偏碱性,在酸性胃液中溶解较快,吸收主要是在肠道,故胃的排空时间和肠的蠕动是钙吸收的限速过程。另外,现有活性钙冲剂,因工艺等方面的原因,单位质量的散剂钙元素含量较少,要达到一定的补钙剂量,需服用的药量很大。

2)胶囊:如活性钙胶囊。胶囊剂是指将药物加敷料制成均匀粉末或颗粒,充填入空胶囊中的制剂。它在制备时不像片剂和丸剂需加黏合剂和压力,不存在崩解问题。胶囊在胃中破裂后,药粉即迅速分散,以较大的表面积暴露于胃液中,故药物释放、溶解较快,吸收好。虽然胶囊本身对吸收有影响,但试验表明硬胶囊仅仅延迟 10～20 分钟,对吸收影响不大。影响胶囊生物利用度的主要因素有颗粒形态、分散状态、应用的附加剂等。不过,若胶囊中药物碱性过强,会因胶囊在胃液中破裂后,局部药物浓度过高而刺激胃黏膜。

2)片剂:是钙剂中应用最广泛的一种剂型,片剂与药物吸收有关的生物利用度方面的问题很多。片剂制备过程是将药物粉末与赋形剂混合,制成颗粒后压缩成片。因此,片剂口服后需在胃肠道中崩解及溶解后才能被吸收。由于压片时减少了药物的有效表面积,因而减慢了药物从片剂中释放的速度。近来的研究认为,药物从片剂颗粒中溶解出来比崩解更为重要,影响溶出的主要因素有药物粒子的大小和赋形剂(包括稀释剂、黏合剂、崩解剂和润滑剂)的不同。

另外,一些特殊片剂,如咀嚼片旨在消除片剂崩解过程,改善药物的分布而提高溶出速度,增大生物利用度。泡腾片依靠泡腾剂将药物均匀分布在液体内,以提高药物的溶解速度。

由此可见,影响药物生物利用度的因素很多,这也正是现有钙剂虽然种类相同,但不同剂型,不同厂家的产品的生物利用度不同的原因之一。现已证实,人体对各种钙盐的吸收率基本相同,不会超过 40%。如碳酸钙为 39%,乳酸钙为 32%,草酸钙为 30%,葡萄糖酸钙为 27%。

(4)钙剂的合理选择。

1)钙剂种类的选择:目前市场上钙剂的数量以活性钙为主,但有报道指出,在其制剂成品中检出砷、汞、铅和铬,另外其急性毒性也较大,故对其安全性尚待评价。在强化食品中,使用最多的是碳酸钙。虽然碳酸钙吸收利用的个体差异大,但群体的平均利用率与其他形式钙以及乳制品相比无显著差别。由于碳酸钙的溶解需较低 pH,故不适宜于胃酸缺乏的患者。枸橼酸钙等有机酸钙,尽管钙含量较低,但比碳酸钙易溶解,适于胃酸缺乏的患者。磷酸钙可作为强化剂加入食品或与其他钙剂合用,但这些产品不易溶解,且含有相当数量的磷,不宜用于慢性肾衰的患者。另外,许多钙剂产品中含有维生素 D、镁及其他矿物质,这些产品用于肾功能不全或需要限制其中营养素摄入的患者时应谨慎。

2)钙剂剂量的选择:钙的吸收是有阈值效应的。钙在体内的吸收随着钙的摄入量而增加,但到达某一阈值后，摄入量增加，钙的吸收却不再增加。人体对钙的需要量因年龄、性别、种族的不同而不同。在计算给钙剂量时，应考虑到食物中的钙摄入量。我国城市人口平均钙每天摄入量为 490 mg。

3)钙剂与其他药物配合使用：钙剂与四环素、异烟肼合用时，因生成络合物，会减少四环素、异烟肼的吸收；与含铅制酸药合用时，会减少钙的吸收；碳酸剂与铁剂合用时，可使铁的吸收减少。

4)食物对钙吸收的影响：在通常钙摄入量下，磷对钙的吸收和潴留没有显著影响。长期摄取过多的磷可损害钙平衡机制，引起低钙血症和继发性甲状腺功能亢进。人类能耐受较宽的钙磷比例即 2∶1～1∶2，有关钙磷的最佳比例尚在讨论之中。食物中含有过多的磷酸盐或草酸盐，能与钙生成不溶性钙盐，过多的脂肪可与钙结合生成不溶性钙皂，二者均影响钙的吸收。

5)钙剂的不良反应：钙剂的剂量每天在 1～2 g，一般人均能长期服用而很少出现不良反应。在个别情况下，可见便秘、肠胀气等。对于老年人和有遗传性代谢缺陷的患者，补充过多的钙可导致高尿钙症，并可能有助于肾结石的形成。过多使用含有维生素 D 或其他元素的钙制剂，会导致维生素 D 中毒或其他综合征。

(5)常用钙剂。

1)碳酸钙：白色片剂，每片 1 500 mg 碳酸钙(可提供元素钙 600 mg)及维生素 D_3 125 IU。成年人钙补充剂。主要用于老年人骨质疏松症的预防和治疗，以及孕产妇补钙和慢性肾衰竭后肾性骨病的预防。不含钾、钠、糖、色素等，可用于孕产妇、老年病患者，如高血压、糖尿病和肾病患者。每天 1～2 片或遵医嘱服用。

钙尔奇 D 300：每片含 750 mg 碳酸钙(可提供元素钙 300 mg)及维生素 D 60 IU。儿童钙补充剂。主要用于儿童、青少年生长期的钙缺乏，预防及治疗小儿佝偻病。新型的咀嚼片剂型，咀嚼时会有儿童喜欢的橙橘口味。每天 1～2 片或遵医嘱服用。

逸得乐：每片含碳酸钙 1 250 mg(元素钙 500 mg)，胆骨化醇 400 IU，赋形剂。白色圆形果味咀嚼片。适用于各种钙和维生素 D 缺乏者，也可用于骨质疏松症的治疗。不含蔗糖和钠，适用于糖尿病、高血压以及长期服用类固醇皮质激素的患者。每天 1～2 片或遵医嘱服用，咀嚼或含服，只限成人。

凯思立、凯思立 D：每片含碳酸钙 1 250 mg(元素钙 500 mg)。凯思立 D 是复方制剂，每片含碳酸钙 1 250 mg(元素钙 500 mg)，维生素 D 200 IU，橘子味咀嚼片。不含葡萄糖及乳糖，仅含天甜二肽，故乳糖酶缺乏症和糖尿病患者可服用。不含钾、钠，高血压以及肾功能不全者均可服用。两种配方可供医师选择。适用于各种钙和维生素 D 缺乏者，也可用于骨质疏松症的治疗。儿童和青少年：每天 1～2 片凯思立，早晚各服 1 片。孕妇和哺乳期妇女：每天 1～2 片凯思立或凯思立 D，早晚各服 1 片。绝经后妇女和骨质疏松症患者：每天 2 片凯思立 D，早晚各服 1 片。

2)活性钙：活性钙多以天然贝壳、牡蛎为原料，将生物碳酸钙高温煅烧再经水解而成的钙的混合物，主要成分是氧化钙、氢氧化铝。

活性钙的特点是：①水溶性好，吸收速度快。②制剂成品中一般含有锌、铁、磷、锰等元素，不必另加维生素 D。③本品除适用于钙缺乏以外，尚可与抗癌药合用，保护正常的细胞，提高机体抗癌的能力。

活性钙存在一些不足：①元素钙含量较低。②碱性偏大，对胃肠道有刺激性，因其碱性会降低胃中酸性环境，妨碍食物的消化吸收。③活性钙的急性毒性远大于葡萄糖酸钙和碳酸钙以及生物碳酸钙,又因海洋污染,一些活性钙制剂中砷、锰、铅、铬等重金属含量超标,长期服用有蓄积性中毒的危险。④价格偏高。

3)氨基酸螯合钙。

乐立:每粒含元素钙 250 mg,氨基酸螯合钙 523.6 mg,氨基酸螯合铜 1.7 mg,抗坏血酸钙 145.0 mg,氨基酸螯合锰 8.2 mg,磷酸二氢钙 110.0 mg,氨基酸螯合钒 0.1 mg,氨基酸螯合镁 167.0 mg,氨基酸螯合硅 0.9 mg,氨基酸螯合锌 40.0 mg,氨基酸螯合硼 0.9 mg,维生素 D_3 200 IU。胶囊剂,内装淡黄色粉末或细微颗粒。本品是钙、微量元素和维生素 D 的补充源,适用于预防和治疗钙和微量元素缺乏引起的各种疾病。尤适用于防止骨质疏松症、缺钙引起的神经痛、肌肉抽搐等;也可作为孕期、哺乳期妇女的钙和维生素 D_3 的补充。每天 1 粒,或遵医嘱,口服。肾功能不全、血钙浓度过高者禁用。

4)葡萄糖酸钙:其含钙量低,吸收率为 27%,口服效果不好,但其溶解性好,葡萄糖酸根又可参与体内供能,可用于急性血钙浓度缺乏和过敏性疾病,是首选的注射用钙剂。口服液体制剂常用于儿童。常用剂型有葡萄糖酸钙注射剂和葡萄糖酸钙口服液。

2.维生素 D 类

(1)生理作用:维生素 D 的生理作用主要是通过其活性代谢产物对各靶器官的生理效应完成的,其主要靶器官有小肠、骨、肾,但近年来发现其生理功能十分广泛。它不仅是体内循环的一种激素,调节钙与骨代谢,而且也是一种旁分泌因子,对 30 多种组织发挥作用。

1)对小肠的作用:维生素 D 的主要作用是促进肠黏膜对钙的吸收。与钙吸收有关的成分有两种:一是依赖于维生素 D 的钙结合蛋白(CaBP),二是钙-腺苷三磷酸酶-碱性磷酸酶,$1,25(OH)_2D_3$ 对其有促进作用,这样有利于线粒体浓集胞浆中的钙,并促进肠黏膜对钙的吸收。$1,25(OH)_2D_3$ 还能促进小肠对磷的吸收,其促进肠钙吸收作用比维生素 D 高 4~13 倍,肠钙吸收的功能随年龄的增加而降低。

2)对骨骼的作用:维生素 D 对骨骼的作用是双向的,既能促进骨吸收,又能促进骨形成。维生素 D 作用的重要靶器官是成骨细胞,因为成骨细胞上有 $1,25(OH)_2D_3$ 的受体。破骨细胞功能的激活主要是对成骨细胞的信号作出的应答。由于成骨细胞具有维生素 D 受体,可以设想这些骨细胞受活性维生素 D 刺激后可以通过提高骨的质量而防止骨折。

3)对肾的作用:维生素 D 可促进肾脏对钙、磷的重吸收,但此作用在骨质疏松症的治疗中意义不大。

4)对甲状旁腺的作用:活性维生素 D 的代谢产物通过增加肠钙吸收并增强钙的敏感性而间接地抑制甲状旁腺激素,也可直接抑制甲状旁腺细胞增生和通过降低甲状旁腺激素 mRNA 合成速率,干扰甲状旁腺激素基因转录,抑制甲状旁腺激素合成与释放。

5)对肌肉的作用:骨骼肌是活性维生素 D 的靶器官。在各种维生素缺乏的情况下,会出现肌肉无力、肌肉收缩和肌肉松弛异常,特别是在老年骨质疏松症妇女还显示肌肉力量减弱,这是除了骨密度以外的另一个髋骨骨折的危险因素。

(2)治疗作用:维生素 D 是影响肠道钙吸收最重要的激素之一,维生素 D 缺乏是老年人发生骨质疏松症的重要原因之一。故肠道钙的吸收不良可作为骨质疏松症发病的高危因素,并成为维生素 D 类药物治疗的最佳指征。$1,25(OH)_2D_3$ 能显著纠正骨质疏松症患者的肠道钙吸收不良,并对糖皮质激素造成的钙吸收紊乱也有较好的疗效,而且治疗作用随着 $1,25(OH)_2D_3$ 的浓度增加而增加。临床研究发现,0.5 μg/d 治疗剂量对钙吸收的影响最强。另外,给药方法不同也影响 1,25$(OH)_2D_3$的生物效能，隔天给药对肠道钙吸收的影响较少，每天给药除增加钙的吸收外，还可显著减少尿羟脯氨酸的排泄，减少骨的重吸收。维生素 D 常常与其他药物联合应用，以增加其治疗效应。

维生素 D 与钙剂：维生素 D 与钙剂联合用药在体内能起到相辅相成的效果，其治疗机制是联合用药增加了肠钙的吸收及血钙升高，由此反馈性地减少了甲状旁腺激素的释放，从而降低了骨的转化率。联合用药的另一机制是促进骨不完全钙化区的完全钙化。单一钙剂的常规剂量为每天 800～1 500 mg，对于严重钙缺乏者可用到 2 g，但在联合用药时钙剂用量应限制在 800 mg 以下。

维生素 D 与甲状旁腺激素：甲状旁腺激素与 1,25$(OH)_2D_3$ 0.5 μg/d 联合应用，能明显增加骨质疏松症患者的脊椎小梁骨骨密度，其效果较单一的钙剂或维生素 D 给药更为显著。

(3)毒性作用及预防：维生素 D 作为骨质疏松症的常用药物，由于用药时间长，再加上药物的蓄积作用，容易导致维生素 D 中毒的发生。维生素 D 中毒的主要表现为高钙血症及高尿钙症。高尿钙的出现是维生素 D 早期中毒的重要指征。因此：①对长期服用维生素 D 药物的患者应经常监测其尿钙的排出量(正常值每天 200～300 mg，女性每天应低于 200 mg，男性每天低于 300 mg)。②对长期服用维生素 D 类药物的患者，还应控制其饮食中钙的摄入量(每天 700～800 mg)，这样可有效地防止钙在脏器中的沉着，尤其是心血管及肾脏的钙沉着。③每天增加饮水量(每天 2 次以上)，也可有效增加维生素 D 用药的安全性。

(4)常用制剂。

1)阿法骨化醇：本品为维生素 D_3的活性代谢产物，有调节骨的无机盐作用，其稳定性与维生素 D_3相同。健康人口服 4 μg 后 T_{max} 8～18 小时，半衰期为 2～4 天，体内滞留时间 2～3 周。最后经肾脏代谢，从尿中排泄。骨质疏松症，慢性肾衰合并肾性骨病，甲状旁腺功能减退，抗维生素 D 的佝偻病及骨软化病时维生素 D 代谢异常引起的各种症状(如低钙血症、手足搐搦、骨痛等)。消化系统偶见食欲缺乏、恶心、呕吐、腹胀、腹泻、便秘，天冬氨酸氨基转移酶、丙氨酸氨基转移酶、LDH 轻度升高，罕见口渴、胃痛等。神经系统偶见头痛、头重、失眠、急躁、四肢无力、倦怠，罕见目眩、困倦、胸背痛、老年性耳聋、耳鸣、记忆力减退。循环系统偶见血压增高，BUN 及肌酐升高(肾功能减退)，罕见心悸。其他可见皮疹、瘙痒、热感等皮肤反应，以及眼结膜充血、关节周围钙化、肾结石、声音嘶哑等。胶囊，每粒含 0.25 μg、0.5 μg、1 μg。骨质疏松症治疗剂量一般每天 0.5 μg。慢性肾功能不全合并骨质疏松症：口服成人每次 0.5～1 μg，每天 1 次。甲状旁腺功能减退及抗维生素 D 的佝偻病及骨软化：成人每次 1～4 μg，每天 1 次；小儿每天每次每千克体重 50 μg，每天 1 次。个体剂量应根据年龄、病情酌情增减，同时应监测血清钙浓度。孕妇及可能怀孕的妇女慎用。为防止用药过量，应定期测定血清钙值，超出正常值应立即停药。对高磷血症者，应并用氢氧化铝凝胶，以降低血清磷值。避免同时用其他维生素 D 类药物。正在服用抗凝药、抗癫痫药、抗酸铝药、含镁或含钙制剂、噻嗪类利尿剂、洋地黄类药物的患者，应在医师严格指导下使用。高钙血症者禁用。

2)骨化三醇：血清钙三醇的峰值浓度出现在口服 0.25～0.5 μg 剂量后的 3～6 小时。血清清除半衰期($T_{1/2}$)为 3～6 小时，该品由粪便排出。用于血液透析肾性骨营养不良、甲状旁腺功能减退、绝经后及老年性骨质疏松症、维生素 D 依赖性佝偻病。用药过量可导致高钙血症和钙中毒。绝经后和老年性骨质疏松症推荐剂量为 0.25 μg，每天 2 次，开始治疗 4 周、3 个月、6 个月应监测血清肌酐和血钙水平。以后每 6 个月定期复查。接受该药治疗患者一般不需要补钙，每天钙摄入不超过 600 mg。一旦出现高钙血症应停药至血钙恢复至正常水平后再重新开始治疗，剂量可减为 0.25 μg/d。

3)维生素 D_3：维生素 D_3 在小肠吸收，在体内与 α 球蛋白结合后转运到身体其他部位，储存于肝和脂肪。本品先经肝脏，然后在肾脏代谢。半衰期为 19～48 小时(储存在脂肪中的更长)，作用持续 10～14 天。用于佝偻病或骨软化症，因维生素 D 缺乏引起的低钙血症、手足搐搦、骨质疏松症以及甲状腺功能低下。肌内注射，每次 7.5～15 mg(30 万～60 万 U)，必要时 2～4 周后重复注射。长期大量服用可引起高钙血症、心动过速与血压过高、食欲缺乏、呕吐、腹泻、软组织异常钙化、肾功能下降(出现多尿、蛋白尿)等。出现上述不良反应时，应及时停药，并停止补钙。冠心病、动脉硬化患者，特别是老年人慎用。③对维生素 D 过敏者禁用。

4)胆维丁乳(英康利)：可用于婴幼儿维生素 D 缺乏性佝偻病，亦可用于骨质疏松症的防治及孕期维生素 D 的补充。用于预防婴幼儿佝偻病，可将本品 1 支混入 3～5 倍含糖牛奶、豆奶或温开水中口服；用于治疗，可相隔 1 个月加服 1 支，1 年不宜超过 4 支。防治骨质疏松症，口服 1 支，每天加服 300 mg 钙剂。③妊娠 28 周以后，可口服 1 支，每天适当补充钙剂。偶见腹泻，服用苹果泥、胡萝卜泥可以缓解。高钙血症患者禁用；冠心病、动脉硬化患者慎用。

3.降钙素

降钙素是甲状腺 C 细胞分泌的由 32 个氨基酸组成的多肽激素。降钙素基因能产生三种形式的多肽，即降钙素、Katacalcin 和降钙素基因相关肽。尽管降钙素在绝经后骨质疏松症发病中的作用存在争议，作为骨吸收抑制剂，降钙素于 1975 年开始被应用于畸形性骨炎的治疗，1985 年被用于骨质疏松症的治疗，成为肯定有效的药品，尤其适用于有雌激素禁忌和男性骨质疏松症患者。

(1)生理作用。

1)对骨的作用。

降钙素对骨的作用是直接抑制骨吸收。通过破骨细胞上的降钙素受体直接抑制破骨细胞的活性和数量，同时也调节成骨细胞的活性并促进成骨细胞增生和骨形成过程。由于降钙素的作用，骨钙的释放减少，又从血浆中摄取钙，使骨的形成增加，故降钙素能使血钙浓度降低，降钙素这种抑制骨吸收的作用，在整体动物和离体骨培养的试验中都得到了证实。而且这种作用不依赖于甲状旁腺激素和维生素 D 的存在。给于降钙素后，可以抑制羟脯氨酸从骨中移出，尿羟脯氨酸排出减少。实验证明，甲状旁腺激素的作用越强，降钙素的拮抗作用越明显。降钙素的这种作用出现很快，在投药后的 15 分钟即可观察到破骨细胞数量减少及细胞活性降低，对各降钙素生物学活性进行比较，以鳗鱼和鲑鱼降钙素最强。

2)对肾的作用目前已明确，肾脏存在着降钙素的特异性受体，而且肾脏本身也是参与钙磷代谢的重要器官，降钙素对肾脏有直接作用，包括对电解质、水的作用，由此而使该代谢的内环境相对稳定，尽管在正常生理情况下降钙素对肾脏的作用不明显。

降钙素降低血钙的作用与肾脏无关，但降低血磷的作用却与肾脏有关。因为在肾脏切除后灌注降钙素仍使血钙降低。另外，甲状旁腺功能减退的患者，或切除甲状旁腺的动物，降钙素仍能使尿磷排泄增加。有研究证实，在人类降钙素还未使血钙下降之前，已有尿磷增加。但也有报道，降钙素使成年动物尿钙增加，使幼年动物尿钙减少。

降钙素在生理浓度时即可促进尿钾、钠、镁和氯离子等的排泄，其机制在于抑制肾小管对上述离子的重吸收。此外，还能促使尿中水的排泄。上述结果亦可引起醛固酮和肾素的活性升高。

3)对肠道的作用:一般认为降钙素对胃肠道钙、磷的吸收无显著的影响。但也有报道,在进食后降钙素对胃肠道的内分泌腺和外分泌腺的腺细胞可能有一定的影响。

4)对中枢神经系统的影响:降钙素对中枢神经系统的作用已经引起注意。降钙素的特异性受体存在于中枢神经已被证实,而且发现降钙素确与疼痛感觉的控制、食欲、泌乳素的分泌以及应急状态的保护作用等密切相关。目前已经证实,降钙素与受体结合的部位在下丘脑,并推测降钙素是调节神经系统的因素之一。

(2)治疗作用:降钙素主要应用于骨质疏松症、高钙血症、畸形性骨炎的治疗。此外,对转移性骨肿瘤、肾性骨营养不良、椎管狭窄等也有一定的疗效。

1)原发性骨质疏松症:由于降钙素能够有效地抑制破骨细胞的活性及数量,从而减少骨吸收和骨的丢失,而且又有较强的镇痛作用,能够有效地减轻骨质疏松、骨折以及骨肿瘤引起的疼痛,所以,降钙素主要应用于高转换率的骨质疏松症患者以及具有明显骨痛的骨质疏松症患者。

临床应用时应注意与钙剂或维生素 D 制剂联合应用,不但治疗效果较好,同时也能减少不良反应的发生。如单独应用降钙素,可引起低血钙及低血钙所致的继发性甲状旁腺功能亢进。继发性甲状旁腺功能亢进可增加骨质吸收和骨丢失,由此,应用降钙素期间应补充元素钙每天 600～1 200 mg。患者若有维生素 D 系列缺乏,也应适当补充。凡供给钙及维生素 D 者,宜监测 24 小时尿钙,以防尿钙升高引起肾钙化和肾结石以及慢性肾功能损害。

临床实践证明,降钙素与钙或维生素 D 制剂联合应用不但治疗效果好,而且能够减少药物剂量以及药物的不良反应。另外,采用小剂量、间歇用药还可避免长期连续用药而出现的降钙素逃逸和失效现象,以提高治疗效果。这可能是由于小剂量的降钙素不会使降钙素受体过于饱和,间断 20 天后,可以使失效的受体再次恢复功能。具体应用方案可以是:肌内注射益钙宁 3 个月,每周 2 次,每次 10 U,3 个月为 1 个疗程。然后口服维生素 D_3 3 个月,每天 0.5 μg,钙剂每天 500 mg,进行多个疗程。

2)畸形性骨炎:畸形性骨炎为一种成年后原因不明的慢性、进行性骨质软化症。其主要症状是疼痛与骨质增大、弯曲畸形、病理骨折等。疼痛一般较轻,为酸痛、胀痛,或因畸形所致的肌肉肌腱牵扯痛。如畸形严重,可因负重力线的改变而发生关节痛,甚至行动困难,发生病理骨折或恶性变时,则疼痛加重。主要病理改变为骨质破坏与骨质增生,骨组织的结构紊乱,骨小梁骨化不全,骨皮质为骨化不全的新生骨所代替。

应用降钙素治疗畸形性骨炎,血碱性磷酸酶和尿羟脯氨酸下降 50%,止痛较好,骨骼 X 线征象可以恢复正常。鲑鱼降钙素开始剂量为每天 20～50 IU,可肌内注射或皮下注射,鼻喷或入肛。也有学者提出,鲑鱼降钙素的最佳剂量为 50～100 IU,每天 1 次或每周 3 次,连续用药至少 1 年后停药。

3)高钙血症:高钙血症是由于甲状旁腺功能亢进、恶性肿瘤或维生素 D 类药物等原因所造成的一种血液钙离子浓度过高状态。急性高钙血症患者,纠正脱水状态和早期下床活动(促进血钙向骨沉积、抑制骨钙入血)是治疗的基础。症状严重者的治疗方案应依次为:①生理盐水加速尿静脉滴注,经尿排出钠、钾、钙、镁,最大疗效于 24 小时内血钙降低值可达 2～4 mg/dL 但要注意补充钾、镁。②静脉滴注安全有效的双磷酸盐制剂。③肌内注射或皮下注射降钙素,其优点是疗效可靠,毒副作用小,但其作用效果短暂而且有一定的限度。④对于静脉滴注磷酸盐毒副作用大,尤其在高钙血症可引起转移性钙化,甚至休克、肾衰、维生素 D 中毒、肉芽肿病和霍奇金淋巴瘤等产生过多的 $1,25(OH)_2D_3$ 所致慢性高钙血症时,宜用糖皮质激素治疗,不用降钙素。但糖皮质激素对甲状旁腺功能亢进、大多数的恶性肿瘤的高钙血症无疗效。

(3)常用制剂。

1)降钙素:注射剂为 50 IU 或每瓶 100 IU,皮下或肌内或静脉注射。喷雾剂为每瓶 100 IU。肌肉或皮下注射降钙素后,其生物利用度为 70%,1 小时可达血药浓度,其排出半衰期为 70~90 分钟。高达 95%的降钙素及其代谢产物自肾脏排出,其中 2%为母系药品。蛋白结合率为 30%~40%。单一剂量 50~100 IU 鼻喷剂的生物利用度为肌内注射的 40%,鼻内使用后 3~4 小时达最高血药浓度。用于伴有明显骨痛或绝经后骨质疏松症、高钙血症、恶性肿瘤性骨溶解、畸形性骨炎等。短期疗法主要是用于治疗骨质溶解所致的骨痛。选用降钙素注射剂者,第一周每天皮下或肌内注射 50~100 IU,第二周则改为隔天注射 50~100 IU,骨痛于第三天即可开始明显缓解,第七天可达最大疗效。如果选用降钙素喷雾剂,第一周每天睡前左右鼻孔各喷 1 次药物,共 100 IU,第二周后可以酌情减量。长期疗法主要是用于治疗骨吸收生化指标增高的骨质疏松症。可隔天注射 50~100 IU,至少 6 个月。然后改为 1 周 2 次注射 50~100 IU,作为维持剂量治疗,疗程可根据病情和疗效反应决定。全部患者应在治疗时补充元素钙,每天 600~1 200 mg,以防止低血钙所致的继发性甲状旁腺功能亢进。可见恶心、呕吐、面部潮红、发热等。长期治疗者每月检查尿沉渣 1 次;畸形性骨炎以及有骨折史的慢性病患者,应根据血清碱性磷酸酶及尿羟脯氨酸排出量来决定停药或继续治疗;儿童用药疗程不大于数周。慢性毒性试验报道此药可增加垂体肿瘤的发生率,所以不可长期使用。有药物过敏史者用药前应作皮试。对本品过敏、孕妇、哺乳期妇女禁用。

2)益钙宁:用于伴有明显骨痛或绝经后骨质疏松症、高钙血症、恶性肿瘤性骨溶解、畸形性骨炎等。成人常用量,肌内注射每次 10 IU,每周 2 次,可根据病情适当增减。本品在睡前使用或使用前给予抗呕吐药可以减轻不良反应。常见恶心呕吐、双手针刺感,大多数停药后可以消失。此外,偶有眩晕、耳鸣、面红、热感、皮疹、腹痛、天冬氨酸氨基转移酶上升、丙氨酸氨基转移酶上升以及注射部位炎症等不良反应。肝功能异常者慎用。易发生皮疹等变态反应及支气管哮喘的患者慎用。孕妇、哺乳期妇女慎用。儿童使用本品时,疗程不宜过长。

4.雌激素

(1)雌激素对骨及骨折的影响:女性绝经后骨质疏松症,又称Ⅰ型骨质疏松症,是原发性骨质疏松症的重要组成部分。这种类型的本身也表明了绝经(无论是自然绝经还是人工绝经)所致的雌激素缺乏与骨质疏松症的密切关系。妇女绝经后,体内雌激素水平下降,骨代谢发生明显变化,骨转化增加,吸收大于形成,导致骨代谢的负平衡,进而造成骨丢失。与绝经有关的骨丢失是非线性的,以绝经后的头 3~5 年丢失的速度最快,特别是第一年。这段时间脊椎骨丢失速度比四肢骨丢失速度快。但妇女一生中脊椎骨与四肢骨丢失的绝对量可能并无区别,这是由于脊椎骨丢失的速度很快但停止得也快,而四肢骨丢失慢停止也慢,所以观察绝经对四肢骨的影响需要更长的时间。一般认为,绝经造成的骨丢失很可能占绝经后头 15~20 年骨丢失的大部分。此后,与年龄相关的骨丢失在总的骨丢失中所占的比例逐渐上升。

早在半个世纪前,Albright 曾首先提出雌激素可以治疗骨质疏松症,经过 10 多年的大量研究与观察,更进一步证实了雌激素能抑制绝经后骨的快速丢失。雌激素可抑制破骨细胞的骨吸收已被公认,其作用机制可以归纳为:①成骨细胞、骨细胞上均存在有雌激素受体,这样雌激素就可以通过成骨细胞或直接快速调节骨细胞的基因表达,从而促进成骨细胞的增生。②雌激素通过成骨细胞分泌的局部调节因子调节骨细胞,如白细胞介素-1 和白细胞介素-6 是两种有效的骨吸收刺激因子，雌激素可以降低白细胞介素-1 和白细胞介素-6 的分泌，从而抑制骨吸收。③提高 1α 羟化酶的活性，使 $1,25(OH)_2D_3$ 的合成增加，促进肠钙吸收和骨形成。④促进降钙素分泌，抑制骨吸收。⑤调节骨对甲状旁腺激素的敏感性或减少低钙对甲状旁腺激素的刺激，抑制甲状旁腺激素分泌，减少骨吸收。

骨质疏松症的主要危险是发生骨折，绝经后妇女通过补充雌激素可以明显减少骨折的发生率，此外，还可以使老年人身高缩短的速率降低。雌激素可以使髋骨骨折危险性降低 20%～60%(相对危险度为 0.4～0.8)。其原因不仅是雌激素能有效地提高骨密度，而且还有其他因素如增强肌肉的强度等。正常人随年龄增长身高缩短 7.5～10 cm。用激素替代疗法治疗经过 9 年随访，安慰剂组妇女身高降低 38%，而治疗组仅降低 4%。

(2)雌激素的其他作用：绝经后妇女接受激素替代治疗，除以上提到的预防和治疗骨质疏松的效果，对妇女的健康还有其他多方面的影响，包括有益的方面，也有危险的方面。主要有以下几个方面。

1)缓解绝经期症状：与雌激素缺乏导致的绝经期症候群在围绝经期和绝经后妇女中是很常见的，如潮热、出汗、睡眠不好、头痛、急躁、乏力等。其患病率各地区各人群中差异较大，症状持续时间亦长短不一。雌激素补充治疗可使绝大部分妇女上述症状得以缓解，一般在给药后数天至 2 周内见效。对不宜应用雌激素治疗的妇女给孕激素治疗，有时也能有效地控制部分症状。

2)改善泌尿生殖道萎缩：绝经后雌激素水平低下，很快会发生泌尿生殖道萎缩。表现为反复发生的泌尿系感染和阴道炎，阴道分泌减少、干涩、性交痛。补充雌激素可明显改善这些不适，但对老年妇女张力性尿失禁的治疗作用尚不十分肯定。

3)对血脂的作用：口服的雌激素使血中高密度脂蛋白水平上升，尤其是高密度脂蛋白 2 的变化明显；可降低低密度脂蛋白水平，总胆固醇水平也有轻微下降。口服的雌激素还可使血甘油三酯浓度有所增加，但这一变化并非构成重要的不良反应。经皮吸收或其他外周途径用药的雌激素对高密度脂蛋白的影响不明显，主要可降低低密度脂蛋白的水平，对甘油三酯的影响也很轻微。在雌激素替代治疗中，加用孕激素会减弱单用雌激素对血中高密度脂蛋白和低密度脂蛋白浓度的影响。孕激素对血脂影响的差别与孕激素的种类、剂量以及用药方式有关。

4)对心血管疾病的影响：男女两性因冠心病而死亡的发生率随年龄增长而上升，一般 55 岁以前女性冠心病的发病率低于男性，随年龄增长，两性之间的差异逐渐消失。说明 55 岁以后女性冠心病发病率的增加较男性快是由于绝经所致。妇女绝经后，动脉粥样硬化、冠心病以及心肌梗死的发病率明显增加，尤其是手术切除双侧卵巢的妇女发病率高而且发病年龄提前。流行病学研究发现，在绝经后妇女中应用雌激素替代治疗使冠心病的发病率减少 40%～50%。雌激素替代治疗对中风的发生也有保护作用。关于绝经后妇女补充雌激素或同时补充雌激素和孕激素对心血管疾病的影响仍在研究之中。

5)子宫内膜腺癌：有研究表明，雌激素替代疗法有使妇女子宫内膜癌危险增加的倾向，与不用雌激素的妇女比较，相对危险性 5%～15%。这种危险性随用药剂量的增大和时间的延长而升高。如果对未经手术切除子宫的妇女在应用雌激素替代治疗的同时，周期性或连续性加用孕激素可以对抗雌激素对子宫内膜的作用，使子宫内膜增生的发生率下降，发生子宫内膜癌的危险性明显减少，甚至略低于不用雌激素替代治疗的妇女。

6)乳腺癌：绝经后妇女应用雌激素替代治疗与乳腺癌的关系一直存在争议。但目前越来越多的证据说明雌激素替代治疗与增加乳腺癌的危险性有关。大量资料指出，在动物实验和生理学的研究中两者有联系。

(3)雌激素治疗的适应证和禁忌证:雌激素治疗的适应证为:更年期综合征、卵巢早衰或卵巢切除的妇女、绝经后骨质疏松症、骨质疏松高危因素的妇女、有心血管高危因素的妇女以及老年痴呆症高危因素的妇女。

雌激素治疗的禁忌证。①绝对禁忌证:新近患心肌梗死、脑血管意外、暂时性脑缺血、急性或自发性血栓病、严重肝肾疾病、乳腺癌和子宫内膜癌以及不明原因的阴道出血、脑膜瘤、结缔组织病等。②相对禁忌证:严重缺血性心脏病、高脂血症、高血压、慢性肝病、胆囊病、糖尿病、胰腺炎、偏头痛、癫痫和子宫肌瘤等疾病。

(4)给药原则:①血中雌二醇达到滤泡早期水平。②血中雌二醇达到恒定,接近卵巢的分泌模式。③剂量为临床效应的最低有效量。④从预防骨质疏松和冠心病的角度考虑,雌激素替代疗法至少需要应用5～10年,甚至终身。症状缓解后立即停药容易复发。

(5)药物种类和给药途径:应用于临床的雌激素制剂有天然与合成之分。各种存在于人类的天然雌激素对身体各系统的反应基本相同。合成雌激素对肝脏有十分明显的作用,故不良反应大,同时合成雌激素无法从血中监测 E_2 水平,而天然雌激素可监测,便于临床调整用药剂量。

天然与半天然制剂有17-雌二醇、结合雌激素以及戊酸雌二醇等。半合成的雌激素制剂有炔雌醇、炔雌醇三甲醚、炔雌醇甲脂。合成的制剂包括已烯雌酚、双烯雌酚和尼尔雌醇等。利维爱亦为人工合成,具有弱雌激素、弱孕激素及弱雄激素三种激素的作用,用于绝经后的激素替代治疗。

给药途径以口服为主,此外还有阴道给药、经皮给药以及皮下埋植等。可根据患者的情况和现有的条件进行选择。口服药具有简单方便及相对便宜等优点;经皮或阴道给药可避开口服给药经肝脏的首过效应,从而减轻肝脏的负担,也较易吸收并能维持血药浓度相对稳定;皮下埋植一次至少可维持5个月,但需手术放置和取出,且剂量不能随意控制。

(6)用药剂量:绝经后妇女补充雌激素的剂量以维持其血中雌二醇相当于绝经前卵泡早期水平为宜(60～100 pmol/L)。剂量过大则会发生子宫内膜增生和出血,剂量过小则不能起到减少骨丢失、防治骨质疏松的作用。在选择雌激素药物剂量时,应采用最低有效量。因为小剂量雌激素即可防治骨量丢失,如加大剂量,其不良反应加大,而疗效并不增加,所以主张采用最低有效剂量。一般血清 E_2 的剂量应在60～100 pg/mL,平均为80 pg/mL。E_2 ＞150 pg/mL并不增加其减少骨量丢失的作用。如果加服钙剂、孕激素、雄激素,可适当减少雌激素的用量。

在临床治疗中,可根据以下几个方面来大致判断雌激素剂量的适宜程度:①根据血管舒缩障碍症状的消长判断:在用雌激素治疗的周期中,潮热及出汗消失,但停药后3～5天又出现者,说明补充剂量合适;停药5～7天上述症状未出现者,表示药物过量;服药期间症状仍然不减时,说明剂量不足。②根据阴道出血的状况:出现撤药性出血,可能是药物过量或子宫内膜异常敏感,应减量;如在绝经后服药出现每天出血症状,可能是子宫有器质性疾病,应进行诊断性刮宫,以判断是否患有生殖系统疾病。③根据阴道黏膜情况:若阴道黏膜随雌激素、孕激素水平高低而变化,说明黏膜正常;若显微镜下黏膜上皮细胞呈树叶形态,表示有适量雌激素支持;若黏膜明显萎缩,仅有椭圆基地细胞则表示雌激素不足,但有时局部因素及器官反应差亦可引起上述改变,被误认为雌激素不足。④根据子宫颈黏液情况:若子宫颈黏液明显增加,说明激素过量。⑤根据乳房情况:乳房明显胀痛、水肿亦是雌激素过量的表现。⑥根据血中卵泡刺激素、黄体生成素的水平以及骨密度、骨代谢生化指标的变化:可以据其变化来确定其生物效应。

(7)用药期间的监测:用药前的全面检查包括以下几方面。①详细询问病史:了解是否有雌激素替代疗法的适应证及禁忌证。如有相对适应证时,应在密切观察下应用雌激素。②全面体检:通过体格检查、生化检查、影像检查以及B超等方法,重点检查心脏、肝肾功能、卵巢内分泌情况、乳房、子宫,以及骨代谢和骨密度情况。③用药后的检查:开始用药后至少每1~2周复查上述各项检查指标,尤其注意对子宫内膜和乳房的检测,定期作B超检查,了解子宫内膜厚度与形态变化,如果子宫内膜过厚(>5 mm)或反复不规则出血者,应考虑用孕激素撤退或及时作诊断性刮宫。停药后仍要坚持定期检查。

(8)合理的治疗方案:雌激素替代疗法是目前治疗绝经后骨质疏松症的有效方法,它具有较多的优点,但也有一定的缺点。在决定雌激素替代治疗之前,应对患者的健康状况有一个全面的了解,并了解患者的意愿和心理,从总体上权衡利弊,确定一个合理的治疗方案。确定治疗方案时应注意以下几个问题:①根据患者的身体状况、体重、身高,决定给药剂量和给药途径。②给药的最初1~3个月内应仔细调整剂量,尽快找出最低有效剂量。③对所有患者不能始终采用一种剂量,要根据疗效和不良反应及时调整。

(9)常用制剂。

1)天然雌激素类。

倍美力:其作用与雌酮、雌二醇相似,不易被肝脏灭活。有较好的止血作用。更年期综合征(推荐用于手术绝经妇女)、萎缩性阴道炎、骨质疏松症的防治。已知或怀疑妊娠、乳腺癌或患有雌激素依赖性新生物,有诊断未明的阴道出血,现在或过去患有血栓性静脉炎、血栓栓塞性疾病或中风,肝功能不全或肝脏疾病。更年期综合征:0.625~1.25 mg;萎缩性阴道炎:每天0.3~1.25 mg;预防骨质疏松:每天0.625 mg。极个别患者可能会出现以下症状。①泌尿生殖系统:不规则阴道出血或点滴样出血、子宫良性肿瘤增大、阴道真菌感染。②乳房:压痛或增大。③胃肠道:恶心、胆汁郁积型黄疸、食欲改变、呕吐、下腹部痉挛、饱胀、胆囊疾病和胰腺炎等。④皮肤:斑疹、皮疹。⑤中枢神经系统:头痛、眩晕、精神压抑、偏头痛、失眠、嗜睡。⑥眼:视网膜血栓形成、视神经炎。⑦其他表现:体重增加或减轻、水肿、性欲改变、疲乏、糖耐量减低、发热、变态反应。

倍美安:更年期综合征(推荐用于绝经期3年以上的妇女)、萎缩性阴道炎、骨质疏松症的防治。禁忌证同倍美力。雌激素替代疗法:1片/天,余同倍美力。不良反应同倍美力。

倍美盈更年期综合征(推荐用于围绝经期3年以上的妇女)、萎缩性阴道炎、骨质疏松症的防治。雌激素替代疗法:第1~14天口服栗色片,1片/天,第15~28天口服淡蓝色片,1片/天。其余同倍美力。禁忌证同倍美力。不良反应同倍美力。

2)半合成及合成雌激素类。

尼尔雌醇:本品为雌三醇衍生物,有较强的雌激素作用,药效可持续作用于阴道,对子宫内膜作用较小。绝经后雌激素缺乏引起的病症;中老年更年期综合征,如潮热、出汗、头痛、目眩、烦躁、外阴干燥等;绝经后骨质疏松症;绝经后引起的心血管疾病;绝经后引起的萎缩性阴道炎和萎缩性尿道炎;老年性痴呆症。子宫切除的妇女:每月5 mg或每月2 mg或长期服用;骨质疏松症或心血管系统保健:每月2 mg,每月1 mg,在用药的基础上每3个月加服甲羟孕酮每天8 mg,共7~10天,作1次撤退性出血或遵医嘱;取节育器:取环前7天,1次口服4 mg,7天后取环。少数人有白带多、乳房胀、恶心、头痛、小腹胀,除突破性出血量多时停药外,一般不需停药。

炔雌醇:应用于月经紊乱,如闭经、月经过少、功能性子宫出血、绝经期综合征、子宫发育不良、前列腺癌等。与孕激素配伍，对抑制排卵有协同作用，增强避孕效果，为口服避孕药中最常用的雌激素。口服：用于闭经、更年期综合征，每次 0.02～0.05 mg，每天 0.02～0.15 mg。用于前列腺癌：每次 0.05～0.5 mg，每天 3～6 次。可有恶心、呕吐、头痛、乳房肿痛等，肝肾疾病患者忌用。口服 1 克维生素 C 能使单次口服炔雌醇的生物利用度提高到 60%～70%。

替勃龙：能提高内啡肽在血浆内的水平，减轻颜面潮红、出汗等更年期症状。应用于自然绝经和手术绝经所引起的各种症状。利维爱应吞服，不可咀嚼。最好能固定每天同一时间服用，剂量为隔天 1 片。一般症状在几周内即可改善，但至少连续服用 3 个月方能获得满意的效果。上述推荐用量可以长期服用。禁忌证：妊娠。已确诊或怀疑为激素依赖性肿瘤。心血管病或脑血管病，如血栓型静脉炎、血栓栓塞形成，或有上述疾病史者。病因不明的阴道出血。⑤严重肝病。注意事项：利维爱不可作为避孕药使用。绝经前或有正常月经周期的妇女，如果服用利维爱，由于抑制排卵，可能干扰正常的月经周期。长期服用应定期进行妇科阴道检查，定期加用孕激素（如每月服用 10 天）。患者如有下属情况应严密观察：肾病癫痫、三叉神经痛、血液胆固醇水平过高以及糖代谢紊乱等。利维爱治疗期间，患者对抗凝药的敏感性可能增强。偶尔发生如体重改变、头痛、肠胃不适、阴道出血、眩晕、皮质分泌过多、肝功能变化、胫骨前水肿。

5.孕激素

(1)孕激素生理作用和应用：孕激素主要由卵巢的黄体细胞合成，肾上腺也合成分泌少量。孕酮是卵巢分泌的具有生物活性的主要孕激素。在排卵前孕酮主要来自肾上腺，排卵后绝大部分由卵巢内的黄体分泌。孕酮主要在肝脏内降解，孕二酮是主要的降解产物，它和葡萄糖醛酸盐相结合，从尿中排出。孕酮在生理条件下常常与雌激素协同作用，有时也有相互抑制作用，称为拮抗作用。如孕酮可阻碍并限制每个月经周期中雌激素在子宫内膜上的作用，并使增殖期内膜变成可容受精卵着床的分泌期子宫内膜，从而使妊娠成为可能。可以说没有这种拮抗作用就没有生育的存在。然而在治疗未雌激素化的子宫时，子宫对孕酮相当不敏感，不能产生分泌期子宫内膜变化；在经过雌激素化后，孕酮就能使子宫内膜发生分泌期变化。

在骨质疏松症的治疗中加用孕激素主要是保护子宫内膜。雌激素可使子宫内膜增生，增加患子宫内膜癌的危险性，绝经后在补充雌激素的同时加用孕激素的主要目的是对抗雌激素对子宫内膜的增生作用。孕激素可减少子宫内膜细胞核的雌激素受体，防止子宫内膜癌的发生。

研究证明，雌孕激素联合用药能减少雌激素引发的内膜细胞分裂活跃。所以，目前在因预防和治疗骨质疏松症和冠心病而需长期服用雌激素时，每月均加服孕激素 10 天。

孕激素用药时间比剂量更重要。单纯用雌激素者，子宫内膜增生率为 30%，加用 7 天孕激素，增生率为 4%，连续加用 13 天者，子宫内膜增生率为 0。一般主张用最低剂量。目前我国常用甲羟孕酮作为雌激素替代疗法中的使用制剂。

近来研究还发现，孕激素不仅可以保护子宫内膜，还可以减少骨吸收，增加骨形成，并且调节降钙素的分泌，通过糖皮质激素受体拮抗剂样作用防治骨质疏松症。但孕激素对心血管、血脂均有不利影响，单独用于骨质疏松症较少，仅在有雌激素禁忌证时才用。

(2)常用制剂。

1)黄体酮：黄体酮是由卵巢黄体分泌的一种天然孕激素。本品口服 1～3 小时血药浓度达到峰值，由于迅速代谢而失活，故一般采用注射给药，但舌下含化或阴道给药也有效。经阴道黏膜吸收迅速，经 2～6 小时血药浓度达到峰值。习惯性流产、痛经、流血过多或血崩症、闭经等。口服大剂量也用于黄体酮不足所致疾病。肌内注射：1 次 10～20 mg。口服或阴道给药：1 次

100 mg，早晚各1次，每周期连续10天（一般在周期的第17～26天）给药。阴道给药可代替口服，特别对肝病患者。可有头痛、头晕、恶心、抑郁、乳房肿痛等。长期应用可引起子宫内膜萎缩，月经量减少，并容易发生阴道真菌感染。肝病患者不能口服。

2）醋酸甲羟孕酮：本品为黄体酮衍生物，其作用与黄体酮相似，能促进子宫内膜的增生分泌，完成受孕准备，有保护胎儿安全生长的作用。本品大剂量具有抗肿瘤、避孕作用，还具有显著增长食欲、缓解疼痛等疗效。肌内注射后 T_{max} 2～3天。肌内注射150 mg后6～9个月血中药物消失。本品血中水平超过0.1 mg/mL，抑制排卵。用于痛经、功能性闭经、功能性子宫出血、先兆流产、习惯性流产及子宫内膜异位症。1次注射可避孕3个月。用于晚期乳腺癌、子宫内膜癌、前列腺癌和肾腺癌及激素替代疗法。功能性闭经：口服，1天4～8 mg，连服5～10天。子宫内膜癌或肾癌：口服，1次100 mg，一天3次；肌内注射，起始0.4～1 g，1周后可重复1次，待病情改善和稳定后，剂量改为400 mg，每月1次。避孕：肌内注射，每3个月肌内注射1次150 mg，于月经来潮第2天到第7天内注射。可见乳房痛、溢乳、闭经、子宫颈糜烂或宫颈分泌改变，亦可见皮质激素的影响，如手颤、出汗、夜间小腿痉挛等类似肾上腺素作用的反应，或可发生阻塞性黄疸。

3）醋酸甲地孕酮：本品为高效孕激素，具有抗雄激素作用。与雌激素配伍作为口服避孕药，目前用于抗肿瘤，口服吸收，T_{max} 约2小时。半衰期约4小时，经尿排出。用于避孕、痛经、功能性子宫出血等症状。也用于子宫内膜癌、前列腺癌、乳腺癌等。或用于雌激素替代疗法及晚期癌症的辅助治疗，缓解厌食和恶病质。口服每片1 mg，一天1次，也可一天2～3次，或视病情酌定。常见食欲增强、体重增加、水肿、恶心、呕吐、脱发、气急、皮疹、阴道出血等。罕见有血栓栓塞。妊娠初4个月妇女不推荐使用；有血栓性静脉炎史者慎用。

4）氯地孕酮：其抗排卵作用为炔诺酮的18.4倍，与长效雌激素炔雌醚配伍组成复方炔雌醚片可作为长效口服避孕药，服药1次，可避孕25天。复方炔雌醚片：于月经周期第5天口服1片，以后每隔25天服1片。三合一炔雌醚片：于月经周期第5天口服1片，隔5天加服1片，以后每月按第一次服药日期服药。注意事项同黄体酮。

5）炔诺酮：口服容易吸收，经0.5～4小时血药浓度达到峰值，半衰期为5～14小时，生物利用度平均为64%。大部分从尿中排泄。除作为口服避孕药外，尚可用于功能性子宫出血、妇女不孕症、痛经、闭经、子宫内膜异位症、子宫内膜过度增生。口服，1次1.25～5 mg，一天1～2次。少数妇女可有恶心、呕吐、头昏、乏力、嗜睡等早孕反应，以及不规则出血、闭经、乳房胀痛、皮疹等，一般可自行消失。

与利福平、氯霉素、氨苄西林、苯巴比妥、苯妥英钠、扑米酮、甲丙氨酯以及吡唑酮类镇痛药等同服可产生肝微粒体酶效应，加速炔诺酮和炔雌酮在体内的代谢，导致避孕失败，突破性出血发生率也增高，应予以注意。维生素C能增强口服避孕药的作用。

6）炔诺孕酮：为口服强效孕激素，其孕激素作用约为炔诺酮的5～10倍，并有雄激素、雌激素和抗雌激素活性。抗排卵作用较炔诺酮强。口服易从胃肠道吸收，经4～6小时血药浓度达峰值，半衰期为27～35小时，主要代谢产物从尿中排泄。与炔雌酮组成复方作为短效口服避孕药，也可通过剂型改变用作长效避孕药。还可用于治疗痛经、月经不调。

6.雄激素

（1）雄激素的生理作用和应用：雄激素主要由睾丸、肾上腺皮质和卵巢产生，在胎盘中也有产生。人体内主要的雄激素包括睾酮（或称睾酮）、雄烯二酮、去氢异雄酮及雄酮等，其中睾酮的雄激素作用最强，雄烯二酮次之，去氢异雄酮最弱。

雄激素的主要生理作用是通过垂体-下丘脑系统调节促性腺激素的分泌，促进并维持精子的产生。在胚胎性分化期形成男性生殖器官，在青春期刺激男性副性征和附属器官的发育、成熟并维持其成熟状态与功能。有蛋白合成作用，能促进肌肉、骨骼生长，在青春期也能促进长骨骨骺与骨干的融合。

雄激素对骨的作用主要是通过增加骨细胞的增生、分化，增加碱性磷酸酶的活性，增加转化生长因子的产生和促进胰岛素样生长因子Ⅱ受体的合成及数量，从而刺激骨形成，抑制骨吸收。它对小梁骨和皮质骨均有作用，可使骨密度增加。目前雄激素类物质已经用于治疗骨质疏松症，它们对骨的作用是一致的，主要的不同在于不良反应的差别。

(2)雄激素的不良反应和治疗禁忌：不良反应为可使血清天冬氨酸转氨酶(ASAT)活性增加。面部生毛、痤疮和嗓音变粗。

(3)常用制剂。

1)丙酸睾酮：作用与睾酮、甲睾酮相同，但肌内注射作用较持久，每 2～3 天注射 1 次即可。无睾症、隐睾症、男性性功能减退症；妇科疾病如月经过多、子宫肌瘤；老年性骨质疏松症以及再生障碍性贫血等。肌内注射：通常为 1 次 25～100 mg，每周 2～3 次。老年性骨质疏松症：每次肌内注射 25 mg，每周 2～3 次，连用 3～6 个月。女性乳腺癌及乳腺癌骨转移：每次肌内注射 50～100 mg，隔天 1 次，用药 2～3 个月。大剂量可引起女性男性化、水肿、肝损害、黄疸、头晕等。有变态反应者应立即停药。肝肾功能不全、前列腺癌患者及孕妇忌用。注射液如有结晶析出，可加温溶解后注射。

2)甲睾酮：口服能从胃肠道吸收，经 1～2 小时血药浓度达峰值，半衰期为 2.7 小时；也可从口腔黏膜吸收。由于口服经肝脏代谢失活，故以舌下含服为宜，剂量可减半。适应证同丙酸睾酮。口服或舌下含服。1 次 5～10 mg，一天 10～30 mg。①男性雄激素缺乏症：开始时每天30～100 mg，维持量为一天 20～60 mg。②老年性骨质疏松症：每天 10 mg，舌下含服。③晚期乳腺癌：一天 50～200 mg，分次服用。

3)苯丙酸诺龙：本品蛋白同化作用为丙酸睾酮的 12 倍，雄激素活性则较小，为后者的1.5 倍，其肌内注射作用维持 1～2 周。应用于慢性消耗性疾病、严重灼伤、手术前后、骨折不易愈合和骨质疏松症、早产儿、儿童发育不良等。尚可用于不能手术的乳腺癌、功能性子宫出血、子宫肌瘤等。肌内注射。成人每 1～2 周 1 次，每次 25 mg。儿童每次 10 mg，婴儿每次 5 mg。妇女使用后，可有轻微男性化作用，如痤疮、多毛症、声音变粗、阴蒂肥大、闭经或月经紊乱等反应，应立即停药。本品不宜作营养品用，长期使用后可能引起黄疸即肝功能障碍，也可能使水钠潴留而造成水肿。发现黄疸应立即停药。肝功能不全者慎用。前列腺癌患者及孕妇忌用。

7.双磷酸盐类

双磷酸盐是一类与含钙结晶体有高度亲和力的人工合成化合物。这类化合物于 20 世纪 60 年代末期开始在临床应用时，主要利用它能抑制和溶解钙结晶的作用，治疗各种类型的尿路结石。在治疗过程中发现该类化合物还有较强的抑制骨吸收的作用，遂用于治疗各种导致骨吸收增强的疾病，如畸形性骨炎及肿瘤性高钙血症，20 世纪 70 年代初期开始用于骨质疏松症的治疗。20 世纪80 年代中期发现该类化合物对以骨吸收为主的骨质疏松症有较为可靠的抑制骨吸收或维持骨量的作用。进入 20 世纪 90 年代以来，对该类化合物的研究有了较大的发展，目前已成为防治以破骨细胞性骨吸收为主的各种代谢性骨病及高转化型骨质疏松症的主要药物之一。

(1)药理作用:双磷酸盐类药物的主要药理作用为抑制骨吸收,其作用机制可能与以下三方面有关:①改变骨基质的特性,抑制体内生成新的破骨细胞,从而导致体内具有生物活性的破骨细胞数量减少,骨吸收活动减弱。②当药物聚集在骨表面达到一定浓度时,可以直接干扰与改变成熟破骨细胞的活性,从而抑制其破骨功能。③破骨细胞通过自身的胞饮作用使双磷酸盐进入细胞内,破骨细胞的活性受到抑制。

(2)药代动力学:双磷酸盐类口服吸收率为1%~5%,如与食物或含钙饮料同时服用时吸收率更低,为此,服用此类药物的时间一般都严格限制在空腹状态。被人体吸收的药物50%聚集在骨组织中,血浆半衰期约为6小时,其降解率取决于骨转化率和药物的结构。另外50%的药物大部分以原型从尿中排出,极少部分从肝胆系统排出。沉积于骨表面的各种双磷酸盐降解率缓慢,在人类其终末半衰期从数月至数年不等。

急性与慢性药代动力学的研究为代谢性骨病的临床用药提供了有价值的参考资料,对有明显破骨活动增强倾向的患者,短期内给予较大剂量可有效地抑制骨吸收,治疗效果显著;对骨转化率正常的患者,给予小剂量持续治疗,也可相应减轻对骨代谢的抑制作用。

(3)临床应用:双磷酸盐类药物主要用于治疗有明显骨吸收增强的疾病。目前主要推荐将此类药物用于高转化型骨质疏松症患者,特别是那些绝经早期有雌激素替代治疗禁忌证的患者,如乳腺癌、子宫内膜癌或有癌症家族史的患者。除此之外,对于那些不愿意接受雌激素替代治疗的女性,双磷酸盐类也可作为首选。对于绝经中、晚期的骨质疏松症患者,如用药前患者尿羟脯氨酸排泄率及肌酐的比值明显偏低时,双磷酸盐类药物并非列为首选。对男性骨质疏松症和特发性骨质疏松症,本类药物也可作为有效治疗的选择之一。对类固醇性骨质疏松症,常可列为首选药物。

对使用双磷酸盐类治疗时间问题仍待进一步研究。部分报道使用该类药物治疗3~5年后显示出有明显的骨量正平衡作用,因此用药时间至少应维持2年以上;但也有人强调,用药时间应依据病情和治疗效果而定,不必强求一致。治疗期间每3~6个月应复查尿羟脯氨酸和肌酐比值,以观测骨吸收率的变化,有条件时应同时监测血清或骨碱性磷酸酶、骨钙素,以了解骨生成率的变化。

在对患者进行双磷酸盐类药物治疗的同时,应补充足够的钙剂(每天1 000~1 500 mg),以促进骨基质的矿化,避免因服用该类药物所引发骨软化症的可能。

(4)对骨代谢的影响:双磷酸盐类药物治疗后对骨代谢的影响可以分为近期、中期与远期三种情况。

近期影响主要表现为:①明显的骨吸收抑制作用,这种抑制作用因用药剂量、给药途径的不同而略有差异,但有明显的剂量相关性。一般治疗6个月~1年,对骨吸收的抑制率可达50%~75%。②轻度的钙代谢正平衡作用。这种作用与骨吸收抑制作用相伴出现,是骨密度适度增加的基础。

中期影响主要是对骨密度、骨量的影响。据报道,该类药物治疗平均年脊椎骨量增加率为3%左右,对股骨骨量的正平衡影响约为1%,不同药物和剂型之间略有差异。

远期影响主要指对骨折发生率的影响。到目前为止,该类药物治疗后对骨折发生率影响的研究报道不多,少数临床研究虽表明该类药物有降低骨折发生率的趋势,但尚缺乏足够有力证据。

(5)不良反应与禁忌证:双磷酸盐类药物的常见不良反应为胃肠道反应,如反酸、恶心呕吐、胃痛、食管炎及胃出血等，与用药剂量的大小和药物类型有关。该类药物的另一类不良反应为注射用药时的局部刺激现象，以氨基类药物较常见。快速静脉注射的另一种潜在危险是可能导致血液循环中形成钙-双磷酸盐螯合物而造成肾脏损害。少数患者用药初期(3～5 天)还可出现类似流感症状，如低热、无力、肌肉酸痛等，一般不需要处理，可自行缓解。

双磷酸盐类药物不宜在患有下列疾病的患者中使用：消化性溃疡及食管炎患者；有血栓形成倾向的患者；肾功能不良的患者；骨折急性期和妊娠期的患者。

(6)常用制剂。

1)依替磷酸二钠盐(依替磷酸盐、依磷)：本品为骨吸收抑制剂，在低剂量时，通过抑制破骨细胞活性、降低骨转换率而达到抗骨吸收作用。服药 1 年后骨吸收程度下降 15%，骨吸收激活频率减少 50%，3 年后骨质量增加 4%～5%，新的椎体骨折发生率减少 50%。研究结果表明依替磷酸二钠可以显著增加绝经后骨质疏松症患者的骨量，减少骨折发生的危险。其潜在的缺点是，长期持续使用时，在骨中潴留时间较长，并抑制骨矿化，对骨质矿化可能有不良影响。正常成人一次口服 20 mg/kg，1 小时后血药浓度达到最高，24 小时后为 0.03 mg/mL，半衰期为 2 小时。本品吸收率为 6%，进入体内后在骨及肾脏中的浓度最高，从尿中排出 8%～16%，从粪便中排出 82%～94%。

原发性骨质疏松症、绝经后骨质疏松症和药物引起的骨质疏松症，可采用间歇服药。异位骨化如畸形性骨炎、进行性骨化性肌炎和强皮症。恶性高钙血症时口服，每次 0.2 g，一天 2 次，两餐间服用。治疗骨质疏松症也可采用间歇加钙方案，用片剂每片 200 mg，每天 400 mg，服药 2 周，停药 13 周，15 周为 1 个周期，同时服钙。少数患者出现腹部不适、腹泻、便软、呕吐、口炎、头痛、咽喉灼热感、皮肤瘙痒、皮疹等症状。本品需间歇、周期服药，服药两周后停药 13 周为 1 个周期，每天 400 mg，然后又开始第 2 个周期。停药期间，根据需要补充钙剂及维生素 D。服药 2 小时内，避免食用高钙食品(例如牛奶或奶制品)以及含矿物质的维生素或抗酸药。肾功能损害者、孕妇及哺乳期妇女慎用。若出现皮肤瘙痒、皮疹等过敏症状应停止用药。

2)氯磷酸二钠(氯甲双磷酸盐、骨磷)：本品理化性质与依替磷酸二钠盐类似，但活性更强，其潜在的抑制破骨细胞活性作用较依替磷酸二钠盐高 10 倍。而对骨矿化作用即使长期服用也几乎无影响，并且耐受性好。服用 6 个月后临床症状明显改善，脊柱骨量可增加 4%～5%。骨磷能有效地降低骨丢失率，防止骨钙丢失，提高骨密度，对破骨细胞活性有强力的抑制作用，对癌症导致的骨质溶解并发症具有显著疗效。骨磷能有效地降低骨转换能力，降低骨折发生率。骨磷是破骨细胞强力抑制剂，可以降低绝经后骨吸收和骨代谢，减少继发性骨质疏松，减少骨丢失，从而减少骨折的发生。常应用于下列疾病的治疗：①原发性及继发性骨质疏松症治疗和预防。②骨转移癌、乳腺癌和畸形性骨炎，骨磷具有较好的止痛作用。儿童及孕妇禁用。中度肾功能不全而肌酐清除率在 10～30 mL/min 者，每天剂量减半；肌酐清除率低于 10 mL/min 时禁用本品。早期或未发生骨痛、高钙血症及骨折的各类型骨质疏松症：每天 400 mg 骨磷，连用 3 个月为 1 个疗程，必要时可重复应用第二个疗程。应在饭前或饭后 1～2 小时服用，每天服 2 粒，应间隔 12 小时服用。严重或已经发生骨痛、高钙血症及骨折的各类型骨质疏松症：可先使用注射剂，使骨磷迅速达到有效血药浓度。再按每天每千克体重 3～5 mg 计算，用 500 mL 生理盐水稀释 300 mg，控制在 3～4 小时内输注完毕，可连续输注 3～5 天，除特殊情况外，连续输注不应超过 7 天。高钙血症都伴有脱水现象，在输注前需先恢复体液平衡。骨磷胶囊或片剂：会出现腹痛、腹胀和腹泻，少数情况下也会出现眩晕和疲劳，但往往随着治疗的继续而消失。骨磷静脉注射液:常规用药剂量和治疗时间内,没有不良反应。但剂量过大或滴注速度过快时,则会导致肾功能损害,应特别注意。骨磷用于治疗骨质疏松症时,应视患者是否缺钙决定补钙与否。补钙时,骨磷和钙剂应该分开服用,如饭前1小时服用骨磷,饭后服用钙剂,以免影响骨磷的吸收,降低疗效。本药与含钙食物如牛奶等、抗酸剂和含二价阳离子药物合用时,会降低它的生物活性,应注意避免与它们合用。在用药期间,对血细胞数、肝肾功能进行监测。

3)阿伦磷酸钠(固邦、福善美):本品是通过抑制破骨细胞的活性而发挥抗骨吸收作用。其特点是抗骨吸收活性强,无骨矿化抑制作用。本品口服后主要在小肠内吸收,吸收程度很差,且食物和矿物质等可显著地减少其吸收。本品血浆蛋白结合率约80%,吸收后的药物20%~80%被骨组织迅速摄取,骨中达峰值时间约为用药后2小时,其余部分以原型经肾脏排泄消除。服药后24小时内99%以上的体内存留药物集中于骨,本品在骨内的半衰期较长,与药物的半衰期相似,为10年以上。用于治疗绝经后骨质疏松症、继发性骨质疏松症、骨质疏松性骨痛、恶性肿瘤骨转移骨痛及高钙血症。对本品过敏、低钙血症、孕妇及哺乳期妇女、严重肝肾功能不全以及不能站立至少30分钟者禁用。每天早餐前至少30分钟空腹用200 mL温开水送服,每天1次,每次10 mg。服药耐受性良好,少数患者可见胃肠道反应,如恶心、腹胀、腹痛等,偶有头痛、骨骼肌痉挛疼痛等,罕见皮疹或红斑。补钙剂、抗酸剂和一些口服药剂以及橘子汁、咖啡等可能妨碍本品的吸收,因此,服用本品后至少推迟半小时再服其他药物。服药后即卧床有可能引起食管刺激或溃疡性食管炎。胃肠功能紊乱、胃炎、食管不适、十二指肠炎患者慎用。开始使用本品治疗时,可能导致钙代谢和矿物质代谢紊乱、维生素D缺乏及低钙血症。

8.氟化物类

大多数用于治疗骨质疏松症的药物是作用于破骨细胞,被称为抗骨吸收药物。这些药物主要适用于防止骨量的进一步丢失,即用于骨质疏松症的预防和早期治疗。对于那些骨丢失程度较严重的患者,只有应用刺激成骨细胞活性的药物才能使这些患者骨折的危险性降低。氟化物就是能刺激成骨细胞活性的少数药物中作用最强的一类。该类药物还包括甲状旁腺激素、雄激素、前列腺素 E_2、生长因子等。而氟化物目前已推荐应用于骨质疏松症的临床治疗。

(1)作用机制:人类及动物研究证实,氟化物刺激骨形成,其机制是可增加成骨细胞的数量,增加骨表面积、厚度、骨基质。其作用机制主要为:

1)促进骨细胞的有丝分裂:实验研究中氟促进有丝分裂的剂量取决于培养条件,为5~100 μmol/L。临床氟治疗有效血药浓度为10~20 μmol/L。最近的研究揭示了氟促进体外培养骨细胞有丝分裂的特性为:①氟促进骨细胞增生的作用需要局部骨生长因子或转化生长因子的存在。②氟促进有丝分裂的作用对培养液中磷浓度的变化很敏感,因此推测,氟可能作为磷的同化剂促进骨细胞的有丝分裂。③氟可能作用于能合成大量生长因子的骨祖细胞或未分化的成骨细胞,而不是那些高度分化的成骨细胞。

2)分子生物学机制:目前关于氟促进有丝分裂的分子生物学机制尚有争议,可能为:生长因子与细胞表面受体结合为起始点,通过二聚作用和自主性磷酸化作用激活酪氨酰激酶受体活性,被激活的酪氨酰激酶受体再激活磷酸化作用的偶联反应,从而促进DNA合成和细胞增殖。

(2)药代动力学:研究结果表明,当氟浓度在人体内达到2~40 μmol/L时可刺激骨形成,在这一浓度范围内,骨细胞的增殖与氟化物的浓度成剂量相关性。在临床应用时,应采用使血清氟浓度达到5~10 μmol/L的“预剂量”,因为过高的血清氟浓度会增加不良反应的发生率,而这一血清氟浓度可以产生骨形成作用。但是,为达到上述的“预剂量”,氟制剂会产生一个血清氟浓度峰值，此峰值是预剂量的2～3倍。一个既有效又安全的血清氟浓度应为5～10 μmol/L。

氟化物吸收迅速，服药后半小时即可达到最高水平。吸收入血后的氟经血液循环到达骨组织后便沉着于局部新形成的骨组织，取代羟磷灰石而形成氟磷灰石，氟磷灰石的颗粒较羟磷灰石为大，不易被破骨细胞溶解吸收。成熟矿化骨组织几乎没有氟的沉着，沉着于骨组织的氟含量取决于骨形成率、血氟浓度及服用氟化物的时间。氟吸收后，或沉着于骨或经由肾脏排出体外。肾的排氟量取决于肾的滤过量及自由水清除率。自由水清除率越高，氟的排泄越多。

(3)氟化物对骨密度的影响：氟化物可显著地增加骨的形成，阻止骨的继续丢失，从而增加骨密度，降低骨折发生率，并能有效地缓解骨质疏松的症状(疼痛和活动受限)。若在氟化物治疗的同时加用足量的钙剂和低剂量的活性维生素D，骨密度的改善更加明显。主要表现为以下两个方面：

1)氟化物对脊椎骨有明显的成骨作用：这种作用明显优于对外周骨的作用。氟化物增加脊椎骨骨密度，与骨质疏松症患者的年龄、骨质疏松的程度以及骨质疏松症的原因无关。但并不能增加所有骨质疏松症的骨密度，25%～30%的患者氟化物治疗无效，具体原因不清。氟化物能持久地增加骨小梁的骨量，其治疗效应是成剂量依赖关系。氟化物的治疗剂量范围狭窄，应有专业医师来确定具体的治疗方案。氟化物治疗不但能促进微细骨折的愈合，形成新的骨小梁，还能明显地降低脊椎骨骨折的发病率。

2)氟化物对周围骨的骨密度的影响：与中轴骨相比，外周骨对氟化物的反应要小得多。外周骨对氟化物反应小于中轴骨的原因可能是：①皮质骨与小梁骨的比例不同，脊椎骨中小梁骨的成分较多。②外周骨和脊椎骨的小梁骨部分很可能来源不同，因此对氟化物的反应不同。③机械承受力及骨髓类型也可能影响骨对氟化物的反应性。下肢骨对氟化物的反应性较上肢为好，是由于下肢承受较大的机械力，机械力可以刺激骨细胞产生更多的骨生长因子，从而增加骨细胞对氟化物的反应性。

(4)临床应用：与骨质疏松症的诊断及治疗最相关的指标是骨密度及骨折危险性。骨折阈值是衡量骨折发生率的极好指标，骨密度低于骨折阈值的患者，其骨折发生率高，患者往往处于极其危险的范围内；而骨密度高于骨折阈值的患者，其骨折发生率低，骨折的可能性较小。所以，氟化物治疗骨质疏松症的适应证应是那些骨密度低于骨折阈值的患者(定量CT测定确定的骨折阈值为100 mg/mL)。

氟化物治疗骨质疏松症的时间一般为3年。对于氟化物治疗无效的患者可以停药。治疗有效的患者治疗期间骨密度增加，有些患者的骨密度可达正常人或更高水平。当骨密度达骨峰值时(定量CT测定值=140 mg/mL)应停药并给予抗骨吸收药物如雌激素、双磷酸盐制剂或降钙素等以维持骨密度。

临床治疗时，定期(每年1次)定量CT测定或双能X线吸收仪对监测氟化物治疗的有效性非常重要。监测血氟浓度及血清碱性磷酸酶水平是氟化物治疗的基本原则，这两项指标保证了用药的安全性及氟化物治疗的反应性。

(5)不良反应：氟化物治疗骨质疏松症的不良反应主要为胃肠道反应、外周疼痛综合征以及应激性骨折。

1)胃肠道反应：超过25%的服药患者可以出现不同程度的胃肠道反应。常见的有上腹部疼痛、恶心、呕吐，甚至十二指肠溃疡及出血，对症治疗后症状可以缓解，有些则需要停药。由于新型制剂的出现，胃肠道不良反应的机会大大减少，从而保证了用药时间，减少了停药率。

2)外周疼痛综合征:外周关节尤其是下肢关节疼痛是氟化物治疗的常见不良反应之一,严重的关节疼痛则需要停药观察。10%~40%的患者在服药期间发生膝关节、踝关节或足关节疼痛,主要与氟化物剂量有关。减少药物剂量或周期性给药可以减少不良反应的发生。

产生外周关节疼痛的原因不清,推测外周疼痛综合征是由于大量骨形成、局部缺钙或骨软化所致,类似于儿童的"生长期疼痛。"也有一些学者认为是由于骨折或微细骨折所致。通过停药或减量,外周关节疼痛很快消失。此种不良反应可以通过控制血清氟浓度峰值或使用缓释制剂来减少其发生率。

3)应激性骨折:氟化物治疗中最令人担心的是它可能增加外周骨的应激性骨折,其原因可能是:①由于氟化物治疗使脊椎骨骨密度增加,患者的临床症状明显减轻,患者相应地使他们的骨骼承受更大的负荷,从而增加骨折的危险性。②在氟化物产生成骨作用的同时存在钙吸收不良,从而导致继发性甲旁亢,引起外周骨量丢失,增加外周性骨折的危险性。③如果发生骨质软化症,骨骼在任何负重情况下产生的微细骨折均不可能很好地愈合,从而增加骨折的危险性。

(6)注意事项为提高氟化物制剂的疗效,必须注意以下几个问题。

1)治疗效果与氟离子的剂量有关,因此需要连续服用,使氟离子每天吸收10~20 mg。骨中积蓄的氟化物含量是很重要的,它与剂量、剂型的生物利用度和治疗的时间有关。当骨骼中的氟化物含量大于0.6%时,骨的矿化会受影响并影响骨的强度。在每天吸收10~20 mg氟离子的情况下,腰椎骨密度以每年提高3%~6%的中等速度增加,不会引起外周骨骨量的丢失。

2)避免与维生素C合用,因维生素C参与代谢,促进氧化还原过程,增加机体新陈代谢,加速氟的排出。

3)避免与含铝离子药物合用,因铝离子与氟离子在胃肠道中结合,形成难溶性氟化铝,可直接由粪便中排出,减少了氟的吸收。

4)镁是构成骨骼的重要成分,能调节机体钙磷代谢和骨矿化,维持骨骼正常强度,防止骨骼软化,在骨钙动员时甲状旁腺素的作用和维生素D的活性均需要镁维持,因此在使用氟和钙治疗骨质疏松症时需要补充足够的镁。

5)对于骨吸收大于骨形成的患者来说,使用促进骨形成的药物虽然可增加骨形成,但不能阻止存在的骨丢失过程。因此在进行氟化物治疗之前应减少其骨吸收,如应用雌激素、降钙素、双磷酸盐等来使骨的重吸收恢复正常。

6)常用制剂:特乐定为复方制剂,每一咀嚼片含:一氟磷酸左旋谷氨酰胺134.4 mg;右旋葡萄糖酸钙500 mg;枸橼酸钙500 mg。即每片含氟5 mg,钙150 mg,20片/盒。本品是防治骨质疏松症的有效药物,耐受性较好。其活性成分是刺激成骨作用的一氟磷酸左旋谷氨胺氨以及供强壮骨骼的有机钙盐。此药在小肠内缓慢释放,可持续维持12小时。治疗原发性骨质疏松症。临床治疗3~6个月可有效地改善骨质疏松的状况,治疗1年后,可增加脊椎、股骨等的骨密度,降低脊椎骨折发生率。每次1片,每天3次,最好在进食时同服。应每天按时服药,至少维持1年或2~5年。服药时需咀嚼并用水送下。长期治疗后偶见关节疼痛,特别是下肢关节。胃肠道反应少见。儿童或发育期间,妊娠或哺乳期间,骨质软化,严重肾衰,高血钙及高尿钙禁用。用药后出现关节疼痛应减量或暂时停药。③如出现应激性骨折,应停药2~3周,必须停药直到骨小梁钙化。

9.甲状旁腺激素

甲状旁腺激素、降钙素和维生素D活性代谢产物是人体内钙代谢调节和骨组织更新的三大重要激素。随着研究的深入，人们认识到甲状旁腺激素不仅具有加强骨细胞溶解骨钙和破骨细胞吸收骨基质的作用，同时还有促进成骨细胞形成骨及矿化骨的作用。近年来，已经开始将甲状旁腺激素作为新的骨形成刺激剂而进行研究，但此类药物目前仍处于临床前研究阶段。

(1)生理功能：甲状旁腺激素的生理功能主要是控制细胞外液的钙浓度，通过对骨、肾和肠3个靶器官上钙的转运过程使血钙浓度保持在正常范围内。

甲状旁腺激素对骨的作用主要是促进骨的吸收，它是甲状旁腺激素对不同骨细胞作用的结果，但主要是对破骨细胞作用的结果；甲状旁腺激素对肾脏的作用有三种分离的作用，即明显增加磷的排泄、增加钙的重吸收以及促进25(OH)D_3向1,25(OH)$_2$$D_3$的转变过程，这三种作用的结果是使血钙浓度增加；甲状旁腺激素对小肠的作用主要是促进小肠对钙的重吸收。

(2)甲状旁腺激素治疗骨质疏松症的机制：在正常人体中甲状旁腺激素的分泌具有两个时相，一是多变性时相，即甲状旁腺激素分泌的动力学状态在分钟与分钟之间呈多变性，此时相的主要作用是调节血钙平衡(包括溶骨作用)；二是稳定时相，即甲状旁腺激素分泌呈高度稳定性，每天分泌次数和每次分泌量均有一定规律，此时相的主要作用是维持正常骨小梁和骨代谢的平衡。在正常人中此二时相有一“开关”，每个一定时间可使二时相相互转换，完成甲状旁腺激素的生理功能。在骨质疏松症患者中，甲状旁腺激素的分泌是杂乱无章的，从而造成了骨形成与骨吸收的不平衡，引起骨量丢失和骨结构的改变。

正因为骨质疏松症患者的甲状旁腺激素分泌缺乏正常人的高度稳定时相，因此，模仿人体甲状旁腺激素脉冲方式，人为地在患者体内造成甲状旁腺激素分泌的高度稳定和规律性，从而达到治疗骨质疏松症的目的。

(3)治疗方案。

1)间歇性给药：大量试验已经证实，间歇性(而不是持续性)、小剂量地给于甲状旁腺激素有促进骨形成的作用。因为甲状旁腺激素体内分泌的规律性是以小时为单位与其分泌的多变性发生转换，因此，设想每天多次给药比每天1次或每周3次注射甲状旁腺激素的效果要好。

2)联合用药：研究发现间歇性小剂量给于甲状旁腺激素，随着用药时间的延长，其成骨作用减弱，而溶骨作用增强。因此设想，应用雌激素等骨吸收抑制剂与甲状旁腺激素联合应用，用以抑制这种并发的骨吸收。

另外，甲状旁腺激素治疗骨质疏松症的过程中如停止给药，可见增生的皮质骨和松质骨被重新吸收、破坏。为防止这种逆转，国外有学者将甲状旁腺激素和YM175合用，发现YM175能降低骨重建而抑制新生骨的破坏。

3)ADFR疗法：ADFR即激活、抑制、解除、反复的意思，是最近提出的治疗骨质疏松症的一种治疗方法。目前认为甲状旁腺激素是最佳的激活剂，但进一步的临床研究尚待进行。

(4)不良反应：①有些患者经过治疗后发展成为甲状腺功能减退，此症状在退出治疗后消失，再次治疗后又出现。产生的原因可能是患者体内形成了抗基因型抗体，占据了甲状旁腺激素受体。②有的患者在注射部位出现一过性红肿，还有些患者在注射6小时后出现一过性的高钙血症。

(5)临床制剂：完整的甲状旁腺激素是一条含84个氨基酸，分子量为9 500的单链多肽，现在应用基因重组技术以及可以人工批量合成人甲状旁腺激素(1～84)。研究发现，只要具备氨基

末端1～34个氨基酸就能保持完整甲状旁腺激素的生物活性,而1～27氨基酸又是保持其生物活性的最小构成。

近来又有甲状旁腺激素相关蛋白在骨形成方面的报道,有资料证实,甲状旁腺激素相关蛋白(1～36)能产生与融合蛋白(1～34)相同的作用,而最低剂量要比甲状旁腺激素少30倍。有人证实甲状旁腺激素相关蛋白(1～36)的血浆半衰期为6～8分钟,皮下注射给药、短期疗程是安全有效的。

10.依普黄酮

依普黄酮是20世纪60年代末期在匈牙利合成的一种异黄酮衍生物,为7-异丙氧基异黄酮,分子量为280.31。它在动物和人体内没有雌激素活性,但它能协同雌激素促进降钙素的分泌,从而增加雌激素的活性。20世纪70年代初,通过动物试验发现它能增加骨钙量,因而被作为治疗骨质疏松症的药物。20世纪90年代初,我国也生产出了依普黄酮片剂,其生物利用度与国外产品相当,但缺乏广泛的临床报道。

(1)药理作用:①抑制骨吸收作用:早期的研究证实依普黄酮可以抑制钙从骨中溶出,抑制骨量减少;后来发现依普黄酮可以降低成骨细胞对甲状旁腺激素的反应性,抑制前破骨细胞的募集和分化来表现抗骨吸收作用。目前的资料还表明,依普黄酮能抑制成熟破骨细胞的分化,而且在人克隆前破骨细胞系FLG29.1上有特异的结合部位和直接的生物作用,但是具体作用机制不清。②刺激骨形成作用:依普黄酮及其代谢产物能刺激骨唾液蛋白、去角蛋白和Ⅰ型胶原蛋白的表达,并促进骨基质矿化沉积,因此认为,依普黄酮除具有抗骨吸收作用外,还有刺激骨形成作用。③协同雌激素作用:雌激素对维持降钙素分泌起到主要作用,在有少量雌激素条件下,依普黄酮可使降钙素的分泌作用相加。绝经后妇女的雌激素虽然减少,但在还有部分存在的情况下,给予依普黄酮可协同雌激素促进降钙素分泌,间接地抑制骨吸收作用。

(2)临床药理:临床前期的研究已得出依普黄酮是骨吸收抑制剂和骨形成增强剂的结论,现针对临床应用分述如下:①切除卵巢的妇女,如每天口服依普黄酮600 mg,补充钙剂500 mg,不仅能预防骨质丢失,而且还能增加骨钙素水平和碱性磷酸酶的活性。②应用促性腺激素释放激素-a治疗的妇女,依普黄酮对由此而造成的骨量减少和骨质疏松的妇女有很好的预防作用。③绝经后和老年性骨质疏松症,依普黄酮对骨质疏松症有明显的疗效而且骨痛也有减轻。④畸形性骨炎和原发性甲状旁腺功能亢进,可使尿羟脯氨酸分泌和血清碱性磷酸酶活性显著降低。⑤研究表明,依普黄酮长期治疗不仅能增加骨密度,而且还能预防骨质疏松症患者的新骨折的发生。

(3)药代动力学:依普黄酮口服吸收后,原型药在体内血药浓度较低,难以用常规检验方法监测。在人体内主要代谢产物有Ⅰ、Ⅱ、Ⅲ和Ⅴ。其中代谢产物Ⅰ、Ⅱ、Ⅲ主要以结合糖苷形式循环,而代谢产物Ⅴ则以游离形式存在。依普黄酮口服吸收为二室模型,半衰期从代谢产物Ⅲ的2.7小时到代谢产物Ⅴ的16.1小时不等。国产依普黄酮片剂的半衰期为12小时,T_{max}为2.5小时,C_{max}为66.8 ng/mL。约有80%的药物在小肠吸收,90分钟后吸收达峰值。

(4)适应证:绝经后和老年性骨质疏松症。

(5)不良反应:依普黄酮的不良反应主要为胃肠道反应,如消化性溃疡,胃肠出血偶可发生。恶心、呕吐、食欲缺乏、胃部不适、胃痛、腹痛、腹胀,发生率在10%～16.1%之间,极少数患者出现可逆性白细胞数减少、贫血,肝脏偶尔出现天冬氨酸氨基转移酶、丙氨酸氨基转移酶、血清碱性磷酸酶上升,但停药后即可恢复正常。另外服用本品后,偶有皮疹、瘙痒、口舌干燥等现象。

(二)中医治疗骨质疏松症的常用中成药

1.强骨胶囊

(1)成分:骨碎补总黄酮。

(2)功用:补肾壮骨,强筋止痛。

(3)主治:用于原发性骨质疏松症、骨量减少患者的肾阳虚证候,症见:腰背四肢酸痛,胃寒肢冷或抽筋,下肢无力,夜尿频多等。

(4)用法:饭后温开水送服。一次1粒,一天3次,3个月为1个疗程。

(5)不良反应:偶见口干、便秘,一般不影响继续治疗。

(6)注意事项:目前尚无孕妇服用本品的经验。

(7)药理作用:对维A酸、卵巢切除所致骨质疏松大鼠模型有治疗作用,增加骨密度,改善骨生物力学指标,具有性激素及促性腺激素样作用,提高血钙及血、骨中的碱性磷酸酶,促进骨形成,抑制骨吸收。Beagle犬结药24周,剂量相当于每天人临床用量的80倍和8倍,均未见明显毒副作用,表明强骨胶囊应用于临床有较大的安全性。

2.龙牡壮骨颗粒

(1)组成:龙骨、牡蛎、龟甲、党参、黄芪、白术、茯苓、麦冬、大枣、鸡内金、甘草、有机钙剂、维生素D等。

(2)功用:强筋壮骨,和胃健脾。

(3)主治;用于治疗和预防缺钙症、软骨病。对多汗、夜惊、夜啼及食欲缺乏、消化不良、发育迟缓等症也有治疗作用。

(4)用法;开水冲服,一天3次。2岁以下,一次5 g,2～7岁,一次7 g,7岁以上,一次10 g,成年人,一次15 g。

(5)不良反应;本品不含糖精、色素、防腐剂,不含任何激素,长期服用无毒副作用。

(6)注意事项:本品冲服时有微量不溶物,系有效成分,须搅匀后服下。服用本品请参照用法用量或遵医嘱。预防剂量请酌减服用。无须另服用维生素D类药物。

(7)药理作用:龙牡壮骨颗粒能综合调整吸收功能,促进钙、磷的平衡吸收,对钙的吸收尤为明显,并能显著提高血清中25(OH)D_2水平,增加骨盐含量及骨密度,对佝偻病临床消失率达95%以上。

3.仙灵骨葆胶囊

(1)组成:淫羊藿、续断、补骨脂、地黄、丹参、知母。

(2)功用:滋补肝肾,活血通络,强筋壮骨。

(3)主治:用于肝肾不足,瘀血阻络所致骨质疏松症。

(4)用法:口服,一次3粒,一天2次;4～6周为1个疗程;或遵医嘱。

(5)注意事项:重症感冒期间不宜服用。

(6)药理作用:提高骨折模型大鼠血清生长激素浓度,增强骨组织转化生长因子-β_1的表达。提高去卵巢致骨质疏松症大鼠骨密度,增加股骨骨矿含量。

4.地仲强骨胶囊

(1)组成:地黄、杜仲、枸杞子、女贞子、菟丝子、(炒)山药、(炒)茯苓、发酵虫草菌粉、莲子、芡实、牡蛎(煅)。

(2)功用:益肾壮骨,补血益精。

(3)主治:用于骨质疏松症。

(4)用法:口服,一次 3～4 粒,一天 3 次;或遵医嘱。

5.全鹿丸

(1)组成:全鹿干、地黄、楮实子、补骨脂、肉苁蓉、甘草麦冬、杜仲、茯苓、小茴香、葫芦巴、锁阳、牛膝、菟丝子、枸杞子、当归、天冬、白术、芡实、陈皮、续断、沉香、党参、熟地黄、山药、川芎、巴戟天、五味子、覆盆子、花椒、黄芪、大青盐。

(2)功用:补肾填精,益气培元。

(3)主治:用于老年阳虚,腰膝酸软,畏寒肢冷,肾虚尿频,妇女血亏,崩漏带下。

(4)用法:口服,一次 1 丸,一天 2 次。

(5)药理作用:提高老年小鼠巨噬细胞吞噬能力;延长家兔凝血时间,增加离体兔心的冠脉流量;延长戊巴比妥钠对小鼠的睡眠时间。

6.补益剂

(1)二至丸。

1)组成;女贞子适量,旱莲草适量。

2)功用:补肾养肝。

3)主治;肝肾阴虚之骨质疏松症。

4)用法:女贞子研末,旱莲草煎熬浓缩成流浸膏,二者混合为丸,每丸约 15 g,早晚 1 丸,开水送服。

5)药理作用:增强免疫功能,降血脂,降血糖,抗血栓,抗氧化,耐缺氧,清除氧自由基,保肝等。

(2)十全大补汤。

1)组成:人参 6 g,茯苓 8 g,白术 10 g,甘草 5 g,川芎 5 g,熟地黄 15 g,当归 10g,生姜适量,大枣适量,黄芪 15 g,肉桂 8 g,白芍 8 g。

2)功用:温补气血。

3)主治:气血不足。久病体虚,脚膝无力,食少遗精,精神倦怠,面色萎黄,以及疮疡不敛,妇女崩漏等。

4)用法:上药加生姜 3 片,大枣 2 枚,水煎,温服,每天 1 剂。

5)药理作用:促进特异性及非特异性免疫功能,改善及促进造血功能,抗放射性损伤,抗肿瘤,抗衰老,恢复骨盐含量等。采用卵巢切除术致骨质疏松症大鼠模型,设立十全大补汤组、双丙酸雌二醇组、1α-羟基维生素 D_3 组、模型对照组、空白对照组,结果显示十全大补汤对卵巢摘除诱发的骨质疏松症,使骨盐含量恢复与双丙酸雌二醇、1α-羟基维生素 D_3 有相同的效果。

(3)八珍汤。

1)组成:人参 3 g,茯苓 8 g,白术 10 g,甘草 5 g,川芎 5 g,熟地黄 15 g,当归 10 g,生姜适量,大枣适量,白芍 5 g。

2)功用:补益气血。

3)主治:气血两虚。面色苍白或萎黄,头晕眼花,四肢倦怠,气短懒言,心悸怔忡,饮食减少,舌淡,苔薄白,脉细弱或虚大无力。

4)用法:加生姜 3 片,大枣 2 枚,水煎服。

5)药理作用:兴奋造血系统功能,促进红细胞增生,促进血清清蛋白增生,抑制血小板聚集,抗血栓，强心，扩张外周血管，增强免疫功能，抗炎，改善肝功能等。

(4)六味地黄丸。

1)组成：熟地黄 24 g，山药 12 g，山茱萸 12 g，茯苓 12 g，泽泻 9 g，丹皮 9 g。

2)功用：滋补肝肾。

3)主治：肾阴虚证。腰膝酸软，头晕目眩，耳鸣耳聋，遗精，盗汗，消渴，骨蒸潮热，手足心热，舌燥咽痛，虚火牙痛，齿龈出血，小儿囟门不合等。

4)用法：炼蜜为丸。成人每服 6～9 g，小儿每服 1.5～3 g，空腹开水送服。或为汤剂，水煎服。

5)药理作用：增强细胞免疫，增强吞噬细胞的吞噬功能，增强诱生干扰素，抗肿瘤，抗化学治疗药物毒副作用，抗突变，抗衰老，抗氧化，降血糖，降血压，降血脂，抗动脉硬化，抗缺氧，保肝，抗心律失常，防治绝经后骨质疏松症等。采用双侧卵巢切除术致骨质疏松症大鼠模型，设立假手术组、模型组、耳针组、中药(六味地黄丸加味)组、耳针加中药组、西药组(雌二醇)，治疗 3 个月，观察耳针及中药对去势雌鼠的影响。结果显示耳针、中药皆能提高去势雌鼠的骨矿含量、骨密度。

(5)右归丸。

1)组成；熟地黄 240 g，山药 120 g，枸杞子 120 g，山茱萸 90 g，菟丝子 120 g，鹿角胶 120 g，杜仲 120 g，肉桂 60～120 g，制附子 60～180 g，当归 90 g，蜂蜜适量。

2)功用：温补肾阳，填精补血。

3)主治：肾阳不足，名门火衰。年老或久病气衰神疲，畏寒肢冷，腰膝酸软，阳痿遗精，或阳衰无子，或大便不实，或小便自遗等。

4)用法：炼蜜为丸，每丸重 15 g，早晚各服 1 丸，开水送服。或为汤剂，水煎服。

5)药理作用：增加机体免疫功能，对实验性“肾阳虚”动物重要脏器的保护和功能调节作用，调节性激素含量，调节环核苷酸含量，抗衰老，抗应激作用，保持去卵巢大鼠骨密度等。采用去卵巢致骨质疏松症大鼠模型，随机分为实验组(右归丸流浸膏)、阳性对照组(盖天力)、空白对照组，检测血清碱性磷酸酶、血清胰岛素样生长因子-1，整体大鼠和腰椎的面积、骨矿含量、骨矿物质密度。结果显示，右归丸能保持去卵巢大鼠的骨密度，提高大鼠血清胰岛素样生长因子-1 分泌水平，但对大鼠血清碱性磷酸酶影响不明显。

(6)左归丸。

1)组成：熟地黄 240 g，山药 120 g，杞子 120 g，山茱萸 120 g，牛膝 90 g，菟丝子 120 g，鹿角胶 120 g，龟甲胶 120 g，蜂蜜适量。

2)功用：滋阴补肾。

3)主治：真阴不足证。头目眩晕，腰酸腿软，遗精滑泻，自汗盗汗，口燥舌干等。

4)用法：先将熟地黄蒸烂，炼蜜为丸，每服 9～15 g，开水送服。或为汤剂，水煎服。

5)药理作用：升高雄性小鼠血清睾酮水平，增加睾丸和精囊腺重量，增加雌性小鼠子宫重量，增强小鼠局巨噬细胞大吞噬功能，抗骨质疏松症等。采用双侧卵巢切除术致骨质疏松症大鼠模型，应用骨组织形态计量学方法测定胫骨 TBV%、TRS%、TFS%、AFS%、MAR、BFR、OWS 和 mAR。结果显示卵巢切除所造成的是一种骨吸收大于骨形成的高转换型骨质疏松症，给大鼠灌服左归丸，能使上述指标发生逆转。同样的造模方法，采用小鼠胸腺细胞检测法和依赖株细胞增殖反应法测定白细胞介素-1 和白细胞介素-6 的活性。结果显示大鼠切除卵巢后，白细胞介素-1、白细胞介素-6 活性增高，而左归丸对白细胞介素-1、白细胞介素-6 活性有抑制作用。提示左归丸抑制白细胞介素-1、白细胞介素-6活性是其防治骨质疏松症的机制之一。采用放射免疫分析法测定外周血清中雌二醇(E_2)、骨钙素和降钙素的含量,结果显示大鼠切除卵巢后,E_2含量降低,骨钙素含量增加,降钙素含量降低。而左归丸对E_2含量无显著影响,但能使降钙素含量增加,使骨钙素含量降低。提示左归丸能使降钙素含量增加是其防治骨质疏松症的机制之一。

(7)肾气丸。

1)组成:生地黄240 g,山药120 g,山茱萸120 g,茯苓90 g,泽泻90 g,丹皮90 g,桂枝30 g,制附子30 g。

2)功用:温补肾阳。

3)主治:肾阳不足。腰痛脚软,下半身常有冷感,少腹拘急,小便不利或频数,舌质淡胖,尺脉沉细,以及痰饮,水肿,消渴,脚气,转胞等。

4)用法:炼蜜为丸,每丸重15 g,早、晚各服1丸,开水送服。或为汤剂,水煎服。如有咽干、口燥、舌红、少苔等肾阴不足,肾火上炎症状者慎服。

5)药理作用:降血糖,降血脂,增强免疫功能,促进睾丸产生睾酮,抗衰老,抗突变,利尿,降血压,抑制骨吸收亢进等作用。促性腺激素释放激素促效剂抗原肽转运蛋白体所致的低雌激素状态,可引起大鼠股骨、胫骨骨量发生变化。设立空白对照组、抗原肽转运蛋白体造模组、抗原肽转运蛋白体及治疗药物并用组,结果显示,抗原肽转运蛋白体可使大鼠股骨、胫骨吸收亢进,骨量降低,而肾气丸对骨吸收亢进有抑制作用。

(8)虎潜丸。

1)组成:龟甲120 g,黄柏150 g,知母60 g,熟地黄60 g,白芍60 g,锁阳45 g,陈皮60 g,虎骨30 g(用代用品),干姜15 g。

2)功用:滋阴降火,强壮筋骨。

3)主治:肝肾不足,腰膝酸软,筋骨萎软,腿足瘦弱,步履不便。

4)用法:炼蜜为丸,每次9 g,口服1～2次。或为汤剂,水煎服。

5)药理作用:抗炎,镇痛,抗疲劳等。

7.健脾剂

(1)附子理中丸。

1)组成:人参6 g,白术9 g,甘草6 g,干姜5 g,附子9 g。

2)功用:健脾益气,温阳祛寒。

3)主治:脾胃虚寒,风冷相乘。脘腹疼痛,霍乱,吐痢转筋等。

4)用法:炼蜜为丸,每服1丸(9～15 g),开水送服。或为汤剂,水煎服。

5)药理作用:镇痛,调节肠道运动,增强抗寒能力,提高免疫功能等。

(2)参苓白术散

1)组成:党参、茯苓、白术、山药、炙甘草各60 g,炒扁豆45 g,莲子、薏苡仁、桔梗、砂仁各30 g(一方有陈皮,或加大枣)。

2)功用:补气健脾,渗温和胃,兼能理气化痰。

3)主治:主治脾胃气虚而挟湿之证。症见饮食不消,或吐或泻,形体虚弱,四肢无力,胸脘满闷,脉缓弱等。

4)用法:上药共为细末,每服6～9 g,开水或枣汤送服。或作汤剂,水煎服,用量按原方比例酌减。

5)药理作用:镇痛,调节肠道运动,增强抗寒能力,提高免疫功能等。

8.活血剂

(1)血府逐瘀汤。

1)组成:川芎 5 g,桃仁 12 g,红花 9 g,当归 9 g,生地黄 9 g,赤芍 6 g,牛膝 9g,桔梗 5 g,柴胡 3 g,枳壳 6 g,甘草 3 g。

2)功用;活血祛瘀,行气止痛。

3)主治:胸中血瘀证。胸痛、头痛日久不愈,痛如针刺而有定处,或呃逆日久不止,或饮水即吐,干呕,或内热烦闷,或心悸失眠,急躁易怒,入暮潮热,唇暗或两目黯黑,舌黯红或有瘀斑,脉涩或弦紧。

4)用法:水煎服。

5)药理作用:改善血液流变学,改善微循环,抗脑缺血,抗心肌缺血,抗炎,镇痛,抗心律失常,降血脂,抗门脉高压,抗缺氧等。

6)临床研究:临床上可用于治疗头痛,高血压头痛,心肌缺血,自发性气胸,慢性肝炎,腔隙性脑梗死,眼底出血,痛经,顽固性失眠。

(2)补阳还五汤。

1)组成:黄芪 120 g,当归尾 3 g,赤芍 5 g,地龙 3 g,川芎 3 g,红花 3 g,桃仁 3 g。

2)功用:活血补血通络。

3)主治:半身不遂,口眼㖞斜,语言謇涩,口角流涎,小便频数或遗尿不禁等。

4)用法:水煎服。

5)药理作用:抗血栓形成,溶血栓,抑制血小板聚集,扩张脑血管,增加脑血流量,改善血液的流变性,预防急性脑损伤,修复神经损伤,强心,降血脂,耐缺氧,抗疲劳,促进骨折愈合等。

(3)身痛逐瘀汤。

1)组成:秦艽 3 g,川芎 6 g,桃仁 9 g,红花 9 g,甘草 6 g,羌活 3 g,没药 6 g,当归 9 g,五灵脂 6 g,香附 3 g,牛膝 9 g,地龙 6 g。

2)功用:活血行气,通络止痛。

3)主治:气血痹阻经络证。肩痛、臂痛、腰痛、腿痛或周身疼痛,经久不愈。

4)用法:水煎服。

5)药理作用:抗炎,镇痛,抗过敏,抑制溶血素反应。

(三)骨质疏松症的非药物疗法

1.物理疗法

物理疗法简称理疗,是应用自然界和人工的各种物理因子作用于机体,以达到治疗疾病,提高机体功能的疗法。

在医学领域中,利用物理因子防治疾病已有悠久历史。早在公元 2 世纪《黄帝内经》中就记载有药熨(温热),浸渍发汗(水疗)等方法。随着科技的进步和现代康复医学的完善,更多的物理因子应用于临床实践,如光、电、波、热、磁、水、力等。在骨质疏松的防治中,物理疗法已成为重要和有效的手段,具有不可替代的作用。

在现代治疗学中,应用物理因子治病的种类繁多,概括起来分为应用天然物理因子和人工物理因子两大类。下面将摘要论述骨质疏松症的常用理疗方法。

(1)天然物理因子

1)日光浴疗法:日光即太阳光,由太阳发出,是地球光线和热能的主要来源,日光浴疗法是应用太阳光来预防和治疗疾病的方法。原理:太阳光中含有大量的紫外线,由于大部分会被大气层所吸收,所以地球表面的紫外线仅占整个太阳光谱的1%~2%,并且都是中长波紫外线,恰好是治疗骨质疏松症的有效紫外线。皮肤内的7-脱氢胆固醇能大量吸收紫外线(波长为275~297 nm),即形成维生素D_3的紫外线B,波长为280~320 nm。波长为320~400 nm为长波紫外线A;波长为100~280 nm为短波紫外线C。不同波长紫外线对人体产生的生物学作用不同,但只有中长波的紫外线才有利于治疗骨质疏松症。因为中长波的紫外线穿透深度为0.1~1 nm,可以达到表皮深层、毛细血管及神经末梢和部分真皮毛细血管层,这种穿透深度能引起机体内光生物化学效应。临床应用时应说明首次剂量,再次照射时应酌情加减。

日照时间地点和量:进行日光浴,以平射光为好。每天上午8~10时,下午3~4时为最佳日照时间。就一年而言,夏季、秋季为好,虽南北不同但原则不变。冬季温度低于20 ℃即不宜裸身户外日光浴,可改为户内进行。在户外宜选择环境幽雅、空气新鲜的草地、海滨、河滩、公园、树林或自家的小院、阳台。

日照量是日光浴应掌握的日照射量,最精确的方法是计测当地当时获得1千卡热量所需要的时间,再根据所需要的治疗剂量换算应照射的时间。但一般很少被人们采纳,因为可变的因素很多,用日照计和气象观测资料的日光照射卡热分钟数表示日照时间,常被各地物理康复医师参照,依此向日光浴提供以下参数:见表10-1。

表10-1 中国不同纬度地区各月份(上午9时,下午5时)所得20.9 J(5 cal)的分钟数

城市	纬度	1月	2月	3月	4月	5月	6月	7月	8月	9月	10月	11月	12月
泉州	25	8.5	6.9	6.0	5.0	4.7	4.6	4.8	5.5	6.6	6.9	8.5	9.0
青岛	35	13.7	10.0	7.3	5.9	5.3	5.1	5.3	5.9	7.4	8.0	12.5	15.1
北京	40	23.8	11.2	7.9	6.4	5.6	5.4	5.6	6.1	7.8	9.8	15.1	20.0
哈尔滨	45	30.3	12.8	8.5	6.8	5.8	5.6	5.9	6.4	11.2	11.2	18.5	27.8

日光浴照射的方法:平时可进行局部照射治疗,户外活动可同时进行,骑自行车上下班时,着T恤衫、短裤、旅游鞋,颜面、颈肩、膝以下、前臂和手都可以进行局部日光浴,30分钟至1小时,每周4~5次,对钙缺乏性骨关节疼、肌肉痉挛、皮肤过敏性皮疹等都有治疗和预防作用。对于经常坐办公室的工作人员,这种日光浴方式最经济有效,节省时间,适应快节奏的现代化的生活方式。

骨质疏松症患者最适合全身日光浴疗法,根据骨质疏松的情况可以采用不同的全身日光浴照射法。骨质疏松性全身性骨钙缺乏症,全身日光浴照射法又可分为三种形式:中心加速法、末端缓进法、间歇渐增法。对不同的骨质疏松钙缺乏的患者,物理康复医师会建议患者具体用何种方法更好些。现将全身日光浴照射法分述如下。①中心加速法:取卧位,第一天照射身体躯干正、背、左、右各20.9 J(5 cal),时间可参照上表,以后每天或隔天增加20.9 J,逐渐增加至每部分125.5~251 J(30~60 cal),连续七次休息一天。25~30天为1个疗程。这种方法适合海滨疗养度假者。日光将改变人体的肤色,照射前可适当涂些防晒油。②末端缓进法:这是一种逐渐增加照射面积的方法,适用于日光耐受性差的患者,但不是日光过敏的患者。第一天照射足部20.9 J(5 cal),第二天照射足部20.9 J(5 cal)后,再照射暴露的小腿20.9 J(5 cal),此时足部为41.8 J

(10 cal),以此类推逐渐增加照射面积和量。第七天达到 146.4 J(35 cal)。③间歇渐增法:这是较缓慢的渐进方法,适合于心脑功能不全的骨质疏松症患者,方法也是从每天 20.9 J(5 cal)开始,渐增到 62.8 J(15 cal)。每增加 62.8～83.7 J(15～20 cal),日光浴者转移到遮阴处,休息 5～10 分钟,再在日光下照射,如此反复达到照射剂量。

日光浴的注意事项:①避免在日光下暴晒。强烈的太阳光中含大量紫外线,紫外线作用皮肤上可造成皮肤的灼伤,表现为皮肤潮红,表皮水泡,常疼痛难忍。故需适当用衣物等遮盖裸露的皮肤,防止灼伤。尽量不要让阳光直接照射皮肤,皮肤长期接受紫外线的照射,可使色素大量沉着,甚至诱发皮肤癌变。因此最好选择在树荫、房檐等地方日光浴,这些地方虽然不能直接接受紫外线的照射,但地面反射的紫外线就可满足产生充足的维生素 D_3的需要了。②在进行全身日光浴照射时必须遵循渐进的原则,先从小剂量开始,逐渐增加照射量至规定的剂量,当然规定的剂量也有个体差异,在照射过程中,如果出现显著变红疼痛,则表示照射量相对过量,或称敏感,应酌情减量或终止照射,如果皮肤红肿、脱皮,是过量造成的灼伤,应避免。③在用日光浴照射全身皮肤治疗骨质疏松症时,如果出现头痛、头昏、恶心、心悸、烦躁、体力下降,应该减少照射或暂停,或稍经休息再开始。总之,日光浴治疗骨质疏松症是一个缓慢的过程,不宜急于求成,否则会事与愿违。④日光浴时要注意保护眼睛,尤其夏季阳光充足,最好准备一副有色眼镜,防止阳光直接射入眼睛,损伤视网膜,造成视力减低甚至失明等严重后果。日光浴多采用卧位施行,为防止直射头部发生日射病,头部必须有遮断直接阳光照射的设备。⑤日光浴前应先在遮阴处做3～5 分钟空气浴,如果气温低于 20 ℃或 20.9 J(5 cal)热量需要 10 分钟以上地区,或有风散热较大,不宜在露天场地日光浴。日光浴前不宜淋浴,当然海滩日光浴在泳后进行是可以的。饭后半小时可以开始,不宜空腹或在行日光浴中睡眠。日光浴过程中,可以进食或饮清凉饮料(如含钙较多的果汁及矿泉水等)。⑥日光浴与运动相结合:如户外散步、慢跑、扭秧歌、跳舞等,这样会更有利于钙的吸收,骨钙沉积。⑦日光浴与补钙相结合:日光浴的同时,多食高钙食物,如牛奶、豆类食品、蔬菜等,这样会有大量的钙被吸收。

2)泥浴疗法:泥浴是把各种泥类物质加温后,涂敷于患部进行治疗的一种物理疗法。因它具有特殊的理化性质,故在传导热疗法中有其独特的作用。泥浴主要通过温热作用、机械刺激作用以及化学物质的复合作用,能够缓解肌肉痉挛,促进机体的新陈代谢,调节骨骼的代谢,产生镇痛、消炎等作用。因此,泥疗对骨质疏松症所引起的腰背及其他部位的疼痛有良好的治疗作用。

进行泥疗的注意事项:①治疗过程中应保持适宜的温度和湿度,注意通风,保证治疗后的冲洗及清洁。②应根据患者的年龄、体质和病情规定相应的治疗范围、温度、时间和疗程,并依据患者对治疗的反应及时调整。③治疗过程中机体失水较多,特别是全身治疗时尤为显著,应准备好淡盐水,以便患者随时饮用,以防水电解质平衡失调。④治疗后应卧床休息 30～60 分钟,当天不宜过多活动,不可做日光浴或游泳。⑤泥疗期间应加强营养,因为泥疗能促进蛋白质和糖的代谢,需在食谱中增加蛋白质、糖及维生素 B_1等。⑥泥疗的效果多在治疗后 1 个月出现,疗效能维持 2～3 个月,故疗程间隔时间不应少于 3 个月,最好是 4～6 个月。泥疗的禁忌证包括急性化脓性疾病,高热患者,严重心、肾疾病患者,进行性活动性肺结核,骨结核,恶性肿瘤,糖尿病,严重动脉硬化,出血倾向,严重的神经官能症,甲状腺功能亢进等。

3)空气浴疗法:空气浴是利用大气的温度、气压、气湿、气流,散射光线和空气中的化学物质等对机体的综合作用,进行防病治病的方法。空气中复杂的作用因素可影响机体所有的感受器,从分子与细胞至器官与整个机体,从周围神经组织至精神情绪都可产生良好的反应。通过系统的空气浴疗法，可锻炼机体对外界环境的适应能力，恢复被破坏了的生理功能，对改善代谢，增强体质，提高抗病能力有着重要的作用。空气浴时一般采用静卧方式进行，即在浴场的病榻上或躺椅静卧，亦可在凉台或露天睡眠的方式；在寒冷的情况下可用活动的方式，即自我进行身体摩擦、体操活动或散步等。裸体状态是接受空气浴的主要形式，有时根据气候条件和患者的耐受性最初可采用半裸体或非裸体逐步过渡，在寒冷的季节亦可非裸体进行。

空气浴的注意事项：①空气浴治疗作用缓慢，需长期坚持。②必须按循序渐进的原则进行，时间逐渐延长，温度逐渐降低，衣着逐渐减少。③随时注意大气变化，如气温、气流急剧变化应设有避风装备，避免风流直接吹来。在室内进行空气浴避免敞开的窗户直接对着患者头部和口鼻。④在空气浴治疗过程中，如患感冒或其他疾病，待治愈后再继续进行。空气浴的禁忌证：体质严重虚弱、重症心血管病、肾脏病。

4）矿泉浴疗法：矿泉浴是指以有医疗作用的矿泉洗浴，达到预防和治疗疾病的一种物理疗法。矿泉的浴用法是矿泉在医疗上应用最普遍的方法。

矿泉浴对机体产生的作用主要如下。①机械的刺激作用：包括水的浮力作用，水的静压作用和水的液体微粒运动对机体的摩擦作用。②温度的刺激作用：包括低温浴的疗效，不感温浴的疗效、温热浴的疗效和高热浴的疗效。③化学成分的刺激作用：主要通过使离子状态的化学成分进入体内与使化学物质附着在体表而产生对皮肤的刺激发生作用。矿泉浴法能通过自主神经作用、肾上腺皮质激素类作用、巯基作用、组胺作用和蛋白作用，对机体产生直接和间接的、近期和远期的效应，从而改善内环境的稳定性和机体与外环境之间的平衡，这些基本效应包括增强适应-调节功能、改善营养-代谢功能、改善机体的反应性、提高机体防御功能、促进机体功能正常化作用、影响药物的作用。对运动系统及神经系统影响较大的矿泉浴主要有硫化氢泉、淡泉、铁泉等。

进行矿泉浴疗法时应注意以下几方面。①入浴时间：饭后 30～60 分钟合适，空腹易引起眩晕、恶心甚至虚脱。饱食后因入浴引起血大量流向体表，会引起胃消化功能障碍。②每次浴疗时间：浴疗时间应依病情、泉质而分，但皆应以患者感到舒适为宜。一般 5～20 分钟。特殊不感温浴可达数小时，10～24 次为 1 个疗程。③浴前注意：浴前休息片刻，排大便；暴怒、失眠、体温升高、月经期、心悸时应停止治疗。④浴中注意：先用矿泉水淋浴全身；两足浸入后再逐渐全身浸入；头部冷湿敷；浴中如出现恶心、心慌、头晕等症状应出浴休息；浴中头颈及心前区应露出水面；出浴时应缓慢坐起，逐渐站起再离开浴池。⑤浴后注意：浴后以毛巾擦干全身，穿上治疗衣，防止感冒；适当补充钠及水分；浴后卧床休息 30 分钟；浴后不要吸烟饮酒。

5）海滩沙浴疗法：利用海滩沙为介质，向机体传热刺激皮肤感受器，达到治疗目的的方法称为海滩沙浴治疗法。海沙对机体的作用主要表现为温热作用和机械作用。治疗方法：待海沙经日光加热至所需温度后，患者躺在沙上，用热海沙撒在除面、颈、胸部以外的全身其他部位。沙的厚度 10～20 cm，腹部薄些，6～8 cm，头部应有遮光设备。开始治疗为 10 分钟，然后可逐渐增加到 30～40 分钟。第一次治疗温度可为 46～47 ℃，以后加到 48～49 ℃，视患者的反应，可加到 50～55 ℃。但不可高于 55 ℃，治疗时间最长不超过 40 分钟，全身沙浴隔天 1 次，每疗程 15 次。海滩沙浴可在海水浴前和海水浴后进行，海滩沙浴可和海滩散步、健身体操及医疗体育配合治疗。海滩沙浴的禁忌证：急性炎症、心力衰竭、高热、肿瘤、虚弱肺结核及有出血倾向的病症。

6）海水浴疗法：海水作为一种物理治疗因子，其来源极其丰富。海水可被看作一种复杂的混合溶液，溶剂是水，溶解质包括盐类、有机物和无机物。按一定的要求，利用海水锻炼身体和防治疾病的方法称为海水浴疗法。海水浴对人体的作用是多方面的，除了水本身的直接作用外，海水的盐类和太阳辐射、空气离子也起一定作用，但主要是温度、化学和由静水压、水流冲击与浮力构成的机械作用。治疗方法分全身游泳法、半身浸入法、浅水站立法、浅水坐浴法。开始时，治疗时间宜短，每次 3～5 分钟，以后逐渐增加，每次不超过 20 分钟。对体弱者，每次 5～10 分钟，可每天 1 次或隔天 1 次，身体情况好者，每天也不超 2 次，两次间隔应大于 4 小时。

海水浴的注意事项：①海水温度高于 20 ℃，当时的气温又高于海水温度 2 ℃以上，风速 4 m/s以下方可进行海水浴。②空腹或过饱时不宜进行海水浴，餐后 1～1.5 小时入浴为宜。③入浴前进行适量的准备活动，可行 5～10 分钟的日光浴或空气浴，轻度活动身体，并用海水做局部冲洗，使机体适应海水。④在进行泥疗、蜡疗和硫化氢浴期间，禁做海水浴，直流电离子导入过后 4 小时方能进行海水浴。⑤在治疗过程中应严密观察浴者的反应，及时调整治疗计划，做好必要的急救措施。浴后应在空气浴处躺卧休息 15 分钟。

(2)人工物理因子。

1)人工紫外线疗法。

原理：紫外线照射皮肤和皮脂腺，使其内含的大量 7-脱氢胆固醇的分子结构苯环第 10 位碳链发生羟基化，生成活性维生素 D_3，在人体内继续参与代谢，转化为活性维生素 D，进而调节钙、磷代谢，促进肠黏膜吸收食物中的钙质，促进骨钙化，使骨矿含量增加，有利于骨生成，因而可以预防和治疗骨质疏松症。

方法：采用全身照射法，具体可分二野法、四野法等。常规二野法操作如下：嘱患者戴墨镜；三角内裤、女性三点式泳服，完全裸露。第一野为光源中心正对正中线，在双股上 1/3 中点连线交点处。第二野为背部正中线臀褶皱处。卧位垂直距离 100 cm，可分为基本进度法、加速进度法和缓慢进度法进行照射。治疗骨质疏松症，首次剂量不宜选用二级红斑量。

人工紫外线疗法的注意事项及禁忌证：①预热灯管 3～5 分钟，稳定后再作治疗。由于电压波动对紫外线的影响很大，最好加用稳压器。②采用紫外线治疗时，最好同时给予足够的钙剂，创造足够的钙供应及良好的钙吸收条件，从而保证正钙平衡，以增加骨矿含量。③在紫外线照射时，工作人员及患者都要防护眼睛，防治电光眼炎。④注意紫外线疗法的生物学敏感性。在所有的理疗方法中，紫外线疗法生物学敏感性差异最为突出。种族肤色的差异，白种人较黑种人敏感；性别年龄的差异，女性比男性敏感，孩子比老人敏感；不同部位的差异，腹部比背部敏感；季节和地区的差异，春季比夏季敏感，高纬度比低纬度敏感。服用磺胺、异丙嗪(非那根)、奎宁、双氢克脲塞等药物，使机体对紫外线的敏感性加强，除需光敏者外，需酌情减量或停药若干日再进行紫外线治疗。⑤治疗剂量要随时调整，首次剂量是关键。治疗骨质疏松症非一日之功，贵在长期坚持。⑥由于患红斑狼疮等胶原病，服用大量激素而造成的继发性骨质疏松症，或因恶性肿瘤、心脏病等长期卧床而致失用性骨质疏松症，或严重紫外线过敏的骨质疏松症患者禁用，因为紫外线疗法会加重原发病。

2)药浴：药浴疗法是在中国传统医学理论指导下，选用天然草药加工制成浴液，熏蒸洗浴人体外表，以达到养生治病目的的疗法。

药浴疗法的作用机制包括了刺激作用和药效作用两个方面：①刺激作用是指洗浴时浴水对体表和穴位的温热刺激或冷刺激、化学刺激和机械物理刺激等。水的温度、静水压力等物理作用，以及水中(水蒸气中)含有微量的无机盐的化学刺激作用，可以通过经络、俞穴将刺激信息传入内脏或至病所，发挥调节或治疗作用，从而达到治病养生的目的。此外，药浴时水的热力可以扩张血管,促进血液循环和新陈代谢,药物中有效成分通过开放的皮脂腺、汗腺等渗透吸收,一些挥发性的药物分子还可以经上呼吸道进入人体。②人们在药浴治疗时,溶液中的药物可以通过透皮吸收,使局部或全身的血药浓度提高,发挥其药理作用,从而产生治疗效果。药浴方是根据不同的病症来选择相应的药物配伍,因而可以产生不同的治疗作用。

中国传统医学认为,肝肾失养,筋脉不通是导致骨质疏松症性腰背疼痛的主要原因。采用药浴治疗骨质疏松症性腰背疼痛时,应以补肝肾、通经络为原则。治疗方法常有:①取 15 g 续断、20 g 杜仲、20 g 枸杞子、20 g 延胡索、15 g 巴戟天、15 g 白芷、15 g 川芎、15 g 归尾,放入锅中,加水煮 15 分钟,取汁洗腰背部,温度应保持在 40～50 ℃,每天 1 次。②取当归、五加皮,没药、青皮、川椒、姜黄、香附子各 15 g,鸡血藤、地苍根 30 g,乳香、桂枝各 10 g。将上述诸药放入锅中,加水煮沸 30 分钟后,取药液先熏洗患处,注意不要烫伤患者,距离 10～20 cm,每次 30～40 分钟,取药液温洗患处 15～20 分钟,每天 2 次,12 次为 1 个疗程。③伸筋草 20 g,牛膝、木瓜、桑枝、乳香、没药、羌活、独活、补骨脂、淫羊藿、萆薢各 15 g,桂枝、桃仁各 10 g。药放入锅中,加水煮沸 30 分钟后,打开锅盖。放到已开有小窗的床底下,蒸气对准小窗。患者仰卧于床上,使症状明显的腰部或背部对准小窗,让蒸气直接熏蒸患部,锅面距离治疗部位 10～20 cm,每次 30～40 分钟,后用药液温洗患部。每天 1 次,20 次为 1 个疗程。④取千年健、刘寄奴、穿山甲各 20 g,木瓜、秦艽、牛膝各 15 g,细辛、荆芥、没药各 10 g。将药放入锅中,加水煮沸 30 分钟后,打开锅盖,放到床底下,患者仰卧于开有小孔的治疗床上,将患部放在小空处接受蒸气浴,锅面距离治疗部位 10～20 cm,每次 30～40 分钟,再用药液温洗患部 15～20 分钟。每天 1 次,15 次为 1 个疗程。

3)蜡疗:是利用加温后的石蜡作为导热体,涂敷于患部的治病方法。蜡疗之所以能用于治疗骨质疏松症,主要是因为蜡疗有良好的透热作用。其热可深达皮下组织 0.2～1 cm,且热容量很大,导热性小,即使温度高达 60～75 ℃,也不致发生皮肤烫伤,而且散热慢,保温时间长,可达2～8 小时。蜡疗可导致局部小血管扩张,具有改善血液循环和缓解肌肉痉挛的作用。随着局部涂敷石蜡温度的下降,体积可逐渐缩小 10%左右,因此,蜡疗对局部又有柔和的机械压迫作用,从而防止组织内淋巴和血液渗出,对关节具有消炎止痛和消肿作用。因此,蜡疗非常适用于治疗关节痉挛或挛缩性骨质疏松症、骨质疏松性骨折、失用性骨质疏松症等。蜡疗有刷蜡法、浸蜡法、蜡饼法等数种方法。每天或隔天 1 次,每次 30 分钟,10～20 次为 1 个疗程。蜡疗可在家中进行。选用 0.5 kg 熔点为 53～56 ℃的医用石蜡,装在铝制或搪瓷茶盘内,用小火使蜡完全融化,然后让其冷却。为使蜡块表层与底层同时凝固,可以向盘内加些冷水,水比蜡重,会沉入盘底。等到表层与底层的蜡差不多凝固后,把水倒掉擦干,在桌上铺一块塑料布,把蜡倒在塑料布内,裹住需要治疗的部位,外用毛毯保温 30～60 分钟,然后把石蜡剥下。石蜡反复使用。

4)刮痧疗法:是一种用光滑扁平的器具蘸上润滑液体刨刮或用手指钳拉患处以达到治病目的一种简单理疗方法,是从按摩、针灸、拔罐、放血等疗法变化而来。刮痧可调节肌肉的收缩和舒张,使组织间压力得到调节,以促进刮拭组织周围的血液循环,增加组织血流量,从而起到活血化瘀、祛瘀生新的作用。出痧的过程是血管扩张渐至毛细血管破裂,血流外溢,皮肤局部形成瘀斑的过程。此等血凝块(出痧)不久即能溃散,而起自体溶血作用,形成一种新的刺激因素,不但可以刺激免疫功能,使其得到调整,还可以通过神经作用于大脑皮质,继续起到调节大脑的兴奋与抑制和内分泌平衡。刮痧对骨质疏松症引起的腰背疼痛有较好的疗效,其方法如下:①将水或麻油涂抹在颈椎、胸椎和腰椎上。②以刮痧板或铜钱、汤匙等器材,从颈椎向胸椎、腰椎方向刮拭,刮痧板与皮肤成45°角，由轻至重，以刮出红色瘀血点为止。③3～5天瘀点消失后，再刮第二次。④痧板要消毒后使用，以避免传染皮肤病。

5）拔罐疗法：是以罐为工具，利用燃烧、蒸气、抽气等造成负压，使罐吸附于施术部（穴）位，产生温热刺激，使局部发生充血或瘀血现象，从而达到治疗目的的一种理疗方法。拔罐器具的种类很多，适合应用的罐具有竹罐、玻璃罐、抽气罐。拔灌疗法具有数千年的历史，它不但具有温经通络、祛湿逐寒、行气活血、消肿止痛等作用，也还有清热泻火的功效，且不同的拔罐方法具有不同的作用。拔罐对于缓解骨质疏松症引起的腰背疼痛症状有较好的作用。骨质疏松症是由于肾虚，“肾主骨”功能衰退而致。腰为肾之府，肾虚则腰痛。素体虚弱，偶遇外邪使腰背部气血、经络不通，疼痛加重。拔罐通过温热和负压刺激有关部位，可以起到疏通经络、调节气血、缓解肌肉紧张的作用，从而达到镇痛的目的。拔罐治疗骨质疏松症性腰背方法是：选择颈、背、腰部的疼痛部位，在火罐口及腰、颈、背部的皮肤上涂一些润滑油，将罐吸附于颈部，手握罐底，使罐沿肌肉、肌腱行走方向沿颈部到腰部或由腰部到颈部来回推移，至皮肤潮红为止，每天1次，10次为1个疗程。

6）敷贴疗法：敷贴疗法又称为“外敷法”，是常用的理疗方法之一。它是将鲜药捣烂，或将干药研成细末后以水、酒、醋、蜜、植物油、鸡蛋清、葱汁、生姜汁、蒜汁、莱汁、凡士林等调匀，直接涂敷于患处或穴位。由于经络有“内属脏腑、外络肢节、沟通表里、贯通上下”的作用，不但可以治疗局部病变，并且也能达到治疗全身性疾病的目的。使用时可根据“上病下取、下病上取、中病旁取”的原则，按照经络循行走向选择穴位，然后敷药，可以收到较好的疗效。

敷贴疗法的方法可选用：①取15 g苍术，12 g黄柏，6 g龙胆草，20 g防己，10 g羌活，9 g桂枝，10 g白芷，10 g威灵仙，适量神曲。将上述诸药共研为末，装瓶备用。用时取20～30 g药末，加适量酒制成药饼，敷贴于症状明显的关节等处的皮肤上，盖以纱布，用胶布固定，每天或隔天1次，7次为1个疗程。②取15 g鸡血藤，20 g秦艽，12 g花椒，25 g杜仲，10 g透骨草，10 g伸筋草，10 g当归，9 g莪术。将上述诸药共研为末，用生姜汁和酒调成稀糊状，敷贴于患者的颈、腰、背的皮肤上，并配合适当的推揉手法。每次20～30分钟，每天1次，10次为1个疗程。③取川椒、桂枝、当归、川芎、防己、独活各15 g，桃仁、三七、乳香、杜仲、没药各10 g，苏木、鸡血藤各30 g。将上述诸药放入3 000 g 50%酒精中，浸泡2周即可使用。用纱布5层浸湿药液，敷贴于患处，再用电吹风加热，旋转移动，使热度均匀。每次15～20分钟，每天1次，15次为1个疗程。④取苏木、鸡血藤、地稔根各25 g，杜仲、续断、菟丝子各20 g，川椒、当归、川芎、鸟不落、羌活、防己、红花、三七、没药各10克。将上述药放入2 500 g 50%酒精中，浸泡2周即可使用。用纱布5层浸湿药液，敷贴于患处，再用电吹风加热，旋转移动，使热度均匀。每次15～20分钟，每天1次，10次为1个疗程。⑤取防风、威灵仙、川乌、草乌、透骨草、续断、狗脊各100 g，60 g红花，60 g川椒，共研细末，每次用50～100 g醋调后装布袋敷于皮肤上，并在药袋上加敷热水袋，每次30分钟，每天1～2次，平均疗程30天。⑥取当归、熟地黄各15 g，川芎、赤芍各12 g，3 g肉桂，25 g葱头。将上述诸药共同捣碎，混匀，炒热，用布袋包裹熨于患者颈腰背部。每次15～20分钟。每天2次，10次为1个疗程。

7）超声波疗法：利用超声波治疗疾病的方法称为超声波疗法。超声波疗法是利用超声波具有的行波场中的与驻波场中的机械效应；热效应；空化作用、弥散作用、触变作用、聚合与解聚作用、改变组织氢离子浓度、对物质代谢的影响等理化效应，使机体局部组织血管扩张、血流加速、细胞膜通透性加强、代谢旺盛、酶活性增强、促进细胞增生、改变微量元素在组织中的分布，促进损伤组织的修复和组织器官功能恢复正常。超声波疗法能刺激骨生长,减轻疼痛症状,对骨质疏松症有一定的疗效。超声波治疗有低强度超声波疗法和高强度超声波疗法两种,理疗科常用的是低强度超声波疗法又称为非损伤性超声波疗法。低强度超声波疗法包括:连续或脉冲式超声波疗法、超声—电疗法、超声药物透入疗法、超声雾化吸入疗法等方法。在正常情况下,按常规剂量与方法治疗,超声波不会引起不良反应的,但如果超声波强度太强,治疗时间过长,疗程太久或机体处于异常状态时,就可以产生下列反应。局部烫伤;红细胞、白细胞下降;胃部疼痛或肢体灼痛;出现失眠、多梦、疲乏无力、情绪不稳等症状。如果出现上述情况,应查明原因,调整治疗强度和时间,或停止治疗。进行超声波治疗的禁忌证:血栓性静脉炎,出血倾向。高热、孕妇下腹部、生殖腺及内分泌部位不能作超声治疗,颅脑及心区慎用。

8)电磁疗法:应用电磁场治疗疾病的方法称为电磁疗法。将电磁技术用于骨质疏松症治疗或辅助治疗无疑是一种创新。很多实验表明某些特定参数的电磁场能够减少或防止骨质疏松症的骨量丢失,还有些实验发现电磁场能明显恢复骨质疏松症患者的骨量。由此可见,电磁刺激在骨质疏松治疗上具有良好的应用价值。主要的方法如下。①磁场治疗:磁贴:小剂量 0.05 T(500 Gs)以下,磁铁块 3~4 枚/周,穴位法或贴敷法;磁床:小剂量,总体面积受磁量 0.08~0.4 T(800~4 000 Gs);热磁:中剂量,磁场强度 0.05~0.2 T(500~2 000 Gs),总受磁量 0.4~0.6 T(4 000~6 000 Gs),20 分钟;By-磁疗:中剂量,每块磁环 0.06 T(600 Gs),总受磁量 0.5 T(5 000 Gs)左右,20 分钟;高旋磁:大剂量,1.2 T(12 000 Gs),调频 35~40 Hz,每天 1~2 小时。②高频治疗:超短波:急性期需无热量 80 mA 或微热量 100 mA,15~20 分钟;微波:20~50 W 或 50~100 W,15~20 分钟。③压电位低频疗法:音频电位治疗:频率 2 000 次/秒,20 分钟;感应闪动电治疗:频率每秒 50~100 次/秒,脉冲度 10 毫秒,断续波,10~15 分钟;干扰电治疗:频率 50~100 Hz,10~20 分钟,0~100 Hz;正弦调制中频治疗:频率 30 Hz,调幅 50%~75%,3~5 分钟;直流电离子导入:现少用,常用交流场效应行离子导入。

2.推拿疗法

推拿古称按摩、按跷、案杌等,是运用手法刺激体表的一定部位以治疗疾病的一种疗法。是中医学的宝贵遗产。远在两千多年前的春秋战国时期,推拿已在我国广泛应用,随着科技的发展和对外交流的进步,推拿作为一种无痛无毒副作用、非损伤性的自然疗法,必将为人类的卫生保健事业作出更大的贡献。

(1)按压类手法。

1)按法。

定义:以手指或手掌面着力于治疗部位或穴位上,逐渐用力下按,按而留之,为按法。其中,用手指按压体表的手法称为指按法;用手掌按压体表的方法称为掌按法。可单手操作,也可双手操作。

功效:具有较好的行气活血、开通闭塞、缓急止痛的功效。

应用:各种急慢性疼痛如项背部疼痛、膝关节酸痛、腰背部疼痛以及头痛。

2)点法。

定义:接触面积小,压力强的按法称为点法。点法为按法的延伸。

功效:具有通经活络、消积破结、开通闭塞、消肿止痛、调节脏腑等功能。

应用:全身各部位或穴位。

(2)摩擦类手法。

1)推法。

定义:术者以指、掌、拳、肘着力于人体的一定治疗部位或穴位上,作单方向的直线移动。临床上分为平推法、直推法、旋推法、分推法、合推法和刨推法六种,其中以平推法应用最多。

功效:具有舒筋通络、理筋止痛、调和气血等功能。

应用:全身各部。以肩背部、胸腹部、腰背部及四肢部为多。

2)擦法。

定义:用指、掌贴附于体表一定治疗部位,作直线来回摩擦运动的手法,称为擦法。其中以掌为着力点的手法称为掌擦法;以大鱼际为着力点的手法称为大鱼际擦法;以拇指或示、中、无名指为着力点的手法称为指擦法。

功效:擦法是一种柔和温热的刺激,可应用于全身各部。在运动系统的应用中具有温经散寒、行气活血、消瘀止痛等功效。

应用:在运动系统中常用于治疗四肢软组织肿痛、关节活动不利等病症,以及肩背部、腰背部风湿酸痛、筋脉拘急等症。

(3)摩揉类手法。

1)摩法。

定义:用手掌或指腹轻放于体表治疗部位,做环形的、有节律的摩动手法称为摩法。以手指着力做环形有节律的摩动手法称为指摩法;以手掌着力作环形有节律的摩动手法称为掌摩法。

功效:摩法刺激柔和舒适,在运动系统中具有行气活血、散瘀消肿的功效。

应用:在运动系统中主要用于腰背的酸痛以及四肢关节的外伤肿痛、风湿痹痛等症。

2)揉法。

定义:用手指的罗纹面、掌根、手掌的大鱼际着力吸定治疗部位或某一穴位,作轻柔缓和的环旋运动,并带动该处的皮下组织一起揉动的方法称为揉法。根据着力部位不同分为大鱼际揉法、掌揉法、掌根揉法、指揉法。

功效:揉法具有疏通经络、温经散寒、活血祛瘀、消肿止痛等功效。

应用:用于全身各部,尤以腰背四肢为多。如肾虚腰痛、腰之横突综合征、四肢关节的酸痛等。

(4)推滚类手法。

1)一指禅推法。

定义:以大拇指端的罗纹面,沉肩、垂肘、悬腕,运用腕部的摆动带动拇指关节作伸屈运动的手法称为一指禅推法。另外,以大拇指偏峰为着力点的称为一指禅偏峰推法;以大拇指指间关节背部桡侧为着力点的称为屈指推法,又称跪推法。

功效:一指禅推法接触面小,功力集中,渗透性强,可适用于全身各部的操作。具有舒筋通络、调和营卫、祛瘀消肿等作用。

应用:主要应用于颈项部、四肢关节部位的酸痛等。

2)㨰法。

定义:㨰法类手法由腕关节的屈伸运动与前臂旋转运动复合而成。根据着力点的不同分为指间关节㨰法、掌指关节㨰法、小鱼际㨰法和前臂㨰法四种。

功效:具有活血祛瘀、舒筋通络、滑利关节、缓解疼痛等功效。

应用:常应用于运动系统和神经系统的疾病,如急性腰扭伤或慢性劳损、颈椎病、腰椎间盘突出症、风湿疼痛、肢体瘫痪、运动功能障碍以及肢体麻木等。

(5)捏拿类手法。

1)捏法。

定义:用指腹相对用力,挤捏肌肤或做捻转挤拿扯提对称用力动作称为捏法。可用二指、三指,也可用五指捏,这主要根据具体的情况而定。

功效:本法用力较轻,刺激柔和,具有舒筋通络、行气活血及正骨作用。

应用:常用于脊背(捏脊疗法)、四肢以及颈项部疼痛等。

2)拿法。

定义:用拇指与四指的罗纹面对称用力内收的手法称为拿法。捏而提之谓之拿。

功效:具有疏通经络、调和气血,以及祛风散寒、开窍醒神的作用。

应用:常用于头部、颈项部、肩背部和四肢等部位疼痛等。

3)搓法。

定义:用手掌面着力于治疗部位或夹住肢体作交替搓揉动作称为搓法。

功效:具有调和气血、疏通经络的功效。

应用:适用于四肢、腰背及胁肋部,以上肢为常用。此手法常作为操作的结束手法。

(6)振动类手法。

1)振法。

定义:以指或掌吸附于治疗部位,作频率密集的快速振颤动作称为振法。根据着力点的不同分为指振法和掌振法。

功效:具有疏经通络、活血止痛的作用。

应用:主要应用于头面部、胸腹部,及肩背部病变。

2)抖法。

定义:用单手或双手握住患肢远端,稍用力作小幅度的、连续的、频率较快的上下抖动称为抖法。

功效:本法是一种和缓、放松、疏导的手法,具有疏经通络、通利关节、松解粘连、消除疲劳的作用。

应用:适用于四肢,以上肢为常用。常用于操作的结束手法。

(7)叩击类手法。

1)击法。

定义:用拳、掌、指以及桑枝击打体表的方法称为击法。根据着力的方式可分为拳击法、掌击法、指击法和棒击法。

功效:具有舒筋通络之效。

应用:头颈、胸背、腰臀、四肢等部位病变。

2)拍法。

定义:用虚掌平稳而有节奏地拍打治疗部位的手法称为拍法。

功效:具有促进气血运行、消除疲劳、解痉止痛等作用。

应用:肩背部、腰骶部以及下肢等部位病变。

3)啄法。

定义:五指聚拢成梅花状,运用腕力,啄击治疗部位的手法,如鸡啄米状而称为啄法。

功效：具有活血止痛、通经活络、开胸顺气、安神醒脑的功效。

应用：头部及胸腹部病变。

4)叩法。

定义：用小指尺侧轻击体表治疗部位的手法称为叩法。

功效：具有疏通经络、消除疲劳、振奋精神的功效。

应用：适用于肩背腰臀以及四肢部等部位的病变。

3.针灸疗法

针灸疗法是在中医理论指导下运用针灸的经络学说及治疗原则、治疗手法来防治疾病的一门学科，有应用广，疗效好，操作简便，适应证广，花钱少等优点。中医理论认为，经络具有联络脏腑，沟通肢节，运行气血，濡养周身，抗御外邪，保卫机体等生理功能。用针灸疗法治疗腰背痛、腰腿痛已有悠久的历史。它通过多种针刺和艾灸的手段，以调整人体脏腑经络气血，达到治疗疾病的目的。

(1)体针。

1)方法1。

取穴：肾俞、委中、阳陵泉、志室、阿是穴、三阴交、太溪。

施术：常规消毒上述诸穴区的皮肤，针刺得气后施平补平泻手法，留针15～20分钟。每天或隔天1次，15次为1个疗程。

2)方法2。

取穴：肾俞、脾俞、足三里、太白、太溪。

施术：针刺得气后施补法，然后留针20分钟后出针。隔天治疗1次，10次为1个疗程，每1个疗程结束后休息5天，再继续第2个疗程，3个疗程后复查结果。

3)方法3。

取穴：肾阴虚者取肾俞、照海、三阴交；肾阳虚者取中脘、气海、命门；气血瘀滞取气海、足三里、三阴交。

施术：针刺手法以补为主，每次施治留针15～20分钟，每天或隔天1次，10次为1个疗程。

(2)耳针疗法。

1)方法1。

取穴：腰椎、骶椎、肾、神门、脾、肾上腺。

施术：在耳郭上找准上述诸穴。严格消毒耳郭，针灸得气后，留针10～15分钟，每天1次，10次为1个疗程，两耳交换使用。

2)方法2。

取穴：子宫、肾、内分泌、卵巢、脾。

施术：取以上耳穴埋针2天，两耳交替；每天自行按压5～6次，每次10分钟左右；30天为1个疗程，休息5天后再进行第2个疗程，共进行3个疗程。

3)方法3。

取穴：肾、脾、腰椎、胸椎、神门、肾上腺、阿是穴。

施术：用王不留行籽或莱菔籽按压在诸穴上，然后用胶布粘压，4天换1次，7次为1个疗程。

(3)灸法。

1)方法1。

取穴：关元、气海、脾俞、肾俞、三阴交、足三里。

施术：每穴施灸5～7分钟，每天1次，10天为1个疗程。

2)方法2。

取穴：阿是穴、腰阳关、肾俞、命门、身柱。

施术：找准上述诸穴，进行隔姜灸，每次每穴灸2～3壮，每天1次，10次为1个疗程。

4.运动疗法

运动疗法是通过肢体的运动和特殊的体育锻炼，来恢复机体整体功能和肢体功能的一种方法，亦称医疗运动、体育疗法或练功疗法。运动疗法在我国有着悠久的历史。自春秋战国时期，所见的诸子百家的书籍中已有记载。如《庄子·刻意》中述"吹呴呼吸、吐故纳新、熊经鸟申"，其意是指通过气功运动等方法使人维持健康。中国最早的经典医著《黄帝内经》，书中也有多处对运动疗法的论述。三国时期的著名医师华佗，对运动疗法尤为重视，他创造了五禽戏体操。在隋唐时期巢元方等所著的《诸病源候论》书中，提及的八段锦、易筋经和太极拳等运动疗法的重要手段和方法，流传至今而不衰。运动疗法在16世纪开始进入较系统的阶段，17世纪开始强调运动对长寿的作用，19世纪后得到了大力的提倡和发展，当今运动疗法已成为现代社会大众化的锻炼方式和系统化的医疗技术手段。随着社会现代化与老龄化进程的加速，人们日常的运动量越来越少，因运动量不足而导致的骨质疏松有上升趋势，尤其老年人表现得更加突出。运动疗法在骨质疏松症的预防、治疗和康复过程中均可发挥积极明显的作用，有着特殊、独到的疗效。并且运动疗法还具有简便性、易行性、经济性、整体性、安全性等优越特点，因此目前运动疗法已成为防治骨质疏松症的基本疗法之一。

(1)体育锻炼的方法：众所周知，运动疗法有提高持久性的耗氧运动和对身体应激很大的无氧运动两类，为维持、增加骨密度应在体育项目中发挥这两方面的优点。目前认为，最适宜的体育锻炼是大量肌群的规律运动，主要方法如下。

1)耐力训练。①步行训练：步行是一种简单而实用的运动项目，日本的佐藤哲认为：步行能有效维持脊柱及四肢的骨盐含量，每天步行少于5 000步则骨量下降，多于10 000步骨量增加不明显，而两者之间成明显的相关性。建议骨质疏松症患者每天步行5 000～10 000步为宜(2～3 km)。②慢跑：慢跑是一项非常有益于骨质疏松症的运动。慢跑能有对骨骼产生有效应力刺激，增加或维持骨成分，防止骨量过多丢失，同时增加肌肉力量，可间接刺激骨骼，同时能较好的防止骨质疏松引起的骨折。慢跑速度掌握在每分钟100～120 m为宜，每次慢跑时间20分钟左右，每天跑步量控制在2 000～5 000 m。③骑自行车：骑自行车是一种眼手身腿并用的全身性运动，对于维持、提高骨密度以及增强身体平衡能力都有一定好处，能有效防止骨质疏松和减少跌倒概率。骑车运动应采用以每小时15千米左右的速度，每次锻炼30分钟左右为好。④游泳：虽然由于水的浮力作用减少了对骨的外加压力，对提高骨密度的效果并不明显，但游泳可有效增进心肺功能，提高机体调节体温的能力，增强肌肉，灵活关节，对维持骨健康也有一定功效。参加游泳锻炼的泳姿势不限制，每次时间不宜过长，速度不宜过快，一般每天锻炼1次，游程以不超过500 m为宜。

另外跳舞、登山、扭秧歌、爬楼梯、门球等，对老年人来说也是较好的运动。

2)肌力训练。①握力训练：每天坚持握力训练30分钟以上，能防治桡骨远端、肱骨近端骨质疏松，适用于中老年骨质疏松症患者。②俯卧撑运动：每天1次，尽量多做，每次所做次数不得少于前一次。本运动能防治股骨近端、肱骨近端、桡骨远端的骨质疏松，适合中青年患者。③背包疗法：这是一种背负背包而行走的运动疗法，以两肩的带子和背包底部的三点为支撑，能够使弯曲的背部矫正过来，减轻腰背疼痛，有效维持骨量。背包重量应根据体力的情况，一般从 1 kg 开始，逐渐增加重量，每次步行 30 分钟，每周最少 2 次。要求行走时尽量注意放松伸展膝盖，脚后跟着地。④伸展或等长运动：本运动的最大作用是增加肌力和耐力，从而使相关部位的应力负荷增加，血液循环改善，骨密度增加。常用的方法有：上肢外展等长收缩，每天 1～2 次，用于防治肱桡骨骨质疏松。下肢的等长收缩，每天 1 次，用于防治股骨近端的骨质疏松。躯干伸肌过伸等长运动训练，可在站位或卧位下进行躯干伸肌群、臀大肌与腰部伸肌群的肌力增强运动，每周 3 次，每次 10～30 分钟，主要防治脊柱骨质疏松。对重度骨质疏松症患者，为避免引起疼痛，可在坐位进行训练。同时，要少做屈曲和等张运动，特别是对脊柱骨质疏松性骨折的患者更为重要。

3)日常静力性体位训练：由于重力(引力)和耐力的双重原因，会加重坐、立、卧等姿势不正确时的骨质疏松症的症状，因此要对骨质疏松症患者进行日常生活的静力性体位的训练。其方法如下：坐或立位时应伸直腰背，收缩腹肌或臀肌，增加腹压，吸气时扩胸伸背，接着收颏和向前压肩，或背靠椅坐直；卧位时应平仰、低枕，尽量使背部伸直，坚持睡硬板床。运动的持续时间、频度、强度等，要因人而异，一般以能够耐受、不出现疲劳为准。

(2)医疗体操：下面介绍一套 GOODMANN 练习法，这套动作分仰卧位和立坐位两部分。仰卧位每天做两回，每回各动作完成 5～10 次。立坐位训练每天做数回。具体方法如下。

1)仰卧位：①患者取仰卧位，上肢上举，置于头部两侧，尽力将上肢向上，下肢向下做伸展动作，同时腹部回收，背肌用力伸展。②双下肢屈曲，背肌伸展，一侧上肢摆动至与躯干呈垂直的位置然后向床面方向用力按压。③双手抱膝，背肌伸展，双腿靠近胸部。④仰卧位，双下肢屈曲，肩关节外展 90°，肘关节屈曲 90°，用上臂向床面用力按压。⑤仰卧位，背肌伸展，做一侧膝关节的屈伸动作。⑥仰卧位，背肌、腹肌、大腿肌肉收缩，背肌伸展。两手、两膝用力向床面按压。

2)立位、坐位：①患者背部靠墙呈立位，上肢上举，尽力做背伸动作。②面对墙呈立位，双脚前后略分开。双侧上肢平举与肩同高，背肌伸展，上肢用力推墙。③双手扶木椅靠背，上身保持正直，背肌伸展，完成膝关节轻度屈曲动作。④维持上身垂直的坐位姿势。

(3)传统功法。

1)太极拳。

定义：太极拳以“太极”为名，以我国古代《易经》哲理为指导思想，即以“太极”哲理为依据，以太极图形组编动作的一种拳法。

功用：太极拳有养神、益气、固肾、健脾、通经脉、行气血、利关节的效用，可治疗神经、循环、呼吸、消化系统及关节、肢体等多种疾病，对年老体弱患者的康复，尤其适宜。

太极拳要领。①神静：排除思想杂念，使头脑静下来，全神贯注，用意念指导动作，神静则血气流通。②含胸拔背，气沉丹田：含胸，即胸略内涵而挺直；拔背，即指脊背的伸展，能含胸则自能拔背，使气沉于丹田。③体松：身体宜放松，不得紧张，故上要沉肩坠肘，下要松腰松胯。肩松下垂即是沉肩，肘松下坠即是坠肘；腰胯要松，不宜僵直板滞，以使气血周流。④全身谐调，浑然一体：太极拳要求根在于脚，发于腿，主宰于腰，形于手指。只有手、足、腰协调一致，浑然一体，方可上下相随，流畅自然。外动于形，内动于气，神为主帅，身为躯使，内外相合，则能达到意到、形到、气到的效果。⑤以腰为轴：太极拳中，腰是各种动作的中轴，宜始终保持中立直立，虚实变化皆由腰转动，故腰宜松，宜正直。腰松则两腿有力，正直则重心稳固。⑥连绵自如：太极拳动作要轻柔自然，连绵不断，不得用僵硬之拙劲，用意不用力。动作连续，则气流通畅；轻柔自然，则意气相合，百脉周流。⑦呼吸均匀：太极拳要求意、气、形的统一谐调。一般说来，吸气时，动作为合，呼气时，动作为开。呼吸均匀，气沉丹田，则无血脉逆胀之弊。

常见太极拳有陈氏、杨氏两种，国家体委编排的简化太极拳二十四式就很适合老年人练习。

2)易筋经。

定义：易筋经是一种动则全身用力，静则全身放松，配合呼吸的动静结合，松紧结合的锻炼方法。

功用：对于年老体弱者来讲，练此功可以防止老年性肌萎缩，促进血液循环，调整全身的营养和吸收，对慢性病的恢复及延缓衰老都很有益处。

练功要求：①以意领气，意守丹田。②做到松静、自然、舒适。③锻炼应循序渐进，持之以恒。④练功的时间、次数、姿势的选择及动作的强度等要因人、因时、因地而异，一般以练功后微出汗为宜。⑤衣服要松宽适度，以免妨碍锻炼和出汗着凉。

功法：易筋经整套功法有十二势，均为立式动作，各有歌诀说明，其名称歌诀如下。①韦驮献杵第一势：立身期正直，环拱手当胸，气定神皆敛，心澄貌亦恭。②韦驮献杵第二势：足趾挂地，两手平开，心平气静，目瞪口呆。③韦驮献杵第三势：掌托天门目上观，足尖着地立身端，力周腿胁浑如植，咬紧牙关不放宽，舌可生津将腭抵，鼻能调息觉心安，两拳缓缓收回处，用力还将挟重看。④摘星换斗势：只手擎天并覆头，更从掌内注双眸，鼻端吸气频调息，用力收回左右眸。⑤倒拽九牛尾势：两腿后伸前屈，小腹运气空松，用力在于两膀，观拳须注双瞳。⑥出爪亮翅膀势：挺身兼怒目，推手向当前，用力收回处，功须七次全。⑦九鬼拔马刀势：侧首弯肱，抱顶及颈，自头收回，弗嫌力猛，左右相轮，身直气静。⑧三盘落地势：上腭坚撑舌，张眸意注牙，足开蹲似踞，手按猛如拿，两掌翻齐起，千斤重有加，瞪睛兼闭口，起立足无斜。⑨青龙探爪势：青龙探爪，左从右出，修士效之，掌平气实，力周肩背，围收过膝，两目注平，息调心谧。⑩饿虎扑食势：两足分蹲身似倾，屈伸左右腿相更，昂头胸作探前势，偃背腰还似砥平，鼻息调元均出入，指尖着地赖支撑，降龙伏虎神仙事，学得真形也卫生。⑪打躬势：两手齐持脑，垂腰至膝间，头帷探胯下，口更齿牙关，掩耳聪教塞，调元气自闭，舌尖还抵腭，力在肘双弯。⑫掉尾势(工尾势)：膝直膀伸，推手至地，瞪目昂首，凝神一志，起而顿足，二十一次，左右伸肱，以七为志，更作坐功，盘膝垂眦，口注于心，息调于鼻，定静乃起，厥功准备。总考其法，图成十二，谁实贻诸，五代之季，达摩西来，传少林寺，有宋岳侯，更为鉴识，却病延年，功无与类。

(王　鹏)

第二节　佝　偻　病

佝偻病是发生于婴儿或儿童时期的骨质软化症。早在 17 世纪 Whistler 和 Glisson 已对其特征进行了准确的描述，但对它的病因，直到 20 世纪初经 Mellanby 和 McColum 的研究，才认识到此病与维生素 D 有关。

骨质软化症的主要原因是由于维生素 D 或其活性代谢物缺乏所致钙、磷代谢紊乱，所引起的骨基质形成后矿化过程发生障碍的一种骨代谢性疾病。因发病年龄不同，骨骼受累的部位不同，在临床上表现为两种不同的疾病：即儿童时期的佝偻病与成年人的骨质软化症。

佝偻病常见于 6 个月至 3 岁的儿童。6 个月以内的正常胎儿，已从母体获得足够的维生素D和钙、磷等矿物质，足以维持其生长需要，很少发生佝偻病。但母体患有骨质软化症时，则胎儿仍可能发生佝偻病。儿童生长最快的时期（7～8 岁男女儿童；女少年 13～14 岁，男少年 15～16 岁），如所需维生素 D 或钙、磷等矿物质不能满足供应时，也易患本病。晚发性佝偻病少见，仅见于长期患腹泻或营养不良的儿童。

一、病因、病理

（一）病因

食物中钙、磷及维生素 D 缺乏或肠道疾病致其吸收不良是常见的病因。紫外线照射不足，亦影响皮肤中的胆固醇转变为维生素 D。

体内维生素 D 的存在形式有两种，即麦角骨化醇（D_2）和胆骨化醇（D_3）。维生素 D_2系皮肤中的麦角醇经紫外线照射后转化而成，自然的 D_2存在于奶粉及人造黄油中。维生素 D_3系皮肤中的 7-去氢胆固醇经紫外线照后转化所得，自然的 D_3存在于鱼类及乳类制品中。

体内维生素 D 的不足可由多种原因造成。概括起来包括：来源不足，吸收不良，利用不佳或消耗过量。具体来说可分为以下几种。

1.来源不足

正常人对维生素 D 的需要量为每天 2.5～5.0 μg，相当于 100～200 IU。维生素 D 为脂溶性物质，食物中常与维生素 A 同时存在。以鱼肝油中含量最高，蛋黄、奶类、黄油及动物脂肪中亦含有。当食物中脂肪类成分过少则造成维生素 D 摄入减少。日常生活中接受日照时间过少的人，会减少皮肤中胆固醇转变成维生素 D 的量，就更需要靠食物中补充维生素 D。钙、磷和镁都是重要的骨矿物质。其中钙和磷尤为重要，若钙和（或）磷不足则骨前质钙化不足，发生佝偻病。维生素 D 不足则肠道对于钙和磷吸收欠佳，从而发生钙与磷不足。就发生营养不良性本病来说，缺维生素 D 是最主要的原因，其次是缺钙，再其次是缺磷。因此佝偻病具有一定的生活方式相关的差异。

2.日光照射不足

日光的紫外线照射皮肤可形成维生素 D_3。由于玻璃也能吸收大部分日光中的紫外线，故室内工作者血中的维生素 D_3和 25-（OH）D 的水平低于室外工作者。不能经常在室外活动的儿童其佝偻病的患病率要比经常在室外活动的儿童 7～8 倍。热带和亚热带阳光充足，佝偻病的发生较温带和寒带少。地理位置与日照量关系密切。东北地区幼儿佝偻病的发病率明显高于华北和西北地区。长江流域佝偻病发病率高于华南。哈尔滨寒冷且日照较少，2～4 月份由于寒冷，儿童到室外活动少，佝偻病活动期在幼童高达 43.5%，随着天气暖和情况好转，9～10 月最轻，11 月以后又渐加重。老年人户外活动较少且日照机会少，日照时皮肤合成维生素 D_3的能力也较低，故老人易有维生素 D_3缺乏。可见，佝偻病亦具有一定的地域性相关的差异。

日光紫外线照射能使皮下生成维生素 D，但从来未发生由于日照过多而发生维生素 D 中毒。这是因为 7-脱氢胆固醇在紫外线的作用下先形成维生素 D_3原，然后在体温作用下维生素 D_3原逐渐转变为维生素 D_3。血浆的维生素 D 结合蛋白与维生素 D_3原结合的能力只相当于与维生素 D_3结合能力的 0.1‰，在 24 小时内约只有 50%的维生素 D_3原转变为维生素 D_3，因此不会有大量的维生素 D_3被转运至肝脏形成 25-（OH）D_3。而且 25-（OH）D_3在肾脏进一步转变为 1α，25-（OH）$_2$$D_3$，又受到甲状旁腺激素分泌量的调节。以上的机制使日晒不可能发生维生素 D 中毒。

3.吸收不良

胃肠部分切除术后，胆盐缺乏，慢性复发性胰腺炎，小肠黏膜病等均可致消化吸收不良；尤其是脂肪吸收不良时钙磷将与脂肪结合成难溶性的皂化物排出体外，维生素D亦溶于脂肪中同时排出。

4.利用困难

肝功能障碍而羟基化作用降低，使 $25(OH)D_3$ 形成障碍，慢性肾衰，胱氨酸病，$1,25(OH)_2D_3$ 形成受损，维生素D依赖性佝偻病患者，其维生素D的摄入阈值增高，需要量大。

5.消耗过量

妊娠及哺乳期钙磷及维生素D需要量增加而营养补充不足。一个胎儿约需消耗母体30 g钙，哺乳期每天有0.3～0.5 g钙从乳汁分泌供养婴儿。抗癫痫和镇静药物可使 $25(OH)D_3$ 迅速分解为无活性的代谢产物；肾病综合征引起 $25(OH)D_3$ 排泄量增加。

体内骨矿化机制，是一个很复杂的生理生化过程，与骨细胞的功能活动有密切的关系。骨矿化过程是钙磷等无机矿物质以一定的形式结合后，按一定方式沉积在骨有机质表面而完成。正常矿化的进行必须具备一定的条件：①骨细胞活性正常；②骨基质合成速率及结构正常；③细胞外液中充足的钙、无机磷等离子环境；④矿化局部适宜的酸碱度(pH 7.6)；⑤钙化抑制剂的浓度范围。上述任一因素发生变化，均可影响骨的正常矿化。近年来的研究证明，成骨细胞的活性在骨矿化过程中起着重要作用。当维生素D缺乏时，骨基质合成减少，骨矿化率降低，矿化迟延时间延长，说明成骨细胞功能衰弱。佝偻病、骨质软化症的各致病因素中，钙、磷及维生素D或其活性代谢物缺乏是成骨细胞功能损害的主要原因。

$1\alpha,25\text{-}(OH)D_3$ 缺乏使钙吸收减少，粪钙大量排出，血清钙降低。肠磷吸收也明显减少，血磷也有不同程度的下降。血钙、磷下降，使骨形成的微环境里，钙、磷的浓度降低，新形成的骨样组织矿化障碍，新骨形成减少。血钙减少，粪钙丢失，使尿钙明显减少，有时可测不出。这是佝偻病、软骨病与其他代谢性骨病不同的特点之一。长期的低血钙，刺激甲状旁腺增生，分泌较多的甲状旁腺激素，甲状旁腺激素一方面作用于肾脏，促进1α羟化酶活动，合成较多的 $1\alpha,25(OH)_2D_3$，另一方面作用于骨细胞和破骨细胞，加速骨吸收，使骨组织释放出更多的钙，以弥补血钙的不足。甲状旁腺激素作用于肾小管，使钙重吸收增加，尿钙进一步减少，使血磷进一步下降。伴甲状旁腺代偿性增生(继发性甲状旁腺功能亢进)的佝偻病、软骨病血钙正常或稍低于正常，血磷明显低于正常，无手足搐搦的临床表现，但有明显的骨骼畸形和骨组织破坏。相反，甲状旁腺增生不良的佝偻病、软骨病患者，骨组织破坏有限，骨钙外移不明显，血钙可显著低于正常，有时可低至1.0～1.25 mmol/L(4～5 mg/dL)，血钙离子减少更为显著，而血磷下降不明显。这种类型佝偻病、软骨病可有明显的手足搐搦。极其严重的患者，尽管有甲状旁腺代偿性增生，骨钙大量外移，也不能弥补血钙下降，这种类型的患者不仅有严重的骨破坏，而且有明显的手足搐搦。

(二)病理

佝偻病和骨质软化症的病理改变，主要发生在骨、软骨和甲状旁腺。骨组织形态计量学检查证明，由于矿化障碍，患者骨中的骨样组织相对体积、表面积及骨样组织小面的平均厚度，均比正常人显著增加。超微结构研究显示，胶原纤维排列异常，说明骨样组织成熟过程也发生障碍。

1.活动期

佝偻病的主要病变为骨骺板的矿化不良。表现为骨骺板的成熟带软骨细胞增殖，排列紊乱，失去正常结构。软骨不能正常矿化，骨样组织形成后大量堆积。软骨细胞柱高度增加，排列密集而不规则，使生长板增厚，横径增大，干骺端向外扩张呈杯口状改变，关节增粗。甲状旁腺表现为代偿性增生。病情严重时，哈佛氏管内也有骨样组织沉积；骨髓腔中血管和纤维组织增多。

2.恢复期

毛细血管自干骺部长入成熟带中排列不规则的、增殖的软骨细胞之间，使软骨周围的骨样组织重新矿化，转化为骨组织。骨髓板厚度逐渐恢复正常。干骺部的骨样组织转变为正常骨小梁。生物力学的作用使骨组织逐渐恢复正常结构和强度，骨骼的轻度弯曲畸形也可获得自行矫正。

二、临床表现与诊断

主要为骨骼畸形、骨痛、骨髓增大和生长缓慢；血钙低者常有手足搐搦。手搐搦，表现为腕向尺侧弯曲，掌指关节屈曲，手指伸直，拇指紧贴掌心。足搐搦，表现为踝屈曲，足趾伸直而向足心略弯。血磷低者可表现肌肉无力。生长速度快的骨骼，钙化不良显著。婴幼儿佝偻病的表现为多汗、夜惊、易激动、皮肤苍白、枕部头发脱落(枕秃)、不喜玩耍；易患腹泻或呼吸道感染；肌张力低下、松弛无力、腹大、气胀和便秘。发育缓慢，囟门迟闭，出牙晚，走路晚，病情严重时不能站立，无力行走。软骨内成骨较膜内成骨生长速度快，是主要受影响者；骨干只在佝偻病十分严重时才受累。骨骼近端与远端生长速度不同，生长快的一端变化显著，故临床所见股骨下端与胫骨上端病变最重。不同年龄、不同发育阶段，骨生长速度不一。发病部位与发病年龄有关。例如，新生儿时期颅骨生长最快，先天性佝偻病主要表现为颅骨软化；1 岁以内，上肢和肋骨生长较快，可出现肋骨串珠，尺骨下干骺端肿大。轻度慢性佝偻病主要是骨骺板生长。严重的佝偻病，膜内成骨不足，常有骨干弯曲。4 岁以前，如能及时治愈佝偻病，畸形大都可自行矫正；若持续到 4 岁以后，畸形将为持久性。某些类型的佝偻病可有继发性甲状旁腺功能亢进的 X 线改变，如掌骨的骨膜下骨吸收。

早期患儿头部增大，囟门迟闭(多超过 1 岁)。前额向外膨出，胸骨隆起，呈“鸡胸”。胸廓沿膈肌附着处向内陷没，形成横沟，即哈里逊沟。肋骨软骨处增大，在前胸两侧形成“串珠”畸形。四肢远端因骨样组织增生，使腕及踝部膨大似“手镯”“脚镯”畸形，下肢待患儿开始行走后，由于较软的长骨受体重压应力，可发生膝内翻或膝外翻畸形。

(一)X 线表现

1.活动期

佝偻病的骨 X 线改变主要在干骺端。骨骺生长板增厚，膨大呈喇叭口状；干骺端边缘模糊，或呈毛刷状，干骺端骨小梁稀疏、紊乱、粗糙；骨骺骨化中心出现延迟，出现后较正常小，边缘不整齐，密度低而不规则；骨质普遍稀疏，密度减低，皮质变薄，可发生病理性骨折；长骨骨干部的横向骨小梁减少，纵骨小梁变细，且因支承力减弱而弯曲，出现膝内翻或膝外翻畸形；弯曲长骨四面的骨皮质常有增厚。病变在生长较快的骨端如桡骨下端、股骨下端和胫腓骨上端最明显。

2.恢复期

经治疗后，由于骨骺板再矿化干骺端出现一致密带，逐渐加宽向骨骺端推进；骨骼区出现环状致密影，逐渐增厚与骨化中心相融合，边缘变整齐，骨骺线逐渐变薄；骨密度和小梁结构逐渐恢复正常，骨皮质又恢复其致密和边缘锐利的特点；一般较轻的骨弯曲畸形也可逐渐自行矫正。

(二)实验室检查

1.血清钙、磷和碱性磷酸酶

血钙略低于正常，一般在 2.0～2.2 mmol/L(8～9 mg/dL)，血磷明显低于正常，多在 0.64～

0.97 mmol/L(2～3 mg/dL),碱性磷酸酶中度升高,常在 10～15 布氏单位(500～750 IU/L)。轻微或早期佝偻病血钙也可在正常范围,病情较严重者或甲状旁腺功能代偿较差者,血钙可显著低于正常,钙离子下降更为显著。血磷下降反映甲状旁腺增生,则血钙下降不明显。

2.尿钙、磷

尿钙减少是佝偻病的重要变化,一般在 12.5 mmol/L(50 mg)左右(24 小时尿钙可达 3 mg/kg,0.75 mmol/kg 体重以下),严重者尿钙不能测出。尿磷变化不一,与磷入量有关。伴继发甲状旁腺功能亢进者,尿磷增加显著。

3.血清维生素 D

直接测定血清维生素 D 及其代谢物是对佝偻病的诊断和疗效观察最理想的手段,且对病因分类有重要意义。但目前尚不能常规应用于临床。

三、治疗

(一)非药物治疗

1.天然日光浴和人工紫外线照射疗法

天然日光浴是治疗佝偻病最经济的疗法,可以替代药物治疗。在理疗科医师指导下,进行紫外线照射治疗,可以不受地点、季节和天气的限制。保健日光灯模拟太阳紫外线光谱中有益于人体的生物效应成分,以弥补冬春季紫外线照射的不足,其辐射强度是将紫外线预防佝偻病的有效性和安全性适宜地统一起来,在不引起机体损伤的前提下,达到预防佝偻病的目的。保健日光灯使用方便,小儿在正常的衣着下,非强制地接受预防,从而免受服药之苦,使用对象不仅限于预防佝偻病,老人、孕妇以及缺乏日光照射的职业人群(如矿工等)都在使用之列。

2.饮食疗法

植物食品维生素 D 含量甚微,动物食品中维生素 D 含量丰富。如肝脏、蛋黄、奶油、鱼肝油、人造黄油等。多食用富钙食物有利于补充机体钙剂量。牛乳和母乳之维生素 D 均不足。故婴儿及儿童宜逐渐给以维生素 D 强化的牛乳或牛奶粉。一般膳食亦常常是钙量不足的膳食。中国城乡居民的膳食只供给 400～500 mg/d 的钙,属于正常量的低水平。如果膳食充足,不易缺乏维生素 D、钙。如有偏食、厌食、食物供应不足或有消化道疾病,则维生素 D、钙的缺乏是常见的。因此,有必要改变偏食等不良生活习惯,补充足够的富含维生素 D、钙的食物,同时积极治疗导致胃肠消化道疾病的各种原发病,调理胃肠道功能,纠正厌食。

3.肢体畸形的处理

患儿有骨痛者应少站立、少走路,以防下肢骨骼发生的压力性畸形。下肢轻微畸形者,随着佝偻病的治愈,畸形多可自行矫正。轻度畸形可用支具矫正。对于轻度的膝外翻畸形,白天可将鞋底内侧垫高,夜间可在双膝间夹软垫后,用高弹力绷带将双膝踝关节相对固定,以增加对股骨内髁骨骺的压力,使其生长速度减慢,从而有利于膝外翻畸形的矫正。同理,对轻度膝内翻畸形,可将鞋底的外侧垫高,夜间可在双踝间夹软垫后,将膝部与踝部分别相对固定。对那些病变尚未痊愈,畸形较轻的膝内、外翻,亦可用手法矫正,或夹板支持,这对 4 岁以下儿童比较适用。由于支架使用时间较长,应密切注意监护,以免因夹板固定不合适而使畸形加重或产生压迫溃疡。

(二)药物治疗

1.钙剂

补钙是治疗佝偻病首要的措施。钙剂需长期服用,一般持续几个月或几年。先补钙,然后再给维生素D,或者同时给药,应该作为常规。否则有手足搐搦的佝偻病患者,由于维生素D使钙进入骨质,血钙下降更显著,加重手足搐搦。成人每天补钙量不应少于1 000 mg/d,儿童每天也应在500~600 mg/d,婴儿每天为30 mg/(kg·d)。严重低血钙、手足搐搦者可静脉补充钙,如10%葡萄糖酸钙10~20 mL,缓慢静脉注射。

药用钙剂有许多种,均为化合物。例如葡萄糖酸钙和乳酸钙每片是0.5 g,由于葡萄糖酸的分子量大,乳酸的分子量小,故葡萄糖酸钙含钙只9%,即0.5g葡萄糖酸钙含钙元素45 mg。乳酸钙含钙18%,即0.5 g乳酸钙含钙元素90 mg,前文述及,中国成人膳食含钙量约400 mg/d,如要达到推荐摄入量之量,则每天要补给钙元素400 mg,这相当于0.5 g的葡萄糖酸钙8.89片,0.5 g乳酸钙4.4片。同理,由于碳酸钙含钙40%,0.5 g的碳酸钙只需2片就含钙元素400 mg。所以钙剂含量越高所服的片数就较少,服药就较方便。有些制剂含钙量少而药价贵,从药物经济学来说不宜于用。

2.维生素D

补充维生素D是治疗佝偻病的重要手段。维生素D_2和维生素D_3抗佝偻病的疗效基本相同。每1 IU维生素D相当于25 ng。鱼肝油每毫升含维生素D_3约100 IU,浓缩鱼肝油含维生素D_3 12 000 IU/mL,鱼肝油兼含大量维生素A。一般佝偻病的治疗剂量:鱼肝油5~10 mL,每天3次。婴幼儿从每次1~2 mL开始,最多不超过10 mL;成人可增加至15 mL,每天3次。浓缩鱼肝油丸,每丸含D_3约1 000 IU,每次1~2丸,每天3次。服用较大剂量维生素D_2或D_3,每天12 000 IU,则以2~3周为1个疗程。如每天进量在1 500~4 500 IU,可以长期服用,大剂量维生素D(如D_2 40万IU,D_3 30万IU)肌内注射可取得同样疗效,每月1次,1~2次为1个疗程。现有多种维生素D新制剂,疗效更好。

3.中药

中医认为小儿佝偻病是由于先天不足,后天失养所致,属虚证,主要累及肾、脾两脏,而致脾、肾亏虚,采用补法治疗。

(1)先天不足型:形体消瘦或虚胖,痿软乏力,起步晚,毛发稀少而枯黄,精神萎靡,易出汗,食欲缺乏,舌淡,苔薄白,脉细。治宜补肾养肝。方用六味地黄丸加减。如有虚火潮热可加知母、黄柏;夜寐不安及夜惊者可加枣仁、夜交藤;自汗者加黄芪、大枣;骨软加杜仲、怀牛膝;齿迟者加骨碎补、补骨脂;发迟者加龟甲、何首乌;立迟者加鹿茸;行迟者加五加皮、牛膝;语迟者加菖蒲、远志。

(2)后天失养型:形体瘦小,肌肉松弛,面色肤色无华,毛发稀疏,厌食,精神萎靡或烦躁不安,夜寐不宁,易惊惕,大便清或秘结。舌淡苔薄白,脉细。治宜调补脾胃。方用补中益气汤加减。若项软天柱不正,合六味地黄丸久服;若食欲缺乏,胃脘不适者加山楂、麦芽、神曲等。

(三)手术治疗

下肢轻微畸形多可自行矫正。若畸形进一步发展,可采用手法折骨,石膏或夹板固定、截骨术来矫正。一般来说,对4岁以下儿童,主要畸形在胫腓骨者,可用折骨术。做折骨术时,应保护胫骨上下端的骨骺,避免在折骨术时损伤。

可将小腿外侧中央放在用棉花垫好的楔形木块上,两手握紧小腿两端,然后用力垂直向下压,先折断胫骨,后折断腓骨,造成青枝骨折,纠正小腿畸形,术后管型石膏固定或夹板固定,待骨折愈合后拆除石膏或夹板,需6~8周。若患儿已超过4岁,骨质已坚硬,或畸形最显著处位于关节附近,或弯曲畸形较重者可行截骨术矫正。膝外翻可作股骨下端截骨术;膝内翻可在作胫骨截骨后不同水平将胫骨斜行截断；髋内翻严重可作转子下截骨术。

四、预防

(1)围生期孕妇应正确补充维生素D,降低新生儿佝偻病患病率。一次性口服或肌内注射维生素D均可改善孕妇及胎儿维生素D的营养状况。尤其是在妊娠晚期,秋冬季节,在我国北方地区和有低钙症状者,更应强调维生素D的应用和补充。维生素D的用量可略偏大,但不宜长期大量服用,以防维生素D中毒。同时鼓励孕妇增加户外活动,多晒太阳,饮食多样化,多食含维生素D及含钙丰富的食物,这样就可以有效地降低新生儿佝偻病的患病率。

(2)提倡母乳喂养,增加日照时间,减少婴幼儿患病率。由于母乳中含钙、磷的比例适宜,有利于婴儿对钙的吸收。此外,母乳中含有水溶性维生素D硫酸盐,这种结合物具有抗佝偻病的作用。因此,大力提倡母乳喂养,及时添加辅食,以保证婴儿对各种营养素的需求是避免佝偻病发生的重要措施。

(3)开展社区佝偻病的防治普及宣传教育工作,加强基层医务人员的业务培训,努力提高对本病的认识及防治水平。同时对家长要强化健康教育,使他们懂得防治知识。

(王　鹏)

第三节　骨质软化症

骨质软化症是发生在骨骺板已闭合的成年人的,因钙、磷和维生素D缺乏所致的骨基质形成与矿化障碍的代谢性骨病。其特点为骨样组织增加,骨质矿化不良而软化,由于软化后的骨骼的生物力学强度下降,因而使脊柱、骨盆及下肢长骨可能产生各种压力畸形和不全骨折。本病的基本性质与佝偻病相同,仅因为发生在成年,骨骼的纵向生长发育未受阻碍而已。多见于居住条件差、环境阴暗和阳光较少的地区,同时饮食中又缺乏钙和维生素D。我国较少见。

一、病因、病理

骨质软化症中医著作中早已有类似的记载:《针灸甲乙经・阴受病发痹论篇》曰:“病在骨,骨重不可举,骨髓酸痛,寒气至名曰骨痹”。《素问・痿论》曰:“肾气热,则腰脊不举,骨枯而髓减,发为骨痿。”从上述“骨痹”“骨痿”之间的关系来看,可以认为是本病病程的二个不同发展阶段。病的初期为“骨痹”,诱因于“寒”,故临床上表现为“骨重酸痛”等症状;进而“邪气”渐深,化寒为热,以至“骨枯髓减”和“腰脊不举”之“骨痿”阶段。病程继续进展,结果则引起骨骼的严重损害甚至畸形。

骨质软化症的基本病理特点与佝偻病是一致的,即正常骨组织被大量骨样组织所取代。但是成年人骨骺已闭合而无骨骺端的改变。主要表现为全身骨质普遍疏松,皮质变薄且柔软。骨小梁纤细甚而可能消失,松质骨内充满血管性脂肪组织。骨小梁常被纤维组织或骨样组织所代替。破骨细胞活跃,骨陷窝扩大,骨髓腔逐渐增宽,哈佛管增大,间充质组织内血管丰富,并有幼稚结缔组织增生。大量致密骨为松质骨所代替,松质骨的骨小梁也稀少、纤细,因而骨的强度大为减弱,以致发生多数压力畸形及病理骨折。近年来以四环素荧光标记测定发现骨质软化症时,骨样组织的厚度多超过 20 μm(正常<13 μm),覆盖率多超过 20%。同时在骨样组织与矿化骨交界面出现宽而不规则的矿化标记带。此外,近年研究还发现患骨质软化症时,骨组织间隙钾浓度可显著减低(正常可高达 146 mmol/L)而经维生素 D 治疗后又可恢复原水平。

二、临床表现与诊断

成人的骨质软化症发病缓慢。早期症状不明显,开始多为骨骼广泛自发性疼痛,以腰痛和下肢疼痛较显著,常时好时犯,劳累时腰痛,休息卧床可以减轻。冬、春症状加重,夏、秋季可稍缓解。育龄妇女可因妊娠和哺乳而加剧。随着病情加重,骨痛发展至全身并剧烈持续,逐渐卧床不起。骨骼可因为受压和肌肉拉力而变为畸形,以下肢及骨盆畸形常见。如颈部缩短胸椎后凸而驼背。腰椎前凸及侧弯,胸廓可因肋骨软化而塌陷,胸骨前突形成鸡胸。双侧髋臼内陷,耻骨联合向前突出,耻骨弓呈锐角,使骨盆出口变成三叶状畸形,造成分娩困难。轻微的外力,可引起病理骨折,多见于骨盆、肋骨、脊柱、股骨颈、转子间或转子下部。如患者可因咳嗽而使肋骨骨折。病理骨折可以重复发生。全身肌肉多无力,少数患者可发生手足抽搐。近侧肌无力也为本病的重要症状之一,其范围因病变而异,常见为小腿,表现为摇摆步态,上楼困难,蹲坐时起立困难。躯干肌无力主要表现为下床困难。轻微肌无力仅为肌僵直感。

骨质软化症的 X 线改变,有三个主要特点:即广泛性骨密度减低、压力性畸形及假骨折线的出现。

(一)广泛性骨密度减低

主要表现为骨小梁和骨皮质模糊不清,极似患者投照时有轻微移动。这是由于骨小梁的边缘和骨皮质新形成的类骨质钙化不全引起,呈“绒毛状”表现。横向骨小梁消失,纵向骨小梁纤细,骨皮质变薄,但不发生骨膜下骨皮质吸收,因而牙周的骨槽板并不消失。

(二)压力性畸形

由于骨骼矿化不良,骨质较正常骨软,由于重力等负荷的影响,可使骨弯曲成各种畸形。最常见的有下肢长骨弯曲所致髋内翻和膝外翻、髋臼内陷、三叶状骨盆。脊椎椎体上下缘凹陷,呈双凹透镜形状,而椎间隙则相对地扩大,与鱼类的脊椎相似,故称鱼椎。有时尚可见椎体的病理压缩性骨折。

(三)假骨折线的出现

常为对称性出现。表现为线状透光带,横过骨骼的一条宽约 0.5 cm。常见部位为股骨颈、耻骨、坐骨、肋骨和肩胛骨盂下部等。Albright 认为此线系应力所造成的不全骨折,已由骨样组织所连接,而钙化不良;Milkman 则认为发生在动脉旁边,故认为可能与动脉搏动有关。此线常发生在骨营养动脉旁,可能与动脉搏动有关或骨钙素,骨营养血管周围骨质吸收较多之故。此线可持续存在数月至数年。此线两端可见骨膜下骨质隆起,治疗生效后,此线即愈合而消失。

实验室检查提示血钙、磷较低而血清碱性磷酸酶则升高。

三、治疗

(一)非药物治疗

食物以动物肝脏、脂肪、蛋类、乳类、海货为佳。多晒太阳。地下作业人员要每天进行日光浴或有指导地进行紫外线照射。卧床不起,久居室内缺乏户外活动者,也要适量补充维生素 D 与钙剂。

(二)药物治疗

钙剂与维生素D治疗参看本章佝偻病治疗项。患慢性腹泻患者应积极治疗慢性腹泻。避免使用妨碍维生素D和钙、磷吸收的药物如液体石蜡、草酸、氢氧化铝凝胶等。

(三)中医治疗

骨质软化症属中医“骨痹”“骨痿”范畴,中医认为本病的发生、发展和“肾气”密切相关。《素问·五脏生成》篇曰:“肾之合骨也,”《素问·逆调论》曰:“肾不生,则髓不能满”,《素问·六节藏象论》曰:“肾者,主蛰,封藏之本,精之处也,其华在发,其充在骨”。说明肾主骨生髓,肾之精气亏虚,引起“骨重酸痛”“骨枯而髓减”导致骨软化症的发生、发展。因此中医对骨软化症的治疗,以滋肾壮骨为大法。

1.肾虚髓枯型

骨重疼痛甚或压痛,关节畸形,形体消瘦,肢体无力,行走困难,纳差,夜寐不宁,舌质暗,苔薄白,脉沉细。治宜滋阴补肾壮骨。方用左归丸加减。疼痛甚者可加杜仲、狗脊;伴潮热汗出,烦躁不安,阴虚火旺者可加黄柏、知母。

2.脾胃亏虚型

面色肤色无华,形体瘦小,肌肉松弛,厌食,精神萎靡或烦躁不安,夜寐不宁,大便溏泻,舌淡苔薄白,脉细。治宜调补脾胃。方用归脾汤加减。若食欲缺乏,胃脘不适者加山楂、麦芽、神曲等。

(四)手术治疗

下肢畸形可采用矫形手术以改正承重力线,以预防骨关节炎,但手术必须在骨骺线消失和疾病治愈或控制后施行,否则畸形复发的机会较多。术后由于卧床,这时会有大量尿钙排出,如仍大量使用维生素D,有发生高血钙可能,以致损害肾脏。所以手术前后应经常检查血清钙、磷和碱性磷酸酶的含量,严格控制维生素D的剂量,必要时停止使用。

(王　鹏)

第四节　成骨不全

本病亦称脆骨病、特发性骨质脆弱、骨膜发育不全、间充质发育不全、遗传性脆骨三联症等,属遗传性结缔组织病,病变除广泛累及骨骼外,其他结缔组织如皮肤、筋膜、肌腱、韧带、动脉、角膜和牙齿也常被累及。本病发病家族史明显,是一种少见的骨疾病。发病率在出生时即能发现者,占出生儿的两万分之一。

一、病因、病理与分类

本病的病因不明,可能与家族遗传有关,多数患者有家族遗传史,但亦有散发患者。本症可见于任何民族,因此并不是特殊少见的疾病。无论哪种临床分型,患者多可有清楚的家族遗传史,仔细追查患者的家族史,对患者的诊断可提供宝贵的线索。但也有从一个患者的家族中找不出其他发病患者的报道。

本病病理表现为肉眼见患者的骨骼疏松、脆弱、细长或弯曲畸形。病骨可有一处或多处病理性骨折。骨折处有骨痂生长，成角畸形、延迟愈合或不愈合，或假关节形成等。长骨干细长、弯曲畸形，骨皮质菲薄，甚至呈蛋壳状。骨膜不规则，干骺端增宽。镜下见周身骨胶原组织缺乏，成骨细胞数量不足，软骨成骨过程正常，钙化正常。但由于成骨细胞数量不足，致使钙化软骨不能形成骨质，因此骨质松脆，皮质菲薄，骨小梁排列稀疏，哈佛系统增宽，抗应力差，极易骨折。

根据本病的发病年龄和病变的严重程度可分为产前型与产后型。产前型又称先天型，产后型又分为早发型与晚发型。

(1)产前型：又称先天型、胎儿型或 Vrolik 型。此型较多见，病变较严重。在胚胎时期因子宫收缩即可引起多发性骨折。有的患者甚至可发生几十处骨折。骨折以四肢长骨和肋骨最为常见，颅骨骨化不全，有时仅呈膜性。因胎儿反复发生多处骨折，因此很难成活，往往形成死胎。

(2)产后早发型：又称婴儿型。婴儿出生后 1 年内，因轻微外伤即可反复发生病理性骨折，骨折后发生畸形愈合或愈合，使患儿身体矮小或呈侏儒形，此型虽较产前型为轻，但若出现并发症时预后亦不佳。

(3)晚发型：又称 Lobstein 脆骨病。患儿于出生后可无任何症状，至 7～8 岁时，患者出现受轻微外伤即可发生病理性骨折，骨折可发生于一处或多处，但较婴儿型为轻。未受累的骨骼亦显骨质脆弱疏松。患者发生骨折的次数随年龄的增长而减少，成年后骨折次数更少。因此，成年以后往往可以活至高龄。

二、临床表现与诊断

本病常有家族遗传史，其遗传率为 50%左右，即患者的父或母亲有脆骨病，其所生子女也有脆骨病的机会为 50%，这是由显性遗传所致。亦可通过隐性遗传基因引起，即父和母均无病，而其子女发病。

(一)临床表现

本病的典型特征是骨质脆弱，容易发生病理性骨折，但骨折后仍能愈合。此症多见于新生儿或婴幼儿，发病愈早，病情愈严重；随着年龄增加，病渐趋缓和。主要症状归纳如下：①常因骨质脆弱引起骨折。胎儿型因子宫收缩反复发生多处骨折，故胎儿很难成活。婴儿型出生后即可发生骨折。骨折次数随患儿的年龄增长而减少。骨折可自行愈合，且可出现畸形愈合。若固定骨折时间稍长，可发生失用性骨萎缩。去除固定又易再骨折，如此形成恶性循环。可出现脊柱侧凸及驼背畸形。②患儿两眼的巩膜呈蓝色，系由于巩膜内胶原减少、变薄，巩膜的透明度增加，使脉络膜色素外露所致。在角膜周围呈白色环。③部分患者可伴有进行性耳聋。④韧带松弛，关节活动性增加。有时出现反复脱臼、发育迟缓、骨骺融合延迟。牙齿、毛发及指甲脆弱。

X 线表现：全身性普遍性骨质密度减低，射线的透过度明显增强。Fairbank 将此病的 X 线表现分为以下 3 种情况。①厚骨型：多见于胎儿型病情较严重的患者。患儿出生后有四肢短小畸形及多次病理骨折，患者的骨骼短粗，厚度增厚；②薄骨型：多见于婴儿型或晚发型，患者的 X 线显示长骨纤细，皮质菲薄，有多处病理骨折及弯曲畸形；③囊肿型：骨骼呈蜂窝状，患肢短缩，弯曲畸形。

骨密度检查表现为骨质密度明显降低，骨矿含量也减低，即表现为整体骨量的低下。

(二)诊断

成骨不全症一般不难诊断，典型者具有骨质疏松和骨的脆性增加、巩膜蓝染、牙质形成不全及早熟性耳硬化等四项主要临床诊断标准。如出现多次骨折及肢体畸形，诊断即可成立。在先天性成骨不全，患儿全身普遍骨质疏松，有膜性颅、身材矮小、长骨弯曲、短肢。这种患儿由于出生时颅内出血，反复呼吸道感染，死亡率极高。某些迟发性成骨不全，直到成人才出现骨折，仅见骨质疏松，诊断有时困难，应引起注意。

（三）鉴别诊断

1.特发性幼年骨质疏松

普遍性骨质疏松，椎体双凹变形或扁平椎，以及脊柱的侧后突畸形和易骨折等，与成骨不全相似；但后者尚有头大，两侧颞骨外突，扁颅底，面小并常呈三角形，蓝巩膜，并有家族性发病史等均与前者不同。

2.弯肢侏儒

其体征性表现是先天性长骨弯曲并可成骨，但不会骨折，亦无其他颅、面部异常。

3.维生素 D 缺乏症

表现为骨密度减低，但无弯曲变形，且干骺端先期钙化带增厚，增白，其下有一骨质疏稀区，称之为"坏血病线"。

三、治疗

（一）预防和护理

对本病的治疗，目前仍无特效对因疗法，有人认为可用丰富的钙与维生素饮食，同时必须广泛利用新鲜空气、光线和阳光。但一般说来胎儿成骨不全预后差。目前防治的重点在于避免损伤，预防骨折的发生，避免或减轻肢体畸形的形成。

由于本病的发病原因与遗传有关，因此对有家族遗传史的患者最好不生育。如已结婚并怀孕，应行产前检查，必要时终止妊娠。对已出生的婴儿，一旦诊断为成骨不全者，必须加强各种护理措施，护理要周到，动作要轻柔，尽量减少不必要的活动，防止发生骨折。一旦发生骨折，应及时妥善治疗。为了防止骨折和弯曲畸形的发生，亦可佩戴充气支架予以保护，此支架用聚氨基甲酸酯 Polyurethane 膜制成，用拉链扣上，压力为 3～4.5 kPa，不影响肢体远端血液循环，对预防损伤后水肿及慢性淋巴水肿有效。

晚发型脆骨病，其骨折次数，可随年龄的增长而减少。成年后则更少，因此这些人往往也能活至高龄。

（二）骨折和肢体畸形的处理

如发生病理性骨折，可根据骨折的部位、程度，应及时妥善按骨折的治疗原则治疗。若骨折有移位，可行手法复位，复位后给予夹板外固定，必要时配合牵引治疗，其骨折多可愈合。对已发生畸形的患者，应视不同情况分别进行处理，如骨折畸形对功能影响不大者，可不必立即施行手术矫正，因这类患者多有再次发生骨折的可能，当再发生骨折时，可在治疗骨折的同时予以矫正畸形。临床上最常见的畸形是患者在发育过程中长骨干细长的弯曲畸形，弯曲程度轻者，可用局部夹板三点加压固定法，并配合手法以矫正弯曲畸形和防止畸形进一步的发展，对弯曲畸形明显者，可施行手法折骨，夹板固定。大腿可施行皮肤牵引，小腿可配合袜套牵引。施行手法折骨时，应保护骨干上下端的骨骺不受损伤。折骨时应用轻柔的力向畸形凸起相反的方向垂直缓慢地用力加压，造成青枝骨折以矫正畸形。因患有弯曲畸形的患者，多伴有局部软组织的挛缩畸形。为了避免血管、神经和软组织的损伤，弯曲较重可分期多次施行手法折骨，逐步矫正弯曲畸形。

对长骨因多次骨折造成严重弯曲畸形，或手法折骨难以矫正畸形者，可采用 Sofield-Milar

截骨术，即在长骨弯曲畸形部位进行多处截骨，内置髓内钉，以矫正畸形，插入髓内针应够长，从一侧骺板过另一侧骺板，一般不致引起生长发育障碍。

（三）中药治疗

成骨不全，中医认为系由先天父母精血亏损，致后天体质衰弱，肾精不足，骨髓不充，脾胃大亏，元阳不振，气血两虚，骨不能正常成长，发育障碍，而致本病。临床经验证明，中药具有振奋元阳，补养气血，改善临床症状，促进骨折愈合，促进机体发育的作用，至于对成骨作用的影响，今后可从骨代谢、骨组织和骨密度检测等方面做深入的研究。中药治疗主要是补肾益髓、培补气血为主。其常见的证型如下。

1.肾精亏虚证

常见骨骼易脆，或发生生理缺陷；听力障碍等。治宜补肾益精，滋阴补肝，方用补肾地黄丸加减。

2.肝肾不足证

常见筋肉痿弱，关节松弛，蓝色巩膜等。治宜养血和血，滋补肝肾，方用壮骨丸加减。

3.脾胃虚弱证

常见胃肠失运，肌肉松弛，生长迟缓等。治宜益脾健胃，方用扶元汤或加味六君子汤。

（王　鹏）

第五节　软骨发育不全

软骨发育不全又称软骨发育不全性侏儒症或胎儿性软骨营养障碍，是最典型最常见的一种侏儒畸形。主要临床表现为不匀称性侏儒：头大，脸小，躯干长，四肢短小，步态摇摆和“O”形腿等。本病女性多于男性，通常在出生后即表现畸形，有明显的家族关系及遗传性。

一、病因、病理

本病病因尚不十分明确，一般属常染色体显性遗传，家庭遗传倾向明显，然而有80%～90%的患者散发在正常的家庭。一种寿命可以正常者多为染色体基因突变，其发生率约为3/1 000 000。另一种多在出生后1年内死亡，有人认为系其因怀孕期羊水过多或羊膜腔过小，以致羊水压力增加造成胎儿缺血或生长发育障碍。也有认为系胎儿整体发育不良，内分泌紊乱所致。

本病主要为软骨内成骨过程发生障碍，以致管状骨骨骺板软骨细胞增殖及成熟不良，不能形成柱状排列，而且成骨基质缺乏，不能形成正常的预备钙化带，因而妨碍管状骨的纵向生长。但骨膜的成骨活动正常，骨的横向生长不受影响，故管状骨较粗较短，由于干骺端的皮质骨不断生长，缺乏松质骨的支持，加上骨骺因骨化不全而变薄，因而骨骺板呈弧形凹陷，干骺部皮质有包绕骨骺的趋势。

患者脊柱高度正常，但椎体的骨化中心比正常小，出现胸腰段后凹畸形，影响腰椎发育，椎体与椎弓过早骨性连结，致连椎体变小和椎管狭窄。

由于颅底软骨内成骨障碍，故颅底短浅。而颅盖骨则过度发育使头颅呈球状畸形。

二、临床表现与诊断

本病男女均可患病，但以女性较多。出生后躯干正常，但四肢短小，躯干和四肢的长度不成比例，直立时手指尖仅能达到股骨大粗隆，而正常人可达大腿上部。骨发育成熟后身高不超过100 cm。肢体近端环形皮沟较多且深。头颅大，有时伴脑积水。前颅突出，鼻根凹陷。患儿智力多正常，偶见迟缓者，周身肌肉发达，生殖器正常。有时合并腭裂。极少数患者合并长骨增厚，皮肤溃疡，心间隔缺损等。手指短粗，伸直后不能互相靠近，形成所谓三叉手，由于腓骨生长超过胫骨，可出现下肢弯曲、膝内翻、足内翻。常见胸腰段后凹畸形，而腰前凸加大。腰椎椎弓和椎体骨性连结太早，第1腰椎以下椎体逐渐变小，椎弓根之间距离缩短，出现下腰椎椎管狭窄，患者在30～40岁以后常出现脊髓马尾神经受压现象，重者可出现截瘫。

X线表现：①面颅小，与颅穹隆的增大不相称。由于构成颅底的蝶骨和枕骨的骨化中心提前闭合，故颅底短。有时尚可因枕骨大孔的狭小而引起脑积水。而颅盖骨则呈现代偿性球状扩大，囟门也可随之扩大，下颌正常，但显得突出。②管状骨短而较粗，尤以肱骨和股骨更为明显，其长度不到正常的2/3。股骨颈短而宽，形成髋外翻，但其直径却接近正常。长管状骨弯度加大，肌肉附着点隆起部明显。骨骺板光滑或不规则，干骺部增宽，呈杯状或臼状，骨骺常被其包绕，骨骺的骨化中心延迟，但出现后增长较快，并可能与干骺提前融合。约有半数患者双手呈“海星”或“三叉”状。③脊柱和骨盆：椎弓的长度均缩短，椎体后缘呈扇形凹陷。椎弓根间距由L_1～L_5逐渐变短，其连线呈漏斗状（正常为“八”字形）；但亦可上下等宽，两侧连线平行（前者约占患者数的2/3）。上部腰椎椎体（L_1、L_2或L_2、L_3）可呈楔形变，并导致此部位持续性腰椎后突，骶骨也变狭窄并后翘。髂骨翼小而变方，髋臼顶呈水平位，坐骨切迹变小，形状如同香槟酒杯。

三、鉴别诊断

（一）垂体性侏儒症

患者身体虽短小，但躯干和四肢的比例相称，患者常有性腺发育不良。

（二）Morguio病

四肢脊柱都短小，椎体呈方状楔变，智力发育正常。

（三）软骨发育低下

其病变通常较软骨发育不全为轻（但严重者两者难以区别）。头颅和面部基本相称，椎体后缘的扇形凹陷较少见，干骺端的改变较轻，两者的遗传形式不同。

（四）佝偻病

躯干与四肢比例正常，患儿有方颅，肋骨串珠，膝内外翻畸形，X线片可见骨质疏松，干骺部扩大成杯状，骨骺板不规则，骨骺边缘模糊等，抗佝偻病治疗有效。

（五）假性软骨发育不全

脊柱的椎弓变短不明显，亦无椎体后缘的扇形变；而常因椎体二次骨骺受累呈现扁平椎。

四、治疗

（一）遗传咨询与预防

软骨发育不全尚无系统治疗方法，由于患者形体上的缺陷承受着躯体和精神的痛苦，行遗传咨询尤为重要。对于散发患者的父母，第 2 胎仍是软骨发育不全的可能性极少。因为该病是常染色体显性遗传，而且 80%～90%为新生突变。软骨发育不全患者与正常人婚配，其后代有 1/2 为软骨发育不全患者的可能性，如果双方均为软骨发育不全患者，其后代 1/4 为正常，1/4 为软骨发育不全的纯合子。1/2 为软骨发育不全杂合子。因此，产前检查是非常必要的。

（二）生长激素的治疗

Shohat 等对 11 例软骨发育不全患者用重组人类生长激素治疗，0.04 mg/(kg · d)，持续一年，治疗期间，平均身高增长速度较治疗前和治疗后半年明显增加，治疗期间为每年(5.1±1.6)cm，治疗前为每年(4.0±1.0 cm)($P<0.01$)，停药后半年为每年(3.1±1.3)cm ($P<0.001$)，没有不良反应。Weber 也对 6 名青春期前的软骨发育不全儿童(2 岁 11 个月～8 岁5 个月)进行治疗，重组人类生长激素 0.011 U/(kg · d)持续一年，3 名患儿从治疗期间身高从每年 1.1 cm 增至 2.6 cm，而其他 3 名患儿未见身高增长，也没有发现不良反应。因此认为生长激素的治疗存在着个体差异。

（三）神经外科的治疗

由于颅基底部软骨内成骨障碍，即枕骨大孔的狭窄及变形而导致一系列神经症状和体征。如下肢神经反射增强，踝阵挛，中枢性窒息，交通性脑积水等。Rimoin 从磁共振成像检查发现多数婴儿有一定程度脊髓受压，随着脊髓受压的自行消失，几乎都能获得正常的神经发育及运动功能，而且解除寰枕交界处延髓受压的枕骨下减压术有一定的危险性，故他和 Pauli 认为该手术指征为：下肢神经反射增强和(或)阵挛，中枢性窒息，枕骨大孔的测量值低于软骨发育不全患儿的平均值。考虑到脑积水的程度往往停止发展，最好不做脑室 - 腹腔分流术。

（四）并发症的处理

当出现胸腰椎后突畸形进行性加重，为防止脊髓受压，可行后路融合术。由于椎管狭窄、椎间盘突出或椎体移位而引起脊髓受压者，可椎板切除减压或髓核摘除术。如果压迫来自前方，可分别行前方减压和后路植骨融合术。病情轻者可及时给予支架保护及加强腰背肌锻炼。膝关节内翻畸形可行腓骨上端骨骺阻滞术或腓骨小头切除术，也可行胫骨截骨垫高矫形术。为了改善身体短小，6 岁后可行胫骨延长术，2 年后再行股骨延长术。

（五）中药治疗

中医学认为软骨发育不全多由先天父母精血亏损，肾精不足，骨髓不充，软骨发育障碍，而致本病。实践经验证明，中药具有填补肾精，益髓壮骨之功能，对改善临床症状，促进机体生长发育，具有良好的作用。中药治疗主要是补肾益髓、填髓壮骨为主。其常见的证型如下。

1.肾精不足证

肾精有促进骨骼生长发育的功能，若先天肾精不足，则骨髓空虚，骨骼发育缺陷，四肢短小畸形，弯曲畸形，痿软难以支撑体重，下肢弯曲等。治宜补肾益精，方用河车大造丸加减。

2.肝血亏虚证

血脉失和，筋骨失去营血濡养，致骨骼生长发育功能障碍，血虚动风，则肢麻、阵挛、筋挛等。治宜养血和血，滋阴补肝。方用补肝汤加减。

（王 鹏）

第六节　畸形性骨炎

畸形性骨炎是James Paget于1876年首次报道，当时认为是一种骨质的慢性炎症，因同时伴有显著的骨骼畸形，因此命名为畸形性骨炎。中医归属于骨痿范畴。本病以成年后原因不明的慢性、进行性骨质软化性改变为特征。100多年来虽有不少研究，其病因仍不清楚。

本病发生有明显的区域性，以西欧及大洋洲澳新地区多见，特别是盎格鲁撒克逊民族尤为多见。中国、日本、印度、中东和非洲少见。本病多发生在40岁以上，男女比例为3∶2，高发地区发病率为3%～4%，且随年龄增长，发病率也增加，80～90岁发病者可多达5%～11%。有家族遗传倾向的占14%。

一、病因病理

（一）病因

畸形性骨炎是一种病因不明疾病，曾认为炎症、遗传性、肿瘤性、血管性、内分泌、免疫性疾病，但一直没有病因证据。在家族调查又提示此病是常染色体显性遗传性疾病，20世纪90年代研究发现其发病与HLA-DR抗原强弱有关，与HLA-D、HLA-9BI5相关，表明与遗传关系密切。近来一些研究人员认为，本病可能与自主神经功能紊乱有关。

1.慢性病毒性感染

对畸形性骨炎的超微结构观察发现破骨细胞的细胞核及细胞质内有典型的包涵体，常位于一个电子密集的核内，可紧密堆积呈微丝状，杂乱地呈平行排列或束状旁结晶排列。偶尔可位于膜上，高倍镜下呈管状结构。位于细胞质者多局限在一个部位，呈不规则分支或膜状索条。这种包涵体不像一般的细胞器，而认为是一种亚黏液病毒的病毒核蛋白的包膜。动物实验已证实，骨细胞的恶性肿瘤与良性增殖都可由病毒引起。有以下论据支持病毒学说：①本病多在40岁以后发病，有较长的潜伏期，呈亚急性临床过程，不发烧，一般只累及一个器官，无急性炎性细胞。②本病的骨破坏与骨形成过程伴以纤维性变，是一种慢性炎症反应，虽然未能从病变处分离出病毒，但不能除外病毒感染。③本病有大量多核破骨巨细胞，可能是多核合体巨细胞的遗留。④本病的发病有一定的地区性。⑤不少患者有家族史。但目前还难以肯定是否畸形性骨炎是一种累及破骨细胞的原发病毒感染，或破骨细胞内的病毒样包涵体仅是全身性骨及血管炎症过程的一部分。

2.遗传因素

畸形性骨炎在某些国家或地区常见，如英国、西欧、东欧和受欧洲移民影响的国家，包括北美、澳洲、新西兰和南非等，而亚洲和非洲撒哈拉地区罕见。其明显的区域性发病及受累家族中多个成员患病，均提示遗传因素在病因上起重要作用。许多年以前就有学者提出这是常染色体显性遗传病。多数报道15%～30%患者有家族史。Siris曾报道一个畸形性骨炎家庭一级亲属中有7人患病，且发现如果患者有明显骨畸形或55岁前被确诊，那么其亲属患病的风险就增加。1997年Gody等通过基因连锁分析发现一个畸形性骨炎家庭的遗传标志D18s42最大重组率达+3.4，而最大重组率>+3为基因肯定连锁。此后Haslam等对8个本病家族的基因连锁分析发现，D18s60 和 D18s42 最大重组率分别为＋2.97 和＋2.95，显然这个值接近＋3，以上研究有力提示畸形性骨炎易感基因定位于染色体 18q21-22，同时发现这个基因易感区相对较大，大约 20 分摩。目前此基因致病机制不明，可能是由于基因突变或受损后增加破骨细胞和其前体对亚黏液病毒等的易感性而致病，或者此基因可能参与提高破骨细胞的活性或促进形成。Haslam 发现西班牙 4 个畸形性骨炎家庭中有 3 个家庭未见 18q21-22 基因连锁，提示本病具有遗传异质性，至少还存在另外的易感基因有待发现。

3.自主神经功能紊乱

自主神经功能障碍，即可引起血液循环的平衡发生紊乱，心脏排血量增加，骨的滋养动脉血量增加，使骨质局部充血引起骨质破坏与骨质新生，使骨组织的结构紊乱，骨质的高转换率使骨小梁骨化不全，而骨皮质被骨化不全的新生骨所代替，出现皮质与骨髓界限不清，骨质疏松，骨强度下降，不能适应日常生活负重的需要，于是逐渐出现骨骼畸形。在缓解期，骨质破坏停止，成骨作用继续进行，骨质逐渐由疏松变脆硬，容易发生病理性骨折。

(二)病理

本病病理表现为肉眼下见骨体积增大，骨骼增厚，表面粗糙，欠光滑，骨膜下有明显的骨质增生，骨髓腔变窄，骨皮质被海绵样骨所代替，骨质疏松，有弯曲畸形。有时骨质很脆，或硬如象牙。

镜下见骨质变化是多样的，在同一病变中，可有不同程度的病理变化，主要是骨质破坏与骨质新生同时存在，这种同时存在的基本变化规律是：①破骨与成骨的比例不同；②骨质破坏与重建的速度不同；③局部病变有时和缓，有时活跃。

畸形性骨炎的发展一般可分为 4 期，即：①活动期或破坏期；②破坏与修复混合期；③静止期或硬化期；④缓解期。

在畸形性骨炎活动期，病变以破坏、吸收为主。局部骨质显著充血，骨小梁变细，哈佛管扩张，骨髓纤维化，可见到纤维性新生骨。因骨内膜、骨外膜均有骨质新生，致骨干变粗，骨髓腔变窄。颅骨内外板界限不清，板障增厚，有时颅骨内外板完全消失，海绵骨构成颅壁，质甚软。

在病变修复期，骨吸收与骨新生相平衡，如修复超过破坏，则囊状区消失，骨皮质增厚可达正常的 2～3 倍。纤维性新生骨小梁表面同时有成骨细胞与破骨细胞，并复以新生的骨样组织，钙化缓慢，为不成熟的纤维性骨，且量多而质差。

在病变硬化期，骨质破坏吸收后，成骨细胞代偿性增生，产生新骨。骨质由疏松变硬化，同时交界处呈蓝染的边缘，恰如多数骨片拼凑而成，即所谓镶嵌结构。

在病变缓解期，骨质无破坏与新生，骨髓变成脂肪性，以后仍可变成破坏性，在同一部位，有时两种变化同时存在。

二、临床表现与诊断

本病好发于中老年人，平均年龄约为 55 岁，40 岁以前较少见，男性多于女性，病变进展缓慢。早期病变多局限于一块骨，累及全身者少见。病变好发于脊柱、骨盆、股骨、颅骨等处，上肢诸骨、胸骨及肋骨受累者少，手足小骨更少。根据受累骨之多少，临床分为单骨型与多骨型两种，以多骨型较常见。病变进展缓慢，早期症状不明显。其主要症状是疼痛与骨质增大、弯曲畸形、病理骨折等。疼痛一般较轻，为酸痛、胀痛或因畸形所致的肌肉肌腱牵扯痛，甚而行动困难，发生病理性骨折或恶性变时则疼痛加重。

病变在下肢长骨时，患肢常有疲劳感。患肢变粗，皮质消失或菲薄，与骨松质及髓腔的界限不清,骨质及为脆弱。局部充血,温度高,因负重或肌肉牵拉发生微细骨折,肢体弯曲或短缩畸形。

颅骨受累时,主要表现为外板增生,板障消失,头颅逐渐增大。由于外板增生,颅内体积常无改变,颅底孔道可变窄,引起颅神经压迫症状,常合并听神经障碍发生耳聋;如视神经受压则可出现失明;如上颌骨及硬腭受累则发生说话、咀嚼及吞咽功能障碍。

脊柱病变常发生在腰骶部,导致驼背及腰背疼痛。因患骨松软、脆弱,轻度的外伤即可发生病理骨折。其发病率为15%~20%,发生骨折后仍能照常愈合。但因患者活动减少,骨质继续吸收,大量钙、磷进入血液循环可并发血钙过多症。如肾脏不及时排泄,可发生转移性钙盐沉着、尿闭等,甚至可致死亡。10%~15%的患者,可发生恶性变。继发为纤维肉瘤、骨肉瘤、软骨肉瘤,或恶性巨细胞瘤等。可为多发性,较一般恶性肿瘤为严重,为本症致死的主要原因。

血钙、磷一般无变化,碱性磷酸酶可因病变范围及活动性的不同而有不同程度的增高,为诊断的重要依据之一。多骨型患者增高较为显著,单骨型患者增加较少或正常,部分患者尿钙可增高。

X线检查显示病变的早期,由于骨质吸收显示骨质疏松,继之有新骨形成。新骨形成有两种表现,即海绵型和无结构型,这两种形态可以单独存在,也可以同时见于同一骨。海绵型比较常见,为骨质粗糙、不规则的线条样,骨干增宽、骨小梁紊乱,失去正常的骨质结构,形成网状。骨皮质被海绵状结构所替代,骨髓腔与骨皮质的境界不清楚。无定型者为广泛不规则的骨质致密,骨的正常结构消失,为均匀一致如粉笔样、颗粒样或灰浆样骨质所代替。颅骨受累时,早期为局限性骨质疏松,先累及外板。疏松区边缘光滑,清晰或不规则,为单发或多发,大小不等,无骨质硬化现象。病变继续进行,颅壁骨质增厚,失去正常结构。并有多发性、大小不等、不规则的棉絮状钙化斑。板障不清,颅骨增厚,外板受累明显,颅底常因骨质软化变形而凹陷,蝶鞍变小不规则。病变发生于脊椎,有时整个椎体受累,呈一致性骨密度增加,椎体不增大。骨盆受累时,多呈海绵型,骨质疏松畸形,有不规则囊性改变及增宽。骨盆入口可呈三角形,股骨头变形,形成髋内翻畸形,病变可累及骨之一部或全部。长管状骨受累时,长骨的改变以负重部位为最明显。下肢较上肢为明显,长骨上端弯曲变粗,骨皮质增厚。骨皮质与松质骨边界不清,骨髓腔变窄或完全消失。

三、治疗

(一)一般处理

本病无特殊疗法,多采用姑息治疗。以对症治疗为主。为防止下肢发生畸形,早期应用支架保护。为防止钙、磷蓄积应给予低钙、磷饮食,并多饮水增加尿量以利钙磷排泄。碳酸镁可提高钙磷的溶解度,减少钙磷潴留,每次5~10 mL,每天2~3次,症状可减轻。也有报道应用氯屈膦酸治疗本症并收到良好效果者。本症的早期有甲状旁腺功能亢进所致的肾上腺皮质功能减退,故使用大量肾上腺皮质激素、维生素C等,均可减轻症状,但很少恢复正常。

(二)药物治疗

最初药物治疗畸形性骨炎是应用普卡霉素,剂量为25 μg/kg,静脉缓慢滴注,每2~3周1次,大部患者治疗后疼痛解除,血清碱性磷酸酶及尿羟脯氨酸下降,但该药因产生许多严重不良反应而停用。20世纪70年代初,开始应用鲑鱼降钙素和第1代二磷酸盐制剂——羟乙膦酸钠;20世纪90年代初,应用第2代二磷酸盐制剂——帕米磷酸钠抑制破骨细胞功能及减少其数量,抑制骨吸收。降钙素用量为隔天或每周3次肌内注射5 μg,治疗8~14天后,骨痛减轻,3~6周骨痛消失。长期应用动物降钙素治疗畸形性骨炎还可发生抗药性,但用合成的降钙素可避免发生。早期使用羟乙酰二磷酸钠，5～10 mg/(kg·d)，口服治疗 3 个月左右临床症状基本消失，可避免手术治疗。目前，通过不断改善药物使得药物不良反应大大降低，临床症状明显改善，血碱性磷酸酶和尿中的羟脯氨酸水平减低≥50%，肠道钙吸收增加，骨钙更新率及骨吸收速度减慢，并有正常新骨形成，继发于骨骼病变的神经功能障碍和心血管紊乱有时可减轻。

其他尚有应用降高血糖素、放射霉素者。如畸形性骨炎合并完全性截瘫患者，经各种治疗无效，采用不同剂量放射霉素 D，患者完全恢复正常，并可下地行走，其血清碱性磷酸酶、血钙及尿羟脯氨酸完全恢复正常。

(三)并发症的处理

影响功能的严重畸形、骨关节炎、神经压迫症状、病理性骨折及恶性变者，则需要手术治疗，严重的下肢畸形需行截骨术。髋关节由于病变或因关节力学改变而继发骨关节炎者可做髋关节成形术或人工关节置换术。椎体病变，骨质膨大、后突而引起神经根或脊髓压迫而出现坐骨神经痛、椎管狭窄甚至截瘫等症状者，必要时需行椎板切除减压术或采取其他相应的手术措施。病理性骨折乃本病常见的并发症，约占 15%的比例，患者可按骨折治疗，且应尽早活动。本病合并病理骨折时，其愈合较迟缓，Dove 报道一组股骨畸形性骨炎 182 例骨折中，其不愈率达 40%，并指出过去许多作者认为畸形性骨炎骨折后一般愈合较好的说法是不恰当的。所以应重视和研究其治疗方法。有恶性变者应行截肢术，按继发性恶性骨肿瘤进行综合治疗。

(四)心理治疗

畸形性骨炎的患者往往伴有心理障碍。美国对 2 000 例畸形性骨炎的患者调查发现，47 例的患者伴有抑郁症。因此我们在给予患者药物或手术治疗的同时，应做相应的心理治疗，以改善其生活质量。由于畸形性骨炎在国内非常少见，国内医师对畸形性骨炎的认识可能不充分。但在临床上我们有时可能遇到骨的病变非常明显，而症状不明显的患者，应该想到该病的可能性。一旦诊断畸形性骨炎，需要严密的定期随访观察，因为 1%的畸形性骨炎患者或有症状的 2%～4%的患者可能继发为骨肉瘤、恶性纤维组织细胞瘤或纤维肉瘤等。向患者解释病情，消除其恐惧心理，早期给予降钙素和二磷酸盐等药物治疗，可有效控制疾病的恶性转化，防止心血管、眼、皮肤、消化道、泌尿道、关节等严重合并症的发生。

(五)中药治疗

中医学认为畸形性骨炎是一种慢性进行性炎性骨病，其特征为骨营养不良致骨变形性畸形。多参照痿证进行辨证论治。

1.湿热浸淫证

肢体痿软微肿，喜凉恶暖，肢体困重，面色萎黄，小便赤，舌苔黄腻，脉濡数。治宜清热除湿，祛邪通络。方用加味二妙散。兼有风邪者，可加用银花藤、海风藤、秦艽、地龙之类。

2.脾胃虚弱证

由于脾胃虚弱，气血生化之源不足，筋骨失养，故肢体痿软变形。症见肢体疲劳困倦，痿软无力，面色无华，食欲缺乏，大便溏薄，舌苔薄白，脉细。治宜益气健脾。方用补中益气汤加减。

3.肝肾亏虚证

病程迁延日久，肝肾精血亏虚，不能濡养筋骨，下肢逐渐痿弱无力，骨骼变形，伴头晕目眩，耳鸣，腰脊酸软，舌红少苔，脉细数。治宜补益肝肾。方用壮骨丸、河车大造丸之类。中成药可用仙灵骨葆胶囊、补肾壮骨颗粒等。

(王　鹏)

第十一章

脊柱疾病

第一节 颈 椎 病

颈椎病是一种常见的颈段脊柱慢性退行性疾病。常在中年以后发病，男性多于女性。本病又称颈椎退行性关节炎、颈肩综合征或颈椎综合征等。它是指颈椎间盘退行性变及其继发性椎间关节退行性变所致脊髓、神经根、椎动脉、交感神经等邻近组织受累而引起的相应临床症状和体征。

中医学关于颈椎病的论述，散见于“痹证”“头痛”“眩晕”“项强”“项筋急”和“项肩痛”等。如《素问・逆调论》说：“骨痹，是人当挛节也……人之肉苛者，虽近衣絮，犹尚苛也，是谓何疾……曰：荣气虚，卫气实也，荣气虚则不仁，卫气虚则不用，荣卫俱虚，则不仁不用，肉如故也，人身与志不相有，曰死”。这里所描述的病症与脊髓型颈椎病相类似。东汉・张仲景《伤寒论》说：“项背强几几，……桂枝葛根汤主之”。清・张璐在《张氏医通》中说：“肾气不循故道，气逆挟脊而上，致肩背痛……或观书对弈久坐致脊背痛”。指出了类似颈椎病的形成原因，同时他还详细地记载了肩背臂痛的辨证施治，为后世治疗颈椎病提供了宝贵的经验。

一、分类

颈椎病按病变部位、范围以及受压组织的不同，分为以下几种类型。

（一）颈型颈椎病

颈型颈椎病作为颈椎病的一个分型目前在国内尚有争议。国内赵定麟、潘之清等人均支持颈型颈椎病这一分型方法，其根据患者表现出来的临床症状，将以颈部症状为主的颈椎病，列为颈型颈椎病。本书也支持这一分型方法，此型虽症状不重，但临床较为常见，可能为其他型颈椎病的前驱表现。

（二）神经根型颈椎病

神经根型颈椎病是颈椎病中最常见的一种分型，约占颈椎病发病率的60%。其临床上可分为急、慢性两种，多表现为受累神经根支配区范围的皮肤感觉异常，肌力减弱，肌肉萎缩及腱反射减弱。

（三）椎动脉型颈椎病

椎动脉型颈椎病的发病率占颈椎病发病率的20%左右，本型颈椎病的症状复杂，变化多端，易与多种疾病相混淆，在椎动脉造影前常难以确诊。该病的发病年龄较其他型颈椎病高，多在45岁以上，而且发病率随年龄的增大有平行上升的趋势，症状亦随年龄增加而日益加重。

（四）交感型颈椎病

交感型颈椎病临床表现复杂多样，多为主观症状，诊断上缺乏特异的客观指标，故先前认为该型颈椎病的发病率较少，随着对交感型颈椎病认识的不断深入，发现其实并不少见，约占颈椎病患者总数的10%左右。以往认为，由于其他病因而引起的头部、肩部、上肢或胸腔脏器等的交感神经紊乱症状，实际上都属这类疾病范畴。

（五）脊髓型

脊髓型颈椎病约占颈椎病总数的10%左右，多见于中老年人，男多于女。本病的症状较为严重，致残率较高，轻者可丧失部分或全部工作及学习能力，较重者可出现四肢瘫痪、卧床不起、影响生活。本型颈椎病发病后多无根性颈椎病样疼痛，且常易和其他疾病相混淆，因而就诊较晚，以致延误治疗时机，故脊髓型颈椎病的早期诊断、早期治疗十分重要。

（六）混合型颈椎病

临床上将具备两型或两型以上颈椎病的临床症状和体征者称之为混合型颈椎病。如神经根型和脊髓型同时存在者可称之为混合型，或椎动脉型与神经根型同时存在者亦称之为混合型，在某些情况下也有三型共存的情况，我们也称之为混合型。混合型临床上不少见，据统计，约占颈椎病总数的20%左右。以交感型合并其他型颈椎病者更为多见。因为混合型颈椎病的症状表现复杂，故诊断、鉴别诊断、临床辨证分型均较困难，因此诊治该病时一定要详细询问病史、仔细查体，以免误诊误治。

（七）其他型颈椎病

临床上除了前面介绍的颈椎病6种分型外（颈型、神经根型、椎动脉型、脊髓型、交感神经型、混合型），还有其他类型的颈椎病，如颈椎椎体前缘骨赘压迫或刺激食管而引起的以吞咽困难为主要临床表现的颈椎病，即食管压迫型颈椎病。目前就食管压迫型颈椎病是否为颈椎病的单独分型，争议仍较颇多。有人认为此特殊类型颈椎病发病较少，往往难以明确诊断，并无显著意义，故不予列入颈椎病的分型。由于这种类型颈椎病临床较少见，对其研究的临床报道不多，临床医师对其的认识也不足，常易导致误诊和漏诊，给患者带来不必要的经济和精神负担。

二、病因、病理

引起颈椎病的原因是多方面的，归纳起来主要有如下方面。

（一）颈椎的退行性变

颈椎间盘、椎体、椎间小关节等的退行性变，是颈椎病发生的主要原因。颈椎间盘因退变而向周围膨出，椎体周围的韧带及关节囊变得松弛，使脊柱不稳定，活动度增大，刺激周围的骨膜和韧带，导致椎体线及小关节部形成骨刺。椎体增生的骨刺可引起周围膨出的椎间盘、韧带、关节囊的充血反应、肿胀、纤维化等，共同形成混合性突出物。如突出在前方一般不引起临床症状。如果是椎体侧方的突出，可刺激压迫椎动脉，造成脑基底动脉的供血不足，产生椎动脉型颈椎病。后外侧的突出物，可使椎间孔变窄，造成颈神经根和交感神经的挤压，而发生神经根型颈椎病。突出物是突向椎体后方，则压迫脊髓，造成脊髓型的颈椎病。

（二）颈部损伤

颈部损伤分急性损伤和慢性劳损两种。急性损伤引起颈椎病的较少见，如颈部的扭伤、挫伤等急性损伤，可使已退变的颈椎间盘和颈椎的损害加重而诱发颈椎病。但暴力所致颈椎骨折、脱位所并发的脊髓或神经根的损害则不属于颈椎病的范畴。

慢性劳损引起颈椎病者为多见，如长期从事缝纫、刻写以及伏案工作的脑力劳动者等。由于长期低头工作，使颈部经常处于一种强制性体位，可引起颈部肌肉、韧带、筋膜与关节等的劳损。平时姿势不良、枕头和睡姿不当亦可造成颈部劳损。颈部软组织的劳损可使颈椎的生理曲度改变，使颈椎间盘的退变过程加速，促进小关节的增生，从而造成压迫症状而发病。

（三）椎动脉本身因素

正常情况下，椎动脉的长度和颈椎的长度相互适宜，双侧椎动脉在颈椎左右横突孔内垂直上行，椎动脉内血流通畅。随着年龄的增长，颈椎间盘发生退行性变，间盘弹性降低，髓核脱水，纤维环变性，使椎间隙变窄。由于诸节椎间隙均变窄，必然使颈椎的总高度缩短，椎动脉相对过长，这不仅破坏了椎动脉本身与颈椎之间原有的平衡，且易出现椎动脉的迂曲，以致血流受阻。随着年龄增长，全身动脉均可有不同程度的硬化，椎动脉亦然，而且由于颈椎的活动度较大，旋转、前屈、后伸动作较多，这些均可使椎动脉常处于受牵拉状态，更加速了其硬化性改变。富有弹性的椎动脉发生硬化后，回缩力减低，再加上椎间隙变窄，便形成了椎动脉的绝对延长。此外动脉的硬化常可导致管腔狭窄，当血管壁上出现粥样斑块时，常可加速这一病理变化过程。上述多种因素的综合，必然会导致椎动脉走行发生弯曲，血流缓慢，甚至受阻中断，导致椎-基底动脉供血不足，而出现椎动脉型颈椎病的临床症状。椎动脉周围存在着丰富的交感神经丛，主要来自星状神经节发出的分支，部分来自颈上和颈中神经节的分支。椎神经伴随椎动脉穿横突孔向上走行并不断发出分支分布在椎动脉形成网状神经纤维，以 C_3、C_4、C_5处分布最为密集。因而此段的颈椎失稳，钩椎关节增生，极易刺激攀附在椎动脉表面的交感神经，引起椎动脉的痉挛。

（四）交感神经因素

颈部的交感神经纤维的节前纤维来自第 1～2 胸髓节灰质的外侧中间柱，节前纤维经脊神经前支发出的白交通支上行，在颈部组成交感神经干，有 3 个交感神经节。颈上神经节的节后纤维到达下位 4 对脑神经、上位 4 对颈神经、颈内动脉神经、颈外动脉神经、咽神经丛和心上神经丛。颈中神经节发出节后纤维到达颈总动脉丛、C_5、C_6神经、甲状腺下丛和心中神经。颈下神经节发出节后纤维到达 C_7、C_8神经。一个颈脊神经内可以有来自两个以上的神经节的节后纤维。交感神经的节前纤维多与一个以上的节后神经元相接触。因此节前神经元的支配范围较广，而且节段水平亦不易测定。这些交感神经节后纤维还在脊神经脊膜支返回椎间孔前参加其内，脊膜支为窦椎神经的一个组成部分，后者还包括躯体感觉神经纤维。窦椎神经供应硬脊膜、椎体后骨膜、椎间盘纤维环浅层、后纵韧带及硬膜外间隙内的血管和疏松结缔组织。因此可以说颈部的交感神经分布十分广泛。颈椎较其他脊椎的活动度都大，活动快速而敏捷，在日常生活中经常使到压迫或牵张，因而颈椎关节易受到外伤和磨损，发生慢性创伤性炎症，而出现颈椎病的症状。颈椎病的病理改变，不但能刺激硬脊膜、躯体神经、椎动脉，表现出相应的症状，亦能直接或反射性地刺激交感神经，出现交感神经紊乱的一系列症状。

（五）软组织因素

颈椎周围的软组织创伤后，结缔组织增生，形成瘢痕，可使椎动脉受压，或可使交感神经受刺激，引起椎动脉血流缓慢，甚至血流受阻中断。颈椎周围软组织的慢性劳损，可使颈深部肌肉产生痉挛收缩，紧张的肌肉改变了椎体间的力学平衡，小关节紊乱使椎间孔变小、椎动脉受压，或刺激局部交感神经，导致椎动脉痉挛。

本病多见于40岁以上中老年患者，肝肾不足，颈脊筋骨痿软是本病发生的内因；颈部外伤、劳损及外感风寒湿邪等是引起本病的外因。

中医学关于颈椎病病因病机的论述，可从如下方面认识。

1.风寒湿侵袭

风为百病之长，寒性收引、凝滞、湿性重着。风寒湿三邪夹杂侵袭颈部筋肉，使颈筋气血凝滞，经络闭阻，筋脉不舒而发生颈项疼痛，此种情况多在睡眠时、颈肩外露，遭受风寒湿邪侵袭而发病。

2.血瘀气滞

由于颈部筋肉急性损伤或慢性劳损，而使颈筋损伤撕裂，血不循经，溢于脉外，瘀阻不行，气机受阻，不通则痛，而发为本病。

3.脾肾虚寒

脾主运化，化生气血，肾主藏精，脾肾之阳气相互温煦，故谓“先天生后天，后天养先天”。脾肾阳虚，虚寒内生，气血生化不足，精血亏虚，筋骨失于濡养，每易遭受风寒湿邪侵袭而使经络闭阻，不通则痛。

4.肝阳上亢

肝为刚脏，主升发，肾主水，肝与肾的关系是肝肾同源，乙癸同源，若素体肝肾亏虚，水不涵木，不能制约肝阳，以至亢逆于上，肝风内动，上扰清空，以致头胀痛、眩晕、失眠。

5.痰浊中阻

肾阳亏虚，阳虚水停，加之风邪侵入，风痰相搏、阻滞经络，或风痰上扰清空，或痰湿阻于中焦，而见头痛、眩晕，或脘闷不舒。

6.气血虚弱

年老体弱或久病劳损以致气血虚弱，不能濡养经筋，营行不利，相搏而痛，肌肉，筋脉失于濡养则可使肩臂麻木不仁，血虚不能上荣可见头晕，面色不华。

7.肝肾亏虚

素体虚弱或年老体衰，肝肾亏虚，筋骨失健，筋弛骨痿，气血不足，循行不畅，或因疲劳过度，或因复遭风寒侵袭，从而导致经络受阻，气血运行不畅，筋肉僵凝疼痛而发病。此为本虚标实之证。

三、临床表现

（一）颈型颈椎病

多见于青壮年，也可见于个别的中老年。颈部酸、胀、痛不适，自觉有头部不知放在何种位置好的感觉。颈部活动受限或强迫体位，肩背部僵硬发板。部分患者可反射性地出现短暂上肢感觉异常，咳嗽、喷嚏时疼痛加重，麻木不加重。

颈部僵直，患者颈部多呈“军人立正”姿势，颈椎活动受限，椎旁肌、斜方肌、胸锁乳突肌有明显压痛，患椎棘突间亦有明显压痛。椎间孔挤压试验及臂丛神经牵拉试验均为阴性。

X线检查：颈椎生理曲度变直，椎间关节失稳，出现“双边”“双突”等征象。

（二）神经根型颈椎病

30岁以上发病，起病缓慢，病程较长，可因劳累，损伤而急性诱发。多见于C_5、C_6，C_6、C_7椎间。颈肩臂疼痛，可为持续性隐痛或酸痛，也可为阵发性剧痛，或为针刺样、烧灼样疼痛。咳嗽、喷嚏等腹压增高的动作可使疼痛加重。下颈段的病变可出现肩臂手沿神经根分布区的疼痛和麻木，疼痛多呈放射性。感觉障碍与根性痛相伴随，以麻木如隔布样，感觉过敏或感觉减弱等为多见。与受累神经根支配区范围相一致。病程较长者可有患肢肌力减退，握物不稳。如同时伴有交感神经损害，可出现患侧手指肿胀，头痛、眼痛、出汗等症状。

颈肌紧张，颈部变直，常处于某一保护体位，被动、主动活动均受限，颈后伸时易诱发出现疼痛。病变节段之颈椎棘突及棘突旁压痛明显，甚至可出现放射痛。斜方肌、冈上肌、冈下肌、菱形肌等处可找到压痛点。严重者患肢肌力减退，肌张力降低，肱二、三头肌腱反射，桡骨膜反射减弱。

1.椎间孔挤压试验

出现颈痛及肩臂放射痛者为阳性。

2.臂丛神经牵拉试验

出现神经根性痛及放射痛者为阳性。压头试验阳性：患者端坐，头后仰并偏向患侧，术者以双手掌放于头顶部，依纵轴方向施加压力时，出现颈部并向患肢放射者为阳性。

3.X 线检查

正位片可见钩椎关节增生。侧位片可见颈椎曲度变直，或反张，或椎节不稳，出现双边、双突影。项韧带钙化，椎间隙变窄。椎体后缘骨质增生。斜位片可见钩椎关节增生，椎间孔变窄、变形、关节突关节增生。

4.CT 检查

可清楚地显示颈椎椎管和神经根管狭窄，椎间盘突出及脊神经受压情况。

5.磁共振成像检查

可以从颈椎的矢状面、横截面及冠状面观察椎管内结构的改变，对脊髓、椎间盘组织显示清晰，但压迫神经根的突出物小，有时不如 CT 清楚。

6.神经肌电图检查

受累的神经根支配肌节可出现低电压、多相运动电位等。正中神经尺神经的传导速度可有不同程度降低。颈椎退变增生的节段不同，受累的神经根亦有所不同，临床上最常见的是 C_5、C_6 和 C_6、C_7 节段。

（三）椎动脉型颈椎病

头痛、头晕常可因颈部的突然旋转而加重。头痛多偏一侧，并有定义意义，以颞部多见。疼痛多为跳痛、胀痛。头晕较为多见，可伴有耳鸣、耳聋等迷路症状。猝倒：突然发作，当在某一体位转动颈部时，肌张力突然消失而跌坐在地。随后清醒，可立即站起，意识清楚。自主神经紊乱症状：恶心，呕吐，多汗或无汗，流涎，心动过缓或心动过速，胸闷，胸痛，或 Horner 征阳性；视力减退，视力模糊，或失明；发音不清，吞咽障碍，喝水返呛，声音嘶哑；神经衰弱，记忆力减退。严重者可出现锥体束受累症状和共济失调的表现。

颈肌紧张、痉挛。病变椎体节段处棘旁可有压痛。颈部不敢活动，否则会使头晕、头痛明显加重。若病变累及脊髓或神经根时则会出现相应的体征。斜方肌及胸锁乳突肌痉挛发硬。旋转试验可加重患者的头晕、头痛症状。

1.X 线检查

侧位片较重要，可见椎间关节增生，椎间隙变窄，颈曲变直或反张，椎间节段失稳。正位片可见椎体棘突偏歪向一侧，斜位片可见钩椎关节增生、椎间孔变窄、变形。注意要常规摄张口位片，观察寰枢椎是否有移位。

2.经颅多普勒检查

可见椎-基底动脉供血不全或障碍的表现，对本型颈椎病的诊断有重要意义。

3.椎动脉造影检查

可由肱动脉或股动脉插管，插到椎动脉处注入造影剂。如见椎动脉扭曲、狭窄(骨赘压迫)，可考虑手法治疗。椎动脉造影多用于手术前定位。

4.脑血流图检查

对椎动脉型颈椎病的诊断有参考价值。多在颈椎自然位置和转颈位置分别检查，如出现主波峰角变圆、重搏波峰低或消失，主波上升时间延长，波幅降低则可提示椎-基底动脉区缺血性改变。

5.脑电图检查

脑电图检查对椎动脉型颈椎病的诊断意义尚在探索研究阶段。有报道说本病 80%有低电压活动，并可在颞部见到转移性慢波及小尖波。

(四)交感神经型颈椎病

颈部脊髓没有交感神经细胞，所有的交感纤维都是从胸部上升来的。颈脊神经无白交通支，而仅以灰交通支与交感神经节相连。本型的发病机制尚不太清楚，一般认为各种结构颈椎病变的刺激可通过脊髓反射或脑、脊髓反射而产生一系列交感神经症状。

交感神经型颈椎病是以交感神经兴奋的症状为主，如头痛或偏头痛，有时伴有恶心、呕吐。颈部疼痛，患者常诉说有脖子支持不住自己头部重量的感觉。眼部的症状表现为视物模糊，视力下降，眼窝胀痛，流泪，眼睑无力，瞳孔扩大或缩小。常有耳鸣、听力减退或消失。还可有心前区痛、心律不齐、心跳过速和血压升高等心血管症状。如为交感神经抑制症状，主要表现为头晕、眼花、流泪、鼻塞、心动过缓、血压下降及胃肠胀气等。

头颈部转动时颈部和枕部不适与疼痛的症状可明显加重。压迫患者不稳定椎节的棘突可诱发或加重交感神经症状。

X 线检查除显示颈椎常见的退行性变外，颈椎屈、伸位检查可证实有颈椎节段不稳，其中以 C_3、C_4椎间不稳最常见。

CT、磁共振成像等检查结果与神经根型颈椎病相似。

(五)脊髓型颈椎病

多见于中年以上的患者，有颈部慢性劳损的病史，或落枕病史，或颈部外伤史。颈部症状不多，或仅有轻微的颈部不适。多先表现为一侧或两侧下肢麻木、无力、双腿沉重发紧、步态不稳、笨拙，行走时有踏棉感。继而表现为一侧或双侧上肢麻木、疼痛无力、握力减退、持物易坠，不能完成精细动作，如扣纽扣，夹花生米等。颈部发僵，颈后伸时上肢或四肢窜麻。胸、腹部或骨盆区有束带感。严重者行走困难，二便失禁或尿潴留，甚则四肢瘫痪，卧床不起。部分患者可表现出交感神经症状，如头晕、头痛、半身出汗。

颈棘突或棘突旁压痛，颈后伸、侧、弯受限。下肢肌张力增高，肌力减退。躯干部有感觉障碍，但不规则，临床上不能按感觉出现障碍的水平定位病变节段。下肢多有感觉障碍。生理反射亢进：肱二、三头肌腱反射，桡骨膜反射，跟、膝腱反射均亢进。病理反射阳性：如 Hofman 征阳性，踝阵挛、髌阵挛阳性，巴宾斯基征阳性，Chaudack 征阳性。浅反射如腹壁反射，提睾反射多减退或消失，肛门反射常存在。部分患者可出现感觉分离，即同侧触觉，深感觉障碍，对侧痛、温觉消失但触觉正常。此多在脊髓半侧受压而引起的 Brown-Sequard 综合征中出现。

1.X 线检查

颈椎正侧及双斜位片可见颈椎曲度变直或向后成角，多节椎间隙狭窄，椎后缘骨质增生，钩椎关节增生致椎间孔变窄，项韧带钙化。侧位片上椎管矢状径与椎体矢状径比值小于 0.75，可认为有椎管狭窄。椎管正中矢状径数值多在 13.0 mm 以下。

2.CT 检查

可见椎体后缘骨赘，或后纵韧带骨化、黄韧带肥厚或钙化，颈椎间盘突出。测量椎管正中矢状径，数值<10.0 mm，提示椎管绝对狭窄，脊髓受压。

3.磁共振成像检查

磁共振成像对颈椎间盘退行性变以及脊髓受压迫程度均能较清晰的显示。T_2加权像可见间盘髓核信号减低，突入椎管、硬膜囊受压，出现压迹。在 T_1 下加权矢状和轴状面上，均能清晰地显示脊髓受压程度，硬膜囊变形和蛛网膜下腔狭窄情况。长期脊髓受压，T_1 加权像上表现为低信号，在 T_2 加权像上表现为高信号或局限性高信号灶。此外，磁共振成像亦能显示骨质增生及神经根和椎间孔改变。

4.脊髓造影

可以了解脊髓受压的部位和性质。

5.腰椎穿刺

多显示蛛网膜下腔完全梗阻或部分梗阻，提示脊髓有受压现象，但不能定出受压部位和原因。注意排除假阳性及假阴性结果。

(六)混合型颈椎病

多见于中老年人，体力劳动者多见。具有两型或两型颈椎病的症状体征(具体表现见前述各型颈椎病的临床表现)。X 线检查可见颈椎广泛骨质增生、椎间隙变窄、钩椎关节增生，椎间孔变窄，或椎体节段失稳、项韧带钙化等。必要时可行 CT、磁共振成像、椎动脉造影，经颅多普勒等辅助检查。

(七)其他型颈椎病

吞咽困难。①轻度：仰头位时吞咽困难明显，低头时减轻。当吞服硬质食物时更加困难，有的可表现为食后胸骨后有烧灼感和刺痛感。②中度：不能吞食硬质食物，只能吞食软质食物，或流食、半流食。③重度：只能进食牛奶、豆浆、水等液体。颈部肌肉酸痛、紧张。或伴有神经根型、椎动脉型、脊髓型或交感型颈椎病的表现，尤其以交感神经紊乱症状较为多见。

X 线检查：颈椎侧位片可见颈椎椎体前缘有典型的鸟嘴样骨赘，或相连形成骨桥。好发部位多在 C_5～C_6 间隙。钡透可清晰地观察到食道受压狭窄的程度及狭窄的部位。一般情况下 X 线即可确诊无需做 CT 和磁共振成像检查。

四、治疗

治疗颈椎病的方法很多，可根据类型、病情轻重、病程长短以及患者的健康状况来进行选择。

(一)非手术疗法

1.中药治疗

(1)中药内治法。

1)风寒湿证：表现为颈肩臂疼痛，麻木，颈部活动不利、僵硬，恶风寒，无汗，全身发紧、口不渴。舌质淡红，苔薄白，脉弦紧。治宜祛风散寒除湿，通络蠲痹止痛。方用蠲痹汤加减。如寒湿偏盛可加熟附子 10 g，若上肢麻痛较重可加蜈蚣 2 条、全蝎 3 g，以通经络。

2)气滞血瘀证：表现为头颈、肩背、上肢麻木，疼痛，多为刺痛，痛有定处，夜间加重。或有手部大、小鱼际肌萎缩。可兼有面色不华、倦怠少气。舌质紫暗，或有瘀点瘀斑，脉弦涩或细涩。治宜活血行气，通络止痛，方用身痛逐瘀汤加减。如兼有面色不华、倦怠乏力症状者可加党参 10 g、黄芪 15 g、白术 15 g、茯苓 15 g。如病久不愈，肢麻较重者加全蝎 5 g，蜈蚣 3 条，以加强通络之功。

3)脾肾虚寒证：表现为颈部冷痛，肩臂麻木，窜痛，颈部僵硬发板。四肢不温，畏寒喜暖，疲乏无力。舌淡胖，苔薄白，脉弦细弱。治宜温阳益气，舒筋活络，行气止痛，方用黄芪桂枝五物汤加减。若兼有气虚头晕者可加天麻 15 g，若肾阳不足明显者可加狗脊 15 g、鹿角胶 10 g。若麻痛甚者可加制草乌 10 g、全蝎 5 g 以加强通络止痛的功效。

4)肝阳上亢证：表现为眩晕，耳鸣，头痛，听力下降，失眠多梦，面红，目赤，性情急躁易怒，腰膝酸软，肢麻震颤。舌红少津，脉弦细。治宜平肝潜阳，活血通络，方用天麻钩藤饮加减。若肝火旺，口苦，咽干者可加川楝子 15 g、麦冬 12 g、菊花 12 g。若肾阴虚明显可加黄柏 12 g、知母 20 g、玄参 15 g。若眩晕、耳鸣较重可加牡蛎 15 g、代赭石 12 g。

5)痰浊中阻证：表现为头重头晕，恶心，泛泛欲呕，肢倦乏力，胸脘痞闷，纳呆，甚则昏厥猝倒。舌淡，苔白厚腻，脉濡滑。治宜燥湿化痰，通络止痛，方用二陈汤加减。若恶心重者可加代赭石 15 g，降逆止呕。若郁久化热，痰热明显者加郁金 15 g、黄芩 12 g。若失眠多梦者可加莲子肉 15 g、夜交藤 15 g。

6)气血两虚证：表现为头晕，目眩，面色苍白，身疲乏力，四肢倦怠，心悸气短，舌质淡，苔薄白，脉细无力。治宜益气养血，通络止痛，方用归脾汤加减。若兼有寒象者可加熟附子 5 g、肉桂 10 g；心悸明显者可加五味子 10 g、麦冬 15 g；兼有气虚血瘀者可加桃仁 15 g、红花 15 g、葛根 15 g、丹参 15 g。

7)肝肾亏虚证：表现为颈肩臂疼痛，麻木，可向臂、手部出现放射痛。颈部活动不利症状，可因劳累或寒冷后而加重，可同时兼有腰酸膝软、头晕眼花、耳鸣、耳聋、倦怠乏力的症状。舌质暗红，脉沉细弱。治宜补肝益肾，宣痹止痛，方用芍药甘草汤加减。若兼有寒湿症状可加熟附子 5 g、肉桂 10 g。气虚明显者可加黄芪 15 g、党参 15 g。

(2)中药外治法。

1)贴法：具有活血化瘀，通络止痛，祛风散寒的中药外贴患处对各型颈椎病均可起到较好的辅助治疗作用。因其可改善局部肌肉痉挛，促进血液循环，缓解局部症状。

狗皮膏、麝香壮骨膏、风湿止痛膏等外贴颈部病变节段处的皮肤。

颈痛贴膏(经验方，羌活 15 g，独活 15 g，秦艽 12 g，桑枝 12 g，川乌 20 g，草乌 20 g，桂枝 15 g，徐长卿 15 g，白芍 20 g，五加皮 15 g，刘寄奴 20 g，乳香 15 g，没药 15 g，伸筋草 25 g，透骨草 20 g，川椒 10 g，海桐皮 15 g，上述诸药，共为细末，以饴糖调匀)外贴于患处，若寒邪较重加细辛 10 g、附子 10 g。

伸筋活络膏(经验方，熟地黄 75 g，狗脊 50 g，制乳香 50 g，制没药 50 g，土鳖 20 g，制马钱子 20 g，羌活 30 g，独活 30 g，细辛 20 g，川椒 20 g，川乌 20 g，草乌 20 g，艾叶 20 g，防风 20 g，红花 30 g，威灵仙 50 g，杜仲 50 g，上述诸药，共研细末，以饴糖或蜂蜜调匀)外摊于患处。本方对于肝肾亏虚，复感风寒之邪而发病者有较好的疗效。

2)擦法:用伤筋药水、活血酒等擦剂,每天擦揉颈部患处,可缓解肌肉痉挛,活血止痛,适于作为其他疗法的辅助疗法。

3)热熨法。①熥敷合剂(甘肃省中医院经验方,由伸筋草、透骨草、木瓜、红花、香加皮、威灵仙、制川乌、制草乌、花椒组成),上药共为粗末,搅匀,装布袋封口,放入水盆内煮沸后,趁热(勿烫伤皮肤)外敷于患处,每次使用时间在1小时以上,凉后可加热后继续使用。每付药可用5~6次。本方具有温经通络,舒筋散结,驱寒止痛的功效。②止痛散(《医宗金鉴》方,防风、荆芥、当归、艾叶、丹皮、鹤虱、升麻各20 g,透骨草、赤芍、苦参各30 g,川椒10 g,甘草10 g,海桐皮20 g),上药共为粗末,搅匀,装布袋封口,上笼蒸热后外敷于患处,每次使用1小时,凉后加热继续使用。本方具有舒筋活络,活血止痛之功。

2.手法治疗

推拿治疗颈椎病,可调整颈椎内外平衡状态,恢复颈椎正常生理曲度,扩大椎间隙,消除神经根炎性水肿,缓解肌肉痉挛,改善局部血液循环状态。多采用理筋整复,理气活血的手法。

(1)治疗颈型颈椎病手法。

1)牵引揉捻法:患者端坐位,医者立于患者背后,先以㨰法放松颈肩部、上背部约5分钟,再按揉捏拿颈项部,然后以牵引揉捻法操作:双手拇指分别置于两侧枕骨乳突处,余四指环形相对,托住下颌。双前臂压住患者双肩,双手腕立起,牵引颈椎。保持牵引力约1分钟,同时环转摇晃头部及作头部的前屈后伸运动数次。然后医者改为左手托住下颌部,同时用肩及枕部顶在患者右侧颞枕部以固定头部,保持牵引力下以右手拇指按在痉挛的颈部肌肉处作自上而下的快速揉捻,同时将患者头部缓缓向左侧旋转,最后以颈部的散法和劈法结束治疗。

2)拔伸推按法:患者坐位,医者站于患者侧前方,一手扶住患者头部。另一手握住患者右手2~5指,肘后部顶住患者肘窝部。令患者屈肘,然后医者一手推按头部,另一手将患者上肢向相反方向用力。最后以劈法和散法放松软组织,结束治疗(做完一侧后,接着做另一侧)。

(2)治疗神经根型颈椎病手法:患者取端坐位,医者立于其身后,先以轻柔的按揉手法,或用拇、示指相对揉,或用掌根揉,在颈项肩背部操作5~10分钟,以充分放松痉挛的肌肉,找到局部的痛点或筋结后,以拇指做轻重交替的按揉顶压和弹拨手法,以局部产生酸、胀感为宜,此手法不宜过重。然后点揉肩中俞,提拿肩井数次,再以拇指点按风池、风府、大杼、大椎、肩髃、肩外俞、曲池、手三里、合谷、内关、外关等穴。拿揉颈项部、三角肌及上臂、前臂肌肉数次,再以㨰法在颈项肩背部大范围操作,松解粘连、镇痉止痛。然后以食、中指搓揉两侧颈肌、斜角肌、胸锁突肌、斜方肌、肩胛提肌。待颈部肌肉完全放松后,行搬法。医者以左肘置于患者颌下,右手托扶枕部,在牵引力下轻轻摇晃数次,使颈部肌肉放松。保持牵引力,使患者头部转向左侧,当达到有固定感时,在牵引下向左侧用力,此时可听到一声或多声弹响。本法可旋完一侧再旋另一侧,最后以劈法和拍法结束操作。

(3)治疗椎动脉型颈椎病手法:手法操作务求柔和沉稳,不可用暴力、蛮力,否则可加重病情。患者取端坐位,医者立于患者身后,先以轻柔的㨰、按、揉等手法在颈项肩部施术,放松局部痉挛的肌肉,然后在颈项部痛点明显的硬性筋结处用揉捻法操作,力度宜轻柔。将筋结揉开后,以中、示指在两侧分别同时搓揉胸锁乳突肌和斜方肌。再以揉拿的手法按揉捏拿颈项及肩井。并以拇指分别点按风池、风府、大椎、天宗等穴。触及颈项部觉肌肉已放松后可行搬法。以左肘置于患者颌下,右手托扶枕部,使患者头部转向左侧,当感觉有固定感时,在牵引力下向左侧用力,此时可听到一声或数声弹响,本法操作完左侧可再旋右侧,最后以劈法和拍法结束手法。

(4)治疗交感型颈椎病手法:在治疗本病时强调,推拿手法务必轻柔,切不可用力,否则必会加重患者的症状。患者取端坐位,医者立于患者身后,先以掌根揉、拇、示指揉拿等在患者颈项肩背部操作5分钟,放松项肩部肌肉,然后重点揉捻痉挛的胸锁乳突肌、向上而下往复揉捻、推揉,在胸锁乳突肌找到筋结或痛点后即重点施以揉捻点按等手法。临床观察如筋结出现在右侧胸锁乳突肌下端,患者多表现咽部症状;如出现在左侧胸锁乳突肌下端,多表现为胸痛;如出现在左侧胸锁乳突肌中部,多表现为类冠心病样心绞痛。手法操作时可根据症状寻找相应部位的筋结和痛点。医者以点穴手法分别点按百会、风池、风府、大椎、大杼等穴位。以㨰法、揉捏等手法在颈项、肩背等处再重复操作数次。最后以搬法结束治疗。搬动时医者先以左肘置于患者颌下,右手托扶患者枕部,嘱患者放松颈部肌肉,保持牵引力,使患者头部转向左侧,当感到有固定感时,在牵引力下向左侧用力,此时可听到一声或数声弹响。搬完一侧再行另一侧搬动,操作方法同前一侧。

(5)治疗脊髓型颈椎病手法:按中医辨证将本型分为痹证型和痿证型,对于脊髓型颈椎病痹证型有较好疗效,运用舒筋活络、活血止痛、理筋整复的手法治疗脊髓型颈椎病,使局部气血通畅,突出的颈椎间盘移位,改变脊髓与致压物的解剖关系,松解局部粘连,最大限度地减轻脊髓受到的压迫,以利脊髓表面血液供应,促使脊髓功能的恢复。而痿证型疗效较差,因而建议手术治疗。

操作:患者取端坐位,医者立于其身后,先以轻柔的㨰、按、揉手法在颈部操作,放松颈部肌肉2~3分钟。脊髓型颈椎病者病位深在,深层组织肌肉痉挛僵硬较甚,故主张治疗的手法力度宜深在、有力。触及颈项部的压痛点及痛性筋结后以持续、有力、沉稳的揉捻的手法施术,同时配以点按和弹拨手法。拿揉颈项,肩背部,同时做头部的前屈、后伸、侧屈及左右旋转活动。点按风池、风府、天柱、大杼、大椎、肩井、肩中俞等穴位致局部产生酸、麻、胀的感觉。医者以扳法结束治疗,以左侧扳法为例,即先以左肘放于患者颌下,右手托扶患者枕部,在牵引力下轻轻摇晃数次,放松颈部肌肉,保持牵引力,使患者头部转向左侧,当达到有固定感时,在牵引力下向左侧用力,此时可听到一声或多声弹响。做完左侧再行右侧扳法治疗。

注意事项:手法操作应在明确诊断的基础上进行。手法宜严格掌握适应证和禁忌证。操作时手法宜轻柔沉稳,切忌粗暴。治疗时常可配合颈牵、理疗等可收到较好的疗效。防止肩颈部受凉,注意保暖,同时进行颈部功能锻炼。

3.针灸疗法

针灸治疗不能从根本上治愈本病,常需与推拿、颈牵、药物等疗法相配合才能达到较好的治疗效果。但针灸治疗本病亦可起到舒筋活络、调和气血,改善微循环,提高痛阈,消除炎症,增强机体的免疫功能,促进损伤修复,从而恢复机体功能。

(1)针法。

1)毫针。

取穴:风池、颈夹脊、天柱、肩井、肩中俞、阿是穴、肩外俞、肩髃、曲池、手三里、外关。

操作:急性期麻痛较重时可用泻法刺激,症状缓解后用中等量刺激。针刺时可留针30分钟。每次选穴5~7个穴位,每天1次,10次为1个疗程。

2)梅花针。

取穴:阿是穴、风池、风府、大椎、颈夹脊等。

操作:从上到下叩刺,阿是穴可重叩,以局部微出血为宜。每天治疗1次。

3)耳针。

取穴:颈、颈椎、神门、肝肾等相应部位。

操作:以强刺激捻转数秒后,留针约 30 分钟,每天治疗 1 次。

4)电针。

取穴:同毫针法治疗取穴。

操作:选 3～5 对穴位,用疏波或疏密波,电流输出量应从小到大,或以患者能忍受为度,每天治疗 1 次,每次 30 分钟。

(2)灸法。

取穴:可同毫针法的取穴。

操作:可用艾条灸、艾炷灸、温灸器灸。每次选穴 3～5 个,灸 30 分钟,每天 1 次,10 天为1 个疗程,1 个疗程结束后间隔 2～3 天可行第 2 个疗程。

4.小针刀疗法

本法适用了神经根型颈椎病的早期治疗。大多数患者的症状可得到缓解。操作时宜在棘间、棘旁压痛明显处或触摸到肌肉痉挛较明显或形成条索并有压痛处行棘间韧带和头夹肌松解。亦可在相应痛点较明显处行棘间椎板间黄韧带松解。对于项背部筋膜,颈项肌肌腱处的痛点也可行松解。由于颈部解剖关系复杂,神经血管较重要,针刀操作时一定要仔细,稳妥,定位准确,以免造成不必要的损伤。

5.中药离子导入疗法

(1)川芎 40 g,当归 40 g,川乌 20 g,草乌 20 g,羌活 30 g,秦艽 30 g,威灵仙 20 g,透骨草 30 g,伸筋草 30 g,葛根 30 g,桂枝 30 g,白芷 20 g,红花 25 g,丹参 25 g,赤芍 25 g,上药加水 1 500 mL,煎至 1 000 mL,过滤后浓缩至 500 mL 备用。

治疗时患者取俯卧位,以 10.0 cm×12.0 cm 的绒布垫浸透药液,水平放置在颈部病变部位,上置一铅板接于电疗机的阳极,肩胛部(患侧)亦置一湿绒布垫及铅板,接于电疗机的阴极。最初电流量 15～20 mA,以后可逐渐减至 10 mA,每次治疗时期为 25～30 分钟,每天 2 次,12 天为 1 个疗程。

本法对于颈椎病症状明显时如颈肩臂麻木、疼痛、颈肌痉挛、颈部僵硬发板者,疗效较好。可以改善局部的血液循环,促进炎性介质的代谢,消除水肿,改善症状。

(2)葛根、桂枝、川乌、草乌、赤芍、川芎、生南星各 100 g,乳香、没药、羌活、当归、伸筋草、白芷、藁本各 50 g,干姜 70 g,细辛 30 g。上药加水 3 000 mL,浸泡 4 小时,以文火煎至 1 000 mL,过滤后浓缩至 500 mL 备用。

治疗时,患者取俯卧位,将药液均匀洒在 10.0 cm×12.0 cm 绒布垫上,置于颈项后,上置一铅板接于电疗机阳极,肩胛部(患侧)亦置一清水浸过的湿绒布,上置一铅板接于电疗机阴极调节输出电流强度至 10 mA,或以患者能忍受为度,每次治疗 25～30 分钟,每天 2 次,以 10 天为 1 个疗程。间隔 3 天可行第 2 个疗程治疗。

本法对颈椎病症状明显时出现的头晕、头痛有一定的辅助治疗作用。

6.牵引疗法

可行坐位或卧位的颈椎牵引,多采用枕颌带牵引。颈牵重量宜在 5～10 kg,以患者忍受程度及不出现不良反应为原则。牵引角度可采用中立位或略屈曲约 15°位。每次牵引 30～40 分钟,每天 2 次,15 天为 1 个疗程。本法可被动扩大椎间隙、椎间孔,减轻神经根压迫刺激,利于水肿消除，也可松解局部粘连，并调整脊椎的内外平衡。牵引后如症状加重，不宜再用。

7.封闭治疗

复方丹参注射液或复方当归注射液 5 mL 加 1%普鲁卡因 5 mL、醋酸确炎舒松 25 mg 行痛点封闭，多可使症状缓解，并促进病损组织修复，效果较好。7 天 1 次，3 次为 1 个疗程，治疗时可行深部压痛点如棘突、棘间或椎旁、肩部等处的注射，注射时应回吸后再注药，以免刺入血管引起不良反应。

8.物理治疗

可采用超短波、磁疗、蜡疗、红外线疗法，低、中频脉冲电刺激疗法、水疗等疗法治疗，可消炎消肿，镇痉止痛，缓解肌肉痉挛，降低纤维结缔组织张力，松解粘连，软化瘢痕，以起到促进神经、肌肉和关节运动功能恢复的作用。

9.西药治疗

当颈肩臂疼痛较为剧烈，睡眠休息均受影响时，可服用消炎镇痛类药物，如芬必得、氯唑沙宗片和镇静催眠药等。如症状不缓解亦可静脉滴注脱水药如 20%甘露醇，静脉快速滴入，或肌内注射呋塞米 20 mg，每天 1 次。平素可口服维生素 B_1 和维生素 B_{12} 以促进神经组织的能量供应，改善神经组织的代谢和功能。

10.局部制动

颈椎病患者一般不需要固定，但在颈椎病急性发作期可适当固定颈部。这样可限制颈椎活动和保护颈椎，减少神经根的磨损，减少椎间关节创伤性反应，有利于组织水肿的消退，巩固疗效，防止复发。常用的颈部固定工具是围领和颈托，它们可用纸板、皮革和石膏制作。一般固定于颈椎中立位，硬纸板围领可连续应用 1～2 周。如佩戴时间较长，可以引起颈部肌肉萎缩，关节僵硬，以及对围领的依赖性。并且在突然解除后往往症状加重。而石膏围领主要用于手术治疗后的患者。

11.练功疗法

颈椎病患者需要适当休息，但不能绝对化。需积极地进行功能活动，以调整颈椎和周围软组织的关系，缓解脊髓及神经根的病理刺激，改善血液循环，松弛痉挛肌肉，增强肌力和颈椎的稳定性，缓解颈椎病的症状。

在颈椎病的急性发作期应以静为主，动为辅；在慢性期以动为主，做与项争力、左顾右盼、哪吒探海、回头望月等活动，各做 3～5 次。但椎动脉型颈椎病患者不宜作颈部的旋转运动。此外，还可做体操、打太极拳、练八段锦等运动。

（二）手术治疗

手术治疗主要是解除由于椎间盘突出、骨赘形成或韧带钙化所致的对脊髓或血管的严重压迫，以及重建颈椎的稳定性。脊髓型颈椎病一旦确诊，经非手术治疗无效且病情日益加重者应当积极手术治疗；神经根型颈椎病症状重、影响患者生活和工作或者出现了肌肉运动障碍者；保守治疗无效或疗效不巩固、反复发作的其他各型颈椎病，应考虑行手术治疗。手术包括前路手术、后路手术及微创手术。

1.前路手术

前路手术为肌间隙入路，软组织破坏少，可直接去除脊髓前方的压迫物，且手术过程中撑开椎间隙能有效恢复颈椎生理曲度，神经功能改善率高，有较好的长期疗效，故在临床上得以广泛应用。主要术式包括颈前路椎间盘切除减压融合术（anterior cervical discectomy and fusion,

ACDF)、颈前路椎体次全切除减压融合术(anteriorcervical corpectomy and fusion,ACCF)、颈前路混合式减压融合术(anteriorcervical hybrid decompression and fusion,ACHDF)、零切迹颈前路椎间融合术(zero-profile anterior cervical interbodyfusion,Zero-PACIF)、颈椎间盘置换术(cervical disc replacement,CDR)

(1)ACDF:ACDF 最先由 Robinson 和 Smith 报道,被认为是治疗颈椎病的"金标准"。术中仅需切除病变椎间盘和增生骨赘,并可视情况再对后纵韧带进行处理。ACDF 具有通过解剖间隙显露清晰的手术视野、相对保持颈椎的正常曲度、手术时间短、创伤小、出血少等优点。内固定物的应用使该术式的融合率提高,颈部制动时间缩短,提高了临床疗效。传统 ACDF 存在视野受限致减压不彻底或损伤硬膜等问题,因此,近年来在显微镜下行 ACDF,减少了出血量,使手术更加精细安全。

(2)ACCF:ACCF 由日本学者 Sakau、Yamaura 于 1976 年等最早应用于治疗颈椎病。相对于 ACDF 来说,ACCF 的椎管减压范围大,减压较为彻底,术中可在直视下去除病变的椎间盘及椎体后方骨赘,从而解除病变节段脊髓的机械性压迫,手术效果较满意。但 ACCF 较 ACDF 出血量大,C_5 神经根麻痹和内置物移位发生率也高于 ACDF。

(3)ACHDF:鉴于长节段 ACCF 存在出血量大、钛网沉降率高、破坏脊柱稳定性等问题,而多节段 ACDF 存在视野显露不清晰、减压不易彻底等缺点,近年来,根据患者具体情况选择性进行 ACDF 联合 ACCF。临床上一般根据责任节段的压迫程度选择术式,压迫严重的节段采用 ACCF,压迫较轻节段采用 ACDF。相比单纯多节段 ACDF 减少了植骨面,同时在压迫严重的节段采取 ACCF,可获得更佳的手术视野及操作范围,也减小了钛笼长度,降低了长植骨块导致的术后置入物脱出及沉降的风险且增加了融合率。

(4)Zero-P:传统前路手术常结合钛板固定,但钛板会导致患者术后吞咽困难。为了解决此问题,Zero-P 应运而生。有研究表明使用 Zero-P 有效减少了术后吞咽困难,能够降低邻近节段骨化发生率,获得更高的融合率。

(5)ADR:ADR 由 Goffin 等首次提出,近年在临床上用于颈椎病的治疗。虽然 ACDF 作为颈椎病治疗的"金标准",但 ACDF 丧失了相应节段的运动功能并加速了相邻椎体的退行性变。ADR 可保留颈椎的运动功能,减少相邻节段的应力从而延缓退行性变,但因其严格的适应证导致其在颈椎病的治疗方面的报道不多。

2.后路手术

颈椎病的压迫不仅来自前方,也可来自后方的黄韧带肥厚或钙化,如前后同时存在压迫且前方压迫严重,直接行前路手术风险较高,后路手术因操作相对简单,手术风险及不融合概率低等优点被术者和患者所接受。

(1)椎板切除术:1970 年前,椎板切除术被认为是治疗多节段颈椎病的标准术式,但由于手术使颈后部的肌肉韧带及骨性结构受到巨大破坏,且单纯的椎板切除术发生颈椎不稳、曲度改变、鹅颈畸形、轴性症状等并发症风险较大。为此,出现椎板切除术联合侧块或椎弓根螺钉固定术式。有研究表明,联合侧块螺钉内固定术,生物力学稳定性明显大于单纯椎板切除术,有效降低了椎体不稳及后凸畸形发生率,椎弓根螺钉生物力学强度优于侧块螺钉,因此椎弓根螺钉技术对于老年多节段颈椎病伴骨质疏松症的患者优势更明显,但该术式操作要求高,风险大,术后仍存在颈椎曲度恢复不良及轴性症状。

(2)椎管扩大椎板成形术:鉴于椎板切除术会破坏颈后部组织,术后并发后凸畸形,颈椎活动度降低等缺点，1977 年日本学者提出了椎管扩大椎板成形术，分为单开门与双开门，均通过后方对椎管进行减压，使脊髓向背侧移位从而解除压迫。此类术式是用磨钻在椎板和双侧椎间小关节之间磨出骨槽，一侧完全切断椎板，另一侧则需保留椎板内侧骨皮质。而固定椎板方法有锚钉法、微型钛板法等。微型钛板能够提供刚性支撑，可有效预防术后再关门，保留颈椎活动度，防止曲度丢失，可控制开门角度，预防 C_5 神经根麻痹。单开门手术适用于大多患者，耗时少、损伤小，术式简单，但术后成形的椎管不符合颈椎的生物力学特性，术后易形成瘢痕及硬膜粘连。双开门手术在达到椎管减压效果的同时保留了颈椎后部的结构，符合颈椎的生物力学特性，相比单开门能更好地维持颈椎稳定性，且术后硬膜粘连及再关门发生率低。

3.前后联合入路手术

对巨大颈椎间盘突出症或颈髓前方置压物超过 3 个节段的 OPLL 等患者，单纯使用颈前入路术式易损伤脊髓，而颈后入路术式常常无法得到满意的减压效果，因此可考虑选择颈前后入路联合术式以达到满意的治疗效果。但一期完成手术较单次前入路或后入路手术创伤大、时间长，因此高龄患者或状态较差的患者应慎用。

4.微创手术

随着微创治疗概念在临床治疗中的普及，微创脊柱外科技术亦得到较快发展。1963 年首次报道了颈椎间盘髓核化学溶解术，之后颈椎间盘臭氧治理术、颈椎间盘经皮切吸术、颈椎间盘经皮激光汽化减压术及低温等离子颈椎间盘射频消融髓核成形术（PCN）等逐渐被报道并应用于临床，且短期疗效肯定。该类手术的基本原理类似，均需要在 C 型臂 X 线机辅助下，通过药物或器械完成溶解或切除髓核，以达到间盘内减压的目的。国内于 2001 年开始将 PCN 技术应用于脊柱微创外科，常用术式包括经皮穿刺颈椎间盘切除术（percutaneouscervical disectomy，PCD）、经皮穿刺激光汽化椎间盘减压术（percutaneous laser disc decompression，PLDD）、经皮化学溶盘术、经皮射频消融髓核成形术、经皮椎间盘臭氧分子消融术等。其基本原理为使用物理或化学方法取出或消耗部分椎间盘内髓核，以降低椎间盘内压力，减轻椎间盘突出程度，缓解脊髓或神经根的压迫，有一定的临床效果。其缺点在于穿刺过程可能引起神经、血管损伤以及感染等并发症。近年来，经皮内镜下髓核除术（percutaneousendoscopic cervical discectomy，PECD）开展得如火如荼，尤其是脊柱内镜下颈后路开窗减压髓核摘除术（Key-hole）应用日益广泛。Key-hole 手术对直达病变节段上下椎体外缘与关节突关节内侧交汇处精准定位，此处常常因为椎间盘突出、骨质增生、韧带肥厚等造成局部椎间孔狭窄，进而卡压神经根造成神经症状。具体操作时用高速磨钻将此区域打开，剪除增生骨质及韧带，避绕神经根对从前方凸向后方的椎间盘进行摘除，达到局部减压的目的，因破坏正常骨质较少，并不影响正常椎体的稳定性，并且该手术只是摘除突出的椎间盘，并使用射频刀头对破损纤维环瘢痕化，并不对固有整体椎间盘造成破坏，减少了医源性颈椎不稳的发生。Key-hole 手术属微创手术，具有创伤小、出血少、术后恢复快的特点，但必须把握严格的手术适应证，一般对于脊髓型颈椎病、多节段颈椎病甚至颈椎畸形等并不适用，下位颈椎由于透照时受肩膀干扰，也应酌情选用。随着颈椎微创技术的不断发展，相信此项技术的适应证将会不断扩展。

（陈祁青）

第二节　创伤性寰枢椎失稳

寰枢椎失稳是由于寰椎向前或向后脱位，导致上段颈脊髓受压以致患者出现颈肩上肢疼痛，甚至四肢瘫痪，呼吸肌麻痹而死亡。本病在临床上是很多见的，应及时进行诊断处理。寰枢关节旋转性固定属中医学“筋痹”“颈小关节错缝”范畴。

寰、枢椎有其解剖和功能的特点。寰椎上方和颅骨底部的枕骨髁组成寰枕关节。寰、枢椎之间有 4 个关节，中部及外侧各有 2 个关节。在中部，齿状突和寰椎前弓中部组成前关节，齿状突和横韧带组成后关节，称为齿状突关节，寰椎外侧由两侧侧块下关节面和枢椎上关节面组成关节突关节。该关节的关节囊大而松弛，关节面较平坦。活动范围较大，椎间无间盘组织，即局部的解剖结构不够坚固，受到外力容易发生寰枢椎半脱位。寰枢关节的主要功能为旋转活动，颈椎的旋转功能由整个颈椎完成。在寰、枢椎中部和外侧关节的协同动作下，头部可向一侧旋转 30°左右，第 3～7 颈椎的旋转功能为 60°左右，整个头部通过颈椎的旋转动作可达 90°左右。

枢椎齿状突在寰椎前弓中部后方，齿状突后面的横韧带附着于寰椎两侧侧块。寰椎前弓、横韧带及两侧侧块在齿状突周围组成一骨纤维环，加上附于齿状突的翼状韧带及齿尖韧带，可防止齿状突向各方向移位，其中横韧带的结构尤为重要，防止头部前屈位时寰椎向前移位；齿状突上方两侧强韧的翼状韧带向外上方止于枕骨髁内侧面，限制头部过度的旋转和侧屈活动；齿状突尖端的细小韧带和枕骨大孔前缘相连，为脊索遗迹。

一、病因病理

寰枢椎半脱位是临床上较常见的病变，除上颈椎先天性畸形病因外，头颈部外伤是寰枢椎半脱位的重要病因，头颈部外伤所致的枢椎齿状突骨折亦为病因之一，头部遭受打击，体育运动和交通事故是常见的损伤原因。通常损伤暴力并不大，轻度扭转外力就合并发生半脱位。有关本病的病因和病理变化，按少年、儿童和成人组分别讨论如下。

（一）青少年和儿童的寰枢椎半脱位

发育正常的寰枢椎，在颈部过伸，或过屈，或扭旋外力作用下，也可形成寰枢椎脱位或齿状突骨折，易损伤上颈部脊髓造成立即死亡或四肢全瘫。2～6 岁患儿可由于头肩部着地，颈部受到急性外伤；外伤时颅骨连同寰椎在枢椎上方发生旋转伤力，使寰枢椎间关节囊及翼状韧带损伤而引起寰枢椎半脱位。患儿伤后下颏移向患侧，呈现斜颈体征。部分患儿如颈椎屈曲性伤力较大，可同时引起寰、枢椎移向前方的半脱位。青少年可由于跳水时头部触及游泳池底受伤。颈椎屈曲位损伤时，颅骨和寰椎过度前屈，寰椎横韧带受到枢椎齿状突向后的伤力而引起寰椎前脱位。

（二）成年人寰枢椎半脱位

成年人寰枢椎半脱位的病因，多由于头颈部外伤所致。颈椎受到屈曲性外伤可引起不同程度的寰椎前脱位。由于外伤应力呈多方向性，临床上常表现为寰椎向前、侧及旋转等方向移位。

根据本病发病特点，中医学认识其病因病机如下。

血瘀气滞，颈筋失养：素体气虚或有颈部扭挫伤迁延不愈者，导致营卫失调，气血不畅，血瘀气滞，不能濡养颈筋而发生筋挛、短缩。如果长期痉挛，局部气血更加郁滞，筋脉更加失养，以致形成恶性循环，而发本病。

肝血不足，筋失充养：中医学认为，"肝主筋，其华在爪"，"肝气衰，筋不能动"。说明肝藏血、主筋，肝血不足，筋脉失养，其功能就会出现异常，症见项强、筋拘挛短缩等。

二、临床症状

寰椎在枢椎上方向前、旋转及侧方等半脱位病变，依脱位程度及不同病情可有轻重之别，因为多无外伤史，或只有轻微外伤史。但少数有炎症者可能发热 38°～40°，此时应密切注意，防止发生死亡。

头痛和出现颈项肌痉挛，颈项部疼痛，并可向肩、臂放射。头部以旋转受限为主要症状。寰椎前脱位时，前弓突向咽部，可表现声音细小和吞咽困难，而枢椎棘突则后突明显可有压痛，如为单侧脱位，头偏脱位侧，下颌则转向对侧，患者多用手托持颌部。

单独寰椎脱位一般无脑部症状，当寰椎脱位使椎动脉弯曲时，或发生部分或完全闭塞时，可出现椎-基动脉供血不全症状。如头痛、眩晕、耳鸣、视力模糊等症状。寰椎向前半脱位，位于寰椎横突孔中的椎动脉受到牵扯而引起椎-基底动脉系供血不全，前庭神经核或迷路缺血可引起眩晕症状；大脑后动脉支配的枕叶部视中枢以及眼动脉系缺血，患者可发生视力障碍。

有颈髓部压迫性病变可引起肢体麻木、力弱或颈肌萎缩等症状和体征；延髓部缺血性病变多累及延髓外侧及前内侧，临床上表现为四肢运动麻痹、发音障碍及吞咽困难等症状。

（一）X 线检查

X 线正位张口片，可见齿状突中线与寰椎中心线不重叠，齿状突与寰椎两侧块之间的距离不对称，两侧块与枢椎体关节不对称或一侧关节间隙消失，齿状突向一侧偏歪，均是脱位现象。

X 线侧位片可见寰椎由水平位变为前倾位。寰枢椎后缘间隙明显加大、分离。寰椎前缘前下方滑移，齿状突可向后移位。

（二）CT 检查

CT 诊断枢椎旋转性固定是很有用的，连续横截面扫描可显示寰枢椎旋转的程度。矢状位和冠状位图像，可显示关节突间关节的序列，但大多数不能显示齿状突与寰椎分离。需结合X 线平片诊断。

三、治疗

寰枢椎半脱位治疗比较容易。其方法包括复位牵引、固定、中药、针灸等疗法，也有些患者未采取任何治疗自然复位。只有少数患者需要手术治疗。其中寰枢椎脱位伴有高热者可导致突然死亡，在临床上尤应警惕。有发热入院者，应查找病灶，进行有效抗炎，应作咽部和血培养。使用适当抗生素。并卧床休息，作颌枕带牵引制动，并加强护理和观察。中药内治法不能使斜颈恢复，但对缓解颈部疼痛、痉挛有所帮助，是配合非手术治疗的理想方法。

（一）非手术治疗

1.中药内治法

血瘀气滞证：表现为颈部痛，痛如针刺、固定不移，颈椎活动不利、僵硬发板，舌质紫暗，或有瘀点瘀斑，脉弦或涩。治宜活血化瘀，行气止痛。方用益气活血汤加减(《林如高正骨经验》：柴胡

10 g，当归尾 15 g，川芎 15 g，赤芍 12 g，桂枝 10 g，桃仁 12 g，红花 12 g，丹皮 10 g，桔梗 8 g，生地黄 8 g，甘草 5 g，陈皮 10 g，枳壳 12 g）。

肝肾亏虚证：颈部酸痛不适，病程较长、时轻时重，颈椎活动不利，同时伴腰膝酸软、头晕耳鸣、失眠多梦，或有五心烦热，颧红盗汗等症。舌质淡、或舌红、苔薄白、脉沉细弱。治宜补肝肾，益气血，强筋骨，止痹痛。方用独活寄生汤加减。

2.针灸

可选用大椎、曲池；或风池、合谷、足三里。

3.手法治疗

手法整复在充分了解病情后，方可治疗。一般不用麻醉。

(1)手法整复：患者仰卧位，头探出床头，助手两手扳住两肩固定身体，医师用一手托枕部（头后），一手托下颏，使头处于仰位，进行拔伸。不论哪种类型，首先都用此法，拔伸力要逐渐加大，在拔伸情况下缓慢的进行头的轻度前后（即俯仰）活动和试探进行旋转活动，活动范围不能太大，以达到舒理筋络为目的。病情较轻的寰枢椎半脱位患者可行手法治疗。寰枢椎如有旋转移位，可行轻手法复位治疗。复位后在 5～6 周内患者需限制颈部活动，后颈、肩部温热敷，定期复查，直至患椎稳定、症状缓解为止。病期较久的患者多有颈肌痉挛，手法复位较困难者，可作按摩或适当的颈部功能练习，以改善颈部活动范围，便于进一步手法治疗。症状较轻的患者可从事轻工作，预防头颈部外伤，需定期复查，采取适当的治疗措施。寰椎前脱位严重，有重度锥体束损害体征的患者，不宜行手法复位治疗。

(2)手法牵引复位：局部制动，《普济方》介绍颈椎骨折脱位用牵头推肩法治疗，让患者仰卧床上，医者坐于患者头前，用双手牵头，用双足踏在患者双肩上并用力向下推形成相对牵引以复其位。复位后可采用枕颌带牵引，牵引重量 2～3 kg，牵引体位要使头过伸位，牵引时间 3～4 周，撤除牵引后，可用颈托固定，下床活动。病情较轻者，复位后不用牵引，可特制一高约 12 cm，宽约 8 cm，长约 20 cm 的枕头，放在患者颈后，使头呈过伸位仰卧休养即可。2～3 周可以离床，换颈托固定之。

(3)持续枕颌带牵引：手法复位治疗有困难或不宜行手法复位治疗的寰椎前脱位患者，在儿童可采取仰卧位，颈部在适当后伸体位下作了颏、枕部布带颈椎牵引；在成人做颅骨牵引治疗。经牵引治疗复位较满意时，需继续牵引 6～8 周，使关节囊韧带组织达到修复要求，保持寰枢关节相对的稳定。通常用枕颌正中位牵引，牵引时床头应抬高 20～25 cm，牵引重量成人 2.5～3 kg，儿童 1.5～2 kg，可每天上午及下午各牵 1～2 小时，在牵引中拍片复查，调整牵引重量和方法。一般 2～3 天可复位，维持牵引 2 周，如已见复位则可用石膏颈围固定 2～3 个月解除。顽固的半脱位及陈旧性半脱位，应用颅骨牵引复位后可考虑行寰枢融合手术。

（二）手术治疗

病情重，有颈脊髓压迫者，或寰枢椎脱位，齿状突骨折，或寰枢有骨质破坏，有枕颈融合，或颈融合而伴寰枢椎脱位者，该段颈脊柱不稳，可酌情选用下述手术治疗。

1.枕颈融合术

(1)手术适应证：①寰枢关节脱位，经持续牵引未能整复，但无瘫痪症状。或原有瘫痪症状已经消失者。②寰椎骨质破坏，如寰枢椎结核。③先天性枕骨寰椎融合，又伴发寰枢关节脱位者。

(2)手术要点：①颅骨 5～7 kg 牵引 2～5 周（成人），使脱位获得最大程度整复。②采用前后石膏床，前石膏床在病床旁制作，不改变牵引姿势，即头颈微后伸位。若准备采用全身麻醉，患者口中应咬住麻醉牙垫。石膏由头顶延伸到胸腹部，只显露口鼻与眼部，要仔细在额、颧、上颌、颈部塑形。数天后患者俯卧在前石膏床中，抱石膏床；在预定切口盖上敷料，恰如术后伤口包扎状态，以免术后仰卧时头颈姿势改变或手术切口受压。③术中要确保头颈姿势的稳定，患者俯卧于前石膏床中，头颈姿势不能改变，头颈亦不能被推动，对脱位重的患者，最好是抬高手术床头，并维持颅骨牵引。④大块髂骨植骨：将髂骨块上面修剪成斜形，使适应枕骨的斜面。骨块下段修剪成燕展形，使能跨过颈棘突，骑坐在椎板上，以一根短螺钉将骨块固定在枕骨上。在 C_2 棘突两侧各放一小骨块，以钢丝经钻孔绑住小骨块与棘突，用此小骨块将髂骨块下段压向椎板，另放碎骨块于植骨块周围。⑤术后仍须注意头颈姿势的稳定，继续颅骨牵引，拆线后包头颈胸石膏，然后停止牵引，术后石膏固定 4 个月。

2.寰枢椎融合术

(1)手术适应证：①寰枢关节脱位经颅骨牵引已复位者，或在头颈过伸位能自然整复的寰枢关节不稳定。②牵引后脊髓受压症状已完全消失，而脱位尚未能完全整复者。选择患者时，要求其脱位整复改善达 2～3 mm，且椎管前后径＞14 mm。

(2)手术要点：①俯卧位，纵向颅骨牵引。头颈不宜屈曲或后伸，因屈曲会使脱位加重，而后伸又不利于显露寰椎后弓。②切开皮肤以后，使用电刀在中线逐层切开，从枕外隆凸到 C_5、C_6 棘突。依次剥离枕骨骨膜，枢椎椎板，最后剥离寰椎后弓膜。③如脱位未完全整复者施行寰枢椎融合术时，不切开寰枕后膜与寰枢后韧带。在剥离寰椎后弓背面的骨膜之后，谨慎剥离其上下缘骨膜。然后，用尖端 1～2 cm 已弯成弧形的神经剥离子，小心剥离后弓前方的骨膜，钢丝弯曲后，经后弓骨质与骨膜之间绕过后弓。④寰枢椎间钢丝内固定与植骨方法，在脱位已经整复者，可采用 Brooks 等的楔形加压法。在脱位仍然存在者，用钢丝固定 C_1、C_2，并将髂骨植片压在钢丝之下。⑤术后以头颈胸石膏固定 4 个月。

3.枕肌下减压术

(1)适应证：枕肌下减压术主要适应于颅骨牵引不能使脱位整复，也不能使延髓受压症状缓解的重症陈旧性寰枢关节脱位患者。

(2)手术要点：①术中、术后都要维持头颈姿势稳定，不让脱位加重，方法见枕颈融合术。②骨质切除范围：枕骨部开窗约 6 cm×5 cm 上方刚超过项下线，慎勿损伤窦汇。下方切除枕骨大孔后缘，在枕骨大孔处切骨横经不大于 3 cm。寰椎后弓的切除，在双侧也都不超过中线约 1.5 cm，慎勿损伤椎动脉。③不可挫伤或压迫延髓。先在枕骨部以开颅钻头钻孔，然后逐步扩大切骨区。在枕骨大孔后缘与寰椎后弓处，要使用薄嘴的小咬骨钳，在直视下谨慎地作小块的咬除。④缓慢地切开硬脑膜，光在硬膜上切一小孔，缓慢放出脑脊液。然后放入有槽探针，纵行切开硬膜。对硬膜紧张，颅内压高的患者，在切开硬膜之前，宜先从静脉快速输入 20% 甘露醇 200 mL，使脑压降低。将硬膜作星状切开，切开的硬膜边缘可缝合数针，固定在颅骨膜或肌组织上，不必用移植物修补硬脑膜。⑤彻底止血，严密地缝合肌层，硬脑膜已敞开减压者，不可放置引流物。手术必须谨慎、耐心，并注意细节。此等手术患者，脱位均严重，术中采用石膏床或同时颅骨牵引者，使寰椎后弓与枕骨大孔后缘不易显露。若操作不慎可致呼吸暂停，另外可能发生脑脊液漏、化脓性脑膜炎、血肿形成等合并症，都会危及生命。

硬脑膜与颅骨内膜合为一层，并紧贴于颅骨内面，而硬脊膜与椎板之间有硬膜外脂肪相隔，情况大不相同。作枕寰区骨性减压后，若发现枕骨大孔处硬脑膜增厚，不能膨起，有明显压迹，似约束带状维持着原骨性压迫的痕迹，则必须切开硬膜探查。若发现脊髓向后移位，硬膜不能无张力缝合，则星形切开硬膜并敞开减压。在一些脱位只 2～3 个月，在切开枕骨大孔与寰椎后弓时，可见到硬膜随即扩张，探查若发现硬膜无增厚而紧缩，不再是压迫因素，可予以缝合。

4.上颈椎不稳定性骨折-脱位的前方融合术

患者平卧，头部过伸，颅骨牵引下作气管插管麻醉。于颈部作右侧胸锁乳突肌前缘斜切口，显露颈总动脉鞘，切断结扎由颈总动脉分出的甲状腺上动脉与舌动脉，必要时还须切断结扎颌下动脉，将颈总动脉牵向外侧显露喉上神经，并给予保护，将气管与食管牵向对侧，沿食管后壁向上分离，显露颈长肌、头长肌，和颈前筋膜，以寰椎前结节定位，用电刀在左右头长肌与颈长肌之间切开颈前筋膜和前纵韧带，并用骨凿凿一宽 1.5 cm，深 0.5～0.7 cm 的 C_1、C_2 或 C_1～C_3 的前方骨槽，于髂骨翼取一 1.5 cm×0.7 cm×0.8 cm 带有一面骨皮质的骨块，置于上颈椎的骨槽中，用 7 号丝线作两侧颈长肌，颈前筋膜与前纵韧带拉拢缝合，然后逐层缝合伤口。术后负压引流 72 小时并注意呼吸道畅通，用地塞米松 10 mg 和 25%甘露醇 250 mL 静脉滴注 3 天，每天 2 次，3 周后去颅钩牵引，改头、颈、胸石膏固定 3～6 个月。

（陈祁青）

第三节　枢椎弓骨折

枢椎弓的骨折是于 1866 年由 Haughton 在一名被处绞刑的罪犯身上第 1 次发现并描述。1931 年，Wood-Jones 注意到在绞刑中将绞索的绳结置于颏下总是造成同一种致命的枢椎骨折、脱位（双侧椎弓根骨折）。1965 年，Schneider 等人于汽车事故或其他突然减速的事故（如跳水时额部触及池底）中发现了同样的损伤，而第 1 次提出术语“Hangman 骨折”并作为这种损伤的称谓，逐渐被众多作者所采用。实际上，这种损伤常表现为枢椎前脱位，因此更为适合的名称应是“创伤性枢椎前滑脱”，因为创伤的结果是枢椎的后结构发生骨折，其定义为：枢椎双侧椎弓根骨折，伴或不伴前滑脱。所谓绞刑骨折系指发生于第 2 颈椎椎弓部的骨折，即往往多见于被施绞刑者，故名绞刑骨折。本种损伤目前在日常交通事故和运动伤者多见，椎弓骨折同时伴有枢椎椎体脱位，又称“创伤性枢椎滑脱”。

一、病因、病理

解剖和生物力学特点：枢椎作为整个枕颈部复合体与下位颈椎的连接部，在脊柱的生物力学上有很重要的意义。其前柱的上部是齿状突，与寰椎前弓和横韧带及其他附属结构构成寰枢关节；下方通过椎间盘和前、后纵韧带与 C_3 椎体连结；其后柱的椎板和棘突均较为宽厚与坚实，棘突较长且尾部分叉，与其他颈椎棘突有明显的形态上的区别，在颈椎后路手术中，可作为定位的解剖标志；其中柱则较为薄弱，上关节突靠前，下关节突靠后，两关节突之间为一狭窄的骨质连结，通常称为峡部，其间又有一椎动脉孔穿越，在解剖上属于脆弱部位。此型骨折之暴力方向多来自下颌部，以致引起颈椎仰后伸，并于第 2 颈椎椎弓根部形成强大的剪切力，当其超过局部承载负荷时，则引起该处骨折。此时如果后伸暴力继续作用下去，将会相继造成 C_2、C_3 椎节处前纵韧带断裂、C_2、C_3 椎间隙前方分离，以致寰椎压应力增加，亦可出现骨折，最终引起高位颈髓损伤,并波及生命中枢而迅速死亡。此乃绞刑所引起的全过程,当然此时绳索所造成的窒息是其死亡的另一主要原因。目前,此种骨折主要见于高速公路上交通事故及跳水意外。超伸展外力是枢椎峡部断裂的一个主要的损伤机制。

绞刑中使用颏下绳结的机制已有大量的研究确定这种损伤,称为 Hangman 骨折,骨折发生在侧块最前面的部分,或进入椎弓根,并有前纵韧带、椎间盘和后纵韧带的断裂。其损伤机制是后伸加上突然和猛烈的牵张暴力,造成颅颈分离,即枢椎椎体和颅寰结构作为一个整体向上分离,后方的枢椎后结构与 C_3 的连结仍是完整的,常造成脊髓横断并立即死亡。但也有承受了这种损伤的一些报道,即使存在有短暂的神经症状。这个区别被解释为载荷方向和重量,以及施加时间不同所致。作为绞刑犯,他必须被"颈部悬吊一直到死",随着时间的延长,关键的软组织达到衰竭负荷,引起颅颈分离和死亡。

在车祸或跳水事故中,损伤机制为过伸加轴向压缩暴力。伸展是由于身体前冲,前额撞击在倾斜的车窗玻璃或游泳池底所致,也涉及了轴向的压力,可能还有旋转的成分。相当多的附属于枢椎骨折的 C_3 椎体压缩性骨折,不能用一种简单的伸展机制来解释的损伤,提示轴压应力的存在。与绞刑中过伸伴收紧和牵张暴力相反,汽车事故或其他减速事故中是过伸伴轴向压缩暴力作用于枢椎。

在少数情况下,屈曲损伤是 Hangman 骨折的原因。实际上,有一大群枢椎椎弓根骨折的患者,其损伤的组合依据涉及的具体暴力矢量而定,包括暴力的大小、方向、作用点及作用时间。总的来说,暴力到达时脊柱各结构的位置,特殊患者其脊柱结构的独特的力学特征都决定了特别的损伤、破坏的结构成分和移位的程度。当医师观察到一个创伤性枢椎前滑脱时,X 轴的弯曲是致伤暴力的主要组成部分,而最可能涉及的机制是过伸。

Efendi 等根据骨折的稳定程度将其分为三型。①Ⅰ型骨折:是稳定的骨折,骨折线可以涉及椎弓的任何部位,C_2、C_3 椎体间结构是正常的。②Ⅱ型骨折:是不稳定的骨折,枢椎椎体显示屈曲或伸展的成角或明显的向前滑脱,C_2、C_3 椎体间结构已有损伤。③Ⅲ型骨折:是移位的骨折,枢椎椎体向前移位并有屈曲,C_2、C_3 小关节突关节发生脱位或交锁。

二、临床表现

有明确的外伤史,主要是来自下颌部朝后上方向的暴力,并可从局部皮肤擦、挫伤等情况判断创伤的发生。位于前额或下额,多为皮肤挫伤。颌面及颈部损伤是明显的临床表现,软组织伤多在下颌部。此外还可合并气管损伤。

与一般颈椎骨折脱位的临床表现相似,最常见的主诉包括颈部疼痛和僵硬,其次是麻木和无力,活动受限,吞咽不便,头颈肌痉挛等,一般不伴有脊髓刺激或受压症状。颈神经受损表现为枕大神经分布区域疼痛。并且有明确的外伤史,常常是由于车祸或坠落造成的。有时可有其他椎体和长骨的骨折。

(一)X 线检查

X 线检查包括颈椎常规片和断层片。于 X 线侧位及斜位可得清晰影像。创伤性枢椎前滑脱的诊断主要依靠侧位片。

侧位片可清楚地显示骨折线及移位和成角的情况。据此可作出骨折类型的影像学诊断。在医师陪同保护指导下,谨慎地作颈椎伸、屈位拍片,可进一步提供骨折稳定情况的信息。有时尚需作断层检查才能清楚显示骨折线。X 线的典型表现是双侧枢椎椎弓根骨折,骨折线是垂直或斜形，枢椎椎体可有不同程度的移位和成角畸形。另需注意颈椎有无伴随骨折，对婴幼儿还需注意枢椎椎弓根先天性缺损或软骨连结的可能。检查其他损伤部位可了解有无多发伤的情况。注意有时病损只有在斜位片上才可以看出来。

（二）CT 检查

对骨折线显示不清的无移位者，可加摄体层片或 CT 片。可清楚显示骨折线，移位情况及与椎管的关系。CT 三维重建有助于对骨折形态的全面了解。

（三）磁共振成像检查

可了解脊髓及周围软组织的情况，对整个损伤可有全面的评估，并为手术入路的选择提供依据。

三、治疗

在整个颈椎骨折脱位中，创伤性枢椎前滑脱占 4%～7%，如缺乏准确的外伤史或对该损伤特点认识不足，会造成漏诊、误诊。有时损伤较为复杂，伴有多发伤，尤其是存在明显的致命性非颈部伤时，更会引开医师的注意力，而造成颈椎损伤被忽视。强调颈椎常规 X 线照片对外伤后颈部疼痛患者的重要性。对怀疑诊断的患者，通过详尽的病史了解和体格检查，掌握暴力的作用点及方向，结合影像学检查，判断其损伤机制，并可引导治疗方案的选择。

治疗方法的选择取决于骨折的稳定程度，大多数创伤性枢椎前滑脱患者采用密切观察的非手术治疗。非手术治疗可以获得仅有最小畸形的坚固的骨性愈合，不融合的发生率很低。

Levine-EdwardsⅡ型骨折是唯一需要手术治疗的 Hangman 骨折，因后方的小关节突骨折和脱位若不予复位，可引起持续的颈部疼痛。可行后路手术复位及“一”字钢丝固定植骨融合术，手术的目的是减压、复位及提供稳定，以获得植骨的融合和骨折的愈合。

（一）非手术治疗

非手术治疗包括头颈胸石膏、石膏颈托、Halo 支架和牵引。

对稳定的骨折（Levine-EdwardsⅠ型）可直接采用石膏固定 12 周，拍片复查获得骨性融合后改用颈托固定 6 周。对不稳定的骨折（Levirie-EdwardsⅠ型）可行牵引复位，入院后行床边拍片，观察搬运途中有无移位，可从小重量开始牵引，起始 2 kg，渐加重到 4～5 kg，根据损伤机制、移位和成角情况选择牵引方向及颈部位置，X 线复查了解牵引效果，如发现牵引后移位加重或过牵，须立即调整，减重量或改变牵引方向，观察到复位后，改中立位牵引 2 kg 维持 3～6 周，以制动和维持复位，然后带 Halo 支架下地活动，注意在骨折初期，Halo 支架并不能取得和维持复位，过早带 Haol 支架下地可能造成再移位。待伤后 3 个月后，骨折常能愈合，尽管带有一个最初的间隙，C_2、C_3 常自发融合。

对 Levine-EdwardsⅡA 型骨折的识别是重要的，此型骨折患者行牵引治疗后会造成 C_2、C_3 分离和移位加重，推荐的治疗是 Halo 支架制动并在影像学监测下施行轻度的加压，以取得和维持解剖复位。在 X 线片显示已获得解剖复位后继续 Halo 支架制动 12 周，观察到骨折愈合后，改用塑料颈托维持 6 周。

一些医师强烈地反对牵引，尤其在影像学检查提示 C_2、C_3 的纤维环和韧带已有断裂的情况下，牵引可能产生较大的过牵。但也有原始 X 线片显示较大的 C_2、C_3 分离而采用牵引获得接近解剖复位的报道。显然，小心的轻重量的牵引可以在外固定前或手术前被采用，以改进复位，解除肌肉痉挛和获得软组织的修复，但必须在密切观察之下，一旦发现过牵，需立即停止。

（二）手术治疗

可行后路手术复位及"一"字钢丝固定植骨融合术，然后 Halo 支架制动，以获得植骨的融合和骨折的愈合。C_2、C_3前方韧带和椎间盘的断裂，可造成该节段的极度不稳，有时牵引难以持续复位，需行手术固定，术式有后路椎弓根钉内固定术，C_2、C_3开槽植骨融合术，前路钢板内固定术。术后给予有效的外固定制动作为保护，直到有骨性融合的 X 线表现。

（陈祁青）

第四节　颈椎椎管狭窄症

由于颈椎椎管发育狭小，椎体后缘骨赘或由于相邻颈椎对位不良等病因，而导致有效椎管前后径变窄，称颈椎管狭窄。颈椎椎管内径均有一定大小范围，以容纳椎管内脊髓神经等组织，如矢状径<12 mm 称为椎管相对狭窄，<10 mm 则属绝对狭窄。

一、病因、病理

颈椎管各解剖结构因发育性或退变因素造成骨性或纤维性退变引起一个或多个平面管腔狭窄，导致脊髓血液循环障碍、脊髓及神经根压迫症者为颈椎管狭窄症。

造成颈椎椎管狭窄的因素，主要有发育性、退变性及动力性，其实动力性也多是由于退变失稳所致。分述如下。

（一）发育性因素

发育性颈椎椎管狭窄是由于椎弓根、关节突及椎板的发育异常所致。发育性颈椎管狭窄是先天性与发育因素同时存在。由于椎管狭窄，使脊髓周围缓冲间隙减小，在正常的伸屈运动中或轻度退变、轻微的外伤情况下，即可产生对脊髓的反复压迫，出现症状。

（二）退变性因素

在 20 岁即有骨赘发生，但在 50 岁时，颈椎退变加快，骨赘的发生也加快，颈椎骨赘的发生多在椎体的后缘，在骨赘较大时，即可对脊髓构成危害。由于退变，颈椎不稳，从而导致黄韧带肥厚，在椎间盘-黄韧带所构成的轴线上，即可使局部椎管容积明显减小，从而造成对脊髓的压迫。

（三）动力性因素

不论任何一型颈椎椎管狭窄症，均可对脊髓造成压迫，而在运动时，所有椎管矢状径可进一步减小，同时，黄韧带前凸被嵌压，均可促使脊髓受到机械性压迫，致使脊髓血管血流改变，出现症状。

本病归属于中医学"痹证""痿证"等范畴，中医学对本病症状的描述比较多见。在其病因病机中，跌打闪挫等外因不是主要病因，多数是由于年老体衰，肾精不足，筋脉失于濡养所致。风寒湿邪外侵是本病发作期的诱因。

二、临床表现

颈椎椎管狭窄症其发病隐渐，病程多持续较久，其中以发育性颈椎椎管狭窄尤为明显，症状多是在不知不觉中出现。

首发症状以双上肢或四肢麻木、无力居多，颈部疼痛者少，患者可有双下肢麻木、无力；走路有“踩棉花感”，双上肢多有“持物坠落”史，双手内在肌萎缩。患者的首发症状为四肢麻木，伴双下肢无力者为多。

由于颈椎椎管狭窄症主要是产生颈脊髓压迫，从而其主要的体征仍以锥体束征为主要特点，即以神经系统的异常最为常见。颈椎病性脊髓病的物理体征为上运动神经元或下运动神经元损伤的体征，如步态不稳，行走缓慢。一般情况下，可见肌肉萎缩，肌力减弱，但多为不全性瘫痪，肌张力一般不高，四肢反射亢进，腹壁反射减弱或消失，病理征以上肢的 Hofmann 征阳性率最高。

(一)X 线检查

颈椎发育性椎管狭窄主要表现为颈椎管矢状径减小。退行性颈椎管狭窄一般表现为颈椎生理曲度减小或消失，甚至出现曲度反张。椎间盘退变引起的椎间隙变窄，椎体后缘骨质局限或广泛性增生，椎弓根变厚及内聚等。若合并后纵韧带骨化则表现为椎体后缘的骨化影。在侧位片上表现为椎间孔区的骨赘，自上关节面伸向前下方，或自下关节面伸向前上方。

(二)CT 线检查

退变性颈椎管狭窄，CT 显示椎体后缘有不规则致密的骨赘，并突入椎管，黄韧带肥厚、内褶或钙化。脊髓萎缩则表现为脊髓缩小而蛛网膜下腔相对增宽。

(三)磁共振成像线检查

主要表现为 T_1 加权像显示脊髓的压迫移位，还可直接显示脊髓有无变性萎缩及囊性改变。T_2 加权像能较好地显示硬膜囊的受压状况。

三、治疗

本病的大多数可经手法、牵引、中西药物、针灸等非手术治疗取得满意的临床疗效，只有少数患者需手术治疗。对轻型患者可采用理疗、制动及对症处理。多数患者非手术疗法往往使症状获得缓解。非手术治疗方法多，如手法治疗、颈椎牵引、中西药物、针灸、功能锻炼等方法均可选用，其中手法是治疗本病的主要方法，可较快地缓解症状，再配合颈椎牵引、药物等综合治疗，可进一步提高临床疗效。对脊髓损害发展较快、症状较重者应尽快行手术治疗。

非手术治疗的目的是缓解软组织的劳损、肌筋膜痛，使脊髓暂时性脱水，以缓解部分症状，但并不能从根本上解决椎管狭窄及脊髓受压的问题。其指征是：相对狭窄的颈椎椎管狭窄，即椎管的矢状径在 11 mm 以上，13 mm 以下。在有不太明显的退变存在情况下，可以进行手法较为轻柔的按摩、理疗，并配合一定的解热镇痛药物。牵引对有黄韧带增厚的患者暂时缓解压迫，能起到一定的作用。支架通过稳定颈椎而改善患者的症状，可用于早期的颈椎椎管狭窄症的患者，但其疗效是不持久的。脱水、激素药物及神经营养药物对有急性发作的颈椎椎管狭窄症的患者及轻型患者有效。常用的方法有：20%甘露醇 250 mL 加地塞米松 5 mg 静脉滴注，每天 2 次，连用 4～6 天。也可同时应用维生素 B_1，维生素 B_{12}，胞二磷胆碱 500 mg 等神经营养药物，加入液体内静脉滴注，每天 1 次。

(一)手法治疗

手法治疗适用于各型颈椎病，但脊髓型颈椎病应小心应用。治疗手法一般分三步进行。

1.准备手法

准备手法的目的是放松紧张痉挛的颈肩部肌肉，促进局部的血液循环，达到舒筋活血，解痉镇痛的目的。患者坐位，术者站在患者身后，在两侧颈项肩背部行点按、扣捏、揉捻、拿散、弹拨、持顺、按摩、推拿、劈叩、震颤等手法，手法要柔和稳重，力量均匀深入，重点是痛点和纤维结节及条索状物。

2.治疗手法

治疗手法的目的是加宽椎间隙，扩大椎间孔，整复小关节的错缝，改变颈椎病变和神经根、脊髓、血管等之间的相对关系，促进颈椎生理曲度的恢复，解除局部软组织的粘连，以缓解神经根、脊髓、血管等之间的相对关系，促进颈椎生理曲度的恢复，解除局部软组织的粘连，以缓解神经根、脊髓、血管等组织的刺激和压迫。

(1)提端摇晃法：患者正坐，术者站在患者背后，双后分别以拇指托住枕部，其余 4 指托住下颌部，双侧前臂分别压于患者双肩，双手向上托拔颈椎，再将头颈屈曲 15°下缓缓地正反方向回旋颈部各 5 次。保持拔伸状态下分别将颈部过屈和过伸各 3 次。最后将颈椎分别左右旋至最大限度(45°)再加力过旋各 1 次。

(2)侧头摇正法：患者坐位，术者一手拇指按压在错位关节棘突的患侧，另一手扶患者头部，将头向患侧侧屈和向健侧旋转，双手同时用力，压推配合。用于钩椎关节错位或增生。

(3)摇晃转捻法：以右侧为例，先行提端摇晃手法，再用左手托住下颌，将右手抽出，术者左颞顶部顶住患者头部，左肩部顶住患者左额，在牵引状态下用右手拇指沿右侧颈项肌肉自上而下揉捻，同时将患者头部向右后方旋转。

(4)旋转复位法：坐位旋转复位法：患者坐位，术者站在患者身后，以右侧为例；术者右肘窝托住患者下颌，左手托住枕部，使颈部前屈 15°，在拔伸状态下将颈部顺时针旋转 5 次，感觉患者肌肉已经放松，将患者头颈右旋至最大限度 45°左右，同时再加力过旋，即可听到弹响声，复原将颈部肌肉稍事放松手法。再行左侧旋转复位 1 次。注意本手法要点在于手法整个过程是在颈部前屈 15°保持拔伸状态下进行的，要求稳准，旋转适度，不可粗暴，否则有危险。

(5)仰卧旋转法：患者仰卧，肩后用枕垫高，术者坐于床头，一手托住枕部，一手托住下颌，将患者头部向枕上拉起，使颌与床面呈 45°角，牵引 2 分钟，然后将头向左右旋转和前后摆动数次，最后分别在左右旋转至最大角度时再加力过旋，可听到弹响声。

(6)快速旋转法：患者坐位，术者站于侧方，一手托枕部，一手托下颌，轻轻摇晃头颈数次，然后快速地扶枕手前推，托颌手回拉并迅速撤手，可听到弹响声，左右各 1 次。

(7)扳肩展胸法：患者坐位，术者站在患者身后，左腿屈膝屈防抬高，以膝抵在 T_2、T_3 棘突部，双手分别抱住患者肩部向后上方扳拉，同时左膝前用力，可听到弹响声。

3.放松手法

颈部放松手法同准备手法，根据不同证型，不同部位施以放松手法，以缓解肌肉痉挛，加强肌肉血液循环，增强关节的灵活性；最后行头部手法，擦额，叩抓头部，揉按头部诸穴：印堂、攒竹、太阳、百会、头维、角孙、风池、风府等，推督脉和手足三阳经等手法。

手法隔天 1 次，10 次为 1 个疗程。

(二)中药治疗

1.痹证型

(1)风寒湿痹证：颈肩上肢放射性疼痛、麻木，起病缓慢，多为隐痛、酸痛，畏风畏寒，遇寒加重，得温则减，舌淡、苔薄白，脉弦浮。治宜祛风散寒，除湿通络。方用蠲痹汤、桂枝加附子汤、独活寄生汤等加减。

(2)气滞血瘀证：多有颈部损伤史，颈肩上肢疼痛如刺或刀割样，痛有定处，颈部活动受限，或伴肿胀，舌暗有瘀斑，苔薄白，脉弦涩。治宜活血化瘀，理气止痛。方用血府逐瘀汤加减。

(3)气血亏虚证：颈肩上肢放射性疼痛、麻木，以麻木为主，上肢沉困无力，或气短懒言，或头晕心悸，视物模糊，舌淡胖，苔薄白，脉细缓。治宜养血活血，益气通络。方用黄连桂枝五物汤、八珍汤加减。

2.肢瘫型

(1)痉证：颈肩部疼痛僵硬，痉挛步态，走路不稳，活动不灵，下肢沉重，二便障碍，舌淡，苔白，脉细弱。治宜滋阴养血，益气通络。方用阿胶鸡子黄汤加减。

(2)痿证：此型后期，肢体广泛萎缩，软弱无力，活动困难，舌体胖有齿痕，苔少，脉沉细而弱。治宜滋补肝肾，强壮筋骨。方用补阳还五汤加减。

3.眩晕型(椎动脉型和交感神经型)

(1)中气下陷证：体质虚弱，颈肩疼痛，活动不利，头晕目眩，心悸气短，面色苍白，四肢乏力，饮食无味，舌淡，苔白，脉细弱。治宜健脾益气，升阳举陷。方用补中益气汤加减。

(2)痰浊中阻证：素体肥胖，颈肩酸痛沉重，头晕，视物不清，耳鸣耳聋，胸闷心悸，胃脘满闷，恶心，不思饮食，舌苔厚腻、脉滑。治宜燥湿化痰，健脾和胃。方用温胆汤加减。

(3)肝阳上亢证：颈肩僵痛，头晕头痛，目眩耳聋，转头加剧，甚可猝倒，面色如醉，胸胁满闷，急躁易怒，舌红，苔薄黄，脉弦。治宜平肝潜阳，熄风通络。方用镇肝熄风汤加减。

(三)针灸治疗

取大椎、风池、风府，夹脊穴、列缺、合谷、肾俞、京门等结合痛区取穴，如上肢的曲池、手三里、阳溪、阳谷、少海、缺盆、极泉等，下肢的环跳、承扶、委中、承山、阳陵泉、阴陵泉、足三里、三阴交、悬钟等，头部的百会、头维、角孙、太阳、通天、睛明、承泣、丝竹空、耳门、听宫等穴可灵活选用。实证用泻法，虚证用补法，留针 20 分钟，隔天 1 次，10 次为 1 个疗程。

(四)手术治疗

手术方法按照入路不同可分为：前路手术、前外侧路手术、后路手术。手术入路的选择，应在临床的基础上充分借用 CT、磁共振成像等现代影像技术。术前应明确椎管狭窄、颈脊髓受压部位，做到哪里压迫在哪里减压，有针对性的进行致压节段的减压。对椎管前后方均有致压物者，一般应先行前路手术，可有效地去除脊髓前方的直接或主要致压物，并植骨融合稳定颈椎，达到治疗效果。如无效或症状改善不明显者，3～6 个月后再行后路减压手术。前路及后路手术各有其适应证，两者不能互相取代，应合理选择。颈椎椎管狭窄症自然恢复者很罕见，绝大多数逐渐加重。

对颈椎椎管狭窄症，只有手术治疗，才可以解除脊髓压迫，稳定脊柱，彻底消除症状与体征产生的因素。手术方式主要有 4 种，即：①前路颈椎间盘切除，椎体间植骨融合术；②前路颈椎椎体切除，游离骨块植骨融合术；③后路颈椎椎板切除术；④后路颈椎椎管成形术。不论何种手术方式，应考虑的是脊髓充分减压，有时需附加神经根管减压、颈椎融合固定，以消除其机械和动力性压迫因素。

手术治疗综合各家经验，退变性颈椎椎管狭窄症局限者，多经前路骨赘切除，椎体间植骨融合；而发育性则以后路手术为好，多采用后路颈椎椎管扩大成形术；混合性则视具体情况而定。

有下列情况之一者即为椎板成形术的手术适应证：①颈椎椎管矢状径在 12～13 mm 以下，并有脊髓压迫者；②后纵韧带骨化致椎管实际广泛狭窄者；③多节段颈椎病性脊髓病；④颈椎前路手术后，颈髓受压症状无明显改善者；⑤黄韧带肥厚致脊髓受压者。

近几年来，临床对颈椎两节段以下椎间盘突出及椎体后缘增生导致脊髓受压的患者，采用前路减压，直接解除脊髓前方压迫，同时行椎体间植骨融合，效果良好。但对三节段以上的颈椎椎管狭窄症则经后路行椎管扩大成形术。其术式较多，有单开门保留棘突丝线固定、双开门丝线固定、大“Z”字椎板成形等，最后选定改良单开门棘突骨植骨支撑固定颈椎椎管扩大成形术。此术式简单、可靠，植骨块就地取材，扩大效果确实，不致再关门，由于在椎管侧面操作，损伤脊髓机会少，融合术后不影响颈椎节段间活动，术后患者感觉运动功能短期内即可明显恢复。对单侧神经根痛者，还可根据症状、CT 或 CTM，选择狭窄严重及椎间孔小的一侧作为开门侧，同时行椎间孔(管)减压，效果明显，且不需特殊器械，操作并不困难。

(陈祁青)

第五节 颈椎间盘突出症

颈椎间盘突出临床并不少见。当颈椎间盘由于某种原因，向后外侧突出压迫脊神经根或脊髓而引起症状时，称为颈椎间盘突出症。

颈椎自第 2 颈椎起、两相邻椎体间都有椎间盘。椎间盘是椎体间的主要连接结构，与韧带共同保持椎体间的相互紧密连接。椎间盘富有弹性，故相邻椎体间有一定活动度，能使下位椎体的上面承受均等的压力，起到缓冲外力的作用。并可减缓由足部传来的外力，使其免受震荡。颈椎间盘总高度为颈椎总高度的 20%～50%，前部较后部为高，故使颈脊柱呈生理前凸。

颈椎间盘由纤维环、髓核和软骨板组成。髓核是一种胶状物，基质由黏蛋白组成，含水很高，往往超过 80%。髓核周围为纤维软骨，称纤维环。软骨板则构成椎间盘的上下壁，与椎体的松质骨相连接。软骨板与纤维环融合在一起，在软骨板完整时，髓核不易突入椎体的松质骨内。在纤维环无损害时，髓核不易向周围突出。颈椎间盘是维持颈部活动，保持内外平衡的重要结构。颈部的运动，依赖髓核的位移及变形来保持颈部的协调和平衡。

一、病因、病理

颈椎间盘突出症多由急性或反复轻微外伤而引起，又常在颈椎间盘退变的基础上发生。颈椎是人体活动范围大、负重大的部位，并且与相对固定的胸椎相连。在日常生活和工作中，因颈部的长期负重，持续不断地接受压力、磨损以及髓核脱水等，造成椎间盘的变形。纤维环发生变性后，其纤维首先肿胀变粗，继而发生玻璃样变性，最后断裂。由于变性纤维环的弹性减退，不能承受椎间盘内的张力，当受到头颅的重力作用。肌肉的牵拉或外伤时，不但纤维环可向外膨出，而且髓核也可经破裂的纤维环裂隙向外膨出而压迫神经根或脊髓。由于下部颈椎活动多，因此第 6～7 和第 5～6 颈椎易发病。

老年人肝肾亏损，筋失约束；或风寒的侵袭，筋脉拘挛，失去了内在的平衡，均可诱发颈椎间盘突出。颈椎间盘突出的方向可于上下椎体之间向周围各方向突出，只有当突出物压迫神经时才有症状出现。而临床症状的轻重，则因颈椎间盘突出的位置和神经受压的程度而有所不同。临床常见的突出位置有以下 3 种。

(1)侧方突出：突出部位在后纵韧带的外侧、钩椎关节内侧。该处是颈神经根通过的地方，突出的椎间盘压迫脊神经根而产生症状。

(2)旁中央突出:突出部位偏于一侧,介于脊神经和脊髓之间。突出的椎间盘可以压迫脊神经根和脊髓而产生单侧脊髓和神经根受压症状。

(3)中央突出:突出部位在椎管中央,脊髓的正前方。突出的椎间盘压迫脊髓腹面的两侧而产生脊髓双侧的压迫症状。

二、临床表现与诊断

颈椎间盘突出症多见于30岁以上的中壮年,男性发病多于女性,约94%的患者发生在第6、7颈椎及颈椎已有外伤者,起病较急;无明显外患者,起病缓慢。患者常有颈后疼痛,卧床休息症状有缓解,活动后症状加重。有学者认为,这种症状随椎间盘的移动而起伏改变,是颈椎间盘突出的一特征性表现。由于椎间盘突出的部位不同,压迫的组织不同,临床表现也不一致。

椎间盘侧方突出主要症状为颈项部及受累神经根的上肢支配区疼痛与麻木。咳嗽、打喷嚏均可加重疼痛,疼痛仅放射到一侧肩部和上肢,很少发生于两侧上肢。颈僵硬,颈后肌痉挛,活动受限,当颈部后伸,再将下额转向健侧时可加重上肢放射性疼痛,在颈微前屈或中立位牵引时疼痛可缓解。从头顶向下作纵轴方向加压时,可引起疼痛加重。

颈椎间盘突出症由于发生平面的不同,检查时可发现不同受累神经节段支配区的运动、感觉及反射的改变,还可出现有关肌肉肌力减退和肌肉萎缩等体征。

椎间盘旁中央突出患者除有椎间盘侧方突出的症状、体征外,尚有单侧脊髓受压症状和体征,即可出现同侧下肢软弱无力、肌肉张力增加、腱反射亢进,还可出现巴宾斯基征等阳性。

椎间盘中央突出主要表现为脊髓受压,最常见的症状为皮质脊髓束受累,由于病变程度不一,可出现下肢无力,平衡明显障碍,肌张力增高、腱反射亢进,踝阵挛、髌阵挛及病理反射。重者可出现两下肢不完全性或完全性瘫痪,大小便功能障碍,胸乳头以下的感觉障碍。

(一)X线检查

颈椎的X线片可包括正位、侧位及左右斜位片。X线正位片可显示颈椎侧弯畸形。在侧位片上可显示颈椎生理弧度改变、椎间隙变窄及增生性改变。斜位片上可显示椎间孔的大小及关节突情况,颈椎X线片不能显示是否有椎间盘突出,但它可排除颈椎的其他器质性病变,如颈椎结核、颈椎肿瘤、颈椎先天性畸形等。

(二)脊髓造影与脑脊髓液检查

单纯神经根受压的颈椎间盘突出症无脑脊髓液梗阻,蛋白含量正常。只有脊髓部分受压或完全受压的患者则能显示硬脊膜管的外形、椎间盘和骨刺向后突入椎管,脑脊髓液可出现部分梗阻或完全梗阻,脑脊髓液蛋白增高。

(三)颈椎CT及磁共振成像检查

对颈椎间盘突出症的诊断和定位很有价值。CT检查可显示颈椎管的大小及突出物与受累神经根的关系;磁共振成像检查可显示间盘突出对脊髓压迫的程度,了解脊髓有无萎缩变性。

(四)肌电图检查

可用来确定对神经根的损害,并对神经根的定位有所帮助。

三、治疗

颈椎间盘突出症以非手术综合治疗为主。通过手法、牵引、练功和药物等治疗,绝大多数患者可获得疗效。

(一)手法治疗

临床上采用的手法甚多,按其手法的作用和具体步骤,归纳起来包括松解手法、复位手法和宣通经络气血3个方面。

1.松解手法

此手法包括揉捏法和㨰法。其目的在于松解痉挛僵硬的颈肩背肌群,使之收到舒筋通络、解痉止痛的效果。

(1)揉捏法:患者正坐,术者立于患者身后,用双手拇指指腹交替在两侧颈部肌肉处自上而下做回旋揉捏,用力均匀,力达深部肌肉,在痛点上可做重点揉捏,自上而下施手法4~5遍。

(2)㨰法姿势不变,术者以㨰动手法施于头颈根部及双肩部,着力深透,一般为2~3分钟。

2.复位手法

包括旋转复位法和端提摇晃法。其目的是加宽狭窄的椎间隙,扩大狭窄的椎间孔,恢复颈椎正常的生理弧度,促进局部血液循环使炎症消退,以解除对神经根或脊髓的压迫和刺激。

(1)旋转复位法:患者正坐,术者站在患者身后,稍微侧身,以右旋为例,用右肘窝放在患者颌下,左手托住枕部,轻提并且旋转颈部活动2~3次,使其颈部放松,然后上提,牵引颈部,并使其头微屈,牵引的同时将患者头颈右旋有固定感时,右肘部再稍加用力右旋颈部,此时即可听到弹响声。做完右侧后,用同样手法向左侧旋转一次。用力应稳妥、轻柔,旋转要适度,不宜过大,切忌粗暴。

(2)端提摇晃法:适用于颈肌痉挛,尤其是胸锁乳突肌痉挛者。患者正坐,术者立其身后,双手虎口分开,拇指顶住枕部,其余双手四指托住下颌部,双手前臂压在患者肩部,双手向上端提,同时手腕立起,在维持牵引下,双手腕做回旋活动6~7次。再将患者头部在屈曲时旋转至右侧,以右侧为例,用左手扶住颌下,将右手抽出,同时利用术者右颞顶住患者头部。在维持牵引下,用右手拇指指腹沿右侧颈肌走向,自上而下揉捏到肩部,同时左手搬动下颌,向左侧旋转颈部。

3.善后手法

包括劈法、散法、拿法及归合法等。其目的是为了进一步放松颈肩背部肌群,理顺筋络,调和气血。

(1)劈法:双手五指分开放松,以手掌尺侧劈打双肩及背部约1分钟。

(2)散法:用双手掌指桡侧在两侧颈部交错散之,用力按压之后,散的效果更好,再从上到下至肩部,用掌侧散之,做2~3遍。

(3)拿法:用拇指和手掌与其余四指的指腹相对用力,在肩部拿捏,拇指做环形运动,共做3~5遍。

(4)归合法:双手交叉,以两掌大小鱼际在患者颈部及肩部相对归挤,自上而下,做2~3遍。

根据患者不同情况,可加用叩击法、抖肩法等,从而完善整个手法。

(二)枕颌带牵引(颈椎牵引)

可以解除颈项部肌肉痉挛,增大椎间隙及椎间孔,使神经根受压得以缓解。牵引时颈椎呈微屈曲位,因为这种体位能使后部关节微分离,使椎间孔开大。不宜采用颈椎极度屈曲位,亦切忌颈椎过伸位。牵引重量一般为2~3 kg,逐步增至4~5 kg,应根据病情、体质和耐受力酌情调整。可采用坐式或卧式牵引,症状重者,应卧式持续牵引,白天可每牵引2小时后,休息1小时,间歇进行,夜晚则以休息为主。

(三)固定方法

因为根性疼痛主要是由于神经根受压和水肿引起,应适当地卧床休息,尽量减少颈部活动。起床后可用颈围制动颈椎呈微屈曲位。

(四)练功疗法

去掉外固定后,积极地进行颈部肌肉的功能锻炼,以增强颈部肌肉力量。防止颈部损伤和劳损。

(五)药物治疗

中药治疗颈椎间盘突出症,必须要根据发病原因、症状与体征进行归纳分析,辨证分型,而后立法用药。

(1)血瘀证:患者有明显的外伤史,发病急,颈项痛有定处,强迫体位,活动受限。舌淡,苔薄白,脉弦。治宜活血祛瘀,通络止痛,选用和营止痛汤加减。

(2)风寒证:患者起病缓慢,颈项痛有定处,上肢麻木,冷痹,症状的轻重与气候有关。舌淡,苔薄白,脉弦紧。治宜温通经络,祛风散寒,选用麻桂温经汤加减。

(3)肝肾虚证:患者发病缓慢,并且反复发作,颈肩疼痛,上肢麻痹,稍劳则加剧,可有耳鸣、耳聋、多梦等。舌红少苦,脉弦细。治宜补肝肾,宜用六味地黄汤加味。

(六)其他疗法

1.针灸治疗

根据临床症状不同,可选用风池、肩井、天宗、曲池、合谷、环跳、阳陵泉、太冲等穴,用泻法,留针 5～10 分钟,每天 1 次。

2.理疗

常用的有蜡疗、醋疗、直流电、低频脉冲、中药离子导入等。可缓解肌肉痉挛、消除神经根的炎性水肿、改善局部的血液循环等作用。

3.封闭疗法

用醋酸泼尼松 25 mg 加 2%普鲁卡因 2 mL,作局部痛点封闭。

4.手术治疗

对绝大多数颈椎间盘突出症者行非手术治疗。但对中央型或旁中央型颈椎间盘突出症有明显脊髓压迫损害症状,或侧方突出物较大压迫神经根,且伴有严重疼痛并有神经功能障碍者,则应行手术治疗。颈椎间盘突出症手术摘除术分为颈前入路和颈后入路两种。中央型突出最好行前方入路,颈前路手术摘除椎间盘应注意避免食管、喉返神经、椎动脉损伤。侧方突出者可采用后方入路,后方入路应注意避免神经根、脊髓的损伤。

(陈祁青)

第六节　胸椎椎管狭窄症

因胸椎退行性变或发育所致的胸椎椎管狭窄及神经根管狭窄所引起的脊髓及神经根受压,并产生相应的症状和体征者,称为胸椎椎管狭窄症。由于胸部脊柱有胸骨和肋骨的支持,活动度小,因而由慢性劳损致退行变性狭窄较颈椎、腰椎为少见。若胸椎一旦发生狭窄,脊髓受压易变性，变性的脊髓不易再恢复功能，因而治疗困难，预后不良。

脊椎管狭窄症多发生在腰椎和颈椎，随着诊断技术的发展和认识水平的提高，胸椎椎管狭窄症确诊的患者逐渐增多。Nakanish、Marzluf 等首先报道胸椎后纵韧带骨化引起胸椎椎管狭窄和胸椎关节突增生压迫胸脊髓，国内报道了胸椎椎管狭窄的分型并改进了治疗方法。

一、病因、病理

（一）退变性胸椎椎管狭窄

见于中年以上，主要由于胸椎的退行变性致椎管狭窄，其病理改变如下。

(1)椎板增厚骨质坚硬，有厚达 20～25 mm 者。

(2)关节突增生、肥大、向椎管内聚，特别是上关节突向椎管内增生前倾，压迫脊髓后侧方。

(3)韧带肥厚可达 7～15 mm。在手术中多可见到黄韧带有不同程度骨化。骨化后的黄韧带与椎板常触合成一整块骨板，使椎板增厚可达 30 mm 以上。多数骨质硬化，如象牙样改变。少数患者椎板疏松、出血多。

(4)膜外间隙消失，胸椎硬膜外脂肪本来较少，于椎管狭窄后硬膜外脂肪消失而静脉瘀血，故咬开一处椎板后，常有硬膜外出血。

(5)硬脊膜增厚，有的患者可达 2～3 mm，约束着脊髓。当椎板切除减压后，硬膜搏动仍不明显，剪开硬膜后，脑脊液搏动出现。多数患者硬膜轻度增厚，椎板减压后即出现波动。

由上述病理改变可以看出，构成胸椎管后壁及侧后壁(关节突)的骨及纤维组织，均有不同程度增厚，向椎管内占位使椎管狭窄，压迫脊髓。多椎节胸椎椎管狭窄，每一椎节的不同部位，其狭窄程度并不一致，以上关节突上部最重，由肥大的关节突、关节囊与增厚甚至骨化的黄韧带一起向椎管内突入，呈一横行骨纤维嵴或骨嵴压迫脊髓。在下关节突起部位则内聚较少，向椎管内占位少，压迫脊髓较轻，二者相连呈葫芦腰状压迫，多椎节连在一起则呈串珠状压痕。脊髓造影可显示此种狭窄的病理改变。

胸椎退变，上述胸椎椎管狭窄仅是其病理改变的一部分。还可见到椎间盘变窄，椎体前缘侧骨赘增生或形成骨桥，后缘亦有骨赘形成者，向椎管内突出压迫脊髓。胸椎管退变性狭窄患者，除胸椎退变外，还可见到颈椎或腰椎有退行改变，本组中以搬运工人、农民等重体力劳动者较多，胸椎管退变可能与重劳动有关。

（二）胸椎后纵韧带骨化

所致胸椎椎管狭窄胸椎后韧带骨化可以是单节，亦可为多椎节，增厚并骨化的后纵韧带可达数毫米，向椎管内突出压迫脊髓。这组患者亦可有胸椎的退行改变，但多较轻，以胸椎后韧带骨化压迫为主，又因手术治疗途径不同，故单列一类。

（三）先天性胸椎椎管狭窄

这种患者较少，其胸椎管先天性狭窄，椎弓根短粗，椎管前后径(矢状径)狭小，但年幼时脊髓在其中尚能适应，成年后有轻微胸椎管退变或其他致胸椎轻微损伤等诱因，即可构成压迫脊髓，出现症状，故总的看来，胸椎椎管狭窄症系胸椎管退变引起的疾病。

（四）其他

脊柱氟骨症亦可致胸椎椎管狭窄，其骨质亦硬，韧带退变和骨化，可引起广泛严重椎管狭窄，患者长期饮用高氟水，血氟、尿氟增高，血钙、尿钙、碱性磷酸酶增高，X 线片脊柱骨质密度增高可助诊断。此外，尚有少数患者，在胸椎退变基础上，伴有急性胸椎间盘突出。

二、临床表现与诊断

胸椎椎管狭窄症多见于中年人，年龄 40～65 岁。好发部位为下胸椎，发病较缓慢，起初下肢麻木，无力，发凉、僵硬不灵活。双下肢可同时发病，也可一侧下肢先出现症状，然后累及另一下肢。半数患者有间歇跛行，行走一段距离后症状加重，须弯腰或蹲下休息片刻方能再走。较重者站立及行走不稳，需柱双拐或扶墙行走，严重者截瘫。胸腹部有束紧感或束带感，胸闷、腹胀，如病变平面高而严重者有呼吸困难。半数患者有腰背部痛，有的时间长达数年，仅有 1/4 的患者伴腿痛，疼痛多不严重。大小便功能障碍出现较晚，多为解大小便无力，尿失禁少见，患者一旦发病，多呈进行性加重，缓解期少而短。病情发展速度快慢不一，快者数月即发生截瘫。

多数患者呈痉挛步态，行走缓慢。脊柱多无畸形，偶有轻度驼背、侧弯。下肢肌张力增高，肌力减弱。膝及踝反射亢进。髌阵挛和踝阵挛阳性。巴宾斯基征、奥本汉征、革登征、查多克征阳性。如椎管狭窄平面很低，同时有胸腰椎管狭窄或伴有神经根损害时可表现为软瘫，即肌张力低，病理反射阴性。腹壁反射及提睾反射减弱或消失。胸部及下肢感觉减退或消失，胸部皮肤感觉节段性分布明显，准确检查有助于确定椎管狭窄的上界。部分患者胸椎压痛明显，压痛范围大，很少有放射痛。伴有腿痛者直腿抬高受限。

(一)胸椎 X 线平片和侧位片

质量好的可较清楚地显示病变，照片范围要足够大，以免遗漏病变节段，一般可显示不同程度的退变性征象，其范围大小不一。椎体骨质增生可以很广泛，也可为 1～2 个节段；椎弓根短而厚；后关节增生肥大、内聚、上关节突前倾；椎板增厚，椎板间隙变窄。有时后关节间隙及椎板间隙模糊不清，密度增高。部分平片显示椎间隙变窄，少数患者有前纵韧带骨化、椎间盘钙化、椎管内钙化影或椎管内游离体。

在上述征象中，侧位片上关节突肥大增生突入椎管，是诊断本病的重要依据。

平片较为突出的征象为黄韧带骨化，正位片上显示椎间隙变窄或模糊不清，密度增加，侧位片特别是断层片显示椎板间隙平面由椎管后壁形成向椎管内占位的三角形骨影，轻者呈钝角，由上下椎板向中间骨化，中间密度较低；重者近似等边三角形，密度高，接近后关节的密度。数节段黄韧带骨化时椎管后壁呈大锯齿状，“锯齿”尖端与椎间隙相对，椎管在此处狭窄严重。约半数患者平片有后纵韧带钙化征象，椎间隙与椎体后缘有纵行带影突入椎管。黄韧带和后纵韧带骨化可发生于各节段胸椎，但越向下，发生率越高、程度越重。

个别患者可显示脊椎畸形，如圆背畸形，连续几个椎体呈前窄后宽，脊椎分节不全，脊椎隐裂，棘突分叉，侧弯畸形等。颈椎及腰椎 X 线片有时也有退变征象、后纵韧带、黄韧带骨化、项韧带或前纵韧带骨化等。

(二)CT 检查

CT 扫描部位要准确，范围要适当，否则易漏诊。CT 扫描可清晰显示胸椎椎管狭窄的程度和椎管各壁的改变，椎体后壁增生、后纵韧带骨化、椎弓根变短、椎板增厚、黄韧带增厚、骨化等可使椎管矢状径变小；椎弓根增厚内聚使横突径变短；后关节增生、肥大、关节囊骨化使椎管呈三角形或三叶草形。

还要指出，CT 检查椎管狭窄，影像清楚，一目了然。但也可以出现假象，CT 扫描应与椎管长轴成垂直角度，在多节段 CT 扫描时，如与椎管长轴不成垂直而稍有倾斜时，则显示的椎管矢状径，较实际情况更为狭窄。因对圆管的横截面投影，如稍有倾斜，则使圆的直径缩小。

(三)脊髓造影

可确定狭窄部位及范围,为手术治疗提供比较可靠的资料。常选用腰穿逆行造影,头低足高位观察造影剂流动情况。完全梗阻时只能显示椎管狭窄的下界,正位片常呈毛刷状,或造影从一侧或两侧上升短距离后完全梗阻,侧位片呈鸟嘴状,常能显示主要压迫来自后方或前方。不完全梗阻时可显示狭窄的全程,受压部位呈节段状充盈缺损。症状较轻或一侧下肢症状重者,正侧位观察或拍片难以发现病变时,从左右前斜位水平观察或投照可显示后外侧或前外侧充盈缺损,即病变部位。小脑延髓池穿刺下行造影很少用,完全梗阻时只能显示狭窄的上界。

作脊髓造影时应同时观察颈椎和腰椎段,以免遗漏多节段病变。造影后有时下肢症状加重,需将碘油造影剂抽出,一般 1 周左右反应消失,造影后应尽早手术治疗。

(四)磁共振检查

是一种无损害性检查,优点为可显示脊髓形态,髓内病变如肿瘤,脊髓空洞症等,以及髓外压迫,压迫部位、范围和程度;缺点是不能清晰显示椎体、椎板骨皮质及骨化的韧带。

(五)皮层诱发电位检查

刺激下肢胫后神经或腓总神经,头皮接收。不完全截瘫或完全截瘫患者,其皮层诱发电位均有改变,波幅峰值下降以至消失,潜伏期延长。椎板减压术后,皮层诱发电位出现波峰的恢复,截瘫明显好转。因此,皮层诱发电位不但可以用于术前检查脊髓损害情况,且术后皮层诱发电位波峰的出现,预示着脊髓恢复较好。

(六)奎肯试验及脑脊液检查

腰穿时可先作奎肯试验,多数呈不全梗阻或完全梗阻,部分患者无梗阻。脑脊液检查,蛋白多数升高,细胞计数偶有升高,糖和氯化物正常,细胞学检查无异常。

(七)实验室检查

如血沉、类风湿因子、碱性磷酸酶、血钙及磷、氯化物检查正常,这些检查有鉴别诊断意义。应常规检查血糖、尿糖,后韧带骨化有时合并糖尿病,未经治疗会增加手术危险性。

三、治疗

对于不典型的或症状轻的胸椎椎管狭窄症,可采用非手术治疗。对经非手术治疗无效及症状较重的患者应采用手术治疗,特别是脊髓损害发展较快者,应尽快手术。

(一)手法治疗

手法治疗胸椎椎管狭窄症,可以活血舒筋、散瘀通络、松解粘连,使症状得以缓解或消失。常用的手法有腰背部及双下肢的揉按法、穴位点压法、㨰法、提捏法等。手法操作均应轻柔,禁用强烈的旋转手法,以防病情加重。

(二)固定方法

宜卧硬板床休息,使用胸围或穿戴脊柱后支架保护以防损伤。

(三)练功疗法

症状缓解后,应加强腹肌和下肢功能锻炼,以增强腹肌和腿部肌力,可练习弯腰屈腿、蹬空增力、侧卧摆腿等动作。

(四)中药治疗

1.风寒痹阻证

腰背部及下肢酸胀重着,时轻时重,拘急不舒,遇冷加重,得热痛缓,舌淡苔白滑,脉沉紧。治宜祛风散寒，除湿通络，方用蠲痹汤或当归四逆汤加减。

2.肾气亏虚证

腰背酸痛、腿膝无力，遇劳更甚，卧则减轻，形羸气短，肌肉瘦削；舌淡苔薄白，脉沉细。治宜固摄肾气，方用大补元煎之类。

3.气虚血瘀证

面色少华，神疲无力，腰背痛不耐久坐久行，疼痛如刺，痛处不移，下肢麻木，舌质瘀紫，苔薄，脉弦紧。治宜补气活血通络，方用补阳还五加汤加减。

（五）手术治疗

1.临床分型

胸椎椎管狭窄症的病理，包括狭窄的平面范围以及压迫主要来自何方有所不同，对其治疗方法也不相同。为了指导治疗，选择正确的治疗方法，有必要进行临床分型。①单椎关节型：椎管狭窄病理改变限于1个椎间及关节突关节。截瘫平面，X线关节肥大等表现；脊髓造影、CT等改变，均在此同一平面。②多椎关节型：累及连续的多个椎节，多为5～7个椎节，临床截瘫平面多在狭窄段的上界，脊髓造影完全梗阻者多在狭窄段的下界，不全梗阻则显示其多椎节狭窄，而狭窄段全长椎节数的确定，则主要根据X线侧位片上关节突肥大增生突入椎管的椎节数，或由造影完全梗阻为下界，截瘫平面为上界计数其椎节数。③跳跃性多椎关节型：上胸椎有3个椎节狭窄，中间2椎节无狭窄，下胸又有3椎节狭窄，即T_2～T_4，T_8～T_{11}狭窄都在胸椎。截瘫平面在上胸椎者，为不完全瘫，下段狭窄较严重，截瘫也较重，脊髓造影显示不完全梗阻。椎管狭窄全长的决定由于上胸椎X线片不够清晰，主要依据CT，从手术减压情况看，上胸椎CT有假象，其显示的狭窄比实际更窄，系投照角度倾斜所致。④后纵韧带骨化型：此型椎管狭窄以后纵韧带骨化压迫为主，后面及侧后椎管壁的增厚不显著。其截瘫平面为狭窄上界，脊髓造影梗阻为下界，全长的确定依据侧位断层X线片及CT。⑤椎间盘突出型：见于单椎关节型合并有椎间盘突出，患者多有轻微外伤史，脊髓造影显示突出之压迹在脊髓前方。

以上分型的目的和意义在于指导临床治疗方法的选择，有两个方面：①手术前准备不同，单椎关节减压还是多椎关节减压，备血、手术范围等均不同；对以侧后椎管壁肥大增厚为主的椎管狭窄，其减压范围除手术分型拟定外，在手术中还可根据硬膜外插入导管检查来确定减压是否彻底。②手术入路选择不同，对单椎关节及多椎关节狭窄等后侧椎管壁增厚压迫者，选择后入路。对胸椎后韧带骨化为主及伴椎间盘突出者，则选择侧椎前方减压。但如系后侧椎管壁肥厚压迫伴椎间盘突出压迫，则应选择后入路先行椎板切除减压，再从一侧做经侧后方至侧前方的减压。

手术是治疗胸椎椎管狭窄症较为有效的一种方法，其目的在于早期彻底扩大椎管解除对脊髓的压迫。

2.手术适应证和时机

对退变性胸椎狭窄症，目前尚无有效的非手术疗法，因此，诊断一旦确立，即应尽早手术治疗；特别是脊髓损害发展较快者，更应尽快手术。

3.手术途径

(1)后路全椎板切除减压术是首选方法，可直接解除椎管后壁的压迫，减压后脊髓轻度后移，间接缓解前壁的压迫，减压范围可按需要向上下延长，在直视下手术操作较方便和安全；合并有旁侧型椎间盘突出者可同时摘除髓核。

(2)以后纵韧带骨化为主要因素的椎管狭窄，尤以巨大孤立型后纵韧带骨化，后路手术效果不佳，会引起症状加重，应从侧前方减压切除骨化块，可解除脊髓压迫。

(3)胸椎椎管狭窄合并中央型椎间盘突出时，从后路手术摘除髓核很困难且易损伤脊髓及神经根，也可采用侧前方减压为宜。侧前方入路可切除后纵韧带骨化块、严重椎体后缘增生骨赘和摘除突出的髓核，还可以切除一侧椎弓根、后关节、椎板及黄韧带以充分减压。中下段胸椎侧前方减压术因脊髓根动脉80%来自左侧肋间动脉，故以选择右侧入路为好。如从左侧入路，应注意保护肋间动脉及椎间动脉，勿轻易结扎。

有的胸椎椎管狭窄症患者同时存在严重的颈椎或腰椎管狭窄，均需手术治疗。若狭窄段互相连续可一次完成手术。若狭窄段不连续，一次手术难以耐受者，可分次完成手术，先行颈椎手术后行胸椎手术，或者先行胸椎手术后行腰椎手术。

手术的效果取决于早期手术，减压程度及术中对脊髓的保护状况。治疗效果以截瘫完全恢复为优；恢复自由行走，括约肌完全自主控制，但肌力不及正常或有麻木感，存在病理反射者为良；减压术后感觉运动及括约肌功能有进步，但不能自由行走，需用拐杖辅助或尚不能起床者为进步；较术前无进步为差；还有术后病情加重，由不完全截瘫者为加重。

截瘫的预后与截瘫程度及截瘫时间有关。截瘫较重，完全截瘫或下肢肌力在Ⅱ级以下者，恢复效果较差；截瘫程度虽重，但时间较短者，其恢复较长者为优；因压迫较久、截瘫较重而时间较长者，可能有脊髓缺血性改变；下胸椎椎管狭窄术后效果优于上胸椎。但有的患者于下胸椎减压数年或多年之后，上胸椎又发生椎管狭窄，引起截瘫，需再次手术。因此，对本症术后应长期随诊观察。

（陈祁青）

第七节　腰部劳损

急性腰扭伤未获得适当治疗或治疗不彻底，长期不良姿势导致的腰部软组织劳损，使腰肌容易疲劳且易出现疼痛，称之为腰部劳损，尤以骶棘肌劳损最为多见。

一、病因、病理

(一)长期慢性损伤

《素问·宣明五气》篇："久视伤血，久卧伤气，久坐伤肉，久立伤骨，久行伤筋，是谓五劳所伤"。长期从事某一种运动或生产劳动，特别是不对称或不协调的运动姿势，使腰部肌肉、韧带、后关节囊等经常受到牵扯性损伤，日积月累，发生变性、肥厚、纤维化以及腰筋膜无菌性炎症等。使其弹性降低力量减弱，局部气滞血瘀，经络不通，有时压迫或刺激神经根，则出现臀部及下肢牵扯性或放射性疼痛。

(二)迁延性急性腰扭伤

急性腰扭伤后在急性期治疗不彻底，损伤的肌肉、筋膜、韧带修复不良，产生较多的瘢痕和粘连，使腰部功能减低且易转为慢性腰痛，经久不愈，反复发作，劳累后加重。

(三)腰骶部先天性变异

如腰椎骶化、骶椎腰化、椎弓狭部裂及骶椎隐裂等，结构上的缺陷造成腰部肌肉、韧带和骨骼的生物力学平衡失调,而引起慢性腰部劳损。

(四)肝肾不足和外邪入侵

是腰部劳损的重要因素。《素问·脉要精微论》篇:“腰者肾之府,转摇不能,肾将惫矣”。《素问·上古天真论》:“七八,肝气衰,筋不能动,天癸竭,精少,肾脏衰,形体皆极”。这些都说明老年人肝肾亏虚,骨髓不足,气血运行失调,督带俱虚,筋骨懈怠,脊柱可出现退行性变,有的产生骨质疏松,如再有外邪的侵袭,则腰痛更加严重。气候或居住环境寒冷潮湿,风寒湿邪侵袭人体,流注经络关节,导致气血凝滞,营卫不得宣通,不通则痛。另外,长期处于精神压力下失眠焦虑、情绪低落、分居离婚者,以及吸烟、酗酒者的腰痛发生率远较常人为高。

二、临床表现与诊断

患者有或可无明显外伤史,腰部隐痛反复发作,劳累后加重,休息后减轻,弯腰困难,持久弯腰时疼痛加剧,适当活动或变换体位后、叩击按揉腰部时腰痛可减轻。睡觉使用小枕垫于腰部能减轻症状。

腰部外观多无异常,有时可见生理性前屈变小。仔细寻找压痛点对判断病变组织结构具有重要意义。单纯性腰肌劳损的压痛点常位于棘突两旁的骶棘肌处或髂嵴后部、骶骨后面的骶棘肌附着点处。若伴有棘间、棘上韧带损伤,压痛点则位于棘间、棘突上。腰部活动功能多无障碍,严重者可有受限。神经系统检查无异常,直腿抬高试验阴性。

X线检查多无异常,可有脊柱腰段的生理性弯曲改变,或有轻度侧弯。有时可发现先天性发育异常,如腰椎骶化、骶椎腰化、骶椎隐裂,或见骨质增生等。

三、治疗

腰部劳损发病率高,治疗效果差,故应以预防为主。平时要加强自我保健,方法如下。

(一)康复保健

1.积极参加体育锻炼

根据年龄和爱好积极参加体育活动,以增强体质和腰背肌的力量,减少劳损。

2.按摩法

用手掌或手指自项背部起,沿脊柱两侧其自上而下进行按摩,直至臀部及大腿小腿后侧,反复3～5遍。自我按摩可将两手掌置于腰后,自上而下,由外向内按摩腰及臀部肌肉,按揉时要用力,使肌肉有酸胀感为度。

3.保持良好劳动姿势

工作中要保持良好的姿势和体位,减少腰部负担。如需站立工作者,较好的姿势是:膝关节微屈,臀大肌微微收缩,自然收腹,使骨盆轻微后倾,腰椎轻度变直,减少腰骶角,增加脊柱的支持力;坐位工作者,应尽量保持腰椎前屈的坐位姿势,可用靠背椅。搬取重物要屈膝屈髋伸腰用力,减少肌肉劳损。

4.注意保温防寒

劳动后不要久卧湿地,以防外邪侵袭。

(二)非手术治疗

1.手法治疗

若坚持应用,效果亦好,方法与步骤如下。

(1)按揉:患者仰卧,胸上部垫枕,两上肢放于枕侧,肌肉放松,术者立于患者左侧床边,用两拇指指腹按揉膀胱经背部主要穴位。在压痛最明显处稍加用力,按揉2～3分钟。

(2)㨰法:有两助手上下牵引,术者在下腰部和下背部,沿膀胱经和督脉自上而下用㨰法,操作5～10分钟,疼痛明显及肌肉肿胀部位宜多做几次。

(3)推摩:用掌根推摩,沿骶棘肌自上而下顺序推摩数遍,时间为3～5分钟,疼痛明显处可加按压。

(4)弹拨:腰背筋膜用之最宜。两拇指相对按于条索状硬结上,稍加按压,作左右拨动,如高起明显,可用手指将筋捏住提起放下,连作3～5遍。最后再用推摩法推摩数遍。

(5)斜扳:患者侧卧,上腿屈起,下腿伸直。术者一手推臀,一手扳肩,至最大限度时用力扳一下,有时可听到清脆响声。必要时令患者改另一侧卧位,取同法。

(6)牵抖:令患者俯卧,肌肉放松,一助手把住腋窝向上牵引,术者立于床尾,两手握住两踝部牵抖,在牵引的基础上抖动数下,连作数遍。

2.功能锻炼

(1)"五点"拱桥式:患者用头部、双肘及双足作为支撑点,使背部、腰部、臀部及下肢呈弓形撑起。

(2)"三点"拱桥式:患者用头顶、双足支重,全身呈弓形撑起,腰背尽量后伸。

以上动作需仰卧在硬板床上进行。

(3)飞燕点水式:第1步,患者俯卧,两上肢置于体侧,抬头挺胸,两臂后伸,使头、胸及两上肢离开床面;第2步,体位同第一步,在双膝关节伸直的同时,后伸下降,并使尽量向上翘起,两下肢也可先交替后伸翘起,而后再一同后伸;第三步,头颈胸及两下肢同时抬高,两臂后伸,仅使腹部着床,整个身体呈反弓形,如飞燕点水姿势。

3.中药治疗

(1)外用药:可用镇江膏、狗皮膏等膏药外贴。

(2)内服药。

1)肾虚证:肾阳虚者宜温补肾阳,方用补肾活血汤;肾阴虚者宜滋补肾阴,方用六味地黄丸、大补阴丸。

2)瘀滞证:宜活血化瘀、行气止痛,方用地龙散加杜仲、续断、桑寄生、狗脊。

3)风寒湿证:宜祛风散寒、宣痹除湿、温经通络,方用羌活胜湿汤或独活寄生汤加减。

4)湿热证:宜清热化湿,方用二妙汤加牛膝、木瓜、薏苡仁、豨莶草。

4.其他疗法

(1)针灸:取阿是穴、水沟、阳陵泉、委中、膈俞、次髎、夹脊穴,配以腘部瘀血处施刺络出血。

(2)腰椎间孔药物注射:以俯卧为例,以髂后上棘外侧少许,向头侧作脊柱平行线。另在所欲注射腰椎的棘突下缘作一垂直脊柱的平行线,两线相交点即为皮肤穿刺点。另也可在髂嵴后缘转角上1 cm,与所欲注射的棘突间平行线交点处作为进针点,进针后,找到横突尖后,即行少量药液浸润,以减轻患者不适感,然后针尖滑向横突上缘,紧贴横突,以45°～50°角,向头侧相当于椎间孔处徐徐进针,待至一定深度,针尖可划入一压力减低处,即为椎间孔处,有时患者有电击感,回抽无血及脑脊液后,即可将0.25%普鲁卡因15 mL,加入醋酸泼尼松50 mg及维生素B_{12} 100 μg的配制药液注入。注入5～8 mL后,患者诉有患侧臀部向下肢伸延的酸胀感,可直至足跟及足尖。注射应缓慢,每注入5～8 mL,可稍停片刻,再继续注射,直至完全注毕。操作时应注意无菌及防止误伤重要血管神经。

(3)痛点封闭：可用醋酸泼尼龙 50 mg 加 1%普鲁卡因 5～10 mL 做痛点注射，每 5～7 天 1 次，3～4 次为 1 个疗程，必须准确浸润病变组织，否则影响效果。

(4)穴位注射疗法：用当归注射液、丹参注射液或维生素 B_1、维生素 B_{12} 0.2～0.4 mL 作穴位注射。2～3 天 1 次，6 次为 1 个疗程。采用局部和循经取穴，可分为 2～3 组交替注射。

(5)理疗：可采用红外线、超短波、蜡疗、离子导入等以缓解肌肉痉挛，改善局部血液循环。

(三)手术治疗

只适用于某些经非手术治疗无效，而症状比较顽固的患者。如对腰部软组织损伤后破裂及粘连的组织摘除，肌疝的还纳，增生性肌筋膜条索状物摘除，挛缩肌筋膜组织松解。

(陈祁青)

第八节　腰椎间盘突出症

腰椎间盘突出症，又称腰椎间盘纤维环破裂髓核突出症。它是在椎间盘发生退行变之后，在外力的作用下，纤维环破裂髓核突出刺激或压迫邻近的神经根、脊髓或血管等组织而出现一系列腰痛并常伴坐骨神经临床症状的一种病变。腰椎间盘突出症，是骨科的常见病多发病，是腰腿疼最常见的原因。多见于青壮年，男性多于女性，这与劳动强度及外伤有关。椎间盘突出的平面因腰骶部活动度大，处于活动的脊柱和固定的骨盆交界处，承受压力最大，容易发生退变和损伤，故 L_4～L_5 和 L_5～S_1 椎间盘发病率最高，国内外报道均在 90%以上。2 节段以上突出者占约 15%，L_3～L_4 以上突出少见。

一、病因、病理

(一)病因

腰椎间盘突出症是在椎间盘退变的基础上发生的，而外伤则常为其发病的重要原因。腰椎间盘是身体负荷最重的部分，正常的椎间盘富有弹性和韧性，具有强大的抗压能力，一般成人平卧时 L_3 椎间盘压力为 20 kg，坐起时达 270 kg。一般认为 20 岁以后，椎间盘开始退变，髓核含水量逐渐减少，椎间盘的弹性和负荷能力也随之减退。日常生活中腰椎间盘反复承受挤压屈曲和扭转等负荷，容易在受应力最大处(纤维环后部)由里向外产生破裂，这种变化不断积累而逐渐加重，裂隙不断增大，此处纤维环逐渐变薄弱。在此基础上，一次较重外伤或多次反复轻微外伤，甚至日常活动腰椎间盘压力增加时，均可促使退变和积累性损伤的纤维环进一步破裂、髓核突出，纤维环损伤本身可引起腰痛，而突出物压迫刺激神经根或马尾神经，故有腰痛和放射性下肢痛以及神经功能损害的症状和体征。

(二)病理

腰椎间盘突出症的病理变化过程，大致可分为 3 个阶段。

(1)突出前期：此期髓核因退变和损伤可变成碎块状物，或呈瘢痕样结缔组织，纤维环因损伤变软变薄或产生裂隙。此期患者可有腰部不适或疼痛，但无放射性下肢痛。也有的人，原无病变，可因一次暴力引起突出。

(2)椎间盘突出期:外伤或正常活动使椎间盘压力增加时,髓核从纤维环薄弱处或破裂处突出。突出物刺激和压迫神经根部发生放射性下肢痛,或压迫马尾神经而发生大小便功能障碍,在急性突出期,突出物产生的化学介质使受压的神经根产生水肿,充血变粗和极度敏感,任何轻微刺激均可产生剧烈疼痛。待化学性炎症反应消失后,突出物的单纯机械性压迫使其传导能力下降,则表现为运动和感觉功能缺失。髓核突出的病理形态,有 3 种类型。①隆起型:纤维环部分破裂,表层完整,退变的髓核经薄弱处突出,突出物多呈半球状隆起,表面光滑完整。此型后纵韧带和部分纤维环完整,突出物常可自行还纳或经非手术方法而还纳。临床上表现呈间歇性发作。也可因外伤,如粗暴手法使纤维环完全破裂,变成破裂型或游离型突出。②破裂型:纤维环完全破裂、退变和破碎的髓核由纤维环破口突出,突出物多不规律,有时呈菜花样或碎片状。病程较长者,突出物易与周围组织粘连,产生持续性压迫。③游离型:纤维环完全破裂,髓核碎块经破口脱出游离于后纵韧带之下,穿破或绕过后纵韧带进入硬膜外间隙。游离的髓核碎块有可能远离病变间隙,到达上或下一个椎间隙平面。有时大块髓核碎块脱出将椎管堵塞,或破入硬膜囊,造成广泛的神经根和马尾神经损害。

破裂型和游离型突出,因为纤维完全破裂,突出物不能还纳,只能采用手术治疗。并应尽早手术,解除对神经根和马尾神经压迫。如处理过晚神经受长期压迫产生变性和萎缩,则功能难以完全恢复。

(3)突出晚期:椎间盘突出后,病程较长者,椎间盘本身和其他邻近结构均可发生各种继发性病理改变。①椎间盘突出物纤维化或钙化:纤维化呈瘢痕样硬块与神经根、硬脊膜及周围组织粘连紧密,突出物也可钙化,钙化可局限于突出物周边或顶部,也可完全钙化呈骨样结节,在 X 线片或 CT 图像可见异常钙化影。②椎间盘整个退变、纤维环皱缩,椎间隙变窄,椎体上下面骨质硬化,边缘骨质增生,形成骨赘。③神经根和马尾神经损害:由于突出物的刺激压迫,受累的神经根在早期发生急性创伤性炎症性反应,呈充血、水肿、变粗,异常敏感。长期压迫神经根可发生粘连,神经纤维可变性和萎缩,其支配区运动,感觉丧失。中央型突出压迫马尾神经,除机械性压迫外,常因突出物对神经的弹射作用而损伤神经纤维,甚至发生变性,常有大小便障碍,处理过晚损害难以回逆,神经功能难以完全恢复。④黄韧带肥厚:为继发性病变,黄韧带正常厚度为 2～1,腰椎间盘突出后,其生理前凸往往消失或呈局部畸形,椎间稳定性丧失而出现过度活动,使黄韧带受到牵拉处于紧张状态,张力和压力增加,促使黄韧带增厚。后方黄韧带增厚造成中央管狭窄压迫硬膜囊,侧方黄韧带肥厚造成侧隐窝狭窄,压迫神经根。⑤椎间关节骨性关节炎:椎骨间失稳退变、椎间关节软骨磨损,软骨下骨质裸露,骨质增生,逐渐形成骨关节炎而引起疼痛。⑥继发性椎管、神经根通道狭窄:年龄较大病程长的患者,常有椎板和黄韧带肥厚,小关节肥大增生内聚,椎体后缘骨赘形成等,形成继发性狭窄,再加上椎间盘突出使椎管更为狭窄,加重对神经根和硬膜囊压迫。

(三)中医对椎间盘突出症的认识

椎间盘突出症属中医"腰痛证""痹证""痿证"等范畴。从《黄帝内经》的经典论述到历代医家对腰痛、痹证等疾病的理论探讨,对中医腰腿痛病因病机有完整的论述,认为其病因是外伤劳损与外感风寒湿热,导致营卫失调、气血经络受损,或是肝肾不足,外邪乘虚而入,致气血瘀阻发病。其中,巢元方《诸病源候论》对此病的论述较全面,曰:"凡腰痛病有五。一曰少阴,少阴肾也,十月万物阳气伤,是以腰痛。二曰风痹,风寒著腰,是以痛。三曰肾虚,役用伤肾,是以痛。四曰臂腰,坠堕伤腰,是以痛。五曰寝卧湿地、是以痛","劳损于肾,动伤经络,又为风冷所侵,血气击搏,故腰痛也。阳者不能俯，阴者不能仰，阴阳俱受邪气者故令腰痛不能俯仰”。这些论述较全面地概括了腰腿痛的病因和病机，形象而具体地论述肾脏功能与外邪侵入、劳损外伤在腰腿痛发病中的关系，以及腰椎间盘突出症的发病原因是肝肾不足，风寒湿邪侵入，反复过劳或跌仆损伤。

二、临床表现与诊断

(一)症状和体征

腰痛伴有根性分布的放射性下肢痛为本病的典型特征。发病多有诱因，一般与外伤有明显关系(58.85%)，无明显外伤者(14.83%)、着凉者(3.34%)。多数为先腰痛继之放射性坐骨神经痛(占 3/5)或腰腿同时疼痛(占 1/5)，少数先腿痛后腰痛占(1/5)。腰腿痛性质，腰痛呈钝痛、酸痛、锐痛等与体位和休息有关系。下肢痛呈锐痛、灼烧痛、窜电样放射痛至小腿足部，且常与体位和因咳嗽、喷嚏、大笑等腹压升高有关。另外高位椎间盘突出者可出现腰痛及下腹部或大腿前内侧痛。伴腰椎管狭窄者可有间歇性跛行。严重神经根压迫，神经麻痹、肌肉瘫痪多见于 L_4～L_5 椎间盘突出，L_5 神经根麻痹致胫前肌、腓骨长短肌，伸拇长肌麻痹呈足下垂。L_5～S_1 椎间盘突出致 S_1～S_2 经根麻痹致小腿三头肌瘫痪少见。部分患者无下肢疼痛而肢体麻木，椎间盘压迫刺激了本体感觉和触觉纤维引起麻木，麻木感觉区域按神经根受累区域分布。中央型巨大椎间盘突出压迫马尾神经早期产生双侧严重坐骨神经痛，会阴部麻木，排便、排尿无力，尿潴留尿失禁或不能控制，男性多有阳痿等性功能障碍。还有肢体发凉、下肢水肿等少见特殊症状，原因不甚明确，可能是交感神经受刺激，引起下肢血管神经功能障碍所致。

1.一般体征

(1)腰部畸形：症状轻者可无改变，症状明显者姿态拘谨，脊柱外形腰椎平直或侧凸，肌紧张，腰部活动受限。严重者身体前倾而臀部突向一侧，跛行。脊柱侧弯是一种保护性反应，可以凸向患侧，也可以凸向健侧，如髓核突出在神经根外侧，上身向健侧弯曲，腰椎向患侧可松弛受压的神经根，当突出物在神经根内侧时，上身向患侧弯曲，腰椎向健侧可缓解疼痛。

(2)棘突间旁侧压痛与放射痛：在椎间盘突出间隙相对应的棘突间旁侧有局限性压痛点，并伴有向小腿或足部的放射痛，压痛与放射痛点及为处所，对诊断和定位均有重要意义。在急性期此体征很显著，而慢性患者则不明显。如让患者取站立腰过伸位检查，则较易查出压痛与放射痛。放射痛的部位与神经根支配区相一致。

(3)下肢肌肉萎缩，肌力减弱：原因是失用性萎缩或是神经根受压所致。L_4～L_5 椎间盘突出拇趾伸力减弱；L_5～S_1 椎间盘突出小腿三头肌力减落，提踵无力；L_3～L_4 椎间盘突出影响股四头肌，伸膝无力。

(4)感觉减退位于受累的神经分布区域：L_4～L_5 椎间盘突出为小腿前外侧及足背拇趾背侧，L_5～S_1 椎间盘突出为小腿后外侧、足跟部及足外侧、足底，L_3～L_4 椎间盘突出为小腿前内侧。

(5)膝腱反射减弱：多为 L_3～L_4 椎间盘突出，L_4 神经根受累。L_5～S_1 椎间盘突出，S_1、S_2 神经受累，跟腱反射减弱或消失。

2.各种特殊体征

(1)直腿抬高试验：患者取仰卧位，检查者一手握患者踝部，另一手置于大腿前方保持膝关节伸直，然后将下肢徐徐抬高。如直腿抬高受限并出现小腿以下的放射痛即为阳性。正常人抬高度数范围差别很大，一般 80°～90°，甚至更大。因此应与健侧对比检查。椎间盘突出物越大，神经根受压越重者，直腿抬高受限越明显。因此本试验对诊断及治疗效果的判断均有较大参考价值。

(2)拉塞克征:认识混乱,有的认为就是直腿抬高试验或加强试验。实际是仰卧屈髋屈膝90°,当屈髋位90°时,伸膝引起患肢疼痛或肌肉痉挛者,称为拉塞克征阳性。

(3)健肢抬高试验:方法与直腿抬高试验相同,当健侧下肢直腿抬高时引起患侧下肢放射痛为阳性。其机制是当健肢抬高时,健侧的神经根袖牵拉硬膜囊向远侧移动,同时牵拉患侧神经根也向远侧移动引起患侧下肢放射痛。多见于中央型椎间盘突出或突出物位于神经根腋部时,在肩部则为阴性。

(4)加强试验:在直腿抬高试验同一高度,再将踝关节用力背屈,使受累神经根进一步受牵拉,下肢放射性痛加重为阳性。或在直腿抬高到一定高度产生下肢放射痛时,将下肢稍降低高度使放射痛消失,此时将踝关节用力背屈,如又引起下肢放射痛,亦为阳性。此试验有助于鉴别直腿抬高受限是由于神经根或是由髂胫束及腘绳肌紧张引起。因为踝关节背屈可增加神经根紧张,而对髂胫束及腘绳肌则无影响。

(5)仰卧挺腹试验:患者仰卧,双上肢置于身旁,以枕部及两足跟为着力点,做抬臀挺腹动作使臀部及腰背部离开床面,出现患肢放射痛为阳性,如放射痛不明显,在挺腹同时医师用手压迫患者腹部或两侧颈静脉引起放射性疼痛为阳性。适用于舞蹈和杂技演员检查。

(6)颈静脉压迫试验:压迫一侧或两侧颈静脉1～3分钟,出现腰痛和放射性下肢痛为阳性。

(7)屈颈试验:取坐位或半坐位,下肢伸直时,向前屈颈引起下肢放射痛为阳性。

(8)腘窝神经压迫试验:在拉塞克试验阳性基础上,稍伸膝时压迫腘窝产生疼痛为阳性。

(9)弓弦试验:坐位头脊柱平直,小腿自然下垂,将小腿逐渐伸直或挤压腘窝产生坐骨神经痛。

(10)股神经牵拉试验:俯卧位髋膝关节完全伸直,医师一手扶按腰骶部,另一手放于大腿前方,将患肢向上抬提使髋关节过伸,如出现大腿前方放射痛为阳性,在L_2～L_4椎间盘突出时阳性,L_4～S_1椎间盘突出者阴性。

(11)坐骨神经牵拉试验:患者坐位颈部屈曲,当髋关节处于屈曲90°时,伸膝时引起下肢放射痛为阳性。

(12)Hoover征:患者仰卧,当抬高患肢时,对侧肢体肌肉收缩。

(13)压痛屈膝反射:患者俯卧位,用手指直接按压背部压痛点时屈膝90°,为反射性伸髋肌痉挛所致。

3.影像学检查

(1)X线片:应常规拍摄X线正侧位片。正位片可显示腰椎侧凸,侧位片可见腰椎生理前凸减少或消失,病变的椎间隙可能变窄,相邻椎体边缘有骨赘增生。X线检查对腰椎间盘突出症的诊断只作参考,其重要性在于排除腰椎其他病变,如结核、肿瘤、骨折、腰骶先天畸形等。

(2)CT扫描:螺旋CT可清晰地显示腰椎间盘突出的部位、大小、方向等,以及神经根、硬膜囊受压移位的情况。同时还可以显示椎板及黄韧带增厚、小关节增生退变、椎管及侧隐窝狭窄等情况,对本病的诊断有较大的价值。

(3)磁共振成像:是一种无损伤性可以取得三维影像的检查方法。它能较CT更清晰,全面地观察到突出的髓核与脊髓、马尾神经、脊神经根之间的关系。但磁共振成像的断层间隔大,不如CT扫描精细。

(4)造影检查:具体方法如下。①椎间盘造影:此法操作比较复杂,患者痛苦较大,故宜慎重考虑。②蛛网膜下腔造影:是鉴别椎管内病变性质的重要方法,此法诊断腰椎间盘突出的准确率为70%左右。③硬膜外造影:将有机碘造影剂3 mL连续注入腰部硬膜外腔,照片观察造影剂的分布情况,以判断有无突出及其位置。④硬膜外静脉造影:通过股静脉插管到腰部,注入造影剂以显示脊髓和椎间孔处静脉,分析静脉影像的形态和位置变化,来诊断椎间孔附近占位性病变。

(5)肌电图检查:通过测定不同节段神经根所支配肌肉的肌电图,根据异常肌电位分布的范围,判定受损的神经根。再由神经根和椎间孔的关系推断神经受压的部位。故对腰椎间盘突出的诊断具有一定的意义。

(二)诊断

根据病史、症状和体征以及影像学检查,对多数腰椎间盘突出症可作出正确诊断和病变定位。诊断的依据是:患者腰痛伴有一侧放射性坐骨神经痛,症状时轻时重;下腰棘突旁压痛伴有放射痛;脊柱姿态改变和不对称性运动受限;直腿抬高试验和加强试验阳性;患侧 L_5、S_1 或 L_4 根性感觉,肌力和反射异常。X线造影、CT、磁共振成像等检查,有助于确定病变间隙、突出方向、突出物大小、神经受压情况及主要引起症状的部位等,但一定要与临床表现相一致方有诊断价值。坚决克服只重影像学检查,忽视临床查体的不良倾向。腰椎间盘突出症的诊断一般并不太困难,但对一些疑难病症,必须仔细检查,因为临床上有许多神经根受压疾病,而不一定是腰椎间盘突出症,如腰椎的骨质增生、神经根管狭窄及椎管内肿瘤都可能有神经根的压迫症状,应仔细排除其他相关疾病后再作出诊断。

(三)鉴别诊断

1.急性腰扭伤

有明显的外伤史、病程短。局部压痛明显,一般无放射性坐骨神经痛症状。痛点利多卡因封闭后常使疼痛减轻或消失。

2.腰椎结核

少数患者亦有腰痛和坐骨神经痛,易与腰椎间盘突出症相混淆。但腰椎结核有结核病史,低热、盗汗、消瘦、乏力、血沉增快,往往患部附近有寒性脓肿或窦道。X线片可见椎间隙变窄,椎体有破坏及腰大肌脓肿。

3.腰椎管狭窄症

亦有腰腿痛,并有典型的间歇性跛行,但卧床休息后一般症状可明显减轻或完全消失,腰后伸时腰腿痛加重。主诉症状复杂但临床查体却无明显神经损害的感觉和运动缺失体征,运动诱发试验阳性,骑自行车及弯腰行走时症状不明显。X线片、CT或磁共振成像检查可见骨质增生、小关节肥大内聚、椎板增厚等退行性变以及多节段神经受压表现,虽然也可同时伴有椎间盘突出,但其突出程度较轻,而退变程度较重,可资鉴别。

4.腰椎骨质增生

又叫作腰椎骨关节病、肥大性脊椎炎,是椎体边缘及关节软骨的退行性变。患者年龄多在50岁以后,慢性逐渐加剧,腰腿酸痛、劳累或阴雨天加重,晨起腰板硬,活动后稍减轻,腰部活动受限,有时伴有坐骨神经痛,腰部压痛点不集中,直腿抬高试验阴性、腱反射无变化。X线片显示椎间隙变窄,且椎体前、后缘有增生。

5.梨状肌损伤综合征

本病腰部无症状和体征,主要是由于梨状肌损伤致该肌的痉挛、充血、水肿,压迫坐骨神经,或由于坐骨神经在穿过梨状肌时存在解剖学上的变异而引起。疼痛一般由臀部开始,梨状肌表面投影范围有压痛,尤其在髂后上棘与股骨大粗隆连线的内上1/3与外下2/3的交界处,压痛更加明显,可在臀中部触到横条状较硬或隆起的梨状肌,梨状肌紧张试验阳性,直腿抬高试验多为阴性。

三、治疗

腰椎间盘突出症治疗方法的选择,取决于该病的不同病理类型、病理阶段和临床表现,以及患者的年龄和身心状况。手术和非手术疗法各有其适应证,绝大多数腰椎间盘突出症可经非手术疗法得到缓解或治愈。目前,随着对椎间盘突出症病因病理认识的逐渐深入,以及现代诊断技术的进步,对其治疗应尽可能地采用非手术疗法,尽量减少手术治疗,已得到越来越多学者的认同。

(一)非手术疗法

非手术疗法是治疗腰椎间盘突出症的基本疗法。腰椎间盘突出症的发病率很高,但它是一种自限性疾病,治疗的目的不应是单纯追求椎间盘突出髓核的部分或全部回纳,还在于促进椎间盘突出物的逐渐缩小或吸收,改变突出物与神经根的位置关系,减轻或消除对神经根的压迫,改善局部血液循环,加速其炎性物质的吸收和肿胀的消退,从而减轻或解除对神经根的刺激,以达到缓解或消除临床症状,直至痊愈和康复。非手术疗法对骨伤科医师提出了更高的要求,不能只满足于对患者进行治疗,而是要详细地询问病史,仔细检查身体,熟悉有关特殊检查项目,如脊柱X线征象、CT和磁共振成像、肌电图、椎管造影、腰椎间盘造影等,以做到对疾病过程有较全面的了解或掌握。此外,还应详细了解患者的心理状况,尤其是对长期患病或有恐惧心理的患者,要让患者放下思想包袱,克服急躁情绪,主动配合医师的检查和治疗。

腰椎间盘突出症的非手术疗法很多,医师要了解各种非手术疗法的适应证、机制和治疗方法的要领,根据患者不同的病理类型及阶段,以及年龄和体质状况,有针对性地选择几种治疗方法,制定方案,周密安排,以达到优势互补。治疗应循序渐进,千万不能操之过急,在治疗过程中还应根据病情及时调整治疗方案,以提高疗效,避免方法不当加重病情。

1.卧床休息与功能锻炼

急性期应完全卧床休息,可以减少椎间盘承受的压力,使椎间盘突出过程停止,有利于局部静脉的回流,减轻水肿,加速炎症的消退,改善椎间盘的营养,促使损伤的纤维环组织获得部分的修复。

卧床休息的体位可选择仰卧位、侧卧位、俯卧位或跪卧位均可,主要是以自我感觉舒适为宜。一般患肢在屈膝屈髋位,对缓解疼痛特别有效。仰卧位时可采用枕被将小腿垫高,使髋膝处于半屈曲位,侧卧位时以健侧卧,双膝双髋半屈曲或健肢伸直为宜。

动静结合是中医骨伤科的一项基本治疗原则,腰椎间盘突出症的治疗也不例外,只要患者在卧床期间能主动的在床上翻身,即可进行腰背肌和腹肌的功能锻炼。因卧位功能锻炼是在椎间盘未承受自身体重压力的情况下进行的,只要是在医师正确的指导下,循序渐进地进行锻炼,一般不会加重病情。即使是在康复期,亦应多采用卧位练功为好。功能锻炼可以逐渐矫正脊柱的生理曲线,增强腰背肌的肌力以增加脊柱的稳定性,减轻腰部的负荷,缓解疼痛。常见的练功方法有飞燕式、拱桥式等。缓解期站立位练功可采用腰部前屈、后伸、侧弯或在双杠上悬吊做前后摆腿练习等。

急性期应完全卧床3周或更长的时间,待症状明显缓解后,方可下床活动。卧床期间应按治疗计划采用药物、手法按摩或牵引等项综合治疗。如需离床进行检查或治疗者,一定要用担架、推车卧位运送，最好不要下床行走，以免影响疗效。

2.手法治疗

中医推拿按摩手法治疗腰椎间盘突出症疗效满意，方法安全，简便易行，是目前治疗腰椎间盘突出症的主要方法。其作用机制可归纳为：①解除肌肉痉挛、镇痛和提高局部组织痛阈，增强腰腿部的肌力。②矫正腰椎侧凸，棘突偏歪和小关节紊乱，解除滑膜嵌顿、改善或恢复脊柱的生理曲线和活动度。③改善局部组织的血液循环，促进炎症介质和代谢产物的吸收和排泄，有利于病变组织的修复。④牵引旋转手法有可能使突出的髓核部分回缩，松解神经根的粘连或改变硬脊膜和脊神经根与突出髓核的位置关系，从而减轻或解除卡压。⑤促使部分患者髓核突出物破裂突入椎体或后纵韧带、内容物逸出或吸收，消除了髓核突出部的张力。

运用手法治疗腰椎间盘突出症各家流派虽有不同的经验总结，但均应遵循辨证施治的原则，按患者椎间盘突出的大小、方向、类型，腰部活动受限的方位，X 线和 CT 表现等情况以及治疗过程和治疗后患者的反应，对不同的患者采用不同的手法，而不宜千篇一律。临床上最常采用的是卧位推拿手法，亦有医师采用麻醉下进行手法，认为麻醉后疼痛消失，患者痛苦少，易发挥手法的作用。

(1)卧位推拿法。

1)揉摩法：患者俯卧，术者立其身旁，以双手拇指和手掌自肩部起循脊椎两旁足太阳膀胱经路线自上而下揉摩脊筋，过承扶穴后改用揉捏，下至殷门，委中而过承山穴，重复 3 次。

2)按压法：术者双手交叉，右手在上，左手在下，以手掌自第 1 胸椎开始，沿督脉向下按压至腰骶部，左手在压按时稍向足侧用力，反复 3 遍。再以拇指点按腰阳关、命门、肾俞、志室、居髎、环跳、承扶，委中等穴。

3)㨰法：术者于腰背部督脉和足太阳膀胱经，自上而下施行㨰法，直至下肢承山穴以下，反复 3 次，重点在下腰部可反复多次。以上手法可以舒筋活络，调和气血，缓解肌肉痉挛，达到消肿止痛的目的，是治疗腰椎突出症的基本手法，也是施行下列手法的预备手法和善后手法。

4)牵引按压法：患者俯卧，两手把住床头，一助手在床前拉住患者腋部，一助手拉住两踝，向两端拔伸牵引约 10 分钟，术者立于患者一侧用拇指或手掌按压椎旁压痛点。按压时用力由轻变重。此法可使椎间隙增宽，促使髓核还纳。

5)牵抖法：患者俯卧，双手把住床头，术者立于患者足侧，双手握住患者双踝，在用力牵引的基础上，进行上下抖动，另一人左手掌揉按下腰部，反复进行 2～3 次。

6)俯卧扳腿法：患者俯卧，术者一手按住腰部，另一手托住患者对侧膝关节部，使该下肢尽量后伸，双手同时相向用力，可听到有弹响声，左右各做 1 次。

7)俯卧扳肩法：患者俯卧，术者一手按住腰部，另一手抓住肩部，将肩扳到后伸位不能后伸时，推按腰部之手突然用力下按，有时可听到弹响声，左右各 1 次。

8)推腰拉腿法：患者侧卧，手术者一手推腰部向前，另一手捏其上方足踝向后拉，如拉弓一样使腰部过伸，并有节奏地一松一紧晃动腰部。再改为对侧卧位，同法操作。

9)斜扳法：患者侧卧，卧侧下肢伸直，另一下肢屈曲放在对侧小腿上部。术者站在患者背后，一手扶住患者髂骨后外缘，另一手扶住患者肩前方，同时拉肩向后，推髂骨向前，使腰部扭转，有时可听到或感觉到“咔哒”响声。

10)㨰摇伸腿法：患者仰卧，两髋膝屈曲，使膝尽量靠近腹部。术者一手扶两膝部，一手扶两踝部，将腰部旋转㨰动，再将双下肢用力牵引，使之伸直。推拿按摩后患者多感到轻松舒适，症状减轻。

以上手法是对腰部做后伸、前屈或旋转活动，必须按患者的年龄、体质、病期、病变部位和腰部活动受限的方位进行选用，不宜对每个患者或每一种手法都选用。施行上述手法时一定要取得患者的密切配合，使其充分放松，才能获得良好效果。临床上有在施行手法的过程中未能取得患者的合作，以及手法过重，造成髓核大块突出，压迫脊髓、马尾神经而引起截瘫的教训，应引以为戒。

(2)坐位旋转复位法：患者端坐方凳上，两足分开与肩同宽，以右侧痛为例，术者立于患者之右后侧，右手经患者右腋下至患者颈后，用手掌压住颈后，拇指向下余四指扶持左后颈部，同时嘱患者双足踏地，臀部正坐不要移动，术者左拇指推住偏歪的腰椎棘突之右侧压痛处。一助手面对患者站立，两腿夹住并用双手协助固定患者左大腿，使患者在复位时能维持正坐姿势。然后术者右手压患者颈后部，使上半身前屈 60°～90°，再继续向右侧弯，在最大侧弯时使患者躯干向后内侧旋转。同时左拇指向左顶腰椎棘突，此时可感至指下椎体轻微错动，有“喀嗒”响声。最后使患者恢复正坐。然后术者用拇、示指自上而下理顺棘上韧带及腰肌，亦可与患者背靠背，双肘用力相扣，术者屈膝弯腰将患者背起，迅速伸直膝关节使患者腰部过伸，更有利于小关节嵌顿的解除。

旋转手法对腰椎间盘突出症伴有腰椎小关节错缝，腰肌紧张有纠正和缓解作用。旋转手法的作用机制，是利用躯干的杠杆作用，将腰椎旋转及屈曲，充分发挥旋转牵引力的作用，使韧带松弛紧张，给突出物一挤压力，同时腰椎屈曲，使神经根移位，改变了突出物与受压神经根之间的位置关系，以减轻或消除突出物对神经根的压迫。

施行旋转手法时要使患者在思想上和形体上放松，与医师密切配合。术者顶住腰部的拇指一定要按压在病变的压痛处或棘突的偏歪处，应以此点为轴心给患者上身做屈曲旋转动作，患者的屈体应以能承受为度，可先做几次小幅度的屈体旋转动作，在患者适应后，最后做一次大幅度的旋转动作。

(3)麻醉下推拿手法：以硬膜外麻醉较为安全，麻醉后，施行推拿手法。①直腿抬高法：患者仰卧，两助手分别握患者两足踝部及两侧腋窝部，做对抗拔伸，然后将患肢屈髋屈膝，作顺时针旋转髋关节 3～4 圈后，再将患肢做直腿抬高试验，并在最高位置时用力将踝关节背伸，共作 3 次，健侧也作 3 次。②侧卧扳腿法：患者侧卧，患侧在上，术者站于患者背后，以一侧手臂托起患侧之大腿，一手压住患侧腰部，先转动髋关节 2～3 圈，再将髋关节在外展 30°位置下做向后过伸 2 次，即拔腿。换体位同法做另一侧。③俯卧位运腰法：患者俯卧，术者将两下肢摇动 2～3 圈(此时腰部随之摇动)，然后作腰过伸，共 2 次。④俯卧位对抗牵引按压法：患者俯卧，助手 2～3 人再作一次腰部拔伸，同时术者用掌根按压第 4、5 腰椎棘突部，共作3 次，每次约 1 分钟。

在麻醉下进行手法操作，因麻醉后疼痛消失，痉挛缓解，能充分发挥手法的作用。为提高手法的效果，有人主张先行骨盆牵引 30 分钟，将硬膜外麻醉改为硬膜外椎管封闭，穿刺点直接在病变部位的椎间隙，采用单侧硬膜外腔注药，既可起到麻醉作用也可起封闭作用，因硬膜外腔注药通过沿神经根袖弥散起到分离神经根粘连的作用。注射药液中普鲁卡因或利多卡因有良好的解痉止痛作用，能够消除患肢疼痛麻木感。皮质类固醇药物如醋酸泼尼松混悬液或倍他米松等能降低毛细血管通透性等炎症反应而减轻组织水肿，抑制椎间盘组织周围的炎性渗出，具有免疫抑制作用，此外还具有减低周围神经对炎性物质的反应，抑制毒性物的形成与释放的综合作用。维生素 B_1、维生素 B_{12} 具有神经营养作用。硬膜外注药后宜稍等片刻，待药物弥散后再施行手法，在操作过程中，要注意麻醉反应。所施手法主要是牵、扳、推、按法，麻醉后机体松弛，手法一定要做到轻巧灵活，切不可粗暴，对伴有骨质疏松、椎管狭窄或椎体滑脱的患者应慎用或禁用。一般在手法治疗的当天可有腰痛、腹胀等反应。但在 2 天后这些症状会逐渐减轻，一般需严格卧硬板床 3 周，并同时配合药物治疗和功能锻炼。

3.牵引疗法

在腰椎间盘突出症的治疗中，骨盆牵引是一项常用的方法，多与其他治疗方法联合应用。牵引可使椎间隙增大及后纵韧带紧张，有利于突出物髓核向间隙回纳，可纠正脊柱关节紊乱，恢复其正常的生理平衡，松解神经根的粘连，可放松椎旁肌肉，改善受压组织的血液供应。常用的牵引方法。

(1)骨盆牵引：适用于早期患者或反复发作的急性患者。患者仰卧于牵引床上，腰髂部缚好牵引带后，每侧用 10 kg 重量作牵引，并抬高床尾作对抗牵引，每天牵引 2 次，每次 1～2 小时，牵引重量及牵引时间可结合患者感受而调节。

(2)机械牵引：目前已有许多类型的腰椎机械牵引床应用于临床。常用的有自动脉冲牵引治疗床、振动牵引床、立式自动控制腰椎牵引器、自控三维旋转复位腰椎牵引床等。其共同特点是：力求增加牵引力量，增大椎间隙，增加负压，以利于髓核的回纳。有的还试图以改变牵引的角度来增大突出侧的椎间隙和松解神经根的粘连。一般认为机械牵引的重量以相当于自身体重为宜，初次牵引者或年老体弱的患者应适当减轻，最大的牵引重量不宜超过体重 10 kg。牵引的体位一般以腰部微前屈为宜，因腰椎前屈时正常生理弧度变直，牵引力更接近于椎体的后部，有利于椎体后缘间隙增大，使后纵韧带张力增大，有助于突出髓核的回纳。为了保持腰椎处于微前屈位，可用棉被或枕头置于小腿部，保持髋膝关节置于微屈曲位。有认为牵引的角度以仰卧位 L_5～S_1 突出者以 30°角度、L_4～L_5 突出者以 15°角度牵引，$L_{3～4}$ 以水平牵引疗效较好。牵引疗法虽为腰椎间盘突出常用的方法，但也必须根据患者的年龄、病理类型等选择应用。对突出物在神经根内侧者，牵引往往会使疼痛加重。对中央型髓核突出物较大或游离型髓核突出者，不适宜采用牵引疗法。

4.药物治疗

(1)西药治疗：腰椎间盘突出症的西药治疗主要是根据患者的症状、体征进行对症用药。临床上主要应用抗炎止痛、消肿利水、解除肌肉痉挛、扩张毛细血管及营养神经的药物。常用的药物有扶他林 25 mg，每天 3 次；维生素 B_1 10 mg，每天 3 次；地巴唑 10 mg，每天 3 次。也可适当应用利尿剂亦可减轻神经根水肿充血。如神经根刺激症状严重者，可加服泼尼松 5 mg，每天 2～3 次。

(2)中药治疗：腰椎间盘突出症属中医“腰腿痛”范畴，其证分虚证和实证。由劳伤肾气，肾精亏损所致，其证多虚；而受风寒湿邪所致者，其证多实；凡闪扭劳损气滞血瘀者，其症多虚实并见。在治疗上应时以肾虚为念，在实证去邪后必须妥为调摄，始能巩固疗效。其常见的证型有 4 种。

1)风寒证：腰腿冷痛，逐渐加重，转侧不利，静卧痛不减，畏风恶寒，肢体发凉，阴雨天疼痛加重。舌质淡，苔白或腻，脉沉紧或濡缓。治宜祛风散寒，活络止痛，方用独活寄生汤加减。若寒湿阻滞，腰腿冷痛重着者，治宜散寒除湿，温经通络，方用甘姜苓术汤加牛膝、杜仲、桑寄生之类。常用的中成药有风湿骨痛胶囊、散风活络丸等，偏于寒湿者，可用痛痹胶囊、寒湿痹冲剂等。外用药可贴天和追风膏、复方南星止痛膏等。

2)湿热证：腰部疼痛，腿软无力，痛处伴有热感，遇热或阴雨天痛增，活动后痛减，恶热口渴，小便短赤，苔黄腻，脉濡数或弦数。治宜清热化湿，方用加味二妙散为主方。中成药可选用湿热痹冲剂、当归拈痛丸、痛风定胶囊等。外用药可选用如意金黄散、消炎散外敷。

3)血瘀证：腰腿痛如刺，痛有定处，日轻夜重，腰部板硬，俯仰旋转受限，痛处拒按，舌质暗紫，或有瘀斑，脉弦紧或涩。治宜活血化瘀，理气止痛，方用身痛逐瘀汤加减。中成药可选用腰痛宁胶囊、瘀血痹冲剂。外用药可选用萘普生等。

4)肾虚证：腰酸痛，腿膝乏力，劳累更甚，卧则减轻，偏阳虚者面色㿠白，手足不温，少气懒言，腰腿发凉，或有阳痿早泄，妇女带下清稀，舌质淡，脉沉细。治宜温补肾阳，方用肾气汤，或右归丸合青娥丸，中成药可选用仙灵骨葆胶囊、补肾壮骨颗粒、桂附地黄胶囊。偏阴虚者，咽干口渴，面色潮红，倦怠乏力，心烦失眠，多梦或有遗精，妇女带下色黄味臭，舌红少苔，脉弦细数。治宜滋补肾阴，方用六味地黄丸，或左归饮为主，中成药可用左归丸。

5)中成药：杜仲腰痛丸(甘肃省中医院经验方、院内制剂)，由杜仲、川牛膝、桑寄生、狗脊、山茱萸、当归、川芎、赤芍、延胡索、红花、土鳖虫、桃仁、乳香、没药、木香、炙甘草、三七粉等药物组成，具有补肾壮腰、活血化瘀、消肿止痛、通经活络之功，每次 15 粒，口服，每天二次。

中药治疗腰椎间盘突出症机制的研究已有很大的进展，活血化瘀、温经通络、补肾壮骨的中药，能促使椎间盘突出物的回缩和自然吸收。而舒筋通络、活血化瘀、祛湿利水的中药，能减轻或消除神经根局部充血、水肿等炎症反应，改善局部微循环，使神经内及周围组织中的充血水肿缓解，清除神经根周围局部炎症介质等致痛物质，促进神经根结构及功能的恢复。上述研究，对我们认识中药治疗本病的作用机制有很大价值。

5.针灸疗法

根据中医不通则痛的理论，经络循行不畅是引起疼痛的原因，运用针灸疗法疏通经络，可使疼痛迅速缓解或减轻，从而达到镇痛效果。常用的针灸疗法有体针、电针、耳针和水针等。临床上多按疼痛的部位及放射路径采用循经取穴，可选用肾俞、环跳、承扶、阳陵泉为主。按证型辨证取穴，寒湿证可选命门、腰阳关。瘀血证可选膈俞、委中。正气虚证可选足三里。一般每天 1 次，每次留针 30 分钟，10 次为 1 个疗程。

6.封闭疗法

近年来骶管硬膜外封闭已较广泛应用于临床，适用于某些顽固性腰腿痛、神经根粘连的患者，对急性腰腿痛患者亦有效。方法同硬膜外麻醉，可直接注射醋酸泼尼松 25 mg 加 1%利多卡因 5 mL、维生素 B_1 100 mg、维生素 B_{12} 250 μg，再加生理盐水稀释至 15 mL，每周 1 次，共注射 2～3 次。注射的各个环节都需严格无菌，注射技术必须绝对可靠。注意勿将药液注入硬脊膜腔内，如将药物注入蛛网膜下腔，则可引起蛛网膜炎，发生严重后果。硬膜外注射次数不可太多，剂量不宜太大，否则药物积聚成块而刺激神经。

7.物理疗法

物理疗法是腰椎间盘突出症的一种常用的辅助治疗，它具有改善局部组织的血液循环，促进神经根炎症性水肿的吸收，止痛和缓解肌肉痉挛，有利于腰脊柱运动功能的恢复的作用。常用的有短波透热疗法、超短波疗法、红外线疗法、音频电流疗法和中药离子导入等。

(二)手术治疗

腰椎间盘突出症应用非手术治疗大部分患者症状可以减轻或消退。只有应用非手术疗法无效，症状较重者才考虑手术治疗。在决定手术前，术者和患者均应了解手术仅能消除症状而不能治愈椎间盘病变；既不能终止椎间盘内发生椎间盘突出的病理改变，也不能使腰部完全恢复正常。术后脊柱不宜作反复弯曲、旋转活动，特别应尽量避免在脊柱屈曲位搬运重物。

采用手术疗法治疗腰椎间盘突出症是在技术操作上要求十分谨慎的一种手术，因它是在马尾及神经根附近操作。应严格选择其适应证，若有能用非手术疗法治疗的可能，一定先采用非手术疗法。因为手术主要是切除突出物以达到减压的目的，但又可带来下腰椎不稳、骨赘增生和神经根粘连等问题，以及有可能出现椎间隙感染、血管或神经根损伤等严重并发症。术后症状减轻到什么程度和远期疗效也难以预测，故不要一心追求手术治疗。

目前多数学者认为腰椎间盘突出症的手术适应证为：①椎间盘突出症病史超过半年，经严格非手术治疗无效或效果不佳者，腰腿疼痛剧烈难忍者。②突出物巨大有明显的马尾神经受损症状，肌肉瘫痪和括约肌功能障碍者。③椎间盘突出合并椎管狭窄、神经根管狭窄者。

传统的手术是经腰部后路腰椎间盘切除术，包括椎板间开窗、半椎板和全椎板切除的突出髓核摘除术。一般可在局部麻醉、连续硬膜外麻醉或全身麻醉下进行。患者可取俯卧位或侧卧位。此类手术必须做到定位准确。为了避免定位错误，除了需要熟悉解剖结构，特别是腰骶椎的结构特点外，术前应全面了解病史及严格的体格检查，仔细阅片，对病情病位做到心中有数，必要时术前做好手术体位下的定位标记。术中定位的关键在于如何确定 $L_5 \sim S_1$ 间隙，S_1 棘突固定不动，其下无椎板间隙活动，并且有一明显的骶骨斜坡可资鉴别。通过数棘突，测量髂嵴连线或触摸髂后上棘连线，或触摸椎间孔定位，必要时逐一钳夹棘突提拉定位，尤其是对有变异的椎体定位更是要反复的综合使用，切忌想当然定位施术。

临床上多采用椎板间开窗髓核切除术，全椎板切除仅适用于中央型合并有脊髓、马尾神经受压椎管狭窄者。对椎板开窗的大小，以能完整显露突出物为宜，不必片面追求小开窗，这不利于良好的探查，也不利于手术操作，更有因术野太小而过度牵拉神经根乃至神经根及硬膜囊被器械误伤之虞。当然，也不可将椎板切除范围过大，致术后腰椎不稳，椎体滑移下沉以致手术失败。脊柱稳定性是椎间盘手术成败的一个重要因素，切除椎板的范围究竟应该有多大，总的原则是在保证手术进行的前提下最大限度地保留腰椎骨性结构，维护脊柱稳定性，尽可能保留上关节突外2/3 部分，对施行多个椎间盘摘除或全椎板切除的某些青年患者，有必要进行内固定和植骨融合以利稳定。

术中应常规探查椎管和神经根管，遇有关节突内聚、神经根管狭窄者应沿狭窄范围充分扩大减压。在切除突出髓核后神经根仍未完全松解者，应再沿神经根管通道逐步扩大，以确保手术效果。在切开纤维环之前一定要辨认清椎间盘突出物与神经根之间的关系，并将神经根轻柔剥离至内侧或外侧加以保护，绝不可误将神经根当作纤维环切开。相当多的椎间盘突出者，神经根周围静脉丛因受压而怒张，在剥离时容易损伤出血，一旦损伤应仔细止血，用棉片、吸收性明胶海绵在其上方和下方填塞，等待数分钟即可止血，以保证手术野的清晰，使手术顺利进行。术毕，正确使用负压引流，术后密切观察负压装置及引流量，必要时使用止血药，有血肿压迫马尾神经者应及时清除。

有采用经前路腰间椎盘切除术，与后路手术比较，前路腰间椎盘切除术不涉及椎管，出血少，不损伤后柱结构，便于同时做椎间植骨融合。主要缺点是看不清椎管内突出物与神经根和硬脊膜的关系，对合并有腰椎管和神经根管狭窄的患者不宜选用，且手术是在腹膜后或经腹膜大血管附近操作，难度较大，故较少采用。

（陈祁青）

第九节　腰椎管狭窄症

腰椎管狭窄症是指腰椎中央管、神经根管、侧隐窝或椎间孔由于骨性或纤维性结构异常增生，造成神经血管结构受压而引起的一系列症状体征，又称腰椎椎管狭窄综合征。

一、病因、病机

本病临床多见于40～60岁中年人，男性多于女性，体力劳动者多见。好发节段为腰4、5，其次为腰5骶1和腰3、腰4。

（一）病因病理

1.发育性腰椎管狭窄

先天或发育因素导致椎管管腔狭窄，表现为椎管的前后径和横径呈均匀一致性狭窄，且椎管容积减小。任何组织或异物进入椎管将更进一步减小其容积。先天性椎弓根短小、两侧椎弓根间的距离较短、两侧椎弓在棘突处相交的角度减小、椎板肥厚等因素均可造成椎管狭窄。单纯的发育性腰椎椎管狭窄症临床罕见。

2.退变性腰椎管狭窄

此类型是最常见的类型。椎管的大小与形态存在一定程度的个体差异，与年龄、性别、职业等有关。中年以后，腰椎附件和软组织等都发生退行变，椎体后缘及关节突骨质唇样增生形成骨赘，导致椎管和椎间孔变窄。长期劳损亦可致关节突退变肥大，甚至形成球形关节，致左右两关节的距离变窄，关节突增生，骨质伸入椎间孔，这些退变和增生可导致椎管狭窄。椎板增厚可使椎管的矢径变小，导致椎管狭窄。椎弓根增厚可使椎管的横径变短，神经根紧贴椎弓根内缘，造成神经根受压。黄韧带肥厚可使椎管和侧隐窝的前后径均变小，黄韧带松弛，腰后伸时容易迭折伸入椎管，使管腔变小，产生神经受压症状，在腰椎管狭窄症中占重要地位。腰椎间盘萎缩致使椎间隙变窄，韧带松弛，腰骶角增大，以致关节突退变，上下关节突失去挂钩的作用，因而导致椎体向前、后及侧方滑脱（也称假性滑脱）。此外，椎间盘退变可使椎间盘向后隆起或纤维环破裂突出，从而压迫马尾和神经根。总之，构成椎管组织的退行性变是造成狭窄的主要原因。

3.骨病和创伤性腰椎管狭窄

结核、肿瘤、炎症、腰椎间盘突出、创伤等均可引起椎管狭窄，但均有各自独立性疾病，椎管狭窄是其病理表现，不列为椎管狭窄症。

4.医源性腰椎管狭窄

医源性狭窄可见于骨移植或脊柱融合术后的患者，由于骨移植或脊柱融合术可导致融合区的椎板增厚或黄韧带的增厚，以及后关节突的膨大或骨质增生，因而使椎管狭窄。

5.其他因素

如硬膜外组织变性、椎管内静脉曲张、软骨发育不良、氟骨症、畸形性骨炎、骨质疏松症等，均可产生椎管狭窄。

（二）病理分型

按狭窄发生的部位可以分为中央管狭窄、侧隐窝狭窄、神经根管狭窄以及混合型狭窄四类。

（三）中医病因病机

本病属于中医“腰腿痹痛”的范畴，现多将本病的病因归结于虚、风、寒、湿、痰、瘀。其中先天肾气不足、肾气虚衰以及劳役伤肾为其发病的内在原因，而反复受外伤、慢性劳损以及风寒湿邪的侵袭为其发病的外在因素。主要病机是肾虚不固，风寒湿邪阻络、气虚血瘀、营卫不得宣通。

二、临床表现

（一）症状

1.腰痛及下肢痛

起病缓慢，临床可见缓发性持续性的腰痛或下肢痛，两者可单独出现，也可同时出现。下肢痛可以表现为单侧也可以表现为双侧。腰痛及下肢痛皆有的患者，一般腰痛多见于发病的早期，随着病情的发展逐步出现下肢痛，晚期还可出现马尾神经受压以及神经根受压而产生的相应症状。腰痛主要表现为局部的酸胀疼痛，无固定的压痛点，站立、行走或腰背后伸时疼痛加重，常强迫于前屈位姿势，平躺、下蹲以及骑自行车时疼痛多自行消失。腰痛的原因是椎管狭窄后，椎管内保留的空隙减小或消失，当腰椎由屈到伸时，椎管后方的小关节囊及黄韧带被挤向椎管和神经根管，椎管内压急剧增加，从而出现疼痛。

2.间歇性跛行

间歇性跛行为腰椎管狭窄症最突出的症状，也是诊断本病最重要的依据。80％以上患者有此症状，多在行走时出现单侧或双侧下肢麻木、沉重、疼痛和无力，症状随步行时间或距离的增加而加重，被迫采取休息或下蹲后症状缓解，若继续行走则出现同样症状。这是由于椎管或神经根管相应的神经根部充血，狭窄的椎管因缺少充分的保留间隙而出现椎管内压增高，继发静脉瘀血，影响细小血管的血液供应，并出现缺血性神经炎以致跛行，而正常人椎管保留间隙大，不会出现上述症状。患者休息后，造成缺血性神经炎的直接原因消除，症状亦随之减轻或消除。

狭窄部位不同，临床表现也多为不同。如中央型椎管狭窄有明显的马尾神经症状和间歇性跛行，腰后伸时症状加重，腰侧弯或骑自行车时症状减轻，无明显根性神经痛，马尾神经症状主要表现为下肢麻木无力，严重者甚至出现马鞍区麻木、小便失禁或潴留，男性可出现阳痿等；神经根管型狭窄主要表现为根性神经痛，而无明显间歇性跛行，神经根症状主要包括下肢疼痛、麻木，其区域多依据受压神经而定，如大腿后外方、小腿后侧、踝部或足底部等；混合型腰椎管狭窄症的临床表现既有间歇性跛行又有根性神经痛。

（二）体征

腰椎管狭窄症者有症状与体征不一致的特点，这是指一般症状较重，而体征却较轻，其原因是检查时往往采用卧位，此时导致体征出现的因素已消失。可出现脊柱侧弯，生理前凸减小，患者常采取腰部略向前屈的姿势，腰部后伸明显受限，腰部过伸试验阳性，但放射疼痛不明显，但也有以坐骨神经痛为主要症状，并有明显根性体征，直腿抬高试验阳性，椎旁有明显压痛点，并向下肢放射痛，这种疼痛往往是多神经根受累；肌力有时减弱，以腰5、骶1神经根支配的肌肉更为明显，常表现为伸肌力减退；触觉和痛觉的减退，可发生在一侧或双侧下肢，主要表现在小腿外侧及足的背侧等腰5、骶1神经根支配分布区；有时可出现膝、跟腱反射的减弱或消失；马尾神经受压，可出现马鞍区麻木或肛门括约肌松弛无力。

(三)辅助检查

1.X线检查

X线检查是本病最基本的影像学检查,可以见到以下改变:①脊椎弧度改变,包括侧弯、生理前凸的改变;②椎间隙变窄,是椎间盘退变的表现,也是诱发退行性椎管狭窄的重要原因;③椎体后缘骨质增生;④后纵韧带钙化;⑤小关节肥大密度增高;⑥椎弓根肥大,内聚;⑦退行性椎体滑移。对椎管横径(双侧椎弓根内缘之间距离)、矢径(椎体后缘至椎板与棘突交界处的距离)的测量,一般认为横径<18 mm、矢径<13 mm者,可考虑为椎管狭窄。由于个体差异,每个人的椎管大小不尽相同,单纯椎管径测量来断定狭窄与否也不够正确。因此采用另一种测量脊椎指数的方法较为合理,即腰椎孔矢径与横径的乘积与同一椎体矢径与横径的乘积之比,比值小于1∶4.5时考虑为椎管狭窄。椎管径和脊椎指数的测量和判断仅对中央椎管狭窄有意义,对侧隐窝和神经根管狭窄无意义。

以上X线表现对诊断腰椎管狭窄均有一定参考价值,但由于软组织增生肥厚为导致椎管狭窄的重要因素之一,而X线平片却不能表现这类异常,故X线平片的实用价值主要在于排除其他脊柱病理改变。

2.CT检查

对腰椎管狭窄症具有诊断的价值,特别是对侧隐窝和椎间孔的狭窄诊断,更具有优势。CT可清楚显示椎管前后径、横径大小,以及侧隐窝、椎间孔、黄韧带肥厚等情况。

3.磁共振成像检查

能进行横截面、矢状面、冠状面等多切面的扫描,多方面地了解椎管的解剖结构,显示整个椎管的形态,明确椎管狭窄的部位、原因和致压物的来源方向,尤其是对于判断椎间盘退变、突出和黄韧带肥厚所致的蜂腰状狭窄更为清晰,并能进一步排除椎管内肿瘤等疾病。目前,动态磁共振系统能够显示屈伸状态下椎管形态,更加符合临床实际,有利于椎管狭窄的诊断。

4.椎管造影

可了解狭窄的范围、硬膜囊和神经根受压的程度和压迫的原因,亦可排除马尾神经等椎管肿瘤,取弯腰前屈坐位1～2分钟后,在有椎管梗阻的患者可获得更佳的造影影像。虽然椎管造影可由正位、侧位和斜位多方位摄片和伸屈动态摄片,但由于具有创伤性和一定的危险,现已多由CT、磁共振成像所代替,临床应用减少。

上述影像学检查及椎管测定,必须与临床症状和体征结合。CT示椎管狭窄中35%无临床症状,年龄40岁无症状者,CT示椎管狭窄占50%。

三、诊断与鉴别诊断

(一)诊断要点

根据详细的病史、典型的临床症状、体征,结合影像学检查,本病的诊断并不困难,但诊断本病时应遵循以下原则:①临床表现是诊断的基础,没有临床症状或体征,仅根据辅助影像学结果并无诊断意义;②须根据临床表现选择适当的辅助检查方法,以作出精确的定位、定性和定量诊断;③辅助检查结果必须和临床症状、体征一致才有诊断意义。诊断要点如下。①中年以上体力劳动者,男性多见。②缓发性持续性下腰痛和腿痛,站立或行走过久时加重,休息后减轻。③间歇性跛行。④腰部过伸试验阳性。⑤其他体征,如直腿抬高试验阳性,下肢感觉障碍,腱反射迟钝以及肌力减弱、肌肉萎缩等。⑥X线、CT、磁共振成像检查有异常表现。⑦椎管造影显示椎管部分或完全梗阻，有狭窄或压迹。

（二）鉴别诊断

间歇性跛行是本病最具诊断价值的症状，本病的间歇性跛行属于神经源性间歇性跛行，当与脊髓源性间歇性跛行和血管源性间歇性跛行相鉴别。

1.脊髓源性间歇性跛行

代表疾病主要有脊髓型颈椎病、胸椎椎管狭窄症、椎管内肿瘤等。此类间歇性跛行主要表现为下肢肌张力增高，行走协调性降低，患者可有踩棉花感，胸腹部束带感，与腰椎管狭窄症相比，大小便功能障碍更为常见。可出现感觉平面，下肢肌力下降但肌张力增高，膝腱反射和跟腱反射亢进，髌阵挛、踝阵挛、巴宾斯基征阳性等体征。

2.血管源性间歇性跛行

代表疾病为血栓性脉管炎，多见于青壮年男性，有吸烟史，间歇性跛行与体位无关，多无神经受压症状，但有肢体缺血，如步行后动脉搏动消失，小腿青紫、苍白，下肢发凉等。本病感觉异常多位于下肢后部肌肉，同神经根分布无明显相关性，足背动脉和胫后动脉搏动减弱或消失，病程后期可产生肢体远端的溃疡或坏死。

四、治疗

本病一经确诊首先应选择非手术治疗，但经正确系统的非手术治疗无效的患者，须考虑手术治疗。

（一）手法治疗

手法治疗一般可采用按摩、点压、提拿等手法，配合斜扳法，以舒经活络、疏散瘀血、松解粘连，使症状得以缓解或消失。手法宜轻柔，禁止用强烈的旋转手法，以防病情加重。

1.掌根按揉法

患者俯卧位，术者从腰骶部沿督脉、膀胱经向下，经臀部、大腿后部、腘窝部等至小腿后部上下往复用掌根按、揉；然后点按腰阳关、肾俞、大肠俞、次髎、殷门、委中、承山等穴；弹拨、提拿腰骶部两侧的竖脊肌及腿部肌肉。或患者仰卧位，术者从大腿前、小腿外侧直至足背上下往复用掌揉；再点按髀关、伏兔、血海、风市、阳陵泉、足三里、绝骨、解溪等穴。

2.腰部斜按法

一助手握住患者腋下，一助手握住患者两踝部，两人对抗牵引，术者两手交叠在一起置于腰骶部行按压抖动，一般要求抖动20～30次。

（二）针灸疗法

本病针灸主要选择足太阳膀胱经和足少阳胆经为主。

（1）主穴：大椎、腰阳关、相应病变部位的夹脊穴。

（2）辨经配穴。①太阳型：大肠俞、秩边、殷门、委中、昆仑；②少阳型：环跳、风市、阳陵泉、绝骨、足临泣；③混合型：大肠俞、环跳、风市、委中、阳陵泉、昆仑

（三）中药治疗

1.风寒痹阻证

腰腿酸胀重着，时轻时重，拘急不舒，遇冷加重，得热痛缓。舌淡苔白滑，脉沉紧。治宜祛风散寒，温经通络。寒邪重者方选麻桂温经汤加减，风湿盛者方选独活寄生汤加减，湿邪偏重者方

选加味术附汤加减。常用中药如麻黄、桂枝、独活、苍术、白术等。

2.肾气亏虚证

腰腿酸痛,腿膝无力,遇劳更甚,卧则减轻,形羸气短,肌肉瘦削。舌淡苔薄白,脉沉细。治宜补肾益精,偏于阳虚者治宜温补肾阳,方选右归丸或补肾壮筋汤加减,偏于阴虚者治宜滋补肾阴,方选左归丸或大补阴丸加减。常用药物如熟地黄、山药、牛膝、山茱萸、菟丝子等。

3.气虚血瘀证

面色少华,神疲无力,腰痛不耐久坐,疼痛缠绵,下肢麻木。舌质瘀紫,苔薄,脉弦紧。治宜益气活血、化瘀止痛,方选补阳还五汤加减。常用药物如桃仁、红花、黄芪、当归、川芎等。

(四)固定和练功疗法

急性发作时,卧床休息最重要,一般屈髋、屈膝侧卧,不习惯长期侧卧亦可在膝部垫高屈髋屈膝仰卧,每天除做必须起床之事,尽量卧床,直至症状缓解。骨盆牵引帮助放松肌肉,限制活动,可扩大椎间距离,缓解神经组织受压、充血水肿,减轻症状。症状减轻后应积极进行腰背肌的功能锻炼,可采用飞燕点水、五点支撑练功,以增强腰部肌力,练习行走、下蹲、蹬空、侧卧外摆等动作,以增强腿部肌力。

(五)手术治疗

经上述治疗无明显效果,或典型的严重患者,如疼痛剧烈、下肢肌无力和肌萎缩、行走或站立时间不断缩短,影响日常生活者应手术治疗。常用的手术方式为全椎板切除、次椎板切除、椎板间扩大开窗术、全椎板截骨后移、侧方旋转再植成形术,目的以解除椎管内、神经根管内或椎间孔的神经组织和血管的压迫。

(六)其他疗法

物理疗法是腰椎管狭窄症的一种常用辅助治疗,具有改善局部组织血液循环,促进神经根炎性水肿吸收,止痛和缓解肌肉痉挛,有助于腰椎运动功能的改善,常用的有超短波、红外线、音频电流和中药离子导入等。

五、预防与调护

急性期应卧床休息2～3周。症状严重者可佩戴腰围,固定腰部,减少后伸活动。腰部勿受风寒、勿劳累。后期要行腰屈曲功能锻炼增强腰背肌,从而增强腰椎稳定性,改善症状。行手术治疗者,术后卧床休息1～2个月,若行植骨融合术者,应待植骨愈合,然后腰部功能锻炼,以巩固疗效。

(陈祁青)

第十节　腰椎弓峡部不连与腰椎滑脱

腰椎峡部裂是指腰椎一侧或两侧椎弓上下关节突之间的峡部有骨质缺损,失去连续性,又称椎弓峡部裂或峡部不连。多年来,该词命名较混乱,如:腰椎崩裂、脊椎崩裂、椎弓不连、椎弓根裂、椎弓根不连等,近年来多趋向应用腰椎峡部裂或椎弓峡部裂等名称,能确切表达病变的解剖部位及病理改变,以利进行交流。Kilian于1854年首先提出脊椎滑脱的名称。1855年Robert指出神经弓的缺陷是此症的基本病因。1884年Neugebauer提出脊椎滑脱是由于先天性神经弓的缺陷，以后该诊断即被公认。成人发病率约为5%，运动员发病者多。脊椎滑脱很少发生在5岁以下，发病率随年龄增长而增长，多见于30～40岁者。男女发病大致相等。本病好发于L_4、L_5脊椎，约占95%，而以L_5者尤为多见，发生于其他腰椎者甚为罕见。极少数患者可呈多发性，即两个脊椎骨同时发病。但椎弓峡部裂并不都伴有滑脱，只有发生患椎向前移位才称脊椎滑脱或真性脊椎滑脱。若无峡部崩裂，而因椎间盘退行性变或关节突间关系改变所致的滑脱称为假性滑脱，亦称退变性滑脱，多发生在L_3～L_4。

一、病因、病理与分类

（一）病因

腰椎峡部裂和滑脱病因至今尚不十分明确，各家观点亦不一致。归纳起来包括以下几个方面学说。

1.先天性学说

早在19世纪就有人提出，当一侧椎弓的两个骨化中心不愈合或一个骨化中心分裂为二时，即可形成峡部裂，但迄今为止尚无明确的胚胎学与解剖学证据。因此，许多学者对先天性学说提出了质疑。但腰椎的先天性发育畸形及局部结构的薄弱具有特殊的病因学意义，临床发现椎弓发育较为细长时局部易发生骨折。

遗传因素是峡部裂的重要原因之一。已有研究证实，峡部裂在发病率上具有种族与性别的差异。Backer和McHolick报道400名学生中，3个父子同时存在峡部裂，Toland报道一对孪生姐妹同时有L_5滑脱。

2.创伤学说

多数学者认为此病系后天性，与外伤及劳损关系密切，也与临床上青壮年发病率高相符。Wiltse认为椎弓崩裂是一种应力骨折或疲劳骨折，虽一次严重损伤也可造成急性骨折，但通常的发生机制是重复应力。运动员，尤其是体操、举重和排球运动员，峡部裂的发生率较高。

3.峡部发育障碍及外伤混合学说

认为峡部局部结构薄弱，外伤易引起峡部断裂。

综上所述，峡部裂由多种因素引起，一般认为是在遗传性发育不良的基础上，椎弓部遭受到反复的应力所造成。

正常人直立时躯干重量通过L_5传至骶骨，由于骶骨向前倾斜，L_5有向前向下滑移的倾向。向前向下滑移的剪力被椎间盘和前后纵韧带的抗剪力及S_1上关节突作用于L_5下关节突的对抗力所抵抗。正常关节突承受剪力的1/3，当峡部裂时向前滑移的剪力大于椎间盘和前后纵韧带的抗剪力时，椎体发生滑移。

椎间盘的退变导致椎间隙狭窄，进一步发展，小关节也发生退行性变，软组织支持结构减弱，由此产生退行性滑脱。

（二）分类

1975年Wilthe与Newman等人根据其病因将腰椎滑脱分为5型并得到国际腰椎研究会的认可。

（1）Ⅰ型：先天发育不良性滑脱。特征是骶椎上部、小关节突发育异常及第5腰椎椎弓先天性发育不良，骶椎前上缘圆滑，常伴有L_5或S_1隐裂、浮棘、菱形椎等其他下腰椎畸形上向前滑脱，此型腰椎滑脱通常小于30%，少数患者随病情进展可成为严重滑脱甚至是完全性脱位。有遗传性，有报道父母与子女有同患腰椎滑脱的患者，而女孩的发病率为男孩的 2 倍。

(2) Ⅱ型：峡性滑脱。特征是小关节之间的峡部病变或缺损，仅有峡部病变而无椎体向前滑移者称为峡部崩裂，多见于 L_4、L_5。又可分为 3 个亚型：①峡部疲劳性骨折，5 岁前此型少见，发病率与种族有关，因纽特人发病率高达 40%～50%。虽属反复应力所致疲劳骨折，但在以下几方面与其他疲劳骨折有所不同：出现年龄早，7～15 岁最常见；有遗传倾向；骨痂少见；缺损不易愈合。②峡部狭长而薄弱，但完整。主要因反复外力使峡部发生细微骨折，在愈合时使峡部延长所致。多数学者认为狭长的峡部与先天发育不良有密切关系，故将其归于Ⅰ型。③小关节之间峡部的急性骨折，多由严重创伤引起，滑脱多为轻度。

可以认为，峡部崩裂系后天性的，它是在关节突峡部薄弱或具有发育缺损等基础上，由慢性劳损或应力骨折引起的。

(3) Ⅲ型：退行性滑脱。主要由椎间盘退行性变引起，呈典型的关节突退行性关节炎改变，往往有关节突角度改变，无关节突峡部裂表现，故又称假性滑脱。多见于 50 岁以上女性，常见的平面为 L_4～L_5，L_5 骶化的发病率为普通人群的 4 倍，滑移很少超过 30%，滑移的方向既可向前也可向后，但常伴椎管狭窄。

(4) Ⅳ型：创伤性滑脱。继发于急性创伤引起的椎体各个结构的骨折，而非单纯小关节之间部分的骨折。多见于 L_4 水平以上，如及时制动，骨折有望愈合。

(5) Ⅴ型：病理性滑脱。继发于一些全身性骨代谢疾病或局部病变，如 Albers-Schonberg 病、成骨不全、畸形性骨炎、腰椎肿瘤、结核等，破坏了脊柱完整性和稳定性导致滑脱。

以上分类并未包括医源性滑脱，近年随着腰椎手术的广泛开展，此类滑脱的发生率逐渐上升。医源性滑脱包括手术中广泛切除椎板、小关节突或椎间盘髓核摘除等直接或间接原因导致的脊柱不稳。广泛切除椎板后发生的脊椎滑脱可以进展很快，滑脱可超Ⅱ度，个别甚至可达Ⅳ度。也可发生于腰骶融和术后，因应力上移，又于上位腰椎发生峡部疲劳性骨折而滑脱。

(三) 腰椎滑脱的病理和发病机制

峡部缺损可发生在椎弓根，横突基底前方或后方，或位于关节突间部，即上下关节突之间。若为双侧横突后经椎弓根的缺损，将使椎体横突与上下关节突、关节突间部、椎板、棘突分开。若为双侧经关节突间部的缺损，则使椎体、椎弓根、横突，上关节突与下关节突、椎板与棘突分开。

Stewart 将峡部缺损分为 3 型：①双侧经关节突间缺损，伴有或不伴有脊柱裂；②一侧经关节突间缺损，伴有或不伴有脊柱裂；③一侧经椎弓根缺损，在横突基底之前方或后方，或双侧经椎弓根缺损。

峡部缺损可有 3 种情况：①峡部裂隙借纤维软骨组织相连；②关节突外形不正常，不能直接交锁；③关节突因磨损发生骨关节炎，变得不稳定，使关节突交锁机制发生障碍。Giel 发现峡部缺损处有假关节形成，椎板游离，有动摇现象，该处有界限不清的纤维软骨组织增生，引起神经根的粘连与压迫。椎体向前滑脱加速了椎间盘的退变，同时椎体间的异常活动使得椎体前方或侧前方出现牵张性骨刺，甚至可在滑脱椎体与骶骨之前形成骨桥，以阻挡向前滑脱，但过度增生的骨刺、软骨、黄韧带等又会造成椎管狭窄压迫神经。游离椎弓的下关节突与下位脊椎的上关节突组成关节，因受脊椎向前滑移的影响，关节压力大，易发生关节创伤性改变。在 L_5 向前滑脱时，L_4 棘突可与 L_5 棘突相碰触，L_4 下关节突与 L_5 椎板上面相抵触，此时上位脊椎的重力（躯干重力），一部分通过此种相接触的椎板骨结构传达到骶椎，L_4 下关节突就像插到峡部不连处像一个楔子，使 L_5 椎体向前；而 L_5 上关节突正突入 L_4～L_5 椎间孔中，有可能压迫 L_4 神经根。

正常人直立时，身体躯干的重量通过第5腰椎传递到骶骨，由于腰骶角的存在，第5腰椎为主要承受体重压力的椎体，体重压力在关节突分为两个分力：一为垂直向椎间盘的压力，另一为向前下方脱位的剪切力。腰椎椎弓峡部正是上位椎骨下关节突和下位椎骨上关节突的嵌入应力的集中区。当该部发生断裂时，在重力的作用下椎体与上关节突向前滑移，而下关节突、椎板棘突与下位椎骨仍留在原位。由于骶骨上面向前下倾斜，第5腰椎椎体滑移的趋势更加明显，重者可滑移至骶骨前方。

椎体滑脱后，人体为代偿这种改变，身体重心后移，腰椎前凸增加，腰背肌因此而紧张，这虽有助于站立和行走时保持腰椎的稳定，但却造成肌肉的紧张性劳损产生疼痛。腰椎前凸，骨盆亦随之前倾，将引起腘绳肌紧张。腰骶关节的剪力与腰骶角度及骨盆的旋转度有关。此时骶骨与髂骨的关系并无改变，而是整个骨盆环的旋转，由于前面腹肌紧张度增加，骨盆前缘升高，并用以抵消因腰椎前挺而增加的骨盆倾斜的倾向，骶骨前凹加深，使骶骨前面更加变平，即腰骶角增大则脊椎向前滑移的倾向被减弱。在一些有脊椎滑脱的患者，常伴有腰骶部其他畸形，如骶裂、L_5椎板裂等。此时腰骶后部结构更弱，防止向前滑脱力更差，则腰骶角变小，甚至腰椎骨滑向骶骨前方，此时骨盆入口的前后径明显缩短。

峡部裂时，其棘突-椎板-下关节突作为一个活动单位，前弯腰时受棘上韧带及背伸肌的牵拉而向后移动，后伸腰时上下位椎骨的后部挤嵌该棘突，尤其是关节突对峡部的挤压更加严重，使该峡部发生头尾端的异常活动。这种异常活动的存在使峡部疲劳骨折难以愈合，骨折处新生纤维软骨，骨痂样组织中可带有神经末梢，峡部的异常活动可刺激该部的神经末梢引起腰痛。峡部的神经末梢，在椎管外面为脊神经后支的内侧支，在椎管内侧为窦椎神经的分支，二者均可通过脊神经前支出现向臀部或股后部的反射痛。峡部的纤维软骨样增生可以较大，压迫或刺激在其前方走行的神经根而发生神经根痛。滑脱严重时，下位椎体后上缘及病椎游离椎弓下缘可以压迫神经根或马尾神经。而椎间盘退变纤维环破裂、继发的腰部韧带、关节囊及腰背肌劳损，也是腰痛发生的重要原因。

(四)中医学对本病的认识

中医认为本病属“骨痹”“腰痛”等症范畴。《杂病源流犀烛》指出：“腰痛，精气虚而邪客痛也”。肾主骨生髓，肝主筋藏血，肝肾阴虚，则筋骨失养。因此外伤、慢性劳损、风寒湿邪加之素体禀赋不足等原因引起气滞血瘀，经络痹阻，不通则痛，是该病的发病机制。

二、临床表现与诊断

(一)症状和体征

腰椎峡部不连患者开始时常无症状，多在无意中经X线检查被发现。一般患者在20～30岁时症状缓慢出现。开始时有下腰痛或同时有腰腿痛，多为间歇性钝痛，有时为持续性的，在正中或偏一侧，较深在。一般来讲，症状并不严重，也不影响日常生活，患者能从事一般劳动。站立、行走或弯腰时可引发症状，过度活动或负重时症状加重。严重的腰椎滑脱可出现间歇性跛行和明显的下肢神经根放射痛，卧床休息时疼痛减轻或消失。

患者有显著的腰椎前凸、臀部后凸、躯干前倾和变短、腹部下垂等，因此下腰部凹陷，脊柱后下部的弧形曲线消失。患者跛行或走路时左右摇摆，弯腰活动受限，前屈尤其受限。女性患者因骨盆变得扁平，腰椎至耻骨联合距离缩短，分娩时可造成难产。很多患者同时有坐骨神经痛，最初痛点位于大腿或臀部，向骶髂部及小腿放射，但一般无感觉、运动异常，膝、跟腱反射正常。部分患者可同时存在椎间盘纤维环破裂，有神经根受压表现者，下肢相应的神经根支配区放射痛和皮肤感觉麻木，弯腰活动受限，直腿抬高试验阳性，膝、跟腱反射减弱或消失。

脊椎滑脱患者，如椎体前移较多，可出现马尾神经牵拉和挤压症状。患者鞍区麻木，大小便失禁，下肢某些肌肉软弱或麻痹，甚至发生不全瘫痪。少数患者因马尾神经受刺激，可引起股后肌紧张，患者向前弯腰困难，直腿抬高严重受限。触诊时，特别是当患者极度向前弯腰时，患椎棘突明显向后突出，并有压痛；其上一椎骨的棘突则向前滑移，患椎的棘突向左右移动度增大，后伸受限并有腰痛是此病的特征之一。

（二）特殊检查

1.常规 X 线照片

椎弓峡部不连及脊椎滑脱的诊断主要依靠 X 线检查。X 线检查一般应照腰骶椎的正位片、侧位片及左、右 35°～40°的斜位片。

（1）正位片：一般不易显示病变区，偶尔见椎弓根影下有一密度减低的斜行的或水平的裂隙，多为两侧性，其宽度约 2 mm。如有明显滑脱，滑脱的椎体高度减低，倾斜及下滑，其下缘常模糊不清，局部密度加深，与两侧横突及骶椎阴影相重叠，称为 Brailsford 弓形线，犹如倒悬的钢盔。其棘突向上翘起，也可与下位椎体之棘突相抵触，与上部腰椎之棘突不在同一直线上。

（2）侧位片：对于腰椎峡部崩裂和腰椎滑脱的诊断有重要意义，是腰椎滑脱测量的主要手段。在多数此类患者的 X 线片上，可见到椎弓根后下方有一个由后上方伸向前下方的透明裂隙，其密度与滑脱程度有关，滑脱越明显，裂隙越清楚。在有些患者的此类 X 线片上看不到裂隙，但其峡部细长。由于滑脱椎体不稳，活动度增大，患椎下方之椎间隙变窄，相邻椎体边缘骨质硬化或有唇状增生。还应注意是否有骶椎的先天性或发育不良改变，如骶骨前上缘钝圆、骶椎小关节发育不全或缺如等。有时滑脱椎体会呈楔形变。

脊椎滑脱程度差别很大，大部分患者较为轻微，只有数毫米，但超过 1 cm 者也不少，严重者甚至椎体完全滑脱至下一椎体的前面而非在其顶部。

（3）左、右斜位片：当根据正、侧位 X 线片不能确诊时，采用 35°～40°斜位片可清晰显示裂隙。正常椎弓、附件在斜位 X 线片上投影似“猎犬”。狗鼻为同侧横突，狗眼为椎弓根切面图像，狗耳为上关节突，狗颈为上下关节突之间部即峡部，前后腿为同侧和对侧的下关节突，狗身为椎弓。腰椎峡部不连时，峡部出现一带状裂隙，犹似犬颈系一项圈，其前下方常位于骶骨上关节突顶点上数毫米，偶尔可位于顶点的稍前方。常见 L_4 下关节突和 S_1 上关节突挤入峡部缺损处，将裂隙部分掩盖。如已有脊椎滑脱，裂隙变宽，犹似犬颈被割断。

2.特殊位 X 线片

除以上投照位置外，特殊情况下，尚可采用下述投照位置。

（1）前后角度位：X 线中心线向头侧偏 35°。在此位置下 L_5 椎体移向上方，并使下关节突伸长，关节面落在椎间隙中，易显示缺损，同时易于区别关节突关节间隙所造成的假缺损现象。

（2）应力位：过度前屈侧位可使缺损间隙分离。对比脊椎过度屈曲和过度伸展姿势下拍摄的侧位 X 线片，可以判断腰骶滑移的活动性。患者仰卧在过伸支架上，纵向牵引下照片，也有利于判断其活动性。

（3）直立侧位：特别是两手持重物时可加重滑脱程度。

3.移位程度的 X 线测量

正常的第 5 腰椎与第 1 骶椎构成一条连续弧线。Meyeding 将骶骨上关节面分为四等份，根

据 L_5 在骶骨上向前移位程度，将脊椎滑脱分为 4 度，向前滑移 0～25％为Ⅰ度；滑移 25％～50％者为Ⅱ度；滑移 50％～75％者为Ⅲ度；滑移大于 75％者为Ⅳ度。

对正常人体自骶骨上面前缘画一垂线，第 5 腰椎椎体前下缘应在此线之后 1～8 mm；如有脊椎滑脱，则第 5 腰椎椎体前下缘位于此线上或在其前方，此线称为 Ulmann 线或 Garland 征。

自椎骨棘突至椎体前缘中点画一直线，即代表椎骨的前后径。在真性脊椎滑脱患者，因其已有椎体前移，患椎棘突与其下部椎骨关系保持不变，故此径增长；在假性脊椎滑脱患者，因椎体与棘突同时前移，故此径不变。借此可以区别真性脊椎滑脱和假性脊椎滑脱。

Meschan 根据两条连线的相互关系测定 L_5 的滑脱程度。第 1 条为自骶骨后上缘与 L_4 后下缘之间所作的连线。第 2 条为自 L_5 后下缘与其后上缘之间所作的连线。正常人体，两条连线相交点应在 L_4 以下，其相交角度不超过 2°；如两线平行，其距离不超过 3 mm。相交角度为 3°～10°，平行距离 4～10 mm 为轻度滑脱；相交角度为 11°～20°，平行距离 11～20 mm 为中度滑脱；相交角度大于 20°，平行距离超过 20 mm 为重度滑脱。

4.椎管造影

某些脊椎滑脱伴有马尾神经压迫症状者，有时还需要进行椎管造影。其指征为：①有明显的神经系统体征，或以坐骨神经痛为最突出症状者；②疼痛严重，但 X 线照片所示椎弓峡部不连不明显及椎体滑脱不明显者。

如滑脱部位硬膜管狭窄，则显影剂在前后侧呈齿状，有的还同时显现出椎间盘突出。

5.CT 扫描

其价值为：①对临床怀疑为椎弓崩裂，但常规 X 线照片不能确定者特别有用；②可显示峡部的发育变异、不同阶段病变、峡部裂的愈合等细微改变。对于创伤性滑脱的患者可发现移位的骨折片进入椎管的情况；③在蛛网膜下腔完全阻塞时脊髓造影不能诊断出神经根受压的病因；而采用水溶造影剂加强的 CT 扫描则可以了解神经受压的细致情况；④有助于选择治疗方法，决定是否在融合的同时作减压术。

6.磁共振成像检查

可观察邻近椎间盘的退变情况及硬膜囊受压程度，有助于研究减压节段及融合范围。

（三）鉴别诊断

1.退行性脊椎滑脱

亦称假性脊椎滑脱，多发生于 50 岁以上的老年人，40 岁以下者非常罕见，女性的发病率为男性的 4 倍。好发于 L_4～L_5，其发病率为相邻上下椎间隙的 6～9 倍，也可同时发生在 2～3 个不同节段。在前后位 X 线片上，关节突关节面移位或间隙增宽。侧位片滑脱方向可向前亦可向后，但极少超过 30％，椎体前后缘的正常连线失去自然曲度，棘突向后突出，椎间孔变小。另外，可见椎间隙狭窄、椎体骨质增生等退变性改变。其症状主要由下腰椎不稳、小关节退行性骨关节炎或伴腰椎管狭窄引起。

2.腰椎间盘突出症

腰腿痛伴下肢放射痛或放射性麻木为主要症状，咳嗽等腹压增大，或叩击病变间隙时可诱发及加重，有神经根支配区的感觉及运动障碍，患侧直腿抬高试验阳性，X 线片无脊椎峡部裂及滑脱的特征性表现，结合 CT 或磁共振成像可助诊断。

3.腰椎管狭窄症

除下腰痛及神经根症状外，多数患者有间歇性跛行，CT 扫描可见椎管有效矢径减少、黄韧带肥厚、关节突肥大内聚、侧隐窝狭窄等。

4.其他

如腰骶部肿瘤、结核、退行性脊柱炎等均可出现类似于脊椎滑脱的腰腿痛，但均有特定的影像学征象，易与脊椎滑脱鉴别。

三、治疗

腰椎峡部裂和滑脱的治疗方法很多，至今仍存在争论。一般情况下，大多数患者可通过非手术治疗得以缓解，儿童和少年期脊柱滑脱小于30%者宜作定期观察，以了解进展情况。只有少数患者需手术治疗。治疗的根本目的是神经根减压解除疼痛，矫正畸形，加强脊柱稳定性。

(一)非手术治疗

非手术疗法适于有腰痛的椎弓峡部不连症状轻微、滑脱不超过30%者，以及年龄大、体质差而不能耐受手术者。方法有卧床休息、手法按摩、理疗、牵引、腰部支具及应用消炎镇痛药等，待症状消失后可逐渐恢复活动。损伤引起急性症状，X线照片也证实是急性椎弓峡部裂者，采用石膏或皮围腰制动，可能获得峡部裂的愈合，即使未获骨性愈合，症状也常会消失。

1.手法治疗

手法具有促进局部气血流畅，缓解肌肉痉挛和整复腰椎滑脱的作用。但手法务须刚柔和缓，轻快稳妥，力度适当，切忌强力按压和扭转腰部，以免造成更严重的损害。

(1)按摩手法。①推理骶棘肌法：患者俯卧位，两下肢伸直，术者立于其左侧，用两手掌或大鱼际，自上而下地反复推理腰部的骶棘肌，直至骶骨背面或臀部、股骨大转子附近，并以两手拇指分别点按两侧志室穴和腰眼穴。②腰部牵引法：患者俯卧，两手紧抱床头，术者立于床尾，两手分别握住其两下肢的踝部，沿纵轴方向进行对抗牵引。③腰部屈曲滚摇法：患者仰卧，两髋膝屈曲，使膝尽量靠近腹部。术者一手扶两膝部，一手扶两踝部，使腰部过度屈曲，再将双下肢用力牵拉伸直。

(2)旋转手法：可采用坐姿旋转复位手法，术者拇指拨动偏歪的棘突，向对侧方向用力顶压，另一手从患侧腋下绕过，手掌按压颈背部，两手做腰部前屈旋转活动，拨正偏歪的棘突，有时症状和体征可即刻减轻。

(3)卧位复位法：对于急性腰椎滑脱患者，或滑脱不久的年幼患者，可在硬膜外麻醉下试行复位，患者仰卧，腰部悬空，双髋双膝屈曲90°，分别在小腿后上侧及腹部悬挂重物，利用躯干下压的重力将向前移位的腰椎复位。

2.固定方法

急性外伤性腰椎滑脱，或年幼的腰椎弓崩裂患者，经手法复位满意后，可施行双侧石膏裤固定。有腰椎滑脱复位者，两髋应保持屈曲90°位置，以维持腰椎屈曲位。症状较轻的患者，可用宽腰带或腰围固定以加强下腰的稳定性。

3.练功疗法

注意加强腹肌肌力的锻炼，要注意防止腰过伸活动。

4.中药治疗

(1)内服药。

1)血瘀气滞证：多有明显之外伤史，腰骶痛骤作，疼痛剧烈，刺痛或胀痛，痛有定处，日轻夜重，俯仰受限，转侧步履困难。舌红或紫暗，脉弦细。治宜活血化瘀、行气止痛，方用身痛逐瘀汤，可酌加杜仲、续断、细辛等药。

2)风寒湿阻证：腰骶部酸胀疼痛，时轻时重，拘急不舒。偏寒者得寒痛增，得热痛缓，舌淡苔白滑，脉沉紧；偏湿者腰痛重着，肢体麻木，舌质正常，苔白腻，脉濡滑。治宜祛风、散寒、除湿、通络；偏于风寒者，方用独活寄生汤；偏于风湿者，方用桂枝附子汤，或用加味二妙散。

3)肝肾亏虚证：腰骶部酸痛，腿膝乏力，遇劳更甚，卧则减轻，喜按喜揉。偏阳虚者面色无华，手足不温，阳痿早泄，舌质淡，脉沉细；偏阴虚者，面色潮红，手足心热，失眠遗精，舌质红，脉弦细数；阳虚者宜温补肾阳，方用右归丸、青娥丸。阴虚者宜滋补肾阴，方用左归饮、大补阴丸。

(2)外用药：可外贴狗皮膏药或活血舒筋的药膏。

5.其他治疗

(1)针刺疗法：取阿是穴、肾俞、命门、委中、昆仑等穴，每天或隔天1次，10次为1个疗程。

(2)封闭疗法：用于疼痛重者，取俯卧位，在滑脱之棘突旁开1～2 cm处，垂直进针，深度达椎板，注入0.5%利多卡因5～10 mL，泼尼松2 mL，每周1次，3次为1个疗程。

(二)手术治疗

持续腰痛或反复腰痛，有神经根或马尾受压的症状和体征。椎体滑移程度大于30%～50%。滑脱角大于45°，腰骶段脊柱不稳定者。可考虑手术治疗。手术可分为两类。一类为原位融合手术，包括：①椎弓不连修复术；②腰骶椎后外侧融合术(可同时进行后路减压术)；③前路椎体间融合术等。另一类为复位手术，包括：①后路器械复位与固定术；②前后路联合复位与固定术等。复位、固定、减压、融合是治疗脊柱滑脱的四项基本措施，复位有利于改善或恢复脊柱生理曲线，纠正应力失衡；固定能够维持复位效果，使脊柱获得稳定，提高植骨融合的成功；减压就是切除对神经的致压物，恢复椎管和神经根通道，解除神经压迫；融合就是通过植骨脊柱滑脱部分达到永久稳定。应根据具体患者的病理特点加以应用，做到所有操作都既能解除病变，又不增加局部破坏，有的放矢。应当强调的是，虽然手术复位是很诱人的，但复位并不是主要目的，更不应强求完全的解剖复位。而受损神经的彻底减压和脊柱的稳定融合才是解决脊柱滑脱问题的根本。

Ⅰ～Ⅱ度的脊柱滑脱多数患者应采用原位融合术。对脊柱滑脱的复位宜采取慎重态度，术者需具有较多临床经验。考虑作滑脱复位术的情况：①滑脱角大且腰骶段显著后凸，站立姿势显著异常，妨碍躯干与下肢功能。②滑移度大、又做过减压术，预料原位融合术不能防止滑脱加重。

1.椎板切除减压术

适用于有神经根或马尾神经受压，及合并椎间盘突出者。因椎弓是阻止脊椎向前滑移的重要结构，切除浮动椎板必将进一步加剧已存在的不稳，使脊椎滑脱加剧。虽然有文献报道Gil椎板切除术后滑脱无明显进展，多数作者不赞成行单纯椎板切除术，因此在椎板切除减压的同时应行脊椎融合术。

2.峡部缺损修复植骨内固定术

适用于30岁以下的L_1～L_4峡部崩裂或Ⅰ度滑脱(滑移<10 mm)，且不稳间隙无明显退变者。术中必须注意清除缺损处纤维结缔组织及断端硬化骨并植以松质骨块，内固定的方法包括经峡部缺损螺钉固定、节段性经横突钢丝固定及钩螺钉固定术，前两种固定方法可结合在一起应用。节段性横突钢丝固定一般将同一脊椎的横突及棘突固定，也有报道认为将患椎的横突与下位椎体棘突固定力学上更稳定。钩螺钉固定术采用的钩刃弧度较Harrington钩小的特殊椎板钩。

3.复位内固定术

脊椎滑脱是否需要复位，以往存在争议。Nachemson 和 Wiltse 认为滑脱小于 25%不需复位，小于 50%大多也不需复位。Dick 认为滑脱小于 50%，无神经症状作原位融合，后路融合时可加用内固定器以缩短康复时间及提高融合率。大于 50%的滑脱应尽可能复位。Mathiass 等主张滑脱超过 30%，有进行性加重倾向，神经功能障碍者需复位融合。复位能恢复脊柱的正常序列、椎管的形态和容积，有利于神经根减压，腰骶部生物力学功能恢复正常。滑脱的复位并非主要目的。另外，复位还可造成一些并发症。因此对脊柱滑脱的复位宜采取慎重态度，术者需有较丰富的临床经验。可在术前常规动态摄片，观察是否存在动态滑移，术中应设法纠正滑脱平面客观存在的可逆性滑移，使滑脱获得可能的复位，在此基础上植骨融合。

目前，常用的内固定方法为经椎弓根内固定，如 Stefee、RF、Diapason 和 Tenor 固定系统等。

4.脊椎融合术

原位脊椎融合曾是治疗腰骶滑脱的经典方法，现在也仍然是非常重要的手段，大部分儿童及青少年的滑脱可通过双后外侧融合而解决问题，一般不需减压。融合的方法很多，可分为后侧、后外侧、椎体间植骨融合术等。

(1)后路椎板植骨融合术：自 1911 年 Albee 和 Hibb 首创至今已有 80 多年历史，其优点是：①入路容易，显露清楚；②椎板、小关节、棘突等部位均可用作植骨，范围较大；③可在直视下对神经根施行探查和减压。但单纯后路椎板植骨有可能遗漏神经根受压和椎间盘突出。因此，一般主张对有神经症状者，应先探查减压后再植骨融合，对游离椎弓全切除者则不能行此手术。后路椎板植骨融合假关节发生率较高，并可导致医源性椎管狭窄，目前较少单独采用。

(2)侧后方融合术：由 Watkins 于 1953 年首先报道。融合部位包括横突基底部、小关节外侧及椎板。由于该方法可获得较高的融合率，不少人将其作为首选术式。其优越性在于：①可同时行减压手术；②植骨部位距腰椎屈伸活动轴较近，周围血液循环丰富，利于骨愈合；③术后卧床时间相对较短。

(3)横突间融合术：对脊柱滑脱特别有意义，在后侧广泛减压和椎间孔切开，仍能用作稳定脊柱。假关节发生率较低是因为：①植骨床包括上关突外侧面、关节突峡部和横突；②小关节在融合范围内；③融合上方脊椎的横突，椎体与植骨块坚固地连在一起，而后融合植骨仅延及棘突和椎板。

(4)椎体间融合术：在腰骶部主要力量经过椎间隙，椎体间植骨主要承受压应力，且椎间融合面积广，血液循环好，是理想的植骨融合部位。椎体间融合术可经前路或后路完成。前路椎体间融合最初由 Capener 报道，又分为经腹及腹膜外两种入路。常用于无神经根症状仅有脊柱不稳的 L_5 崩裂或轻度滑脱或后路已行椎弓广泛切除，难以作后路融合者。前路椎体间融合可恢复椎间隙高度，扩大椎间孔从而使神经根减压，尤其是对后路手术失败的患者，经前路椎体间融合可避开前次手术遗留的瘢痕。然而，前路手术操作存在一定困难，可造成大出血、下肢静脉血栓、腹腔脏器损伤、肠梗阻及性功能障碍等并发症。Cloward 在 20 世纪 40 年代首创后路椎体间融合术治疗腰椎疾病，即后路椎板及椎间盘切除后在椎间隙内植骨，行此手术时可同时行神经根探查及减压并作侧后方融合。

(5)椎体间金属支架融合术：是近年来出现的新手术，经前路或后路在椎间对称置入两个填充自体骨的金属支架，填充自体骨的金属支架带有螺纹或锯齿可固定上下椎体，撑开狭窄椎间隙及椎间孔，骨组织将从填充自体骨的金属支架的孔隙长入与其中的植骨融合。此手术的主要力学构思是不需辅助内固定即可获得脊柱可靠稳定，恢复前柱负重和获得坚固融合。本技术自1993年公开报道后，迅速在欧、美、亚开展，并出现了许多改良的手术方法和填充自体骨的金属支架。然而随着临床患者积累许多问题也逐渐暴露，如争论焦点主要在于：①填充自体骨的金属支架本身的稳定性；②融合的可能性；③远期临床效果等，因椎体间支架融合术临床应用时间尚短，患者偏少，远期疗效有待观察。

（陈祁青）

第十一节　胸腰椎骨折脱位

胸段脊柱的生理弧度向后突，第1～10胸椎与肋骨、胸骨共同围成胸廓，胸椎的关节突呈额状位排列，下关节突位于上关节突的背侧，与椎体呈60°～70°，棘突向下呈叠瓦状彼此叠掩，又有胸肋、肋椎关节加强，故活动度小，但稳定性好，只有在强大外力作用下才能发生骨折脱位。腰段脊柱的生理弧度向前突，腰椎椎体自上而下随负重增加而逐渐增大，其关节突关节逐渐变为斜位，各关节突关节排列甚为合适，关节面光滑，如有损伤即可导致创伤性关节炎，发生慢性胸腰背痛。椎体的四壁是由较薄的皮质骨围成，其中是交织成网的松质骨，在外力的作用下易于压缩变扁或爆裂。椎弓根由皮质骨构成的短管状骨，是每个椎骨最坚强的解剖结构，凡从脊柱后部传递至椎体的力都经该部，犹如联系椎体与椎板的两个拱形桥墩，因此又被称为椎骨的"力核中心"。T_{11}～L_2正是胸椎后凸弯曲与腰椎前凸弯曲的交界处，也是较为固定的胸椎与活动范围很大的腰椎的移行处，成为外力作用的集中区域，是脊柱损伤的多发部位，T_{11}～L_2骨折脱位占整个脊柱损伤的60%～70%。L_3横突最长，L_2和L_4横突次之，L_4横突向上翘起，L_5横突肥大短而宽，L_2～L_4横突是很多腰部肌肉的附着部，作用力也较为集中。相邻的两椎体除借椎间盘互相连接外，更要依赖周围的韧带加强，其中前纵韧带、后纵韧带将椎体牢固地连在一起，前纵韧带甚为坚强，后纵韧带却是构成椎管前壁的重要部分，它是联系椎体后壁骨折块的重要结构，并可借助其弹性牵拉作用进行复位。在椎板和棘突之间有黄韧带、棘间韧带、棘上韧带相连，是脊柱后部重要的稳定结构。由于受伤时遭受的暴力性质、方向、大小及受伤时身体姿势、着力点不同，胸腰椎损伤表现出极为复杂的损伤类型和创伤解剖特点，其治疗方法也有明显差异。

一、病因、病理与分类

（一）椎体压缩性骨折

多因高处坠落臀部触地，或弯腰工作时由高处坠落的物体、塌方的土石压砸背部所致。由于受伤时脊柱过度屈曲，椎体前方受到上下位椎体的挤压而被压缩变扁，脊柱后部韧带结构则承受牵拉张力而断裂。当伤椎椎体压缩严重时，其上位椎体向前下滑移，后凸畸形加重，椎体的后上角可突入椎管，致使椎管变形狭窄，损伤脊髓。老年人则因骨质疏松导致垂直骨小梁的横截面积减小，如果减少50%，则椎体承受力将下降至原始承受力的1/4，所以，在轻微外力作用下，即可发生椎体压缩骨折，其特点是数个椎体压缩或椎体上下面都被压向椎体中央而呈鱼骨样。

(二)椎体爆裂骨折

多由高处坠落后臀部触地或重物压砸损伤所致,多发生于 $T_{12}\sim L_2$。由于伤椎上下方椎体和椎间盘的纵向对冲性挤压,使得椎体呈粉碎性爆裂样裂开,骨折块向四周扩散移位,椎体的前后径和左右均可增大,尤其是椎体后侧皮质断裂连同椎间盘组织突入椎管,引起椎管狭窄变形,而损伤脊髓或马尾神经。骨折块往往与前、后纵韧带仍保持连接,但当其移位过大时,可同时伴有前、后纵韧带断裂。其特点是椎体后侧皮质断裂,属前中柱损伤,稳定性较差,但同时伴有前、后纵韧带断裂者较少见。

(三)安全带骨折

多见于交通事故中驾驶员只佩带腰部安全带而无肩部固定带的情况。当车祸撞击时,以腰部安全带为阻力支点,上半身向前移动使脊柱屈曲轴前移至腹壁,脊柱椎体前部受到挤压而脊柱后部则遭受较大的牵张暴力,椎体、椎间盘和韧带均可发生撕裂,出现典型的经棘上棘间韧带-后纵韧带-椎间盘水平断裂;或经棘突-椎板-椎体水平骨折,或骨折脱位,属典型的三柱结构损伤,稳定性差,往往移位较大,脊髓损伤多见。

(四)骨折脱位

由高处坠落臀部触地,或弯腰工作泥土塌方重物压砸,使胸腰椎处于极度屈曲状态,从后上方向前下方作用的力,可分解为自上而下的使脊柱屈曲挤压的压缩分力,和由后向前使椎体向前移位的脱位分力。暴力与脊柱所成角越小,则压缩分力越大,椎体压缩或爆裂骨折越重。相反,外力与脊柱成角越大,则脱位分离越大,容易引起脊柱脱位。在受伤的瞬间又往往伴有脊柱扭转,产生了旋转分力,使得关节突关节脱位或骨折脱位。随损伤的加重,维持脊柱稳定的韧带间盘结构和肌肉组织也发生断裂,骨韧带结构破坏殆尽,造成极不稳定的胸腰椎骨折脱位,脊髓或马尾神经也同时受到严重损伤。

(五)过伸型损伤

当患者从高处仰面摔下,背部或腰部撞击木架等物体,在被冲击的部位形成杠杆支点,身体两端继续运动,使脊柱骤然过伸,造成前纵韧带断裂,椎体前下或前上缘撕脱骨折,上位椎体向后移位,棘突间相互挤压而断裂

(六)附件骨折

由于直接撞击、扭转暴力或肌肉急骤收缩,引起关节突、棘突或横突骨折,尤以后者为多见。

二、临床表现与诊断

(一)临床表现

详细询问受伤史是诊断脊柱损伤的重要环节。任何由高处坠下、重物落砸、车祸撞击、坍塌事故等均有发生脊柱损伤的可能,应详细了解暴力作用部位和过程,受伤时的姿势及搬运抢救情况,并注意排除颅脑,胸腹脏器等损伤。而老年人则多为行走时摔倒臀部着地的轻微外伤。

伤后腰背部疼痛及活动障碍为主要症状,根据损伤程度不同,疼痛及活动障碍可十分明显,也可非常轻微。当椎体只有轻微压缩骨折时,患者甚至仍可行走,并且由于伤处脊神经后支的反射作用,有相当数量的患者就诊时并未诉腰背部疼痛,而是诉说腰骶部疼痛,应注意鉴别不被误导以防漏诊。仔细地临床查体是确定损伤部位的重要方法,沿脊柱中线自上而下逐个按压棘突,寻找压痛点,发现棘突后突,表明椎体压缩或骨折脱位;棘突周围软组织肿胀、皮下瘀血,说明韧

带肌肉断裂；棘突间距增大，说明椎骨脱位或棘间韧带断裂；棘突排列不在一条直线上，表明脊柱有旋转或侧方移位。当椎体只有轻微压缩骨折时，疼痛及功能障碍多不明显，而局部叩击痛往往是唯一的临床体征。对任何脊柱损伤患者，均应进行详细的神经系统检查，包括感觉、运动、反射、括约肌及自主神经功能检查，以排除是否伴有脊髓或马尾神经损伤。

(二)影像学检查

1.X线检查

对确定脊柱损伤的部位、类型和程度、确定治疗方案和估计治疗效果具有极为重要的价值，是诊断脊柱损伤的首选方法。对任何临床怀疑脊柱损伤的患者均应摄正侧位X线片，或加照斜位片，阅读X线片时应明确以下内容：脊柱的生理屈度和椎体的排列有无变化；骨折或脱位的部位和类型；椎体压缩、前后左右移位、成角和旋转畸形陈旧性损伤有无不稳定，应拍摄损伤节段的前屈、后伸动态侧位像。读片时应注意X线表现与创伤机制和临床体征是否一致，应特别注意陈旧性椎体楔形变与新鲜压缩骨折、椎体骨折与先天脊柱畸形、休门病及椎体肿瘤压缩相鉴别。椎体压缩性骨折正位片可见椎体高度减低，或椎体一侧压缩较重。侧位片可见椎体呈楔形变，通过测量椎体压缩指数可以判断其压缩程度：椎体前缘压缩部分不超过椎体高度的25%为Ⅰ度；25%～49%为Ⅱ度；50%～75%为Ⅲ度；>75%为Ⅳ度。另外测量椎体前缘残余高度与未被压缩的椎体后缘高度之比，计算出椎体压缩率，则更加准确。在侧位片上分别做伤椎的上位椎体后缘和下位椎体后缘的延长线，其交角为脊柱后凸角，该角愈大椎体压缩程度愈重。压缩严重者，棘上、棘间韧带断裂，可见棘突间距增大。老年骨质疏松的椎体压缩骨折则多表现为椎体鱼骨样双凹征或均匀一致的压缩。椎体爆裂骨折正位片可见椎体高度下降，宽度增加，椎弓根间距增宽，侧位片可见不同程度的后凸畸形，椎体呈粉碎性骨折，有椎体后壁骨折块突入椎管。

2.CT扫描

能清楚地显示椎体、椎骨附件和椎管等结构复杂的解剖关系和骨折移位情况，其突出的优点是不受自身阴影重叠及周围软组织掩盖影响，且对软组织具有较高的分辨率。尤其可清晰地观察到爆裂骨折粉碎程度，骨块向四周特别是向椎管内移位情况及椎管狭窄程度，因此对此类损伤的诊断价值最大，也是最具特征性的影像学表现。根据CT图像，将椎管分为三等份，并用0，1，2，3表示其狭窄的指数：椎管无狭窄为0；椎管受压或狭窄占横截面1/3者为1；2/3为2；完全受压为3。但如果CT扫描层距过大，可遗漏病变区域。另外，不能发现多节段损伤也是其缺陷。

3.磁共振成像

具有多平面成像及很高的软组织分辨力，能非常明确地显示脊髓和椎旁软组织是否损伤及损伤的具体细节，是脊髓损伤最有效的影像学检查手段。通过观察脊髓信号改变和椎管内其他结构的创伤情况，来判断脊髓损伤性质和程度，致压物的来源，方向及与脊髓的关系，对制定治疗方案，推测预后有较大的指导意义。

4.电生理检查

包括肌电图和体感诱发电位检查等。能确定脊髓损伤的严重程度，帮助预测功能恢复情况，并对脊柱脊髓手术起到监护脊髓功能的作用。当伤后仍有或伤后不久就出现体感诱发电位者，其恢复的可能性较大，而且体感诱发电位的改善往往先于临床体征。如伤后体感诱发电位完全消失，多预示脊髓的完全性损伤。

(三)脊柱损伤程度及稳定性的判断

根据损伤后脊柱的稳定程度分为稳定性损伤与不稳定性损伤。无论是搬运或脊柱活动，骨折无移位趋向者，称为稳定性损伤，如单纯椎体压缩性骨折不超过1/3，单纯横突棘突骨折等。在严重外力作用下，除椎体、附件骨折外，还常伴有韧带、椎间盘损伤，使脊柱的稳定因素大部分被破坏，而在搬运中易发生移位，损伤脊髓或马尾神经，称为不稳定性损伤，如骨折脱位、椎体爆裂性骨折、压缩性骨折超过1/2者。Denis提出脊柱"三柱"概念，即前纵韧带、椎体及椎间盘前2/3为前柱；椎体、椎间盘的后1/3及后纵韧带为中柱；椎弓关节突关节、棘突、椎板、黄韧带、棘间韧带、棘上韧带为后柱。脊柱的稳定性主要依赖中柱的完整。凡损伤累及二柱以上结构均为不稳定性损伤。如爆裂骨折破坏前柱与中柱，屈曲型骨折脱位三柱结构尽遭破坏，故均属不稳定性损伤。

脊柱骨折的不稳定可分为Ⅲ度：Ⅰ度为机械性不稳定，如前柱与后柱受累或中柱与后柱受累，可逐渐发生后凸畸形；Ⅱ度为神经性不稳定，由于中柱受累，椎体进一步塌陷而椎管狭窄，使无神经症状者发生神经损害；Ⅲ度为兼有机械及神经不稳定，多为三柱损伤，如骨折脱位等。根据脊柱骨折分类判断脊柱稳定性和根据影像学检查明确脊髓有无受压及受压部位，是制定治疗方案的主要依据。

三、治疗

（一）急救处理

脊柱骨折和脱位的恰当急救处理，对患者的预后有重要意义。在受伤现场就地检查，主要明确两点：第一，脊柱损伤的部位。如患者清醒，可询问并触摸其脊柱疼痛部位；昏迷患者可触摸脊柱后突部位。第二，观察是高位四肢瘫还是下肢瘫，从而确定系颈椎损伤还是胸腰椎损伤，作为搬运时的依据。搬运过程中，应使脊柱保持平直，避免屈曲和扭转。可采用两人或数人在患者一侧，动作一致地平托头、胸、腰、臀腿的平卧式搬运；或同时扶住患者的肩部、腰、髋部的滚动方式，将患者滚到担架上。对颈椎损伤者，应由一人专门扶住头部或用沙袋挤住头部，防止颈椎转动。用帆布担架抬运屈曲型骨折者应采用俯卧位。搬运用的担架应为木板担架，切忌用被单提拉两端或一人抬肩，另一人抬腿的搬运法，因其不但会增加患者的痛苦，还可使脊椎移位加重，损伤脊髓。由于导致脊髓损伤的暴力往往巨大，在急救时应特别注意颅脑和重要脏器损伤、休克等的诊断并优先处理，维持呼吸道通畅及生命体征的稳定。

（二）治疗原则

遵循骨折复位、固定、药物治疗和功能锻炼的四大基本原则。

1.骨折复位

根据脊柱损伤的不同类型和程度，选择恰当的复位方法。总的原则是逆损伤的病因病理并充分利用脊柱的稳定结构进行复位。屈曲型损伤应伸展位复位，过伸型损伤应屈曲位复位。在复位时应注意牵引力的作用方向和大小，防止骨折脱位加重或损伤脊髓。胸腰椎损伤则可选用下肢牵引复位法或垫枕腰背肌锻炼复位法。对于骨折脱位移位明显，闭合复位失败，或骨折块突入椎管压迫脊髓者应选择手术切开复位，在直视下观察脊柱损伤的部位和程度，复位准确，恢复椎管管径，解除脊髓压迫，重建脊柱稳定性，有利于患者尽早康复训练和预防并发症的发生，并且减轻了护理难度。

2.骨折固定

牵引结合体位可起到良好的固定作用。腰椎屈曲压缩性骨折腰部垫枕，使腰椎过伸结合过伸位夹板支具等，能发挥复位和固定的双重作用。而在切开复位的同时选用椎体前方钢板或经椎弓根钉-棒系统等均能达到可靠的固定效果。在脊柱内固定的同时,做骨折或脱位处的短节段植骨融合,有助于达到永久性稳定,防止内置物松动和疲劳断裂。

3.药物治疗

(1)早期:局部肿胀,剧烈疼痛,胃纳不佳,大便秘结,舌苔薄白,脉弦紧,证属气滞血瘀,治宜行气活血,消肿止痛。多用复元活血汤、膈下逐瘀汤,外敷消瘀膏或消肿散。兼有少腹胀满、小便不利者,证属瘀血阻滞、膀胱气化失调,治宜活血祛瘀,行气利水,用膈下逐瘀汤合五苓散。若局部持续疼痛,腹满胀痛,大便秘结,苔黄厚腻,脉弦有力,证属血瘀气滞,腑气不通,治宜攻下逐瘀,方用桃核承气汤或大成汤加减。

(2)中期:肿痛虽消而未尽,仍活动受限,舌暗红,苔薄白,脉弦缓,证属瘀血未尽,筋骨未复,治宜活血和营,接骨续筋,方用接骨紫金丹。

(3)后期:腰酸腿软,四肢无力,活动后局部隐隐作痛,舌淡苔白,脉虚细,证属肝肾不足,气血两虚,治宜补益肝肾,调养气血,方用六味地黄汤、八珍汤或壮腰健肾汤加减,外贴万应膏或狗皮膏。

4.功能锻炼

脊柱骨折脱位特别是合并脊髓损伤后,腰背部及上肢或下肢很快就会发生肌肉萎缩无力,关节僵硬甚至呈痉挛状态,一个设计合理的锻炼计划并尽早实施,对患者的康复是非常必要的。即便是对于神经功能稳定不再恢复的截瘫患者,经过康复训练,虽然神经功能未再恢复,但其活动功能仍然可以有相当明显的进步。

(1)按摩及被动运动:截瘫的肢体,如果长期处于一个位置不动,可以造成肌肉挛缩,关节粘连僵硬。通过按摩改善局部血液循环,增进组织代谢,使较僵的肌肉及韧带组织逐渐柔软,进而恢复关节原来的活动范围。要求手法轻柔,不可粗暴以免撕裂组织,对痉挛性截瘫患者更要特别慎重,因为按摩及被动活动可以激发或加重痉挛。但对经常处于屈曲或伸直痉挛者,则需要在痉挛暂停时,轻柔而持续地将该关节伸直或弯曲,达到接近正常的活动范围,忌粗暴对抗痉挛,以免撕裂组织,甚至引起骨折。

(2)主动运动:腰背部肌肉的主动收缩可促进骨折复位,防止肌肉僵硬萎缩及慢性腰背疼痛,有助于脊柱稳定。截瘫患者的每一种动作,每做一件事,都要经过训练及锻炼才能逐渐学会,从这个意义上讲,没有康复训练,就没有功能恢复。功能锻炼应遵循的原则包括:第一,早期开始。即在损伤复位固定完成后,即开始肢体肌肉、关节的主动和(或)被动运动。功能锻炼越早恢复越早,越晚进行则功能恢复所需的时间越长,主动运动为主,被动活动为辅。第二,循序渐进,从易到难。第三,根据功能需要进行锻炼。不论对于神经系统,还是肌肉关节本身,只有进行该项功能所需的动作训练,才能达到康复的要求。这就要求制定恰当的功能康复的目标和计划,有针对性的进行康复训练。第四,力量和耐力训练并重。肌肉力量的增长,是通过锻炼逐步达到的,在具有了一定肌肉力量的同时,还必须具备力量的持续性,即耐力,才能完成诸如吃饭这一任务的要求。

(三)非手术治疗

压缩性骨折或较稳定的爆裂骨折,如属老年体弱、骨质疏松的患者,一般不主张手法复位,仅作卧床休息 3 个月左右或适当的练功活动即可。如系年轻患者,功能要求高,恢复后要从事体力劳动,故应采取及时复位,良好的固定和积极功能活动,才能获得满意疗效。

1.垫枕腰背肌功能锻炼复位法：

早期腰背肌肌肉锻炼可以促进血肿吸收，以骨折处为中心垫软枕高 5～10 cm，致腰椎呈过伸位牵拉，使得由于椎体压缩而皱褶的前纵韧带重新恢复原有张力，并牵拉椎体前缘张开，达到部分甚至全部复位，同时后侧关节突关节关系也得到恢复和改善。通过腰背肌锻炼，可以防止肌肉萎缩，减轻骨质疏松和晚期脊柱关节僵硬挛缩。患者仰卧于硬板床上，骨折处垫一高 5～10 cm的软枕，待疼痛能够忍受时，尽快进行腰背肌肉锻炼。于仰卧位，用头部、双肘及双足作为支撑点，使背、腰、臀部及下肢呈弓形撑起（五点支撑法），一般在伤后 1 周内要达到此种练功要求；逐步过渡到仅用头顶及双足支撑，全身呈弓形撑起（三点支撑法），在伤后 2～3 周内达到此种要求；以后逐步改用双手及双足支撑，全身后伸腾空如拱桥状（四点支撑法），此时练功难度较大，应注意练功安全，防止意外受伤。也可于俯卧位进行锻炼：第一步，患者俯卧，两上肢置于体侧，抬头挺胸，两臂后伸，使头胸离开床面；第二步，伸直双膝关节，后伸并尽量向上翘起下肢；第三步，头颈胸及双下肢同时抬高，两臂后伸，仅使腹部着床，整个身体呈反弓形，即为飞燕点水练功法。练功时应注意尽早进行，如伤后超过 1 周由于血肿机化，前纵韧带挛缩，复位效果不良。鼓励患者主动练功，肌肉收缩持续时间逐渐延长，并注意练功安全。

2.牵引复位法

其基本原理是通过外力牵引在数分钟内使胸腰椎过伸，利用前纵韧带的牵拉及人力按压作用，使压缩骨折得以复位。主要方法有以下 3 种。

(1)牵引过伸按压法：患者俯卧硬板床上，两手抓住床头，助手立于患者头侧，两手反持腋窝处，一助手立于足侧，双手握双踝，两助手同时用力，逐渐进行牵引。至一定程度后，下助手逐渐将双下肢提起悬离床面，使脊柱得到充分牵引和后伸，当肌肉松弛、椎间隙及前纵韧带被拉开后，术者双手重叠，压于骨折后突部位，适当用力下压，借助前纵韧带的伸张力，将压缩之椎体拉开，同时后突畸形得以复平。

(2)二桌复位法：用高低不等的二桌，高低差为 25～30 cm，平排在一起，将患者置于桌上，患者头部朝高桌，然后将高桌边逐渐移至上臂中段处，将低桌渐移至大腿中段处，借助患者体重，使胸腰部悬空。此时术者可用手掌或另加一桌托住患者的腹部，慢慢下沉，以减轻疼痛，达到脊柱过伸的目的，2～5 分钟后，脊柱的胸腰部明显过伸，立即上一石膏背心或金属胸腰过伸支架固定。石膏背心要求上至胸骨上缘，下至耻骨联合。骨突处放一衬垫以防压伤，注意 3 点（胸骨部、耻骨部、下腰部）的固定和塑形。

(3)两踝悬吊复位法：患者俯卧于复位床上，将两踝悬空吊起。如没有复位床，亦可在屋梁上装一滑轮，将双足向上吊起，徐徐悬空，使胸腰段脊柱过伸复位。复位后应注意使用过伸夹板维持复位效果，并注意坚持腰背肌锻炼，否则晚期脊椎关节僵硬挛缩及肌肉萎缩将很难避免。

（四）手术治疗

手术治疗的目的在于切开复位，恢复脊柱序列，解除脊髓压迫，重建脊柱稳定性。对完全性脊髓损伤患者，手术虽不能够使截瘫恢复，但可使患者能够早日坐起，离床康复，对防止长期卧床并发症有重要意义。对不全截瘫患者则可尽早解除脊髓压迫，阻止其病理变化，防止损伤加重。适用于移位明显或同时合并脊髓、马尾神经损伤的爆裂性骨折和骨折脱位。多采用后路经椎弓根钉-棒系统固定，其基本原理是由于后纵韧带基本完好或损伤很轻，使得在沿脊柱纵轴方向牵引力的作用下，借助于前后纵韧带的牵拉回弹作用，使突入椎管的骨折块得以复位，并恢复椎体的高度和生理弧度。由于后路经椎弓根短节段固定手术的主要是其对神经组织的减压是间接的，只有在后纵韧带基本完好时才能应用。因胸腰段骨折时造成脊髓或马尾神经压迫的因素大部分来自前方，对已游离的骨块通过后路撑开复位的可能性小，有的学者认为在椎管侵占超过50%时，单独的后路撑开不可能使后突并造成压迫的骨块完全复位。因此，后路经椎弓根固定手术虽然相对简单，创伤小，若应用不当同样不能取得良好效果。该手术的成败决定于患者选择、内固定设计、椎体骨密度等因素。另外，复位后的病椎呈“蛋壳”样，中间缺少骨质，不能承受轴向载荷，是造成内植物松动、断裂和复位效果丢失的主要原因，所以，向病椎内植骨恢复其强度是非常重要的。由于脊髓受压因素为来自前方的骨块移位，所以前方减压及内固定可在直视下观察致压物并予摘除，减压彻底而直接，对于骨折粉碎移位重，椎管侵占和椎体高度丧失超过40%时应选择前路手术，合并脱位时先后路复位固定再前路植骨融合。前路手术因创伤大、并发症多。其应用受到限制，但在椎体压缩重、后突重、椎管侵占率大时前路手术效果优于后路，现为许多学者所推崇。

（五）椎体球囊扩张后凸成形术

对于疼痛性骨质疏松性椎体压缩骨折，传统的治疗方法包括止痛、卧床休息等，但会导致进一步的骨量丢失，加重疼痛和限制活动，引起焦虑和情绪低落。在C形臂X线机或CT引导下，经椎弓根入路或经椎弓根外侧入路放入导针，沿导针钻入一根套管针，沿套管针放入可扩张球形气囊，然后向气囊内充气至220～300 PSI或气囊达到椎体任一皮质边缘终止，使压缩的椎体在气囊压力的作用下膨胀扩张以恢复椎体的高度，将气囊移除后，经套管针注入骨水泥，以达到固化填充椎体空腔的目的。一般术后患者明显或完全缓解，椎体的高度和支撑力得到恢复，防止了畸形的进一步加重。由于该方法创伤极小，操作简便，效果可靠，故已成为近年来发展起来的新的微创疗法。只要术中定位准确，引导清晰，操作谨慎，并发症是可以避免的。

（陈祁青）

第十二节 脊柱侧凸

脊柱侧凸脊柱侧凸是指脊柱的一个或数个节段向侧方弯曲并伴有椎体旋转的三维脊柱畸形。国际脊柱侧凸研究学会对脊柱侧凸定义如下：应用Cobb法测量站立正位X线像的脊柱侧方弯曲，如角度大于10°则为脊柱侧凸。脊柱侧凸通常在横断位上伴有脊柱的旋转和矢状面上后凸或前凸的增加或减少，它是一种症状或X线征，可由多种疾病引起。

青少年特发性脊柱侧凸是以脊柱在冠状面上的侧凸、矢状面上的胸椎后凸减少甚至前凸以及脊椎在水平面上的旋转为特征的三维结构性脊柱畸形。青少年特发性脊柱侧凸的诊断属于排他性诊断，在确诊时年龄均大于10岁，在10～16岁年龄组高危人群中发病率约为1%～3%。开展对青少年脊柱侧凸的群体筛查可早期发现脊柱侧凸畸形，早期干预，从而减少对青少年身心健康的危害。目前主要的筛查手段包括4种：Adams前屈试验、应用脊柱侧凸尺测量躯干旋转角度（>4°）、云纹照相技术以及测量肋骨隆凸方法，确诊应拍摄站立位全脊柱正侧位片。青少年特发性脊柱侧凸总的男女发病比例约为1∶8.4。Soucacos报道Cobb角10°～19°之间时，男∶女为1∶2.7；Cobb角20°～29°，男∶女为1∶7.5；Cobb角30°～40°，男：女为1∶5.5；Cobb角>40°，男：女为1∶12。从流行病学角度看，女性更易罹患青少年特发性脊柱侧凸，且随着

Cobb 角的增加，男女性别差异越大。

一、病因学

目前关于青少年特发性脊柱侧凸病因学存在许多假说，包括遗传、骨骼发育异常、内分泌及代谢系统异常、中枢神经系统异常以及结缔组织异常等。近年来对青少年特发性脊柱侧凸的病因研究取得了不少进展，有些假说获得支持，也有部分假说被认为可能是继发现象。

（一）遗传因素

关于青少年特发性脊柱侧凸的遗传模式，早期有研究认为青少年特发性脊柱侧凸可能是常染色体显性遗传或 X 连锁遗传，亦有学者认为是多基因遗传，并且在 X 染色体上有某个易感位点。目前对青少年特发性脊柱侧凸发病的相关基因定位采用的方法包括连锁分析和关联分析。

（二）骨骼系统发育异常

（1）生长发育及软骨内成骨异常：青少年特发性脊柱侧凸发生于青春期，且其畸形加重与脊柱生长明确相关，提示生长发育在青少年特发性脊柱侧凸的发生发展中有重要价值。Guo 用磁共振成像测量比较正常和青少年特发性脊柱侧凸患者椎体的高度，在矢状面上发现青少年特发性脊柱侧凸患者的椎体明显高于正常对照，因此认为青少年特发性脊柱侧凸患者的软骨内成骨较快。邱勇在对青少年特发性脊柱侧凸和先天性脊柱侧凸椎体生长板的组织计量学研究后亦发现前者的增殖活性较后者高，支持青少年特发性脊柱侧凸患者的软骨内成骨活跃。

（2）骨密度降低：除了青少年特发性脊柱侧凸的人体测量学之外，大量研究发现青少年特发性脊柱侧凸患者存在全身性的骨量减低，且这种状况一直从青春期持续到成年期。近年来，郑振耀和邱勇等在青少年特发性脊柱侧凸与骨量减低相关性的研究中做了大量工作。Cheng 等发现68%的青少年特发性脊柱侧凸组患者存在显著骨密度降低，且这种低骨密度与青少年特发性脊柱侧凸的弯曲程度及弯曲类型无关。吴洁等运用双能 X 线吸收法检测了中国大陆 101 名青少年特发性脊柱侧凸患者的骨密度，并与同龄对照组青少年相比，也得出类似的结论。此外，朱锋等通过 microCT 观察青少年特发性脊柱侧凸患者骨小梁的超微结构，在三维空间揭示了青少年特发性脊柱侧凸患者存在髂骨的微结构异常：骨容积比减小、骨小梁变细和骨小梁间距离增大。该研究在证实青少年特发性脊柱侧凸患者存在低骨密度的同时，进一步深化了对青少年特发性脊柱侧凸患者三维空间骨小梁微结构的认识。

（三）内分泌及代谢调节系统异常

（1）瘦素：在青春期前后这个特定的生长发育时期，瘦素对女孩的生长发育起着至关重要的作用。邱勇课题组的研究结果表明青少年特发性脊柱侧凸女性患者外周血瘦素生物利用度明显低于同龄健康女孩，这一结果提示，降低的外周血瘦素生物利用度可能是联系降低的体质量和降低的骨量之间关系的重要因素，可能在青少年特发性脊柱侧凸患者发生发展中起重要作用。Burwell 等提出青少年特发性脊柱侧凸发病机制可能与瘦素-下丘脑-交感神经系统功能紊乱密切相关，并认为青少年特发性脊柱侧凸女孩下丘脑可能存在功能异常，下丘脑瘦素受体对瘦素敏感性增高，循环瘦素通过下丘脑反射性增加瘦素-下丘脑-交感神经系统活性，调节相应的神经内分泌机制，导致青春期青少年特发性脊柱侧凸患者生长速度加快，全身骨量减少、体重及低 BMI。

（2）褪黑素：Machida 等最早报道切除雏鸡松果体可以在动物身上建立脊柱侧凸模型，其后许多学者成功重复该实验，并发现该方法还可以在大西洋鲑鱼及切除双前肢的站立鼠上建立脊柱侧凸。其他方式导致的褪黑素降低亦可建立脊柱侧凸动物模型，且在三维结构上与青少年特发性脊柱侧凸的结构有很大的相似之处，提示松果体分泌的褪黑素降低是建立动物脊柱侧凸模型的关键。Moreau 等对青少年特发性脊柱侧凸患者的成骨细胞中的褪黑素信号通路进行研究后发现其信号通路存在异常。许多细胞水平的研究均表明褪黑素可以抑制破骨细胞的作用，并且可以促进成骨细胞的作用。

(3)钙调蛋白：Yarom 等发现青少年特发性脊柱侧凸患者椎旁肌细胞内钙离子浓度上升并伴有肌球蛋白的变性。这些异常可能是由于 CaM 控制的钙离子内稳态失衡所致。尽管早期研究显示，CaM 含量与侧凸严重程度相关，但 Lowe 等随访研究发现，CaM 含量与侧凸进展相关，进展型侧凸的血小板 CaM 含量明显增加，而当侧凸稳定后即使 Cobb 角较大，其 CaM 含量仍与正常对照组无明显差异，不支持 CaM 与青少年特发性脊柱侧凸的发病有关。

(四)中枢神经系统功能异常

对青少年特发性脊柱侧凸的神经传导功能进行检查，发现有 11.6%～27.6%的患者存在异常，提示青少年特发性脊柱侧凸患者的中枢神经系统功能可能存在异常。Chu 等发现青少年特发性脊柱侧凸患者的脊髓长度与前柱高度比明显小于正常对照；该作者还发现随着比值降低，其顶椎横截面上的脊髓由椭圆形向圆形改变并向凹侧偏移，并且小脑扁桃体的位置下降而圆锥位置无明显变化，但这些变化与青少年特发性脊柱侧凸的神经传导功能无明显的相关性，提示脊髓的这些变化可能不是导致青少年特发性脊柱侧凸患者神经传导功能改变的原因。

(五)结缔组织异常

近年来国内多位学者对青少年特发性脊柱侧凸顶椎或端椎凹、凸侧的椎间盘进行了比较。朱锋等发现青少年特发性脊柱侧凸患者椎间盘凹侧Ⅰ、Ⅱ型胶原 mRNA 的表达均低于凸侧，且较先天性脊柱侧凸患者相应部位低，这一结果表明青少年特发性脊柱侧凸患者椎间盘存在着基质合成代谢的异常，不能产生足够的正常Ⅰ、Ⅱ型胶原来维持椎间盘的生物力学功能，使得脊柱在正常的应力或轻微的非正常负荷下出现畸形。该课题组还发现胸椎侧凸顶椎椎间盘凹侧纤维环的Ⅱ型胶原明显低于腰椎侧凸顶椎相应部位，与正常分布不符。

虽然对青少年特发性脊柱侧凸病因学的研究已经持续了 100 多年，但直到今天青少年特发性脊柱侧凸的病因仍然不明。青少年特发性脊柱侧凸只是一个临床诊断，可能存在多种病因，上述任一假说都可能是一部分青少年特发性脊柱侧凸的发病原因。目前大多数学者的观点倾向于青少年特发性脊柱侧凸的发病是多因素综合作用的结果。

二、病理解剖

(一)脊椎

伴随脊柱侧凸可发生一系列的脊柱解剖学改变：顶椎椎体楔形变伴旋转、凹侧椎弓根变短变窄、椎管变形、终板早期退变钙化，严重的青少年特发性脊柱侧凸或青少年特发性脊柱侧凸进入成年期后，在顶椎区可发生关节突的退变，尤其以凹侧为甚。一般认为这是发生脊柱侧凸后的继发性改变。

(二)椎间盘

椎间盘以形态学改变为主，即凹侧椎间隙窄，凸侧椎间隙宽。进入成年期后，椎间盘即可逐渐出现退变，特别是脊柱侧凸的下交界区或双弯型脊柱侧凸的两个弯曲交界区。而顶椎区由于关节突退变增生甚至融合，使顶椎区椎间盘受力减少，因而椎间盘退变反而较轻。

(三)椎旁肌

青少年特发性脊柱侧凸凹凸侧椎旁肌不同,凸侧椎旁肌较薄,肌纤维较松散,而凹侧椎旁肌较厚,肌肉挛缩而紧张。

(四)肋骨及胸廓的改变

胸廓畸形为脊柱侧凸伴随的常见畸形,发生原理是由于脊柱旋转和脊柱侧凸导致凸侧肋骨变形,相互分开、向后突出,而凹侧肋骨相互拥挤在一起、水平走向,并向前突出。总体造成胸廓旋转变形侧移,形成剃刀背畸形和前胸壁畸形。

(五)心肺功能影响

胸弯型青少年特发性脊柱侧凸的侧凸畸形可造成不同程度的胸廓畸形和胸腔容积下降,一般只有轻度的限制性通气功能障碍,不至严重影响心肺功能。少数严重进展的青少年特发性脊柱侧凸(胸弯>100°)或前凸型脊柱侧凸可严重影响肺的膨胀运动,甚至在局部发生肺不张,用力肺活量通常下降到预期值的70%~80%,可严重影响患者生活质量。患者早期有可能死于肺心病。文献报道严重侧弯患者的死亡率是一般人群的2倍,吸烟则增加肺心病相关的死亡风险。

三、临床表现

(一)病史

详细询问并记录与脊柱畸形有关的情况,包括年龄,性别,发病年龄,性成熟度(月经初潮等),目前的健康状况,是否有外伤史、脊柱侧凸家族史;是否接受过保守治疗。另外需了解母亲妊娠期的健康状况,妊娠头3个月内是否有用药史,怀孕及分娩过程中有无并发症等。

(二)症状和体格检查

初诊时青少年特发性脊柱侧凸都以背部畸形(剃刀背)为主要症状,特别表现为站立时姿势不对称。严重脊柱侧凸可导致胸廓旋转畸形,上身倾斜,胸廓下沉,躯干缩短和胸腔容积下降造成的活动耐力下降、气促、心悸等。体检时在充分暴露的前提下,观察皮肤是否有牛奶咖啡斑、背部中线部位是否有色素沉着及异常毛发分布,皮下是否可触及软组织肿物,头部是否居中,颈部的倾斜状态,前胸壁及双侧乳房是否对称,是否存在漏斗胸或者鸡胸,双肩是否等高,一侧肩胛是否向后突出,腰线是否对称,骨盆是否倾斜,双下肢是否存在不等长。检查脊柱的活动范围是否正常,是否存在压痛点;检查关节的屈曲活动度,尤其是掌指、指间关节。应用脊柱侧凸尺测量剃刀背畸形高度。怀疑神经系统存在异常时应行全面的神经系统体检,包括感觉、运动、病理反射等,尤其需要注意的是腹壁反射。如腹壁反射消失建议行全脊髓磁共振成像检查。

(三)辅助检查

(1)影像学检查:影像学检查可帮助了解侧凸的病因、类型、位置、大小、范围和柔韧度等,为确定治疗策略提供参考。常规的检查包括站立位全脊柱正侧位片,包括双侧髂嵴,测量其Cobb角的大小,评估其Risser分级、Y型三角软骨开放状态及椎体旋转的Nash-Moe分级。年龄较小,Risser征为0时可拍摄左手掌正位片了解其指骨骨龄情况。特发性脊柱侧凸一般无明显脊椎结构性改变,少数患者可出现顶椎轻度楔形变,严重患者可在侧凸凹侧见到关节突增生、融合。冠状面上侧凸的弯曲度呈均匀性改变,矢状面上表现为后凸减小,甚至前凸。

对于需要手术治疗的患者需评估侧凸柔韧性。柔韧性评估在手术方案制订过程中具有重要的意义,是选择性融合的基础。仰卧左右侧曲Bending位片是目前术前评估基本、常用的方法。患者自主向侧凸及凹侧的凸侧最大限度屈曲躯干时进行X线摄片。该检查执行时需要患者的配合，影响因素较多，患者的主观努力，年龄及文化程度都可能影响其结果。医师的经验对测量结果也有影响，测量的重复性不佳。支点弯曲位X线片可依赖患者身体体重来发挥最大矫正力，操作简单，可重复性好，不需要患者主动弯曲躯干，对不易合作或神经肌肉源性脊柱侧凸患者也容易完成。支点弯曲位X线片能准确反映术后矫正效果，对主胸椎侧凸的柔韧性评估尤为准确，但对上胸椎侧凸、胸腰段/腰椎侧凸柔韧性评估效果差些。另外术前需常规拍摄全脊柱CT及磁共振成像检查，以帮助了解骨骼和神经组织的异常解剖改变，尤其是顶椎区，从而降低手术中置钉和神经并发症的风险。

(2)肺功能：对于需手术治疗或严重青少年特发性脊柱侧凸患者需常规行肺功能检查，包括：静止肺活量、动态肺活量和肺泡通气量。静止肺活量包括肺总量、肺活量、用力肺活量和残气量。肺总量用预测正常值的百分比表示。80%～100%为肺活量正常，60%～80%为轻度限制，40%～60%为中度限制，低于40%为严重限制。动态肺活量中最重要的似乎第一秒用力肺活量，将其与总的肺活量比较。正常值为80%。脊柱侧凸的肺总量和肺活量减少，用力肺活量和第一秒用力呼气量也下降，而残气量一般都正常，除非到非常严重的程度。

四、治疗

(一)非手术治疗

一般认为不是所有的脊柱侧凸都会进展，也不是所有的脊柱侧凸都需治疗；但当患者已发育成熟，其脊柱侧凸不一定都停止进展。对于围青春期的青少年特发性脊柱侧凸患者，早期对其进行干预治疗，有可能较好地改善患者的脊柱畸形。大部分患儿需要观察随访及适当的非手术治疗，但仍有部分脊柱侧凸需行手术治疗。脊柱侧凸的治疗目的在于：矫正畸形；获得稳定；维持或重建平衡。治疗方法包括观察、非手术治疗和手术治疗。

具体治疗原则如下：

(1)侧凸Cobb角<25°：应严格观察，如每年进展>5°并且Cobb角>25°，应行支具治疗；如Cobb角为20°，但伴脊椎Ⅱ度旋转，也应支具治疗。

(2)Cobb角在25°～40°的脊柱侧凸：应行支具治疗，如每年进展>5°且>40°可采取手术治疗。

(3)Cobb角40°～50°：由于侧凸>40°，进展的概率较大，因此如果患者发育未成熟，应建议其手术治疗。对于发育成熟的患者，如果随访发现侧凸有明显进展，且>50°，也应手术治疗。

(4)Cobb角>50°：手术治疗。

非手术治疗的目的是控制侧凸，使侧凸不会进一步进展，改善外观，避免因侧凸加重而接受手术治疗。目前对于青少年特发性脊柱侧凸的非手术治疗包括锻炼、脊柱按摩、表面电刺激及支具治疗。经过漫长的实践和研究发现，对于早期发现的轻中度青少年特发性脊柱侧凸，支具治疗是唯一可单独使用而有效的非手术疗法。国际脊柱侧凸研究学会对青少年特发性脊柱侧凸支具治疗的纳入标准进行了统一，具体适应证如下：年龄≥10岁；Risser征0～2级；原发弯Cobb角20°～40°，并且之前未接受任何治疗；对于女性患者，月经未至或月经已至但不满1年。总体来说骨骼未成熟的柔韧性较好的轻中度特发性脊柱侧凸患儿宜行支具治疗，结构性侧凸超过40°时，不宜支具治疗。在国内支具治疗的适应证一般适当放宽，Risser征3级的未成熟患儿也可行支具治疗。对于合并胸前凸的脊柱侧凸，接受支具治疗能加重脊柱前凸畸形，使胸腔前后径进一步减小，因而不宜行支具治疗。

目前临床应用较广泛的支具包括 Milwaukee 支具（Cervical-Thoraco-Lumbar-Sacral Orthosis，CTLSO）和 Boston 支具（Thoraco-Lumbar-Sacral Orthosis，TLSO）。Milwaukee 支具由轻型的塑料加三条金属片连接，上方形成颈圈，顶住枕后及下颌；下方为紧贴骨盆的塑料壳，侧方有带，能提供横向加力。一般用于顶椎在胸七以上的胸段侧凸。该支具在纵轴方向的牵引力一半以上由枕后产生，仰卧时更明显。一般认为该支具能防止侧凸加重，改善患儿的外观。Boston 支具（腋下型支具）是一种上方在腋下，下方贴附于骨盆之上的一种带状支具。侧方的加压带能根据患儿的特点，进行收紧扣实，提供侧方加压力，使脊柱变直，适用于顶椎位于第七胸椎以下的脊柱侧凸。40°以下弹性较好的腰段或胸腰段侧凸，Boston 支具效果最佳。其他支具还包括 Charleston 夜间支具和 Spincor 等。Charleston 夜间支具对侧凸有较大的矫正力，但戴上此支具患者不能行走，所以只能夜间佩戴。Spincor 则由附于骨盆的塑料外壳，棉制外套，固定带和可调节带组成，构成一个能动的矫形带，从而提供动态矫正脊柱侧凸的过程。该支具穿戴隐蔽，不影响形象，较易为患儿接受。近期结果显示对 30 度以内成熟儿疗效较好，远期效果还需要更长期的随访研究。

（二）手术治疗

随着脊柱三维矫形理论的提出与推广，各种新型内固定器械的出现，脊柱侧凸手术成功率大大提高。但脊柱侧凸矫形手术的目的不是最大限度 Cobb 角的矫正，而是使脊柱获得最大可能的平衡，要使原来不平衡的脊柱建立新的平衡，同时不能破坏平衡和制造新的不平衡。因此青少年特发性脊柱侧凸合理的、个体化的手术策略的制订需要解决以下几个问题：评估可矫正度；如何选择手术入路；术中监测；临床分型和融合策略。

(1)评估可矫正度：脊柱侧凸的可矫正度是影响手术方法和矫形疗效的重要因素，但提高侧凸的矫正率并非治疗的最终目的，在达到侧凸有限矫正的同时，保持躯干的力学平衡显得更为重要。特发性脊柱侧凸的可矫正度主要受限于脊柱侧凸类型、畸形程度和脊柱柔韧性，但同时还与矫正方法和手术医师对手术技术掌握的熟练程度有关。一般轻中度单弯患者，采用全节段椎弓根螺钉内固定进行三维矫正，其矫正率可达到 70%～80%甚至更高；而脊柱柔韧性较差的重度脊柱侧凸患者，即使采用多棒分节段三维矫形或前后路分期矫形治疗或全脊椎截骨技术，矫正率也很难超过 60%。另外年龄越大病程越长的患者，脊髓对牵拉刺激的耐受性越差，神经损伤的风险增加，限制了畸形的矫正度。对于翻修手术的患者，既往的内固定和植骨融合使畸形更僵硬，脊柱及其周围组织的解剖结构紊乱不清，二次手术时矫正更困难，且神经、血管损伤概率增加。

术前的心肺功能状态也可影响脊柱侧凸的可矫正度。中重度脊柱侧凸均有不同程度的限制性通气功能下降，表现为呼吸效率和肺活量下降，心肺储备功能较差，对麻醉和手术创伤打击的耐受性明显降低，直接影响脊柱侧凸的矫正效果。术前针对性心肺功能锻炼，如跑步、爬楼梯、吹气球等，能提高心肺的储备能力，增加对手术创伤的耐受性，可直接降低并发症的发生率、间接提高脊柱畸形的矫正度。

(2)手术入路：根据手术入路，脊柱侧凸的矫形手术分为：前路矫形，后路矫形和前后路联合或分期矫形。

1)后路脊柱矫形融合术：后路手术是最常用的脊柱侧凸矫形手术，现已成为脊柱侧凸矫形手术的金标准。理论上各种需要手术治疗的脊柱侧凸都可以通过后路三维节段性内固定进行矫形。传统的观念认为对于胸段柔软的Cobb角小于90°的脊柱侧凸可行单纯后路矫形内固定，而对于角度大于90°的患者则根据畸形僵硬程度、肺功能等决定是否先行前路松解。后路多节段V形截骨术的广泛使用，可使得单次后路矫正率增加。近年来，随着胸椎椎弓根螺钉技术的广泛使用，使得通过从后方达到三柱固定成为可能；而双棒去旋转、直接椎体旋转等当代后路矫形技术的开发应用，大幅提高了对顶椎区旋转畸形的矫正能力。有学者提出对于Cobb角100°以内的胸椎侧凸可通过单纯后路椎弓根螺钉矫形内固定达到较满意的矫形效果。对于脊柱矫形后仍残留明显剃刀背畸形的患者，可在后路同一切口内显露凸起的肋骨床，进行凸侧胸廓成形术。如凹侧胸廓向腹侧塌陷严重，可通过凹侧胸廓抬高成形术增大胸腔容积。后路手术具有容易暴露，有多种内植物可供选择等优点，但也存在融合节段长，椎体去旋转效果差及邻近节段退变等问题。

2)前路脊柱矫形融合术：理论上固定范围在$T_4 \sim L_5$之间的柔软性较好，度数小于90°的脊柱侧凸都可以使用前路矫形，但考虑到胸段前路内固定的难度和较高的并发症，目前脊柱前路矫形手术主要用于侧屈X线片显示腰椎能良好去旋转和水平化的腰椎侧凸和胸腰椎侧凸。具体适应证如下：①青少年非僵硬型侧凸；②中度的胸腰椎和腰椎的侧凸（Cobb角＜90°）；③主弯在侧屈位上被动矫正达50%以上，上方次发弯具有良好的代偿功能；④具有柔韧的良好代偿能力的胸椎侧凸；⑤在侧屈位片上可减少至20°甚至更少；⑥矢状面上没有异常的后凸或前凸存在。手术切口可根据需要融合的部位进行选择，包括：开胸（单开胸、双开胸），胸腹联合切口和腹膜外斜切口等。邱勇等所研发的保护膈肌的小切口在减小创伤、保护膈肌，缩短手术时间的同时，获得了良好的矫正效果，是一种比较适合中国国情的手术入路选择。胸腔镜辅助的前路矫形术用胸壁锁孔替代长的手术切口，减小了对肩关节和呼吸功能的影响，瘢痕小，恢复快，但学习曲线较陡。前路手术的优点在于短节段融合；同时矫形力可直接作用于侧方移位和旋转的椎体，拥有力学优势。缺点在于技术要求高，暴露困难（上下终椎区处理不彻底），麻醉需双腔管插管、单肺通气等。随着后路三柱固定系统的出现和三维矫正技术的应用，前路手术的局限性和手术本身对胸腹腔脏器的影响等，使其适应证逐渐减少。

3)前后路联合手术或分期手术：前后路联合手术的适应证为僵硬的脊柱侧凸，尤其是90°以上，脊柱柔韧性＜20%，被动矫形差或残留角度大于40°的脊柱侧凸，可以先行前路脊柱松解，一期或二期后路三维技术矫正脊柱侧凸加植骨融合。对术前有神经系统症状的患者，为降低手术矫正过程中可能造成的神经系统症状加重，也可采用颅盆环牵引矫正。通过颅盆环牵引对脊柱施加缓慢矫正力，利用脊柱的蠕变特性，能有效提高侧凸的矫正率。另外，由于颅盆环牵引速度缓慢，提高了脊髓对牵拉的耐受性，即使治疗中出现神经损伤症状，通过及时调整外固定架，也可使症状得到缓解。对于年龄较大或凹侧早期融合的严重患者，可以一期后路脊柱松解，同时完成置钉，然后卧床大重量牵引2-3周，二期再行后路矫形手术。这样的分期手术既可在较安全的情况下提高矫形的效果，又避免开胸松解手术使得原本较差的肺功能进一步加重。

Risser征小于1，仍具有较多生长潜能的患者为避免后路内固定后出现曲轴现象，可先行一期前路骨骺阻滞再行二期后路内固定术。部分患者可先行单纯后路内固定术，术后严密随访，如有曲轴现象的迹象，则再行前路骨骺阻滞术。对于胸腰椎后凸畸形明显，躯干塌陷，脊柱支撑作用已丧失的患者在一期后路矫形术后需行二期前路凹侧支撑融合术。

(3)术中脊髓神经电生理检查：在脊柱矫形过程中有潜在的神经并发症，因此需要好的监测方法尽早的发现神经损害，并辅助手术医师及时采取干预措施避免或减轻术后神经损害。目前常用的监测手段如下。

1)唤醒试验反应运动功能的特异性较高，结果阳性，则说明总体运动功能完整。但由于临床中一般只是手术结束前行唤醒试验，故它不能及时发现术中损害。

2)踝阵挛试验主要反映是由 S_1 神经控制的脊髓牵张反射，但可重复性差，不能单独作为一种监测方法进行脊髓监测。

3)体感诱发电位测定是通过特定的神经电生理仪器，采用脉冲电刺激周围混合神经的感觉支，在近端周围神经、脊髓表面或头皮皮层感觉区记录生物电活动波形的方法。术中体感诱发电位监测主要观测指标为潜伏期和波幅。为了及时发现异常的体感诱发电位改变，基准值和警戒标准十分重要。现在一致认为，波幅下降超过 50%和(或)潜伏期延长超过 10%是警戒标准。体感诱发电位改变持续 10 分钟以上提示有神经损害的危险。体感诱发电位可重复性较好，可连续监测，远离手术野，对手术影响小，安全性高，因此可操作性好，现已广泛应用于临床。尽管如此，在手术过程中，只靠单一的体感诱发电位，不能达到对脊髓整体功能状态的监测，不能保证患者术后的运动功能正常。特别是在脊髓前动脉综合征中体感诱发电位的假阴性率更高。同时美国脊髓研究协会在 33 000 名脊髓手术患者的回顾调查中发现，28%的神经并发症并不能被体感诱发电位检测出来。因此，必须借助运动诱发电位来监测脊髓的运动功能状态。

4)运动诱发电位是指应用电或磁刺激皮层运动区或脊髓产生兴奋，通过下行传导路径，使脊髓前角细胞或周围神经运动纤维去极化，在相应肌肉或神经表面记录到的生物电活动。近 30 年来，运动诱发电位的价值和高效性在术中监护中已越来越受到重视。常用的刺激方法有经颅电刺激和经脊髓刺激。经头颅刺激运动诱发电位是通过刺激头皮运动区代表区，在手术操作节段以下的肌肉记录的电位；经脊髓刺激运动诱发电位是通过在硬膜外或硬膜下直接刺激脊髓，在手术操作节段以下的肌肉记录的电位

运动诱发电位根据记录的部位不同可分肌源性运动诱发电位和神经源性运动诱发电位。肌源性运动诱发电位和神经源性运动诱发电位记录各有优缺点。肌源性运动诱发电位优点是波幅大和潜伏期可靠，缺点是波幅和形态变异性较大。肌源性运动诱发电位监测警戒标准争议较大，现在大部分学者倾向于接受“全或无”的警戒标准。肌源性运动诱发电位监测过程中因肌肉收缩会影响手术操作，使得监测次数减少，也就降低了发现神经损害的敏感性。而神经源性运动诱发电位在波幅、潜伏期及波形上变异性较小，监测警戒标准的制订相对容易，一般认为潜伏期延长 10%和波幅下降 80%为警戒标准。运动诱发电位的预警标准现下主要有四种：①“全“或“无”标准，②波幅标准，③阈值标准，④波形标准。应用最广泛的是“全“或“无”标准。基于这项标准，只有当运动诱发电位全部消失才预示术后的运动障碍。但正是由于这一标准，可能术中一些小的神经损伤不能在术中及时发现而导致术后的运动障碍。波幅标准是由 Langeloo 提出的，至少 6 次有 1 次的波幅降低 80%视为阳性变化。他通过 142 例患者的研究发现，此标准的灵敏性是 100%，特异性是 91%。总的来说运动诱发电位监测的可重复性比体感诱发电位差，但运动诱发电位将是一种非常有前景的术中脊髓监测手段，它与体感诱发电位等其他监测技术的联合应用将会大大降低脊柱手术的神经并发症。

(陈祁青)

第十三节 脊柱后凸畸形

脊柱后凸是由于背部肌肉韧带退变、椎间盘及脊椎病理改变加上脊柱生理负重作用下所致的骨骼畸形。脊柱后凸是常见的脊柱畸形之一。正常人胸椎生理性后凸小于20°～40°，后凸顶点在T_6～T_8处，与腰椎前凸形成平衡的生理弧度，此时矢状面重力垂线经过C_7、T_{12}和S_1，维持最佳生理曲线和身体平衡，保证人体能正常前视。先天性脊柱畸形、脊柱创伤、结核等多种疾病均可导致脊柱后凸角度增大。

脊柱后凸分类。①非固定性畸形：如姿势性后凸，站立位双手抱头挺胸过伸胸椎可纠正后凸，而休门氏病后凸畸形在此体位下通常不纠正；站立位侧位片上无椎体的楔形变以及其他结构性改变；终板通常无异常；女性略多于男性。如不治疗也可发展成结构性后凸畸形。②固定性畸形：如休门氏病，强直性脊柱炎(最多见)，老年性骨质疏松所致后凸，先天性后方半椎体、结核或创伤等所致畸形，本节只讲休门病。

休门病又称休门后凸畸形、幼年性脊柱后凸、脊椎骨软骨炎和脊柱软骨病等。因多发性Schmorl结节及椎体楔形变所致的青少年结构性脊柱后凸畸形。最早由丹麦的Scheuermann在1920年报告，国外文献报道其发生率在1%～8%，男女发生比例(1～7)∶1。椎体的楔形变是休门病的基本特点，其一般特征是至少3个相邻椎体有5°以上的楔形变。还可伴随其他的一些特征，如椎间隙变窄、Schmorl结节、椎体终板变窄、不规则或扁平、顶椎前后径增长等。休门后凸通常比较僵硬，过伸位不能纠正。Swischuk通过磁共振成像研究发现，所有休门病的患者都存在椎间盘高度的降低、椎间盘水含量的改变和各种各样的髓核突出。休门后凸还可伴有脊柱侧凸或滑脱，但通常不影响其治疗策略的选择。

休门病主要表现为胸椎后凸和胸腰椎后凸两种类型的曲度改变。病变累及胸椎约占75%。另外，胸腰椎病变占20%～25%，腰椎病变<5%，颈椎罕见。与胸椎后凸相比，休门氏胸腰椎后凸在成年期更容易进展。休门氏后凸畸形与姿势性后凸具有不同的影像学特点，后者表现为均匀的非结构性圆弧形后凸，缺少椎体的楔形变和椎间盘退变。

一、病因与发病机制

关于休门病的确切发病机制至今仍不清楚。

(一)椎体生长受限

许多学者都将发病原因归结于椎体前缘的生长受限，由此而产生的理论包括最早由Scheuermann所提出的椎体环突出部位的骨坏死学说以及Schmorl提出的因椎间盘突入椎体内(Schmorl结节)而导致终板破坏和随之而来的软骨内成骨能力下降理论，然而这些早期的理论均未能得到充分的证实。

(二)激素水平

体内生长激素水平的升高也曾被认为是造成休门病的一个主要因素，许多学者发现休门病患者的身高普遍大于正常同龄人。Ascani等对此进行了研究，并证实了休门病患者体内较高的生长激素水平，然而缺乏确切的相关病理生理机制。

（三）机械力

Scheuermann 通过研究发现重体力劳动者具有较高的发病率，因此认为机械力可能是造成休门病发生的原因之一，外力作用于椎体前缘从而使得局部应力集中，最终使椎体前缘发生楔形变。

（四）遗传因素

遗传基因的研究对于休门病发生的确切机制提供了非常重要的线索。Lowe 等对此进行了循证医学分析，他们总结了 Damborg 关于双胞胎的休门氏病发生率和遗传能力的调查研究。结果显示，无论是发病率还是遗传效能，同卵双生均明显高于异卵双生，特别是遗传能力，在同卵双生的双胞胎中可高达 74%，这些结果都充分提示了遗传效应在休门病发生中的重要地位。

（五）其他

通过对受累节段的组织病理学研究，一方面，可以客观地呈现出病变椎体及周围组织的病理改变；另一方面，对于推测休门病的发生发展过程的具体机制起到了一定的辅助作用。楔变椎体前缘及前纵韧带的增厚；终板内胶原减少，黏多糖增加，软骨内骨化程度减弱以及受累椎体间的椎间盘显著退变等。

在诸多的发生机制中，遗传因素可能发挥了主导性的作用，组织病理学的研究提示机械力等其他继发因素也参与了疾病的发生和发展。因此，可以肯定的是休门病的出现并非由单一因素所导致，有关其真正确切的发病机制和具体的病理生理过程，还需要进一步的研究来证实。

二、临床表现

休门病是造成青少年结构性、僵硬性胸椎后凸和胸腰段脊柱后凸畸形最为常见的原因。患者可出现驼背畸形以及因相邻颈段代偿的“鹅颈样畸形”。骨骼发育尚未成熟时的慢性反复损伤以及先天发育因素导致终板软骨存在一些薄弱区域，椎间盘组织突破薄弱的终板进入椎体同时伴有椎体前柱生长受限及楔形变可能是本病最基本的病理过程。典型的发病年龄在 8～12 岁，在 12～16 岁之间临床表现尤为明显。男性发病率要高于女性，可能与脊柱的正常生长模式和不同性别间的生长高峰时间不同有关。休门病有一定的家族性发病倾向且较多见于同卵双生者。通常情况下，休门病病程为良性，可具有一定的自限性，严重的畸形和临床症状较为少见。显著的临床特点是生长期加重，生长停止后进展很少，但到中年后可因生物力学因素后凸畸形缓慢加重，甚至出现前方椎间融合等严重退行性变；脊柱退行性变出现较早，可伴有椎间盘突出；极少数患者有继发于严重畸形（超过 100°）的下肢轻瘫、硬膜囊肿和胸椎间盘突出。

三、临床症状

休门病的临床症状主要包括背部疼痛、外观畸形、神经受压症状和其他伴随疾病所导致的症状。

（一）背部疼痛

较多见于青少年和成年患者，发生率可达 20%～60%。剧烈疼痛者较为少见，疼痛通常位于后凸畸形的顶椎周围，因站立、坐、激烈的体力活动而加重，休息后可减轻，脊柱生长停止后疼痛常会消失。至成年以后背部疼痛可复现，与长期存在的后凸畸形所致背部肌肉牵拉有关。畸形严重者尚可出现下腰背部疼痛，可能与脊柱前凸代偿过度而导致的肌肉紧张和应力集中所致的椎间盘突出或偶然合并的下腰椎崩裂/滑脱有关。

(二)外观畸形

可能是患者就诊的唯一主诉。在儿童患者中较为常见,最主要的表现是胸段或胸腰段驼背。畸形改变是一个缓慢的过程,病变早期,家长可能误以为是姿势的不良所致,直至青春期时,患者的后凸畸形加重明显且变得较为僵硬,才考虑到是由休门病所致。除外驼背畸形以外,相邻节段的代偿性改变也可出现形态上学的异常,如因腰椎代偿性前凸所致的脊柱矢状位负平衡以及相应的颈椎前凸增加而导致的"鹅颈样畸形"。此外,1/3 患者可伴有不同程度脊柱侧凸畸形。

(三)神经症状

严重的后凸畸形患者可伴随有神经症状,然而症状的严重程度在不同个体之间所表现出来的差异性往往较大。可表现为单侧的神经根病,皮肤感觉减退和肌麻痹或肌无力。可因后凸畸形所致的机械性压迫所致,也可因后凸顶椎处突出的椎间盘压迫或者是伴随的椎管内占位如囊肿、神经鞘瘤等造成。

(四)其他伴随疾病

常见的伴随疾病有胸椎间盘突出,14～20 岁的患者相对多见,可表现为神经根或脊髓受压症状,下肢肌力减退,皮肤感觉异常等;腰椎滑脱也可出现,患者可出现明显的腰痛和神经受压症状。

四、体格检查

脊柱畸形是最为直观的异常体征,具体可表现为驼背畸形,躯干后倾,鹅颈,圆肩等一种或多种改变;部分患者取站立弯腰位后还可见到伴随的脊柱侧凸以及剃刀背畸形。脊柱胸椎或胸腰段脊柱后凸畸形僵硬,过伸位时畸形依然可见,然而代偿的颈椎和腰椎前凸则可因相应节段的前屈而矫正;由于畸形的胸椎或胸腰段脊柱后凸于过伸位不能纠正,因此常有肩胛带前侧肌肉紧张,以及腘绳肌和髂腰肌紧张和触痛。

神经系统检查的阳性结果除肩带肌、腘绳肌和髂腰肌的紧张外,还可伴随有皮肤感觉减退,下肢肌力下降等。严重后凸畸形或胸椎间盘突出时,可出现脊髓受压的体征。

五、影像学检查

在休门病的诊断中,较为常用的影像学检查方法有腰椎正侧位 X 线片、胸椎或胸腰段过伸位 X 线片和磁共振成像。摄取腰椎侧位 X 线片时应保持髋膝关节的伸直状态,同时双上臂向前屈曲应大于 90°。主要观察对象包括脊柱的矢状面排列情况,各椎体和相应终板的形态改变,椎间隙的高度等。

胸椎或胸腰段的后凸程度以所测得的 Cobb 角大小来表示。一般选取 T_5～T_{12} 作为胸椎后凸角的测量节段,也有学者报道选取后凸范围内的最近处和最远处胸椎作为胸椎后凸角的测量端椎;最大后凸角应选取后凸范围内倾斜程度最大的椎体。此外,测量的指标还应当包括后凸范围内各椎体的楔变程度,可沿每个椎体的上下终板画直线,测量其交角;腰椎前凸角(L_1～S_1)、脊柱矢状位平衡以及骨盆参数等。

(一)脊柱正位 X 线片

通常无明显异常表现,部分患者可伴随轻度的脊柱侧凸畸形,椎体的旋转;成年患者还可出现受累椎体边缘的骨赘形成、椎体前方骨桥和相应椎间隙高度的丢失以及伴随的腰椎滑脱。

（二）脊柱侧位X线片

是诊断休门氏病极其重要的影像学检查方法，可有较多的阳性发现，主要包括如下：①后凸顶椎区至少3个以上相邻椎体楔形变，每个椎体的楔形变>5°；胸椎后凸测量范围是$T_5 \sim T_{12}$，如果后凸>40°考虑本病；胸腰椎及腰椎后凸测量范围是病变区上下各一椎体间的Cobb角，如位于腰椎可表现为正常的腰椎前凸消失，而不一定表现为腰椎后凸畸形；②非后凸畸形区域的节段可因代偿性改变而表现为腰椎和颈椎前凸的增加；脊柱矢状面呈现负平衡。③因椎间盘内陷所致的终板不规则或扁平；椎间隙狭窄，尤以前方明显；Schmorl's结节形成。④部分患者可出现椎体后缘离断(椎间盘嵌入椎体时对环状软骨板后缘的切割)。

（三）过伸位X线片表现

胸椎后凸角或胸腰段脊柱后凸角与平卧位或站立位时相比无明显改善，提示畸形区域的椎体僵硬明显。

（四）磁共振成像表现

(1)与腰椎X线片相比，终板不规则及Schmorl结节的显示更为清晰，并可观察到受累节段的数量。

(2)磁共振成像T_1相Schmorl结节及椎间盘突出表现为低信号；可见椎间盘源性骨硬化。T_2WI病变区的椎间盘有50%出现退行性变；可见椎间盘突出；Schmorl结节可为低信号也可高信号，周围还可出现骨髓水肿。部分患者进入成年期时出现严重的椎管狭窄，给矫形手术带来一定风险。

(3)其他征象：前纵韧带的骨化、后方小关节炎症、增生肥厚、椎旁肌肿胀、椎管内脊髓的受压以及椎管内囊肿等。

六、诊断

根据患者的发病年龄，详尽的病史和体格检查，腰椎正侧位X线片以及磁共振成像、CT重建等辅助检查手段，休门病的诊断并不十分困难。但应值得注意的是，许多患者的临床症状并不明显，即使表现为背部疼痛也可能因合并的其他疾病所致。因此，在明确诊断前，关于背部疼痛的部位、病程和加重、缓解因素等都是必不可少的问诊内容。背部畸形可能为患者就诊的唯一原因，然而X线片上胸椎的后凸增加以及邻近节段的代偿性变化都可能因其他病变所引起，如姿势性后凸。磁共振成像对于休门病的诊断较为准确，但是应当结合患者的基本情况，从而作出综合的评估以指导治疗方案的选择。

七、鉴别诊断

休门病患者多表现为背部的疼痛，缺乏特异性，影像学上容易与椎体结核、脊柱退行性变以及陈旧性压缩性骨折相混淆，通过磁共振成像检查，可较好的区分休门病和上述三种常见脊柱疾病：①脊柱结核：多表现为相邻两个椎体的骨质破坏，相应椎间隙多变窄，椎间盘信号在T_2相上也会减低；同时椎体结核还可累及椎体的附件和椎旁软组织，病变后期出现“冷脓肿”，同时结合患者的全身情况和活动期时的血沉、PPD试验等可加以区分。②脊柱退行性变：老年患者多见，多有椎体边缘骨质增生、椎间盘信号在T_2相上减低及明显膨出征象，Schmorl结节及椎体楔形变的数量相对较少。③椎体陈旧性压缩性骨折：过去有明确的外伤史，往往只累及一个椎体，且很少合并Schmorl结节。

畸形鉴别：休门后凸畸形与姿势性后凸畸形。两者均好发于儿童和青少年，是该年龄段人群出现驼背畸形最为常见的两种疾病。最为显著的差异是后凸节段的僵硬程度，前者僵硬明显，于过伸位片上后凸角度改善不明显，而后者则有较为明显的改善；磁共振成像对两者的鉴别有效，前者表现为椎体的楔形变，终板的不规则，Schmorl 结节，而后者则较少出现上述改变。

八、治疗

休门病治疗方法的选择取决于患者畸形的严重程度、疼痛、有无神经损害以及年龄因素。

（一）物理治疗

包括腘绳肌牵张、背部伸肌强化锻炼等疗法。这些物理治疗并不能延缓后凸畸形的进展，适用于有疼痛症状的短而柔软的后凸，或者用来辅助支具治疗，以降低支具治疗引起的脊柱僵硬。Weiss 等对 351 例 17～21 岁的休门氏病患者行物理治疗，发现患者的疼痛评分降低了 16%～32%，因此他们认为物理疗法对缓解疼痛是有效的。

（二）支具治疗

后凸柔韧性好、骨骼发育成熟之前（Risser1～2）、后凸＜65°、以及支具即刻矫正＞15°的患者行支具治疗常可得到满意效果。相反，在＞65°的僵硬性后凸、椎体楔形变＞10°、残留生长潜能有限的患者，支具治疗预后较差。合并的脊柱侧凸并不影响支具的疗效。支具应每天佩戴16～23 小时，持续 18 个月；然后逐渐减少每天的佩戴时间，继续佩戴 18 个月。适当的适应证选择，支具可以达到改善后凸畸形、逆转椎体的楔形变。然而，去除支具后，至少 30%的患者会有纠正丢失的发生。

（三）手术治疗

(1)手术指征：由于疾病的自然史尚未完全明确，休门后凸畸形的手术适应证仍存在争论。应强调手术的绝对适应证是存在神经损害。此外，对于青少年患者，若畸形为进展性且后凸＞70°、支具治疗无效、保守治疗 6 个月以上无效的顽固性背痛、患者对外观畸形非常不满意，也应考虑手术治疗。需要指出的是，在决定手术与否时，患者的症状严重程度以及主观满意度比影像学上的后凸角度更重要。

(2)手术策略。

1)手术方式的选择：以往通常认为，对轻度后凸患者可单纯行后路内固定植骨融合术；对重度患者，需行前后路联合手术，先行前路松解，再行后路矫形融合；如后路矫形术后出现顶椎区前方椎间隙巨大张开，也应进行前路椎间补充性融合。近年来，随着后路椎弓根螺钉的广泛应用以及脊柱截骨技术的开展，越来越多的脊柱外科医师倾向于采用单纯后路手术来矫治重度僵硬性后凸畸形。

2)截骨术式的选择：休门后凸常累及胸椎和胸腰椎。在后凸发生及进展的病程中，由于脊柱前柱的缩短，脊髓的长度相应地变短、变细，并贴近后凸的顶椎，可受到后凸顶椎的直接压迫，特别是合并椎间盘突出时。手术矫正可引起脊柱前柱的延长，进而增加神经损伤的风险。因此在顶椎区通过多节段截骨缩短脊柱后柱的长度是必要的，这可以降低矫形过程中脊髓的牵拉损伤。在截骨方式的选择上，均匀弧形的后凸可采用多节段 Smith-Peterson 截骨或 Ponte 截骨术。而对于角状僵硬后凸，可推荐经椎弓根椎体截骨术。

3)融合范围的选择及术后失代偿的预防：术后矢状面失代偿的发生可能与术前矢状面平衡

状态和融合水平选择有关。矢状面失代偿可表现为总体失平衡(C_7铅垂线偏离骶骨后上角大于5 cm)、融合区近端交界性后凸或远端交界性后凸等。

Lowe等发现休门病患者术前脊柱矢状面常处于负平衡状态,在术后可能更为加重,并易诱发交界性后凸畸形。如后凸矫正率>50%,易加重矢状面的负平衡,导致术后融合区近端交界性后凸的发生。5例术后出现融合区近端交界性后凸的患者均与后凸过度纠正(纠正率>50%)或近端融合水平低于上端椎密切相关。因此,为了避免融合区近端交界性后凸的发生,休门后凸的手术矫形应避免过度纠正。后路固定融合范围应包括所有后凸累及的节段,最好远端融合范围应涵盖第一个前凸的椎间盘。

近年来,休门后凸畸形手术后的远端交界性后凸越来越引起重视。远端交界性后凸是指最远端融合椎的上终板与其下方相邻椎的下终板成角>10°。与融合区近端交界性后凸相比,远端交界性后凸更需引起重视,因为远端交界性后凸可引起背痛、脊柱失平衡和难以接受的外形,导致邻近节段应力增加,最终发生邻近节段退变性椎间盘病,严重时甚至需要手术翻修。

许多学者认为休门后凸畸形矫形术后远端交界性后凸的发生与远端融合水平选择不当有关。Bradford等通过回顾性研究发现远端交界区纠正丢失可能与远端融合水平没有涵盖下端椎有关。Lowe等发现术后发生远端交界性后凸的9例患者中,8例的远端融合水平高于第一个前凸椎间盘,因此认为远端出现交界性后凸与融合范围没有止于第1个前凸椎有关。Poolman等主张最远端融合椎应涵盖后凸畸形远端的第二个前凸椎间盘,而不是第一个。King等将稳定椎的概念引入到对特发性胸椎侧凸的治疗中,认为如果下端融合至稳定椎,可以获得一个平衡而且稳定的脊柱。这种理念同样可以用于指导脊柱后凸畸形的治疗。

2009年Cho等提出矢状面稳定椎的概念,并将其定义为矢状面上沿骶骨后上角所作垂线接触的最近端椎体。在其相关研究中,最远端融合椎涵盖矢状面稳定椎的患者中,没有1例术后发生远端交界性后凸。国内朱泽章等研究了休门氏后凸畸形患者下端椎、首个前凸椎和矢状面稳定椎的相互关系,发现休门氏后凸畸形患者远端融合水平延至矢状面稳定椎,与固定到首个前凸椎相比,绝大多数情况下并不增加融合节段或仅增加1个节段。然而,远端融合水平如果涵盖矢状面稳定椎,术后矢状面上融合块可维持在骶骨中央,有助于维持矢状面平衡,减少远端交界区远端交界性后凸的发生。

(陈祁青)

第十四节 强直性脊柱炎

强直性脊柱炎是一种原因不明的全身性慢性病,病变主要累及骶髂关节、脊柱,引起这些关节强直和纤维化,并可有不同程度的眼、肺、心血管、肾等多个器官的病变。本病一般类风湿因子阴性,故与Reiter综合征、牛皮癣样关节炎、肠病性关节炎等均属于血清阴性脊柱关节病。

本病属于中医学痹证之骨痹范畴,有复感于邪,内舍于肾的特点。

一、病因、病机

(一)西医病因

强直性脊柱炎的病因目前不清楚,可能与遗传、感染、免疫、环境因素有关

1.遗传

遗传因素在强直性脊柱炎的发病中具有重要作用,据流行病学调查,强直性脊柱炎患者 *HLA-B27* 阳性率高达 85%~95%,而普通人群仅为 4%~9%;*HLA-B27* 阳性者强直性脊柱炎发病率为 10%~20%,而普通人群发病率为 1%~2%,相差约 100 倍,故 *HLA-B27* 在强直性脊柱炎的发病中是一个重要因素。

HLA-B27 属于 MHC-Ⅰ类分子,其主要功能是与抗原肽结合并将致关节炎的抗原肽递呈给 CD_8^+ 细胞毒性 T 细胞,引起组织损伤。通常有以下几种假设解释 *HLA-B27* 与脊柱关节病的关系:①*HLA-B27* 充当某种感染因子的受体部位;②*HLA-B27* 是免疫应答基因标志物,决定对环境激发因素的易感性;③*HLA-B27* 可与外来抗原交叉反应;④*HLA-B27* 增加中性粒细胞活动性。但 *HLA-B27* 阳性与强直性脊柱炎并非绝对相关,因 *HLA-B27* 阴性者也可发生强直性脊柱炎。这提示除 *HLA-B27* 外,还有其他因素参与强直性脊柱炎的发病。

2.感染

实验表明,肠道肺炎克雷伯杆菌感染与强直性脊柱炎发病密切相关,推测肺炎克雷伯杆菌可能通过分子模拟机制诱发了针对 *HLA-B27* 或 *HLA-B27* 相关结构的自身免疫反应,并因此导致发生强直性脊柱炎。

3.自身免疫

强直性脊柱炎患者大部分患者血清补体增高,RF、IA[z4]、C_4 水平显著增高,血清中有循环免疫复合物。以上现象提示免疫机制参与了本病发生。

4.其他

创伤、内分泌代谢障碍和变态反应等也被认为可能是发病因素。

(二)病理、病机

1.西医病理

强直性脊柱炎病理特征性改变是韧带附着端病,病变发生部位是韧带和关节囊的附着部,即肌腱端的炎症,导致韧带骨赘形成、椎体方形变、椎骨终板破坏、跟腱炎和其他改变。

心脏病变特点是侵犯主动脉瓣;肺部病变特点是肺组织呈斑片状炎症,进一步可发展成肺间质纤维化。

2.中医病因、病机

(1)先天不足、肾脏亏虚 *HLA-B27* 阳性率高达 96%,而普通人群仅 4%,患者表现为下腰背疼痛,晨僵,这些都表明先天不足、肾脏亏虚是本病发病的根本原因,肾虚正气不足,机体免疫功能低下,容易感受外邪,风寒湿邪乘虚而人,侵犯脊柱关节,发为痹证,临床可出现四肢关节肿痛,屈伸不利。若肾精亏虚,肾阴亏耗,患者则伴有潮热、盗汗、腰膝酸软、肢体乏力、耳鸣口干等症状,也同时累及心、肺、肝、脾阴不足;若肾阳不足则伴有腰膝冷痛、畏寒肢冷、夜尿增多、阳痿早泄、性欲冷淡等现象,同时伴有脾阳、心阳不足的现象。

(2)由于先天不足肾脏亏虚是发病的根本原因,动摇了机体的根本,因而病损遍及多个脏器系统,如心、眼、肺、肾、神经等,而且病势难以控制,病程长,骨痹日久可致骨松、柱弯,脊柱变形、

功能丧失等并发症。

二、诊断要点

(一)临床表现

1.病史

强直性脊柱炎发病年龄早,多在40岁以下,男性多见,有一定的家族发病倾向。

2.症状

大多隐匿起病,进展缓慢,全身症状轻。早期常有晨起僵硬和下腰背痛,活动后可减轻。重症患者可伴有发热、乏力、食欲减退、消瘦等症状。开始时疼痛为间歇性,数月数年后发展为持续性,脊柱由下而上部分或全部强直,出现驼背畸形。女性患者一般病变较轻,进展较慢,外周关节较多受累。

(1)关节病变表现:强直性脊柱炎有多关节病变,绝大多数患者骶髂关节首先受累,以后上行发展至胸、颈椎,髋关节也可受累。而女性患者膝关节首先发病者多见。骶髂关节炎的发病特点为:腰骶部僵硬感,晨起更甚;间歇性或两侧交替出现腰痛和两侧臀部疼痛,且可放射至大腿,可表现为夜间痛,活动后或服消炎止痛药能缓解,双4字试验、直腿抬高试验阳性。有些患者无骶髂关节炎症状,仅X线检查发现有异常改变。

腰椎、颈椎、胸椎受累时均可表现疼痛、功能受限、畸形。尤其是腰椎在前屈、侧弯、后仰3个方向均受限,胸部扩张受限。

约20%患者可累及外周关节,分布多不对称,下肢关节及大关节较多见,部分患者可发生肌腱炎和筋膜炎。

(2)关节外表现:强直性脊柱炎的关节外病变大多出现在脊柱炎后。强直性脊柱炎可累及多个器官,患者可有乏力、体重下降、低热贫血。

1)心血管病变:主动脉根部的慢性非特异性炎症造成局部管壁、主动脉瓣叶及室间隔的纤维增殖,使主动脉瓣关闭不全或传导阻滞。心脏受累时临床可无症状,也可有明显症状。

2)眼部病变:25%强直性脊柱炎患者可发生急性结膜炎、虹膜炎、眼色素膜炎、葡萄膜炎,眼部病变常为自限性,有时需用肾上腺糖皮质激素治疗,若治疗不当可致失明。

3)肺部病变:少数患者可出现肺上叶纤维化,并有囊肿形成与实质破坏,表现咳嗽、气喘,甚至咯血,并可能伴有反复的肺炎、胸膜炎。

4)肾脏淀粉样变虽比较少见,但它是本病主要死亡原因之一。强直性脊柱炎可合并IgA肾病。另外耳部、前列腺、神经系统均可有病变,但少见。

3.检验与检查

(1)实验室检查:多数患者血沉增快,C反应蛋白增高,IgA、IgM增高,RF、ANA阴性,*HLA-B*27大多数阳性,15%有轻度贫血,部分患者碱性磷酸酶增高。

(2)X线检查:对AS的诊断有极为重要的意义。强直性脊柱炎的早期最特征的变化是在骶髂关节,98%～100%的患者早期即有骶髂关节X线改变,这是诊断本病的重要依据。通常按纽约标准分级:0级为正常骶髂关节;Ⅰ级为可疑骶髂关节病变;Ⅱ级骶髂关节边缘模糊,略有硬化和微小侵蚀,关节腔轻度变窄;Ⅲ级骶髂关节两侧硬化,关节边缘模糊不清有侵蚀病变伴关节腔消失;Ⅳ级关节完全融合或强直伴残存的硬化。

(3)脊柱X线改变:90%自下而上改变,早期椎间小关节椎体骨小梁模糊,椎体“方形椎”,晚期脊柱强直,其典型影像为“竹节样”改变。

(二)诊断标准(纽约诊断标准)

1.临床诊断

(1)腰椎在所有3个方面(前屈、侧弯、后仰)活动皆受限;

(2)胸腰部或腰椎疼痛病史;

(3)胸廓扩张受限,在第4肋间水平测量,只能扩张2.5 cm或少于2.5 cm.

2.分级

(1)肯定的强直性脊柱炎:①Ⅲ～Ⅳ级双侧骶髂关节炎,同时至少具备1项临床诊断标准;②Ⅲ～Ⅳ级单侧骶髂关节炎,或Ⅱ级双侧骶髂关节炎,并具备临床诊断标准①或具备临床标准②和③两项。

(2)可能的强直性脊柱炎:Ⅲ～Ⅳ级双侧骶髂关节炎而不具备临床诊断标准。

三、治疗

(一)临床评价

强直性脊柱炎的治疗目的在于控制炎症,减轻或缓解症状,维持正常姿势和最佳功能状态,防止畸形。要达到上述目的,关键在于早期诊断、早期治疗,采取综合措施进行治疗。目前,大多数学者观察后认为甲氨蝶呤能缓解病情,能阻止病情进一步发展,但也有人认为甲氨蝶呤仅能改善症状,除非甾体抗炎药对控制症状有效外,尚无公认的对强直性脊柱炎特效治疗或控制疾病的药物。中医中药对强直性脊柱炎的治疗也是如此,以改善症状为主,尚未作深入细致的研究,更勿论缓解病情的药物。但中医通过补肾填精,活血舒筋,可以减轻或缓解症状,控制炎症,调节免疫功能。有报道中西医结合治疗疗效更好。特别是患者不适合用甲氨蝶呤或其他西药时,中医药采用多种治疗手段可以发挥较大的作用。

(二)中医治疗

中医多种疗法配合使用,可共同起到补肾活血、驱风散寒、疏通筋络的作用。

1.辨证论治

辨证要点:辨邪实正虚。邪实又分风寒湿邪瘀血偏重之不同,正虚需辨肾气、肾阳、肾阴抑或气血亏虚。

(1)肾虚督寒。

1)证候:腰骶、脊背疼痛,晨僵,项背僵痛,活动不利,得温痛减,背冷恶寒,四肢关节酸痛肿着,舌苔薄或白,脉沉弦或细迟。

2)治法:益肾蠲痹,温经散寒,活血通络。

3)方药:方用独活寄生汤加减。羌、独活各10 g,桑寄生10 g,杜仲10 g,鸡血藤15 g,红花10 g,威灵仙15 g,续断10 g,桂枝10 g,鹿角片(或胶)10 g,淫羊藿10 g。

若疼痛走窜不定,怕风,风邪偏重,加青风藤30 g、防风10 g;关节肿胀,舌苔白腻,湿邪偏重,加木通6 g、生薏苡仁30 g;疼痛较甚,怕冷,遇寒加重,寒邪偏重加制附子10 g、川草乌各6 g、细辛3 g;若病程长,脊柱关节疼痛固定畸形,舌有紫斑,可加重活血化瘀药,如土鳖虫10 g、三棱10 g、莪术10 g、乌梢蛇10 g等。

(2)肝肾两虚,邪郁化热。

1)证候:腰背疼痛,腰骶及项背强直畸形,活动障碍,胸廓不张,低热形羸,腰膝酸软,头晕耳鸣，形体消瘦，大便干，小便黄，舌苔黄腻，脉滑数或弦滑数。

2)治法：滋补肝肾，清热通络。

3)方药：健步壮骨丸加减。龟甲 10 g，知母 10 g，黄柏 10 g，当归 10 g，白芍 20 g，杜仲 10 g，怀牛膝 10 g，鳖甲 10 g，秦艽 10 g，木瓜 10 g，补骨脂 10 g，红花 10 g。

对关节疼痛，扪之发热，口干，舌红之化热型，去杜仲，加生石膏 30 g、虎杖 20 g；肾阴虚，加生地黄 10 g、桑椹子 10 g；若脊柱僵直变形，可加白僵蚕 10 g、制南星 10 g、土鳖虫 10 g 等。

中成药：①风痛宁，每次 4 片，每天 3 次，具有祛风除湿，消炎止痛作用，少数患者会出现皮肤瘙痒、皮疹等变态反应。②风湿马钱片，每次 1～2 片，每天 2 次，最多每天不超过 6 片，具有散寒止痛之功效，对疼痛较甚的患者有一定的疗效。部分患者有口唇发麻，心律失常。③雷公藤片及雷公藤总苷片，每次 1～2 片，每天 3 次，有抗炎和抑制免疫作用，适用于早中期患者。1 个月为 1 个疗程，连服 1～2 个月后观察疗效。不良反应主要有肝功能损害、胃肠道反应、生殖系统损害，可与甲氨蝶呤合用。

2.辨病治疗

(1)朱良春应用益肾蠲痹丸(地黄、当归、淫羊藿、全蝎、蜈蚣、蜂房、鹿衔草、地鳖虫)治疗，疗效满意。

(2)王为兰用益肾通督片(狗脊、菟丝子、骨碎补、枸杞子、生熟地黄、猪脊髓、鹿角胶、水蛭、白芥子)，田常炎等用洋金花制剂治疗，均取得一定疗效。

(3)针灸治疗：多选用夹脊两侧有关穴位，如大椎、身柱、脊中、命门、肾俞、腰俞、阳关等穴，合并坐骨神经疼痛的选用环跳、坐骨穴、委中、承山等穴。每次选 4～5 个穴位，每天 1 次。

(4)推拿治疗：其目的是疏通经络，增加关节活动幅度和改进肌肉、皮肤的营养状态。对晚期患者，按摩手法要轻柔、和缓，不可粗暴，以防骨折。

(5)外治法：如南星止痛膏、麝香追风膏等，对腰背痛，并有天气变化或遇冷加重者，可在疼痛局部敷用。另可用祛风散寒、活血止痛药，或加用补肾强骨及搜风剔络之虫类药，让患者熏蒸泡浴或泡酒饮用。

(三)西医治疗

西医治疗包括教育患者和家属，使其了解疾病的性质、病程、治疗措施及预后，增强抗病的信心和耐心，注意维持正常的姿势和活动能力，睡硬板床，每天俯卧半小时，防止脊柱弯曲畸形；保持乐观情绪，戒烟酒；了解药物的作用和不良反应，以利配合治疗，取得更好的效果。另外还有体疗、理疗、药物及外科治疗等。

1.药物治疗

(1)非甾体抗炎药：吲哚美辛 25～50 mg，每天 3 次口服；吡罗昔康(炎痛喜康)每次 20 mg，每天 1 次口服；萘普生每次 0.25 g，每天 2 次口服；布洛芬每次 0.1 g，每天 3 次口服；双氯芬酸(扶他林)每次 50～150 mg，每天 1 次口服；西乐葆每次 0.1 g，每天 2 次等。

(2)柳氮磺吡啶：剂量由每次 0.25 g，每天 3 次开始，每周增加 0.25～1.0 g，每天 3 次维持，最多不超过每次 0.75 g，每天 3 次，药效随服药时间的延长而增加。不良反应主要为消化道症状、皮疹、血常规及肝功能改变等，但均少见。柳氮磺吡啶是治疗强直性脊柱炎的首选药物。

(3)甲氨蝶呤：据报道疗效于柳氮磺吡啶相似，小剂量疗法为每周 1 次 5 mg，以后每周 10～15 mg。口服、肌内注射、静脉滴注均可。待见效后再减量维持每周 7.5 mg 或每两周 10 mg。不良反应有胃肠反应、骨髓抑制、口腔炎、脱发等，，故用药期间定期查肝功能和血常规，忌饮酒。

(4)肾上腺糖皮质激素:一般情况下不主张用这类激素,但在急性虹膜炎或外周关节炎用非甾体抗炎药治疗无效时,可用之局部注射或短期小剂量口服。

2.手术治疗

对严重脊柱畸形患者,可作矫形手术,包括脊柱截骨术、全髋关节置换术、髋关节成形术等。

3.其他治疗

对肺部病变者主要应对症治疗,积极预防和治疗继发感染;心脏病变如主动脉瓣关闭不全严重者可行主动脉瓣换瓣手术;对严重传导阻滞者可安装人工心脏起搏器。另有血浆置换、免疫吸附治疗。

(四)中西医综合治疗经验

1.中西医综合治疗的必要性

强直性脊柱炎是一个损害脊柱关节并涉及全身系统的慢性病,西医治疗大都采用非甾体抗炎药、甲氨蝶呤、柳氮磺吡啶等,并需要长期服用,但不良反应较大,患者往往难以坚持。且目前尚无公认的对强直性脊柱炎特效治疗或控制疾病的药物。中医通过辨证论治,标本兼顾,一方面补肾填精,活血舒筋,一方面祛风湿,化痰瘀,往往可以减轻或缓解症状,控制炎症。特别在患者不适合用甲氨蝶呤或其他西药时,中医药采用多种治疗手段可以发挥较大的作用。

2.中西医综合治疗的经验

(1)强直性脊柱炎好发于年轻男性(也有不少女性患者),有相当一部分患者发病年龄小于16岁,还有一部分患者正值生育期(包括男性),柳氮磺吡啶为这些患者的首选药物,若加用补肾填精、化湿通络之中药,可以共同达到调节免疫、消炎止痛、增加疗效的作用,对减少柳氮磺吡啶的用量可能有帮助,而且相对来说不良反应较小,不影响患者的生长发育及生育。

(2)对服用柳氮磺吡啶、甲氨蝶呤后因严重不良反应不能耐受的患者,通过辨证论治、标本兼顾,结合辨病论治,同时教育患者,注意维持正常的姿势和活动能力,防止脊柱弯曲畸形。配合针灸、体疗、理疗及外治疗法等,往往能收到较好的疗效。

(3)强直性脊柱炎晚期患者,大多脊柱关节畸形,疼痛并不明显,但肢体功能明显减退甚至丧失,身体消瘦,抵抗力下降,低热盗汗,此时病情相对稳定,关节畸形已难以改变,用柳氮磺吡啶、甲氨蝶呤风险已经大于效益,而中药补益肝肾、舒筋活血、化痰祛瘀,可以达到扶正祛邪、调整免疫、减轻症状的目的。

(陈祁青)

第十二章

骨肿瘤

第一节　概　　述

一、西医学关于肿瘤的论述

（一）恶性肿瘤的概念

恶性肿瘤是临床上常见疾病之一，亦是目前人类死亡的主要原因，长期以来尽管无数临床学家不断地对恶性肿瘤进行多个方面的研究，但时至今日，肿瘤仍没有一个完整的得到公认的定义。这主要是因为肿瘤的病因和本质尚未被充分认识，因此很难有一个完整的定义。《中国医学百科全书·肿瘤学》(1983年)吴恒兴、哈献文对肿瘤的定义是"肿瘤是机体中成熟的或在发展中的正常细胞，在不同有关因素的作用下，呈现过度增生或异常分化而形成的新生物。"《肿瘤预后学》(1995)刘振华等参考国内外学者的意见，根据目前人们对肿瘤的认识，作出如下定义，"恶性肿瘤是机体在各种致瘤因素长期作用下，某一正常的组织细胞发生异常分化和过度无限增生的结果。这种现象一旦形成，具有向周围组织乃至全身侵蚀和转移的特性，其生长变化快慢与机体免疫功能有关。"

恶性肿瘤本身不是一个疾病，而是同一类型的一大组疾病，不但每种肿瘤的病因及发展结果不同，即使是同一种肿瘤在不同患者身上，病因和发展变化也不完全一样。因此我们认识肿瘤的本质是绝不能仅凭一个定义，还要从以下几个方面来加深对肿瘤的认识。

(1)恶性肿瘤是一类疾病，虽然发生的部位不同，各自表现出其固有的特点。但是无论其发生部位及组织特征如何，都是以细胞过度而异常的增生为基本特征的。

(2)肿瘤是有害因素(致瘤因素)长期作用于机体的结果，同样的致瘤因素，较易发生在某些人群和某些组织，同时，是在机体的抵抗力不能胜于致瘤因子的情况下，方能发生肿瘤。因此一定要充分认识到，肿瘤的发生是致瘤因素长期作用的情况下逐渐发生的，从正常细胞变为肿瘤细胞有一个量变到质变的漫长过程。

(3)任何肿瘤细胞，最先都是来源于正常细胞，而又有别于正常细胞，而正常细胞发生异常变化的核心，在于细胞生物学遗传特性的改变，这种改变的物质基础主要是DNA和遗传密码。

(4)现代免疫学的研究证明，机体免疫系统与肿瘤的发生及发展变化有着密切的关系。在某些致瘤因素的作用下，机体免疫功能的下降，会使肿瘤细胞获得滋生发展的机会，当机体免疫功能增强时，肿瘤细胞的生长可能受到限制，甚至肿瘤细胞被消灭。所以，在治疗各种恶性肿瘤时设法提高机体的免疫能力，可望在根本上治疗肿瘤。

(5)肿瘤的本质是增生，但这种增生与非肿瘤性增生有根本的不同。如代偿性增生，局部亦表现为增生或肥大，但这种肥大是有一定限度的，并具有生理意义，一旦使造成其增生的原因解除，增生或肥大现象即停止。

(二)恶性肿瘤的起源方式

1.单灶性起源学说

人们最初认为肿瘤最初起源的方式是单灶性的，或称为单中心性的，即以一个中心为基础而发展的。这种学说认为，肿瘤最初起源于某一小簇正常的细胞，在机体内外致癌因素的作用下，突然发生了不可逆的细胞分化异常，这就是人们通常所说的恶变。这种恶变一旦出现，在其后的不断生长发展过程中，都是由最初这簇已经发生恶变的细胞，来滋生繁殖的。无论是原发瘤或周围组织的浸润扩散灶，以及机体远处的转移灶，甚至经过治疗之后的复发灶，均是由最初的第一代恶变的细胞所衍生而来。由于这一学说在某种程度上能够反映肿瘤的某些生物学特性，所以在近代恶性肿瘤的研究中一直被视为经典，此学说被广为流传，同时也成了临床上肿瘤诊断和治疗的重要理论依据。

2.多灶性起源学说

由于人们对肿瘤发病及起源方式的深入，人们提出了与单灶性起源学说相反的理论——多灶性起源学说。在用某些有致癌作用物质诱发癌的动物实验中，人们发现用沥青诱发动物的皮肤癌在很早期就呈多灶性分布，用显微镜观察，可看到多数性上皮增生灶，无论是上述良性的乳头状增生或已发展成为肿瘤的恶变了的病灶，均为多灶性的，此后在临床试验观察中，发现唇癌、皮肤癌镜下均可见到多中心性起源，最后逐渐融合的现象。20 世纪 40 年代，人们更加重视了对恶性肿瘤起源方式的研究，Willis 曾对 500 例皮肤癌标本包括癌灶及其周围组织进行了全面细致的观察，其后又相继研究观察了口腔黏膜癌、乳房癌、胃肠道癌等，最后得出结论，认为肿瘤往往是以多个相邻的恶变小灶起源的，虽然外观是一个单一的肿瘤，但是事实上亦非严格从单一小灶而起源。在其生长发展过程中多个微小的癌灶互相融合，最后表现为单个融合为一体的肿瘤。近年来，许多学者在对肿瘤标本及其周围组织的连续切片观察中进一步发现，在主癌中心灶周围，或邻近及远处的组织内，虽然临床肉眼观察这些组织尚属正常的，但是在显微镜下却可以发现一些连续的或间隔的、程度不同的、分化异常的细胞或癌变病灶，甚至还可发现比较孤立的微小浸润癌灶，这种现象在乳腺癌、膀胱癌、甲状腺癌等肿瘤标本中都已见到，所以更加支持多灶性起源学说。1986 年，有人对 52 例临床尚不能扪及的早期乳腺癌，经乳房摄影发现，多灶性起源者占 44.2%，有时甚至多发灶非常多，区域范围也十分广泛，并且在发源先后的时间上也十分接近，有人把这种现象称为“弥漫性发源”，这种弥漫性发源的范围程度不同；有时可累及一个器官的大部或全部，有时累及某一个解剖系统的大部或全部，特别是软组织肿瘤，外观时病灶的范围虽然十分有限，但实际上在其周围隐藏着许多小的病灶。临床上如对此缺乏了解，在手术切除时，如切除的面积未达到足够大，就很可能遗留病灶，而手术后不久，在局部或切口周围则再次出现病变。有时临床上常把这类病变看作是转移和手术时不慎发生种植造成的，实际上是病变早已存在，而在手术中发现和对其估计不足而遗留了病灶的缘故。因此我们强调充分认识肿瘤的多灶性、区域性起源方式，对临床手术范围的设计具有指导性意义。

3.多灶性起源的表现

多灶性起源作为肿瘤发生生长过程中的一种现象，已经被大量的临床病理资料所证实，但是，其机理目前尚未完全弄清楚，可能由于机体各部分的组织特点不同，根据目前观察所见，多灶性起源有以下几种表现形式。

(1)区域性起源：在某种范围的区域内，同时或先后发生多个小癌灶，在其生长过程中，多个小癌灶相互融合，形成一个具有一定体积的在外观上貌似独立的肿瘤。虽然在其形态上可以呈块状、分叶状或球状，似乎有一个起源的中心，实际上在早期属于小区域性多灶性起源。有时在肿瘤中心的周围出现小卫星样病灶，对这种现象一般认为有两种可能：一种是属于区域性起源的一种表现；另一种可能是主癌灶向四周浸润扩展的结果。

(2)孤立性多灶性起源：其表现的方式是，在同一器官或组织中，相隔距离较远的部位，同时或先后发生两个或两个以上多发性癌灶，彼此成孤立性，相互之间毫无联系，多发性的数以两个为多见，但有时可有 3 个、4 个、数十个，甚至上百个、上千个。每个原发灶大小不尽一样，这也许与发生时间的先后有关，也许是生长速度的快慢不一致的结果。

(3)成对器官先后或同时发生：双侧性成对的器官，先后或同时发生在组织学上相同或不同的肿瘤，也属于多灶性起源表现的一种方式，这种现象在临床上许多人误认为是转移灶，实际上是多原发性。如卵巢的囊腺癌及实体癌约 50%的患者为双侧性。

(4)同一系统多原发性：主要指两个以上同样的肿瘤起源于同一系统的不同器官部位，如泌尿系统肿瘤，以膀胱癌为主癌灶，其上可发生于肾盂、输尿管，其下可发生在尿道，或者是原发性主癌灶在肾盂，同侧输尿管及膀胱也相继发生。文献认为，泌尿系统肿瘤，呈现多元化表现或先后累及两个或两个以上解剖器官者占 29%。在呼吸系统，喉、气管、支气管、肺及鼻腔鼻旁窦等一处发生肿瘤，另一处也会相继发生。内分泌系统的某些肿瘤也有上述共同特点，先后或同时在本系统多个部位发生、如胰岛腺瘤、胃泌素瘤、肾上腺皮质腺瘤及垂体瘤等。

(5)广泛多灶性：广泛多灶性是指肿瘤累及一个器官系统的大部或全部，常见的有：家族性大肠腺瘤病、神经纤维瘤、弥漫性黑色素痣、皮革型胃癌、弥漫性肝癌、弥漫性胶质细胞瘤和弥漫性脑膜瘤等。

累及整个系统的有：①白血病；②骨软骨瘤；③神经纤维瘤：该病有时除皮肤损害外，还可累及中枢神经系统，出现弥漫性胶质细胞瘤、弥漫性脑膜瘤、结节性硬化、听神经瘤等。

4.多灶性起源的原因及临床意义

随着肿瘤研究的深入，人们对肿瘤的微观认识更加精细，似乎是发现多灶性起源的肿瘤人数在增加。这种对肿瘤起源方式的新认识必将导致临床治疗决策的变化，也将要影响到肿瘤的治疗效果。

目前临床上所使用的治疗肿瘤的各种手段和方法，虽然对肿瘤的治疗都有重要作用，但是任何单一方法都不是尽善尽美的。某些治疗第一个原发肿瘤的方法，又在不同程度上可以成为第二原发癌的原因。如外科手术操作不慎可以将肿瘤的脱落细胞遗留在胸腔、腹腔而造成种植癌；或膀胱癌手术切除作输尿管结肠吻合术，可在吻合口处并发结肠癌；放射治疗，可在放射局部和周围发生癌变；化学治疗可影响机体免疫功能和内分泌紊乱，从而导致许多恶性肿瘤的发生。同时随着治疗效果的提高，患者生存寿命的延长，第二个癌灶的发生发现率也将逐渐增多。研究恶性肿瘤起源的方式及其规律，对临床病理诊断治疗方案的选择和推测预后等均有重要意义。对所有恶性肿瘤治疗后的患者，应建立严格的长期随访制度，甚至终身都应随访。一旦发现新的癌灶，无论是在原来肿瘤的附近或远隔部位，哪怕是同一系统或好发转移的部位，如肺、肝等，也不能一概而论地认为是转移，而放弃积极的治疗。在没有确凿的证据是转移的情况下，均应像对待第一个癌灶那样积极地进行治疗以争取好的效果。此外需要指出的是，我们强调肿瘤起源的多灶性，并且作为一种理论概念给予应有的重视，并不排除肿瘤的转移性。另外在目前情况下，区域性起源中“侧向癌变”和加入性起源与直接蔓延之间究竟有无关系，还无法进行严格的区别。多灶性起源与多原发恶性肿瘤在成对的对称性器官或不同器官之间，在组织学类型相同时，尚无法确定其是前者或后者，它们与转移灶、复发灶之间也难以鉴别。因此尽管大量的文献及观察证明某些肿瘤多灶性起源的事实是存在的，但仍有许多问题有待弄清，以便更好地指导临床。

（三）恶性肿瘤的形成与发展

肿瘤细胞是由正常细胞演变而来，这个由正常细胞演变为恶性肿瘤细胞的过程称为演发或演变过程。正常细胞在某些致癌因素作用下演变成为异常的癌细胞后，这个癌细胞就具有了发展成为癌的大部分甚至全部的特性，标志着肿瘤第一阶段的结束。但是这个已经恶变了的癌细胞并不一定迅速发展而成为癌肿，而是在相当长的时间内保持着潜伏稳定状态，这种状态一般是不为人知的。此后在受到某些促癌因素作用后方使已经恶变了的癌细胞继续发展，数量增加，恶性程度逐步增高，这个过程称为演进。由正常细胞演变为恶性肿瘤细胞，肿瘤细胞继续发展，恶性程度增高，实际上是肿瘤起始之初的一个过程的两个阶段。人们把这两个阶段总称为肿瘤的演化过程。

关于正常细胞为什么会演化成为恶性肿瘤细胞，到底是如何演化的？目前对此的认识仍然十分浮浅，距其秘密的彻底揭示仍有相当的距离。目前比较公认的认识可以概括为两大学说。

1.基因结构改变学说

正常细胞发生恶变的核心问题在于遗传物质 DNA 发生了结构变化，从而使正常细胞获得了新的遗传特性。由于其代谢特征发生了深刻的改变，从而使分裂繁殖的能力增强，成熟分化的能力减弱。因此便出现了变异性的分化增生。已经变异之后的细胞世代相传，越传变异越大，则逐渐形成了自己特有的生长规律并开始按自己新的特有的规律生长发展，最后直到不受机体的调控。一旦发生了与整个机体功能的不协调时，则往往难以逆转。按照基因结构改变学说，一旦癌肿形成，只有不断增长发展，虽然发展速度可有快慢之分，但是再也不会逆转。

基因结构改变学说认为，化学因素致癌过程，在最早的演发阶段，其变化是极其细微的，也许只有核酸和蛋白质酶在分子结构水平代谢上改变，甚至只是在电子（量子）水平的变化，也可能只是在致癌物质长期刺激作用下，一些细胞通过不断的变异和选择，逐渐累加的结果。使 DNA 的结构损伤，当超过机体自我修复的限度时，从而由量变发展到了质变。因此任何肿瘤的恶变过程都并非一朝一夕之功，是一个既有阶段性又有连续性的经过多步骤的长期演变过程。

2.基因表现失控学说

也称为基因外改变学说，这是近年新提出的备受重视并独具创建的学说。该学说认为，正常细胞癌变过程的关键，不在于基因的结构，而在于基因表现的失控，即 DNA 的结构并无变化，但它的转录和 RNA 的转译过程发生了差错，从而使细胞分裂和分化失去调控，认为细胞表面和细胞质先发生变化，然后才会影响到细胞核内的基因。这一观点主张基因突变可能是改变的结果，而不是起因。根据这一认识，认为癌变了的细胞在一定的条件下是可以逆转的。

主张和支持基因表现失控学说的理论根据有以下几个方面：①在通常情况下细胞内成千上万的基因中，绝大多数（90％以上）处于抑制状态。基因型相同的幼稚细胞，可向不同的方面分化，产生各种特殊化的体细胞。②用体外培养的方法观察到，基因型异常的细胞可逆转为正常细胞。临床上神经母细胞瘤，尤其是发生在新生儿期的患者，有时随着年龄的增长，机体生理功能的完善，可自动地由恶性转化为良性的节细胞性神经瘤。③用动物试验的方法，将青蛙肾上腺癌的细胞，移植到去核的卵细胞中，其中一部分可发育成正常的小蝌蚪。④钙与环磷酸腺苷(环一磷腺苷)、干扰素等可抑制细胞的增殖，促进细胞的分化，这表明可能直接对基因的调节起作用。⑤临床上某些片状异物的长期刺激有致瘤作用，但这一片状异物似乎无法影响到细胞核内的DNA，最大的可能是，首先影响到细胞的表面结构。

以上两种学说争论的焦点，集中在肿瘤细胞是否会发生“逆转”问题上。实质上对这一问题的理解，涉及到是否承认遗传信息传递的中心法则等复杂问题。总之，基因外癌变学说是近年来提出的颇有创新见解的学说，受到了学术界的普遍关注。但是，目前尚缺乏更充分的证据。如能进一步地深入研究，提供更充分的确切证据的话，将对癌变的基本理论和肿瘤的防治发生开拓性的变化。但是，学者们认为，遗传物质结构改变在癌变过程中仍起主导作用。中心法则只能不断补充使其更加完善，而无法否认和改变。因此认为，上述两种学说的争论，很可能只是人们从不同的侧面进行探索得到的结果不同，所以得出两种不同的认识。因此，二者应当互为补充，共同做更深入的研究，而不应当是互相对立的，也许这样更能推动研究的进展。正如中西医学一样，是从不同侧面研究人体，二者应当结合，而不应对立。

正常细胞演变成为肿瘤细胞之后，标志着癌变过程的结束，但是演化过程并没有停止，而是将作为一个新的起点，按照肿瘤细胞所特有的新的生物学特征和规律，用新的步伐继续不断地演进发展。之所以称其为演进，是因为，动物实验发现在癌细胞群体增大的同时，并且在不断地获得新的生物学性能，使其恶性程度不断递增，由量变发生质变。随着时间的推移，会出现一些新的分化更差、繁殖更快、更能适应环境的干细胞群，这就是肿瘤恶性程度不断增高的原因。

肿瘤演进的基本特点是：一旦演进开始，一般认为，是一直向前发展的，不可逆转的。目前，虽然有癌的自然消退之说，但是就整个恶性肿瘤而言，真正自然消退者所占的比例极少。况且，多数自然消退者都有这样或那样的原因。演进的速度快慢不一，可以比较缓慢，亦可以比较急骤，或者静止和加速演进相互交替地进行着。其恶性的程度与演进速度是一致的，演进得速度越快，恶性程度越高。演进常常是漫无止境的，直到患者死亡。肿瘤的演进不受最初致癌因素的影响，但是如果癌变后，所有致癌的因素仍然存在的话，对演进有促进和加速的作用。临床上如果选择的治疗方法不恰当，如放射治疗或化学治疗未达到要求的剂量，治疗不彻底，或不恰当的手术刺激，均可促进或加速其演进。

肿瘤的演进过程，不单纯取决于瘤细胞方面的问题，在很大程度上受机体内外各种复杂因素的影响。特别是受机体的免疫防御功能、反馈调节因子等的重要影响，因此有必要进一步加强对肿瘤演进机理及演进现象的认识和了解。在临床病理观察时，见到的一些特殊组织学现象和瘤细胞的生物学特性，对肿瘤的演进机理会有更深一层的认识和理解。如良性肿瘤的恶变，生物学行为与形态学出现偏离，复合型或混合型肿瘤，肿瘤对药物的耐受性及放射抗拒性的产生等，均可以有比较深刻的理解，这对临床制定治疗方案和对患者预后的预测，均有意义。肿瘤演进的现象，在临床病理检查时，经常可以看到在其生长过程中的不断演进的现象。如唾液腺的多形性腺瘤再复发，可以由良性转变为低度恶性，演进成为多形性腺癌或腺样囊性癌，其恶性程度逐步升级，腺样囊性癌常反复复发，恶性程度也随之增强。慢性白血病在后期可转变为急性，即所谓母细胞性转化。演进的总规律是，肿瘤的细胞学图像和组织学结构从分化相对的良好，演进成为分化日益差劣，恶性程度不断增强；在生物学行为上，常常表现出生长活力越来越旺盛，浸润性逐渐增加，直至获得转移的能力；自解性不断提高，恶性程度同时升级；在代谢方面，酶系统和结构形态越来越偏离正常；对放射治疗、化学治疗、免疫治疗等治疗方法的敏感性逐渐丧失；在动物试验中还发现肿瘤的耐药性现象，耐药性的产生和出现，是肿瘤细胞对药物逐渐适应和选择的结果，亦是肿瘤演进的表现方式之一，这种现象与其他微生物所产生的耐药性有相似之处。

(四)肿瘤的生长方式

肿瘤的生长方式是多种多样的。某一患者肿瘤的生长方式，取决于许多复杂的内外因素，在这些因素中，肿瘤细胞的生物学特性占主导地位，其次是肿瘤的原发部位，机体对所患肿瘤的防御能力也起一定的作用。肿瘤的生长方式、生长的快慢，可以通过机体对所患肿瘤的防御能力、肿瘤的大体形态表现出来。另外，肿瘤的形态还与肿瘤的起源方式及发生的部位有关。所以，了解、掌握肿瘤的生长方式，对临床诊断和肿瘤恶性程度的评估均有重要意义。按肿瘤的生物特性来分，肿瘤的基本生长方式有两种：一种是浸润性生长，另一种是膨胀性生长。

1.浸润性生长

肿瘤细胞沿着其周围的组织间隙和淋巴管，连续地向周围组织中伸展，使肿瘤组织与周围之正常组织界限不清，成蚕食状、锯齿状，无包膜，与周围组织界限不清，活动度差，相对固定，这是恶性肿瘤的生长特点。由于肿瘤组织与正常组织之间缺乏明确的界限，在手术切除范围中，常需要包括较多的正常组织，否则可因为残留了肿瘤组织而容易引起局部复发。

恶性肿瘤浸润性的强弱是与其恶性程度呈成正比的，与肿瘤的生物特性有关。某些浸润性差的肿瘤，有假性包膜，或者有不完整的包膜。浸润性生长的肿瘤的形态与发源的部位有关。发源于组织深部者常呈不规则边缘欠整齐的结节状，而发源于内脏、空腔管道黏膜表面的则多为突出表面的结节状，仅在基底部向周围浸润。这种情况，肿瘤恶性程度较差，所以，浸润的速度比较慢。某些中等程度浸润的肿瘤，表现为一方面向腔内表面突起，另一方面，在基底部向周围浸润，突起部分的中央不断地出现坏死脱落，在边缘部形成唇状突起，基底部形成粗糙而不断向四周扩大的溃疡，质地坚硬。另一种，不向表面突出或仅稍有隆起，而主要是向四周广泛地浸润。原发于黏膜者，在黏膜和黏膜下层浸润发展，呈片状增厚的斑块状，这些浸润性就比较强。如果发生在胃壁、肠壁的恶性较强的肿瘤，由于沿黏膜或黏膜下层浸润，可使胃壁或肠壁弥漫性增厚、变硬，临床上所谓的皮革袋型胃癌的就是这种类型。原发于较小管腔表面者，常环绕管腔一周浸润，致使原发部位及其所浸润的部位管腔变窄，肠癌、食道癌常属于这一种。另外，还有以向深部浸润为主，向周围扩展较轻，在其中心部位，形成较深的溃疡，甚至发生穿孔、瘘管或与周围器官粘连。白血病性浸润是一种特殊的类型，其特点是浸润广泛，弥漫地遍布全身各处，几乎可以达到无处不有、无孔不入的程度。

2.膨胀性生长

膨胀性生长的肿瘤，多发生于较深部组织。一般向周围均衡地扩展，常使邻近组织被迫移位。如果肿瘤遇到较大的阻力，肿瘤可被迫生长成为各种各样的形状，如椭圆形、哑铃状等。良性肿瘤大多以这种方式生长，多有包膜或包膜不完整，亦可见于部分恶性肿瘤，如早期肉瘤、甲状腺滤泡型癌、肾癌等。肝细胞型肝癌，也呈膨胀性生长。周围型肺癌，肺转移性癌，在X线片上表现为边缘清楚的结节和球状，但是，事实上并无包膜或包膜不完整。一般来说，有包膜的恶性肿瘤无论其包膜是否完整，都比无包膜有明显浸润者，生长缓慢，扩散转移率低，提示治疗效果比较好。

以上有关肿瘤的生长方式，虽然也与其原发部位有一定的关系，但是，主要是由于肿瘤的生物特性所决定的。不同的生长方式，表现出不同的形态特征，代表着不同的良恶程度。通过对其生长方式的了解和认识，可作为设计手术切除范围和选择综合治疗方案的依据。单纯从肿瘤的形态上讲，特别是原发部位的浅表肿瘤，肉眼可以直接看得到的部位的肿瘤，其生长方式，还可以表现为以下两种类型。一是外向性生长：肿瘤在生长过程中，最容易向阻力小的方向生长，因此原发于体表和空腔脏器表面的肿瘤，先向外生长，突出表面，若仅向外生长，基底部浸润越轻，良性的可能性越大；二是内向性生长：是于外向性生长相对而言的，实际上具有浸润性生长的含义，所以，一般是代表恶性肿瘤的生长方式，主要是指向深部组织中生长者，如卵巢的乳头状囊腺瘤，鼻腔、膀胱等处的内翻性乳头状瘤。原发性于视网膜内核层者，由于多数向球内突起，而少数沿视网膜下发展，将视网膜扁平顶起来者，也称为外向性，骨髓腔内多发性内生软骨瘤，向骨髓腔内突出，因此也归内向性生长的范畴。

（五）恶性肿瘤的生物学行为特性

1.生物学特征

近年来，随着细胞和分子生物学的发展，对癌细胞的生物学特征有了进一步认识，认为主要是细胞在某些因素作用下发生恶变的过程中，基因、DNA 或染色体发生获得性的改变。染色体是基因或 DNA 的载体，染色体的畸变，将影响基因或 DNA 的变化，当然基因或 DNA 发生异常时也会影响染色体的改变。所以在细胞和分子水平上研究癌细胞的染色体改变，乃是恶性肿瘤发病机制及其调控研究的生物学特征。

(1)染色体与基因的改变：在外源性的致突变剂的作用下，DNA 结构可能遭到破坏，其重要表现即是染色体或染色单体发生断裂，或断裂重接或互换或易位等改变。在细胞分裂过程，就会出现染色体数目异常，甚至结构异常。在 DNA 复制过程中引起碱基取代或移码突变或密码插入及缺失，不等交换等改变，导致基因突变。细胞有某些基因突变与细胞恶性转化有密切关系。目前能够识别出来的，已有 30 多种细胞癌基因，其中有些在人类染色体上能明确定位。根据这些癌基因的作用，可分为核癌基因、胞质癌基因。核癌基因的产物主要定位于核内，是细胞获细胞染色体倍数性增加，而导致基因拷贝数增加，或者基因的易位或 DNA 胞嘧啶残基的转录增强。胞质癌基因的产物定位于胞质内，使细胞获得恶性表型。至于癌基因活化机理还需很多的努力，才能获得明确结果，但目前已经证实，癌基因 DNA 序列改变或基因调控的遗传损伤，在正常细胞的恶性化并发展成癌瘤过程中起到关键性作用。

(2)癌基因定位与染色体断裂的一致性：据文献报道，目前已经知道 12 种癌瘤染色体断裂点于 9 个癌基因在 8 条染色体上定点一致。

(3)染色体易位与癌基因激活的一致性：癌细胞染色体易位时基因也随之移动，也就是说癌基因移动到另一个基因的启动部位附近，就可以被激活。

(4)癌瘤患者染色体脆性部位与癌基因位点的一致性：细胞遗传学研究发现癌症患者的染色体脆性部位检出率比正常人高并且脆性部位与染色体断裂点和癌基因的位点均相一致。

2.肿瘤转移的生物学特点

肿瘤转移就是原发性部位的肿瘤细胞代谢旺盛生长增大浸润了周围组织，并进入淋巴管和插入小血管壁，在管内形成瘤栓运行到远隔器官的淋巴管或血管停留，再穿出淋巴管或血管壁浸润到周围组织中增殖，并有新生血管长入。这样一个连续过程形成转移瘤，这是一个极复杂的生物学过程。如能够研究清楚这一转移过程的机理，应加以抑制或调控这一过程，即有可能抑制肿瘤的转移。从现有资料发现，目前至少有 10 多种癌基因可由肿瘤细胞转染技术证明实验研究可以诱发和促进肿瘤细胞的转移，而且这种转移的生物学特征，即是 ras 基因。只有 ras 基因的活化才可使许多种细胞在产生肿瘤时诱导转移的活性，同时发现癌基因是某个细胞系诱导转移所必需的，而对另一个系统则不然。在实验研究中发现 ras 基因可诱导 NIH-3T_3细胞的转移，而对C_{127}细胞则无此作用，说明癌基因诱导的转移表型是受细胞类型和分化及宿主的种类等因素影响的，通过杂交试验证明低转移能力的癌细胞与高转移能力的癌细胞杂交，所产生的杂交株只有成瘤性而无转移性。转移抑制基因的发现，将为在分子水平深入研究转移发生的机理开辟一条新途径。

（六）恶性肿瘤的扩散

恶性肿瘤治疗困难和预后不良的主要原因，就在于其扩散特性。对肿瘤扩散尤其是转移的研究，无论是在理论和实践方面，都是恶性肿瘤研究的重要领域。如果有一种方法能够使每个恶性肿瘤患者最终不发生扩散或转移，或者能够对扩散和转移进行有效的控制，那么恶性肿瘤就可以得到很好的治疗效果。研究任何治疗方法时都必须对肿瘤的扩散方式有所了解。

1.肿瘤扩散的概述及方式

恶性肿瘤在其生长过程中，向周围邻近组织或全身其他较远部位器官组织的播散现象，称为扩散，扩散有两种方式：直接蔓延、转移。

（1）直接蔓延：直接蔓延是指肿瘤细胞通过浸润的方式，直接向其周围组织中连续伸展的现象。所伸展出的新的肿瘤组织与原发肿瘤仍然相连。这种直接蔓延伸展的基础在于瘤细胞的侵袭性——浸润性。无论是直接蔓延和远处转移，均与肿瘤细胞所特有的这种浸润性有关。这种浸润性是恶性肿瘤所特有的生物特性，也是恶性肿瘤难以控制以至于治疗困难的主要因素。

直接蔓延可沿组织间隙、肌肉、筋膜面、神经周围间隙、骨髓腔等向四周伸展，伸展速度的快慢取决于肿瘤的浸润性和机体对肿瘤的抵御能力。从局部组织来讲，一般认为，骨膜、软骨致密的结缔组织等对肿瘤的局部蔓延有一定屏障作用。某些内脏器官亦有类似作用。如胃癌很少沿十二指肠直接蔓延；结肠、直肠癌在早期沿肠壁环形蔓延，则很少沿肠壁向上下发展。

直接蔓延与转移是有区别的。其区别并不在于肿瘤和扩散的远近或范围的大小，有时直接蔓延的范围也可以相当广泛，不但位置深而且面积大。直接蔓延与转移的基本区别是，已经扩散出的肿瘤，是否与原发肿瘤有连续性。有连续性者称为直接蔓延，无论其体积多么大都与原发瘤是一体，反之则为转移。在转移部位新形成的肿瘤称为转移瘤。

（2）转移：转移是指已浸润脱落出去的肿瘤细胞，离开原发灶通过某些途径和渠道，将其带到与原发灶不相连的部位，甚至是远离肿瘤部位的组织或器官，又生长出同样肿瘤的现象。

转移是恶性肿瘤难以根治的主要原因，是肿瘤研究中的一大难题。有人认为，肿瘤的转移是按照一定程序扩散的。先从局部，后区域性，然后是全身性。但是目前研究认为，这种认识有其片面性。它仅把肿瘤当作一种局部现象，不能完全反映肿瘤的本质。肿瘤绝不仅仅是一种局部现象，而是一种全身性的，是全身多种功能变化在局部的反映。一种恶性肿瘤转移的快慢与其浸润性有关。一般而言，浸润性越强，转移越常见，发生越早，且越广泛。但是亦有不成比例的意外情况。如皮肤的基底细胞癌，局部浸润可十分明显，甚至侵蚀到骨质，但却很少发生转移。同样的恶性肿瘤在不同患者身上，转移的时间和发展的快慢也不完全一样。这因为除了肿瘤本身的特性外，还要受到患者全身许多因素的影响。

（3）浸润的机理：无论是局部的直接蔓延，或者远处的转移都与浸润有关。浸润是肿瘤播散的主要原因,浸润是转移的基础和前奏。肿瘤的浸润涉及到许多复杂的因素,其中有些机理尚有待进一步的研究。比较公认的意见认为可能与下列因素有关。

1)肿瘤细胞的不断增殖:肿瘤细胞无限制的不断增殖是肿瘤细胞独有的生物特性。这种增殖能力,可使组织内张力增高,随着这种机械性的膨胀,瘤细胞则向四周的健康组织中扩展。因此认为,瘤细胞特有的增殖能力是其浸润的基本要素。但是,人们在研究肿瘤过程中,又发现了另外一种现象,某些生长迅速的肿瘤并不向四周浸润。如乳房巨大纤维腺瘤。相反,增长缓慢的乳腺硬癌,按常理说机械性膨胀并不明显,但是其浸润性却很强。某些颅脑组织中的纤维母细胞瘤及血管内皮细胞瘤,也具有较强的增殖能力,但并没有浸润性,中性粒细胞在局部已不再分裂繁殖,但是却可以通过其活跃的游走并浸润。上述这些现象又揭示,单纯的增殖能力并不全会发生浸润。

2)瘤细胞的运动能力:用电子显微镜观察表明,肿瘤细胞具有阿米巴样运动的能力,并以此游走或穿入管壁。有人用生化研究在恶性肿瘤中分离出“癌瘤游走因子”。它是一种蛋白质衍生物,能促使瘤细胞游走。

3)细胞黏着力:研究发现,恶性肿瘤细胞相互间的黏着力较其他正常组织细胞低。这可能是由于癌细胞的桥粒尚未充分发育,细胞内钙离子的浓度较低,或者是瘤细胞与钙离子的结合能力有缺陷的缘故。另一种原因,可能是癌细胞表面负电荷增高,使相互排斥力增高,由于肿瘤细胞相互之间黏着力降低,而对周围组织细胞的黏合力却相对增加。其中癌细胞与血管内皮细胞的黏合是癌细胞所转移器官特异性的决定性因素。癌细胞借助其表面黏附因子与血管内皮细胞的特异性配体黏合,这种黏合具有双相性,即两者形态上互相影响,互相适应,信息上互相交换以达到最适当的黏合态势。癌细胞与内皮细胞的黏合受多种因素的影响,癌细胞表面有许多微绒毛,黏合的癌细胞胞浆伸出多少不等的伪足,不同种类的癌细胞表面的微绒毛不完全相同,有多有少,对不同组织的内皮细胞黏合力不同,这可能与转移的特异性有关。

4)瘤细胞自身的特性:肿瘤细胞无论是在形态结构、化学成分及代谢功能上均不同于正常细胞。这些不同正常细胞的微细变化,可能直接影响癌细胞的游走活动力、黏着力和细胞相互间的识别能力,以及对整个机体调控机制的反应等。用电镜扫描发现,恶性肿瘤细胞的表面有很多正常组织细胞所没有的微绒毛及毛足,有人推测这些表面结构的特点,可影响细胞间的紧密接触,且能加强营养物质的吸收,从而有利于瘤细胞的增殖及活动。

5)瘤细胞接触抑制的丧失:实验研究发现,瘤细胞在体外培养中,失去了正常细胞在培养中的接触抑制,这种接触抑制与细胞增殖的密度有关,所以又称其为“密度依赖抑制”,这种抑制已被证实系由正常细胞所产生的一种生长因子所致。在恶性肿瘤细胞中,则不能产生这种因子。因此细胞接触抑制消失,促使瘤细胞的生长和浸润。

6)瘤细胞酶的变化:肿瘤细胞在其分裂生长过程中,可以产生多种酶,如纤溶酶、细胞自溶酶、透明质酸酶、胶原酶、蛋白分解酶等,这些酶可以不同程度地影响周围组织,如可以分解基质及纤维成分,从而为瘤细胞的浸润创造条件。

7)瘤细胞的代谢产物:肿瘤细胞具有正常细胞所不同的代谢方式和特点。其代谢产物(如乳酸和多肽类物质等)对其周围的正常组织细胞有毒性作用,表现为使小血管基底膜损伤溶解,严重时使血管壁坏死,从而起到为瘤细胞浸润和转移的开路作用。

以上这些有关肿瘤细胞浸润机理的认识,都只是从不同侧面研究的结果。在整个肿瘤细胞浸润和转移的过程中,究竟哪种因素起主导作用,目前尚不清楚。也许每一种恶性肿瘤,具有不完全相同的浸润机理。至于相同病理类型的恶性肿瘤，在不同患者身上浸润的速度有快慢之分，并且与机体防御能力等许多复杂因素有关。总之，对有关肿瘤浸润转移的机理需作更深入研究。

(4)浸润的过程：关于肿瘤细胞的浸润过程，有人在实验中观察总结，认为肿瘤细胞的浸润过程大致可分为5个阶段：①癌细胞向器官块靠拢；②癌细胞紧贴器官组织表面；③伸出伪足通过细胞间的自然间隙，穿过基底膜；④癌细胞侵入器官内；⑤在器官深部形成继发性癌细胞积聚灶。他们推测认为，恶性肿瘤细胞浸润的根本原因似乎是癌细胞趋向于去寻找营养较多的地方，其基本的原动力是寻找能够适应其生存和繁殖的需要。有人用动物实验的方法，在透射电镜下观察鼠大肠癌细胞浸润的特点表明，上述过程并非连续不断的，而是间歇分阶段进行的。在透射电镜下大肠癌细胞的阿米巴运动及浸润血管是有明显定向性的机械运动，伴随能量的消耗，当浸润出现微小进展时便出现了亚超微结构的可复性损伤。阿米巴运动浸润血管，能量消耗至自身损伤时，便停止运动与浸润，而进行修复损伤，合成储备能量，再运动浸润，经过多次间歇的阶段反复，才完成进入血管的过程。

(5)转移的基本过程：转移的发生和发展是一个十分复杂的过程，涉及到肿瘤及全身许多功能系统，和一系列相关的因素。一般需经过以下基本过程。

肿瘤在某一局部形成之后，则开始不断地生长，同时向周围正常组织细胞中浸润，瘤细胞的不断分裂繁殖使瘤体增大；瘤细胞以自身特有的活跃生长和侵袭性能，向其邻近的管道和腔隙中穿入。瘤细胞再穿入过程中从入侵处脱落到腔内，顺着管道腔隙，被转运到与原发性肿瘤不相连续的部位。如脱落进入淋巴管和血管时称为栓塞，此时可在血管腔内观察到瘤细胞栓，此时并没有构成真正的转移。如果瘤细胞被淋巴液或血液带到机体某一部位而停驻下来，并主动地与内皮细胞不断黏附，这时则称其为着床。着床的瘤细胞大部分死亡失去存活的能力，只有少数瘤细胞保存活力，在这新的环境中繁殖、生长，逐渐形成与原发瘤灶具有同样结构的肿瘤，这就是转移瘤。

(6)转移瘤的表现形式及结构：转移瘤可以是单发的孤立性病灶，即只有一个转移瘤，亦可以是多发性，甚至呈遍及全身的广泛性病灶。转移瘤与原发瘤发生生长的时间长短是有关系的。但是与原发瘤的大小并不成正比。有时原发瘤很小，甚至在临床上尚未发现原发瘤的情况下，首先以转移瘤的症状而就诊时，仍然找不到原发瘤在何处。转移瘤的外表形态和体积也可以远大于原发瘤。从转移瘤的外表形态和体积来讲，也缺乏固有的规律，它可以是微小的结节，也可以相互融合成为巨大的块状肿瘤。一般呈球形，虽无明显的包膜，但有时尚可以看到比较明显的界限。体积巨大的转移瘤，由于其生长较快，中央常有液化坏死，其硬度、表面颜色一般与原发灶基本一致。转移瘤的组织结构特点如下。

转移瘤在其组织结构方面，一般是保持了原发肿瘤的结构特征。虽然曾经历了复杂的转移过程，但是与原发肿瘤并无太大的变异。临床上把这种现象称为恒定性。这一特点对寻找和确定原发部位有较大用途。转移瘤在保持原发瘤基本形态结构的同时，某些转移瘤也有一定的变异性，主要是某些细节方面的变异(如恶性黑色素瘤的转移瘤，可以不含原有的色素)，并且会向分化差的方向演进和变化，但程度上往往变化不大。转移瘤可以表现在有丝分裂象可增多，特别是在肝和淋巴结中的转移瘤。

转移瘤的另一个特点是分泌功能。有丝分裂活性，来自有这一分泌功能的组织发生的肿瘤。不论外分泌性或内分泌性，其转移瘤往往能保持其起源细胞固有的分泌功能。这种功能所表现的程度不一，有时与正常分泌功能相差无几，有时也稍有减低，有时亦可表现为亢进。临床上借助于其分泌物的性质，其形态学和细胞的化学特点，或通过生化免疫学测定，可以鉴定其组织发生的来源，分泌功能较为突出的转移瘤为恶性滋养母细胞瘤，及来自胃肠道、乳房等处的黏液癌等。转移瘤还可以表现出比较强的有丝分裂活性，转移瘤有时比其原发瘤生长更旺盛，特别是肝内的转移瘤。我们了解到上述特点，有利于我们对转移瘤的诊断和治疗方案的确定，对进一步深入了解转移瘤的生物特性有重要作用。

(7)影响肿瘤转移的因素：肿瘤的转移，是肿瘤研究中的一个十分复杂而且又倍感神秘的问题。主要是由于其涉及到的因素多，缺乏固有的规律性。在组织学上不同类型的肿瘤有各自不同的生长规律及转移特性。但是同一类型的肿瘤在不同患者身上表现又可以千差万别。某一种恶性肿瘤或某一患者的肿瘤是否发生转移，发生转移时间的早晚，既与肿瘤的部位及组织学类型有关，同时又与患者的全身状况有关。这方面涉及到细胞生物学、细胞遗传学、免疫学、分子生物学等领域内许多复杂的问题，其大致可概括为以下三个方面。

1)肿瘤局部因素。①肿瘤大小：一般而言，肿瘤越大或临床分期越晚，转移发生的机会越多。但也有例外的情况，有时在原发瘤很小甚至隐匿的情况下，就发生了转移，而以转移瘤为首发症状；相反也有些体积巨大的肿瘤直到最后患者死亡时，尸检也未发现转移。②生长速度：一般情况下发生转移与原发瘤生长速度呈正比，即原发瘤生长速度越快发生转移的时间越早，但是也有与上述完全相反者。如乳腺的髓样癌，一般生长迅速，发生转移的却比较少见，而硬癌生长缓慢，发生转移的却常见，而且出现的时间也早。恶性黑色素瘤则可以在原发瘤很小，生长十分缓慢的情况下，不知不觉中发生全身广泛性转移。③分化的程度：肿瘤的恶性程度即细胞分化的程度，一般认为瘤细胞分化程度越差恶性程度越高，发生转移得越早；但也有例外，如分化非常良好的甲状腺滤泡型癌，虽然分化良好，被临床上认为是恶性程度低的肿瘤，但却常因骨转移而被发觉，而软骨肉瘤虽分化程度较差，但切除后却可长期生存，无或很少有转移现象。(④肿瘤的类型：来自淋巴系统的肿瘤，如淋巴肉瘤、恶性淋巴瘤较来自上皮系统的鳞癌更容易或更早发生转移，而腺癌又比鳞癌容易发生转移，鳞癌多经淋巴转移而腺癌则易从血路转移。⑤细胞的生物特性：转移是肿瘤的特性，也是恶性肿瘤特有的能力其发生主要与下述因素有关：生长活力；侵袭能力；代谢特性；酶的产生；表面的结构特点；抗原性；细胞的可塑性；瘤细胞与血管内皮的黏合力；局部血液凝集因子，这种因子可为瘤细胞的着床创造条件；肿瘤血管形成因子；染色体的变异；瘤细胞DNA 分子结构的改变等。这些因素都只能不同程度地从不同的角度影响肿瘤的转移及转移过程。

2)全身因素：一个患者的恶性肿瘤能否发生转移，转移速度的快慢，除了肿瘤局部的原因之外，还受全身许多因素的影响。主要有以下几个方面因素：

免疫状态：机体免疫功能低下容易发生恶性肿瘤，免疫功能优劣对肿瘤的转移和转移时间的早晚，及转移瘤生长的快慢更有明显的关系。机体免疫状态良好，对肿瘤的转移和生长速度有某种抑制作用，可以使肿瘤长时间地稳定而处于自限状态，不发生转移；相反机体免疫能力低下，机体失去了抗御肿瘤的能力，可以促进肿瘤的转移，使转移时间出现得早，转移瘤亦生长得快。

激素水平：临床某些肿瘤多发生在 40 岁之后及更年期患者，这可能与机体内分泌的改变，激素水平的变化有关。虽然肿瘤与激素之间的关系十分复杂，但是二者之间的联系在临床上却是显而易见的。临床上内分泌治疗对乳腺癌、甲状腺滤泡型癌具有缓解作用；而有些激素(如类固醇激素、促肾上腺皮质激素及生长激素)对某些肿瘤的转移有促进作用，而对另外一些肿瘤则有明显的抑制作用。

凝血机理：人们用^{125}I标记瘤细胞的研究表明，阿司匹林通过其对血小板的抑制，可以减少瘤细胞的着床，从而具有降低肿瘤转移率的作用。还有学者研究发现，瘤细胞可产生癌凝因子，具有较高凝血质活性的瘤细胞可促发凝血过程，因而有利于瘤细胞在毛细血管壁上的黏附。另外，内皮细胞具有排斥瘤细胞黏附的机制，内皮细胞如果发生损伤，可减弱其生理功能而有利于瘤细胞的黏附和侵袭。纤维蛋白溶解素亦具有防止肿瘤转移的作用。现在已经有人试用抗凝疗法治疗恶性肿瘤以减少转移发生的机会，降低肿瘤转移率。

高级神经功能活动紊乱：近代免疫学的研究已经证实，长期紧张的心理，不良的精神刺激，导致高级神经系统的功能紊乱，可以直接通过下丘脑及由它控制分泌的激素影响机体的免疫机能，产生胸腺退化，影响T淋巴细胞的生长和成熟；抑制机体对外来刺激的反应；降低了巨噬细胞的活动能力，干扰白细胞的活动，降低抗体活动能力等，从而会降低整个机体肿瘤的抵抗力。这不但会促使肿瘤的发生，对已经患有的肿瘤的生长、转移也有明显的不利影响。

组织损伤：肿瘤的转移容易发生在组织损伤处。损伤包括物理性、机械性和化学性的。如放射线照射的区域，机械损伤的区域，诊断性淋巴管造影后，其屏障功能降低的淋巴结等，均有利于肿瘤的转移而成为常见的易出现转移的部位。

3)外界因素：促使肿瘤转移的外界因素主要是人为的外来因素。对肿瘤及其周围组织不恰当的人工按摩，或临床反复粗鲁的体格检查，使肿瘤过度地受到挤压。如不恰当的手术操作，活检及检查等均可以促进肿瘤的转移。

上述有关影响肿瘤转移的因素，都只是一般的、常见的、比较明显的及人们已经认识到了的，可能还有许多复杂的因素有待弄清。因为，肿瘤的转移，是肿瘤生长发展过程中的一种特有的生物现象，具有十分复杂的机理。

(8)肿瘤扩散转移的时机：一般恶性肿瘤的生长转移扩散，是按照一定程序的。首先在局部萌发并逐渐长大，经过一定的时间，发展到一定阶段后，开始向其他部位扩散和转移。发生转移时，先在区域性第一站、第二站淋巴结，然后才是较远距离的转移或血路转移。从肿瘤的体积来讲，转移灶亦应当比原发灶要小。但在临床上也有许多与上述规律相反的现象，增加了肿瘤扩散及转移的复杂性。有人原发癌体积小，也没有出现任何临床症状，包括患者自已和医师都未能引起注意，只是在活检或手术切除后作病理检查才被发现，但有时要找到其原发病灶仍十分困难，这种现象可广泛见于许多种恶性肿瘤，甚至所有肿瘤都有这种现象发生，则称其为潜伏性或隐匿性癌。这种特殊的扩散和转移现象，现有增多的趋势。这不但增加了肿瘤诊断的复杂性，同时也是对传统认识的挑战。

另外，临床上还有一种延迟性转移的现象。就是原发瘤生长十分缓慢，很长时间无明显发展，也没有特殊的临床症状，常为患者或医师误认为是良性肿瘤，而不予处理。但经过多年后突然出现了转移，认真检查或手术切除病理诊断为恶性肿瘤。但是转移瘤和原发灶一样，也呈缓慢发展，患者仍可以健康生存。还有一种情况是，恶性肿瘤经过局部切除治疗后，病情未再发展，患者长期健康存活，存活时间已超过了通常所期望的5年、10年生存率，给人以治愈之感；但在经历多年之后，突然在其他部位以转移灶的方式而复发，人们把这种癌称为“休眠性癌”。较常见的有恶性黑色素瘤、肾癌、乳腺癌等。如果用肿瘤的多原发灶的观念来分析，也不能除外多原发灶的可能性，这需要在病理组织学方面做认真的研究。这种情况也可能是由于机体对肿瘤有较强的抑制能力，使肿瘤的生长受到较强限制的结果。

（二）淋巴转移

淋巴转移是肿瘤最常见的转移方式，是指浸润的瘤细胞穿过淋巴管壁，脱落后随淋巴结被带到汇流区淋巴结，并且以此为中心生长出同样肿瘤的现象。

（1）转移特点：淋巴结转移，一般首先到达的距肿瘤最近的一组淋巴结（第一站），然后是依次在距离较远处（第二站、第三站），当瘤细胞在每一站浸润生长的同时也向同组邻近的淋巴结扩展。但也有部分患者，沿短路绕过途径中的淋巴结直接在较远一组淋巴结（第二站或第三站）转移。临床上称这种转移的方式为跳跃式转移。如宫颈癌在盆腔腹膜后，纵隔淋巴结未发生转移的情况下，首先出现颈淋巴结转移。另外还可出现逆淋巴汇流方向的转移，转移到离心侧的淋巴结，这可能是由于顺流方向的淋巴管已有阻塞的结果。如宫颈癌转移到腹膜内淋巴结，胃癌转移到髂窝淋巴结或腹膜内淋巴结。这些特点增加了肿瘤转移的复杂性，使临床上出现了一些难以找到原发病灶的淋巴结转移癌。对转移癌应采取积极有针对性的整体治疗，绝不能一味等待。根据转移癌的大小、活动度、病理分类、分化程度及整体状况，选择手术切除、放射治疗、化学治疗等。不同类型的恶性肿瘤转移出现的频率可以有很大的差异，出现转移的时间也许有早有迟，转移的通道也可以有相对的选择性，但是这种选择性绝不是绝对的、一成不变的。另外，临床上经常见到的淋巴结肿大，与我们所说的转移并不相同，只有经过5年证实才能肯定。因为临床上经常看到肿大淋巴结只显示一些增生，尤其是在原发灶已经破溃，或并发感染时，局部淋巴结往往会表现为炎性肿大。还有一个问题是，关于淋巴结对经淋巴液转移而来的癌细胞是否有杀伤和免疫屏障作用的问题。目前对此有不同的认识，有人认为，淋巴一旦为癌转移就已经失去了对肿瘤细胞的抑制和杀伤作用；有人则不同意这种意见，认为即使在淋巴结已有转移癌细胞的情况下，淋巴结仍然具免疫抑制作用，只是其作用的程度不同。

（2）转移部位：淋巴系统遍及全身，并且全身的淋巴液随时都处在不断循环之中，但这并不是说全身各处都可以发生肿瘤的转移。临床上淋巴转移一般是区域性的，另外还有一个共同的好发转移部位，是纵隔、肺门主动脉淋巴结。就全身来说，依据肿瘤原发部位不同，转移主要集中在以下几个部位，即胸导管、锁骨上淋巴结、斜角肌淋巴结及胸肌间淋巴结。

（三）血路转移

血路转移是肿瘤转移的重要方式之一，是指已脱落的瘤细胞经过血液系统被带到全身其他部位又发生同样肿瘤的现象。大多数是由于小静脉为瘤细胞侵袭所致。以前认为，转移多发生在肿瘤间质内含薄壁血管或血窦的恶性肿瘤，主要指肉瘤。癌较少发生血路转移。但临床实践证明，上述认识有很大的局限性，肝癌、肾癌、甲状腺滤泡癌、绒毛膜上皮癌、恶性黑色素瘤、神经母细胞瘤等也同样会发生血路转移。甚至过去认为根本不发生血路转移的肿瘤在其晚期也同样会发生血路转移。

（1）转移途径：血路转移主要是经过体内的静脉系统。能否形成转移灶一是决定于血管的解剖学分布及瘤细胞栓被转运的概率，二是瘤细胞着床的环境及条件。根据全身静脉的分布情况大致经过下述几条途径，将瘤细胞带到全身。①体静脉系统：瘤细胞首先汇集到上下腔静脉经右心分布到双肺，只要是静脉回流入上下腔静脉者都可以经此途径而转移。②经门静脉系统：主要是消化系统等处的恶性肿瘤，经门静脉而将瘤细胞带到肝脏。③肺静脉系统：原发于肺脏的或肺转移瘤可因侵犯肺静脉和分支，经过左心而转移到全身其他部位。④脊椎静脉系统：脊椎静脉系统分布在椎腔内外，伸入椎骨内，向上直达颅脑，向前经过椎间孔与其中胸腹腰骶等处的奇静脉属支及体表，包括皮肤、乳房、外生殖器和肋间静脉形成广泛而丰富的侧支吻合；因为这组静脉腔内压力偏低，并且没有瓣膜，血流缓慢，所以患者的咳嗽、打喷嚏、屏气等都有可能使胸腹腔的压力暂时升高，此时腔静脉系统正巧有瘤细胞栓的存在，则有可能通过其位于吻合支而逆流入脊椎静脉系统，因此即使在肺内还没有转移时，也可以出现颅脑的转移。由此可见，脊椎静脉系统在肿瘤血路转移中有其特殊的意义。动静脉侧支及淋巴管一静脉吻合支，是重要的血路转移的途径。由于淋巴系统和血液循环系统有着广泛密切的联系，在晚期患者淋巴转移和血路转移二者基本上是相通的，几乎是可以打破界限的，所以在理论上或在肿瘤的早期有淋巴转移和血路转移之分，晚期则没有什么明显的区别。

(2)血路转移的有关问题。

1)转移灶的形成与分布：肿瘤细胞随血液而带到全身各组织器官时，也不可避免地要受到局部环境的影响。因为瘤细胞能否在局部形成新的肿瘤，不但需要有良好的化学环境，同时还需要有足够的营养供给，另外还有肿瘤细胞对不同组织环境的亲和力和适应性，及免疫抗衡能力。所以如何看待和理解肿瘤转移灶的形成，不能单纯地强调血管分布而机械地去认识，而应当把它看作是一个非常复杂的生物过程。比如，不同类型的恶性肿瘤其转移的部位可有高度的选择性。以甲状腺癌和前列腺癌为例，机体许多恶性肿瘤容易发生肝和肺的转移，这是常见的转移部位。但是甲状腺癌和前列腺癌，却与众不同地常先发生骨转移。各种组织和器官有着相同的静脉血液营养系统，但转移灶却相差悬殊。即便在组织学上相同的恶性肿瘤也同样可表现出特有的个性特征。如大多数胃癌患者，比较容易发生后腹膜和肝脏转移，但个别患者仅发生卵巢转移，或先出现骨转移。恶性黑色素瘤常以体内广泛转移为特点，但是个别患者可以表现出在通常很少发生转移的部位，如心肌和乳房出现单纯孤立性转移灶，这是不能单纯用血管解剖学的理论来解释的。

2)血液中肿瘤细胞的数量：血路转移灶的建立需要有大量的肿瘤细胞，肉瘤 241 最低的限度需要 10 000 个瘤细胞，瑞士小鼠至少需要在静脉注射 75 万个瘤细胞转移灶方能成立。血液中肿瘤细胞的存在是肿瘤血路转移成立的物质基础，但是并非唯一的决定因素。转移灶的形成即决定血液中肿瘤细胞的存在数量，又与整个机体对肿瘤细胞的免疫防御功能有关。从临床预防转移的角度来说还是应尽力设法避免或者减少肿瘤细胞向血液中的扩散，这样更为正确。

3)微转移问题：微转移通常是指转移灶在萌发形成过程中的最早阶段。这时虽然肿瘤细胞被血液带到了某一组织器官，但是这时由于机体自身的防御性屏障的作用，肿瘤细胞尚处于休眠状态，还缺乏生长的能力，需要经历一个时期之后，在肿瘤细胞基本冲破机体防御性屏障时，才能开始生长。可以肯定，一个患者如果能在微转移灶时被诊断并进行治疗，其治疗效果肯定令人满意。但这种微转移灶不生长到一定的体积，临床上难以发现。一般认为，肿瘤转移灶的体积直径在 1 mm(估计含瘤细胞 1 000 000)以下者可称为微转移。现代瘤细胞生长动力学的观点认为，转移灶的体积越小，它所含生长部分的瘤细胞占群体中的比例越大。因此微转移对抗癌药物(抗代谢剂)越是敏感，治疗的效果也越好；临床对未发现明显转移的患者，可用化学药物和免疫治疗，以辅助手术治疗的效果，这样可望将微转移扼杀在形成的摇篮中，这对减少手术后复发和转移灶的形成，具有良好的重要作用。

4)癌细胞血症和白血病转移问题：癌细胞血症，是指癌症的患者的外周血液中出现大量癌细胞的现象。有时癌细胞可占血细胞的总数相当高的比例，有的高达 75%之多，与急性白血病的血常规极为相似，这种现象多见于恶性肿瘤患者，是全身性广泛转移的标志。

白血病的转移，也是血路转移为主的，但是属于癌转移中的特殊情况，因为白血病本身就是从全身造血组织弥漫发展，仅个别表现为局限性粒细胞肉瘤，相隔较长时间后开始出现明显的白血病表现。白血病细胞虽然也可称为癌细胞，但与其他癌细胞有明显的特殊性能，进入血液循环之中并由此而转移扩散，基本上是其固有的特殊属性。白血病细胞随血液循环无处不到，并且可以在任何组织间隙中弥漫性浸润，使许多器官表现出弥漫性肿大，如肺、肝、全身淋巴结等，是恶性肿瘤转移中最广泛弥漫的血路转移。

(3)血路转移中的特殊转移。

1)同一组织器官接纳两个不同的转移癌：这是一种罕见的转移现象，这种情况一般都是晚期恶性肿瘤广泛血路转移的表现。在这一特殊的转移现象中，通过尸体解剖发现，前列腺癌和肺癌在一个肾上腺内同时出现转移，结肠腺癌及肺癌都在肝脏及腰部淋巴结内发现，甲状腺内同时含有乳腺癌及结肠癌细胞，同一淋巴结内可含有直肠癌及前列腺癌的转移癌细胞，诸如这些现象虽然都是肿瘤晚期广泛转移的表现，但是它反映了肿瘤血路转移的复杂性和广泛性。

2)肿瘤向另一个肿瘤转移：随着肿瘤多原发灶理论的提出，临床上逐渐发现一个患者如果同时患有两个不同的或者相同的恶性肿瘤，或者在患恶性肿瘤的同时，身体内又有良性肿瘤时，转移的肿瘤既可以转移到恶性肿瘤中，又可以转移到良性肿瘤，并发展成为新的恶性肿瘤。恶性肿瘤作为接纳另一恶性肿瘤的场所，文献中以肾癌为最多，约占60%。其突出的特点是转移灶在肾内一般不侵犯其周围的正常肾组织，并且接纳转移的肾癌也没有转移出去。其他较容易接纳的恶性肿瘤有结肠癌、直肠癌、胰腺癌、胃癌、子宫内膜癌等。为什么肾癌对其他另一癌转移如此容易接纳，其机理目前尚不清楚。有人推测，可能是由于在肾癌组织中，糖原和脂质的含量较高，转移癌为寻找营养而来，并且这里正好为转移癌的生长提供了合适的条件。另一些人则认为，可能与肾癌中血管特别丰富及免疫因素有关，还可能与肾癌的早期尚未建立无氧酵解代谢等因素有关。

这一现象从中医学角度来分析能够得到很好的解释，中医学认为肿瘤发生的病理机制是“正气虚”，恶性肿瘤是“本虚标实”证，而肾为先天之本，患者发生了肿瘤，则其肾气必虚。虚则邪之所凑，相比较而言，肾为虚中之虚，病邪首先攻之而已。所以肾癌比较容易接纳另一癌转移。

3)向病变及损伤组织的转移：已经有某些病变的组织器官和曾有损伤的组织，无论是局部的生理功能和抵御外界侵袭的能力，都可能比其他正常组织要差些，因此在血路转移过程中这些组织和器官，可能为转移来的瘤细胞提供了更理想的着床及生长的条件。临床上这是值得引起重视的部位，因为这对新转移灶的寻找和检测具有指导方向的作用。甲状腺、结节性及地方性甲状腺肿、结核性甲状腺炎及纤维化，甲状腺囊性改变的区域，均较正常的甲状腺组织更易被血液中转移来的瘤细胞所侵犯。肺性骨关节病、骨性关节炎、瘢痕骨化区较正常骨组织对肿瘤细胞有更强的亲和力，曾接受放射治疗和软组织损伤的部位，也容易发生肿瘤。

4)经胎盘的转移：经胎盘转移是指已妊娠的肿瘤患者，肿瘤细胞经过胎盘血液循环被带到胎儿体内，并生长出同类肿瘤的现象。对已明确诊断已患有恶性肿瘤的患者，在积极治疗肿瘤的同时，最好不再受孕。已妊娠的肿瘤患者，为了未出生胎儿出生后的健康也应当及时终止妊娠，这是防止这种转移的上策。这种特殊的转移现象以恶性黑色素瘤最常见，其次是乳腺癌、胃癌和肺癌，大多数发生在有全身广泛转移的晚期肿瘤患者妊娠时。

总之，血路转移和淋巴转移有许多不同之处，既具有全身性广泛性的特点，似乎又具有高度选择性的倾向，加深对这些特殊转移现象的了解和认识，有益于对肿瘤转移规律的了解，更好地指导临床工作。

(四)特殊方式的转移

(1)种植性转移:种植性转移是指脱落的瘤细胞被种植于浆膜面所引起的转移。种植性转移,是腹腔、胸腔、颅腔脏器恶性肿瘤扩散转移的重要方式之一。原发于内脏的肿瘤当浸润到浆膜面时,随着肿瘤的不断生长,会不断有瘤细胞从原发灶脱落,脱入浆膜腔,而形成种植性转移。浆膜腔转移一旦成功,就可以由此引起连续不断地广泛播散。最常见的种植性转移,是腹膜、胸膜,偶尔可见于心包膜。在腹腔种植性转移中比较好发部位是大网膜、肠系膜小肠附着缘,以及腹腔任何早已存在的自然皱褶和隐窝处,这些天然的皱褶和隐窝容易使瘤细胞存留着床。

(2)自身种植性转移:自身种植性转移是指手术或者其他诊断治疗过程中,人为地(不自觉地)将原发灶的瘤细胞带到其他部位而发生转移的现象。如手术切除肿瘤过程中,因对肿瘤瘤体保护不够严密,手术者的手或者器械,不自觉地直接接触瘤体,此后在没有严格清洁处理和更换器械的情况下,又在其他部位操作,这均有可能将瘤细胞带到其他健康的组织内,形成新的转移灶。这种自身种植性转移,临床上并非少见,例如胃癌切除后早期复发灶,位于吻合口及体表皮肤吻合的针眼处,乳腺癌根治术后用大腿取皮修复创面,结果在取皮区出现癌转移灶,并且与原发灶组织学完全相符。尽管这种自身种植性转移是不自觉地,也是不愿意看到的现象,但在临床上却是十分普遍,具有广泛意义。如果经过医师的努力,这本是可以最大限度减少发生的,在临床上这一点非常重要。

(3)异体接种性转移:关于恶性肿瘤,到底能否发生接触性传染,是长期以来人们十分关心的问题。特别是与肿瘤患者和肿瘤标本有密切接触的患者家属、临床外科和病理科医师。由于手术中难免会有手套的破裂,和直接的接触标本,但是至今并没有因接触而发生种植性转移的报道。经试验证明,有较好的组织相容性,免疫功能低下者异体移植成功的可能性较大,但机体免疫功能正常时,即使有他人的癌细胞进入体内,一般也不会发生异体接种性转移。

(五)肿瘤的复发

恶性肿瘤复发是指已经确诊的恶性肿瘤,经过根治性治疗(包括手术、放射治疗、化学治疗或其他治疗)之后,在临床治愈的情况下,日后在原发部位及其周围或机体其他部位,又长出同样恶性肿瘤的现象。

(1)复发的原因:复发是临床上常见的现象,不但恶性肿瘤有复发,其他良性肿瘤亦可复发。复发的原因是多方面的,有局部的,也有全身的,有肿瘤本身原因,也有医源性的原因。最常见的复发原因,是肿瘤细胞的残留,如外科手术切除时由于种种原因切除不彻底,或浸润性肿瘤,组织间浸润肉眼分辨不清,使肿瘤细胞残留。放射治疗、化学治疗未达到足够的剂量,局部尚存在部分有活力的肿瘤细胞。再者就是因扩散和转移而隐伏的微小癌灶,在机体免疫防御能力降低的情况下,重新恢复其生长能力,出现原发部位以外的肿瘤,临床上称为转移性复发。

(2)复发的部位:肿瘤复发的部位,有局部复发、区域性和远处复发3种。局部复发指新发生的肿瘤在原来肿瘤的部位手术野或放射照射野,较常发生的部位是手术切口边缘和邻近的组织中,有时就发生在切口缝线处的疤痕上。深部脏器肿瘤,可发生在原肿瘤与周围器官组织有粘连的部位。区域性复发,淋巴汇流区之内的淋巴结内,或该区域手术范围内。远处复发,实际上也可以看作是远处转移。远处的复发,可发生在任何能够经过血路、淋巴路到达的部位,或通过浆膜面种植的部位。较常见的部位有肝、肺、骨、脑、锁骨上淋巴结、盆腔底或肋膈角等处的浆膜内。

(3)复发的时间:肿瘤复发的时间,临床上目前尚缺乏明确的界限划分,一般可分为三期,近期、中期和远期。近期是指在严格治疗(包括手术、放射治疗、化学治疗或其他治疗)结束后半年之内的复发。中期是指首次正规治疗结束后，半年以上～5 年之内的复发，多数患者发生在治疗 1～2 年之内。远期指治疗后 5 年以上的复发。

二、中医学关于肿瘤的论述

人类与各种肿瘤疾病的斗争，已有千余年的历史，如在埃及、古希腊、印度以及俄罗斯等国的古代文献中，都能找到有关肿瘤的记载。中医对肿瘤的论述要比其他国家又早 1 000 多年，认识之深刻，论治之详细，是古代任何一个国家都不能比拟的。公元前 5—3 世纪的医书《黄帝内经》，对肿瘤作了较为全面的阐述，为中医肿瘤病学的形成奠定了良好的基础。该书所记载的昔瘤、肠蕈、石瘕、积聚、 瘕、噎膈、反胃等病的症状与现在某些肿瘤的临床表现极为相似；同时，《黄帝内经》对某些肿瘤的病因病机已作了阐述，如其载曰："喜怒不适……寒温不对，邪气胜之，积聚已留。""隔塞闭绝，上下不通，则暴忧之病也。"说明了"七情"不适，"六淫"太过或不及，人体气血郁滞不通，均可导致积病的发生和发展。《黄帝内经》中还认为人体本身的亏虚，实乃积病发生发展的重要原因。这些论述为后世研究肿瘤病奠定了基础，其提出的"四诊八纲"是中医学各种诊断技术的基本核心，亦是对肿瘤进行辨证论治的基本手段。从"整体观念"的思想来认识肿瘤，用"辨证论治"的方法来治疗肿瘤，此是中医临证的传统特点。如《素问 · 疏五过论》谓："圣人之治病也，必知天地阴阳四时经纪；五脏六腑，雌雄表里，刺灸砭石，毒药所主；从容人事，以明经道，贵贱贫富，各异品理，问年少长，勇怯之理，审于分部，知病本始，八正九候，诊必副炎。"说明一个有修养的医师诊治疾病的时候，须知道自然界的变化，四时气候的影响，五脏六腑的相互关系，然后决定治疗方法。还要了解人事环境和生活的变迁，患者体质年龄的差别，个性不同等，因为这些都关系着病情及用药。通过对这许多情况的了解，再结合患者的气、色、脉、息，审查疾病的本末。对于肿瘤的治疗，要依据肿瘤的所属性质，症状特征，综合整体病态，辨别在气、在血、属虚、属实的不同，从而进行不同的处理。假如舍整体而只顾一些症状，专一用攻癌消瘤的方法，或舍症状而只以整体，纯施扶正的方法，都不能得到满意的疗效。由于肿瘤疾病变化多端，因此治疗方法也应多种多样，但必须遵守一个原则，即《素问 · 阴阳应象大论》所谓"治病必求于本"，就是对万绪纷然的疾病，用辨证的方法，以求得病因所在，而后确定治疗方针。《难经》继承和发展了《黄帝内经》的理论，归纳总结了某些肿瘤的生成原理，而且对内脏肿瘤的临床表现作了具体描述并予以区别。《难经 · 五十五难》载："气之所积名曰积，气之所聚名曰聚。故积者为五脏所生；聚者为六腑所成也，积者，阴气也，其始发有常处，其病不离其部，上下有所始终，左右有所穷处；聚者，阳气也，其始发无根本，上下无所留止，其痛无常处。故以是别知积聚也。"东汉张仲景著《金匮要略》，对某些肿瘤的临床症状进行了较明确的阐述，如其载曰："脉弦者虚也，胃气无余，朝食暮吐，变为胃反。"又曰："朝食暮吐，暮食朝吐，宿食不化，名曰胃反。"这两段描述"胃反"的症状均类似现代临床上胃窦部、幽门癌肿梗阻的症状。华佗在《中藏经 · 卷中 · 论痈疽疮肿》中明确谈到某些肿瘤病症的发生与脏腑功能失调，蓄毒体内，气不得流有关；认识到积病并非只因荣卫失调、气血不通的体表感受外邪所致，更重要的是人体内部脏腑功能失调，蓄毒不化而成。由此可见，我国古代医学对积病的发病机制的认识，不仅认为它是一种全身性疾病的局部表现，而且还认为它是一种以内因为主的发病机理。发展了《黄帝内经》中"邪之所凑，其气必虚"的病理学理论，证实"正气存内，邪不可干"理论的正确性。治疗方面，《三国志 · 华佗传》载有关于华佗用手术治疗"结积"的事迹，其云："若病结积在内，针药所不能及，当须刳割者，便饮其麻沸散，须一便于醉死，无所知，因破取，病若肠中，便断肠湔洗，缝腹膏摩，四五日差，不痛，人亦不自寤，一月之间即复矣。”华佗在1 700多年前所创造刳割疗法，可以说是开创了人类手术治疗内脏疾病的先河。李杲《脾胃论》认为：“人以胃气为本，……元气、谷气、荣气、卫气、生发诸阳之气，此数者，皆饮食入胃上行胃气之异名，其是一也。”泛言疾病的内因皆归咎于“脾胃气虚”，对指导肿瘤的临床治疗具有重要的意义。治癌之法，无非是一攻一补，寓补于攻，或寓攻于补，当视患者的胃气强弱而定。不过癌症患者多为老年，老年患者脾胃气虚者居多，加之此病为恶性消耗性疾病，其岂可专攻损正。故治癌症当以“扶正固本”为要法，“扶正固本”主要是扶脾胃之气，此虽不是惟一的治则，但对于延长病程是有效的治疗手段，可起到“留人治病” 的作用，能够为患者争取到更多的治疗时机，提高生存率。中医认为精神刺激，会影响到内脏的正常活动而产生病态或加剧病情，如《素问·阴阳应象大论》谓：“怒伤肝”“喜伤心”“思伤脾””悲伤肺”“恐伤肾”。所以临床必须通过恰当的护理工作来减轻或消除这种刺激。饮食调养，对于肿瘤患者亦很重要，《素问·藏气法时论》谓：“毒药攻邪，五谷为养，五果为助，五畜为益，五菜为充，气味合而服之，以补益精气。”这告诉我们药物主要是为了除去病邪，祛邪的东西对身体是不利的，必须利用五谷、五果、五畜、五菜等富有营养的食物来补益精气。如此则邪气得出，正气亦可早日恢复。从以上可以看出中医肿瘤学在《黄帝内经》时代已初步形成，对其病因病机、治疗法则均有了一定的认识，为后世中医肿瘤学说的形成、发展奠定了良好的基础。

三、中西医综合治疗恶性肿瘤的重要性及意义

(一)中西医综合治疗恶性肿瘤的必要性

恶性肿瘤是严重危害人民生命健康的常见病、多发病。恶性肿瘤正超越心脑血管病成为第1位人类致死原因。为此，恶性肿瘤的防治与研究正成为全世界医学工作者关注的课题。

中医学防治疾病的基本原则是“扶正祛邪”。所谓“正”即是指人体的“真气”或“正气”，相当于(或者说包涵，确切地说应是“大大地大于”)西医学中所指的机体免疫力。所谓“邪”是泛指一切致病因子的总称，相当于西医学中所称的病源、病因及环境因素，简称“邪气”。中医治疗肿瘤时，强调整体观念，即重视“祛邪”即祛除致病因子及影响因素，更重视“扶正”，就是要扶植和增强机体的免疫力或抵抗力；要求祛邪而不伤正，扶正而不留邪。这些观点与西医治疗肿瘤及其他疾病时都强调必须维护和增强人体免疫力的要求相一致。中西医综合治疗肿瘤两不相悖，可以兼收并蓄，相得益彰。

肿瘤的发生与发展，都因机体受到外源的化学的、物理的和生物的(病毒感染)致癌因子诱导，或自发地出现细胞突变，引起潜在的癌基因活跃，在体内免疫监视功能缺乏或不足时，未能及时消灭恶变的细胞和不能阻止其恶性增殖及扩散的情况下，致使生成的癌巢持续迅猛发展，直至危害生命。

中医学认为肿瘤是由三因(内因、外因、不内外因)引起邪入脏腑，在“正气”虚——机体免疫力(更确切一些，应为“机体整体功能”)低下或缺陷的状态下发生和发展的。由此看来，中医与西医对肿瘤发生与发展的认识，原则上是一致的，都认为机体的免疫力或正气(或者都认为是“机体的整体功能”)是决定能否生癌肿的重要因素，只有从根本上解决这个问题，癌肿才能有效预防及治愈。

目前西医学治疗肿瘤的原则是，首先要祛除或减少肿瘤给人体的负担和伤害，即是凡能行外科手术切除者，应尽快切除肿瘤，并廓清其转移病灶；暂时不能切除者，则采取抗癌治疗和(或)电

离射线(^{60}Co、直线加速器及“X”刀“γ”刀等)照射的积极保守治疗,以尽多地杀灭肿瘤细胞,减轻其对机体的损害。在切除肿瘤及使用化学治疗或放射治疗的同时和以后,都需要进行增强机体功能的治疗,应用包括免疫治疗在内的各种生物治疗。

因为肿瘤的发生与发展是因为机体的整体功能低下和不足,致使对肿瘤细胞缺乏强有力的免疫监视或杀灭,致使肿瘤细胞迅猛增殖和扩散侵害。另外,肿瘤抗原还易引起体内免疫抑制细胞的增生,以致进一步抑制机体产生免疫力,也就是说进一步降低“机体的整体功能”,“机体整体功能”的下降,又促使肿瘤发展,二者恶性循环。所以对祛除肿瘤与增强机体功能二者要同样重视,二者均不可偏废。这也比较吻合中医学治疗肿瘤的“扶正祛邪”原则。我们现在已经知道,即使是肿瘤已经被切除,虽然未见有转移或已将转移病灶全部廓清,但是肿瘤的复发率高达 2/3 以上,这是因为这些已经切除肿瘤的患者原生癌的因素仍然存在,细胞又会突变,在机体整体功能未被恢复而处于持续低下的状态,即使体内并无癌转移灶,也会自然重新复发癌症。这也佐证了肿瘤患者需要增强机体整体功能的重要性。而增强机体功能为中医学所擅长。

手术、放射治疗、化学治疗均可损伤机体的整体功能,并有不同程度的毒副作用;而中医在这一方面具有不可替代的作用。中西医综合治疗恶性肿瘤,是肿瘤治疗的必然发展趋势。

(二)中西医结合治疗肿瘤的意义

中西医结合治疗肿瘤学,是在传统肿瘤学和现代临床及实践肿瘤学的基础上发展而来的一门新兴科学。在方法学上,采用两种医学的优点,研究肿瘤的发生与发展,诊治与预防,融会贯通,以期获得肿瘤防治的最佳效果。

近 50 年来,我国中西医结合肿瘤防治研究事业已经取得了显著成绩。经过中西医综合治疗的肿瘤患者,多提高了疗效,延长了生存时间,改善了生存质量。中医药与手术、化学治疗、放射治疗配合,获得了提高患者身体素质、增强疗效、减轻毒副作用的治疗效果。大量的临床资料证明,用中西医结合方法防治肿瘤,是一种行之有效的手段,并将为攻克癌症造福人类作出积极的贡献。

恶性肿瘤是机体在各种致瘤因素长期作用下,某一正常的组织细胞发生异常分化和过度无限增生的结果,这种现象一旦形成,具有向周围组织乃至全身侵蚀和转移的特殊性,其生长变化快慢与机体免疫功能有关。

肿瘤是一类细胞增殖和分化异常的一类疾病,这些观点已经得到了理论和实践的证明。以诱导分化治疗思想为代表的新型治疗思维、方法不断出现,正是在这一理论指导下的发展。现在人们已经充分认识到肿瘤是人体内自身产生的一类疾病,不是像细菌、病毒那样外来侵入的疾病,所以其治疗方法也不能像对付细菌、病毒那样单纯地依靠杀灭来进行治疗,而应当以调整机体整体功能为主要治疗原则,以杀灭为辅助治疗方法来进行治疗,才能使肿瘤从根本上得到治愈。调整机体整体功能涉及机体自身功能及社会、心理等诸多因素,而兼顾这些因素的医学非中医学莫属。又因为肿瘤与机体整体功能之间,存在互相影响恶性循环之关系,故迅速杀灭肿瘤和减轻肿瘤负荷,也是十分必要的。而这种方法又是以西医学的手术、放射治疗、化学治疗等治疗方法为代表的。有鉴于此,中西医结合起来治疗恶性肿瘤,是非常自然的,是非常符合肿瘤病理机理的科学的治疗方法。

(李 非)

第二节　骨巨细胞瘤

骨巨细胞瘤是一种介于良性和恶性之间的中间性(半恶性或潜在恶性)骨肿瘤。病理上以多核巨细胞散在分布于圆形、椭圆形或纺锤形的单核基质细胞中为特征。本病在我国发病率较高。好发于20～40岁青壮年,绝大多数均发生在骨骺闭合之后,性别上无明显差异。好发部位,多为长骨的骨端,依次为股骨下端、胫骨上端、桡骨远端、胫骨下端、肱骨上端、股骨上端、腓骨上端。也可发生在骶骨、椎体和骨盆。一般为单发。

一、病因、病理

多数学者认为,骨巨细胞瘤起源于骨髓中未分化的间充质细胞。其主要结构为多核巨细胞和基质细胞。病理分级如下。

(1)Ⅰ级:基质细胞正常,有大量巨细胞(破骨细胞)。

(2)Ⅱ级:基质细胞较多,巨细胞数量减少,有向恶性转化趋势。

(3)Ⅲ级:以基质细胞为主,巨细胞数量很少,并有明显肉瘤证据。

二、临床表现与诊断

(一)临床表现

早期局部酸痛、钝痛,偶有剧痛及夜间痛,有压痛。逐渐出现肿胀或肿块。骨皮质变薄、膨胀后,有捏乒乓球样感。破入软组织后,肿胀增大,表皮发亮,皮肤温度升高,浅静脉怒张。如肿瘤内出血,则肿胀迅速增大。长骨骨端肿瘤的浸润反应,或使关节面塌陷、薄弱(很少穿破关节软骨)者,可造成关节功能障碍。有并发病理性骨折的可能。

发生于脊柱的骨巨细胞瘤,可压迫神经或脊髓,或椎体压缩性骨折,而引起相应的症状或截瘫。肿瘤位于骶骨者,可引起骶部疼痛、马鞍区麻木、大小便障碍,肛门指诊可扪及骶骨肿块。

影像学检查。①X线片:显示长骨骨端中央或偏心性溶骨性破坏,并侵及干骺端,向关节方向延伸,或完全破坏软骨下骨质。一般病变边界较清楚,呈膨胀性改变,骨皮质变薄,病灶周围常有薄层骨壳。病灶内呈肥皂泡样或"分叶状"改变。部分患者没有膨胀性改变。肿瘤突破骨皮质、进入周围软组织,则形成软组织内肿块阴影,多无骨膜反应;②CT及磁共振成像:前者对确定肿瘤边界,明确肿瘤与关节软骨及关节腔的关系和肿瘤侵犯周围软组织的程度很有帮助。后者是骨巨细胞瘤最好的成像方法,具有高质量的对比度和分析力。在显示任何骨外的侵犯及关节受累程度方面,具有优势。两者的检查,对早期发现肿瘤的复发,非常有用。

(二)诊断

(1)青壮年长骨干骺端疼痛、压痛、肿胀。

(2)X片示:长骨骨端溶骨性破坏,呈"分叶状"或"皂泡样"改变,骨皮质变薄膨胀,无骨膜反应。X片的这些改变,如果不是出现在骨端,或出现于骨骺尚未闭合期,则骨巨细胞瘤的诊断,应当怀疑。

(3)病理学检查有相应改变。

（三）鉴别诊断

1.动脉瘤样骨囊肿

多为 10～20 岁青少年发病，女性多于男性。囊肿可发生在任何骨骼，但多数发于长管状骨的干骺端，且多偏于骨的一侧。X 线片显示，病变区呈纯溶骨性破坏及膨胀的特征。囊腔充满血液。

2.骨囊肿

常见于儿童及青少年，男性多于女性，症状轻，生长缓慢。X 线片显示长管骨骨干或骨端有一透亮的病变区。骨皮质轻度膨胀，边界清楚，囊内充满液体。

三、治疗

骨巨细胞瘤的治疗，主要以外科手术为主，彻底清除病灶、重建骨骼、阻止恶化。化学治疗无效，放射治疗易发生肉瘤变。

一旦确诊，即行手术刮除加物理（液氮）、化学（如氯化锌）处理和松质骨或骨水泥填充。有报道，使用掺有甲氨蝶呤的骨水泥填充刮除后的瘤腔，可降低复发率。

肿瘤复发者，作广泛切除和大块骨或假体植入。恶变者，作广泛或根治切除或截肢。

（李　非）

第三节　良性骨肿瘤

一、骨瘤

骨瘤，生长慢，症状少，很少恶变。发病部位多在颅骨、上下颌骨和额窦、筛窦内。发生在颅骨上的可在颅骨表面触及坚硬的小丘状突起，无压痛；发生在上下颌骨上的瘤体大的，可使头面部不对称；发生在额窦或筛窦内的，可出现压迫症状，产生头痛、眩晕，甚至引起灶性癫痫。

X 线表现有两种类型：一种为骨皮质外或骨窦内有一呈圆形或椭圆形突起致密阴影，边缘清晰，无骨膜反应和软组织肿胀阴影。另一种是肿瘤骨密度低，周围有硬化带，瘤体常较大。

无症状、无畸形者不必处理。有压迫、有症状者可行手术切除。切除瘤体及其周围少许正常骨质，以防复发。

二、骨样骨瘤

骨样骨瘤是一种多发于青少年和成年长骨（如胫骨、股骨、肱骨）骨干的单一的圆形的病损，也可发生在股骨颈、转子间或距骨颈等部。主要症状是患部持续性钝痛，夜间加重。服水杨酸剂或非甾体抗炎剂可缓解，局部有压痛，或伴有红肿和肌萎缩等。

X 线表现，大多数在骨干皮质内，呈现小的圆形或椭圆形的透光区，直径很少超过 1 cm，称为瘤巢。周围常有硬化骨包绕，包绕的反应骨可以瘤巢为中心延伸数厘米。肿瘤发生在松质骨内者，也有小透光区，惟周围仅少许致密阴影。

诊断上，应与硬化性骨髓炎、局限性骨脓肿相鉴别。

手术完整切除瘤巢是极为有效的方法，可立即消除症状。术前应利用X线片、骨扫描、CT、血管造影等，将瘤巢准确定位，术中应探查肿瘤是否完整切除，如有残留，症状常可复发。周围的反应骨可自行吸收，不必切除。对于术后复发或手术有困难者，亦可采用药物代替手术，西药内服非甾体抗炎药；中药内服抵当汤加姜黄、血竭、炮山甲，局部外敷骨疽拔毒散。

三、骨软骨瘤

骨软骨瘤即外生性骨疣，是发生在骨表面的骨性突起，其顶端有软骨帽覆盖。可发于全身各骨骼，但在长骨的干骺端（股骨下端、胫骨上端、肱骨上端）最为好发，手足小骨也常见。肿瘤随人体发育而缓慢生长，当骨骺线闭合时生长即停止。分为单发性和多发性两种。确切病因不明。单发性者恶变率约为1%；多发性者约2/3有家族史，恶变率较单发者为高。

（一）临床表现与诊断

单发性骨软骨瘤，主要是在长骨的干骺端一侧有一硬性包块。多发性者，硬性包块广泛且相对对称。一般无压痛、无症状。偶因包块位于关节，可引起关节活动受限，或活动弹响、疼痛。也可因肿块压迫神经、血管或脊髓，而引起相应症状。有时可因外伤致骨软骨瘤蒂部骨折，而出现局部疼痛、肿胀。

X线检查显示长骨干骺端的一侧表面骨性突起，呈半球形或圆锥状，基底与骨质相连续，有蒂或无蒂，常沿肌腱、韧带牵拉方向生长。由于肿瘤表面有软骨帽覆盖，X线不易显影，所以X片显示的突出物比实际瘤体要小。软骨钙化后，其边缘可见点状或环状钙化影。

（二）治疗

无症状、缓慢生长（成年后停止生长）者，不需处理，可严密观察，定期检查；肿瘤过大、有畸形、疼痛或邻近关节活动障碍，有血管、神经压迫症状，以及生长迅速（或突然生长），有恶变倾向者，行手术彻底切除。多发性骨软骨瘤，难以做到全部切除，只能选择具有上述指征的肿瘤切除之。

四、内生软骨瘤

内生软骨瘤，又称孤立性软骨瘤。多发于手部的近节指骨，其次为掌骨、中节指骨及远节指骨，也可发生于足的管状骨。约1/4发生在四肢长管状骨，主要在肱骨和胫骨。临床一般无症状。但发生于指骨者，因位置浅表、骨的膨胀刺激，可引起局部肿粗、疼痛、压痛，或因病理骨折而引起疼痛。四肢长骨或躯干骨的内生软骨瘤，若出现疼痛，而无病理骨折，应高度怀疑恶变，转为软骨肉瘤。

X线表现：肿瘤多数位于骨的中心，为一边界清楚的溶骨区。有时夹杂有钙化斑块。骨皮质变薄，轻度膨胀。

综合临床表现，放射学检查和病理学特征，诊断内生软骨瘤不难。但临床须与多发性内生软骨瘤病、骨膜软骨瘤相鉴别。

多发性内生软骨瘤病发生在一骨多处或多骨多发，或同时发生于一侧上下肢，或两侧上下肢，并可有肢体短缩和弯曲畸形。

骨膜软骨瘤发生在长管骨的骨皮质上，X线显示，骨皮质表面有明显的软组织肿块阴影，边界清楚。并将骨质压成一浅表缺损，骨表面粗糙不平，髓腔内有硬化现象，病灶内有钙化点。

位于手部或长骨的内生软骨瘤，无症状者，可以暂不处理，也可行手术刮除肿瘤组织或加植骨。手术时最好将硬化边缘一并切除，残腔用乙醇、苯酚等处理，以减少复发。

有症状、生长快、体积大和躯干骨的内生软骨瘤，应怀疑有恶变可能，需行手术治疗。术前活检、明确诊断，以便决定手术措施。

对于复发的患者，需行广泛的切除、术后整个标本送病理检查。

（李　非）

第四节　原发性恶性骨肿瘤

一、骨肉瘤

骨肉瘤是原发于骨组织的最常见的恶性肿瘤，以能产生骨样组织的梭形基质细胞为特征，故又称为生骨肉瘤，成骨肉瘤。任何年龄均可发病，多见于青少年，男女之比为 2∶1，好发于长管状骨的干骺端（如股骨远端、胫腓骨近端、肱骨近端）。骨肉瘤分为原发和继发，前者指直接发病没有先前病损的，后者是在良性肿瘤或疾病基础上发生恶变或放射治疗后出现的。儿童和青少年患者约 93%是原发的，60 岁以上的患者约 1/4 为继发的。

（一）临床表现与诊断

1.临床表现

局部疼痛，日渐加重，呈持续性，活动后及夜间加剧。包块增长速度较快，有压痛、质韧硬，皮肤温度增高，浅静脉怒张，关节活动受限。诸症进行性加剧。全身消瘦、贫血、低热等。

（1）实验室检查：白细胞计数正常或升高，常伴有血红蛋白和红细胞减少，血沉增快，碱性磷酸酶增高，血清铜增高，锌降低。

（2）影像学检查。①X 线摄片：骨肉瘤的典型表现是溶骨和硬化。干骺端有偏心性溶骨破坏，边界不清，呈虫蚀状，骨皮质破坏。肿瘤突入软组织，可见骨外软组织块影，其基质多有不规则钙化和明显的骨膜反应。骨膜反应，具有特异性的表现是呈日光放射状和骨膜下三角状新骨（柯得曼三角），葱皮样变或骨膜增厚也是常见的表现。②CT 和磁共振成像：可更清晰地显示肿瘤骨的病变范围、软组织侵袭情况及肿瘤与主要血管的关系。后者还能更准确显示髓腔内浸润范围，有助于手术的设计。血管造影：在骨肉瘤的诊断上有如下意义：可以了解肿瘤的血管丰富程度、观察肿瘤的软组织浸润范围；判断肿瘤的血管来源，是动脉插管化学治疗必需的检查；化学治疗前后血管造影的对比可以作为评价化学治疗效果的重要指标；了解血管是否被推压移位或包绕；切除肿瘤时是否需要切除血管，并做修复的准备。

2.诊断

（1）长管骨干骺端持续性疼痛，进行性加重。包块增长较快，有压痛、局部皮肤温度增高、浅静脉怒张。

（2）血沉、碱性磷酸酶、血清铜增高，锌降低。

（3）X 线片显示，有骨肉瘤典型表现（溶骨、硬化、骨膜反应）。

（4）病理检查证实。

此外，本病肺部转移最常见，不可忽视。

3.鉴别诊断

(1)骨组织炎性疾病：如化脓性骨髓炎、干骺端骨结核等，虽有局部肿胀、发热、压痛、X线片显示骨质破坏和骨膜反应，但骨质破坏规则，骨膜反应鲜见柯得曼三角或日光放射状。

(2)骨巨细胞瘤：局部酸痛、钝痛、有捏乒乓球样感，X线显示溶骨性破坏呈“皂泡样”，少见骨膜反应(恶变者除外)，病理检查，可明确诊断。

(二)治疗

骨肉瘤恶性程度高，预后差，肺转移是其死亡主要原因。治疗目的是尽可能提高生存率。近年来所采取的总的治疗方案，是化学治疗加手术。术前大剂量化学治疗3～8周，然后手术根治切除，植入假体或截肢，术后继续化学治疗。间歇期应用中药辨证施治。

1.化学治疗

(1)甲氨蝶呤：及亚叶酸钙。甲氨蝶呤单次剂量3 g以上。

(2)阿霉素：为细胞毒性抗生素，是细胞周期非特异性药物。

(3)顺铂：能阻止细胞的丝状分裂。局部动脉灌注优于全身用药。卡铂毒性小可替代顺铂。

(4)异环磷酰胺：已取代环磷酰胺，需配合MESNA的尿路保护功能。

化学治疗宜采用大剂量联合用药，常用甲氨蝶呤、阿霉素、顺铂。

2.手术

(1)截肢和节段截除术：诊断确立，有截肢指征，条件差者，行截肢术；重要神经血管未受浸润者行节段截除术。

(2)保肢术：病程短，瘤体小者首选。术式有人工假体置换，适用于肿瘤周围软组织、肿块较小，周围重要神经血管未受浸润者，自体或异体骨关节移植(半关节移植适用于较小的关节)、肿瘤瘤段骨灭活再利用(适于年轻患者)。

3.中药

总的治疗原则，扶正祛邪以独参汤代茶频饮。再按具体情况，辨证用药。脾胃虚弱，纳谷不馨，脉虚苔少，治宜健脾胃助消化，方取六君子汤加炒谷麦芽、生山楂、鸡内金；气阴不足，口干咽燥舌光无苔，治宜益气养阴，方取生脉散加石斛、女贞子，全身低热者加白薇、白花蛇舌草、知母；气血亏虚，面白无华、神疲气怯，治宜气血双补，方取八珍汤加枸杞、女贞子；术前即有扩散或失去化学治疗、手术机会者，在上述辨证用药基础上加服六神丸或蟾酥丸。

二、软骨肉瘤

软骨肉瘤，是来源于有向软骨分化趋向的细胞。在恶性肿瘤中的发病率次于骨肉瘤。多发于30～60岁，男性多于女性。好发于长管骨的近心端及扁平骨(如髂骨、肩胛骨、躯干骨等)。分原发性和继发性两大类，前者多见，发病年龄较轻；后者可见于35岁以上的人，多由良性骨瘤或其他骨病恶变而来。按肿瘤部位，又可分为中央型和周缘型。前者发生于髓腔，破坏穿破骨皮质向软组织扩散，后者起于骨膜或发生于已存在的骨疣，侵袭骨皮质和软组织。

(一)临床表现与诊断

1.临床表现

可因发病部位而异：中央型以痛开始，表现为长骨干骺端间歇性钝痛，逐渐加剧，肿胀，病程较慢，持续1～2年，局部压痛、硬性肿块；周缘型以肿块开始，疼痛较轻，在软组织内形成硬性肿块与骨紧密相连。肉瘤位于骨盆者，可导致直肠、膀胱受压，而出现相应症状。恶性程度高者，病程短，症状重，可出现发热、功能障碍等。

影像学检查。①X 线表现：中央型可见髓腔扩大、内膜侵蚀，散在不规则钙化，骨皮质破坏，骨膜反应及新骨生成，出现柯得曼三角，或有软组织块影；周缘型以软组织块影为主，骨质外层呈凹陷缺损、边缘不齐，可侵入髓腔，也可见钙化影。继发性者，可见单发的骨软骨瘤出现溶骨性破坏，不规则的骨膜反应，有软组织包块及散在的不规则的钙化影；②CT：能显示肿瘤在骨和软组织中的范围；③ECT：可确定肿瘤边界，发现隐蔽病灶。

2.诊断

(1)成人发病。

(2)长管骨干骺端间歇性钝痛，逐渐加重，肿块较硬，逐渐增大，有压痛。

(3)X 线片显示：病变骨有不规则破坏区，界限不清，内有钙化，有骨膜反应。

(4)病理检查可确诊。

3.鉴别诊断

软骨肉瘤应与骨软骨瘤、骨巨细胞瘤相鉴别。

(二)治疗

以提高生存率、改善症状为目的。以手术配合中药治疗为主。放射治疗不敏感，可缓解疼痛。化学治疗效果不肯定。

1.手术

(1)肿瘤整段切除、大块植骨：广泛病灶内切除，残腔用苯酚、乙醇、液氮等化学药物处理。适用于中央型软骨肉瘤或四肢病变小，局限于骨内，恶性程度低者。

(2)人工关节置换：适用于近关节处，病变未浸润关节周围重要神经、血管者。

(3)截肢、关节离断：适用于病变广泛，侵及周围软组织多，与病变周围重要神经、血管粘连，组织化学检查恶性程度高者。

2.中药

参照骨肉瘤辨证遣方用药。

三、骨纤维肉瘤

骨纤维肉瘤是发生于骨内纤维结缔组织的恶性肿瘤。始于髓腔者多，称为中心型；始于骨膜者少，称为周围型。发于正常骨者为原发性，临床多见。约有 30%继发于某些骨病如纤维异样增殖症、动脉瘤样骨囊肿、畸形性骨炎、慢性骨髓炎、复发的骨巨细胞瘤等。好发于 30～60 岁的成年人，男女发病率相同。多见于长管骨的干骺端，骨干也有发病。

(一)临床表现与诊断

1.临床表现

患处疼痛，但较轻。可有肿胀、包块、活动受限。病程长，发展慢，就诊晚，甚至发生病理骨折或肺转移体征时方才就诊。全身可出现贫血、消瘦。

X 线表现：中心型者在长管骨干骺端或骨干中心呈单个囊状溶骨性破坏区，或呈斑片状、虫蚀样、筛孔样溶骨性破坏区，边缘不清，破坏区内可见残留骨。很少有骨膜反应。周围型骨纤维肉瘤，可见较大的软组织肿块阴影。骨皮质破坏多局限在一侧。若已侵入髓腔，可出现虫蚀样或不规则的囊性骨缺损。

2.诊断

(1)成年人长管骨局限性疼痛、肿胀、包块和活动受限,病程长,呈缓慢性进行加重。

(2)X线显示:长管骨干骺端或骨干有一呈中心性或偏心性囊状溶骨破坏区,或见一侧骨皮质受压、侵蚀,破坏及骨旁软组织肿块。

(3)病理学检查,可明确诊断。

3.鉴别诊断

须与骨巨细胞瘤、纤维异样增殖症、网织细胞肉瘤相鉴别。应通过病理学检查。

(二)治疗

骨纤维肉瘤,除好发生肺转移外,常转移到其他内脏及局部淋巴结,因此,治疗方法与骨肉瘤基本相同。术前全身大剂量化学治疗或介入治疗,再行手术彻底切除,术后继续化学治疗,并辅以中药内服。

1.手术

对分化较好者做根治性局部切除并重建;对分化差者,作截肢或关节离断。截除后,可于局部复发,须再行手术。

2.中药

参照骨肉瘤辨证用药。

(李　非)

第五节　转移性骨肿瘤

转移性骨肿瘤,属于继发性恶性骨肿瘤,是由骨以外器官、组织的恶性肿瘤(大部分为癌,少数为肉瘤)通过血液循环或淋巴系统转移到骨骼所产生的。每一种恶性肿瘤都可以转移到骨骼,但乳腺癌、前列腺癌、甲状腺癌、肺癌、宫颈癌等的骨转移率位于首列。多发于40～70岁,男女之比约为2.6∶1。好发部位为躯干骨和四肢骨的近心端,如脊柱、骨盆、股骨上端等。

一、临床表现与诊断

(一)临床表现

近半数患者有原发肿瘤的病史和体征,数月或数年后出现转移症状。主要表现为骨骼局部及其周围的疼痛,或反射痛,早期较轻,为间歇性,随着病变进展,疼痛进行性加重,并转为持续性剧痛,以夜间为甚,制动无效,麻醉药仅能暂时缓解。可有直接和间接压痛,功能受限。发于浅表部位的转移瘤,较少见,局部可有肿胀或肿块及皮肤温度升高。有原发癌症状者及骨转移癌晚期患者,常有严重贫血、消瘦、低热、乏力、甚至恶病质体征。约1/4患者并发病理骨折,有明显骨折征。脊柱转移瘤发生压缩性骨折者,常压迫神经根、脊髓引起神经根刺激征或瘫痪。

影像学检查。①X线片:显示为溶骨型、成骨型、混合型3种改变。溶骨型改变最多,表现为虫蛀样、穿凿样溶骨破坏灶,界限不清,边缘不规则,周围无硬化。可一骨一灶、一骨多灶和多骨多灶。无骨膜反应。多数无软组织块影;成骨型改变,表现为不规则的斑点状、片状致密灶,甚至为象牙质样,骨小梁紊乱、增厚、粗糙。受累骨体积可增大;混合型改变,为同时见到以上两种改变。脊椎转移瘤多发生在椎体，很少发生在附件如棘突等，常在合并病理骨折后发现，表现为椎体压缩破坏，但椎间隙保持完整；②ECT：对骨转移的诊断非常重要，不易漏诊，可早期发现病灶及其大小。但必须排除假阳性（骨盆转移癌，ECT 浓聚区与排泄到膀胱的药物重叠，常不准确）；③CT 及磁共振成像：均可显示骨的细微破坏及软组织情况。

实验室检查。①血常规：血红蛋白、红细胞数减少、白细胞可升高；②血沉增快；③血浆蛋白降低、清蛋白与球蛋白比例倒置（是转移瘤、骨髓瘤的特点）；④血清钙：溶骨性转移时升高；⑤血清碱性磷酸酶：成骨性转移时升高；⑥血清酸性磷酸酶：晚期前列腺癌转移时升高。

（二）诊断

（1）有恶性肿瘤病史。

（2）躯干或四肢近心端骨骼疼痛、进行性加重、夜间明显、活动受限、或有肿胀、包块。

（3）影像学检查有肿瘤转移征象。

（4）病理学检查，可基本明确诊断。

（三）鉴别诊断

1.与原发性骨肿瘤鉴别

原发性骨肿瘤，一般均为单发病灶、骨膜反应明显，侵入软组织则形成肿块、X 线有块影、全身情况相对较好；转移性骨肿瘤，病灶常为多发，无骨膜反应，肿块及块影少见，全身情况差。

2.根据不同类型与下列疾病鉴别

（1）溶骨型：需与骨髓瘤、纤维肉瘤、甲状旁腺功能亢进等相鉴别。

（2）成骨型：需与骨肉瘤、尤文肉瘤、骨样骨瘤、硬化性骨髓炎、骨硬化症、石骨症等相鉴别。

（3）脊椎转移瘤：需与老年性骨质疏松症、骨髓瘤等相鉴别。

二、治疗

以延长生命、缓解症状、减轻痛苦、提高生活质量为目的。以姑息疗法为主。必要和可能时，结合手术治疗。

（一）非手术治疗

1.止痛

可按新癀片、意施丁——曲马多、阿可达——美施康定、吗啡三级依次用药。配合骨瘤散（经验方：雄黄、生南星、芒硝、血竭、干蟾皮共研末）局部外敷。患肢适当制动或固定。

2.中药内服

（1）独参汤：代茶频饮。

（2）蟾酥丸：日服 2 次，每次 3 丸。或六神丸日服 2 次，每次 10 丸。

（3）根据全身情况，辨证用药，参照骨肉瘤。

3.放射治疗

对单发或 2～3 个病灶作放射治疗，能减轻疼痛，使瘤块缩小，破坏区修复。

4.激素

可作辅助治疗。乳腺癌骨转移用睾酮，前列腺癌骨转移用求偶素，子宫和卵巢癌骨转移用睾酮，甲状腺癌骨转移用三碘甲状腺氨酸钠，肾癌骨转移用大量黄体酮或睾酮。

5.化学治疗

根据不同的原发癌选用以下方案或药物。

(1)乳腺癌骨转移:AC或FAC方案。

(2)肺癌骨转移:VAP或MCC方案。

(3)前列腺癌骨转移:AMF方案。

(4)甲状腺癌骨转移:环磷酰胺,丝裂霉素C。

(5)肾癌骨转移:长春花碱。

(6)胃癌骨转移:氟尿嘧啶、丝裂霉素C、喜树碱合用。

(7)食道癌骨转移:氟尿嘧啶、争先霉素。

(8)肝癌骨转移:氟尿嘧啶、丝裂霉素C、噻替派。

(二)手术

能改善预后,延长生命。但必须在能够耐受手术并预计术后能存活2个月以上者方可考虑施行手术,切除原发病灶;对合并长骨干病理骨折者,作髓内针内固定;股骨颈骨折,行股骨头切除,人工股骨头置换;脊柱骨折并发截瘫者、行椎板减压。术前放射治疗及术前术后上述的中药、化学治疗均需继续应用。

(李 非)

第六节 骨的瘤样病损

一、骨囊肿

骨囊肿,是骨的囊状病变。又称孤立性骨囊肿、单纯性骨囊肿、真性骨囊肿。是一种较常见的良性骨瘤样病损。多见于青少年,男女之比为2∶1,好发于长管骨干骺端,以骨干、肱骨上端、股骨上端、胫骨上端和桡骨下骨多见。病因和发病机理未明,多倾向于静脉梗阻,导致骨内压力增高所致。另据骨囊肿内液的生化研究,骨吸收因子(前列腺素、白细胞介素-1、胶原酶等)在骨囊肿形成中有协同作用。病变多起始于骺板附近,逐渐膨胀,占满整个干骺端和骨干的一部分,内侧骨密度被吸收,外侧的骨膜反应盖住病损。易发生病理骨折。骨囊肿成熟后停止生长。有学者认为本病有自限性和自愈性。

(一)临床表现与诊断

1.临床表现

一般无明显症状,或仅有局部隐痛、酸痛及轻压痛。包块或肥厚少见。生长缓慢。多由病理骨折就诊。

(1)X线检查在骨端有椭圆形囊状透明阴影,呈单房或多房性,边缘清晰、内无钙化点、周围骨质膨胀变薄,无骨膜反应。合并病理性骨折,可出现“冰裂样”改变。

临床分为活动期和静止期。活动期患者,年龄多在10岁以下,囊肿与骨骺板接近,距离<5 mm。病变正处在不断发展、膨胀过程中,任何治疗方法都容易复发;静止期患者年龄多在10岁以上,囊肿距骺板较远,>5 mm。病情稳定。

(2)病理学检查:囊内穿刺可抽出透明或半透明的黄色略带血红液体,腔壁有薄层纤维膜。

2.诊断

(1)青少年长管骨干骺端发病。

(2)病变骨骼隐痛,或有病理骨折征。

(3)X 片显示,骨端有椭圆形囊状透明阴影。

(4)病理检查确诊。

3.鉴别诊断

(1)动脉瘤样骨囊肿:多为偏心性生长,病灶内可见斑片状或点状钙化。有中度侵蚀性,可穿破骨皮质包壳,边缘不清呈虫蚀状,骨皮质膨胀如气球状。可穿刺出新鲜血液,穿刺时有搏动感。

(2)骨巨细胞瘤:多见于 20 岁以上的成年人,好发于股骨远端及胫骨近端。多为偏心性,呈多房状或泡沫状。有一定的侵蚀性,可穿破骨皮质、累及骨骺。

(二)治疗

以彻底清除病灶,消灭囊腔,防止病理性骨折和畸形,恢复骨的坚固性为治疗目的。对于儿童及 X 片证实为活动期的骨囊肿、首选非手术治疗;有病理骨折者,按骨折的治疗原则处理。等待骨折愈合后,如果囊肿仍存在,根据情况可作非手术或手术治疗;对于成人及静止期骨囊肿,首选手术治疗;对囊腔大、已有畸形者应积极手术治疗。

1.非手术治疗

(1)囊内注射疗法:穿刺抽出囊内液体后注入甲泼尼松,剂量按年龄或囊肿大小决定。一般为 25～100 mg。隔月拍 X 片,以观察囊肿是否被吸收,如无愈合迹象,可 2 个月重复治疗 1 次。

(2)中药内服:以活血攻坚利湿的原则,方取补阳还五汤加三棱、莪术、水蛭、茯苓、泽泻等。

(3)经皮环形钻孔:降低囊肿内压力,或用石膏固定,定期摄片观察,决定下一步处理。

2.手术治疗

一般采用囊肿刮除植骨。股骨上端,病变范围大,有髋内翻或髋外翻者,行截骨、病灶清除加植骨内固定。

二、骨纤维异样增殖症

纤维异样增殖症,是骨骼内的骨结构被增殖的纤维组织所替代的一种病变,又名纤维结构不良。确切的病因未明,可能是先天性骨发育异常,或骨形成障碍,也可能与内分泌有关。临床并不少见,多发于青少年和中年,男女比例为(1∶2)～3。可分为单发性和多发性,单发者多见,病变多位于股骨、胫骨、肋骨和颅面骨;多发者少见,病变多偏于一侧肢体。多骨发病合并内分泌紊乱者,又称奥耳布赖特综合征,绝大多数为女性。

(一)临床表现与诊断

1.临床表现

患处不适,酸痛,轻微疼痛,压痛,或有肿胀。不同发病部位,可有不同的畸形。四肢长骨受累,多有弓状弯曲或内外翻畸形,肋骨受累则胸廓不对称,颅面骨受累可出现额部突出的特殊面容。约 85%患者发生病理性骨折,有的在同一部位多次骨折。一侧多骨发病合并内分泌紊乱(奥耳布赖特综合征)者,除多发性纤维异样增殖的骨质改变外,可有皮肤色素沉着呈棕色或棕黄色斑,或典型的牛奶咖啡斑和性早熟。

(1)X 线片显示:受累骨骼变粗、骨皮质菲薄,髓腔内有一模糊的密度减低区,呈磨砂玻璃样,其中可见不规则的骨纹理,病变周围界限清楚,无骨膜反应。有时为局限灶,有时波及整个长骨。

股骨上端的病变，可使股骨颈弯曲似镰刀状，称为“牧羊杖”畸形。单发病灶分局限性和广泛性。局限性病变仅发生在干骺端，如股骨近端的干骺端；广泛性病变常侵犯长骨的一端或大部分。多发性者常累及邻近数骨。颅骨受累者，颅底骨致密，枕、颞骨变形，呈致密与疏松相混的阴影。

(2)病理检查：病损呈膨胀性，外有完整的包膜。病灶内灰红色、柔软，或灰白色、坚韧，有的有沙粒感，有的坚如象牙，有的有透明软骨，有的有囊性改变，内含浆液、血液。

2.诊断

(1)中青年发病，局部轻度疼痛，骨骼畸形。

(2)X线显示：髓腔内膨胀性密度减低区，呈磨砂玻璃样，边界清楚，无骨膜反应。

(3)病理检查证实。

3.鉴别诊断

(1)单发型：应与骨囊肿、内生软骨瘤、骨巨细胞瘤相鉴别。

(2)多发型：应与甲状旁腺功能亢进相鉴别。后者可引起广泛的骨质改变，畸形明显，全身骨质脱钙，无新生骨或硬化，血清钙增高，血清磷降低，尿中的钙磷均增加，心率快、手细颤等。

(二)治疗

对于大多数单发型无症状、无严重畸形、无潜在骨折危险、儿童患者和多发性纤维异样增殖症，应密切观察病情变化，注意保护患肢。可配合中药内服。

内服中药：以活血和营、益肾壮骨为原则，方用补阳还五汤加龟胶、鹿胶、人参、枸杞、淫羊藿、丹参。

手术主要适用于成人单发性纤维异样增殖症。行病灶刮除或切除、植骨；病变在长管骨者，可作节段截除；骨骼上端病变广泛伴有严重畸形者，行截骨、刮除、矫形、植骨。多发性者，少数作局部手术治疗。并发病理性骨折者，先处理骨折，待骨折愈合后再行手术。

(李　非)

第七节　肿瘤常见并发症

一、便秘

(一)概述

便秘是正常饮食下排便次数<3次/周或排便间隔时间>3天，粪便干结，排出困难，甚至导致腹胀、腹痛等症状。习惯性便秘主要是生活、饮食及排便习惯的改变以及心理因素等原因导致，治疗效果往往较差。器质性便秘是指由于脏器的器质性病变(如消化道疾病、内分泌代谢疾病、药物及化学品中毒、神经系统疾病等)所致的便秘。

各国关于便秘的调查资料显示，美国人群中便秘患病率的范围在2%～28%，我国北京、天津和西安地区60岁以上老年人慢性便秘比率高达15%～20%。便秘患者会因年龄的增长而增多，且在所有年龄组的人群中，女性患者比男性患者多。便秘也是癌症患者常见的症状之一，严重影响患者的生活质量。据国外对疗养院中癌症患者接受便秘活性药物治疗情况的研究表明，70%～100%患者的便秘需要接受治疗。

（二）病因、病机

1.西医

（1）肿瘤本身的影响。①肠道肿瘤：直肠癌、结肠癌最多见，由于肠道本身病变或腔内阻塞，使肠内容物通过受阻，以致到达直肠的粪便很少，不能触发排便反射而引起便秘。②肠外压迫：腹盆腔内体积较大的肿瘤、腹腔内转移淋巴结等造成肠外压迫而引起便秘。③肿瘤浸润：当肿瘤侵犯腰椎引起脊髓损伤或当肿瘤浸润腰骶丛神经致神经受损时，可致排便动力减弱，同时传导神经受损，便意冲动不能传至大脑产生排便反射，而使大便滞留引起便秘。

（2）肿瘤间接因素的影响：①进食过少或饮食过于精细，纤维素含量不足，对肠道运动的刺激减少。②病情重，长期卧床，慢性消耗、营养不良或衰老体弱等，尤其是晚期癌症患者卧床时间太久，进食、饮水相对减少，导致活动减少，肌肉萎缩或肌力减退，致肠蠕动减慢，亦是导致便秘的重要原因。③术后并发症：如肠粘连、瘢痕狭窄。④心理因素：恶性肿瘤加重自主神经功能紊乱，影响胃肠道的运动和内分泌功能，导致胃肠动力性疾病和功能紊乱；同时，消极心理也可影响食欲，患者进食减少，排便反射减弱，从而引起便秘。⑤代谢紊乱，如低血钾、高血钙等。

（3）与治疗有关的因素。①阿片类止痛药：癌症患者止痛药物的应用是引起便秘的重要原因之一。阿片类药物在产生镇痛作用的同时，使胃肠道的平滑肌痉挛，引起胃排空延迟，粪便在结肠停留时间过长，水分过度吸收，并可使胃肠道腺体分泌减少，粪便硬结。再者，阿片类物质有很强的中枢抑制作用，使得排便反射不敏感，引起便秘。②具有自主神经毒性的化学治疗药物：最常见的化学治疗药物为长春碱类、鬼臼毒素类，由于神经系统的毒性，引起便秘，甚至麻痹性肠梗阻。③中枢性止吐药的应用：化学治疗时为了预防和治疗恶心、呕吐而常规应用 5-HT_3受体拮抗剂等止吐药，可抑制胃肠蠕动导致便秘。④其他药物：有些便秘患者长期过量服用泻药，引起肠道黏膜的损害、结肠平滑肌萎缩和神经损害，同时肠道对泻药的敏感性减弱，形成对泻药的依赖性和耐受性，最终导致严重的便秘。此外，某些药物如铋剂、制酸剂、抗抑郁药、抗胆碱能药等均可引起便秘。

2.中医

便秘是由多种原因导致大肠传导功能失常所引起，与肺、脾、胃、肝、肾等脏腑的功能失调有关，其中又以肺、脾关系最为密切。对于肿瘤患者，其主要病因病机如下。

（1）素体阳盛，过食醇酒厚味，过食辛辣，或热病之后，余热留恋，或过服热药，均可致肠胃积热，耗伤津液，肠道干涩失润而致。

（2）忧愁思虑，或抑郁恼怒，肝郁气滞；或久坐少动，气机不畅，均可使腑气郁滞，通降失常。

（3）年老体弱，素体阳气不足，或久病产后，正气未复，均可导致气虚阳衰，气虚则大肠传导无力，阳虚则肠道失于温煦，便下无力，使排便时间延长。

（4）罹患肿瘤，久病之后，阴血虚少；或失血夺汗，伤津亡血；或年高体弱，阴血亏虚；均可导致阴亏血少，血虚则大肠不荣，阴亏则大肠干涩，肠道失润，大便干结。

（5）化学治疗药多为苦寒之品，脾胃受损，运化失司，升降失常，出现便秘；阿片类药物性温燥，辛香走窜，导致气血运行紊乱，诸燥丛生，阻遏或扰乱人体阳气的运行，尤其是引起大、小肠气机不畅，导致便秘。

总之，便秘的病性，可概括为寒、热、虚、实四个方面。燥热内结于肠胃者，属热秘；气机郁滞者，属实秘；气血阴阳亏虚者，为虚秘；阴寒积滞者，为冷秘或寒秘。四者之中，又以虚实为纲，热秘、气秘、冷秘属实，阴阳气血不足的便秘属虚。而寒、热、虚、实之间，常又相互兼夹或相互转化。

但对于癌症患者便秘的病机特点，以虚为主，虚实夹杂，气、血、痰、瘀、虚兼夹为病。

（三）诊断评估

1.诊断依据

正常饮食下排便次数小于3次/周或排便间隔时间大于3天，粪便干结，排出困难，或欲大便而艰涩不畅，甚至导致腹胀、腹痛，多伴有口臭、纳差，神疲乏力、头晕目眩、心悸等症。

2.评估方法

具体评估包括病史、体格检查、实验室检查、影像学检查和特殊检查方法。

（1）病史。详细了解病史，主要注意以下内容：①有无报警症状（如便血、贫血、消瘦、发热、黑便、腹痛等）。②便秘症状特点（便次、便意、是否困难或不畅以及粪便性状）。③伴随的胃肠道症状，如口苦、腹胀、恶心、呕吐等。④和病因有关的病史，如肠道解剖结构异常或系统疾病及药物因素引起的便秘。⑤精神及心理状态，以及社会因素。

（2）一般检查方法。①肛门直肠指检有助于了解粪便嵌塞：肛门狭窄、痔或直肠脱垂、直肠肿块及外来压迫，肛门括约肌痉挛等。②血常规：便常规、粪便隐血试验是排除结、直肠、肛门器质性病变的重要而又简易的常规检查方法。必要时进行有关生化和代谢方面的检查。③腹部平片可有助于确定肠梗阻的部位：对假性肠梗阻的诊断尤有价值。钡剂灌肠适用于了解钡剂通过胃肠道的时间、小肠与结肠的功能状态，亦可明确器质性病变的性质、部位与范围。此外，可根据临床估计器质性病变部位的高低，选用直肠镜、乙状直肠镜或纤维结肠镜进行检查。

（3）便秘的严重程度：可将便秘分为轻、中、重3度。轻度指症状较轻，不影响生活，经一般处理能好转，无需用药或少用药。重度指便秘症状持续，患者异常痛苦，严重影响生活，不能停药或治疗无效。中度则鉴于两者之间。

（4）便秘的类型。

1）慢传输型便秘：①常有排便次数减少，少便意，粪质坚硬，因而排便困难。②肛直肠指检时无粪便或触及坚硬的粪便，而肛门外括约肌的缩肛和力排功能正常。③全胃肠或结肠通过时间延长。④缺乏出口梗阻型便秘的证据。

2）出口梗阻型便秘：①排便费力、不尽感或下坠感，排便量少，有便意或缺乏便意。②肛直肠指检时直肠内存有不少泥样粪便，力排时肛门外括约肌呈矛盾性收缩。③全胃肠或结肠通过时间显示正常。④肛门直肠测压时显示力排时肛门外括约肌呈矛盾性收缩等，或直肠壁的感觉阈值异常。

3）混合型便秘：具备以上慢传输型和出口梗阻型的特点。

（四）辨证分型

1.肠胃积热

大便干结，腹胀腹痛，口干口臭，面红心烦或有身热，小便短赤，舌红苔黄燥，脉滑数。

2.气机郁滞

大便干结，或不甚干结，欲便不得出，或便而不爽，肠鸣矢气，腹中胀痛，嗳气频作，纳食减少，胸胁痞满，舌苔薄腻，脉弦。

3.阴寒积滞

大便艰涩，腹痛拘急，胀满拒按，胁下偏痛，手足不温，呃逆呕吐，舌苔水滑，脉沉弦。

4.脾肺气虚

排便费解，但便不干硬，用力努挣则汗出短气，便后乏力，面白神疲，肢倦懒言，舌淡苔白，脉弱。

5.血液亏虚

大便干结，如羊屎状，面色无华，头晕目眩，心悸气短，健忘，口唇色淡，舌淡苔白，脉细。

6.阴津不足

大便干结，如羊屎状，形体消瘦，头晕耳鸣，两颧红赤，心烦少眠，潮热盗汗，腰膝酸软，舌红少苔，脉细数。

（五）西医治疗

1.治疗原则

（1）调整患者的精神心理状态，推荐合理的膳食结构，建立的正确的排便习惯。

（2）对有明确病因的治疗原发病。

（3）需要长期应用通便药物的应合理使用泻剂。

（4）外科手术应严格掌握适应证，并对手术的疗效作出客观预测。

2.治疗

（1）一般处理：帮助患者充分正确认识导致便秘的因素，消除精神紧张情绪，建议增加饮水量和体力活动量，指导患者养成良好的排便习惯。

（2）调整膳食结构：摄入一定量的纤维素及粗纤维食物或流质，减少高脂肪、高蛋白食物。可加快肠道传输，使排便次数增加，必要时可补充膳食纤维制剂，应注意大剂量的膳食纤维制剂可导致腹胀，可疑肠梗阻者应禁用。

（3）治疗原发病，必要时停用导致便秘的药物。

（4）合理应用药物治疗。

1）微生态制剂：调节肠道菌群，同时可产生有机酸促进肠蠕动，抑制腐败菌生长，防治肠麻痹。常用药物有双歧杆菌-嗜酸乳杆菌-肠球菌三联活菌（培菲康）、地衣芽孢杆菌活菌（整肠生）等。

2）促胃肠动力药：包括甲氧氯普安（胃复安）、多潘立酮（吗丁林）、西沙必利、莫沙必利。其中西沙必利为非选择性 5-HT_4受体激动剂，通过兴奋胃肠道胆碱能中间神经元及肌间神经丛的5-HT_4受体，促进乙酰胆碱的释放，发挥促胃肠动力作用。目前最新的胃肠动力药为替加色罗和伊托必利，分别为 5-HT_4受体部分激动剂和多巴胺受体阻滞剂。

3）泻药的应用。①润肠性泻药包括蜂蜜、食用油及多库酯类药物，以及液状石蜡、开塞露、甘油灌肠剂等外用肛门栓剂。这类泻药能润滑肠壁、软化大便，使粪便易于排出。液状石蜡，常用量为 10～20 mL，宜睡前服用，但长期服用可干扰维生素 A、维生素 D、维生素 K 以及钙、磷的吸收。②容积性泻剂通过吸水后增加大便容积及肠内渗透压，增强导泻的效果。如欧车前、硫酸镁、硫酸钠（芒硝）、甲基纤维素和麦麸等。③刺激性泻药直接刺激肠壁，使肠蠕动加强，从而促进粪便排出。蒽醌类包括大黄、番泻叶、芦荟等；双苯甲烷类如酚酞、果导、蓖麻油。长期应用此类泻药可引起水样腹泻、腹痛、水电解质紊乱、变态反应和肝毒性反应、结肠黑变病，临床上大多限用或禁用。④渗透性泻剂通过大分子物质，在肠道内形成高渗环境，吸收大量水分使肠中容积增加，促进排便。如聚乙二醇、乳果糖、山梨醇、甘露醇等。

4）灌肠：可用温肥皂水灌肠，促进粪便的排出。

（5）手术治疗：针对器质性病变以及功能性出口处梗阻性疾病选择相应术式进行手术治疗，消除产生便秘的原因，从根本上治疗便秘。

(六)中医治疗

1.治疗原则

便秘由多种原因引起,应根据不同的病因病机与临床症状辨证论治。首先应分清虚实,进而采用不同的治疗方法。实证有热结、气滞,虚证有气虚、血虚、阳虚等。实证当以泻为主,虚证当以温养为主,同时配合行气之品,避免单纯运用通下之法。

2.辨证用药

(1)肠胃积热。

1)临床表现:大便干结,腹胀腹痛,口干口臭,面红心烦或有身热,小便短赤,舌红苔黄燥,脉滑数。

2)治法:清热润肠。

3)方剂:麻子仁丸(《伤寒论》)。

4)药物组成:麻仁、酒军、枳实、厚朴、杏仁、白芍、甘草。

5)辨证加减:若津液已伤,虚实夹杂,可加增液汤养阴生津,或以新加黄龙汤加减泄热通便,滋阴益气;若兼郁怒伤肝,易怒目赤者,加服更衣丸以清肝通便;若饮食积滞,湿热内生,可用枳实导滞丸和木香槟榔丸消滞利湿,泄热通便;若燥热不甚,或药后大便不爽者,可用青麟丸以通腑缓下,以免再秘;若兼痔疮、便血,可加槐花、地榆以清肠止血;若热势较盛,痞满燥实坚者,可用大承气汤急下存阴。

(2)气机郁滞。

1)临床表现:大便干结,或不甚干结,欲便不得出,或便而不爽,肠鸣矢气,腹中胀痛,嗳气频作,纳食减少,胸胁痞满,舌苔薄腻,脉弦。

2)治法:顺气导滞。

3)方剂:六磨饮子(《世医得效方》)。

4)药物组成:木香、乌药、酒军、枳实、沉香、槟榔、柴胡、白芍。

5)辨证加减:若腹部胀痛甚,可加厚朴、柴胡、莱菔子以助理气之功;若便秘腹痛,舌红苔黄,气郁化火,可加黄芩、栀子、龙胆草清肝泻火;若气逆呕吐者,可加半夏、陈皮、代赭石;若七情郁结,忧郁寡言者,加白芍、柴胡、合欢皮疏肝解郁;若腹部术后,便秘不通,属气滞血瘀者,可加红花、赤芍、桃仁等活血化瘀。

(3)阴寒积滞。

1)临床表现:大便艰涩,腹痛拘急,胀满拒按,胁下偏痛,手足不温,呃逆呕吐,舌苔白腻,脉弦紧。

2)治法:温里散寒,通便止痛。

3)方剂:大黄附子汤(《金匮要略》)。

4)药物组成:附子、大黄、细辛。

5)辨证加减:若便秘腹痛,可加枳实、厚朴、木香助泻下之力;若腹部冷痛、手足不温,加干姜、小茴香增散寒之功。

(4)脾肺气虚。

1)临床表现:大便并不干硬,虽有便意,但排便困难,用力努挣则汗出短气,便后乏力,面白神疲,肢倦懒言,舌淡苔白,脉弱。

2)治法:益气润肠。

3)方剂:补中益气汤(《脾胃论》)。

4)药物组成:炙黄芪、麻仁、陈皮、党参、白术、甘草、茯苓、当归、枳实。

5)辨证加减:此证也可以黄芪汤加减,由黄芪、麻仁、白蜜、陈皮组成。若气息低微、懒言少动者,可加用生脉散补肺益气;若肢倦腰酸者,可用大补元煎滋补肾气;若脘腹痞满、舌苔白腻者,可加白扁豆、生薏苡仁健脾祛湿;若脘胀纳少者,可加炒麦芽、砂仁以和胃消导。

(5)血液亏虚。

1)临床表现:大便干结,面色无华,头晕目眩,心悸气短,健忘,口唇色淡,舌淡苔白,脉细。

2)治法:养血润燥。

3)方剂:益血润肠丸(《证治准绳》)。

4)药物组成:熟地黄、当归、麻仁、桃仁、党参、白芍、炙甘草、炙黄芪。

5)辨证加减:若面白、眩晕甚,加玄参、何首乌、枸杞子养血润肠;若手足心热、午后潮热者,可加知母、胡黄连等以清虚热;若阴血已复,便仍干燥,可用五仁丸润滑肠道。

(6)阴津不足。

1)临床表现:大便干结,如羊屎状,形体消瘦,头晕耳鸣,两颧红赤,心烦少眠,潮热盗汗,腰膝酸软,舌红少苔,脉细数。

2)治法:滋阴通便。

3)方剂:增液承气汤(《温病条辨》)。

4)药物组成:生地黄、石斛、玄参、当归、杏仁、生地黄、麦冬、麻仁、生甘草。

5)辨证加减:若口干面红、心烦盗汗,可加芍药、玉竹助养阴之力;便秘干结如羊屎状,加火麻仁、柏子仁、瓜蒌仁增润肠之效;若胃阴不足,口干口渴,可用益胃汤;若肾阴不足,腰膝酸软,可用六味地黄丸。

3.常用中成药

(1)胃肠积热:①麻仁润肠丸,每次 6 g,每天 2 次,口服;②麻仁丸,每次 6 g,每天 2 次,口服;③通便灵胶囊,每次 4~6 粒,每天 1 次,口服;④新清宁片,每次 3~5 片,每天 3 次,口服;⑤复方芦荟胶囊,每次 1~2 粒,每天 1~2 次,口服;⑥六味安消胶囊,每次 3~6 粒,每天 2~3 次,口服。

(2)气机郁滞:四磨汤,每次 10~30 mL,每天 2~3 次,口服。

(3)脾肺气虚:补中益气丸,每次 6 g,每天 2~3 次,口服。

4.外治法

(1)针刺。

1)取穴:大肠俞、天枢、支沟、上巨虚。配穴:热结,取合谷、曲池;气滞,取中脘、行间;气血虚弱,取脾俞、胃俞、下脘、关元、气海等;寒秘,则灸足三里、神阙、气海。

方法:针刺,留针 10~20 分钟,每天 1 次。

2)取穴:天枢、足三里、照海、内关。方法:平补平泻 1~2 分钟,留针 30 分钟,每隔 10 分钟行针 1 次,每天 1 次。

3)取穴:天枢、支沟、上巨虚、足三里、三阴交、气海。天枢采用舒张进针法,其余穴位采用指切进针法,足三里、三阴交、气海行捻转补法,天枢、支沟、上巨虚行捻转泻法。留针 30 分钟,每 10 分钟行针 1 次,每天 1 次,疗程为 7 天。

(2)耳针。①取穴:直肠、大肠、腹、神门。②配穴:交感、胃三穴、皮质下等。

(3)推拿:横擦八髎、胸上部以透热为度,同时按揉足三里、支沟、大肠俞各 5 分钟,以酸胀为度,连续 7 天为 1 个疗程。

(4)中药保留灌肠。

1)处方:大承气汤,腹痛加乌药,腹胀加莱菔子,呕吐加芦根。方法:加水煎至150 mL,温度40~50 ℃,保留灌肠30分钟,肛管插入深度10 cm以上,每天1次。7天1个疗程。

2)处方:芒硝、生大黄(后下)、枳实、厚朴、蒲公英、赤芍、甘草。上方水煎去渣取液200 mL,温度为39~41 ℃,保留灌肠30~60分钟。每天1次,持续7天。

(5)敷贴法:生大黄粉,厚朴粉,冰片适量,用温水调成糊状,贴敷于神阙穴,局部固定,12~24小时更换1次,连敷7次为1个疗程。

5.验方

(1)胃肠积热。

1)麻仁、杏仁、瓜蒌各等分,白蜜适量。三味共为细末,白蜜炼为丸如枣大,日服2~3丸,温开水送下。

2)生大黄4 g,白糖适量。沸水冲泡,代茶频饮。

3)鲜空心菜200~250 g,马蹄10个(去皮)。将鲜空心菜、马蹄煮汤,每天分2~3次服食。

4)番泻叶3~9 g开水泡服,代茶随意饮用。

(2)脾肺气虚:锁阳、桑椹各15 g,蜂蜜30 g。将锁阳切片与桑椹水煎取汁,入蜂蜜搅匀,分2次服。

(3)血液亏虚。

1)菠菜200 g,粳米30 g。先煮粳米粥,将熟,入菠菜,凡沸即熟,随意食之。

2)松仁15 g,粳米30 g。先煮粥,后将松仁和水作糊状,入粥内,待2~3沸,空腹服用。

3)制首乌30~60 g,先煎取浓汁,去药渣,再用首乌汁同大米50 g、红枣5枚入砂锅加水熬粥,食用时加少许冰糖调味。此方能补肝肾、益气血、润肠通便。适用于老年人血虚肠燥之习惯性便秘。

4)黑芝麻30 g,桃仁(去皮)15 g,枳实3 g,水煎服,一天1剂。

(4)阴津不足。

1)香蕉1~2个,冰糖适量。将香蕉去皮,加冰糖适量,隔水炖服,日1~2次,连服数天。

2)沙参、玉竹各50 g,老雄鸭1只,调料适量。将鸭去毛及内脏,洗净,与沙参、玉竹同入砂锅内,加葱、姜、水、烧沸,文火焖煮1小时,至鸭肉烂熟,加盐、味精随意食。

3)郁李仁15 g,白米50 g。将郁李仁捣烂,置水中搅匀,滤去渣取其汁,亦可将郁李仁加500 mL水煎煮取汁,以药汁同淘洗净的白米煮粥,每天早晚温热服食。

4)芋头250 g,大米50 g,盐适量。将芋头去皮切块与大米加水煮粥,用油、盐调味服食。

5)牛乳250 mL,蜂蜜100 mL,葱汁少许。每天早晨煮热吃。

(5)阳虚寒凝。

1)附子6 g,大黄9 g,生姜3 g,水煎服,一天1剂。

2)牛奶250 g,蜂蜜、葱白各100 g。先将葱白洗净,捣烂取汁。牛奶与蜂蜜共煮,开锅下葱汁再煮即成。每早空腹服用。

二、多汗

(一)概述

发汗是人体蒸发散热的一种表现形式。发汗是一种反射性活动。位于下丘脑的发汗中枢是管理发汗的反射中枢，很可能在体温调节中枢附近。温热刺激和精神紧张都能引起发汗，分别称为温热性发汗和精神性发汗。温热性发汗见于全身各处，主要参与体温调节。精神性发汗主要发生在手掌、足跖和前额的部位，与体温调节关系不大。发汗是人体的正常生理反应。但是如果出汗过多，形成病态的多汗，即所谓的多汗症。肿瘤患者常常因为肿瘤本身的原因或治疗对机体的损伤而出现多汗的症状，不仅影响患者的生活质量，严重的甚至可以导致水盐代谢失衡，需要给予治疗。

（二）病因、病机

1.西医

所谓原发性多汗症亦称为特发性多汗症，即其发病原因尚不明确，其发病机制主要是交感神经异常兴奋所引起，部分与患者的情绪有关（情绪性多汗），多累及掌跖和腋下，常始发于儿童（0.6%）和青少年（1%），往往给患者造成一定的心理负担和生活工作的不便。例如手部多汗症：常表现为影响文案人员的工作，一接触纸张，就会把它们弄湿，影响工作，更影响社交，受胸部2～4交感神经支配；腋部多汗症：表现为局部皮肤浸渍、糜烂，易发生腋臭，严重影响情感和社会活动，受胸4交感神经支配；足部多汗症：表现为足趾出汗多，易使足趾皮肤浸渍发白，走路足部打滑，引起足臭。继发性多汗症又可分为继发性全身多汗症和继发性局部多汗症。继发性全身多汗症可继发于机体系统性疾病，其中包括：①内分泌疾病，如甲状腺功能亢进症、糖尿病、女性围绝经期及垂体功能减退等；②精神因素，如焦虑症及吸毒戒断症等；③肿瘤，如霍奇金淋巴瘤、肾上腺髓质瘤、中枢神经系统肿瘤及类癌等；④慢性感染性疾病，如结核、心内膜炎、变异型心绞痛；⑤发热性疾病；⑥药物，如抗呕吐药、抗癫痫药、三环类抗焦虑药、氟西汀和纳可丁戒断、5-羟色胺再摄取抑制剂、鸦片类、阿西洛韦及萘普生等；⑦其他疾病，如肢端肥大症。

继发性局部多汗症可继发于某些疾病，其中包括：①周围神经病变，如家族性自主神经失调综合征（Riley-Day综合征）；②脊髓疾病，如T_6以上的脊髓损伤、脊髓空洞症等；③胸部肿瘤，如肺腺鳞癌、胸膜间皮瘤、脊髓瘤、骨瘤；④脑血管病变，如大脑半球、脑干或下丘脑血管梗死；⑤腮腺损伤或手术导致的唾液分泌异常（Frey综合征）；⑥皮肤疾病，如痣、血管瘤性错构瘤、皮肤多发性神经病变等。

2.中医

中医认为，“阳加于阴谓之汗”（《素问·阴阳别论》），故汗是由阳气蒸化津液从毛窍达于体表而成。正常的汗出有调和营卫、滋润皮肤等作用，是“生理性汗出”。而病理性汗出则应注意汗出的时间、多少、部位及其主要兼症等。中医按出汗的性质和部位分为自汗、盗汗、绝汗、黄汗、战汗、头汗、心胸汗、手足汗等。

自汗是指经常日间汗出不止，活动后更甚，多属阳虚、气虚证。由于阳气亏虚，不能固护肌表，玄府不密，津液外泄，故见自汗。盗汗是指入睡之后汗出，醒后则汗止。多属阴虚内热证、或气阴两虚证。因入睡之时，卫阳入里，肌表不固，虚热蒸津外泄，故睡时汗出；醒后卫阳归表，肌表固密，虽阴虚内热，也不能蒸津外出，故醒后汗止。盗汗常见于肺结核浸润期的患者。

自汗、盗汗这一病症，既可单独出现，也可作为症状而伴见于其他疾病的过程中。对于自汗、盗汗的辨证，应着重辨别阴阳虚实。一般来说，汗证属虚者多见。自汗多属气虚不固，盗汗多属阴虚内热。但因肝火、湿热等邪热郁蒸所致者，则属实证。自汗久可以伤阴，盗汗久可以伤阳。病程日久，则可出现气阴两虚或阴阳两虚之证。

(三)诊断评估

1.诊断

因为原发性多汗症与继发性多汗症的致病原因不同,原发性多汗症多因交感神经过度亢进诱发,其诊断标准为:无明显诱因的局限性可感多汗症状持续至少6个月,并伴有2个以上下列特征:①出现双侧或相对对称的多汗症状;②每周至少发作1次以上;③多汗症状影响日常活动;④起病年龄<25岁;⑤有家族史;⑥睡眠时无多汗症状。

找出产生多汗症的病因(原发还是继发)及多汗症波及的范围(局部还是全身)。

2.多汗症的评估

原发性多汗症是临床常见类型,在人群中总发病率可达1%以上。原发性多汗症一般在青壮年时期发病,出现临床症状,但也有在儿童期就出现多汗症状的患者,多汗症状持续到成人期末。原发性多汗症依据发病范围又可分为原发性全身多汗症和原发性局部多汗症。原发性全身性多汗症以机体出汗量超过正常体温调节所需、多汗症状累及全身为特征,它可表现为机体在低度刺激状态下出现体液过度丢失,从而导致潜在性脱水或电解质丢失。原发性局部多汗症表现为双侧、相对对称的局部多汗症状。与由于运动和高温环境引起周身体温调节性出汗不同的是,原发性局部多汗症的发病部位多出现在手掌、脚掌、腋窝及头面部。

一般将多汗症分为4级。①1级:从未注意到有多汗,也从不影响到自已的生活。②2级:有时影响自己的日常生活,但可以忍受。③3级:经常影响自己的日常生活,较难忍受。④4级:一直影响自己的日常生活,无法忍受。

(四)辨证分型

1.阳虚自汗

汗出,稍劳尤甚,形寒肢冷,体倦乏力,大便溏薄,面色萎黄,舌淡,苔薄白,脉细弱。

2.营卫不和

汗出恶风,周身酸楚,时寒时热,或表现半身、某局部出汗,脉缓,苔薄白。

3.阴虚内热

盗汗,频作,五心烦热,或兼午后潮热,两颧色红,口干,舌红少苔,脉细数。

4.湿热蕴积

蒸蒸汗出,汗液易黏或汗出色黄,烦躁口苦,小便色黄,舌苔薄黄腻,脉弦滑。

(五)西医治疗

1.治疗原则

对于原发性多汗症的治疗可采取多种方法,大体分为手术治疗和非手术治疗。不同的治疗方法是作用于汗腺神经-分泌通路中的不同的特定靶点:外科手术切除局部皮肤是作用于受累汗腺;止汗药是作用于汗腺-皮肤表面通道;电离子渗透疗法是阻断汗腺的分泌;胆碱能受体阻断剂是作用于神经轴突-汗腺突触间的神经介质;肉毒毒素是作用于神经突触的信号传导以阻止神经突触远端神经介质的释放;外科交感神经节切除术是作用于外周交感神经。

2.治疗方法

(1)外科手术治疗多汗症:外科手术治疗原发性局部多汗症是一个效果良好的治疗方法,尤其对那些非手术方法治疗无效或效果不佳的患者来说,手术治疗是最终的选择。但是,因为外科手术毕竟是有创治疗手段,会带来一系列潜在的手术并发症,所以只有当局部多汗症患者采用其他保守治疗方法无效时才可考虑使用此方法。外科手术治疗多汗症包括局部皮肤切除术、腋下吸脂术、交感神经节切除术(侵袭性交感神经节切除术,胸腔镜辅助下交感神经节切除术)。胸腔镜辅助下交感神经节切除术流行于20世纪90年代,目前已成为外科治疗面部、手掌多汗症的标准术式。胸腔镜辅助下交感神经节切除术可分为以下4种亚型:①切除法;②电凝法;③射频消融法;④钳夹法。除此之外,还有冷冻法、激光法及超声气化法(超声刀技术)。目前,大多数外科医师采用的是电凝法。

(2)非手术方法治疗多汗症:非手术方法包括止汗药、电离子渗透疗法、胆碱能受体阻滞剂(抗胆碱疗法)、肉毒杆菌毒素A等。

(六)中医治疗

1.治疗原则

一般而言,肿瘤汗证以属虚者为多,但因肝火湿热蕴蒸所致者则属实证,病程久者则会出现阴阳虚实夹杂的情况,治疗应益气养阴,固表敛汗;实证当清肝泄热,化湿和营,虚实夹杂者,则根据虚实的主次兼之。

2.辨证用药

(1)阳虚自汗。

1)临床表现:汗出,稍劳尤甚,易于感冒,体倦乏力,面色少华,脉细弱,苔薄白。

2)治法:益气固表。

3)方剂:玉屏风散加减。

4)药物组成:防风、黄芪、白术。

5)辨证加减:汗出多者,可加浮小麦、牡蛎敛汗;气虚者,加党参;阴虚者,加麦冬、五味子敛阴止汗。

(2)营卫不和。

1)临床表现:汗出恶风,周身酸楚,时寒时热,或表现半身、某局部出汗,脉缓,苔薄白。

2)治法:调和营卫。

3)方剂:桂枝汤加减。

4)药物组成:桂枝、白芍、生姜、大枣、甘草。

5)辨证加减:汗出过多者,可加浮小麦、牡蛎敛汗;兼气虚者,加黄芪益气固表。

(3)阴虚内热。

1)临床表现:夜寐盗汗,或有自汗,五心烦热,或兼午后潮热,两颧色红,口渴,舌红少苔,脉细数。

2)治法:滋阴降火。

3)方剂:当归六黄汤加减。

4)方药组成:当归、生地黄、熟地黄、黄连、黄芩、黄柏、黄芪。

5)辨证加减:汗出过多者,可加浮小麦、牡蛎敛汗;潮热甚者,加秦艽、牡丹皮、银柴胡清退虚热。

(4)湿热蕴积。

1)临床表现:蒸蒸汗出,汗液易黏或衣服黄染,面赤烘热,烦躁口苦,小便色黄,舌苔薄黄,脉弦数。

2)治法:清肝泄热,化湿和营。

3)方剂:龙胆泻肝汤加减。

4)药物组成:龙胆草、黄芩、栀子、柴胡、泽泻、木通、车前子、当归、生地黄、甘草。

5)辨证加减:湿热内蕴而热势不胜者,亦可改用四妙丸。

6)自汗经验方:黄芪 15 g,白术 10 g,防风 10 g,麻黄根 10 g,浮小麦 10 g,煅牡蛎 20 g。

7)盗汗经验方:知母 10 g,黄柏 10 g,银柴胡 10 g,白薇 10 g,浮小麦 10 g,麻黄根 10 g,生地黄 15 g,当归 10 g,竹叶 9 g。

3.常用中成药

(1)玉屏风口服液和玉屏风颗粒。

1)主要成分:黄芪、白术、防风。

2)功能:益气固表止汗。

3)主治:用于表虚自汗,易感风寒或体虚感冒。

(2)黄芪扶正注射液。

1)主要成分:党参、黄芪。

2)功能:益气扶正。

3)主治:用于肺脾气虚引起的神疲乏力,少气懒言,自汗眩晕。

(四)针灸治疗

针刺阴郄、后溪、合谷、复溜、肺俞等穴位,有助于多汗症的治疗。

三、恶心呕吐

(一)概述

恶心与呕吐是癌症患者经常出现的一组症状,常伴随其他症状群一起出现,在晚期癌症患者的发生率为 60%左右。在胃癌、高钙血症和肠梗阻的患者中较为常见;同时也是恶性肿瘤化学治疗最常见的毒副作用之一,其发生率因化学治疗药物不同而有一定差异,有时可成为限制化学治疗药物使用和剂量增加的主要原因之一。严重的恶心、呕吐可致脱水、电解质紊乱、体重下降,以致严重影响患者的生活质量。

(二)病因、病机

1.西医

与恶性肿瘤相关的多种原因均可导致恶心、呕吐,归结起来有以下几个方面:

(1)由癌症本身引起:如胃癌、胆道梗阻,胰腺疾病,肠梗阻(腹膜扩散性癌、结肠癌等),肝转移,伴有颅内高压的脑转移,大量腹水。

(2)晚期肿瘤的并发症:如功能性消化不良,代谢异常(肾衰竭、酮症酸中毒、高钙血症、肾上腺衰竭、低钠血症),便秘,感染,咳嗽等。

(3)治疗因素:抗肿瘤的化学治疗、放射治疗及镇痛药物治疗(如阿片类)都可引起这类症状。尤其化学治疗是恶性肿瘤所致恶心、呕吐的最常见原因之一。

全身照射和上腹部或全腹部放射治疗具有高致吐性,≥85%的患者在治疗 10~15 分钟后出现呕吐。

不同化学治疗药物的致吐程度不同,美国临床肿瘤协会和国际癌症护理协会将常用的化学治疗药物按致吐程度进行了归类,临床治疗时可参考药物致吐性来指导治疗。一般来讲,高致吐性药物引起的呕吐最剧烈。但在不同患者之间,甚至同一患者不同的化学治疗疗程中,会出现不同的反应。药物剂量和用药途径对恶心、呕吐的发生也有影响。

2.中医

中医认为呕吐的原因如下:①素体中焦阳虚不足,或因过食寒凉而戕伤胃气。②素嗜膏粱厚味,里热内盛,或感冒暑热,外邪入里,以致胃热气逆。③热病后期,或大手术后,胃阴严重不足。④肝气郁滞,横逆犯胃。⑤化学治疗药物攻伐太过,损伤脾胃。

呕吐的主要机理为胃失和降,胃气上逆。胃为水谷之海,主受纳腐熟水谷,其气以下降为顺,与脾相辅相成,一升一降,一湿一燥,升降调和,则清者升,浊者降;升降失调,则清气不升,精微不布,浊气不降,腐气上逆。无论何因,只要胃气失于和降而上逆,皆可发生呕吐。

具体分为虚实两类:实者由外邪、饮食、痰饮、郁气等邪气犯胃,致胃失和降,气逆而发;虚者由气虚、阳虚、阴虚等正气不足,使胃失温养、濡润,胃虚不降所致。

(三)诊断评估

恶心主要表现为上腹部的特殊不适感,常伴有头昏、流涎、面色苍白、冷汗、心动过速和血压降低等迷走神经兴奋症状。呕吐是指胃内容物或一部分小肠内容物,经食管反流出口腔的一种复杂的反射动作。一天数次不等,或者持续反复发作,同时伴有纳食减少,脘腹痞胀,或胁肋疼痛便秘、腹泻等症。恶心、呕吐分级标准参照 1990 年欧洲临床肿瘤学术会议推荐的分度标准。

(1)恶心分度。①0:无恶心。②Ⅰ:有恶心,不影响进食及日常生活。③Ⅱ:有恶心,影响进食及日常生活。④Ⅲ:因恶心而卧床。

(2)呕吐分度。①0:无呕吐。②Ⅰ:呕吐 1~2 次/天。③Ⅱ:呕吐 3~5 次/天。④Ⅲ:呕吐>5 次/天。

(四)辨证分型

1.胃气不降

胃脘痞闷或胀满,按之不痛,频频嗳气,或见纳差、呃逆、恶心,甚或呕吐,舌苔白,脉沉细。

2.脾胃不和

食欲缺乏,胃腹胀闷不舒,口淡无味,恶心纳呆,呕吐时作,倦怠乏力,舌质淡。

3.中焦虚寒

恶心呕吐,时吐清水、涎沫,常有胃痛,诸症遇寒加重,得温则缓解,伴有进食少,大便稀溏,乏力,困倦,舌淡苔白,脉弱等症状。

4.肝气郁滞

恶心呕吐,伴有胸闷不舒,两胁胀痛,时有呃逆,口苦、咽干等,每因情绪变化而症状加重,舌黯苔白,脉弦。

5.湿热内蕴

恶心呕吐,伴有口臭,反酸,小便黄,大便干,舌苔黄,脉滑。

(五)西医治疗

对恶心、呕吐的治疗,除了要了解各种影响因素外,对止吐药物的选择是一个十分重要的部分。由于每一类止吐药只能阻断其中的某一环节,因此提倡联合用药。目前常用的止吐药有:①5-HT_3受体拮抗剂,如昂丹司琼;②多巴胺受体拮抗剂,如甲氧氯普胺、氟哌啶醇、氯丙嗪;③抗焦虑药,如地西泮、劳拉西泮;④糖皮质激素,如四氢大麻酚;⑤抗组胺药,如苯海拉明。此外,甲羟孕酮对预防化学治疗引起的恶心和食欲缺乏也有较好的疗效。

1.昂丹司琼

是目前认为较为有效的止吐药物。可同时作用于中枢及外周的 5-HT_3受体,作用较甲氧氯普胺强，且无后者所致的锥体外系症状。对儿童及青年尤其显得安全。对急性呕吐十分有效，对延迟性呕吐的疗效有待进一步证实。对顺铂类及非顺铂类均有意义。主要不良作用是便秘和头痛，不足是价格较贵。目前无最适剂量可推荐，应根据具体情况而定。

2.甲氧氯普胺

对通过 D_2受体致吐的化学治疗药物有效，对延迟性呕吐也有较好的效果。对顺铂类的止吐效果明确，如与激素及地西泮合用，效果更佳。主要不良作用是易产生锥体外系症状。在常规化学治疗时，推荐剂量为 30～50 mg/d。

3.地塞米松

止吐效果肯定，但作用机制不明。因其本身具有抗肿瘤效果，常与其他止吐药联合应用。推荐剂量为 10～20 mg/d。

4.地西泮

利用其镇静、抗焦虑作用，对先期呕吐效果较好。推荐剂量为 5～10 mg/d。

其他止吐药物因其止吐效果较差而不良作用相对较大，通常不作为常规用药，只有在某些特殊情况下酌情使用。

对放射治疗所致的呕吐，甲氧氯普胺的效果约为 50%，昂丹司琼为 90%～100%。

(六)中医治疗

(1)治疗原则：和胃降逆止呕。

(2)辨证用药。

1)胃气不降。

临床表现：胃脘痞闷或胀满，按之不痛，频频嗳气，或见纳差、呃逆、恶心，甚或呕吐，舌苔白腻，脉缓或滑。

治法：降逆化痰，益气和胃。

方剂：旋覆代赭汤(《伤寒论》)。

药物组成：旋覆花、代赭石(先煎)、生姜、姜半夏、党参、炙甘草、大枣、麦芽。

2)脾胃不和。

临床表现：饮食稍有不慎，或稍有劳倦，即易呕吐，时作时止，食欲缺乏，胃腹胀闷不舒，口淡不渴，面白少华，倦怠乏力，舌质淡。

治法：益气健脾，和胃降逆。

方剂：香砂六君子汤(《古今名医方论》)

药物组成：党参、白术、茯苓、姜半夏、陈皮、竹茹、丁香、砂仁(后下)、生谷芽、生姜、炙甘草。

3)中焦虚寒。

临床表现：恶心呕吐，时吐清水、涎沫，常有胃痛，诸症遇寒加重，得温则缓解，伴有进食少，大便稀溏，乏力，困倦，舌淡苔白，脉弱等症状。

治法：温胃散寒降逆。

方剂：理中丸(《伤寒论》)。

药物组成：党参、白术、干姜、炙甘草、茯苓、吴茱萸、木香、砂仁、法半夏、陈皮。

4)肝气郁滞。

临床表现：恶心呕吐，伴有胸闷不舒，两胁胀痛，时有呃逆，口苦、咽干等证，每因情绪变化则而症状加重，舌暗舌黯苔白，脉弦。

治法：疏肝理气，和胃止呕。

方剂：柴平汤(《景岳全书》)。

药物组成：柴胡、枳壳、白芍、清半夏、竹茹、薄荷、茯苓、厚朴、生姜、佛手、甘草。

5)湿热内蕴。

临床表现：恶心呕吐，伴有口臭，反酸，小便黄，大便干，舌苔黄，脉滑。

治法：轻下热结。

方剂：小承气汤(《伤寒论》)。

药物组成：大黄、枳实、厚朴、甘草、茯苓、陈皮、竹茹。

(3)针灸治疗：主要是在经络学说的指导下，通过中药或针灸对穴位进行刺激，不断作用于全身，疏通经络，调和气血，扶正祛邪，平衡阴阳，从而达到止吐的目的。针刺足三里能减轻上腹胀满、恶心、纳差、餐后不适等胃动力障碍症状，内关能和胃降逆、健运脾胃，足三里、内关联用对胃肠道疾病有较好疗效。研究提示，针刺双足三里、内关辅助化学治疗，可减轻化学治疗所致胃肠道反应，提高患者生活质量，对肿瘤化学治疗患者有重要意义。

1)针刺。

取穴：内关、足三里——B类推荐。

方法：化学治疗前30分钟进行，留针20分钟，每天2次，至化学治疗结束后3天。

2)穴位注射。

取穴：内关、足三里——C类推荐。

药物：甲氧氯普安、地塞米松、维生素 B_1、维生素 B_6。

方法：每穴2 mL，每天1次，至化学治疗结束后3天。

3)耳针——C类推荐。

取穴：胃、肝、下脚端、贲门、神门、交感、食管。

方法：每次取2～3穴，捻转强刺激，每天3～4次。

4)灸法——C类推荐。

取穴：中脘、内关、神阙、足三里。

方法：艾炷灸三七壮。

(4)穴位贴敷——C类推荐。

1)取穴：神阙。

2)药物：半夏、生姜。

3)方法：将药物研成粉末，用醋调成膏敷于脐部，外用消毒纱布覆盖，再用胶布固定，每天换药1次，连用3～7天。

四、发热

(一)概述

中心躯体温度高于正常体温的日波动范围，通常认为口温高于37.3 ℃，肛温高于37.6 ℃，或一日体温变动超过1.2 ℃即称为发热。如果腋温＞37 ℃或37.2 ℃，可初步认为发热。在大多数情况下，发热是人体对致病因子的一种病理生理反应。体温的恒定是通过体温调节机构来完成的。发热是肿瘤患者的常见症状，而引起肿瘤患者发热的原因有很多，因而，找出肿瘤患者发热的真正原因是非常重要的。

肿瘤性发热是指由肿瘤本身所引起的发热，其发生的病理生理机制不是十分清楚，可能与肿瘤细胞分泌的致热原有关，也可能与肿瘤坏死物质吸收有关。

引起肿瘤患者发热的原因大概有 3 种类型：肿瘤合并感染所致的发热，化学治疗药物和生物制剂所致的药物热以及肿瘤本身引起的发热。有 40%～55%的发热具有临床和微生物学的感染证据，而其余的发热则原因不明。其中大多数是程度较低的感染，因为这些发热对经验性的抗感染治疗很快起效。只有不足 5%的无法解释的发热与感染无关，其原因主要为药物热或肿瘤性发热。

（二）病因、病机

1.西医

常见引起肿瘤性发热的恶性肿瘤有以下几种。

（1）恶性淋巴瘤

恶性淋巴瘤易引起发热，有报道为 31%～50%，发热可为首发症状。其临床表现特点为发热、盗汗、乏力、食欲缺乏、进行性消瘦及无痛性淋巴结肿大、脾脏肿大。霍奇金发热可为持续性或间歇性，有时有明显的周期性，称为 Muchison-Pel-Ebstein 热。表现为几天内体温逐渐上升，在 38～40 ℃，持续数天后逐渐下降，间歇 10～40 天，体温又逐渐上升，如此周而复始，以后间歇期逐渐缩短。通常认为，淋巴瘤发热是预后不良的一个标志。

（2）急性白血病：急性白血病的临床表现中发热为最常见、最突出的症状，常以此为主诉而就诊。发热的原因多由于正常的粒细胞减少，机体抵抗力减低而引发感染所致。热型不定，发热的程度可高可低，高者可达 40 ℃以上。

（3）恶性组织细胞增多症：亦称为恶性组织细胞病。临床表现的首发症状常为发热，热型不规则，多呈持续性，可呈低热，也可呈高热。发热的原因是恶性组织细胞吞噬细胞碎片，导致大量的蛋白质分解，也可因感染引起。

（4）原发性肝癌：为我国常见的恶性肿瘤。约 30%的原发性肝癌有程度不一的长期发热，尤其粟粒型肝癌常以发热为主要症状，可为原发性肝癌的首发症状，也可在发病过程中出现。热型多不规则，也可表现为持续发热。体温亦不一致，可为低热，也可为 38～39 ℃高热。可伴有肝区痛、乏力、食欲缺乏、消瘦、黄疸。

（5）肾癌：肾癌常有发热，15%～20%。肾癌的临床表现为间歇性血尿、肿块、疼痛三大症状，但有少部分患者有发热、贫血及高血压。发热可为首发症状，多为持续性低热，也可为间歇性突然高热。

（6）其他：肺癌、结肠癌、胃癌，偶有首发症状为发热者。

肿瘤性发热的病理生理机制可能与以下因素有关：①肿瘤生长迅速，肿瘤组织相对缺血缺氧，造成组织坏死，或化学治疗、放射治疗引起的肿瘤细胞破坏，释放肿瘤坏死因子而致发热。②肿瘤本身产生内源性致热原。③肿瘤侵犯或影响体温调节中枢。④肿瘤内白细胞浸润，引起炎症反应。⑤肿瘤细胞释放的抗原物质引起的机体免疫反应，通过白细胞等中介引起发热。⑥肿瘤合并感染，如中心型肺癌，支气管被肿瘤阻塞后，远端分泌物滞留，给细菌繁殖、生长提供了条件而诱发感染；胆管细胞癌、胰头癌或乏肝胰腹癌并发胆道感染；白血病患者由于成熟的粒细胞普遍减少，机体抵抗力大为降低，常发生全身及局部感染等。

2.中医

中医学认为，肿瘤性发热属于“内伤发热”范畴。肿瘤性发热的病因病机虽然复杂，但概括而言，为人体气血阴阳不足，脏腑功能失调，加之热、毒、痰、瘀相互为病，不同时期可表现为实证、虚证或虚实夹杂证。

（三）诊断评估

1.肿瘤性发热的诊断标准和步骤

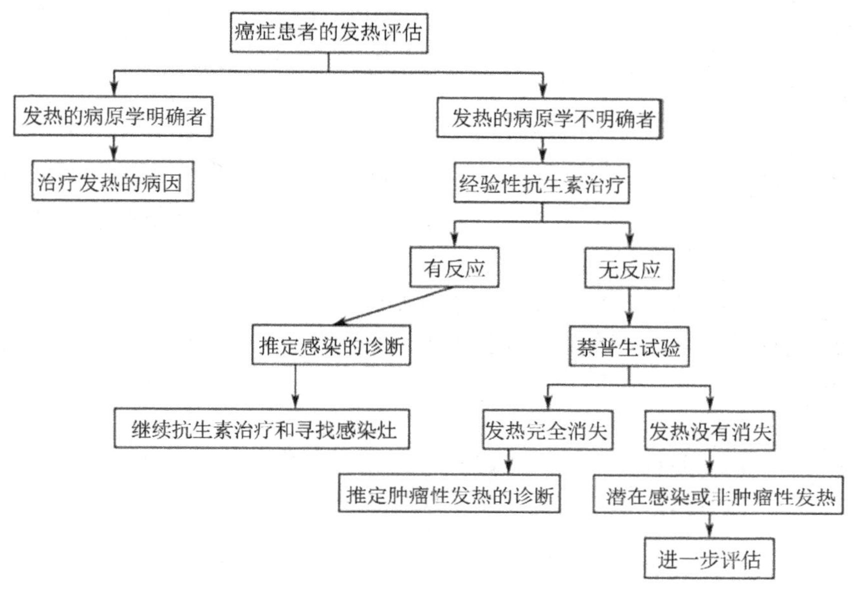

图 12-1　肿瘤患者发热的诊断步骤

2.肿瘤性发热评估

及时准确地分辨出肿瘤患者的发热原因，对诊断肿瘤性发热是非常重要的，因为拖延日久的发热，对于患者、家属以及临床医师，都会在心理和生理上造成巨大的压力，同时浪费时间和医疗资源。

由于没有可靠的临床特点可以将肿瘤性发热以及其他原因的发热区别开来。所以，肿瘤性发热的诊断，实际上是一个排除性诊断，即在对肿瘤患者发热进行详细评估，并排除其他原因的发热后，才可以考虑。

诊断肿瘤性发热的第一步，无疑是仔细询问病史和必要的理化检查，包括血、痰、大便、脑脊液、胸腹水和尿培养，以及血液检查、胸片、CT 和磁共振成像。区分感染性发热和非感染性发热，肿瘤性发热属于非感染性发热。

感染性发热，尤其是免疫力低下患者的发热，常常出现一个体温峰值，并伴有寒战、发热和出汗，而革兰氏阴性杆菌感染的患者，还会出现心动过速、高血压和偶尔出现的精神症状。肿瘤性发热则很少出现寒战、心动过速和精神症状。肿瘤性发热对非甾体抗炎药疗效很好，但对乙酰水杨酸类和对乙酰氨基酚疗效很差。

（四）辨证分型

实证分为热毒炽盛、湿热蕴结、毒瘀互结和肝经郁热等四型，虚证分为阴虚发热和气虚发热等两型。

1.实证

（1）热毒炽盛：高热不退，体温多在 38.5 ℃以上，伴有面赤汗出，烦躁不安，口干舌燥，神昏谵语，便秘尿黄，舌红，苔黄，脉数。

(2)湿热蕴结：身热不扬，汗出不退，伴有头重身困、胸脘痞闷，口苦咽干，大便黏滞不爽，小便短赤，舌红，苔黄腻，脉滑数。

(3)毒瘀互结：但热不寒，体内有固定肿块，按之不移，面色黯黑，舌质紫黯或有瘀点、瘀斑，脉弦细或细涩。

(4)肝经郁热：低热或潮热，热势随情绪波动而起伏，伴有心烦易怒，胸胁胀闷，喜叹息，口苦咽干，舌红，苔黄，脉弦或弦数。

2.虚证

(1)阴虚发热：发热缠绵不断，以低热多见，午后至夜间加重，手足心热，伴有口干咽燥，烦渴欲饮，骨蒸盗汗，痰少质黏，尿少色黄，舌质红或有裂纹，舌苔少甚至光剥无苔，或见苔燥无津，脉细数或虚数无力。

(2)气虚发热：身热，热势时高时低，多于劳累后发作明显，伴头晕倦怠、气短懒言，食少便溏，甚则心悸，自汗出，舌淡胖、边有深齿印，脉沉细无力。

(五)西医治疗

1.治疗原则

治疗原则包括手术在内的抗肿瘤治疗手段均可以控制肿瘤性发热。针对具体疾病的姑息性化学治疗可以控制肿瘤性发热。非甾体抗炎药可以有效缓解肿瘤性发热。

对于肿瘤性发热的中医治疗，则应遵循辨证论治的原则，才能取得好的疗效。

2.治疗方法

(1)外科手术：例如肾癌患者，在手术切除后，体温可以降至正常。

(2)姑息性化学治疗：只要是诊断清楚的肿瘤本身所引起的发热，可以采用化学治疗，如恶性淋巴瘤、白血病等；含有类固醇成分的化学治疗药物可以通过退热来控制肿瘤性发热。

(3)非甾体抗炎药：萘普生、吲哚美辛、布洛芬、双氯芬酸、罗非昔布等，对于肿瘤性发热显示出不同的疗效。萘普生与其他的药物比较显效更快，并且在鉴别肿瘤性发热和非肿瘤性发热方面具有诊断价值。在肿瘤性发热消退后，萘普生即使减低剂量，亦能达到较好的退热效果。若长期使用，应考虑其潜在的不良反应，如胃炎、消化道出血，尤其是血小板减少的患者。还应注意与萘普生相关的禁忌证，如心、肝、肾功能不全。有些患者，在停用萘普生后，肿瘤性发热可以复发。若再次出现发热，应重新评估，再次排除感染和其他原因的发热。罗非昔布用于对萘普生有禁忌证的患者，取得了较好的疗效。但由于罗非昔布增加了心血管事件的发生，新近被生产商从市场上召回。在口服非甾体抗炎药的过程中，应注意消化道症状，及时给予对症处理。

(4)物理降温：用75%酒精擦浴四肢、胸、颈、背部。

(六)中医治疗

1.治疗原则

对于发热首先要辨明病因病机以及证候虚实，即辨清属气郁、血瘀、湿热还是因气、血、阴精亏虚引起，根据不同证候的病机而以解郁、活血、泻热、益气、养血、滋阴为基本治法，避免单纯使用发散或苦寒之剂化燥伤阴，使病情更重。

2.辨证用药

(1)热毒炽盛。

1)临床表现：高热不退，体温多在38.5 ℃以上，伴有面赤汗出，烦躁不安，口干舌燥，神昏谵语，便秘尿黄，舌红，苔黄，脉数。常可见于恶性淋巴瘤、急性白血病、扁桃体癌、宫颈癌、直肠癌及皮肤癌的患者。

2)治法：清热解毒。

3)方剂：黄连解毒汤、清瘟败毒饮、白虎汤、竹叶石膏汤或清营汤加减。

4)药物组成：可选用竹叶、生石膏、知母、黄连、黄芩、黄柏、栀子、金银花、连翘、蒲公英、紫花地丁、半枝莲、白花蛇舌草、白英、重楼、山慈菇等。

(2)湿热蕴结。

1)临床表现：身热不扬，汗出不退，伴有头重身困、胸脘痞闷，口苦咽干，大便黏滞不爽，小便短赤，舌红，苔黄腻，脉滑数。常可见于肝癌、胆囊癌、胰头癌及膀胱癌的患者。

2)治法：清热化湿。

3)方剂：三仁汤、甘露消毒饮或茵陈蒿汤加减。

4)药物组成：可选用杏仁、白蔻仁、薏苡仁、茵陈、通草、滑石、厚朴、半夏、茯苓、猪苓、泽泻等。

若湿热蕴结于肝胆，可用柴胡疏肝散合茵陈蒿汤加减；若湿热下注膀胱，可用八正散加减；若湿热下注胞宫，可用完带汤加减。

(3)毒瘀互结。

1)临床表现：但热不寒，体内有固定肿块，按之不移，面色黯黑，舌质紫黯或有瘀点、瘀斑，脉弦细或细涩。常可见于颅内肿瘤、纵隔肿瘤或腹腔及盆腔等实质性肿瘤患者。

2)治法：活血化瘀。

3)方剂：血府逐瘀汤、膈下逐瘀汤或身痛逐瘀汤加减。

4)药物组成：可选用当归、赤芍、川芎、生地黄、牡丹皮、桃仁、枳实、三棱、莪术、水蛭、牛膝、茜草、柴胡、香附、丹参、地龙、牛膝等行气活血；枳实、石见穿、鳖甲、海藻、山慈菇等软坚散结，助消散肿块。

(4)肝经郁热。

1)临床表现：低热或潮热，热势随情绪波动而起伏，伴有心烦易怒，胸胁胀闷，喜叹息，口苦咽干，舌红，苔黄，脉弦或弦数。常见于乳腺癌、肝癌、胃癌、食管癌的患者，尤其是肝癌介入治疗后或其他局部治疗后所引起的发热。

2)治法：疏肝清热。

3)方剂：丹栀逍遥散或小柴胡汤加减。

4)药物组成：可选用柴胡、黄芩、牡丹皮、炒白术、茯苓、当归、清半夏、白花蛇舌草等。

(5)阴虚发热。

1)临床表现：发热缠绵不断，以低热多见，午后至夜间加重，手足心热，伴有口干咽燥，烦渴欲饮，骨蒸盗汗，痰少质黏，尿少色黄，舌质红或有裂纹，舌苔少甚至光剥无苔，或见苔燥无津，脉细数或虚数无力。常见于鼻咽癌、口腔癌、扁桃体癌、肺癌、食管癌等患者。

2)治法：滋阴清热。

3)方剂：青蒿鳖甲汤、清骨散或当归六黄汤加减。

4)药物组成：可选用青蒿、鳖甲、知母、白薇、银柴胡、牡丹皮等滋阴清热；玄参、玉竹、北沙参、麦冬、生地黄、百合、石斛等养阴生津。

此外，尚可选用五汁饮(鲜梨、鲜荸荠、鲜苇根、鲜麦冬、鲜藕榨汁)饮用，具有甘寒退热、生津润燥的作用。食疗可用百合、银耳、莲子、乌龟、甲鱼、淡菜等性凉之物做羹或汤，协助降温。

(6)气虚发热。

1)临床表现:身热,热势时高时低,多于劳累后发作明显,伴头晕倦怠、气短懒言,食少便溏,甚则心悸,自汗出,易感冒,舌淡胖、边有深齿印,脉沉细无力。多见于食管癌、贲门癌、胃癌、结肠癌、子宫癌、卵巢癌、膀胱癌等患者。

2)治法:补中益气,甘温除热。

3)方剂:补中益气汤。

4)药物组成:可选用党参、黄芪、炒白术、炙甘草等补益中气、甘温除热;炒薏苡仁、茯苓、山药、柴胡、升麻、陈皮等健脾和中。

3.常用中成药

常用中成药包括安宫牛黄丸、紫雪丹、局方至宝丹、新癀片、穿琥宁注射液、清开灵注射液、醒脑静脉注射射液、鱼腥草注射液、注射用双黄连粉剂、柴胡注射液等。这些中药制剂均可用于癌性发热的治疗。但在使用之前,应详细了解其功能主治,把握适应证,对症用药,才能收效。

(1)清开灵注射液。

1)主要成分:胆酸、珍珠母、猪去氧胆酸、栀子、水牛角、板蓝根、黄芩苷、金银花。

2)功能:清热解毒,化痰通络,醒神开窍。

3)主治:用于热病神昏、中风偏瘫、神志不清、舌红或绛、脉数等症。对流行性乙型脑炎、流行性脑炎、中毒性痢疾、尿毒症、脑中风、中毒性肺炎等属痰热内闭的昏厥,疗效确切,成为中医急诊抢救的必备药物,广泛应用于临床。亦可用于急慢性肝炎、乙型肝炎、上呼吸道感染等。

4)用法:20～40 mL/d,加入10%葡萄糖注射液200 mL中,静脉滴注。

(2)穿琥宁注射液。

1)主要成分:脱水穿心莲内酯琥珀酸半酯单钾盐。

2)功能:清热解毒,镇惊。

3)主治:病毒性肺炎、上呼吸道感染、流行性乙型脑膜炎所引起的高热、神志不清、四肢抽搐等症。

4)用法:穿琥宁注射液600 mL加到5%葡萄糖250 mL中,静脉滴注,每天2次,连用7天为1个疗程。

(3)醒脑静脉注射射液。

1)主要成分:麝香、冰片、郁金等。

2)功能:清热泻火,开窍醒脑。

3)主治:流行性脑炎、肝性脑病所致热入营血,内陷心包,高热烦躁,神昏谵语等症。

4)适应证:①脑血管疾病,包括缺血性脑血管病和出血性脑血管病;②颅脑外伤引起的脑水肿,颅内压升高、昏迷等;③肝性脑病、肺性脑病、糖尿病高渗昏迷、中枢神经系统感染(流行性乙型脑炎、流行性脑脊髓膜炎、脑膜炎及后遗症);④各种原因所致中毒的对症治疗;⑤各种原因所致高热的对症治疗;⑥冠心病、心绞痛、肺源性心脏病的治疗。

5)用法:10～20 mL/d,用5%～10%葡萄糖注射液或0.9%氯化钠注射液250～500 mL稀释后静脉注射用。

(4)柴胡注射液。

1)主要成分:柴胡。

2)功能:和解退热。

3)主治:用于外感发热。药理研究具有解热、抗炎、增强免疫功能的作用。

4)用法:每次 2～4 mL,1～3 次/天。

(5)安宫牛黄丸(《温病条辨》)。

1)主要成分:牛黄、水牛角浓缩粉、麝香、珍珠、朱砂、雄黄、黄连、黄芩、栀子、郁金、冰片。

2)功能:清热解毒,镇惊开窍。

3)主治:用于热病,邪入心包,高热惊厥,神昏谵语。

4)用法:口服,一次 1 丸,一天 1 次;小儿 3 岁以内 1 次 1/4 丸,4～6 岁 1 次 1/2 丸,一天 1 次;或遵医嘱。

(6)紫雪丹(《太平惠民和剂局方》)。

1)主要成分:石膏、寒水石、滑石、磁石、玄参、木香、沉香、升麻、甘草、丁香、芒硝、硝石、水牛角浓缩粉、羚羊角、麝香、朱砂。

2)功能:清热解毒,止痉开窍。

3)主治:用于热病、高热烦躁、神昏谵语、惊风抽搐、斑疹、尿赤便秘。

4)用法:口服,每次 1.5～3 g,2 次/天。

(7)局方至宝丹(《太平惠民和剂局方》)。

1)主要成分:水牛角浓缩粉、牛黄、玳瑁粉、琥珀粉、麝香、安息香、朱砂、雄黄、冰片。

2)功能:清热祛痰,开窍镇惊。

3)主治:温邪入里、逆传心包引起的高热惊厥、烦躁不安、神昏谵语、小儿急热惊风。

4)用法:口服,一次 1 丸,一天 1 次。

4.针灸治疗

针刺大椎穴,具有泻热、强卫固表、调和阴阳的作用。

五、腹泻

(一)概述

腹泻是指排便水分及排便次数的异常增多,每天排便重量超过 200 g,其中水分达到 70%～90%,或每天液状大便超过 300 mL 和(或)排便次数频繁,超过 2～3 次。严重或不可控制的腹泻主要危害有脱水、电解质紊乱和肾功能不全。肿瘤相关的腹泻是一个复杂、多因素的临床症状,是由于特异及非特异致病因素导致的吸收与分泌平衡紊乱的结果。肿瘤相关性腹泻可以是肿瘤本身所致,也可能因各种肿瘤治疗手段引起。它严重影响着患者的生活质量和治疗效果,重者甚至可能危及生命。

中医称腹泻为泄泻,是以排便次数增多,粪质稀薄或完谷不化,甚至泻出如水样为临床特征的一种病证。古有将大便溏薄而势缓者称为泄,大便清稀如水而势急者称为泻,现临床一般统称泄泻。

(二)病因、病机

1.西医

(1)肿瘤本身相关的病因。

1)神经内分泌肿瘤:血管活性肠肽瘤(VIP 瘤)、胃泌素瘤、胰岛素瘤、甲状腺髓样癌、类癌等,这些肿瘤细胞分泌的激素或各种调节肽,可使肠道分泌量超过吸收,从而导致腹泻。

2)肠道黏膜损害:肠道肿瘤浸润肠壁,或形成肠瘘,缺血性肠炎,均可造成肠黏膜损害,影响消化吸收功能而出现腹泻。原发性肝癌在确诊前 3 个月就常有腹泻,其原因为肝癌多伴有肝硬化，导致门脉高压，肠壁瘀血、水肿，消化吸收与分泌功能紊乱而腹泻。

3)不完全肠梗阻：肠运动功能障碍，胃肠道分泌、消化、吸收紊乱而引起腹泻。

4)消化液分泌不足：如胰腺癌胰酶缺乏，肝胆肿瘤或胆道梗阻等导致胆盐缺乏，导致肠道消化吸收不良。

5)其他原因：因肿瘤患者思想紧张、焦虑，胃肠自主神经功能紊乱，肠道感染性因素，均可引起腹泻。

(2)与治疗相关的病因。

1)外科手术：常见的肠道肿瘤如结肠癌、小肠肿瘤及直肠癌手术会切除部分或大部分肠段，造成肠道功能改变和肠黏膜吸收面积减少，从而导致腹泻。胰腺部分切除、回肠切除、肛门手术、胃切除、迷走神经切断术、交感神经切断术等术后引起反射性肠运动加快，胃肠运动抑制作用减弱，食物过快进入肠道，渗透压增高，肠液增多等因素，均可引起腹泻。

2)药物因素：某些化学治疗药物，常见如草酸铂、氟尿嘧啶、甲氨蝶呤和希罗达等，可损伤肠道上皮，引起肠黏膜的萎缩或剥脱，小肠吸收面积减少，导致消化吸收障碍，肠液分泌增加而引起腹泻。另外，一些靶向药物如单抗类药物贝伐单抗、西妥昔单抗、帕尼单抗，小分子酪氨酸激酶抑制剂如吉非替尼、厄洛替尼等，多靶点小分子靶向药物如索拉非尼、拉帕替尼等，也可引起腹泻。

3)放射治疗：在腹部、盆腔、下胸部、腰部脊柱进行放射治疗，直接损害肠黏膜，造成放射性肠炎继发肠黏膜萎缩和纤维化，引起急性渗出性腹泻。

4)支持治疗：营养支持，抗感染药物，细胞保护剂(如美斯那、甲氧氯普胺)，停用阿片类药物等，也可能造成腹泻。

2.中医

中医认为肿瘤患者出现腹泻的常见原因如下。

(1)患病日久：多虚多瘀，脾胃气虚最为普遍，而化学治疗药物使脾胃更加虚弱，脾失温煦，运化无力，升降失常，湿滞内生，清浊不分，遂成泄泻。

(2)肿瘤患者情志不畅：肝气不调，复因化学治疗而伤脾胃，肝木乘土，气机逆乱，升降失司，发为泄泻。

(3)正气既虚：癌毒较盛，复因化学治疗及饮食失当，以致湿浊外侵，引起脾胃运化障碍，乃发为泄泻。

腹泻的基本病机变化为脾胃受损，湿困脾土，肠道功能失司，病位在肠，脾失健运是关键，同时与肝、肾密切相关。脾主运化，喜燥恶湿，大小肠司泌浊、传导；肝主疏泄，调节脾运化；肾主命门之火，能暖脾助运、腐熟水谷，且肾司开阖。以上病因均可使脾运失职，小肠无以分清泌浊，大肠无法传化，水反为湿，谷反为滞，合污而下，发生泄泻。泄泻的发生外因与湿邪关系最大，湿为阴邪，易困脾阳，脾受湿困，运化不利。其病理因素离不开湿，可夹寒、夹热、夹滞。

(三)诊断评估

1.诊断依据

(1)以大便粪质溏稀为诊断的主要依据，或完谷不化，或粪如水样，或大便次数增多，每天3～5次以至十数次以上。

(2)常兼有腹胀、腹痛、肠鸣、纳呆。

(3)起病或急或缓。

2.分类

(1)渗透性腹泻:摄入高渗透制剂,如甘露醇、山梨醇,含镁的制酸剂等,肠内营养,肠内出血。

(2)吸收不良性腹泻:①酶缺乏导致脂肪吸收不完全:不能耐受乳糖Ⅱ度或乳糖酶缺乏;胰腺功能不全2度或肿瘤导致的梗阻或胰腺部分切除。②形态或结构改变导致吸收能力下降:外科肠道切除手术。③黏膜渗透性改变。

(3)分泌性腹泻。①分泌肿瘤:VIP瘤,胃泌素瘤,胰岛素瘤,胰高血糖素瘤。②毒素致病源:肠壁激惹,抗生素诱导微绒毛改变,难辨梭状芽孢杆菌生长。③急性肠道移植物抗宿主病:黏膜损伤刺激激素释放。④短肠综合征。

(4)渗出性腹泻。①放射治疗引发的肠黏膜病变:肠隐窝干细胞损伤(急性期),放射性肠炎Ⅱ度及黏膜萎缩及纤维化(慢性期)。②机会性感染:细菌侵入,中性粒细胞减少性盲肠炎。

(5)动力异常相关性腹泻。①肠激惹综合征:停用阿片类药物。②摄入促蠕动物质:食物,液体或药物;精神心理作用,如压力、焦虑、恐惧等。

3.化学治疗药物所致腹泻的评估

(1)1级:大便次数增加<4次/天,排出物量轻度增加。

(2)2级:大便次数增加4~6次/天,排出物量中度增加,不影响日常生活。

(3)3级:大便次数增加≥7次/天,失禁,需24小时静脉补液,并需住院治疗,排出物量重度增加,影响日常生活。

(4)4级:危及生命(如血流动力学衰竭)。

(5)5级:死亡。

(四)辨证分型

1.脾虚湿盛

大便时稀,溏时水泻,完谷不化,食后腹胀,纳呆,神疲倦怠,面色萎黄,四肢乏力,舌质淡,舌体胖大,舌苔薄白。

2.湿热下注

泻下如注,腹泻腹痛,肛门灼热,里急后重,伴恶心呕吐,舌苔黄腻,脉滑数。

3.肝郁脾虚

胁下胀满,嗳气频作,肠鸣腹痛,痛即欲泻,泻后痛减或腹中隐痛不适,食欲缺乏等症。

4.饮食积滞

腹痛肠鸣,泻下粪便臭如败卵,大便常混杂不消化食物,伴有脘腹痞闷,呃逆酸腐之气,不思饮食,舌苔厚腻或垢浊等症。

5.寒热错杂

腹泻腹痛,肛门灼热,里急后重,伴神疲乏力,畏寒肢冷,食欲缺乏,恶心呕吐,舌淡苔白,脉濡数。

6.肾虚泄泻

泄泻多在黎明之前,腹部作痛,肠鸣即泻,伴形寒肢冷,腰膝酸软,舌淡苔白,脉沉迟。

(五)西医治疗

1.治疗原则

(1)降低或去除可能的致病因素,恢复肠道正常功能。

(2)通过水分补充，以维持电解质平衡。

(3)降低并发症及相关临床症状。

(4)保证患者生活质量。

2.治疗方法

(1)一般治疗：进食高蛋白、高热量的低残渣食物，避免对胃肠道有刺激的饮食。重度腹泻应立即停止化学治疗，暂时禁食。

(2)止泻药：常用药物有洛哌丁胺、复方地芬诺酯片、颠茄等，以减少胃肠道蠕动。目前多用洛哌丁胺，首剂口服 4 mg，以后每隔 2 小时 2 mg，至末次水样泄后继续用药 12 小时，一般用药最长不超过 48 小时。

(3)双八面体蒙脱石(思密达)：对消化道内的病毒、病菌及其产生的毒素有固定、抑制作用，对消化道黏膜有很强的覆盖能力，提高黏膜屏障对攻击因子的防御功能。

(4)奥曲肽：对控制化学治疗相关性重度腹泻，如伊立替康引起的迟发性腹泻，以及类癌综合征相关的腹泻有效。奥曲肽是人工合成的天然生长抑素的八肽衍生物，可以减少肠系膜血管的血流，抑制胰腺和胃肠激素分泌，延长大肠排空时间，并直接作用于黏膜上皮细胞，促进电解质吸收和减少液体分泌。皮下注射奥曲肽，每次 0.1 mg，3 次/天，5 天为 1 个疗程。微囊包裹的长效奥曲肽制剂是肌内注射，每月 1 次，不但可以治疗严重的腹泻，还能够预防腹泻的发生。

(5)抗感染治疗：主要是大肠埃希菌感染，可选用氨基苷类、喹诺酮类药物。

(6)补充足够的营养，维持水及电解质平衡，尤其要防止低钾血症的发生。

(7)其他制剂：α_2 肾上腺素能受体激动剂可乐定，糖皮质激素，非甾体类抗炎制剂，血清素拮抗剂，钙、氯通道阻滞剂，白三烯合成阻断剂等。应用硫糖铝预处理、考来烯胺结合胆酸、谷胱甘肽结合放射治疗引起的自由基释放、托烷司琼等预防放射治疗引起的腹泻。

(六)中医治疗

1.治疗原则

湿为腹泻的主要病理因素，脾虚湿盛是其发病的关键，故治疗应以运脾化湿为原则，根据寒湿和湿热的不同，分别采用温化寒湿与清化湿热之法。

2.辨证用药

(1)脾虚湿盛。

1)临床表现：大便时溏时泻，食物消化不完全，稍进油腻之物，则大便次数增多，伴腹胀，饮食减少，神疲倦怠，面色萎黄，四肢乏力，舌质淡，舌体胖大，舌苔薄白。

2)治法：健脾益气止泻。

3)方剂：参苓白术散(《太平惠民和剂局方》)。

4)药物组成：炙黄芪、党参、炒白术、炙甘草、升麻、柴胡、陈皮、茯苓、薏苡仁、山药、扁豆。

如虚而寒盛，肠鸣水泻、四肢冷，宜温中散寒，用附桂理中丸；如久泻气虚下陷，脱肛不收，可用补中益气汤、升阳益胃汤加减。

(2)湿热下注。

1)临床表现：腹胀，腹痛即泻，泻下急迫，或泻而不爽，粪色黄褐秽臭，肛门灼热，伴发热，食欲缺乏，恶心呕吐，小便黄赤短少，舌质红，舌苔黄腻。

2)治法：清热利湿止泻。

3)方剂：葛根芩连汤(《伤寒论》)。

4)药物组成:葛根、黄芩、黄连、茯苓、白芍、防风、石菖蒲、姜半夏、竹茹、炒麦芽、滑石、甘草。

(3)肝郁脾虚。

1)临床表现:每因抑郁恼怒或情绪紧张之时,发生肠鸣腹痛,痛即欲泻,泻后痛不减,伴有情志不畅,嗳气频作,焦虑不安,食欲缺乏等症。

2)治法:舒肝行气,健脾止泻。

3)方剂:痛泻要方(《景岳全书》)。

4)药物组成:陈皮、炒白术、炒白芍、防风、茯苓、香附、柴胡、甘草。

(4)饮食积滞。

1)临床表现:腹痛肠鸣,泻下粪便臭如败卵,泻后痛减,大便常混杂不消化食物,伴有脘腹痞闷,呃逆酸腐之气,不思饮食,舌苔厚腻或垢浊等症。

2)治法:消食导滞。

3)方剂:保和丸(《丹溪心法》)。

4)药物组成:陈皮、茯苓、炒莱菔子、半夏、神曲、鸡内金、山楂、炒谷芽、甘草。

(5)寒热错杂。

1)临床表现:腹泻腹痛,肛门灼热,里急后重,伴神疲乏力,畏寒肢冷,食欲缺乏,恶心呕吐,舌淡,苔白,脉濡数。

2)治法:辛开苦降,补泻兼施。

3)方剂:半夏泻心汤(《伤寒论》)。

4)药物组成:半夏、黄芩、干姜、人参、炙甘草、黄连、大枣。

(6)肾虚泄泻。

1)临床表现:泄泻多在黎明之前,腹部作痛,肠鸣即泻,泻后则安,伴形寒肢冷,腰膝酸软,舌淡苔白,脉沉迟。

2)治法:温肾健脾,固涩止泻。

3)方剂:四神丸(《证治准绳》)。

4)药物组成:补骨脂、吴茱萸、肉豆蔻、五味子、炮姜、黄芪、白术、茯苓、党参、甘草。

对于正气内虚,脾肾两亏,肠失固摄,滑脱不禁者,可酌情选择真人养脏汤。

3.常用中成药

(1)脾虚泻:①参苓白术丸,每次 6 g,每天 2 次,口服;②人参健脾丸,每次 6 g,每天 2 次,口服;③启脾丸,每次 3 g,每天 2 次,口服;④健脾丸,每次 9 g,每天 2 次,口服。

(2)湿热泻:①香连丸,每次 3～6 g,每天 3 次,口服;②葛根芩连片,每次 3～4 片,每天 3 次,口服。

(3)食积泻:保和丸,每次 6～9 g,每天 2 次,口服。

(4)肾虚泻:①四神丸,每次 9 g,每天 1～2 次,口服;②桂附理中丸,每次 9 g,每天 2 次,口服。

4.针灸治疗

(1)针刺。

1)急性泄泻。

取穴:中脘、天枢、上巨虚、阴陵泉。

方法：针刺，留针 10～20 分钟，每天 1 次。偏寒者，可用艾条或隔姜灸。

2)慢性泄泻。

取穴：脾俞、章门、中脘、天枢、足三里。

方法：针刺，留针 10～20 分钟，每天 1 次。

(2)灸法。

1)百会：治久泻下陷脱滑者，灸 3 壮。

2)脾俞：治泄泻，灸 3 壮。

3)中脘：灸 7 壮。

4)关元：治泄不止，可灸，7 壮。

5)肾俞：可灸 5 壮，治洞泻不止。

6)大肠俞：可灸 3 壮，治肠鸣腹胀暴泻。

7)神阙穴：泄痢不止，可灸 7 壮。

5.其他治疗

(1)食疗。山药鱼汤：怀山药 300 g、河鱼 1 条(约 250 g)，加适量调料一同煮汤，功能健脾建中，益气止泻。也可推荐患者食用怀药薏苡仁粳米粥、莲子白果粳米粥等。

(2)外用药。①中药敷脐：诃子、肉豆蔻、艾叶、肉桂、丁香等研末醋调，敷神阙穴。②中药灌肠：锡类散、白头翁汤等加味保留灌肠。

六、失眠

(一)概述

失眠是指睡眠的发生和(或)维持障碍致使睡眠的质或量不能满足个体的生理需要，有很强的睡眠不足感，并对生活质量产生一定影响的状态。失眠在中医古代文献《黄帝内经》中称为“目不瞑”“不得眠”“不得卧”。临床上根据失眠时间的长短分为短暂性失眠症(维持时间≤3 周)和慢性失眠症(维持时间>3 周)。可表现为入睡困难、时常觉醒和(或)晨醒过早，导致白日疲乏、犯困、萎靡等一系列神经精神症状。

失眠是癌症患者中最常见的症状之一，在普通人群中有 12%～25%出现失眠，而在癌症患者中约有 50%可出现失眠，它可使患者出现疲乏无力、情绪障碍、免疫抑制、免疫功能降低和神经内分泌功能改变，是影响癌症患者身心健康和生活质量的一个重要因素。

(二)病因、病机

1.西医

失眠的病因非常复杂，目前可分为四大类，即躯体因素、环境因素、精神心理因素和药物因素。而与肿瘤相关的因素有时更加复杂，且多合并多种因素。国内有学者对 96 例接受化学治疗的中晚期恶性肿瘤患者，进行失眠程度及其相关因素调查，结果显示失眠率为 66.7%。主要失眠原因如下。

(1)躯体因素：肿瘤或肿瘤合并躯体疾病均可导致睡眠障碍。各个系统的疾病均有可能引起睡眠障碍，如脑部肿瘤或转移瘤引起的颅内压增高等，各种恶性肿瘤晚期的心功能不全等，消化道肿瘤、恶性腹水及放射治疗和化学治疗后的胃肠反应，原发性肺癌引起的阻塞性肺炎或肺部感染等，以及各种癌性疼痛，因疼痛剧烈，呈持续性，常为夜间较重，使患者备受折磨，影响睡眠。

(2)环境因素：由于住院，肿瘤患者在新的环境中接受治疗，卧具不适或病房内嘈杂，如打鼾、探视过晚等均会影响睡眠。

(3)精神心理因素:癌症患者是易发生心理障碍的脆弱人群。癌症是一种应激源,一个人一旦被确诊为癌症,难免会产生一些心理反应,出现紧张、焦虑、担忧、抑郁状态。此外,社会因素亦能明显改变癌症患者的心理状态,使患者产生孤独感、抑郁症状,很大程度影响癌症患者睡眠,而且失眠发生后也会造成心理负担,以致形成失眠神经症或失眠恐惧症,使心理负担更加沉重从而加重症状,形成恶性循环。

(4)药物因素:许多药物如苯丙胺、咖啡因、麻黄碱、氨茶碱、异丙肾上腺素、柔红霉素、地塞米松、泼尼松等,均能引起失眠。放射治疗及化学治疗药物本身的不良反应,如胃肠道反应、乏力、脱发及患者对化学治疗过程的情绪反应等,均可影响患者的睡眠质量,导致失眠。

(5)其他:化学治疗造成的卵巢功能障碍或内分泌治疗造成的雌激素水平下降均可出现围绝经期症状如潮热、盗汗等,从而影响睡眠,甚至失眠。

2.中医

中医认为失眠的原因主要有两种:一是其他病证影响,如咳嗽、呕吐、腹满等,使人不得安卧;二是气血阴阳失和,阳不入阴,使人不能入寐。原因具体如下。

(1)情志因素,如平时脾气急躁,易动肝火;过度思虑,损伤心脾等。

(2)饮食因素,如饮食过度,过食辛辣油腻食品等导致消化不良,即中医所谓的“胃不和则卧不安”。

(3)久病血虚,年迈血少等,引起心血不足,心失所养,心神不安而不寐。

(4)痰火扰心或肝胆郁热,痰热蕴积或肝失条达均可郁热化火,扰乱神明而睡卧不宁,多梦易醒。

(三)诊断评估

1.《中国精神疾病分类方案与诊断标准》第2版修订版中有关失眠症诊断标准

(1)以睡眠障碍为唯一症状,其他症状均继发于失眠,包括难以入睡、睡眠不深、多梦、易醒、醒后不易再入睡、醒后不适感、疲乏或白天困倦。

(2)睡眠障碍每周至少发生3次,并持续1个月以上。

(3)失眠引起显著的苦恼,或精神活动效率下降,或妨碍社会功能。

(4)不是任何躯体或精神障碍症状的一部分。

2.据美国睡眠障碍协会的建议,失眠可通过以下指标进行量化

(1)入睡困难:指入睡潜伏期≥30分钟。

(2)睡眠不实:指睡眠中觉醒的次数过多和(或)时间过长。包括:全夜≥5分钟的觉醒超过2次以上;全夜觉醒时间≥40分钟;觉醒时间占睡眠总时间的10%以上。

(3)睡眠浅表:主要指非快速眼动相睡眠的3期和4期的深睡减少,不足睡眠总时间的10%;快速眼动相睡眠比例的减少也表明睡眠深度的不足。

(4)早醒:指睡眠觉醒的时间较平时正常的觉醒时间提前30分钟。

(5)睡眠不足:指成人睡眠总时间不足6.5小时;或睡眠效率(即全夜睡眠总时间与记录时间之比)≤80%,在青少年或老年人中则为≤90%和≤65%。

(6)睡眠结构失调:指非快速眼动相/快速眼动相睡眠周期小于3次,和(或)非快速眼动相和快速眼动相睡眠时间比例失常。

（四）辨证分型

1.胆气虚怯

恐惧不能独眠，寐而善惊，多梦易醒，口苦善太息，脉细而缓。

2.心脾两虚

心脾亏虚，易醒寐不实，面色少华，心悸，健忘，气短懒言，舌淡苔薄，脉细弱。

3.心火亢盛

心烦失眠，烦躁不安，口干舌燥，小便短赤，口舌生疮，舌尖红，苔薄黄，脉细数。

4.肝郁化火

失眠多梦，甚至彻夜不眠，急躁易怒，伴有头晕头胀，目赤耳鸣，口干口苦，便秘溲赤，舌红苔黄，脉弦而数。

5.痰热内扰

心烦失眠，恶心，嗳气，甚至呕吐痰涎，伴有头重头晕，口苦，舌红苔黄腻，脉滑数。

（五）西医治疗

1.治疗原则

通过了解失眠是由于癌症本身或其治疗所产生的症状所引起，或是由于环境因素、精神心理因素及生活习惯的改变因素所致，结合药物和非药物，并针对肿瘤患者的具体病因进行个体化治疗。

2.治疗方法

（1）病因治疗。①肿瘤或其合并症引起：如癌性疼痛，按世界卫生组织制订的三阶梯止痛疗法，合理有效地控制疼痛。②放射治疗和化学治疗后的不良反应：如头晕、呕吐、乏力等导致的失眠，要以治疗肿瘤治疗过程中所致的不良反应为主，进行个体化治疗，减少化学治疗药物的不良反应。

尽量避免应用可导致失眠的药物：如苯丙胺、咖啡因、麻黄碱、氨茶碱、异丙肾上腺素、柔红霉素、地塞米松、泼尼松等。

（2）药物治疗：主要包括催眠药、抗焦虑剂、镇静抗抑郁药。

1）苯二氮䓬类药物：具有较强的抗焦虑和镇静催眠作用。催眠作用在首次应用时较明显，连续使用 2 周后就会产生药效学耐受而无法维持相同的疗效。无论是高剂量苯二氮䓬类药物还是治疗量苯二氮䓬类药物，连续应用均可产生依赖性。用药原则：遵循最小有效剂量、短疗程（不超过 2 周）。对已出现药物依赖的患者需缓慢减量，对减量过程中出现的焦虑、抑郁症状，应加强心理治疗和抗抑郁治疗。常用药物如下。①三唑仑：半衰期 2～4 小时，常用剂量 0.125～0.25 mg。②奥沙西泮：半衰期 5～10 小时，常用剂量 10～30 mg。③替马西泮：半衰期 8～17 小时，常见剂量 7.5～30 mg。④劳拉西泮：半衰期 10～20 小时，常见剂量 0.5～2.0 mg。⑤艾司唑仑：半衰期 10～20 小时，常见剂量 0.5～2.0 mg。

2）非苯二氮䓬类药物：如佐匹克隆、唑吡坦和扎来普隆。这 3 种药物都作用于苯二氮䓬类 GABA-A 型 Cl^- 通道，佐匹克隆是非选择性结合，唑吡坦和扎来普隆选择性作用于苯二氮䓬类 ω_1 受体。其镇静催眠作用与非苯二氮䓬类药物相似，但依赖性和戒断症状较轻，被认为是非苯二氮䓬类药物合适的替代品。扎来普隆半衰期 1～1.5 小时，常用剂量 5～20 mg。唑吡坦半衰期 1.5～2.5 小时，常用剂量 5～10 mg。

3）镇静抗抑郁药。①阿米替林：半衰期 14～18 小时，常用剂量 25～75 mg。②多塞平：半衰期 20～25 小时，常用剂量 75～150 mg。

(3)健康教育：加强失眠的健康教育，使患者掌握睡眠知识，找出失眠原因，评估睡眠质量，合理服用药物，学会放松自己。

(六)中医治疗

1.治疗原则

中医称失眠为不寐，辨证应分清虚实，在治疗上当以补虚泻实、调整阴阳为原则。虚证多属阴血不足，责在心脾肝肾，治以益气养血，滋补肝肾。实证多因肝郁化火，食滞痰浊，胃腑不和，在治疗上宜泻其有余，消导和中，清火化痰。对于虚实夹杂者，则应补泻兼顾。

2.辨证用药

(1)胆气虚怯。

1)临床表现：不寐多梦易醒，常做噩梦，时有心悸，遇事容易惊慌，胆小怕事或近期受到惊吓，气短倦怠，小便清长，舌淡，脉弦细。

2)治法：益气镇惊、安神定志。

3)方剂：安神定志丸加减。

4)药物组成：人参、茯苓、茯神、远志、龙齿、石菖蒲、酸枣仁、炙甘草、生龙骨、生牡蛎。

(2)心脾两虚。

1)临床表现：失眠多梦，心悸健忘，神疲食少，头晕目眩，伴有四肢倦怠，面色少华，饮食无味，舌淡苔薄，脉细无力。

2)治法：健脾益气，养心安神。

3)方剂：归脾汤。

4)药物组成：黄芪、党参、白术、茯神、木香、当归、生姜、炙甘草、大枣、酸枣仁、远志、龙眼肉。

(3)心火亢盛。

1)临床表现：心烦失眠，烦躁不安，口干舌燥，小便短赤，口舌生疮，舌尖红，苔薄黄，脉细数。

2)治法：重镇安神，清心凉血。

3)方剂：朱砂安神丸加减。

4)药物组成：朱砂(冲服)、黄连、生地黄、茯神、莲子心、当归、炙甘草、竹叶。

(4)肝郁化火。

1)临床表现：失眠多梦，甚至彻夜不眠，急躁易怒，伴有头晕头胀，目赤耳鸣，口干口苦，便秘溲赤，舌红苔黄，脉弦而数。

2)治法：疏肝泻热，佐以安神。

3)方剂：龙胆泻肝汤加减。

4)药物组成：龙胆草、黄芩、栀子、车前子(包煎)、柴胡、当归、生地黄、香附、郁金、夜交藤、生甘草。

(5)痰热内扰。

1)临床表现：心烦失眠，恶心，嗳气，甚至呕吐痰涎，伴有头重头晕，口苦，舌红苔黄腻，脉滑数。

2)治法：清热化痰安神。

3)方剂：黄连温胆汤加减。

4)药物组成：黄连、半夏、陈皮、竹茹、茯苓、石菖蒲、夜交藤、合欢皮、生甘草。

3.常用中成药

(1)心脾两虚。

1)人参归脾丸:每次 9 g,每天 2 次,口服。

2)眠安康口服液:每次 10 mL,每天 3 次,口服。

(2)肝郁化火

1)龙胆泻肝丸:每次 6 g,每天 2 次,口服。本药苦寒,不可久服。

2)丹栀逍遥丸:每次 6 g,每天 2 次,口服。

4.针灸治疗

(1)针刺。

1)取穴:安眠、四神聪、神门、三阴交、内关、申脉、照海。

2)方法:安眠、四神聪用平补平泻,神门、三阴交、内关、照海用补法,申脉用泻法。心肾不交配太溪、大陵,补太溪,泻大陵;心脾两虚配心俞、脾俞,补心俞、脾俞;肝郁化火配合谷、太冲、侠溪,泻合谷、太冲和侠溪;痰热内扰加足三里、丰隆,泻足三里、丰隆;阴虚火旺加太溪,补太溪;心虚胆怯加心俞、胆俞,补心俞、胆俞。

(2)耳针。

1)取穴:神门、枕、额、心,配穴取肝、脾、肾。

2)方法:每次选 4～5 穴,两耳交替,耳郭常规消毒后,用 0.5 cm×0.5 cm 胶布将王不留行固定于耳穴上。患者取坐位或平卧位,用酒精棉球消毒耳郭后,将备好的胶布贴压在所取穴位上。用拇指和示指对压耳穴,手法由轻到重按压,使之产生酸、麻、肿胀感,嘱患者每天自行按压 5 次为 1 个疗程。

(3)贴敷疗法。

1)穴位敷贴法:琥珀末 10 g、朱砂 10 g 混合研匀,用凡士林调成软膏状,每次取黄豆大,置于鸡眼膏中央,贴于患者双侧内关穴和膻中穴,失眠严重者加贴双侧涌泉穴,每隔 1～2 天换药 1 次,3 次为 1 个疗程。

2)手心敷药:生龙骨 20 g,琥珀末 5 g,珍珠粉 5 g,共研细粉。邪热内扰加黄连粉 5 g;痰多加生半夏 10 g;阴虚火旺加龙胆草 6 g。每次取药粉 3～4 g,加牛黄蛇胆川贝液 10 mL 调湿,分为 2 份,用双层纱布包好,于睡前分置于两手心,外用胶布固定,间隔到次日早晨取下,7 次为 1 个疗程。

3)贴脐法:田三七、丹参各 10 g,硫黄、远志、石菖蒲各 20 g,红花 5 g,共研细粉,以白酒适量调成膏状,涂满脐孔,胶布固定,每晚换药 1 次。

七、疼痛

(一)概述

疼痛最为广泛、公认的定义是由国际疼痛研究协会提出的,即“疼痛是一种令人不快的感觉和情绪上的感受,伴随有现存的或潜在的组织损伤”。疼痛是一种主观的感受,而且精神及心理因素会影响患者对疼痛的感受。慢性疼痛往往是急性刺激导致组织损伤、炎症或神经系统的病变而继发产生的,表现为痛觉过敏或痛觉超敏。慢性癌痛则是由于恶性肿瘤而引起的慢性疼痛。慢性癌痛与慢性非癌痛有着显著的不同。慢性癌痛的控制依赖于肿瘤细胞的杀灭或疼痛传导路径的阻断。

据统计，2007 年全球新增癌症病患 1 200 万例，760 万人死于癌症，相当于每天死亡 2 万人。而癌症患者的自觉症状中，疼痛发生率最高。有 25%～40%初诊的恶性肿瘤患者、30%～50%的癌症患者在积极治疗期间、70%～90%的患者在癌症进展期都会出现这一症状。据统计，全世界每天都有 350 万人在癌症疼痛的折磨中艰难度日，许多癌症患者在生命的最后一段时间内不得不忍受着癌痛的极大痛苦。据调查，我国有 61.6%～69%的患者伴有癌痛，住院患者中伴有疼痛的患者占 69%，其中轻度疼痛占 21.5%，中度疼痛占 19%，重度疼痛占 28.5%。

（二）病因、病机

1.西医

（1）病因：恶性肿瘤患者的疼痛是由多种原因造成的一个复杂、经常反复出现的过程。其发病原因与以下几点有关。①癌症本身引起的疼痛：约占 78.6%，如癌灶发展压迫邻近组织，产生炎症、水肿、缺血、坏死，或内脏包膜膨胀；癌细胞侵入（渗透或浸润）到胃，肠黏膜下层，肌层淋巴管；癌细胞广泛转移，侵犯血管、神经、内脏、骨骼等。②与癌症相关的疼痛：约占 6%，如病理性骨折、空腔脏器的穿孔、梗阻、压疮等。③癌症治疗引起的疼痛：约占 8.2%，如手术后各种痛证，如肺、乳腺切除后臂丛神经痛，胃肠术后并发症；化学治疗后引起的周围神经病变、口腔炎、黏膜炎；放射治疗后的局部损害、纤维化、放射性脊髓炎等。与癌症无关而与合并症有关的疼痛：约占 7.2%，如痛风、骨关节炎、糖尿病末梢神经痛等。

（2）发病机制：疼痛与其他感觉一样，是由一种适宜的刺激（伤害性刺激）作用于外周感受器（伤害性感受器），换能后转变成神经冲动（伤害性信息），沿相应的感觉传入通路（伤害性传入通路）进入中枢神经系统，经脊髓、脑干、间脑中继后直到大脑边缘系统和大脑皮质，通过各级中枢整合后产生疼痛感觉和疼痛反应。具体为：伤害感受器的痛觉传感，一级传入纤维、脊髓背角、脊髓丘脑束等上行束的痛觉传递，皮质和边缘系统的痛觉整合，下行控制和神经介质的痛觉调控。

慢性疼痛表现出的发病机制还有：①伤害感受器过度兴奋；②受损神经异位电活动；③痛觉传导离子通道和受体异常；④中枢神经系统重构。

2.中医

中医认为癌性疼痛的病因病机是癌瘤肿块瘀滞，造成经络气血不通所致机体某部位的疼痛，分为虚实两种疼痛，即实证的“不通则痛”和虚证的“不荣则痛”。

（1）不通则痛：是由于外邪侵犯机体，正邪交争于体内脏腑经络，影响机体的功能，使气机升降失常，气滞血瘀，瘀阻脉络，凝聚成块，不通则痛。

（2）不荣则痛：则是因为肿瘤日久，邪伤正气，气血虚弱，无法荣养脏腑经络，不荣则痛。

（三）诊断评估

1.诊断

疼痛依靠患者的主诉进行诊断。完整的疼痛诊断还应该包括如下几方面。

（1）病因诊断：癌症相关性疼痛、癌症治疗相关性疼痛、合并症相关性疼痛。

（2）病理生理诊断：伤害感受性疼痛、神经病理性疼痛。

2.全面评估

疼痛是患者的一种主观感受，因此疼痛强度的评估并没有客观的医疗仪器可供选择，主要依靠患者的主诉。所以进行客观的疼痛强度评估，可以为医师提供治疗的依据和判断疗效的标准。

（1）疼痛评估原则：相信患者的主诉：疼痛是患者的主观感受，医护人员应该主动询问癌症患者的疼痛病史，倾听患者关于疼痛的主诉，相信患者关于疼痛感受的叙述。

全面评估疼痛：全面评估疼痛包括了解肿瘤及疼痛病史、疼痛性质、疼痛程度、疼痛对生活质量的影响、镇痛治疗史、体检及相关检查。用疼痛程度 0～10 数字法自我评估疼痛的程度，可以较准确量化评估患者的疼痛程度。也建议让患者理解并学会使用该方法进行疼痛程度的自我评估。

动态评估疼痛：动态评估疼痛是指评估疼痛的发作、治疗效果及转归。动态评估疼痛程度，有利于监测疼痛病情变化及镇痛治疗的疗效及不良反应，有利于滴定和调整镇痛药的用药剂量，以获得理想的镇痛效果。

(2)疼痛评估的内容。

1)目前疼痛问题的详细病史。①疼痛的部位、范围。②每种疼痛情况：程度(0～10)；局限性或放射性；起因及随时间变化的情况；时间模式(持续性、间歇性等)及性质(灼痛等)；疼痛加剧及缓解的因素；伴随的神经、血管异常；其他相关因素；疼痛对患者生活的影响程度；目前用药情况(用药时间表、药效、不良反应)；以往用药情况(用药时间表、药效、不良反应)。

2)了解疼痛对患者生活质量的影响。①对生理方面的影响：功能、体力、运动、食欲、睡眠。②对心理方面的影响：生活乐趣、娱乐、焦虑、抑郁、苦恼、恐惧、精力的集中、自控能力。③对精神方面的影响：情绪、内心痛苦、思想转变、信仰改变。④对社会活动、交往的影响：人际关系、情感、性功能。

3)肿瘤病史。①现病史：日期、分期、侵犯部位。②抗肿瘤治疗情况：时间、形式、剂量、药毒性、对每种方案的反应。③目前病情：稳定、好转、恶化。④患者的希望与目标。

4)医疗史：可能受疼痛治疗的影响。①同时存在的其他疾病。②药物及过敏史。③滥用药物史。④其他：如厌食、疲劳、镇静或其他精神改变、恶心、呕吐、吞咽困难、呼吸困难、便秘、泌尿及性功能情况、抑郁、口干、口服药物的能力、是否留置中心静脉导管等。

5)个人史及社会情况。①背景：年龄、受教育程度、职业、婚姻状况、居住地、宗教信仰、风俗习惯、种族。②现状：器官功能情况、护理人员的健康情况及护理水平、支持系统。

6)体格检查。

7)对其他信息的复查：①医疗记录，影像学/化验室数据。②了解患者病情的家庭成员、家庭医师和(或)护士的调研。

8)鉴别诊断。

9)对下一步诊疗的建议。

10)再评估。

3.疼痛评估方法

(1)视觉类比量表(visual analogue scale，VAS)：即视觉模拟画线法。用一长 10 cm 的直线，左端代表无痛，右端代表最剧烈疼痛。由患者在最能代表其疼痛程度处画一交叉线表明。如图 12-2 所示。

无痛 ———————————————————— 剧痛

图 12-2 视觉类比量表

(2)数字评估表(numerical rating scales，NRS)：应用 0～10 的数字代表不同程度的疼痛，0 为无痛，10 为最剧烈疼痛，让患者自己圈出一个最能代表其疼痛的数字。如图 12-3 所示。

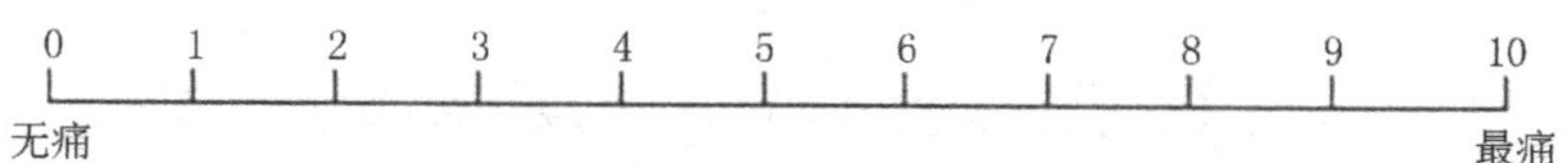

图 12-3　数字评估表

(3)疼痛强度简易描述量表(verbal rating scale,VRS):将疼痛程度分为无痛、轻、中、重及极度 4 种。如表 12-1 所示。

表 12-1　疼痛强度简易描述量表

疼痛程度	表现
0 级	无痛
Ⅰ级(轻度)	虽有疼痛但可以忍受,能正常生活,睡眠不受干扰
Ⅱ级(中度)	疼痛明显,不能忍受,入眠浅,易疼醒,要求服用止痛剂
Ⅲ级(重度)	疼痛剧烈,不能忍受,需要服用止痛剂,睡眠受到严重干扰,可伴有自主神经紊乱或被动体位

(4)Wong-Banker 面部表情量表法(FPS-R):如图 12-4 所示。

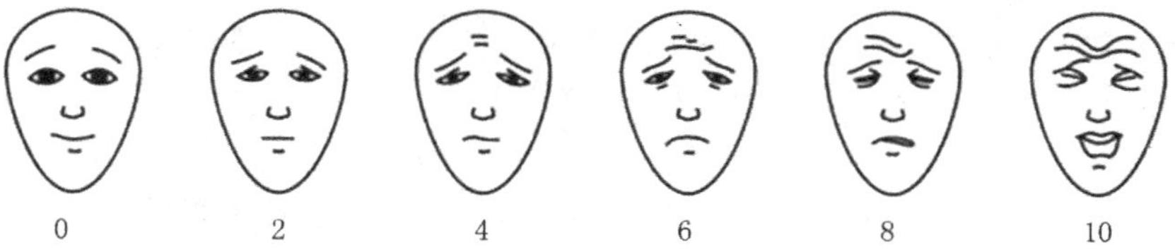

图 12-4　Wong-Banker 面部表情量表法

(四)辨证分型

1.肝郁气滞

常表现为两胁胀满之疼痛,急躁易怒,窜痛,头晕耳鸣,舌红苔薄黄,脉弦。

2.瘀血阻滞

常表现为刺痛,痛有定处,拒按,夜间痛甚。常伴有面色晦暗,形体消瘦,肌肤甲错,痛处常触及包块,舌黯有瘀斑,脉涩。

3.痰湿中阻

特点是痛而重着,常见胸脘痞满,腹胀身困,头晕嗜睡,舌苔腻。脉沉。

4.热毒壅盛

特点是灼痛,痛处不移,多伴有发热、口渴、出血等。

(五)西医治疗

1.治疗原则

(1)治疗的目的:减缓和预防疼痛。

(2)一般原则:①全面评估疼痛。②与患者建立良好交流。③确保疼痛的缓解。④劝阻患者不要忍受疼痛。⑤鼓励患者积极参与。

(3)治疗原则:①综合各项治疗计划。②明确疾病的分期。③使用正确的治疗方法。④运用多种治疗手段。⑤不要总是变换治疗方法。⑥持续的支持治疗。⑦反复的再评估。

2.治疗方法

药物治疗是癌痛治疗的主要方法。药物镇痛治疗和非药物镇痛治疗同时联合应用优于两种方法的序贯使用。在进行镇痛治疗前,应评估患者是否可以接受放射治疗、化学治疗及减瘤手术等抗癌治疗。在这些抗癌治疗显效前,应继续使用镇痛药物治疗。

(1)病因治疗:即癌症本身的治疗。包括手术、化学治疗、放射治疗及生物治疗的联合应用。

(2)药物治疗。

1)癌症镇痛原则——三阶梯止痛治疗原则:世界卫生组织三阶梯癌痛治疗方法的基础是给药方法的"阶梯"概念,同时必须遵守5条基本原则。①口服给药:此法方便、经济,既可免除创伤性给药的不适,又能增加患者的独立性。若患者不能口服,则可选用直肠或经皮的无创性给药途径。只有在以上方法不适合或无效时,再考虑肠道外给药途径。阿片类止痛剂口服给药时,吸收慢,峰值较低,不易产生药物依赖性。②按阶梯给药:指止痛药物的选择应根据疼痛程度由弱到强按顺序提高。第一阶梯的代表药为阿司匹林、对乙酰氨基酚。第二阶梯的代表药为可待因,曲马多。第一、二阶梯用药有"天花板效应"。以吗啡为代表的第三阶梯药物,"无天花板效应"。③按时给药:即按照规定的间隔时间给药,如每隔4小时1次,而不是按需给药。这样可保证疼痛连续缓解。④个体化给药:对麻醉药品的敏感度个体间差异很大,所以阿片类药物并没有标准用量。凡能使疼痛得到缓解且不良反应最低的剂量就是最佳剂量。如以口服吗啡为例,其有效剂量范围为每4小时5~1 000 mg,故选用阿片类药物时,应从小剂量开始,逐步增加至患者感到疼痛被解除为止。

对用止痛药的患者要注意监护,密切观察其反应,目的是使患者能获得最佳疗效而发生的不良反应却最小。

2)世界卫生组织推荐的基本止痛药物。

非甾体抗炎药止痛药:非甾体抗炎药可以抑制肿瘤侵犯损伤局部组织所引起的致痛物质——前列腺素的合成。此类药物对炎性疼痛和骨关节疼痛的治疗效果较好,无成瘾,但镇痛有封顶作用,不能同时使用两种非甾体抗炎药(对乙酰氨基酚除外)。非甾体抗炎药有许多潜在的严重不良反应,包括消化道溃疡及出血、血小板功能障碍、肾功能障碍、肝功能障碍、变态反应等。非甾体抗炎药的不良反应发生率及严重程度与用药时间和剂量密切相关。

曲马多:曲马多对μ阿片类受体的亲和力为吗啡的1/6 000,对胺类受体(α_2肾上腺素能受体和5-HT)也有作用,两种机制协同产生强镇痛作用,用于中度至重度疼痛。在治疗剂量下,曲马多几无呼吸及心血管不良反应,无平滑肌不良反应,无成瘾性,便秘、嗜睡和镇静作用也低于阿片类。主要的不良反应是恶心、呕吐、头晕和头痛。剂量过大可产生惊厥和5-HT综合征。曲马多可口服、直肠、静脉或肌内给药。口服用药原则是小量开始,逐渐加量。通常开始剂量为每次50 mg,如无不良反应2~3天后增至每次100 mg,一般口服最大剂量为400 mg,但在治疗重度癌痛和术后痛时可使用到600 mg的每天剂量。静脉注射为防止恶心呕吐不良反应,负荷量2~3 mg/kg,常在手术结束前半小时给予,维持剂量不超过400~600 mg/d。

阿片类药物:阿片类药物的镇痛作用是多方面的。阿片类药物可以与感觉神经元上的阿片受体结合,抑制P物质的释放,阻止疼痛传入脑内;也可以作用于大脑和脑干的疼痛中枢,发挥下行疼痛抑制作用。阿片类药物种类多,无剂量饱和限制(无天花板效应),但是应用非常个体化。

吗啡:吗啡是最常用的强阿片类药物,也是晚期癌痛最常选用的镇痛药物,其代谢产物吗啡-

6-葡糖甘酸也是产生镇痛效应的活性代谢产物。口服易吸收，肝脏首过效应较强，因此，口服生物利用度约25%。吗啡的血浆半衰期为3小时，健康人吗啡-6-葡糖甘酸的血浆半衰期超过3小时，但肾功能不全的患者将明显延长。速释硫酸吗啡、盐酸吗啡镇痛时间为4～6小时。口服吗啡控释片的作用时间可达12小时。

芬太尼：芬太尼是术中常用的镇痛药物，经皮芬太尼贴剂是晚期癌痛治疗的重要药物。与吗啡相同，芬太尼也属强阿片类药物、μ受体激动剂，其镇痛强度是吗啡的70～100倍。因其相对分子质量小，脂溶性高，对皮肤刺激小，适用于制成缓释透皮贴剂，因此适用于不能口服的患者。经皮芬太尼贴剂皮肤吸收利用率为92%～94%，初次用药，6～12小时达到血浆峰浓度，12～24小时达到血浆稳态浓度。每隔72小时更换1次贴剂，可维持稳定的血药浓度。芬太尼的释放量与贴剂的药物含量和贴剂的表面积成正比。不良反应与吗啡相类似，如恶心呕吐、便秘等，但比吗啡发生率低。

哌替啶：因其在体内代谢、去甲基后可产生去甲哌替啶，此代谢物的半衰期是哌替啶本身的2～3倍，长期使用可导致体内蓄积，引起中枢神经系统的一系列不良反应，如震颤、肌震挛甚至癫痫发作，而且纳洛酮不能拮抗去甲哌替啶引起的不良反应、甚至有加重的趋势，因此哌替啶不适用于慢性疼痛和癌痛的治疗。

羟考酮：羟考酮是半合成强阿片类药物，属于阿片受体激动剂。羟考酮主要作用于大脑和脊髓等中枢神经系统的阿片受体，为中枢性镇痛药。羟考酮的镇痛作用无剂量封顶效应。羟考酮还具有抗焦虑和精神放松作用。羟考酮的等效止痛作用强度是吗啡的2倍，血药浓度与药效作用之间相关性好。口服生物利用度60%～87%，是吗啡口服生物利用度的2～3倍。代谢产物中的活性代谢物量极低，无实际临床意义。羟考酮的清除半衰期短，代谢物主要经肾脏排泄。临床上使用的奥施康定(盐酸羟考酮缓释片)，采用先进的AcroContin技术，38%羟考酮快速释放，62%持续缓慢释放。服药后出现双吸收时相：快吸收相半衰期为37分钟，慢吸收相半衰期为6.7小时。每12小时口服1次，服药后1小时内迅速起效，持续稳定止痛12小时。

美沙酮：美沙酮为阿片受体激动剂，镇痛效果和吗啡相当，主要和阿片μ受体结合，阻断中枢神经系统对疼痛的传导。美沙酮能抑制末梢神经和脊髓的信号传导，减少神经信息传递的化学递质，刺激5-羟色胺和去甲肾上腺素，降低信号到达脑部，对吗啡受体模仿内啡肽的作用。美沙酮对神经源性疼痛效果优于吗啡。口服吸收良好，单次服药生物利用度为80%～93%，口服后0.5～1小时开始显效，3小时达到峰值，维持8～12小时。美沙酮主要在肝脏代谢，代谢产物无活性，通过胆汁和尿排出。美沙酮的半衰期个体差异很大，范围是13～47小时。单次给药为12～18小时(平均15小时)，镇痛维持8～12小时。多次服药后，半衰期可延长至13～47小时(平均25小时)，甚至22～48小时。

3)止痛药物常见不良反应及其处理：最常见的是便秘、镇静，不良反应报道较多的药物是吗啡和美沙酮。由于每个患者对阿片类药物不良反应的反应个体差异性大，所以医务人员应在治疗时密切观察，并对一些不可避免的不良反应加以预防性治疗。

便秘：癌痛治疗过程中，便秘是使用阿片类药物最普遍发生的并发症，几乎人人都要发生，或早或晚。除有禁忌证外(如患慢性腹泻)，应给所有使用阿片类药物的患者规律服用刺激性泻剂以预防便秘。可以从止痛治疗开始就同时应用。导泻药物有番泻叶、高渗药物(乳果糖或山梨醇)、通便灵、麻仁润肠丸。多食用富含纤维的蔬菜和水果。

镇静：镇静是初用阿片类药物的常见不良反应，但大多数患者很快即可耐受。如果出现药物诱发的持续性镇静，最好办法是减少每次给药剂量并增加给药频率。也可换用其他阿片类药物或使用咖啡因、哌甲酯、苯丙胺、醒脑静(安宫牛黄水剂)。

恶心呕吐：在部分癌痛患者中是一种较主要的反应。但很多患者在用阿片类几天后身体即可适应，自行停止呕吐。若反应较严重，在精神抑制药物如氯丙嗪和氟哌啶醇不能控制时，可用甲氧氯普胺、东莨菪碱、羟嗪。为预防其出现，应在应用止痛药物的同时，按时规律地服用止吐剂。

呼吸抑制：除了从未用过阿片类药物以及有明显肺部病变的患者外，呼吸抑制一般极少发生。如果出现，生理刺激就足以预防其引起的肺换气不足。当呼吸频率小于 8 次/分时可使用纳洛酮。应用纳洛酮的稀释液(0.4 mg 溶于 10 mL 0.9％氯化钠注射液中)可治疗症状性呼吸抑制，根据呼吸频率来调整用量，可能需要重复用药。对长期服用阿片类药物，特别是已对其产生耐药的患者，由于对阿片类拮抗剂非常敏感，在呼吸抑制被纠正后很容易出现严重的戒断症状及疼痛复发，因此，要特别慎重使用纳洛酮，应逐渐增加剂量使之能改善呼吸功能而不拮抗镇痛作用。

口干：有相当比例的患者在进行吗啡的长期治疗时，会出现口干症状，需对症治疗。如果很严重，则要找寻其他原因，尤其是抗胆碱类药的应用情况。

胆绞痛：吗啡能使 Oddi 括约肌痉挛，产生胆绞痛，用小剂量的纳洛酮便可治疗。

心血管：由于周围血管扩张，易造成直立性低血压和眩晕，尤其是对老年人、循环血容量减少的患者，还有那些服用其他药物后易出现直立性低血压的患者，都极可能出现这些症状。

泌尿道：阿片类药物能增加逼尿肌和括约肌的收缩，分别导致尿急和尿潴留。可停药或换用其他阿片类药物，或改变给药途径。

皮肤：少数患者服药后主诉脸红、出汗，也有的说瘙痒，尤其是在脊髓用药后。苯海拉明有效。

其他：肌肉阵挛、癫痫发作、精神恍惚、性功能障碍、睡眠紊乱、幻觉等。

(3)辅助药物的使用：有学者将癌痛治疗中的辅助用药分为两大类：一是增强阿片药物的镇痛效果，缓解焦虑、抑郁和烦躁等精神症状的药物；二是用于减轻各种镇痛药物带来的不良反应的药物。癌痛三阶梯治疗原则中的辅助用药通常是指前者，主要包括皮质类固醇类激素、抗抑郁药、抗惊厥药、N-甲基-D-天冬氨酸受体通道阻滞剂、抗痉挛药物及肌肉松弛剂等。

1)抗抑郁药：三环类抗抑郁药主要包括丙米嗪、阿米替林、多塞平、氯米帕明。这类药物在增强阿片类药物镇痛效果的同时，还可以解除因疼痛带来的焦虑、抑郁和烦躁等精神症状，对多种神经病理性疼痛有效，主要不良反应包括多汗、口干、便秘、嗜睡等，一般可以耐受。尚无证据表明新的抗抑郁药的镇痛效果优于三环类抗抑郁药。

2)抗惊厥药：与三环类抗抑郁药联合应用，可有效治疗神经病理性疼痛，特别是对神经损伤所致的撕裂痛、烧灼痛及放射治疗和化学治疗导致的神经损伤所致的疼痛。其中，加巴喷丁是近来应用较多、较为安全的有效药物，目前已经越来越广泛地应用于癌性神经病理性疼痛的治疗。加巴喷丁不止对神经病理性疼痛有确切的止痛效果，还具有良好的耐受性，而且与其他药物相互作用也轻，已被作为任何病因引起的神经病理性疼痛的一线治疗药物。通常起始剂量 100～300 mg每晚睡前服用，最大剂量可达 3 600 mg，甚至更高也是安全的。加巴喷丁不会引起其他抗癫痫药物所致的认知障碍，其不良反应主要是嗜睡和头昏，仔细滴定服用剂量，这些不良反应常常是可以耐受的。此外，普瑞巴林是一种新型 γ-氨基丁酸受体激动剂，能阻断电压依赖性钙通道,减少神经递质的释放,近年也有用于癌性神经病理疼痛的报告。

3)类固醇激素:类固醇激素如地塞米松和泼尼松等,具有广谱抗炎作用,对多种癌性疼痛的症状缓解有效,包括骨痛、神经压迫或浸润性痛、关节痛及空腔脏器梗阻性疼痛等。临床上使用类固醇激素有大剂量和小剂量两种策略,通常脊髓压迫或阿片不能缓解的急性重度疼痛可以使用大剂量激素(如地塞米松最高甚至可达 100 mg/d),小剂量(如地塞米松 2～8 mg/d)可用于晚期患者,即使阿片止痛效果良好也可以同时使用,有增加食欲、缓解不适症状、改善生活质量的作用。临床上长期小剂量治疗方法耐受性较好,但需注意消化道溃疡出血等不良反应的出现。

4)安定类:癌痛患者通常伴有认知障碍、心情抑郁等精神症状,这些精神症状可以导致癌痛恶化。镇静剂可以缓解这些症状,但由于该类药物不良反应较大,其使用一直很受争议。奥氮平是新型抗精神病药,具有降低疼痛强度、减少阿片类药物用量、提高认知功能和对抗焦虑的作用。尽管奥氮平相对同类其他药物安全性要高,但临床仍建议用于有焦虑等精神症状的癌痛患者为佳。

5)氯胺酮:氯胺酮是一种麻醉诱导剂,在辅助用药中较为常用,尤其对顽固性神经病理性疼痛在常规治疗方法欠佳时适用。对晚期癌痛患者联合阿片类药使用,可以降低吗啡日常用量,提高生活质量。

6)其他:此外,作为癌痛治疗辅助用药的还有肌肉松弛剂巴氯芬、镇静剂苯二氮䓬类等。上述这些药物一般起效较慢,一旦使用不应轻易放弃,因此更应注意药物不良反应,积累用药经验。

一些特殊用途的用药也常常归为癌痛辅助用药,如治疗骨痛的降钙素、双磷酸盐类,缓解肌肉骨骼疼痛和炎症的邻甲苯海拉明,缓解肠梗阻腹痛症状的奥曲肽等。

(4)其他治疗方法。

1)心理学方法:尽管纯心理因素引起的癌痛不多,但不可否认大部癌痛患者都存在不同程度的心理障碍。心理学方法的主要目的是减少癌痛患者所经受的绝望和无助感,增强患者治疗信心,通过提供特殊的方法和行为技术以帮助患者控制慢性疼痛。这些技术包括催眠术\转移注意力、放松训练、生物反馈、精神治疗以及行为认识治疗。通过这些措施可提高患者应付疼痛的能力和在允许的情况下尽可能保持积极乐观态度的能力,又可通过减少肌肉紧张对致痛损伤的影响而改善患者的痛觉。

2)麻醉方法。包括 5 个主要类型:末梢神经阻滞、肌肉触发点注射、自主神经阻断、鞘内神经阻滞及使用一氧化氮等药物麻醉方法。麻醉剂可用于暂时的诊断性神经阻滞,如引发点注射;而酚类、乙醇和冷冻则用于永久性神经阻滞。这些化学药物产生的主要病理作用是脱髓鞘作用和继发神经变性,酚类产生的神经阻滞作用比乙醇产生的要浅,持续时间短,局部神经冷冻可导致周围神经永久性功能丧失,一般只有在暂时性神经阻滞作用失效后,才施行永久性神经阻滞。

3)神经外科方法。分两大类:①神经外科破坏性方法,即沿疼痛径路进行手术或放射性破坏;②神经刺激方法,即将电极定向性地放置以活化抑制疼痛的路径。在癌痛控制中,神经外科方法长期被成功应用,这些方法对急性癌痛比对慢性疼痛更加有效。神经外科方法仅适用于躯体痛,而不是神经痛,在选择时应特别慎重,因为每种方法都存在着并发症和潜在危险,因而在疼痛中期不宜施行此类方法。

（六）中医治疗

1.治疗原则

形成疼痛的原因较多，临床辨证应根据其兼症情况，分清气、血、虚、实，根据“通则不痛”的理论，治疗上应以通为主，实证多采用理气、祛瘀、利湿、清热等，对于虚证在补益气血的基础上，同时增加理气行气之品，增强止痛效果。

2.辨证用药

(1)肝郁气滞。

1)临床表现：特点是胀痛、窜痛、痛无定处，疼痛每因情志而增减，胸闷气短，纳呆，嗳气频作，苔薄，脉多见弦象。

2)治法：治宜行气止痛。

3)方剂：柴胡疏肝散。

4)药物组成：柴胡、香附、枳壳、陈皮、川芎、芍药、甘草。

(2)瘀血阻滞。

1)临床表现：特点是刺痛、拒按、痛处固定，入夜更甚，舌质紫黯或有瘀点瘀斑，脉象沉涩。

2)治法：祛瘀通络。

3)方剂：失笑散、血府逐瘀汤等。

4)药物组成：当归、生地黄、桃仁、红花、枳壳、赤芍、川芎、柴胡、桔梗、牛膝、甘草。

(3)痰湿中阻。

1)临床表现：特点是痛而重着，常见胸脘痞满，腹胀身困，头晕嗜睡，舌苔腻，脉沉。

2)治法：化痰渗湿。

3)方剂：导痰汤、平胃散等。

4)药物组成：半夏、橘红、茯苓、枳实、南星、甘草。

(4)热毒壅盛。

1)临床表现：特点是灼痛，痛处不移，多伴有发热、口渴、出血等。

2)治法：清热解毒。

3)方剂：五味消毒饮。

4)药物组成：金银花、野菊花、蒲公英、紫花地丁、紫背天葵子。

3.常用中成药

(1)复方苦参注射液（岩舒注射液）：复方苦参注射液中的主要成分苦参，含有苦参碱、氧化苦参碱、脱氢苦参碱等多种活性抗癌成分，同时还有扩张血管、抗炎、升高白细胞、中枢系统抑制等多种不同作用。经大量动物实验及临床观察证实，复方苦参注射液能够抑制肿瘤细胞增殖，诱导肿瘤细胞分化和凋亡，影响端粒酶和 BCL-2 原癌基因的表达；在抑制肿瘤生长的同时，能够扩张血管，改善肿瘤脏器的缺血、瘀血情况，还能改变中枢对疼痛的反应，从而多方位地减轻或消除引起疼痛的原因，达到止痛目的，具有止痛、抗癌、改善生活质量等多重作用。尤其适用于疼痛机制复杂，一般状况欠佳，晚期或终末期胰腺癌癌痛患者。主要适用于轻、中度癌痛，从而达到减轻痛苦、改善生活质量，甚至可能延长生存期之目的。

(2)桂参止痛合剂：主要由肉桂、细辛、党参、杜仲等 10 余种中药组成。功能温肾健脾、散寒止痛、化瘀通络。本药适用于治疗癌性疼痛，是目前比较理想的治疗中重度癌性疼痛的中药。试验证实，桂参止痛合剂具有明显镇痛作用，对中晚期癌性疼痛患者止痛效果优于布桂嗪片，且有改善肿瘤患者临床症状、提高生活质量的作用，尤其对疼痛、神疲乏力、食欲缺乏、形寒肢冷、失眠焦虑等症状改善明显。

(3)大黄胶囊：大黄具有解毒逐瘀、泻下通便之功，瘀毒散则“通则不痛”，故而可增强阿片类药物的镇痛效果。大黄之泻下通便，使邪去便通，气机顺畅，胃得和降，脾能升清，升降得宜，则恶心呕吐止。现代研究认为，大黄可改善循环，促进肠蠕动，抑制肠道内细菌易位和毒素的吸收。大黄对胃肠道有很好的保护作用，能维护肠黏膜屏障的完整，缓解中毒性肠麻痹。试验证明，大黄胶囊配合阿片类药物治疗中重度癌痛，既可增加止痛效果，又能缓解便秘、恶心呕吐。

(4)新癀片：新癀片是在传统古方片仔癀基础上改制而成的中药制剂，主要成分为肿节风、三七、人工牛黄、猪胆粉、肖梵天花、珍珠层粉、水牛角浓缩粉、红曲等，具有清热解毒、活血化瘀、消肿止痛的作用。现代药理研究还发现，新癀片口服给药，对实验动物的化学刺激和物理刺激痛反应有明显的减轻作用。新癀片可以作为治疗肺癌疼痛辅助用药：可加强镇痛作用；减轻阿片类药物的便秘、厌食等不良反应；替代非甾体抗炎药，避免此类药物的不良反应。

(5)蟾酥膏外用：为蟾酥、生川乌、两面针、公丁香、肉桂、细辛、七叶一枝花、红花等 18 味中药制成的中药橡皮膏。功能活血化瘀，消肿止痛。适用于癌性疼痛。外贴于癌性疼痛区，每 24 小时换药 1 次，7 天为 1 个疗程。

4.针灸治疗

(1)针刺止痛特点：起效快，疗效可靠，无依赖性、成瘾性及戒断性。但持续时间短，对于重度疼痛存在镇痛不全的特点。而且需要反复针刺患者，给患者带来治疗上的痛苦。

(2)针刺的穴位选择：主穴：合谷、内关。配穴：肺癌配风门、肺俞、定喘、丰隆；肝癌、胃癌、胰腺癌配阴陵泉、阳陵泉、阿是穴；胸痛配丰隆、少府；胁痛配太冲、丘墟；腹痛配足三里、三阴交；并酌配相应背俞穴。

5.阿片类药物不良反应的中药处理

阿片类药物是治疗癌痛的主要药物，但阿片类药物往往引起持续性便秘，在东方人中发生率更高，达 80%～90%，随剂量增加便秘程度也逐渐加重。尽管临床上在用阿片类药物时都常规预防性给予通便措施，但几乎所有长期服用阿片类药物的患者都有便秘。

目前，对于便秘的辨证分型各医家多根据自己的临床经验进行辨证。比较公认的方法是分为实秘、虚秘两大类。实秘治则以攻法为主，其中热秘治以泻热导滞、润肠通便；气秘治以顺气导滞、降逆通便。治疗中使用频率最高的中药为生大黄，其次为槟榔、枳实。虚秘治则以补法为主，其中气虚便秘治以补气健脾、润肠通便；血虚便秘治以养血润燥，滋阴通便；阴虚便秘治以滋阴润肠，化燥通便；阳虚便秘治以温阳通便。针对虚秘常用生黄芪、白术、麦冬、玄参益气养阴，佐以当归养血润燥，枳实、厚朴等行气导滞通便，诸药合用，共奏益气养阴、养血润燥通之功。

用于治疗便秘的中成药种类较多，如具有清热通便作用的复方芦荟胶囊、新清宁片等，具有润肠通便作用的麻仁润肠丸、麻仁滋脾丸、麻仁软胶囊等，以及具有理气通腑作用的四磨汤口服液、六味安消胶囊等。但是临床观察研究较少。

八、潮热

(一)概述

潮热是绝经期妇女的常见症状之一，其表现为突然发生的、短暂的发热、脸红的感觉，经常伴随心悸、焦虑，有时可有出汗及畏寒。潮热可使患者产生焦虑，同时夜间发热汗出，可影响患者睡眠，使睡眠质量下降，感到疲乏，严重影响生活质量。

在肿瘤患者中，潮热症状多见于乳腺癌患者，是乳腺癌妇女在接受化学治疗及内分泌治疗时的主要不良反应之一。近年研究发现，接受化学治疗的乳腺癌患者中，有 78%的患者出现潮热症状；在应用内分泌治疗的患者中，有 72%的患者出现潮热。虽然乳腺癌潮热症状与绝经期症状相同，但因乳腺癌的发生发展与雌激素关系密切，治疗绝经期综合征常用的激素替代疗法会促进乳腺癌的生长，不适于乳腺癌潮热的治疗，需采用非激素治疗方法。故在本节主要叙述乳腺癌潮热的治疗。

潮热也是前列腺癌患者在接受雄激素撤退治疗后，由于雄激素缺乏而出现的常见症状。文献报道，68%的男性在接受药物或手术去势治疗后出现潮热，在持续的去势治疗过程中潮热症状通常不会消退，约 48%的患者可能经历潮热症状达 5 年之久，而 40%患者的潮热症状可以持续 8 年。

（二）病因、病机

1.西医

(1)现代医学认为，乳腺癌潮热发生的机制是因为化学治疗或内分泌治疗使卵巢功能减退，雌激素分泌减少或作用减弱，促性腺激素分泌增多，而影响自主神经中枢，导致血管舒缩功能失调引起。

(2)前列腺癌潮热是患者在接受雄激素撤退治疗后，由于雄激素缺乏而导致血管舒缩功能失调引起。

2.中医

中医认为，此病症主要是因肾气渐衰，精血不足，其病本在于肾阴虚，由于肾阴不足，不能上滋肝水，致使肝阴亦虚。阴血不足，虚火内生。肝失濡养，疏泄失职，故肝气郁滞。

（三）诊断评估

乳腺癌妇女由于接受手术、放射治疗及辅助治疗，常较正常妇女提前绝经或出现卵巢早衰，潮热也较正常妇女频繁和严重。潮热常伴有易激惹、抑郁、健忘、疲倦、乏力等。潮热常在夜间比较严重，干扰和影响睡眠。潮热按照严重程度分为轻、中、重不同的等级。

（四）辨证分型

1.肝郁血热

骨蒸潮热，发热常随情绪波动而起伏，并伴抑郁不舒、胸胁胀痛，烦躁易怒，口干而苦，舌红，苔薄黄，脉弦数。

2.阴虚发热

午后潮热，或夜间发热，五心烦热，头目昏眩，耳鸣耳聋，腰膝酸痛，盗汗颧红，咽干口燥，舌质红，脉细数。

（五）西医治疗

雌激素替代疗法对绝经后的潮热症状是有效的，但乳腺癌妇女应用激素替代疗法治疗，可使乳腺癌复发危险显著增高。目前，激素代替疗法还存在争议，某些选择性 5-羟色胺再吸收剂可改善潮热，近期 Meta 分析显示，选择性 5-羟色胺再摄取抑制剂优于对照组。目前，文拉法辛被认为是治疗乳腺癌妇女潮热的一线药物，患者耐受性良好。文拉法辛的有效剂量范围为 37.5～150 mg。推荐的剂量是 75 mg/d，但在服药的第 1 周每天剂量为 37.5 mg，这样可以减轻服药后的胃肠道反应。另外，补充植物性雌激素、维生素 E 等辅助治疗可缓解患者的潮热症状，提高生存质量。

（六）中医治疗

1.治疗原则

疏肝养阴，凉血清热。

2.辨证用药

(1)肝郁血热。

1)临床表现：骨蒸潮热，热势不高，发热常随情绪波动而起伏，并伴有精神抑郁、胸胁胀痛，烦躁易怒，口干而苦，纳食减少，舌红，苔黄，脉弦数。

2)治法：疏肝凉血清热。

3)方剂：舒肝凉血方。

4)药物组成：柴胡、白芍、牡丹皮、白薇、五味子、郁金等。

(2)阴虚发热。

1)临床表现：午后潮热，或夜间发热，五心烦热，头目昏眩，耳鸣耳聋，腰膝酸痛，盗汗颧红，咽干口燥，舌质红，脉细数。

2)治法：滋阴清热。

3)方剂：知柏地黄丸(《伤寒论》)加减。

4)药物组成：生地黄、丹皮、山药、山萸肉、柴胡、泽泻、茯苓、知母、黄柏、白芍。

（李　非）

参考文献

[1] 马辉，叶斌，陈友燕，等.中西医结合临床康复分级诊疗[M].上海：上海科学技术出版社，2020.

[2] 蔡鹏.中西医结合筋伤手法治疗术[M].成都：四川科学技术出版社，2018.

[3] 郑丽红.新中西医结合临床实践[M].长春：吉林科学技术出版社，2018.

[4] 吴征杰.四肢创伤中西医结合应对策略[M].北京：科学技术文献出版社，2018.

[5] 王玉泉.临床骨科中西医治疗学[M].北京：科学技术文献出版社，2017.

[6] 李郑林，尚鸿生.中西医结合骨伤科疼痛管理[M].北京：华夏出版社，2017.

[7] 徐林，刘献祥.中西医结合骨伤科学临床研究[M].北京：人民卫生出版社，2017.

[8] 刘昊.现代临床骨科疾病综合诊疗学[M].哈尔滨：黑龙江科学技术出版社，2017.

[9] 周冠宇.中西医临床康复经验研究[M].北京：中国原子能出版社，2017.

[10] 马亮，张立岩，石利涛.现代骨科诊疗学[M].长春：吉林科学技术出版社，2017.

[11] 李巍.颈腰椎疾病中西医结合治疗学[M].青岛：青岛出版社，2017.

[12] 陈涛.临床关节疾病诊断治疗技术[M].天津：天津科学技术出版社，2017.

[13] 王立江.骨科疾病与创伤治疗学 上[M].长春：吉林科学技术出版社.2016.

[14] 吕士琦.现代常见病中医及中西医结合诊疗策略 下[M].长春：吉林科学技术出版社.2016.

[15] 谢宗彪.中西医结合骨科疾病诊疗学[M].天津：天津科学技术出版社，2015.

[16] 王保峰.创伤骨科中西医治疗学[M].天津：天津科学技术出版社，2020.

[17] 赵龙.现代骨科中西医临床诊疗学[M].长春：吉林科学技术出版社，2019.

[18] 王纪坤，曹南娟，刘祖振.中西医结合骨伤科学[M].北京：中国纺织出版社，2018.

[19] 王加俊.实用骨科常见疾病诊疗新进展[M].天津：天津科学技术出版社，2018.

[20] 董胜利.中西医结合院前急救全科手册[M].北京：学苑出版社，2018.

[21] 崔会民.骨与关节损伤中西医康复治疗学[M].天津：天津科学技术出版社，2018.

[22] 张兴平.孟和中西医结合骨科临证精粹[M].北京：人民卫生出版社，2017.

[23] 张群.新编骨科临床与治疗新进展 下[M].长春：吉林科学技术出版社，2017.

[24] 樊效鸿，谭龙旺.中西医临床骨伤科学[M].北京：中国医药科技出版社，2019.

[25] 张华.骨科常见疾病诊断与治疗[M].长春：吉林科学技术出版社，2019.

[26] 侯树勋，邱贵兴.中华骨科学 骨科总论卷[M].北京：人民卫生出版社，2017.

[27] 樊天佑.腰椎病中西医结合治疗[M].北京：科学出版社，2017.

[28] 王建荣.中西医诊疗学[M].长春:吉林科学技术出版社,2017.
[29] 都晓君.实用骨科诊疗技术[M].昆明:云南科技出版社,2017.
[30] 苏瑞鉴.黄有荣.老年髋部骨折中西医结合精准治疗与管理[M].南宁:广西科学技术出版社,2019.
[31] 滕加文.当代创伤骨科诊治策略[M].长春:吉林科学技术出版社,2017.
[32] 王瑛.现代临床骨科诊疗学[M].天津:天津科学技术出版社,2017.
[33] 赵京涛.骨科生物力学 十三五规划[M].北京:中国中医药出版社,2019.
[34] 张亚宁,祁梅,白晔.常见病中西医结合诊疗[M].南昌:江西科学技术出版社,2018.
[35] 陈希.中西医结合骨伤科学 PBL 教程 教师版[M].广州:广东科技出版社,2018.
[36] 李洪刚.补肾生骨方联合髓芯减压治疗非创伤性股骨头坏死临床观察[J].中国中医药现代远程教育,2021,19(6):144-146.
[37] 闫宇龙,侯德才.髓芯减压术治疗早期股骨头坏死研究进展[J].辽宁中医药大学学报,2019(10):151-154.
[38] 王想福,陈伟国,叶丙霖,等.经皮脊柱内镜治疗腰椎椎体后缘骨骺离断症的临床疗效[J].中国骨与关节杂志,2019,8(2):110-114.
[39] 付盈悦,董龙聪,潘建翔,等.中医外治疗法与常规西药口服治疗急性痛风性关节炎网状Meta 分析[J].中医药临床杂志,2019,31(1):94-101.
[40] 陈天鑫,朱瑜琪.穴位注射治疗神经根型颈椎病研究进展[J].中国医药科学,2021,11(4):43-46.